Ross et Wilson

Anatomie et physiologie normales et pathologiques

12e édition

Anne Waugh BSc(Hons) MSc CertEd SRN RNT FHEA

Allison Grant BSc PhD RGN

Illustrations par Graeme Chambers

Coordination scientifique de l'édition française :

Julie Cosserat

ELSEVIER MASSON

Anne Waugh BSc(Hons) MSc CertEd SRN RNT FHEA
Senior Teaching Fellow et Director of Academic Quality, School of Nursing, Midwifery and Social Care,
Edinburgh Napier University, Édimbourg, Royaume-Uni
Allison Grant BSc PhD RGN
Lecturer, Division of Biological and Biomedical Sciences,
Glasgow Caledonian University, Glasgow, Royaume-Uni
Julie Cosserat
Docteur, service de médecine interne, Institut Mutualiste Montsouris,
42, boulevard Jourdan, 75014 Paris, France

L'édition originale, *Ross and Wilson – Anatomy and Physiology in Health and Illness* (ISBN : 978-0-7020-5325-2),
a été publiée par Churchill Livingstone, une marque d'Elsevier Limited.
Édition originale : *Ross and Wilson – Anatomy and Physiology in Health and Illness (12th edition)*
Content strategist : Mairi McCubbin
Content Development Specialist : Sheila Black
Project Manager : Caroline Jones
Designer : Christian Bilbow
Illustration Manager : Jennifer Rose

62, rue Camille-Desmoulins, 92442 Issy-les-Moulineaux cedex
www.elsevier-masson.fr

ISBN : 978-2-294-74585-0

Table des matières

Préface

Le *Ross et Wilson* est un texte central pour les étudiants en anatomie et en physiologie depuis plus de 50 ans. Cette nouvelle édition s'adresse aux professionnels de santé, dont les infirmières, les étudiantes infirmières, les étudiants des professions alliées à la médecine, les paramédicaux et les ambulanciers, beaucoup d'entre eux ayant trouvé les précédentes éditions inestimables. Elle garde son approche directe dans la description des systèmes corporels et de la façon dont ils fonctionnent. L'anatomie et la physiologie normales sont suivies de nouvelles sections décrivant les changements structurels et fonctionnels courants liés au vieillissement; puis la pathologie et la physiopathologie de quelques troubles et maladies importants sont abordés.

Le corps humain est décrit système par système. Cependant, le lecteur doit se souvenir que la physiologie est un sujet intégré et que, bien que les systèmes soient envisagés dans des chapitres distincts, ceux-ci fonctionnent en coopération pour que la santé soit maintenue. Les trois premiers chapitres donnent une vue globale du corps, et ils en décrivent les principaux constituants.

Les chapitres suivants sont organisés en trois sections, reflétant les domaines essentiels pour le fonctionnement normal du corps : la communication; la prise d'éléments bruts et l'élimination des déchets; la protection et la survie. Beaucoup d'éléments de cette édition ont été révisés et réécrits. Nombre de figures ont été révisées, et à la demande des lecteurs, de nouvelles microscopies à balayage électronique en couleur et photographies ont été incluses afin de fournir des vues détaillées et éclairantes de nombreuses structures anatomiques.

Les éléments introduits dans la précédente édition ont été retenus et révisés, dont les objectifs pédagogiques, la liste des préfixes, suffixes et racines courants, et de nombreux renvois de page internes au livre. Le glossaire détaillé a été maintenu. De nouvelles sections mettant en évidence les conséquences du vieillissement normal sur la structure et la fonction des systèmes corporels ont été ajoutées dans cette édition. Certaines valeurs biologiques ont été extraites du texte et présentées dans une annexe permettant de les retrouver facilement. Dans certains cas, des valeurs normales légèrement différentes sont données dans d'autres textes, et utilisées par différents praticiens.

Anne Waugh
Allison Grant

Remerciements

Remerciements des auteurs

La 12e édition de cet ouvrage n'aurait pas été possible sans l'aide de nombreuses personnes. En la préparant, nous avons continué à nous appuyer sur les fondations établies par Kathleen Wilson, et nous désirons la remercier pour son immense contribution au succès de ce livre.

Nous remercions encore une fois Graeme Chambers pour sa patience dans la préparation des nouvelles figures et la révision des précédentes.

Nous remercions également les lecteurs de la 11e édition pour leurs réactions et leurs commentaires constructifs, dont beaucoup ont influencé le contenu de la nouvelle édition.

Nous remercions aussi l'équipe d'Elsevier, en particulier Mairi McCubbin, Sheila Black et Caroline Jones, pour leur aide constante.

Nous remercions également nos familles, Andy, Michael, Seona et Struan, pour leur patience toujours présente, leur soutien et leur acceptation de soirées et de week-ends perdus.

Remerciements de l'éditeur

Les figures suivantes sont reproduites avec aimable autorisation.

Figures 1.1, 1.16, 3.15C, 3.19B, 6.6, 8.2, 10.12B, 12.5B, 13.6, 14.1, 14.5, 16.55, 18.18A Steve G Schmeissner/Science Photo Library
Figure 1.6 National Cancer Institute/Science Photo Library
Figure 1.19 Thierry Berrod, Mona Lisa Production/Science Photo Library
Figure 1.21 United Nations (2012) *Population Ageing and Development 2012*, wall chart. Department for Economic and Social Affairs, Population Division, New York.
Figure 3.2B Hermann Schillers, Prof. Dr H Oberleithner, University Hospital of Muenster/Science Photo Library
Figure 3.3 Bill Longcore/Science Photo Library
Figure 3.4 Science Photo Library
Figure 3.5 Dr Torsten Wittmann/Science Photo Library
Figure 3.6 Eye of Science/Science Photo Library
Figure 3.9 Dr Gopal Murti/Science Photo Library
Figures 3.14, 4.4A, 5.3, 12.21 Telser B, Young AG, Baldwin KM (2007) *Elsevier's integrated histology* Mosby : Edinburgh
Figure 3.17 Medimage/Science Photo Library
Figures 3.18B, 4.2, 5.46A, 16.68 Biophoto Associates/Science Photo Library
Figure 3.23B Professors PM Motta, PM Andrews, KR Porter & J Vial/Science Photo Library
Figure 3.24B R Bick, B Poindexter, UT Medical School/Science Photo Library
Figures 3.27, 7.10, 13.18 Young B, Lowe JS, Stevens A et al (2006) *Wheater's functional histology : a text and colour atlas* Edinburgh : Churchill Livingstone
Figure 3.41 Cross SS Ed. 2013 *Underwood's Pathology : a Clinical Approach* 6th edn, Churchill Livingstone : Edinburgh
Figure 4.3 Telser AG, Young JK, Baldwin KM (2007) *Elsevier's integrated histology* Mosby : Edinburgh; Young B, Lowe JS, Stevens A et al (2006) *Wheater's functional histology : a text and colour atlas* Edinburgh : Churchill Livingstone
Figure 4.4D Professors PM Motta & S Correr/Science Photo Library
Figures 4.15, 10.8A, 12.47 CNRI/Science Photo Library
Figures 4.16, 12.26B Eye of Science/Science Photo Library
Figure 5.11C Thomas Deerinck, NCMIR/Science Photo Library
Figure 5.13C Philippe Plailly/Science Photo Library
Figure 5.54 Zephyr/Science Photo Library
Figure 5.56A Alex Barte/Science Photo Library
Figure 5.56B David M Martin MD/Science Photo Library
Figure 7.4 CMEABG – UCBL1, ISM/Science Photo Library
Figures 7.11, 17.1 Standring S et al (2004) *Gray's anatomy : the anatomical basis of clinical practice* 39th edn Churchill Livingstone : Edinburgh
Figure 7.22 Penfield W, Rasmussen T (1950) The cerebral cortex of man. Macmillan, New York. © 1950 Macmillan Publishing Co., renewed 1978 Theodore Rasmussen.
Figure 7.37 Thibodeau GA, Patton KT (2007) *Anthony's Textbook of anatomy and Physiology* 18th edn Mosby : St Louis
Figure 8.27 Martini, Nath & Bartholomew 2012 *Fundamentals of Anatomy and Physiology* 9th edn Pearson (Fig. 17.13, p. 566)
Figures 8.11C, 8.12 Paul Parker/Science Photo Library
Figure 8.25 Sue Ford/Science Photo Library. Reproduced with permission.
Figures 8.26, 9.20, 10.27 Dr P Marazzi/Science Photo Library. Reproduced with permission
Figure 9.14 George Bernard/Science Photo Library
Figure 9.15 John Radcliffe Hospital/Science Photo Library
Figures 9.16, 9.17 Science Photo Library
Figure 10.19 Hossler, Custom Medical Stock Photo/Science Photo Library
Figure 10.29 Dr Tony Brain/Science Photo Library
Figure 11.3 Tony McConnell/Science Photo Library
Figure 13.5 Susumu Nishinaga/Science Photo Library
Figure 13.8 Christopher Riethmuller, Prof. Dr H Oberleithner, University Hospital of Muenster/Science Photo Library
Figure 14.3 Anatomical Travelogue/Science Photo Library
Figure 14.14 James Stevenson/Science Photo Library
Figure 15.1 Biology Media/Science Photo Library
Figure 16.4 Jean-Claude Révy, ISM/Science Photo Library
Figures 16.5B, 16.67 Prof. P Motta/Dept of Anatomy/University 'la Sapienza', Rome/Science Photo Library
Figure 16.7 Innerspace Imaging/Science Photo Library
Figure 16.57 Kent Wood/Science Photo Library
Figure 16.69 Alain Power and SYRED/Science Photo Library
Figure 18.8 Professors PM Motta & J Van Blerkom/Science Photo Library
Figure 18.8B Susumu Nishinaga/Science Photo Library

Préfixes, suffixes et racines fréquents

Préfixe/suffixe/racine	Concerne/signifie	Exemples dans le texte
a-/an	absence de	anurie, agranulocytose, asystole, anémie
ab-	écarté de	abduction
ad-	vers	adduction
angio-	vaisseau	angiotensine, hémangiome
anté-	avant, devant	antérieur
anti-	contre	antidiurétique, anticoagulant, antigène, antimicrobien
-blaste	germe, bourgeon	réticuloblaste, ostéoblaste
brady-	lent	bradycardie
broncho-	bronche	bronchiole, bronchite, bronche
card-	cœur	cardiaque, myocarde, tachycardie
cholé-	bile	cholécystokinine, cholécystite, cholangite
circum-	autour	circumduction
cyto-/-cyte	cellule	érythrocyte, cytosol, cytoplasme, cytotoxique
derm-	peau	dermatite, dermatome, derme
di-	deux	disaccharide, diencéphale
dys-	difficulté	dysurie, dyspnée, dysménorrhée, dysplasie
-ème	gonflement	œdème, emphysème, lymphœdème
-émie	du sang	anémie, hypoxémie, urémie, hypovolémie
-endo	dans, dedans	endocrine, endocytose, endothélium
entér-	intestins	entérokinase, gastro-entérite
épi-	sur	épimysium, épicarde
érythro-	rouge	érythrocyte, érythropoiétine, érythropoïèse
exo-	dehors	exocytose, exophtalmie
extra-	dehors	extracellullaire, extrapyramidal
-fférent	transporte	afférent, efférent
gast-	estomac	gastrique, gastrine, gastrite, gastro-intestinal
-gen-	origine/production	gène, génome, génétique, antigène, pathogène, allergène
-globine	protéine	myoglobine, hémoglobine
hém-	sang	hémostase, hémorragie, hémolytique
hépat-	foie	hépatique, hépatite, hépatomégalie, hépatocyte
hétéro-	différent	hétérozygote
homo-	le même, constant	homozygote, homologue
-hydr-	eau	déshydratation, hydrostatique, hydrocéphalie

PRÉFIXES, SUFFIXES ET RACINES FRÉQUENTS

Préfixe/suffixe/racine	Concerne/signifie	Exemples dans le texte
hyper-	excès/au-dessus	hypertension, hypertrophie, hypercapnie
hypo-	au-dessous/sous	hypoglycémie, hypotension, hypovolémie
intra-	dans	intracellulaire, intracrânien, intraoculaire
-isme	affection	nanisme, rhumatisme
-ite	inflammation	appendicite, hépatite, cystite, gastrite
lact-	lait	lactation, lactique, lactéal
lymph-	tissu lymphoïde, lymphatique	lymphocyte, lymphœdème
lyso/-lyse	destruction	lysosome, glycolyse, lysozyme
-méga	grand/gros	mégaloblaste, acromégalie, splénomégalie, hépatomégalie
micro-	petit	microbe, microtubule, microvillosités
myo-	muscle	myocarde, myoglobine, myopathie, myosine
néo-	nouveau	néoplasme, gluconéogenèse, néonatal
néphro-	rein	néphron, néphrotique, néphroblastome, néphrose
neuro-/névro-	nerf	neurone, neuropathie, névralgie
-oïde	ressemblant à	myéloïde, sésamoïde, sigmoïde
-oire/-el/-if	se référant à	sécrétoire, sensoriel, auditif, gustatif
olig-	petit	oligurie
-ologie	étude de	cardiologie, neurologie, physiologie
-ome	tumeur	carcinome, mélanome, fibrome
opht-	œil	xérophtalmie, ophtalmique, exophtalmie
ostéo-	os	ostéocyte, ostéoarthrite, ostéoporose
-path-/pathie	maladie	pathogenèse, neuropathie, néphropathie
-pénie	déficit en	leucopénie, thrombopénie
phag(o)-	qui mange	phagocyte, phagocytaire
-plasme	substance	cytoplasme, néoplasme
pneumo-	poumon/air	pneumothorax, pneumonie, pneumotoxique
poly-	plusieurs/nombreux/ abondant	polypeptide, polyurie, polyglobulie
-rragie	flux excessif	ménorragie, métrorragie
-rrhée	écoulement	rhinorrhée, dysménorrhée, diarrhée
-sclère	dur	artériosclérose
sub-/sous-	sous/inférieur à	sublingual, subarachnoïdien, sous-phrénique
tachy-	excessivement rapide	tachycardie, tachypnée
thrombo-	caillot	thrombocyte, thrombose, thrombine, thrombus
-tox-	poison	toxine, cytotoxique, hépatotoxique
tri-	trois	tripeptide, trisaccharide
-urie	urine	anurie, polyurie, hématurie, nycturie
vas/vaso-	vaisseau	vasoconstriction, vas deferens, vasculaire

Légendes

Des boussoles d'orientation sont fournies à côté de nombreuses figures, avec des termes directionnels pairs au-dessus et au-dessous et de chaque côté de la boussole.

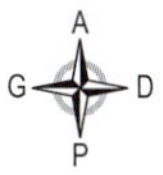

A/P : antérieur/postérieur. Cela indique que la figure a été dessinée vue du dessus ou du dessous en utilisant une coupe transversale, et qu'elle montre les relations des structures avec l'avant/l'arrière du corps.
G/D : gauche/droite.
Par exemple : figure 16.20

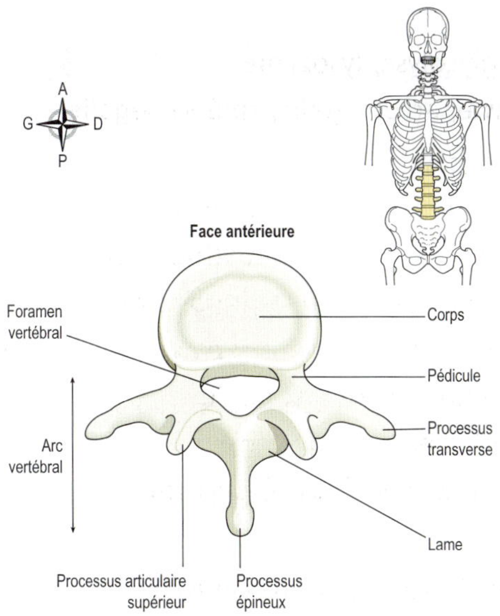

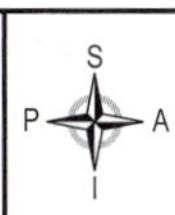

S/I : supérieur/inférieur. Cela indique que la figure a été dessinée vue de devant, de côté ou de derrière en utilisant une coupe sagittale ou frontale, et qu'elle montre les relations des structures avec le dessus/le dessous du corps.
P/A : postérieur/antérieur.
Par exemple : figure 7.42

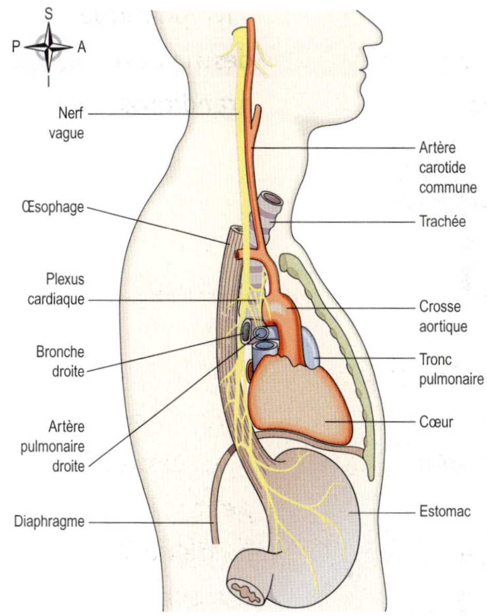

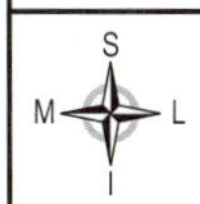

S/I : supérieur/inférieur.
M/L : médial/latéral. Cela indique que la figure a été dessinée en utilisant une coupe sagittale, et qu'elle montre les relations des structures avec la ligne médiane du corps.
Par exemple : figure 7.35 (vue postérieure)

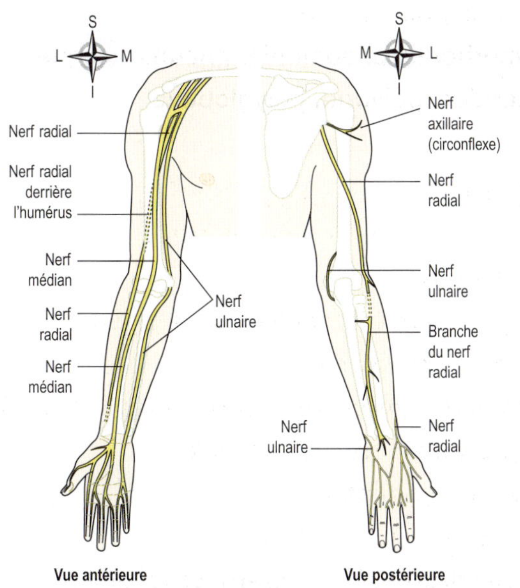

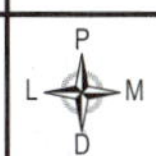

P/D : proximal/distal. Cela indique les relations des structures avec leur point d'attache au corps.
L/M : latéral/médial.
Par exemple : figure 16.35

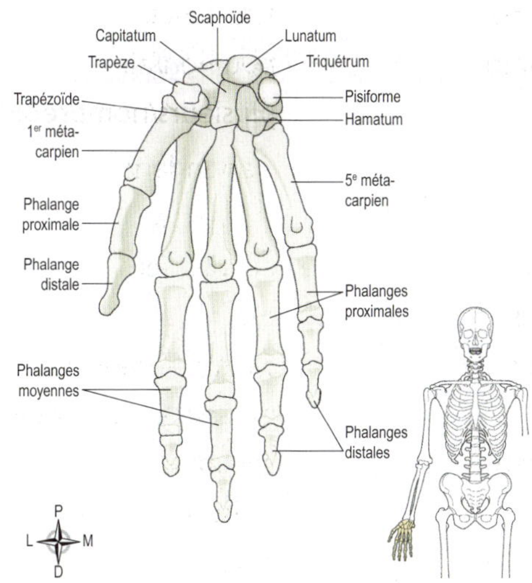

LÉGENDES

Pour vous aider à localiser les os du squelette, certaines figures sont fournies avec une icône d'orientation représentant la tête ou le squelette, le(s) os envisagé(s) étant clairement coloré(s).

Par exemple : figures 16.17 et 16.39

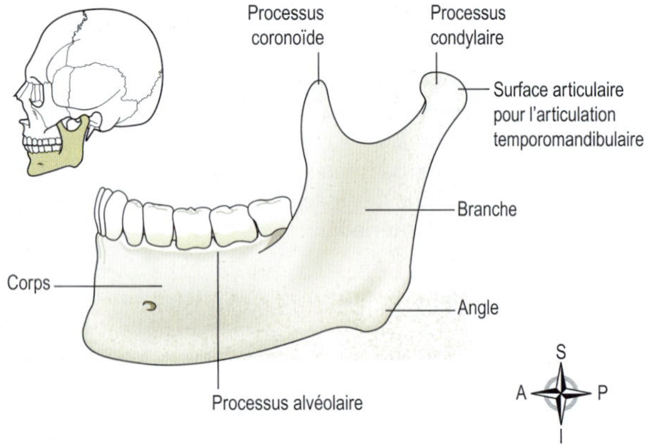

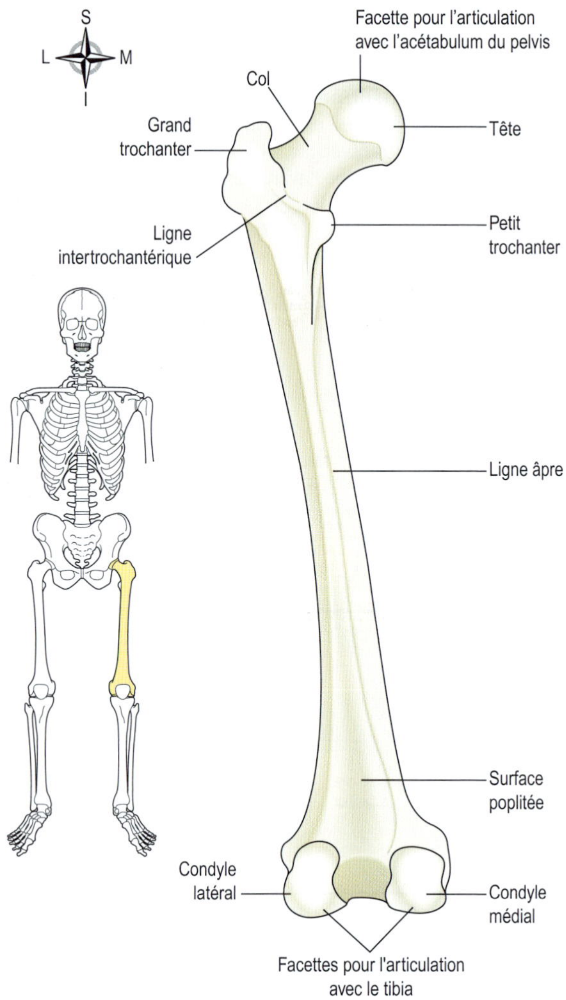

SECTION 1

Le corps et ses constituants

CHAPITRE 1

Introduction au corps humain

Le corps humain est complexe, semblable à une machine hautement technique et sophistiquée. Il fonctionne comme un tout, mais il est fait d'un certain nombre de systèmes qui agissent en interdépendance. Chaque système est impliqué dans une fonction spécifique essentielle au bien-être de l'individu. La défaillance d'un système peut retentir sur tous les autres, et elle peut ainsi considérablement réduire la capacité du corps de fonctionner normalement. L'intégration du travail des systèmes assure la survie. Le corps humain est par conséquent complexe tant dans sa structure que dans ses fonctions, et ce livre utilise une approche par systèmes pour expliquer les structures et les processus fondamentaux impliqués.

L'*anatomie* est l'étude de la structure du corps et des relations physiques entre ses différents constituants. La *physiologie* est l'étude du fonctionnement des systèmes du corps et de la façon dont leurs activités intrinsèques maintiennent en vie et en bonne santé l'individu. L'*anatomie pathologique* est l'étude des anomalies et la *physiopathologie* la façon dont ces dernières affectent les fonctions du corps, entraînant souvent une maladie.

La plupart des systèmes corporels deviennent moins efficaces avec l'âge. Le déclin physiologique est une composante normale du vieillissement et il ne doit pas être confondu avec une maladie ou une pathologie, même si certaines pathologies deviennent effectivement plus courantes dans la dernière partie de la vie. Le maintien d'un mode de vie sain peut non seulement ralentir les effets du vieillissement, mais aussi protéger contre les maladies. Les conséquences générales du vieillissement sont indiquées dans ce chapitre, ses effets sur les fonctions corporelles étant abordés plus en détail dans d'autres chapitres.

La dernière section de ce chapitre fournit un cadre pour étudier les maladies, et met en évidence les mécanismes qui entraînent une maladie ainsi que quelques processus pathologiques courants. C'est en se fondant sur l'anatomie et sur la physiologie normales qu'une approche par systèmes est adoptée pour envisager les maladies courantes à la fin des chapitres qui suivent.

Niveaux de complexité structurale

Objectif pédagogique

Après avoir étudié ce paragraphe, vous devriez être capable :

- de décrire les niveaux de complexité structurale dans le corps.

Le corps présente différents niveaux d'organisation structurale et de complexité. Le niveau le plus fondamental est chimique. Des *atomes* se combinent pour former des *molécules*, dont il existe dans le corps une grande diversité. Les structures, les propriétés et les fonctions des molécules biologiques importantes sont vues dans le chapitre 2.

Les *cellules* sont les plus petites unités indépendantes de matière vivante et le corps en possède des millions. Elles sont trop petites pour être vues à l'œil nu, mais le microscope permet, en les agrandissant, d'en distinguer divers types sur leur taille, leur forme et les colorants qu'elles absorbent lors de leur étude au laboratoire. Chaque type cellulaire est devenu *spécialisé*, et il possède ainsi une fonction particulière contribuant aux besoins du corps. La figure 1.1 montre des cellules nerveuses à très fort grossissement. La fonction spécialisée des cellules nerveuses est de transmettre des signaux électriques (influx nerveux). Ces influx sont intégrés et coordonnés, ce qui permet à des millions de cellules nerveuses du corps de fournir un système de communication rapide et sophistiqué. Dans les organismes complexes tels que le corps humain, des cellules ayant une structure et des fonctions semblables sont réunies, formant des *tissus*. La structure et les fonctions des cellules et des tissus sont explorées dans le chapitre 3.

Les *organes* sont faits d'un certain nombre de tissus différents, et ils ont une fonction spécifique. La figure 1.2 montre que l'estomac est tapissé par une couche de tissu épithélial, et que sa paroi contient des couches de tissu musculaire lisse. Ces deux tissus contribuent au fonctionnement de l'estomac, mais de manières différentes.

Les *systèmes* sont constitués par des organes et des tissus qui assument ensemble un ou plusieurs besoins vitaux du corps. Par exemple, l'estomac est l'un des organes du système digestif, et il a sa propre fonction spécifique. Le corps humain a plusieurs systèmes, qui travaillent de façon interdépendante pour assumer des fonctions spécifiques. Tous sont nécessaires à la santé. La structure et les fonctions des systèmes corporels sont étudiées dans les chapitres suivants.

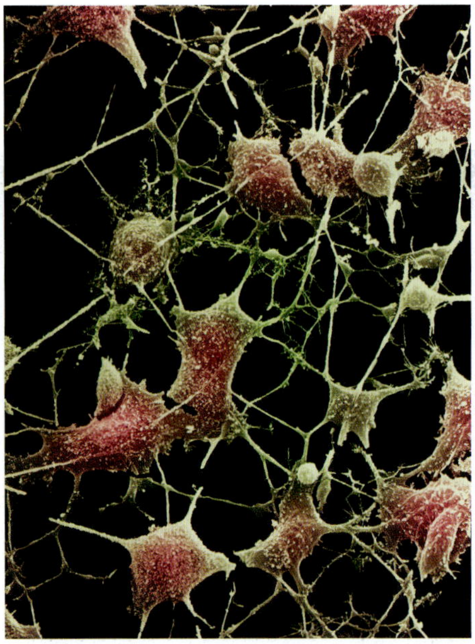

Figure 1.1 Microscopie à balayage électronique en couleur de quelques cellules nerveuses (neurones).

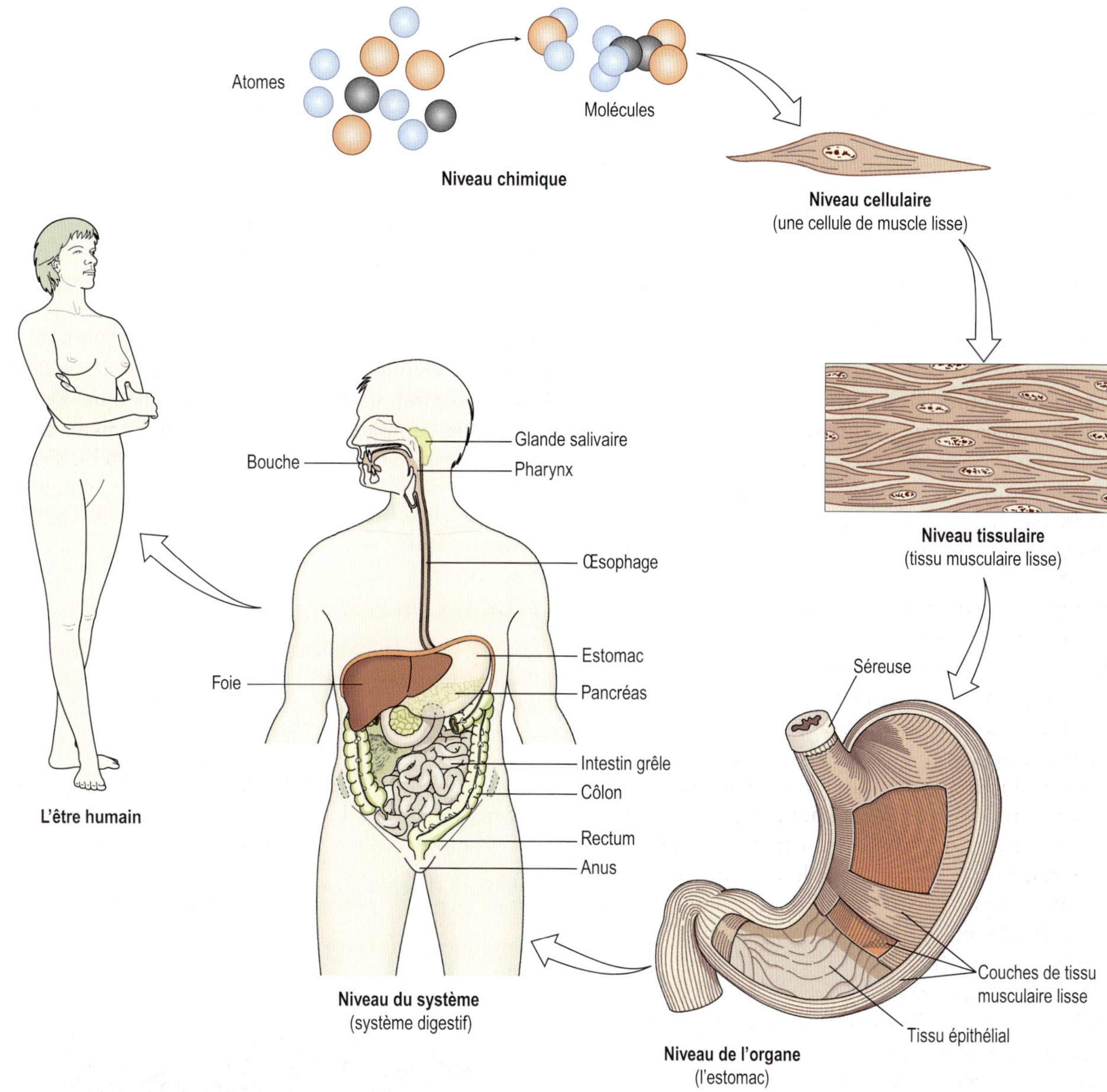

Figure 1.2 Les niveaux de complexité structurale.

Environnement interne et homéostasie

Objectifs pédagogiques

Après avoir étudié ce paragraphe, vous devriez être capable :

- de définir les termes « environnement interne » et « homéostasie » ;
- de comparer et d'opposer les mécanismes de contrôle que sont les rétroactions négative et positive ;
- d'indiquer les conséquences possibles d'un déséquilibre homéostasique.

L'*environnement externe* entoure le corps, et il constitue la source de l'oxygène ainsi que des nutriments nécessaires à toutes les cellules du corps. Les déchets de l'activité cellulaire sont finalement excrétés dans l'environnement externe. La peau (Ch. 14) fournit une barrière efficace entre les tissus corporels et l'environnement externe, en perpétuel changement et souvent hostile.

L'*environnement interne* est le milieu aqueux dans lequel sont les cellules corporelles. Les cellules baignent dans un liquide appelé *liquide interstitiel*. Elles absorbent l'oxygène et les nutriments du liquide interstitiel environnant, qui de son côté a absorbé ces substances de la circulation sanguine. À l'inverse, les déchets produits par les cellules sont diffusés dans la circulation sanguine par le liquide interstitiel et ils sont transportés dans le sang vers les organes excréteurs appropriés. Chaque cellule est enfermée dans sa *membrane plasmique*, qui

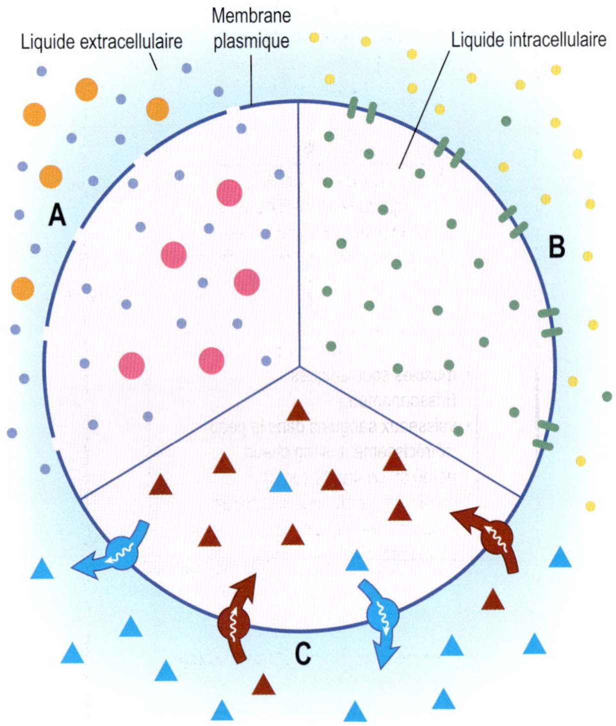

Figure 1.3 Rôle de la membrane cellulaire dans la régulation de la composition du liquide intracellulaire. A. Taille de la particule. **B.** Pores et canaux spécifiques. **C.** Pompes et transporteurs.

constitue une barrière sélective vis-à-vis des substances entrant dans la cellule ou en sortant. Cette propriété, appelée *perméabilité sélective*, permet à la membrane cellulaire (plasmique) (voir p. 34) de contrôler l'entrée et la sortie de nombreuses substances, et ainsi de réguler la composition de son environnement interne. Plusieurs mécanismes sont ici impliqués. La taille des particules est importante car de nombreuses petites particules, par exemple l'eau, passent librement à travers la membrane, tandis que les plus grosses ne le peuvent pas et peuvent donc être confinées soit dans le liquide interstitiel, soit dans le liquide intracellulaire (fig. 1.3A). Des pores ou des canaux spécifiques dans la membrane plasmique autorisent le passage de certaines substances mais pas d'autres (fig. 1.3B). La membrane est aussi pourvue de pompes ou de transporteurs spécialisés qui importent ou exportent des substances spécifiques (fig. 1.3C). La perméabilité sélective fait en sorte que la composition chimique du liquide à l'intérieur des cellules soit différente de celle du liquide interstitiel dans lequel elles se trouvent.

Homéostasie

La composition de l'environnement interne est étroitement contrôlée, et cet état à peu près constant est appelé *homéostasie*. Littéralement, ce terme signifie « ne changeant pas », mais en pratique il désigne une

Encadré 1.1 Exemples de variables physiologiques

Température centrale
Eau et concentration des électrolytes
pH (acidité ou alcalinité) des liquides corporels
Taux de glucose sanguin
Concentration de l'oxygène et du dioxyde de carbone dans le sang et les tissus
Pression artérielle

situation dynamique, constamment changeante, où une multitude de mécanismes et de taux physiologiques sont maintenus dans des limites étroites. Quand cet équilibre est menacé ou perdu, le bien-être de l'individu court un risque sérieux. L'encadré 1.1 énumère certaines des variables physiologiques importantes maintenues dans d'étroites limites par les mécanismes de contrôle homéostasique.

Systèmes de contrôle

L'homéostasie est maintenue par des systèmes de contrôle qui détectent les modifications dans l'environnement interne, et qui y répondent. Un système de contrôle a trois composants de base : un détecteur, un centre de contrôle et un effecteur. Le *centre de contrôle* détermine les limites dans lesquelles le facteur variable doit être maintenu. Il reçoit l'information venant du *détecteur* ou capteur, et il l'intègre. Quand le signal entrant indique la nécessité d'un ajustement, le centre de contrôle répond en modifiant le signal qu'il envoie à l'*effecteur*. C'est là un processus dynamique, qui favorise le réajustement constant de nombreuses variables physiologiques. Presque toutes sont contrôlées par des mécanismes de *rétroaction négative*. La *rétroaction positive* est bien moins courante, mais d'importants exemples en sont le contrôle des contractions utérines durant l'accouchement et la coagulation sanguine.

Mécanismes de rétroaction négative (fig. 1.4)

« Rétroaction négative » signifie que tout mouvement d'un tel système de contrôle éloigné de son point de contrôle est rendu négatif (inversé). Si une variable augmente, la rétroaction négative la fait de nouveau diminuer, et si elle baisse, la rétroaction négative la ramène à son niveau normal. La réaction à un stimulus inverse donc l'effet de ce stimulus, ce qui conserve le système dans un état d'équilibre et maintient l'homéostasie.

Le contrôle de la température corporelle est semblable à celui du chauffage central domestique. Dans ce dernier, le thermostat (détecteur de température) est sensible aux modifications de la température de la pièce d'habitation (facteur variable). Le thermostat est relié à l'unité de contrôle de la chaudière (centre de contrôle). Le thermostat compare constamment l'information fournie par le détecteur à la température désirée préréglée et, si besoin, des ajustements sont faits pour modifier la température

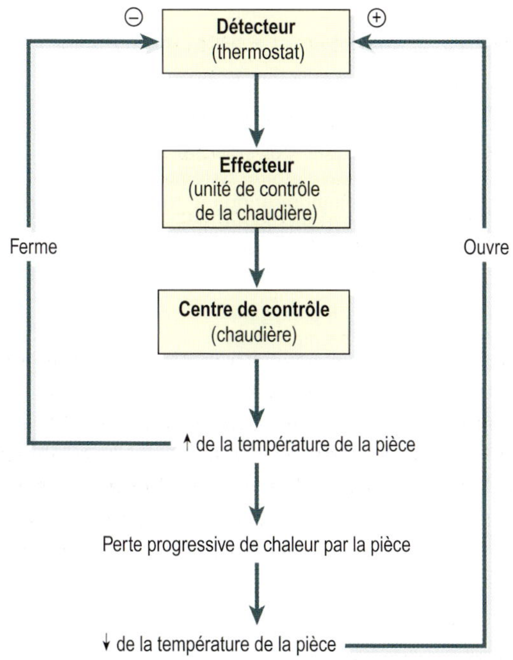

Figure 1.4 Exemple de mécanisme de rétroaction négative : contrôle de la température d'une pièce d'habitation par une chaudière domestique.

de la pièce. Quand le thermostat détecte que la température ambiante est basse, la chaudière se met en marche. Il en résulte une émission de chaleur par la chaudière, réchauffant la pièce. Quand la température préréglée est atteinte, le système est inversé. Le thermostat détecte la température de la pièce plus élevée que celle désirée, et la chaudière s'arrête. L'émission de chaleur par la chaudière est stoppée, et la pièce se refroidit lentement car de la chaleur est perdue. Cette série d'événements constitue un mécanisme de rétroaction négative, et elle permet une autorégulation continue, ou le maintien, d'un facteur variable dans d'étroites limites.

La température corporelle est un exemple de variable physiologique contrôlée par une rétroaction négative (fig. 1.5). Quand la température corporelle tombe au-dessous du niveau préréglé (environ 37 °C), cela est détecté par des terminaisons nerveuses spécialisées sensibles à la température situées dans l'hypothalamus du cerveau, où le centre de contrôle de la température corporelle est situé. Ce centre active ensuite les mécanismes élevant la température du corps (effecteurs). Ces derniers comprennent :

- la stimulation des muscles squelettiques responsables du frissonnement ;
- le rétrécissement des vaisseaux sanguins de la peau (vasoconstriction cutanée), réduisant le flux sanguin périphérique et, de ce fait, la perte de chaleur par la peau ;
- des modifications comportementales ; par exemple, nous mettons plus de vêtements ou nous nous recroquevillons.

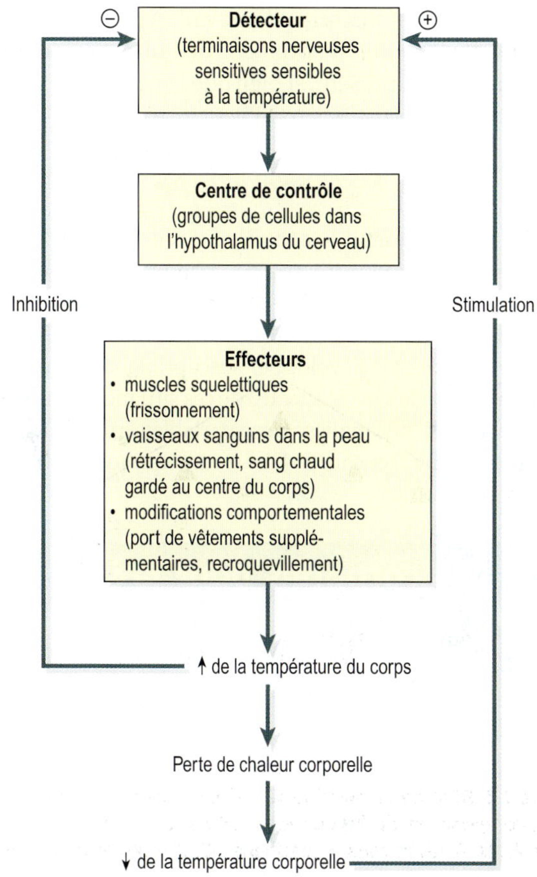

Figure 1.5 Exemple d'un mécanisme de rétroaction négative : contrôle de la température du corps.

Quand la température corporelle atteint de nouveau les limites de la normale, les terminaisons nerveuses sensibles à la température ne sont plus stimulées et leurs signaux à l'hypothalamus cessent. De ce fait, les tremblements prennent fin, et le débit sanguin périphérique redevient normal.

La plupart des contrôles homéostasiques corporels utilisent des mécanismes de rétroaction négative pour prévenir des modifications soudaines et sérieuses dans l'environnement interne. Beaucoup seront expliqués dans les chapitres suivants.

Mécanismes de rétroaction positive

Les corps n'a que peu de *systèmes en cascade* ou *amplificateurs*. Dans les mécanismes de rétroaction positive, le stimulus augmente progressivement la réponse et, tant que le stimulus persiste, la réponse est progressivement amplifiée. La coagulation du sang et les contractions utérines durant le travail en sont des exemples.

Pendant le travail, les contractions de l'utérus sont stimulées par une hormone, l'*ocytocine*. Elles poussent la tête du bébé dans le col de l'utérus, ce qui stimule les récepteurs sensibles à l'étirement présents à ce niveau. En réponse à cela, plus d'ocytocine est libérée, ce qui renforce les contractions et maintient le travail. Après la naissance du bébé, le stimulus (l'étirement des fibres musculaires du col) n'est plus présent, si bien que la libération d'ocytocine s'arrête (voir fig. 9.5, p. 235).

Déséquilibre homéostasique

Cela se produit quand le contrôle fin d'un facteur variable dans l'environnement interne est inadéquat, le niveau du facteur sortant de ce fait des limites de la normale. Si le système de contrôle ne peut pas maintenir l'homéostasie, un état anormal se développe, susceptible de menacer la santé, ou même la vie. Beaucoup de ces situations, y compris les effets des anomalies des variables physiologiques indiquées dans l'encadré 1.1, sont expliquées dans les chapitres suivants.

Besoins corporels pour la survie

Objectifs pédagogiques

Après avoir étudié ce paragraphe, vous devriez être capable :

- de décrire le rôle des systèmes de transport corporels;
- d'indiquer les rôles des systèmes nerveux et endocrinien dans la communication interne;
- d'indiquer comment les éléments bruts sont absorbés par le corps;
- d'établir quels sont les matériels de déchet éliminés du corps;
- d'indiquer les activités entreprises pour la protection, la défense et la survie.

Par convention, les systèmes corporels sont décrits séparément lors de l'étude de l'anatomie et de la physiologie, mais en réalité ils fonctionnent en interdépendance. Cette section fournit une introduction aux activités du corps en fonction des besoins vitaux (tableau 1.1). Les chapitres ultérieurs s'inscrivent dans ce cadre, explorant la structure et les fonctions humaines chez le sujet sain et le sujet malade en utilisant une approche par systèmes.

Communication

Le transport et la communication sont envisagés dans cette section. Les systèmes de transport permettent à toutes les cellules d'avoir accès aux très nombreuses substances requises pour les soutenir, ainsi que de fournir un moyen d'éliminer les déchets. Cela implique le sang, le système cardiovasculaire et le système lymphatique. Tous les systèmes de communication comprennent le recueil, le rassemblement et la réponse à une information appropriée. Il y a différents systèmes de communication avec les environnements interne et externe. La communication interne implique principalement les systèmes nerveux et endocrinien; ceux-ci sont importants dans le maintien de l'homéostasie et dans la régulation des fonctions corporelles vitales. La communication avec l'environnement externe implique les sens spéciaux, et des activités verbales et non verbales, qui tous dépendent du système nerveux.

Tableau 1.1 Besoins vitaux et activités corporelles en rapport

Besoin vital	Activités corporelles
Communication	Systèmes de transport : sang, système circulatoire, système lymphatique Communication interne : système nerveux, système endocrinien Communication externe : organes des sens, communication verbale et non verbale
Prise d'éléments bruts et élimination des déchets	Prise d'oxygène Prise d'aliments Élimination des déchets : dioxyde de carbone, urine, fèces
Protection et survie	Protection contre l'environnement externe : peau Mécanismes de défense contre l'infection microbienne : résistance et immunité Mouvements corporels Survie de l'espèce : reproduction et transmission de caractéristiques héréditaires

Systèmes de transport

Sang (Ch. 4)

Le sang transporte des substances dans tout le corps par l'intermédiaire d'un vaste réseau de vaisseaux sanguins. Chez l'adulte, le corps contient 5 à 6 litres de sang. Il est fait de deux parties : un liquide visqueux appelé *plasma*, et des cellules sanguines en suspension dans le plasma.

Plasma. Il est constitué principalement d'eau, avec un grand nombre de substances dissoutes ou en suspension dans celle-ci. Ces substances comprennent :

- des nutriments absorbés dans le tube digestif;
- de l'oxygène absorbé dans les poumons;
- des substances chimiques synthétisées par les cellules du corps, par exemple des hormones;
- des matériaux de dégradation produits par toutes les cellules, éliminés hors du corps par excrétion.

Cellules du sang. Elles se répartissent en trois groupes, selon leurs fonctions (fig. 1.6).

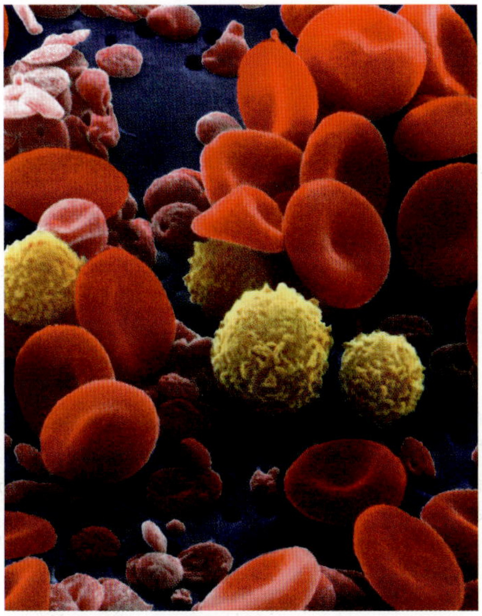

Figure 1.6 Microscopie à balayage électronique en couleur du sang montrant des globules rouges, des globules blancs (en jaune) et des plaquettes (en rose).

Les *érythrocytes* (cellules rouges du sang, hématies) transportent l'oxygène et à un moindre degré le dioxyde de carbone entre les poumons et toutes les cellules corporelles.

Les *leucocytes* (cellules blanches du sang, globules blancs) sont principalement concernés par la protection du corps contre les infections et d'autres substances étrangères. Il y a plusieurs types de leucocytes, assumant leurs fonctions de protection selon différentes voies. Ces cellules sont plus grandes et moins nombreuses que les érythrocytes.

Les *plaquettes* (thrombocytes) sont de minuscules fragments cellulaires qui jouent un rôle essentiel dans la coagulation sanguine.

Système cardiovasculaire (Ch. 5)

Ce système est fait d'un réseau de vaisseaux sanguins et du cœur (fig. 1.7).

Vaisseaux sanguins. Ils sont de trois types :

- les *artères*, qui transportent le sang venu du cœur ;
- les *veines*, qui ramènent le sang au cœur ;
- les *capillaires*, qui relient les artères et les veines.

Les capillaires sont de très fins vaisseaux sanguins, avec des parois très minces d'une seule couche de cellules, ce qui permet l'échange de substances entre le sang et les tissus, par exemple de nutriments, d'oxygène et de produits de déchet cellulaires. Les vaisseaux sanguins forment un réseau transportant le sang :

- aux poumons (*circulation pulmonaire*), où l'oxygène passe, depuis l'air inhalé, dans le sang, tandis qu'en même temps du dioxyde de carbone passe du sang dans l'air des poumons ;
- aux cellules dans toutes les parties du corps (*circulation générale* ou *systémique*) (fig. 1.8).

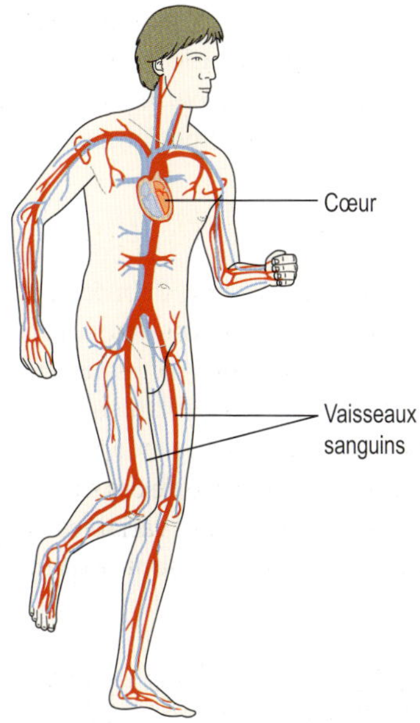

Figure 1.7 Le système circulatoire.

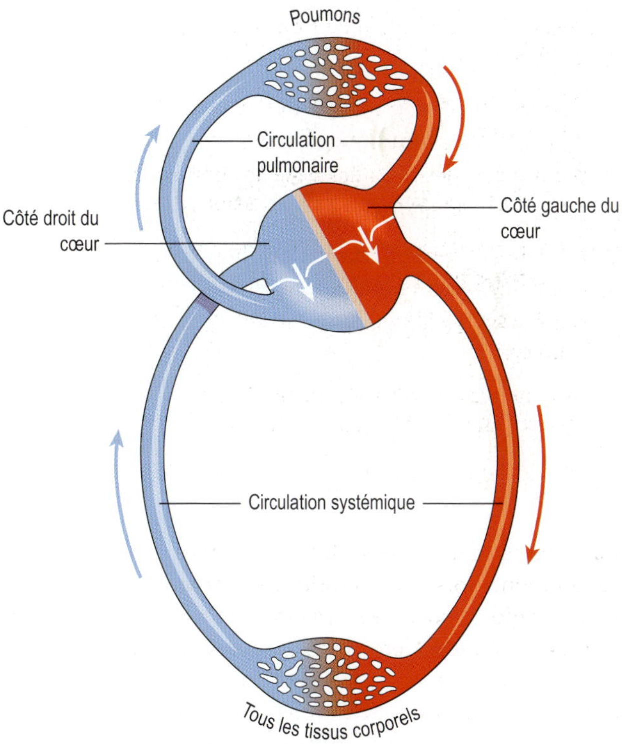

Figure 1.8 Circulation du sang à travers le cœur et les circulations pulmonaire et systémique.

Cœur. Le cœur est un sac musculaire doté de quatre chambres qui envoie le sang dans tout le corps, et maintient la pression sanguine.

Le muscle cardiaque n'est pas sous contrôle conscient (volontaire). Au repos, le cœur se contracte, ou bat, entre 65 et 75 fois par minute. Le rythme s'accélère beaucoup quand les besoins en oxygène du corps sont accrus, par exemple durant l'exercice.

Le rythme auquel bat le cœur peut être compté en prenant le *pouls*. Le pouls est le plus facilement perçu là où une artère superficielle peut être pressée doucement contre un os, habituellement au poignet.

Système lymphatique (Ch. 6)

Le système lymphatique (fig. 1.9) consiste en une série de *vaisseaux lymphatiques*, qui débutent sous forme de tubes à extrémité aveugle dans les espaces interstitiels entre les capillaires sanguins et les cellules tissulaires. Structurellement, ils sont semblables aux veines et aux capillaires sanguins, mais les pores dans les parois des capillaires lymphatiques sont plus grands que ceux des capillaires sanguins. La *lymphe* est un liquide tissulaire qui contient aussi des éléments drainés depuis les espaces tissulaires, notamment les protéines plasmatiques et, parfois, des bactéries ou des débris cellulaires. Elle est transportée dans les vaisseaux lymphatiques, et elle retourne dans le courant sanguin près du cœur.

Il y a une série de *nœuds lymphatiques* situés à divers points le long des vaisseaux lymphatiques. La lymphe est filtrée quand elle passe à travers les ganglions lymphatiques, et des microbes ainsi que d'autres matériaux sont alors enlevés.

Le système lymphatique fournit aussi les sites de formation et de maturation des *lymphocytes*, leucocytes impliqués dans l'immunité (Ch. 15).

Communication interne

La communication interne est assurée par les activités des systèmes nerveux et endocrinien.

Système nerveux

Le système nerveux est un système de communication rapide. Ses principaux composants sont montrés dans la figure 1.10.

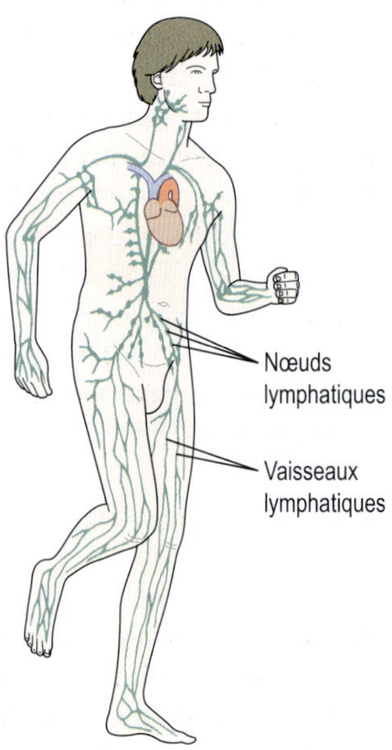

Figure 1.9 Le système lymphatique : nœuds et vaisseaux.

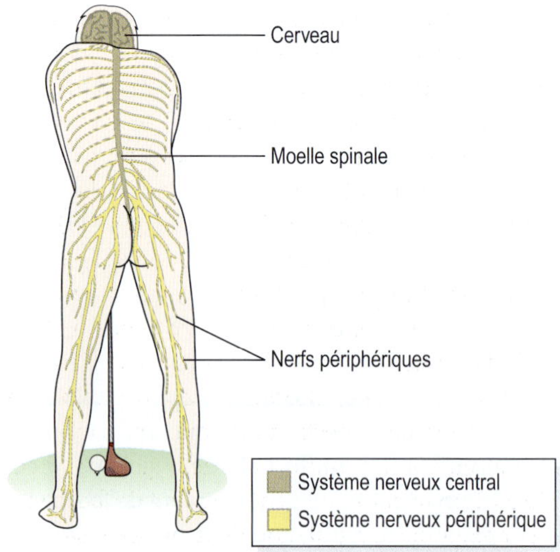

Figure 1.10 Le système nerveux.

Le *système nerveux central* comprend :

- le *cerveau*, situé à l'intérieur du crâne ;
- la *moelle spinale* (épinière), qui va de la base du crâne à la région lombale (partie inférieure du dos). Elle est protégée des traumatismes car elle est située dans les os de la colonne spinale.

Le *système nerveux périphérique* est un réseau de fibres nerveuses. Il s'agit des :

- nerfs *sensitifs* ou *afférents*, qui transmettent les signaux du corps au cerveau ; ou
- nerfs *moteurs* ou *efférents*, qui transmettent les signaux du cerveau aux organes effecteurs, comme les muscles et les glandes.

Les *sens somatiques (communs)* sont ceux de la douleur, du toucher, du chaud et du froid. Ces sensations sont liées à la stimulation de récepteurs sensitifs spécialisés situés au niveau de terminaisons nerveuses présentes dans toute l'étendue de la peau.

Les terminaisons nerveuses situées dans les muscles et les articulations répondent aux modifications dans la position et l'orientation du corps, et maintiennent ainsi la posture et l'équilibre. Encore d'autres récepteurs sensitifs sont activés par des stimulus dans des organes internes, et ils contrôlent des fonctions corporelles vitales, par exemple le rythme cardiaque, le rythme respiratoire et la pression artérielle. La stimulation de n'importe lequel de ces récepteurs déclenche des influx nerveux conduits au cerveau par des nerfs sensitifs (afférents).

La communication le long des fibres (cellules) nerveuses se fait par des influx électriques générés quand des terminaisons nerveuses sont stimulées. Les influx nerveux (potentiels d'action) se déplaçant à grande vitesse, les réactions sont quasi immédiates, ce qui permet des ajustements rapides et subtils des fonctions corporelles.

La communication entre les cellules nerveuses est aussi requise, car plus d'un nerf est impliqué dans la chaîne d'événements survenant entre le stimulus initial et la réaction qu'il déclenche. Les nerfs communiquent entre eux en libérant un produit chimique (appelé *neurotransmetteur*) dans de très petites fentes situées entre les nerfs (NdT : il s'agit des fentes synaptiques). Le neurotransmetteur traverse rapidement la fente et stimule ou inhibe la cellule nerveuse qui suit, permettant ainsi au message d'être transmis.

Les nerfs sensitifs transmettent, depuis le corps, des influx aux parties appropriées du cerveau, où l'information entrante est analysée et collationnée. Le cerveau répond en envoyant des influx le long des nerfs moteurs (efférents) allant à (aux) l'organe(s) effecteur(s) approprié(s). De cette façon, de nombreux aspects de la fonction corporelle sont surveillés et ajustés en continu, habituellement par le contrôle de la rétroaction négative, et généralement de façon subconsciente (par exemple la régulation de la pression sanguine).

Les *actions réflexes* sont rapides, involontaires, et représentent habituellement des réponses motrices à des stimulus spécifiques. Elles comprennent :

- le retrait d'un doigt d'une surface très chaude;
- la constriction de la pupille en réaction à une lumière vive;
- le contrôle de la pression sanguine.

Système endocrinien (Ch. 9)

Le système endocrinien est fait d'un certain nombre de *glandes* situées dans différentes parties du corps. Elles synthétisent et sécrètent des messages chimiques appelés *hormones*, qui circulent dans tout le corps avec le sang. Les hormones stimulent des *glandes* ou des *tissus cibles*, influençant leurs activités cellulaires métaboliques et autres, et contrôlant la croissance ainsi que la maturation corporelles. Les glandes endocrines détectent le taux sanguin de diverses substances et y répondent, dont celui d'hormones spécifiques. Les modifications du taux sanguin des hormones sont habituellement contrôlées par des mécanismes de rétroaction négative (voir fig. 1.5 et 9.8. Le système endocrinien fournit un contrôle des fonctions corporelles plus lent et plus précis que le système nerveux.

En plus des glandes, qui ont une fonction endocrine primaire, on sait maintenant que de nombreux autres tissus sécrètent aussi des hormones en tant que fonction secondaire; certains d'entre eux sont abordés plus en détail au chapitre 9.

Communication avec l'environnement externe

Sens (Ch. 8)

La stimulation des récepteurs spécialisés dans les organes ou les tissus sensitifs est à l'origine des sensations de la vue, de l'ouïe, de l'équilibre, de l'odorat et du goût. Bien que ces sens soient considérés comme distincts et différents l'un de l'autre, un sens est rarement utilisé seul (fig. 1.11). Par exemple, quand l'odeur d'une fumée est perçue, alors d'autres sens tels que la vue et l'ouïe sont utilisés pour localiser la source du feu. De même, le goût et l'odorat sont étroitement associés dans le plaisir, ou le dégoût, que procurent les aliments. Le cerveau regroupe l'information entrante avec l'information mémorisée, et il initie une réponse en déclenchant des influx électriques dans les nerfs moteurs (efférents) allant aux organes effecteurs que sont les muscles et les glandes. Ces réponses permettent à l'individu d'échapper à un feu, ou de préparer de façon subconsciente le système digestif à l'ingestion d'aliments.

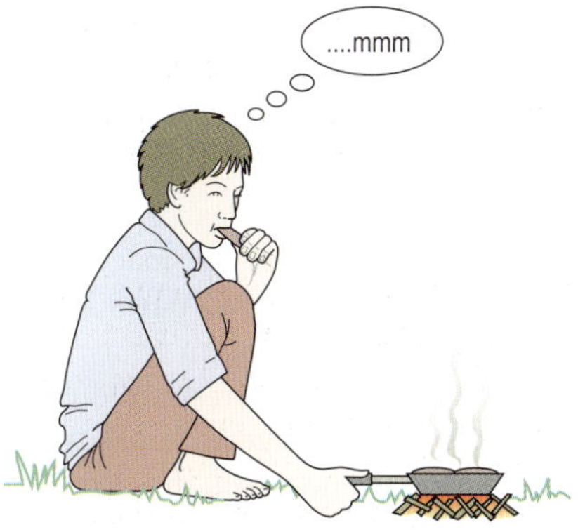

Figure 1.11 Utilisation combinée des sens : vue, ouïe, odorat et goût.

Communication verbale

Le son est produit dans le larynx lorsque de l'air expiré provenant des poumons passe à travers les *cordes vocales* et les fait vibrer (voir fig. 10.8) pendant l'expiration. Chez les êtres humains, des sons reconnaissables sont produits par la contraction coordonnée des muscles de la gorge et des joues, et par des mouvements de la langue et de la mandibule (maxillaire inférieur); c'est la *parole*.

Communication non verbale

La posture et les mouvements sont souvent associés à la communication non verbale, comme c'est par exemple le cas du hochement de tête et du haussement d'épaules. Le squelette fournit la charpente osseuse du corps (Ch. 16), et les mouvements se produisent au niveau des articulations entre les os. Les muscles squelettiques mobilisent le squelette et attachent les os les uns aux autres, s'étendant sur une articulation ou plus. Ils sont stimulés par la partie du système nerveux sous contrôle volontaire (conscient). Une partie de la communication non verbale, par exemple des modifications dans l'expression du visage, peut ne pas impliquer de mouvements des os.

Prise d'éléments bruts et élimination des déchets

Cette section envisage les substances introduites dans l'organisme, ou excrétées par celui-ci, ce qui implique les systèmes respiratoire, digestif et urinaire. L'oxygène, l'eau et les aliments sont des substances introduites; le dioxyde de carbone, l'urine et les fèces sont excrétés.

Prise d'oxygène

L'oxygène est un gaz constituant environ 21 % de l'air atmosphérique. Un apport continu est essentiel à la vie humaine car il est requis pour la plupart des activités chimiques siégeant dans les cellules corporelles. L'oxygène est nécessaire dans la série de réactions chimiques entraînant la libération d'énergie à partir des nutriments.

Le système respiratoire supérieur transporte l'air entre le nez et les poumons durant la respiration (Ch. 10). L'air traverse un système de passages comprenant le pharynx (la gorge, qui est aussi une partie du tractus digestif), le larynx (boîte de la voix), la trachée, deux bronches souches (une par poumon) et un grand nombre de voies bronchiques (fig. 1.12). Celles-ci se terminent dans les alvéoles pulmonaires, millions de minuscules sacs à air dans chaque poumon. Ces alvéoles sont entourées par un réseau de capillaires très fins, et elles sont le siège de l'échange vital de gaz entre les poumons et le sang (fig. 1.13).

L'azote, qui représente environ 80 % de l'air atmosphérique, est inhalé et expiré mais il ne peut pas être utilisé par le corps sous cette forme gazeuse. L'azote nécessaire au corps est obtenu en mangeant des aliments contenant des protéines, viande et poisson principalement.

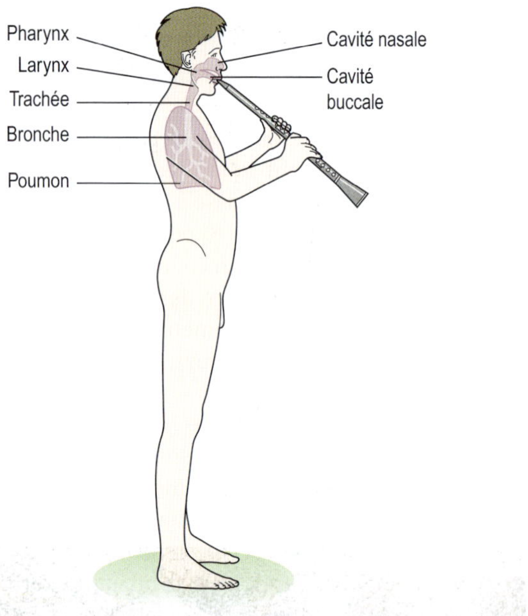

Figure 1.12 Le système respiratoire.

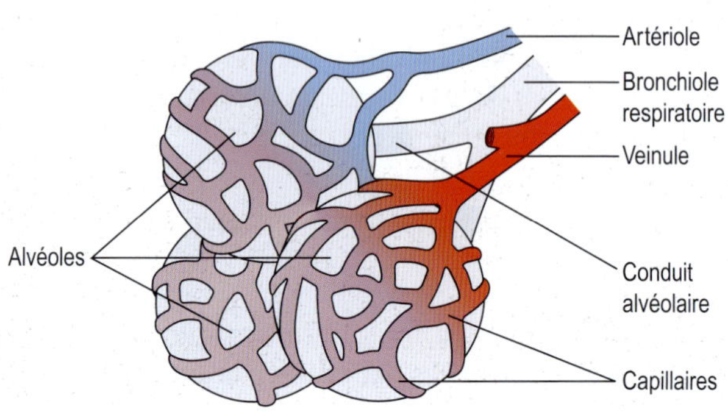

Figure 1.13 Alvéoles : le site des échanges gazeux dans les poumons.

Ingestion des nutriments (alimentation)

La nutrition est abordée dans le chapitre 11. Un régime équilibré est important pour la santé, et il fournit des *nutriments*, substances absorbées dans le tube digestif, souvent après y avoir été digérées, et qui favorisent les fonctions corporelles, dont la formation, la croissance et la réparation cellulaires. Les nutriments incluent l'eau, des hydrates de carbone, des protéines, des graisses, des vitamines et des sels minéraux. Ils assurent des fonctions vitales, dont :

- le maintien de l'équilibre hydrique à l'intérieur du corps ;
- la fourniture de carburant pour la production d'énergie, due principalement aux hydrates de carbone et aux graisses ;
- la fourniture des composants de base pour la synthèse de molécules volumineuses et complexes dont le corps a besoin.

Digestion

Le système digestif s'est développé parce que les aliments sont chimiquement complexes, rarement sous une forme utilisable directement par les cellules corporelles. Il a pour rôle de séparer les constituants des aliments, de digérer ceux-ci, afin que leurs constituants soient absorbés dans le tube digestif pour gagner la circulation générale et, de là, les cellules, où ils sont utilisés. Le système digestif comporte le tube digestif, ou tractus alimentaire, et des organes accessoires (fig. 1.14).

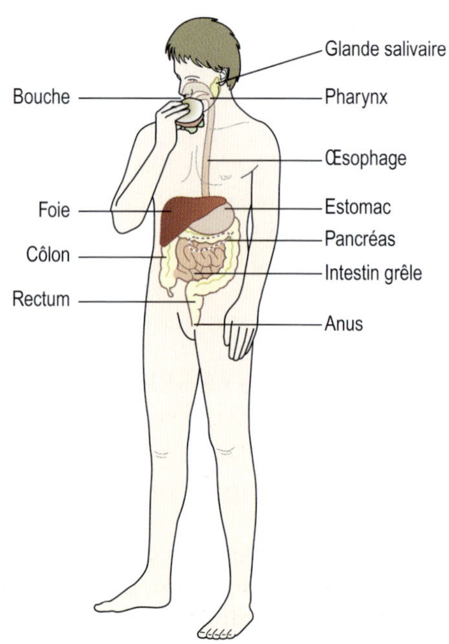

Figure 1.14 Le système digestif.

Tube digestif. Il s'agit d'un tube débutant à la bouche, se poursuivant par le pharynx, l'œsophage, l'estomac, l'intestin grêle et le côlon, le rectum et l'anus.

Organes accessoires. Ce sont les *glandes salivaires*, le *pancréas* et le *foie* (fig. 1.14), qui sont situés à l'extérieur du tube digestif. Les glandes salivaires et le pancréas synthétisent et libèrent des *enzymes digestives*, qui sont impliquées dans la scission chimique des constituants des aliments, tandis que le foie sécrète de la *bile*. Ces substances pénètrent dans le tractus alimentaire à travers des canaux de raccordement.

Métabolisme

C'est la somme totale de l'activité chimique dans le corps. Il comporte deux groupes de processus :

- l'*anabolisme*, qui est la construction ou la synthèse de substances volumineuses et complexes ;
- le *catabolisme*, qui est la rupture de substances afin de fournir de l'énergie et des éléments bruts pour l'anabolisme, et de libérer des substances excrétées comme déchets.

Les sources d'énergie sont principalement les hydrates de carbone et les graisses alimentaires. Si leur apport est insuffisant, des protéines sont utilisées.

Élimination des déchets

Dioxyde de carbone

Le dioxyde de carbone est un produit de déchet du métabolisme cellulaire. Comme il se dissout en liquides corporels pour former une solution acide, il doit être excrété en quantité appropriée afin de maintenir le pH (acidité ou alcalinité) dans les limites normales. La principale voie d'excrétion du dioxyde de carbone est représentée par les poumons durant l'expiration.

Urine

L'urine est formée par les reins, qui sont une partie du système urinaire (Ch. 13). Les organes du système urinaire sont indiqués dans la figure 1.15. L'urine est faite d'eau et de produits de déchet provenant principalement du catabolisme des protéines, par exemple l'urée. Sous l'influence d'hormones du système endocrinien, les reins contrôlent l'équilibre hydrique du corps. Ils jouent aussi un rôle dans le maintien du pH sanguin dans des limites normales. La vessie emmagasine l'urine jusqu'à son excrétion pendant la *miction*.

Fèces

Les matériaux de déchet du système digestif sont excrétés par les fèces, durant la *défécation*. Ils contiennent des résidus alimentaires indigestibles, qui restent dans le tube digestif car ils ne peuvent pas être absorbés, et une grande quantité de microbes.

Protection et survie

Les besoins corporels et les activités en rapport avec eux abordés dans cette section sont : la protection contre l'environnement externe, la défense contre l'infection, le mouvement et la survie des espèces.

Protection contre l'environnement externe

La peau (fig. 1.16) forme une barrière contre l'invasion par des microbes, les produits chimiques et la déshydratation. Elle présente deux couches : l'épiderme et le derme.

L'*épiderme* siège superficiellement; il est fait de plusieurs couches de cellules, qui évoluent vers la surface depuis la couche la plus profonde. La couche en surface est faite de

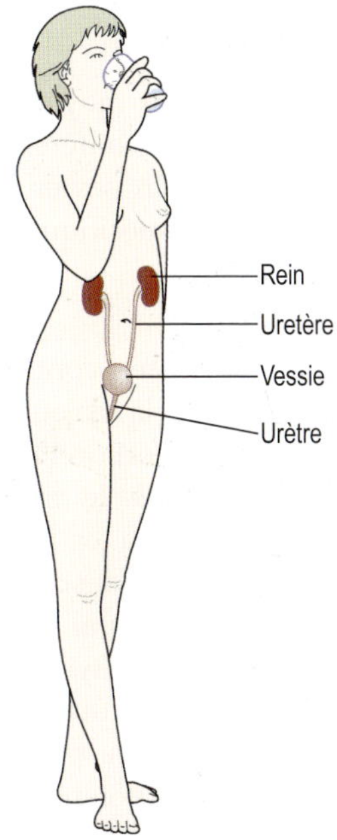

Figure 1.15 Le système urinaire.

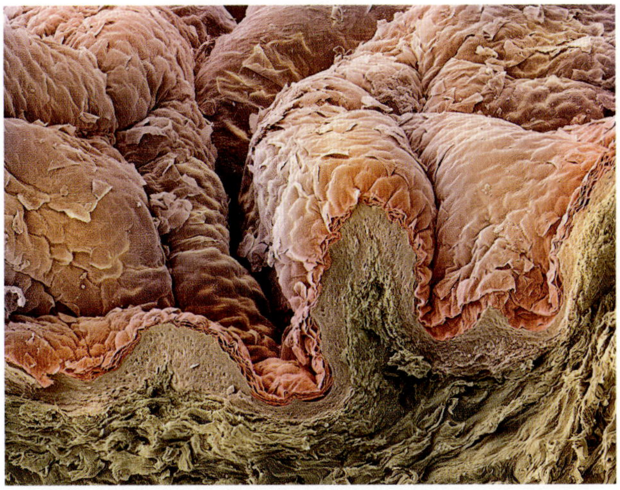

Figure 1.16 Microscopie à balayage électronique en couleur de la peau.

cellules mortes aplaties, en permanence éliminées et remplacées par des cellules venues de la couche sous-jacente. L'épiderme procure la barrière entre l'environnement humide interne et l'atmosphère sèche de l'environnement externe.

Le *derme* contient de minuscules *glandes sudoripares* (ou sudorifères), dont le canal ou conduit excréteur est court, conduisant à la surface de la peau. Les poils croissent à partir de follicules dans le derme. Le derme est riche en terminaisons nerveuses sensitives sensibles à la douleur, à la température et au toucher. C'est un organe très vaste qui procure constamment au système nerveux central des influx nerveux à partir des surfaces corporelles. La peau joue aussi un rôle important dans la régulation de la température corporelle.

Défense contre l'infection

Le corps dispose de nombreux moyens d'autoprotection contre les envahisseurs, qui lui confèrent résistance et/ou immunité (Ch. 15). Ils sont divisés en deux catégories : mécanismes de défense non spécifiques et spécifiques.

Mécanismes de défense non spécifiques

Ces mécanismes sont efficaces contre n'importe quel envahisseur. La peau protège la majeure partie de la surface corporelle. Les surfaces corporelles ont d'autres éléments protecteurs, par exemple le *mucus* gluant sécrété par les muqueuses, qui englobe les microbes et d'autres matériels étrangers. Certains liquides corporels contiennent des *substances antimicrobiennes*; par exemple, le liquide gastrique contient de l'acide chlorhydrique, qui tue la plupart des microbes ingérés. Après une invasion couronnée de succès, d'autres processus non spécifiques, qui contrebalancent des conséquences potentiellement nuisibles, peuvent survenir, dont la *réponse inflammatoire*, impliquée également dans la cicatrisation tissulaire.

Mécanismes de défense spécifiques

Le corps génère une réponse spécifique (immune) contre toute substance reconnue comme étrangère. De telles substances, appelées *antigènes*, comprennent :

- le pollen des fleurs et des plantes;
- les bactéries et les autres microbes;
- les cellules cancéreuses, ou les cellules de tissus transplantés.

Après exposition à un antigène, il se développe souvent une immunité à vie contre toute nouvelle invasion par le même antigène. Tout au long de sa vie, un individu construit progressivement une immunité vis-à-vis de millions d'antigènes. Les réactions allergiques sont des réponses immunitaires anormalement puissantes à un antigène qui, habituellement, n'entraîne aucune menace contre le corps, par exemple les effets du pollen sur les personnes atteintes du rhume des foins.

Mouvement

Le mouvement de la totalité du corps ou d'une de ses parties est essentiel pour de nombreuses activités corporelles, par exemple obtenir des aliments, éviter des traumatismes, et se reproduire.

La plupart des mouvements corporels sont sous contrôle conscient (volontaire). Font exception les mouvements effectués avant que l'individu en soit averti, comme l'action réflexe de retirer son doigt d'une surface très chaude.

Le système musculosquelettique comprend les os du squelette, les *muscles squelettiques* et les *articulations*. Le squelette fournit le cadre osseux rigide du corps, et le mouvement se produit au niveau de l'articulation entre deux os, ou plus. Les muscles squelettiques (fig. 1.17), sous le contrôle du système nerveux volontaire, maintiennent la posture et l'équilibre, et mobilisent le squelette. Une brève description du squelette est donnée dans le chapitre 3, et des données plus détaillées sur les os, les muscles et les articulations sont présentées dans le chapitre 16.

Survie des espèces

La survie d'une espèce est essentielle pour éviter son extinction. Cela nécessite la transmission de caractéristiques héréditaires à une nouvelle génération par le biais de la reproduction.

Transmission de caractéristiques héréditaires

Les individus aux caractéristiques génétiques les plus avantageuses sont les plus susceptibles de survivre, de se reproduire et de transmettre leurs gènes à la génération suivante. C'est la base de la sélection naturelle, c'est-à-dire la « survie du plus sain ». Le chapitre 17 explore la transmission des caractéristiques héréditaires.

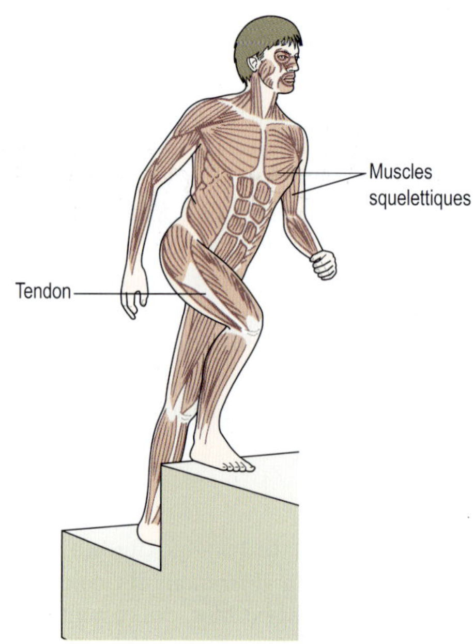

Figure 1.17 Les muscles squelettiques.

Reproduction (Ch. 18)

Le succès de la reproduction est essentiel à la perpétuation de l'espèce et de ses caractéristiques génétiques d'une génération à la suivante. Les ovules (œufs) sont produits par deux *ovaires*, situés dans le pelvis de la femme (fig. 1.18). Au cours de la période reproductive d'une femme, un seul ovule est habituellement libéré à peu près tous les mois, et il voyage vers l'*utérus* dans la *trompe utérine*. Chez l'homme, les spermatozoïdes sont produits en grand nombre par les deux *testicules*, situés dans le *scrotum*. Depuis chaque testicule, les spermatozoïdes passent par le *canal déférent* (vas deferens) et gagnent l'*urètre*. Pendant les relations sexuelles (coït), les spermatozoïdes sont déposés dans le *vagin*.

Ils remontent alors jusque dans l'utérus, et l'un d'entre eux fertilise l'ovule dans le tube utérin. La fertilisation (fig. 1.19) intervient lorsqu'un *ovule* féminin fusionne avec un *spermatozoïde*, cellule du sperme. L'ovule fertilisé (ou *zygote*) passe alors dans l'utérus, s'enchâsse dans la paroi utérine, et croît jusqu'à maturité pendant la grossesse ou *gestation*, en 40 semaines environ.

Quand l'ovule n'est pas fertilisé, il est expulsé de l'utérus avec la muqueuse utérine sous forme d'hémorragie appelée *menstruation* (flux menstruel, règles). Le cycle de la femme, appelé *cycle menstruel*, a des phases liées à des modifications dans la concentration des hormones du système endocrinien.

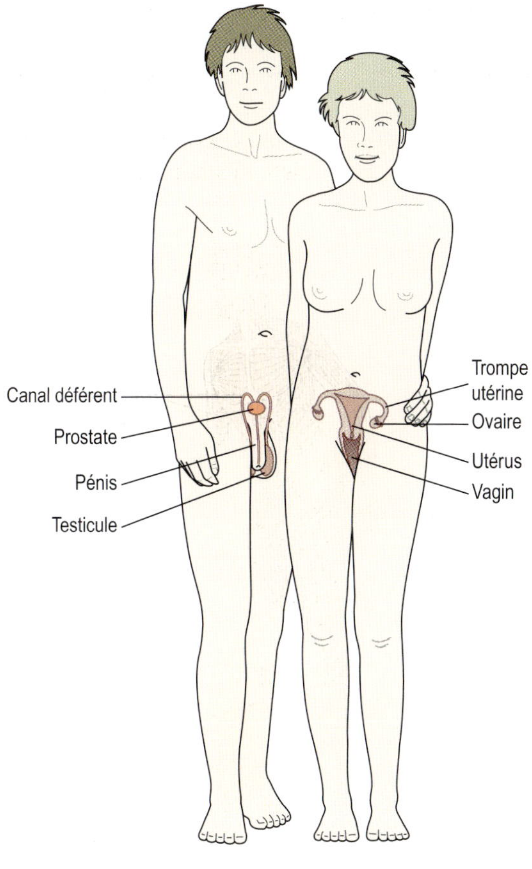

Figure 1.18 Les systèmes reproducteurs : homme et femme.

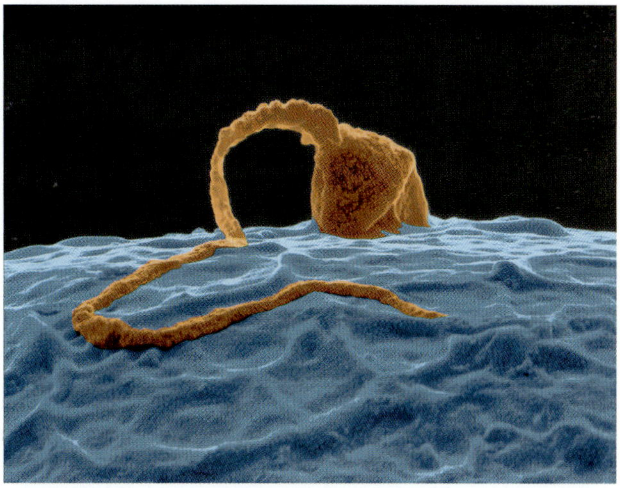

Figure 1.19 Microscopie à balayage électronique en couleur montrant la fertilisation (spermatozoïde en orange; ovocyte en bleu).

Un cycle dure environ 28 jours. Les cycles se déroulent en continu entre la *puberté* et la *ménopause*, sauf durant la grossesse. Lors de l'*ovulation* (voir fig. 18.10, p. 485), au milieu du cycle, un ovocyte est libéré par l'un des deux ovaires. Il n'y a pas de tel cycle chez l'homme, mais des hormones semblables à celles de la femme sont impliquées dans la production et la maturation des spermatozoïdes.

Introduction au vieillissement

Objectifs pédagogiques

Après avoir étudié ce paragraphe, vous devriez être capable :

- d'énumérer les principales caractéristiques du vieillissement;
- d'indiquer les implications du vieillissement des populations.

Après la naissance, il se produit de nombreux changements au fur et à mesure que le corps se développe et atteint la maturité. Le pic de la maturité de la fonction physiologique est souvent relativement court, car les changements liés à l'âge commencent à altérer les performances; par exemple, la fonction rénale commence à décliner vers l'âge de 30 ans. Aux deux extrêmes de la vie, de nombreux aspects des fonctions corporelles sont moins efficaces; par exemple, la régulation de la température corporelle est moins efficace chez les nourrissons et chez les personnes âgées.

La maturité de la plupart des organes intervient au moment de la puberté et l'efficacité maximale, au début de l'âge adulte. La majeure partie des organes sont en mesure de réparer et de remplacer leurs tissus, à l'exception notable du cerveau et du myocarde (muscle cardiaque). Au moment de la maturité, de nombreux organes ont une réserve fonctionnelle (ou « capacité de réserve ») considérable ; celle-ci décline ensuite progressivement. La notion de réserve fonctionnelle signifie qu'une perte fonctionnelle considérable doit se produire avant que des changements physiologiques deviennent manifestes. Les altérations des fonctions corporelles chez la personne âgée requièrent une évaluation minutieuse étant donné que le vieillissement est généralement associé à une diminution de l'efficacité des organes et/ou à une augmentation de la fragilité. Bien qu'il constitue un facteur prédisposant à certaines pathologies, le processus du vieillissement ne s'accompagne pas de maladies ou de pathologies spécifiques.

Le processus du vieillissement est peu compris, même si l'on sait qu'il affecte les personnes de différentes manières. Il n'existe pas une cause unique connue, bien que de nombreuses théories aient été proposées et qu'il y ait une très grande variation individuelle du taux de vieillissement. La durée de vie d'un individu est influencée par de nombreux facteurs, certains d'entre eux étant héréditaires (Ch. 17) et ne pouvant pas être contrôlés par l'individu. D'autres facteurs ne sont pas facilement influençables par les individus, comme la pauvreté, qui est associée à un mauvais état de santé. Cependant, les choix individuels de mode de vie peuvent aussi fortement influencer la longévité ; par exemple, le manque d'exercice, le tabagisme et la consommation excessive d'alcool contribuent à raccourcir l'espérance de vie.

Plusieurs changements courants associés au vieillissement qui se produisent dans des organes ou systèmes particuliers sont aisément reconnaissables ; il s'agit notamment des cheveux blancs et des rides. D'autres exemples sont illustrés dans la figure 1.20. Ces changements et d'autres sont indiqués avec leurs conséquences physiologiques et parfois cliniques à la fin de la section consacrée à la physiologie dans les chapitres appropriés. Le vieillissement est un facteur de risque de développer certaines maladies, par exemple la plupart des cancers, la pathologie coronarienne et la démence.

L'Organisation mondiale de la santé (OMS, 2012) prévoit que le nombre de personnes âgées de 60 ans et plus va passer de 605 millions à 2 milliards de personnes dans le monde entre 2000 et 2050 (fig. 1.21). Le XXe siècle a vu la proportion de personnes âgées augmenter dans les pays riches. Durant les 40 prochaines années, il est prévu que cette tendance touche la plupart des régions du monde, y compris les pays à faible et à moyen revenu. L'augmentation de l'espérance de vie va influencer les soins de santé, et le rôle de la prévention comme des interventions précoces en matière de santé va devenir de plus en plus important.

Changements physiologiques

Système nerveux
- Le contrôle moteur des mouvements précis diminue
- La vitesse de conduction des influx nerveux ralentit

Sens
- Ouïe – les cellules ciliées sont lésées
- Vue – durcissement du cristallin ; cataracte (opacification du cristallin)
- Goût et odorat – diminution de la perception

Système respiratoire
- Diminution de la production de mucus
- Raidissement de la cage thoracique
- Déclin des réflexes respiratoires

Système cardiovasculaire
- Durcissement de la paroi des vaisseaux sanguins
- Réduction de la fonction et de l'efficacité cardiaques

Système endocrinien
- Cellules des îlots pancréatiques – déclin de la fonction des cellules β
- Cortex surrénalien – déficit en estrogènes chez les femmes postménopausées

Système digestif
- Chute des dents
- Diminution du péristaltisme
- Déclin de la masse hépatique

Système urinaire
- Diminution des néphrons et du taux de filtration glomérulaire

Résistance et immunité
- Déclin

Système musculosquelettique
- Amincissement des os
- Durcissement des cartilages et d'autres tissus conjonctifs

Système de reproduction
- Ménopause

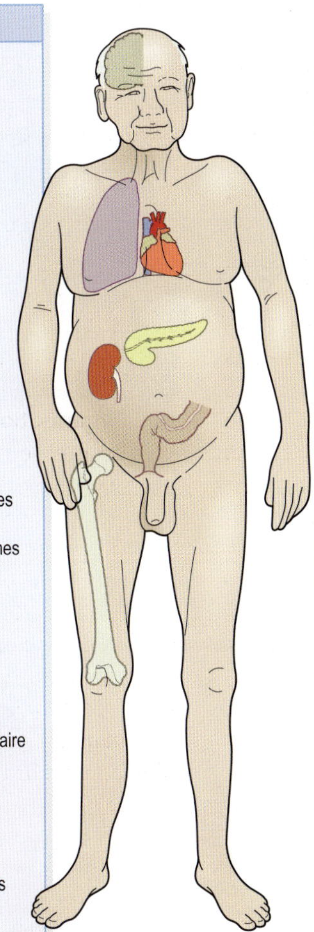

Conséquences courantes

Système nerveux
- Augmentation du temps pour mener à bien une action motrice, tendance accrue aux chutes
- Altération du contrôle de la vasodilatation, de la vasoconstriction et du réflexe barorécepteur, par exemple

Sens
- Altération de l'ouïe
- Difficulté à lire sans lunettes ; bonne luminosité requise pour voir
- La nourriture peut paraître fade, les odeurs par exemple de brûlé peuvent passer inaperçues

Système respiratoire
- Augmentation du risque d'infections
- Diminution de la ventilation-minute
- Diminution de la capacité de réagir à des changements de gaz du sang artériel

Système cardiovasculaire
- Augmentation de la pression artérielle, augmentation du risque de rupture de vaisseaux sanguins et d'hémorragie
- Diminution du débit cardiaque et de la réserve cardiaque

Système endocrinien
- Risque accru de développer un diabète de type 2, en particulier en cas de surpoids

Système digestif
- Difficultés de mastication
- Constipation
- Réduction du métabolisme hépatique avec augmentation du risque de toxicité médicamenteuse, par exemple

Système urinaire
- Diminution de la capacité de réguler l'équilibre hydrique
- Susceptibilité accrue aux effets de la déshydratation et de la surcharge hydrique

Résistance et immunité
- Augmentation du risque d'infection
- Augmentation du temps de cicatrisation

Système musculosquelettique
- Augmentation du risque de fractures
- Raidissement des articulations
- Ostéoporose

Système de reproduction
- Fin de la période de reproduction chez la femme
- Diminution de la fertilité chez l'homme

Figure 1.20 Les effets du vieillissement sur les systèmes corporels.

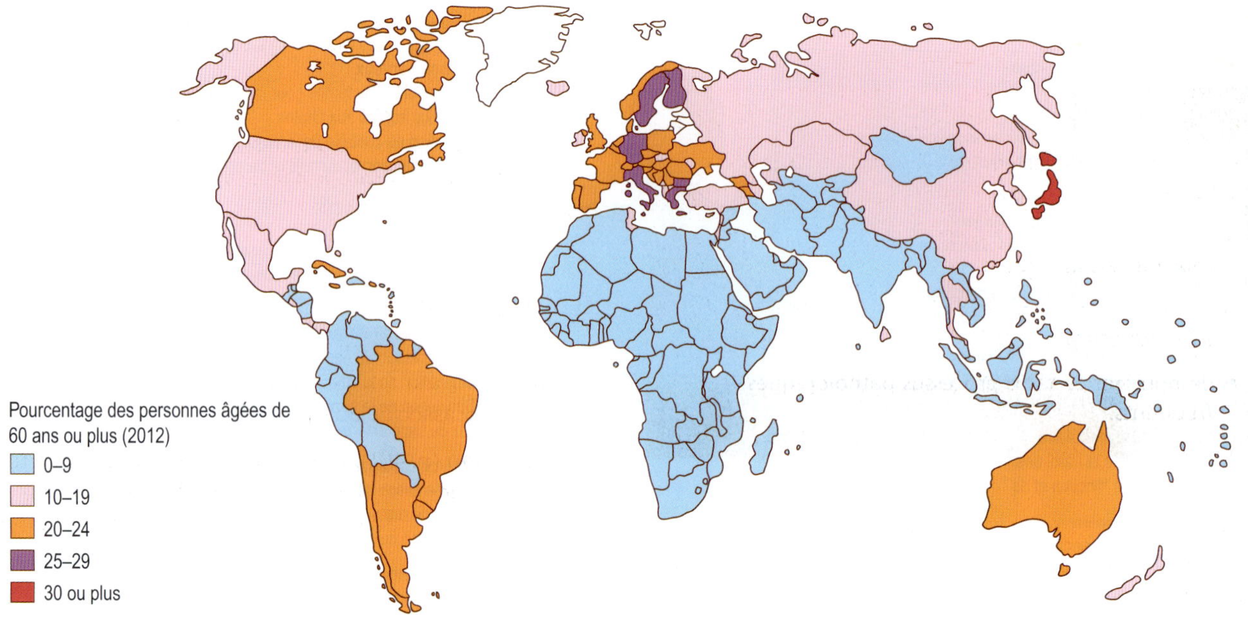

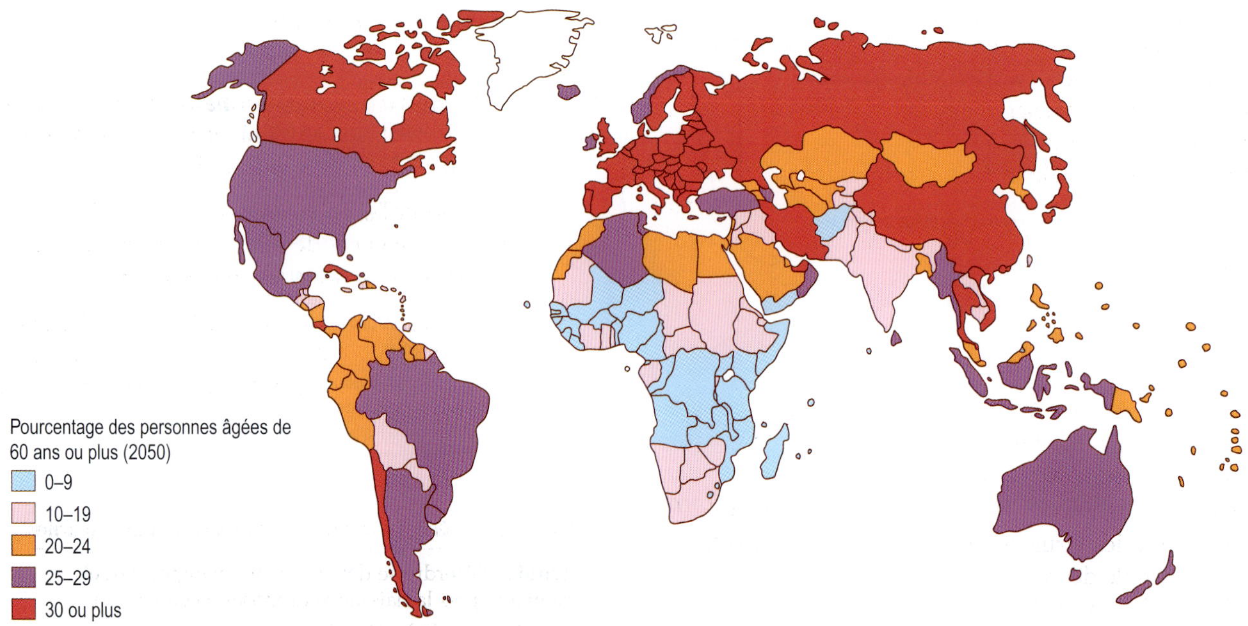

Figure 1.21 Le vieillissement dans le monde.

Introduction à l'étude des maladies

Objectifs pédagogiques

Après avoir étudié ce paragraphe, vous devriez être capable :

- d'établir la liste des mécanismes qui entraînent souvent des maladies;
- de définir les termes « étiologie », « pathogenèse » et « pronostic »;
- de nommer certains processus pathologiques fréquents.

Afin de comprendre les maladies spécifiques décrites dans les chapitres suivants, il est nécessaire de connaître l'anatomie et la physiologie en rapport avec elles, et d'être familiarisé avec les processus pathologiques indiqués plus loin.

Il existe beaucoup de maladies et de désordres différents, allant d'affections mineures mais souvent gênantes à des affections très sérieuses. L'étude d'anomalies peut être facilitée quand une approche par systèmes est adoptée. Afin de la réaliser dans les chapitres suivants où des maladies spécifiques sont expliquées, les éléments en gras dans l'encadré 1.2 seront utilisés comme guides. Les causes (*étiologie*) sont indiquées en premier quand il y a des liens clairs entre elles et les effets de l'anomalie (*pathogenèse*).

Étiologie

Les maladies sont habituellement dues à un ou plusieurs mécanismes, en nombre limité, qui peuvent comprendre :

- des anomalies génétiques innées ou acquises;
- l'infection par des micro-organismes, par exemple des bactéries, des virus, des microbes, ou des parasites, par exemple des vers;
- des produits chimiques;
- des radiations ionisantes;
- des traumatismes physiques;
- une dégénérescence, liée par exemple à une utilisation excessive ou au vieillissement.

Encadré 1.2 Suggestion de plan pour l'étude des pathologies

Étiologie : cause de la maladie
Pathogenèse : nature du processus de la maladie et son effet sur le fonctionnement normal du corps
Complications : autres conséquences pouvant survenir si la maladie progresse
Pronostic : issue vraisemblable

Dans certaines maladies, un ou plusieurs des facteurs étiologiques énumérés ci-dessus sont impliqués, alors que dans d'autres aucune cause spécifique n'est identifiée, et celles-ci sont dites *essentielles*, *idiopathiques* ou *spontanées*. Bien que la cause précise d'une maladie puisse être inconnue, des *facteurs de prédisposition*, ou *facteurs de risque*, sont habituellement identifiables.

Pathogenèse

Les principaux processus responsables de troubles ou de maladies sont indiqués ci-après. L'encadré 1.3 fournit la terminologie associée aux maladies.

Inflammation (p. 401). C'est une réponse tissulaire à tout type d'agression tissulaire, par exemple traumatisme ou infection. Les affections inflammatoires sont indiquées par le suffixe -ite, par exemple appendicite.

Tumeurs (p. 58). Elles surviennent quand des cellules anormales échappent à la surveillance du corps et prolifèrent. Leur taux de production dépasse celui de la mort cellulaire normale, entraînant le développement d'une masse. Les tumeurs sont indiquées par le suffixe -ome, par exemple carcinome.

Mécanismes immunitaires anormaux (p. 410). Il s'agit de réponses du système immunitaire normalement protecteur entraînant des effets indésirables.

Thrombose, embolie et infarctus (p. 125). Ce sont les effets et les conséquences de modifications anormales du sang et/ou de la paroi des vaisseaux sanguins.

Dégénérescence. Elle est souvent liée au vieillissement normal mais elle survient aussi prématurément, quand des structures se détériorent, entraînant une altération de leur fonction.

Encadré 1.3 Glossaire de la terminologie des maladies

Acquis : désordre se développant à n'importe quel moment après la naissance (opposer à congénital)
Aiguë : maladie à début brusque, requérant souvent un traitement urgent (opposer à chronique)
Chronique : désordre de longue durée qui, habituellement, ne peut pas être guéri (opposer à aiguë)
Congénital : désordre présent à la naissance (opposer à acquis)
Contagieux : maladie qui peut être transmise (propagée) d'un individu à l'autre
Iatrogène : pathologie provoquée par une intervention médicale
Signe : anomalie vue ou mesurée par les personnes autres que le patient
Symptôme : anomalie reconnue et décrite par le patient
Syndrome : ensemble de signes et de symptômes tendant à survenir ensemble

Anomalies métaboliques. Elles sont responsables d'effets métaboliques indésirables, par exemple diabète sucré (p. 250).

Anomalies génétiques. Elles peuvent être héritées (par exemple phénylcétonurie, p. 475) ou dues à des facteurs environnementaux tels que l'exposition à des radiations ionisantes (p. 58).

Pour en savoir plus

World Health Organization 2012 Good health adds life to years. Global brief for World Health Day 2012. WHO 2012, Geneva. Disponible à l'adresse http://whqlibdoc.who.int/hq/2012/WHO_DCO_WHD_2012.2_eng.pdf (p. 10) Consulté le 3 september 2013.

CHAPITRE 2

Introduction à la chimie de la vie

Comme les tissus vivants sont composés de blocs de construction chimiques, l'étude de l'anatomie et de la physiologie repose sur une certaine compréhension de la biochimie, la chimie de la vie. Ce chapitre présente des concepts chimiques fondamentaux qui étayeront les autres chapitres de ce livre.

Atomes, molécules et composés

Objectifs pédagogiques

Après avoir étudié ce paragraphe, vous devriez être capable :

- de définir les termes suivants : nombre atomique, poids atomique, isotope, poids moléculaire, ion, électrolyte, pH, acide et alcalin ;
- de décrire la structure d'un atome ;
- de discuter les types de liaison qui tiennent entre elles les molécules ;
- d'énoncer le concept de concentration molaire ;
- d'expliquer l'importance des tampons dans la régulation du pH.

Toute matière dans notre univers est formée de particules appelées *atomes*. Un *élément* contient seulement un type d'atomes ; par exemple du carbone, du soufre ou de l'hydrogène. Les substances qui contiennent deux différents types d'atomes combinés ou plus sont appelées des *composés*. Par exemple l'eau est un composé contenant à la fois des atomes d'hydrogène et d'oxygène.

Il y a 92 éléments naturels, mais la grande variété des composés qui forment les tissus vivants ne sont presque entièrement composés que de quatre éléments : le carbone, l'hydrogène, l'oxygène et l'azote. De petites quantités (environ 4 % du poids corporel) d'autres éléments sont présentes, dont le sodium, le potassium, le calcium et le phosphore.

Structure atomique

Les atomes sont essentiellement des espaces vides, avec un minuscule noyau central contenant des *protons* et des *neutrons*, entouré par des nuées de petits *électrons* en orbite autour de lui (fig. 2.1). Les neutrons n'ont pas de charge électrique, mais les protons ont une unité de charge électrique positive, tandis que les électrons ont une unité de charge électrique négative. Comme les atomes contiennent un nombre égal de protons et d'électrons, ils n'ont pas de charge nette.

Ces particules subatomiques diffèrent aussi sur le plan de leur masse. Les électrons sont si petits que leur masse est négligeable, mais les neutrons et les protons ont une unité de masse atomique. Le tableau 2.1 résume les caractéristiques physiques des électrons, des protons et des neutrons.

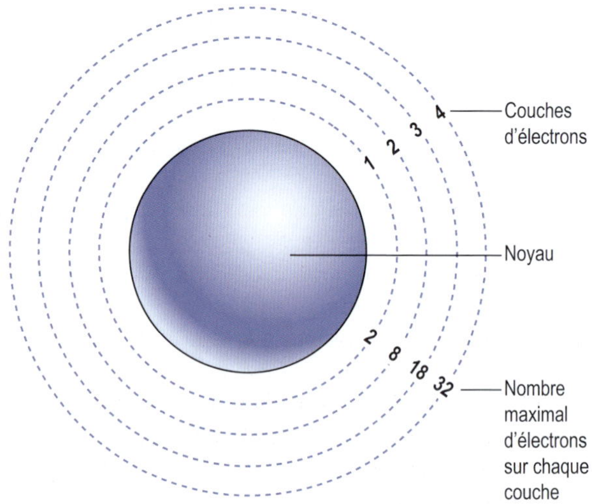

Figure 2.1 Atome avec son noyau, et quatre couches d'électrons.

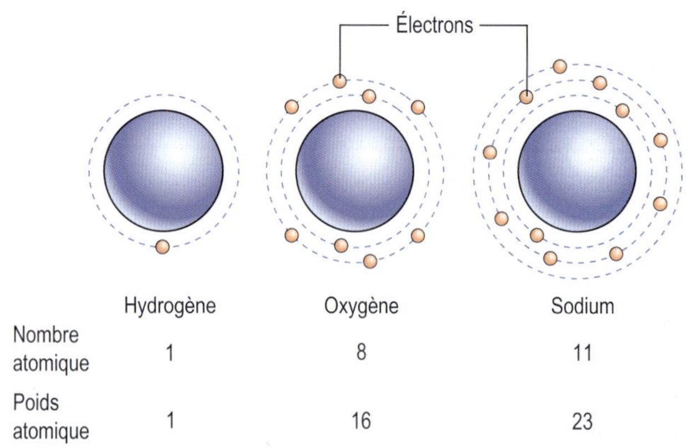

Figure 2.2 La structure atomique d'éléments : hydrogène, oxygène et sodium.

Tableau 2.1 Caractéristiques des particules constituant l'atome

Particule	Masse	Charge électrique
Proton	1 unité	1 positive
Neutron	1 unité	Neutre
Électron	Négligeable	1 négative

Nombre atomique et poids atomique

Un élément est différent d'un autre par le nombre de protons du noyau de l'atome (fig. 2.2). C'est ce qu'on appelle le *nombre atomique*, et chaque élément a son propre et unique nombre atomique. Par exemple, l'hydrogène n'a qu'un seul proton par noyau, l'oxygène en a huit et le sodium onze. Les nombres atomiques de l'hydrogène, de l'oxygène et du sodium sont par conséquent 1, 8 et 11, respectivement. Le *poids atomique* d'un élément est la somme de protons et de neutrons dans le noyau de l'atome.

Les électrons sont représentés dans la figure 2.1 comme décrivant une orbite sur des anneaux concentriques autour du noyau. Ceux-ci représentent les différents niveaux d'énergie des électrons de l'atome, et non leur position physique. Le premier niveau d'énergie ne peut porter que deux électrons, et il est rempli en premier. Le deuxième niveau d'énergie ne peut porter que huit électrons, et il est rempli ensuite. Le troisième niveau d'énergie et ceux qui suivent portent un nombre d'électrons allant croissant avec le rang du niveau, chacun contenant un plus grand nombre d'électrons que le précédent.

Quand la couche externe d'un *électron* ne comporte pas un nombre stable d'électrons, l'atome est *réactif* et peut donner, recevoir ou partager des électrons avec un atome ou plus afin de parvenir à la stabilité. Le grand nombre de combinaisons possibles de différents types d'atomes est responsable de la grande variété de substances retrouvées dans le monde et qui est à l'origine de la biologie. Cela sera décrit plus en détail dans la section portant sur les molécules et les composés.

Isotopes. Ce sont des atomes d'un élément dans lesquels il y a *un nombre différent de neutrons dans le noyau*. Cela ne modifie pas l'activité électrique de ces atomes, car les neutrons ne portent pas de charge électrique, mais cela modifie leur poids atomique. Par exemple, il existe trois formes d'atome d'hydrogène. La forme la plus habituelle comporte un proton dans le noyau et un électron sur sa couche. Une autre forme (*deuterium*) a un proton et un neutron dans le noyau. Une troisième forme a un proton et deux neutrons dans le noyau, et un électron sur sa couche (*tritium*). Chacune de ces formes est un *isotope* d'hydrogène (fig. 2.3).

Comme le poids atomique d'un élément correspond en réalité à un poids atomique moyen calculé en utilisant tous ses atomes, le véritable poids atomique de l'hydrogène est de 1,008 mais, pour des raisons essentiellement pratiques, il peut être fixé à 1.

Le chlore a un poids atomique de 35,5, car il contient deux isotopes, l'un avec un poids atomique de 35 (avec 18 neutrons dans le noyau) et l'autre de 37 (avec 20 neutrons dans le noyau). Ces deux isotopes n'ayant pas une fréquence égale, le *poids atomique moyen* du chlore est de 35,5.

Molécules et composés

Comme cela a été mentionné précédemment, les atomes de chaque élément ont un nombre spécifique d'électrons autour du noyau. Quand le nombre d'électrons de la

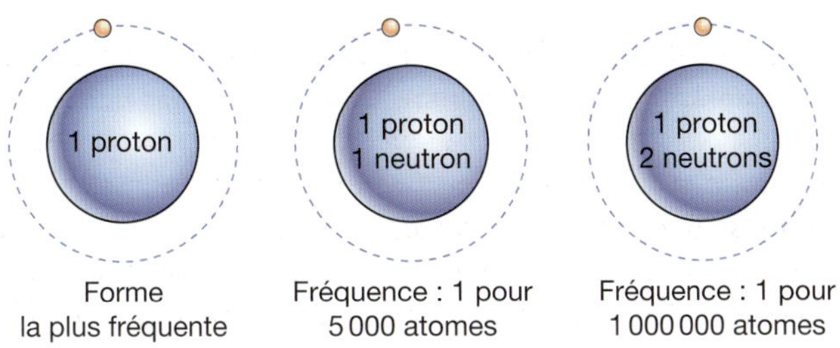

Figure 2.3 Les isotopes d'hydrogène.

couche externe est soit le nombre maximal (fig. 2.1), soit une proportion stable de cette fraction, l'élément est dit *inerte* ou chimiquement non réactif, et il ne se combinera pas facilement avec d'autres atomes. Ces éléments sont les gaz inertes : hélium, néon, argon, krypton, xénon et radon.

Les *molécules* sont la combinaison chimique de deux atomes ou plus. Les atomes peuvent être ceux d'un seul et même élément ; par exemple, une molécule d'oxygène atmosphérique (O_2) contient deux atomes d'oxygène. La plupart des substances, cependant, sont des composés et contiennent deux éléments distincts ou plus ; par exemple, une molécule d'eau (H_2O) contient deux atomes d'hydrogène et un atome d'oxygène.

Les composés contenant du carbone et de l'hydrogène sont dits *organiques*, et tous les autres sont dits *inorganiques*. Les tissus vivants sont formés de composés organiques, mais le corps a également besoin de composés inorganiques.

Liaisons covalentes et ioniques. Le vaste ensemble de processus chimiques sur lesquels le fonctionnement du corps repose dépend entièrement de la façon selon laquelle les atomes s'assemblent, se lient et se séparent. Par exemple, la simple molécule d'eau est un fondement crucial de toute vie sur Terre. Si l'eau était un composé moins stable, et si les atomes se séparaient facilement les uns des autres, la biologie humaine n'aurait jamais pu évoluer. Par ailleurs, l'organisme est dépendant de la rupture de diverses molécules (sucres, graisses, par exemple), scission qui libère de l'énergie utilisée par les activités cellulaires. Quand des atomes sont liés entre eux, ils forment une liaison chimique, généralement d'un des deux types suivants : *covalent* ou *ionique*.

Les *liaisons covalentes* sont celles où des atomes ont en commun des électrons. La plupart des molécules sont maintenues ensemble par ce type de liaison ; cela forme un lien fort et stable entre les atomes qui les constituent. Une molécule d'eau est construite en utilisant des liaisons covalentes. L'hydrogène a un électron sur sa couche externe, mais le nombre optimal d'électrons sur cette couche est de deux. L'oxygène a six électrons sur sa couche externe, mais le nombre optimal d'électrons pour cette couche est de huit. Par conséquent, un atome d'oxygène et deux atomes d'hydrogène se combinent, chaque atome d'hydrogène partageant son électron avec l'atome d'oxygène, ce qui donne à ce dernier huit électrons sur sa couche externe, qui le rendent stable. L'atome d'oxygène partage l'un de ses électrons avec chacun des atomes d'hydrogène, si bien que chaque atome d'hydrogène a deux électrons sur sa couche externe, faisant que les deux atomes d'hydrogène sont stables également (fig. 2.4).

Les *liaisons ioniques* sont plus faibles que les liaisons covalentes ; elles sont formées par le transfert d'électrons d'un atome à l'autre. Par exemple, quand le sodium (Na) se combine avec le chlore (Cl) pour former du chlorure de sodium (NaCl), le seul électron situé sur la couche externe de l'atome de sodium est transféré sur la couche externe de l'atome de chlore (fig. 2.5).

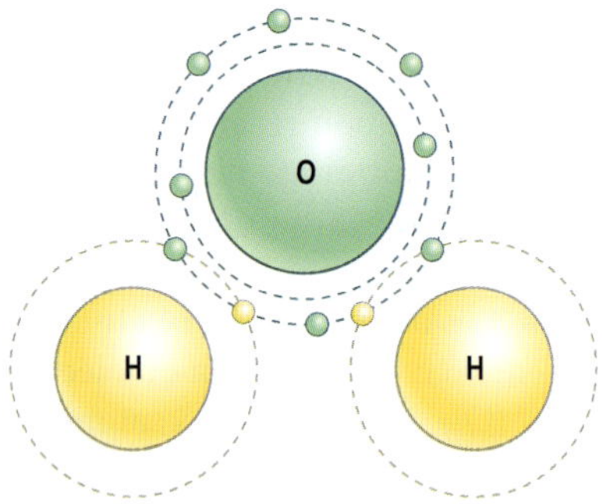

Figure 2.4 Molécule d'eau, avec ses liaisons covalentes entre l'hydrogène (en jaune) et l'oxygène (en vert).

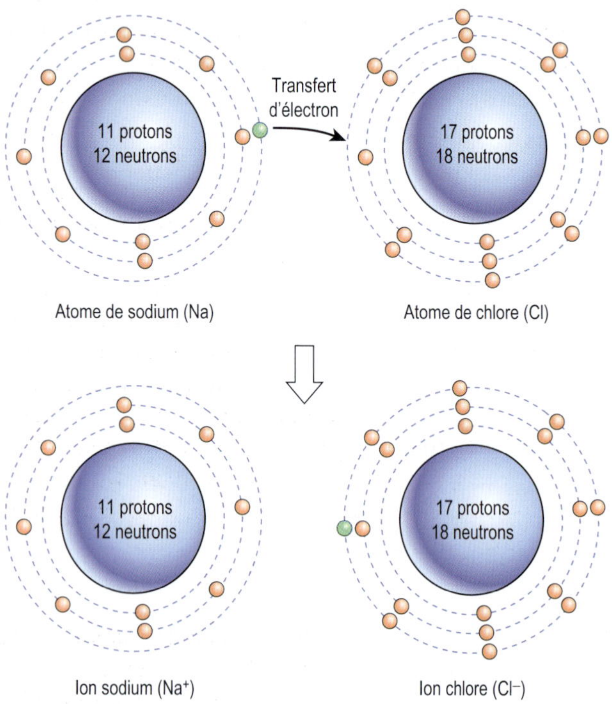

Figure 2.5 Formation du composé ionique chlorure de sodium.

De ce fait, l'atome de sodium a huit électrons sur sa couche externe (qui est la seconde couche), et il est donc stable. L'atome de chlore a aussi huit électrons sur sa couche externe qui, bien que ne remplissant pas cette couche (NdT : 3ᵉ couche, pouvant contenir 18 électrons), constituent un nombre d'électrons suffisant pour assurer la stabilité de l'atome. L'atome de sodium est maintenant chargé positivement parce qu'il a libéré un électron chargé négativement, et l'ion chlorure est maintenant chargé négativement parce qu'il a accepté un électron de sodium supplémentaire. Les deux atomes sont par conséquent liés entre eux car ils portent des charges opposées, mutuellement attractives.

Quand le chlorure de sodium est dissous dans l'eau, la liaison ionique se rompt et les deux atomes se séparent. Les atomes sont chargés parce qu'ils ont échangé des électrons; on ne les appelle plus alors des atomes mais des *ions*. Le sodium, dont la charge est positive, est un *cation*, écrit Na^+, tandis que le chlore, chargé négativement, est un *anion*, écrit Cl^-. Par convention, le nombre de charges électriques d'un ion est indiqué par un chiffre précédant le signe plus ou moins (NdT : sauf si l'ion ne porte qu'une charge, comme Na^+ ou Cl^- ; ainsi, l'ion calcium est désigné par Ca^{2+}).

Électrolytes

Un composé ionique (par exemple le chlorure de sodium) dissout dans l'eau est appelé *électrolyte* parce qu'il conduit l'électricité. Les électrolytes sont d'importants constituants du corps car ils :

- conduisent l'électricité, ce qui est essentiel pour la fonction du muscle et celle du nerf ;
- exercent une pression osmotique gardant les liquides corporels dans leur propre compartiment ;
- agissent sur l'équilibre acidobasique comme tampons, afin de résister aux modifications du pH des liquides du corps.

De nombreux composés biologiques, tels les hydrates de carbone, présents dans l'organisme ne sont pas ioniques, et par conséquent ils n'ont pas de propriétés électriques quand ils sont dissociés dans l'eau; c'est par exemple le cas des hydrates de carbone. Outre le sodium et le chlore, les électrolytes importants incluent le potassium (K^+), le calcium (Ca^{2+}), le bicarbonate (HCO_3^-) et le phosphate ($PO^{3}_{4}{}^{-}$).

Mesure des substances dans les liquides corporels

Il n'existe pas une seule façon de mesurer et d'exprimer la concentration des différentes substances dans les liquides corporels. Parfois, les unités utilisées sont fondées sur le poids en grammes ou en fractions de gramme (voir aussi p. 507–508), par exemple milligrammes, microgrammes ou nanogrammes. Si le poids moléculaire de la substance est connu, la concentration peut être exprimée en moles, millimoles ou nanomoles par litre. Une mesure est alors le *milliéquivalent (mEq)* par litre.

Il convient mieux parfois de mesurer la quantité de substance en fonction de son activité; l'insuline, par exemple, est mesurée en *unités internationales* (UI).

Le tableau 2.2 fournit des exemples des taux plasmatiques normaux de certaines substances importantes, en concentrations molaires et en autres unités.

Tableau 2.2 Taux plasmatique normal de certaines substances

Substance	Taux en moles	Taux en autres unités
Chlore	97–106 mmol/l	97–106 mEq/l
Sodium	135–143 mmol/l	135–143 mEq/l
Glucose	3,5–5,5 mmol/l	60–100 mg/100 ml
Fer	14–35 mmol/l	78–195 mg/100 ml

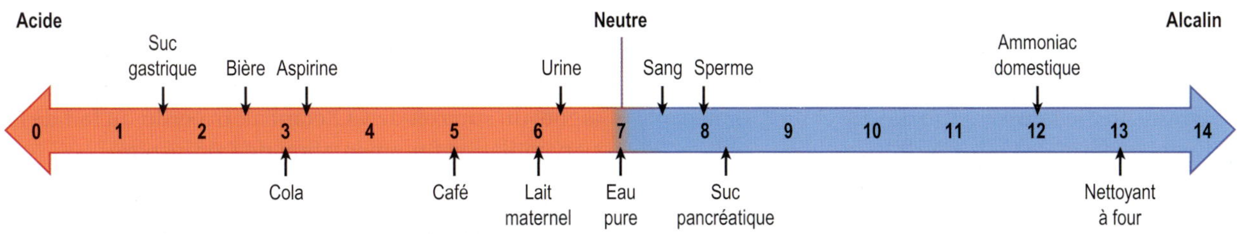

Figure 2.6 L'échelle de pH.

Acides, bases et pH

Le pH est le système de mesure utilisé pour exprimer la concentration d'ions hydrogène ($[H^+]$) dans un liquide; c'est un indicateur de son acidité ou de son alcalinité. Les cellules vivantes sont très sensibles aux changements en $[H^+]$, et comme les processus biochimiques de la vie produisent ou consomment continuellement des ions hydrogène, des mécanismes homéostasiques sophistiqués dans le corps contrôlent et régulent constamment le pH.

Une substance acide libère des ions hydrogène dans une solution. Par ailleurs, une substance de base (alcaline) accepte des ions hydrogène, souvent avec la libération d'ions hydroxyl (OH^-). Un *sel* libère d'autres anions et cations lorsqu'il est dissous; ainsi, le chlorure de sodium est un sel car, en solution, il libère des ions sodium et chlorure.

Échelle de pH

L'échelle standard pour la mesure de la concentration en ions hydrogène d'une solution est l'échelle de pH. Cette échelle va de 0 à 14, 7 étant neutre; c'est le pH de l'eau pure. L'eau est une molécule neutre, ni acide ni alcaline, parce que lorsque la molécule se divise en ses ions constitutifs, elle libère un H^+ et un OH^-, qui s'équilibrent entre eux. À l'exception du suc gastrique, la plupart des liquides corporels sont presque neutres, car ils contiennent des *tampons*, eux-mêmes des acides et des bases faibles, afin de conserver leur pH dans d'étroites limites.

Un pH inférieur à 7 est celui d'une *solution acide,* alors qu'un pH supérieur à 7 est celui d'une *solution alcaline*. La figure 2.6 indique le pH de certains liquides courants (voir aussi p. 507). Une modification de 1 du pH indique une concentration en ions hydrogène ($[H^+]$) multipliée ou divisée par 10. Par conséquent, une solution de pH 5 contient dix fois plus d'ions hydrogène qu'une solution de pH 6.

Tous les acides ne s'ionisent pas complètement quand ils sont dissous dans de l'eau. La concentration en ions hydrogène est donc une mesure de la quantité d'*acide dissocié* (acide ionisé) plutôt que de la quantité totale d'acide présent. Les acides forts sont plus dissociés que les acides faibles; par exemple, l'acide chlorhydrique se dissocie largement en H^+ et Cl^-, alors que l'acide carbonique se dissocie beaucoup moins librement en H^+ et HCO_3^-.

De même, les bases ne se dissocient pas toutes complètement. Les bases fortes se dissocient davantage, c'est-à-dire libèrent plus de OH^- que les bases plus faibles.

Valeur du pH des liquides corporels

Le pH des liquides corporels est généralement maintenu dans des limites relativement étroites.

Le pH très acide du liquide gastrique est dû à l'acide chlorhydrique sécrété par les cellules pariétales de la paroi des glandes gastriques. Le pH bas de l'estomac détruit les microbes et les toxines absorbés avec la nourriture ou les boissons. La salive a un pH entre 5,4 et 7,5, qui est la valeur optimale pour l'action de l'amylase salivaire, enzyme présente dans la salive, initiant la digestion des hydrates de carbone. L'amylase est détruite par l'acide gastrique quand elle atteint l'estomac.

Le pH sanguin est maintenu entre 7,35 et 7,45, et en dehors de cette fenêtre étroite, les processus physiologiques et biochimiques normaux sont gravement perturbés. L'activité métabolique normale des cellules corporelles produit constamment des acides et des bases qui tendent à modifier le pH du liquide tissulaire et du sang. Des *tampons* chimiques, qui peuvent de manière réversible se lier aux ions hydrogène, sont chargés de maintenir la stabilité du pH corporel.

Tampons

Malgré la production cellulaire constante d'acides et de bases, la stabilité du pH corporel est maintenue par des systèmes de tampons chimiques dans les liquides et les tissus corporels. Ces mécanismes de tampons neutralisent temporairement les fluctuations du pH, mais ils ne peuvent fonctionner efficacement que s'il existe certains moyens permettant d'excréter hors du corps l'excès d'acide ou de base. Les organes les plus actifs à cet égard sont les *poumons* et les *reins*. Les poumons sont des régulateurs importants du pH sanguin car ils excrètent le dioxyde de carbone (CO_2). Le CO_2 augmente $[H^+]$ dans les liquides corporels, car il se combine avec l'eau pour former de l'acide carbonique, qui se dissocie alors en ion bicarbonate et en ion hydrogène.

CO_2	$+ H_2O$	$\leftrightarrow H_2CO_3$	$\leftrightarrow H^+$	$+ HCO_3^-$
dioxyde de carbone	eau	acide carbonique	ion hydrogène	ion bicarbonate

Les poumons permettent de contrôler le pH sanguin en régulant les taux de CO_2 excrétés. Le cerveau détecte l'élévation de $[H^+]$ dans le sang et stimule la respiration, ce qui entraîne une augmentation de l'élimination de CO_2 et une chute de [H^+]. À l'inverse, si le pH sanguin devient trop alcalin, le cerveau peut réduire le rythme respiratoire pour augmenter le taux sanguin de CO_2 et [H^+], ramenant le pH vers la normale (voir Ch. 10).

Les reins régulent le pH sanguin en ajustant l'excrétion d'ions hydrogène et bicarbonate. Si le pH chute, l'excrétion d'ions hydrogène est augmentée et celle d'ions bicarbonate maintenue ; l'inverse se produit si le pH augmente. De plus, les reins génèrent des ions bicarbonates comme sous-produits de la rupture amino-acide dans les tubes rénaux ; ce processus produit aussi des ions ammonium, qui sont rapidement excrétés.

Les autres systèmes tampons incluent les protéines corporelles, qui absorbent l'excès de H^+, et le phosphate, qui est particulièrement important pour contrôler le pH intracellulaire. Ensemble, les systèmes tampons et excrétoires de l'organisme maintiennent l'*équilibre acidobasique* de telle sorte que le pH des liquides corporels reste dans les étroites limites de la normale.

Acidose et alcalose

Les systèmes tampons décrits ci-dessus compensent en grande partie les fluctuations du pH, mais ces réserves sont limitées et, dans les cas extrêmes, peuvent s'épuiser. Quand le pH est au-dessous de 7,35 et que tous les tampons alcalins de la réserve ont été utilisés, il existe une *acidose*. Quand la situation inverse se produit, avec un pH au-dessus de 7,45, tandis que les bases accrues ont tamponné toute la réserve acide, il existe une *alcalose*.

L'acidose et l'alcalose sont toutes deux dangereuses pour le corps, en particulier le système nerveux central et le système cardiovasculaire. En pratique, les affections à l'origine d'une acidose sont plus fréquentes que celles qui provoquent une alcalose, étant donné que le corps tend à produire plus d'acides que d'alcalins. Une acidose peut survenir à la suite de problème respiratoire si les poumons n'excrètent pas aussi efficacement le CO_2 que normalement, ou bien si le corps produit trop d'acides (par exemple l'acidocétose diabétique, p. 252), ou encore en cas de pathologie rénale, si l'excrétion rénale de H^+ est diminuée. L'alcalose peut être provoquée par la perte de substances acides par des vomissements, des diarrhées, des troubles endocriniens ou un traitement diurétique, qui stimule l'augmentation de l'excrétion rénale. Rarement, elle peut être consécutive à une augmentation de l'effort respiratoire, comme dans une crise d'anxiété aiguë, un surcroît de CO_2 étant alors perdu du fait de l'hyperventilation (augmentation de l'air inspiré).

Molécules biologiques importantes

Objectifs pédagogiques

Après avoir étudié ce paragraphe, vous devriez être capable :

- de décrire en termes simples la nature chimique des sucres, des protéines, des lipides, des nucléotides et des enzymes ;
- de discuter l'importance biologique de chacun de ces importants groupes de molécules.

Hydrates de carbone

Les hydrates de carbone (sucres et amidons) sont composés de carbone, d'oxygène et d'hydrogène. Les atomes de carbone sont normalement disposés en anneau, les atomes d'oxygène et d'hydrogène leur étant liés. La structure du glucose, du fructose et du saccharose est indiquée dans la figure 2.7. Quand deux molécules de sucre se combinent pour former une molécule de sucre plus grande, une molécule d'eau est expulsée, et la liaison constituée est appelée *liaison glycosidique*.

Le glucose, la molécule de combustion préférée des cellules, est un *monosaccharide* (mono = unique ; saccharide = sucre). Les monosaccharides peuvent se lier entre eux pour former des sucres plus grands, dont la taille va de deux unités de sucre (*disaccharide*), comme le saccharose ou le sucre de table (fig. 2.7), à de longues chaînes faites de plusieurs milliers de monosaccharides, comme l'amidon. Les hydrates de carbone complexes sont appelés *polysaccharides*.

Le glucose peut être dissocié soit en présence d'oxygène (en *aérobiose*), soit en son absence (en *anaérobiose*),

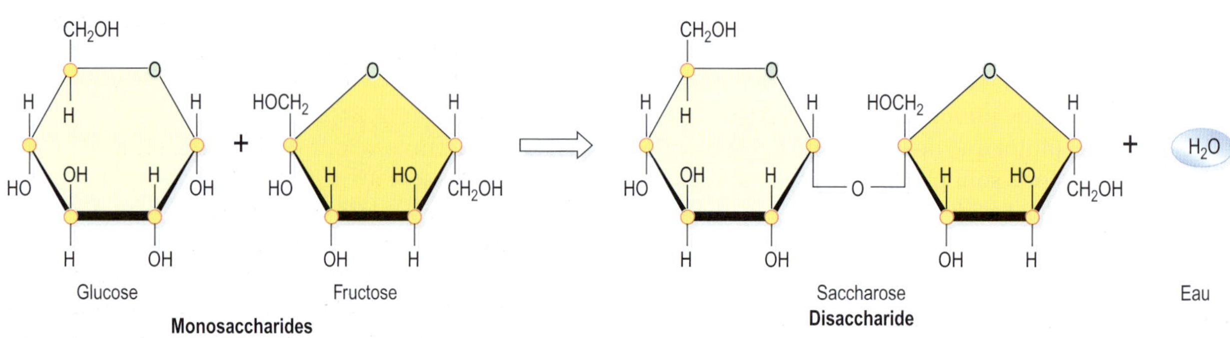

Figure 2.7 La combinaison de glucose et de fructose, donnant le saccharose.

mais le processus est beaucoup plus efficace quand de l'O_2 est utilisé. Durant ce processus, de l'énergie, de l'eau et du dioxyde de carbone sont libérés (p. 336–337). Afin d'assurer un apport constant de glucose pour le métabolisme cellulaire, les taux de glucose sanguin sont étroitement contrôlés. Les fonctions des sucres sont entre autres :

- de fournir une source d'énergie rapidement disponible pour le métabolisme cellulaire de combustion (p. 334) ;
- de fournir une forme de réserve d'énergie, telle que le glycogène (p. 331) ;
- de former une partie intégrale de la structure de l'ADN et de l'ARN (p. 466, 469) ;
- d'agir comme récepteurs sur la surface cellulaire, permettant à la cellule de reconnaître d'autres molécules et d'autres cellules.

Acides aminés et protéines

Les acides aminés contiennent toujours du carbone, de l'hydrogène, de l'oxygène et de l'azote, et beaucoup ont en outre du soufre. En biochimie humaine, 20 acides aminés sont utilisés comme principaux blocs de construction des protéines, bien qu'il y en ait d'autres ; par exemple, des acides aminés ne sont utilisés que pour former certaines protéines, et d'autres ne sont vus que dans des produits microbiens. Les acides aminés utilisés dans la synthèse protéique des humains ont en commun une structure de base comprenant un groupement amino (NH_2), un groupement carboxyle (COOH) et un atome d'hydrogène. Une chaîne latérale variable fait qu'un acide aminé est différent d'un autre. La structure de base et trois acides aminés fréquents sont montrés dans la figure 2.8. Comme lors de la formation des liaisons glycosidiques, la réunion de deux acides aminés expulse une molécule d'eau, et la liaison qui en résulte est appelée *liaison peptidique*.

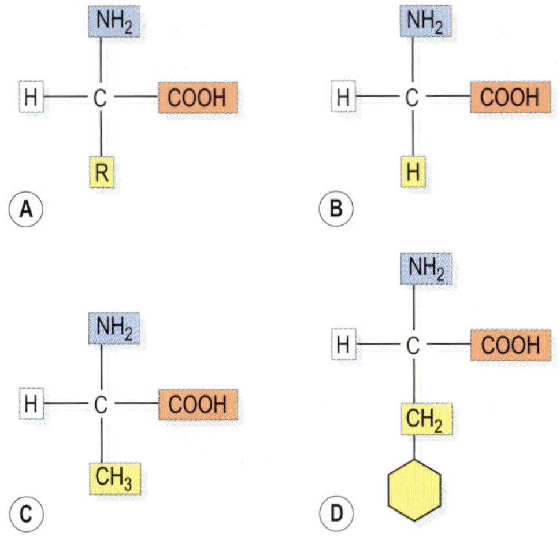

Figure 2.8 Structure d'acides aminés. A. Structure commune ; R = chaîne latérale variable. **B.** Glycine, l'acide aminé le plus simple. **C.** Alanine. **D.** Phénylalanine.

Les protéines sont faites d'acides aminés réunis entre eux, et elles constituent la principale famille de molécules dont est construit le corps humain. La taille des chaînes protéiques peut varier de quelques acides aminés à plusieurs milliers. Elles peuvent être de simples brins de protéines uniques, par exemple des hormones simples, mais le plus souvent elles sont tordues et pliées en complexes et intriquées dans des structures tridimensionnelles qui peuvent contenir plus d'une sorte de protéine ; ou bien elles peuvent être incorporées dans d'autres types de molécules, par exemple l'hémoglobine (voir fig. 4.6). De telles structures complexes sont stabilisées par des liaisons internes entre les acides aminés constitutifs, et la fonction de la protéine va dépendre de la forme tridimensionnelle dans laquelle elle a été pliée. Une des raisons pour lesquelles les modifications du pH lèsent tant les tissus vivants est que les ions hydrogène rompent ces forces de stabilisation internes et changent la forme de la protéine (ainsi dénaturée), la rendant incapable de fonctionner. Beaucoup de substances biologiquement actives importantes sont des protéines ; il s'agit par exemple :

- des molécules de transport, comme l'hémoglobine (p. 70) ;
- d'enzymes (p. 28) ;
- de nombreuses hormones, par exemple l'insuline (p. 241) ;
- des anticorps (p. 406–407).

Les protéines peuvent également être utilisées comme source alternative d'énergie, habituellement en cas d'alimentation inadéquate. La principale source de protéine est le tissu musculaire ; la fonte musculaire est donc une caractéristique de la privation alimentaire.

Lipides

Les lipides correspondent à un groupe de substances diverses dont la propriété courante est l'incapacité de se mélanger avec l'eau (c'est-à-dire qu'ils sont *hydrophobes*). Ils sont principalement constitués d'atomes de carbone, d'hydrogène et d'oxygène, et certains contiennent des éléments supplémentaires comme l'azote ou le phosphore. Les groupes de lipides les plus importants comprennent :

- les *phospholipides*, formant une partie intégrale de la structure de la membrane cellulaire. Ils constituent une double couche, qui fournit une barrière imperméable séparant le contenu cellulaire de son environnement (p. 34) ;
- certaines vitamines (p. 296). Les vitamines liposolubles sont les A, D, E et K ;
- les *graisses* (*triglycérides*), stockées dans le tissu adipeux (p. 43) en tant que source d'énergie. La graisse isole aussi le corps et protège les organes internes. Une molécule de graisse contient trois acides gras liés à une même molécule de glycérol (fig. 2.9). Quand de la graisse est rompue dans des conditions

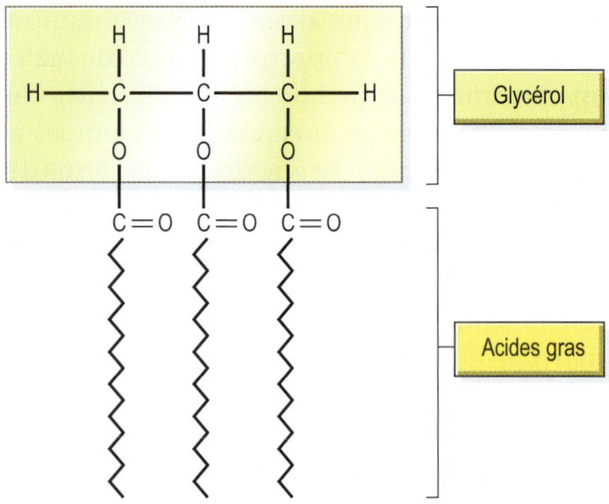

Figure 2.9 Structure d'une molécule de graisse (triglycéride).

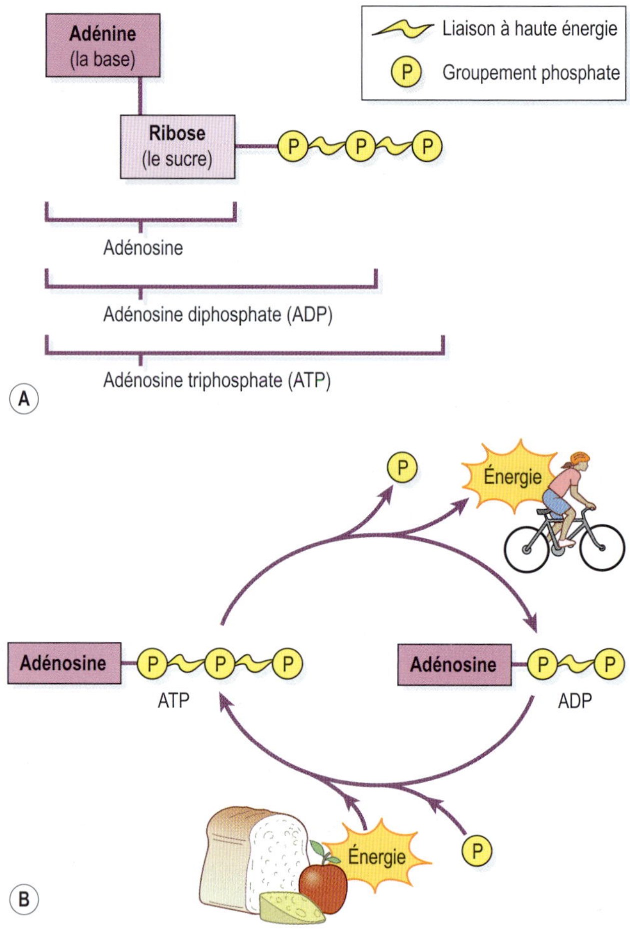

Figure 2.10 ATP et ADP. A. Structure. B. Cycle de conversion.

optimales, davantage d'énergie est libérée que lorsque le glucose est complètement rompu. Les graisses sont classées en *saturées* et *insaturées*, en fonction de la nature chimique des acides gras présents. Les graisses saturées tendent à être solides, tandis que les graisses insaturées sont liquides;

- les *prostaglandines*, qui sont d'importantes substances chimiques dérivées d'acides gras, et impliquées dans l'inflammation (p. 401) et d'autres processus;
- les *stéroïdes*, dont d'importantes hormones produites par les gonades (les ovaires et les testicules, p. 483 et p. 488). Le *cholestérol* est un stéroïde qui stabilise les membranes cellulaires et il est le précurseur des hormones mentionnées ci-dessus; il est également utilisé afin de fabriquer des sels biliaires pour la digestion.

Nucléotides

Acides nucléiques

Ce sont les plus grosses molécules du corps; elles sont composées de nucléotides. Elles comprennent l'acide désoxyribonucléique (ADN, p. 466) et l'acide ribonucléique (ARN, p. 469).

Adénosine triphosphate (ATP)

L'ATP est un nucléotide construit à partir du ribose (l'unité sucre), de l'adénine (la base) et de trois groupements phosphate attachés au ribose (fig. 2.10A). Il est parfois appelé unité d'énergie de l'organisme, ce qui implique que le corps doit le «gagner» (le synthétiser) avant de pouvoir le «dépenser». Parmi l'énorme quantité de réactions se produisant dans l'organisme, beaucoup libèrent de l'énergie, comme c'est le cas de la rupture des sucres en présence d'O_2. Le corps capte l'énergie libérée par ces réactions, et l'utilise pour faire de l'ATP à partir de l'adénosine diphosphate (ADP). Quand les cellules ont besoin d'énergie chimique pour alimenter les activités métaboliques, l'ATP est de nouveau dégradé en ADP, ce qui libère de l'eau, un groupement phosphate et de l'énergie à partir de la rupture d'une liaison phosphate à haute énergie (fig. 2.10B). L'énergie libérée à partir de la rupture de l'ATP alimente la contraction musculaire, la motilité des spermatozoïdes, les réactions anaboliques et le transport de matériaux à travers les membranes.

Enzymes

Beaucoup des réactions chimiques dans l'organisme peuvent être reproduites dans un tube à essai. De façon surprenante, la vitesse à laquelle les réactions se produisent alors tombe au niveau auquel, en pratique, l'activité chimique cesse. Les cellules du corps ont développé une solution à cet apparent problème : elles sont équipées d'un ensemble considérable d'enzymes. Les enzymes sont des protéines agissant comme *catalyseurs* de réactions biochimiques, c'est-à-dire qu'elles accélèrent la réaction sans être modifiées par celle-ci, si bien qu'elles peuvent être utilisées encore et encore. Les enzymes sont très sélectives, et ne catalysent habituellement qu'une réaction spécifique. La (les) molécule(s) entrant dans la réaction est (sont) appelée(s) substrat(s); elle(s) se lie(nt) à un site très spécifique de l'enzyme appelé *site actif*. Quand le(s) substrat(s) est (sont) liés(s) au site actif, la réaction se produit; quand elle est terminée, le(s) produit(s) de la réaction se sépare(nt) de l'enzyme, et le site actif est à nouveau disponible (fig. 2.11).

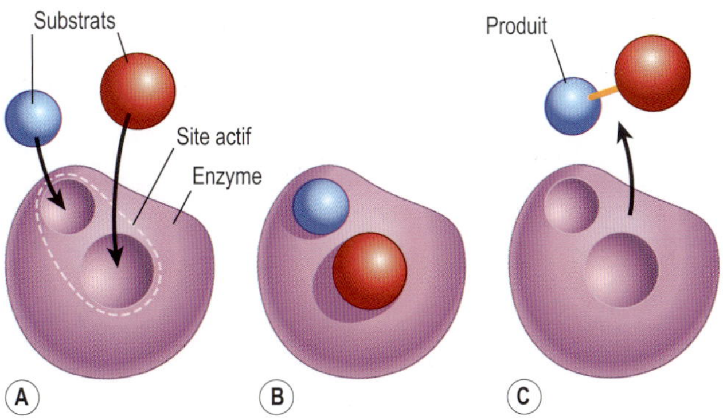

Figure 2.11 Action d'une enzyme. A. Enzyme et substrats. **B.** Complexe enzyme–substrats. **C.** Enzyme et produit.

L'action des enzymes est réduite ou cesse si les conditions ne conviennent pas. Une augmentation ou une diminution de la température peut réduire l'activité, comme c'est le cas de tout changement de pH. Certaines enzymes nécessitent la présence d'un *cofacteur*, un ion ou une petite molécule qui permet à l'enzyme de se lier à son (ses) substrat(s). Certaines vitamines agissent en tant que cofacteurs.

Des enzymes peuvent catalyser à la fois des réactions de synthèse et de rupture ; leur nom se termine (presque toujours) par -ase. Lorsqu'une enzyme catalyse la combinaison de deux substrats, ou plus, pour former un produit plus grand, l'on appelle cela une *réaction anabolique*. Les *réactions cataboliques* impliquent la rupture du substrat en des produits plus petits, comme c'est le cas durant la digestion des aliments.

Mouvements de substances dans les liquides corporels

Objectifs pédagogiques

Après avoir étudié ce paragraphe, vous devriez être capable :

- de comparer et d'opposer les processus d'osmose et de diffusion ;
- en utilisant ces concepts, de décrire comment les molécules se déplacent dans et entre les compartiments corporels.

Le mouvement de substances à l'intérieur des liquides corporels et entre eux, parfois à travers une barrière telle que la membrane cellulaire, est essentiel dans le cadre de la physiologie normale.

Dans les liquides ou les gaz, les molécules se répartissent du lieu de la plus forte concentration au lieu de la plus faible concentration, faisant ainsi présumer l'absence de barrière sur leur chemin. Entre ces deux lieux, il existe donc un *gradient de concentration*, et le mouvement des substances est *descendant* (NdT : dans le sens du gradient, qui va de la plus forte à la plus faible concentration), jusqu'à ce que les molécules soient réparties de manière égale partout (c'est-à-dire que l'*équilibre* est atteint). Aucune énergie n'étant nécessaire à un tel mouvement, ce processus est dit *passif*.

Il existe de nombreux exemples de substances qui, dans l'organisme, se déplacent dans le sens *ascendant*, c'est-à-dire contre le sens du gradient de concentration ; dans ce cas, de l'énergie est nécessaire au déplacement, habituellement à partir de la rupture d'ATP. Un tel processus est dit *actif*. Le mouvement de substances à travers la membrane cellulaire par transport actif est décrit p. 39.

Le mouvement passif de substances se fait habituellement par l'un ou l'autre de deux processus : la *diffusion* ou l'*osmose*.

Diffusion

La diffusion est le mouvement de molécules d'un lieu où leur concentration est la plus élevée à un lieu où leur concentration est la plus faible ; elle s'observe principalement dans les gaz, les liquides et les solutions. Les molécules de sucre entassées au fond d'une tasse de café non encore remué pourront, le moment venu, c'est-à-dire quand le café sera remué, être distribuées régulièrement à travers tout le café par diffusion (fig. 2.12). Le processus de diffusion s'accélère si la température s'élève et/ou si la concentration de la substance qui diffuse augmente.

La diffusion peut aussi se produire à travers une membrane semi-perméable, telle que la membrane plasmique ou la paroi capillaire. Seules les petites molécules ou celles suffisamment solubles pour traverser la membrane peuvent diffuser à travers elle. Par exemple, l'oxygène diffuse librement à travers les parois alvéolaires (sacs alvéolaires des poumons) quand les concentrations en oxygène sont élevées ; dans la circulation sanguine quand les concentrations en oxygène sont faibles. Cependant, les globules rouges et les grosses molécules protéiques sont trop volumineux pour le faire, et ils restent donc dans le sang.

Osmose

Alors que la diffusion de molécules à travers une membrane semi-perméable produit des concentrations équivalentes des deux côtés de la membrane, l'*osmose* renvoie spécifiquement au mouvement de l'eau dans le sens de son gradient de concentration. Cela est dû habituellement au fait que toutes les autres molécules présentes sont trop volumineuses pour passer par les pores de la membrane. La force faisant que l'osmose se produit est appelée *pression osmotique*. Imaginez deux solutions de sucre séparées par une membrane semi-perméable dont les pores sont trop petits pour laisser les molécules de sucre passer à travers. La solution de sucre est deux fois plus concentrée d'un côté que de l'autre. Après une certaine période, la concentration des molécules de sucre va devenir équivalente des deux côtés de la membrane, non pas parce que les molécules de sucre ont diffusé à travers la membrane, mais parce que la

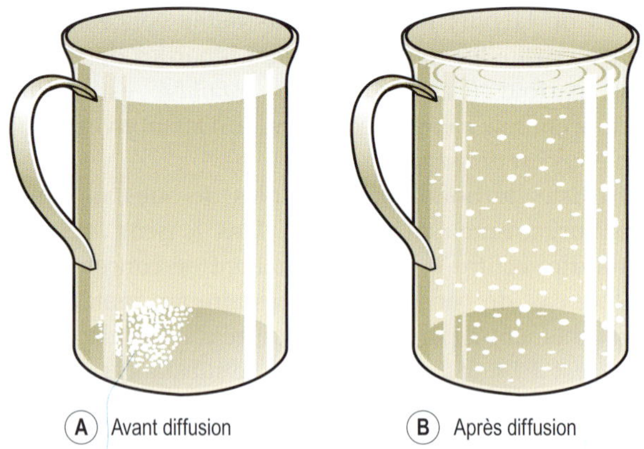

Figure 2.12 Le processus de diffusion : une cuillérée de sucre dans une tasse de café.

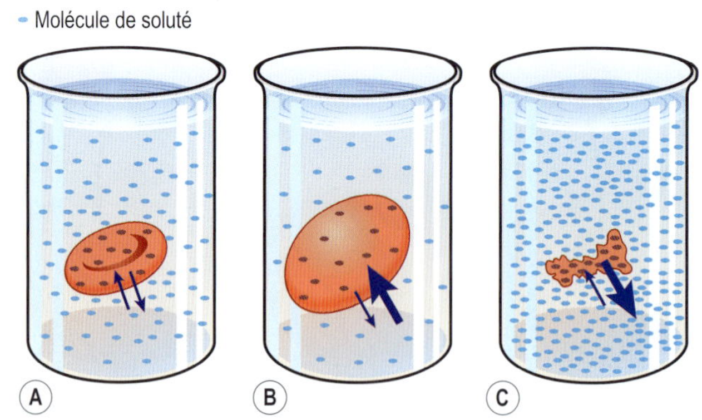

Figure 2.13 L'osmose. Le mouvement net d'eau quand un globule rouge est en suspension dans des solutions de concentration (tonicité) variée. **A.** Solution isotonique. **B.** Solution hypotonique. **C.** Solution hypertonique.

pression osmotique à travers la membrane a « expulsé » l'eau de la solution de dilution vers la solution de concentration – c'est-à-dire que l'eau s'est déplacée dans le sens de son gradient de concentration. L'osmose se poursuit jusqu'à ce qu'un équilibre soit atteint, situation lors de laquelle les solutions de chaque côté de la membrane sont à la même concentration ; elles sont dites alors *isotoniques*. L'importance du contrôle étroit des concentrations de solutés dans les liquides corporels peut être illustrée en observant ce que subit une cellule (par exemple un globule rouge) lorsqu'elle est exposée à des solutions qui diffèrent de ce qui est rencontré dans les conditions physiologiques normales.

L'osmolarité plasmatique est maintenue dans des limites très étroites car, si la concentration de l'eau plasmatique s'élève, c'est-à-dire si le plasma devient plus dilué que le liquide intracellulaire à l'intérieur des globules rouges, l'eau se déplace en suivant son gradient de concentration, traversant la membrane des hématies et pénétrant à l'intérieur d'elles. Cela peut entraîner le gonflement et la rupture des globules rouges (NdT : l'hémolyse). Dans cette situation, le plasma est dit *hypotonique*. Inversement, si la concentration de l'eau plasmatique baisse, faisant que le plasma devient plus concentré que le liquide intracellulaire à l'intérieur des hématies (le plasma est alors dit *hypertonique*), de l'eau se déplace passivement, par osmose, des hématies vers le plasma, et les hématies se rétrécissent (fig. 2.13).

Liquides corporels

Objectifs pédagogiques

Après avoir étudié ce paragraphe, vous devriez être capable :

- de définir les expressions liquides intra- et extracellulaires ;
- en utilisant des exemples, d'expliquer pourquoi le contrôle homéostasique de la composition de ces liquides est vital pour les fonctions corporelles.

L'eau corporelle totale des adultes de constitution moyenne atteint environ 40 litres, soit 60 % du poids du corps. Cette proportion est plus élevée chez les bébés, les personnes jeunes et les adultes dont le poids est inférieur à la moyenne. Elle est plus basse chez les personnes âgées et chez les personnes obèses de tout âge. L'eau extracellulaire représente environ 22 % du poids corporel, et l'eau intracellulaire environ 38 %. Elle est aussi plus basse chez les femmes que chez les hommes, car les femmes ont proportionnellement plus de tissu adipeux que de tissu musculaire comparativement aux hommes, le tissu adipeux n'étant composé que de 10 % d'eau contre 75 % dans le tissu musculaire.

La plus grande partie de l'eau corporelle totale se trouve à l'intérieur des cellules (environ 70 %, ou 28 des 40 litres). Les 30 % restants (12 litres) sont extracellulaires, principalement dans le liquide interstitiel dans lequel baignent les tissus, presque tout le reste étant retrouvé dans le plasma (fig. 2.14).

Liquide extracellulaire

Le sang, le plasma, la lymphe, le liquide cérébrospinal, les liquides des espaces interstitiels sont les principaux constituants du liquide extracellulaire (LEC). D'autres LEC sont présents en très petites quantités ; leur rôle consiste principalement à maintenir la lubrification. Ils comprennent le liquide articulaire (synovial), le liquide péricardique (autour du cœur) et le liquide pleural (autour des poumons).

Le liquide interstitiel, ou intercellulaire, baigne toutes les cellules du corps à l'exception de celles des couches superficielles de la peau. C'est le milieu par lequel sont diffusées les substances allant du sang aux cellules, et des cellules au sang. Chaque cellule corporelle en contact avec le LEC dépend directement, pour son bien-être, de la composition de ce liquide. Des modifications même minimes peuvent entraîner des dommages permanents, et par conséquent la composition du LEC est étroitement contrôlée. Par exemple, un taux bas du potassium dans le

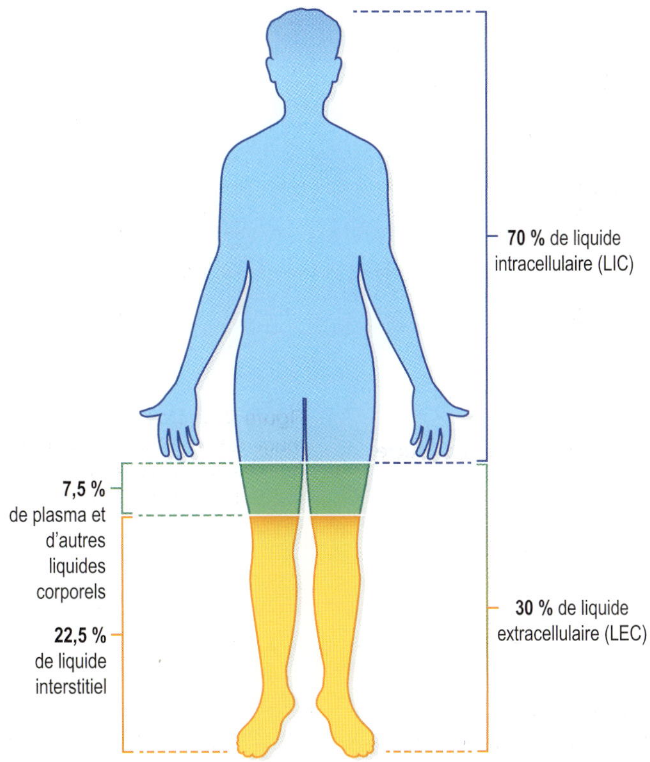

Figure 2.14 Distribution de l'eau corporelle chez une personne de 70 kg.

plasma est responsable de faiblesse musculaire et d'arythmie cardiaque, en raison de l'excitabilité accrue des tissus musculaire et nerveux. L'élévation du potassium sanguin interfère aussi avec la fonction cardiaque, et elle peut même entraîner l'arrêt des battements du cœur. Le taux de potassium sanguin n'est qu'un des nombreux paramètres soumis à un ajustement constant, soigneux, par les mécanismes homéostasiques corporels.

Liquide intracellulaire

La composition du liquide intracellulaire (LIC) est largement contrôlée par la cellule elle-même, car des mécanismes sélectifs d'entrée et de sortie sont présents dans la membrane cellulaire. À certains égards, la composition du LIC est très différente de celle du LEC. Ainsi, le taux du sodium dans le LEC est presque dix fois celui du LIC. Cette différence de concentration est due au fait que, bien que le sodium diffuse dans la cellule dans le sens de son gradient de concentration, il y a dans la membrane plasmique une pompe qui l'en fait sortir à nouveau. Ce gradient de concentration est essentiel au fonctionnement des cellules excitables (principalement celles du nerf et celles du muscle). Inversement, de nombreuses substances sont en quantité significativement plus élevée à l'intérieur de la cellule qu'à l'extérieur de celle-ci, comme c'est le cas de l'ATP, des protéines et du potassium. Cependant, l'eau passe librement dans les deux directions à travers la membrane cellulaire, et les changements de concentration de l'eau du LEC ont donc des conséquences immédiates sur les niveaux d'eau intracellulaire (fig. 2.13).

3 CHAPITRE

Les cellules, les tissus et l'organisation du corps

Les *cellules* sont les plus petites unités fonctionnelles du corps. Elles sont regroupées pour former des *tissus*, chacun ayant une fonction spécialisée, par exemple le sang, le muscle, l'os. Différents tissus sont regroupés pour former des *organes*, par exemple le cœur, l'estomac, le cerveau. Des organes sont regroupés pour former des *systèmes*, qui assument chacun une fonction particulière maintenant l'homéostasie et contribuant à la santé de l'individu (voir fig. 1.2, p. 5). Par exemple, le système digestif est responsable de l'ingestion des aliments, de leur digestion et de leur absorption ; il comprend divers organes, dont l'estomac et les intestins (intestin grêle et gros intestin). La structure et les fonctions des cellules ainsi que les types de tissus sont abordés dans ce chapitre.

La terminologie employée pour décrire les relations anatomiques des parties du corps, le squelette et les cavités de l'organisme est ensuite indiquée.

La dernière section aborde les caractéristiques des tumeurs bénignes et malignes, leurs causes, leur mode de croissance et leur extension.

La cellule : structure et fonctions

Objectifs pédagogiques

Après avoir étudié ce paragraphe, vous devriez être capable :

- de décrire la structure de la membrane plasmique ;
- d'expliquer les fonctions des principaux organites ;
- d'indiquer le processus de la mitose ;
- de comparer et d'opposer les transports actif, passif et en masse de substances à travers les membranes cellulaires.

Le corps humain se développe à partir d'une seule cellule appelée *zygote*, qui résulte de la fusion de l'ovule (cellule germinale femelle) et du spermatozoïde (cellule germinale mâle). La multiplication cellulaire suit et, tandis que le fœtus grandit, des cellules ayant des spécialisations structurales et fonctionnelles différentes se développent, ayant toutes la même constitution génétique que le zygote. Les cellules individuelles sont trop petites pour être vues à l'œil nu. Cependant, elles peuvent être vues quand de minces tranches de tissu sont colorées au laboratoire et agrandies en utilisant un microscope.

Une cellule comporte une *membrane plasmique*, qui renferme divers *organites* flottant dans un liquide aqueux appelé *cytosol* (fig. 3.1). Les organites, littéralement « petits organes », ont des fonctions particulières et hautement spécialisées, et sont souvent enfermés dans leur propre membrane au sein du cytosol. Ils comprennent : le *noyau*, les *mitochondries*, les *ribosomes*, le *réticulum endoplasmique*, l'*appareil de Golgi*, les *lysosomes* et le *cytosquelette*. Le contenu cellulaire, à l'exception du noyau, est le *cytoplasme*, c'est-à-dire le cytosol et les autres organites.

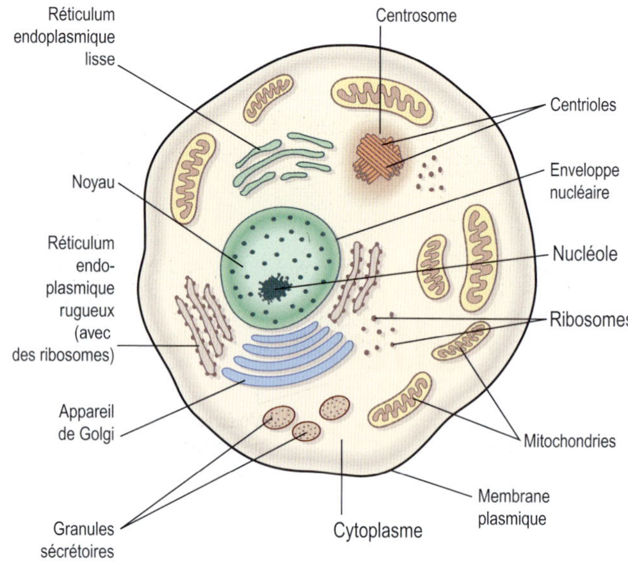

Figure 3.1 **La cellule simple.**

Membrane plasmique

La membrane plasmique (fig. 3.2) est faite de deux couches de *phospholipides* (graisses, voir p. 27), avec quelques protéines et sucres enchâssés dans ces couches. En plus des phospholipides, le *cholestérol*, qui est un lipide, est aussi présent dans la membrane plasmique. Les molécules phospholipidiques ont une tête, électriquement chargée et *hydrophile* (ce qui signifie « aimant l'eau »), et une queue, non chargée et *hydrophobe* (ce qui signifie « haïssant l'eau », fig. 3.2A). La bicouche phospholipidique est disposée comme un sandwich, avec les têtes hydrophiles alignées sur les faces superficielles de la membrane et les queues hydrophobes, formant une couche centrale repoussant l'eau. Ces différences influencent le transfert de substances à travers la membrane.

Protéines membranaires

Les protéines qui traversent toute l'épaisseur de la membrane constituent des canaux permettant le passage, par exemple, d'électrolytes et de substances solubles non lipidiques. La figure 3.2B montre des molécules protéiques à la surface de la membrane plasmique. Les protéines membranaires ont plusieurs fonctions :

- certaines molécules protéiques membranaires fixent par leur partie externe des molécules d'hydrates de carbone ramifiés, donnant à la cellule son identité immunologique ;
- elles peuvent agir comme récepteurs (sites de reconnaissance spécifiques) d'hormones et d'autres messagers chimiques ;
- certaines sont des enzymes (p. 28) ;
- les protéines transmembranaires forment des canaux qui sont remplis d'eau et qui permettent à de très petits ions hydrosolubles de traverser la membrane ;
- certaines sont impliquées dans les pompes qui transportent les substances à travers la membrane.

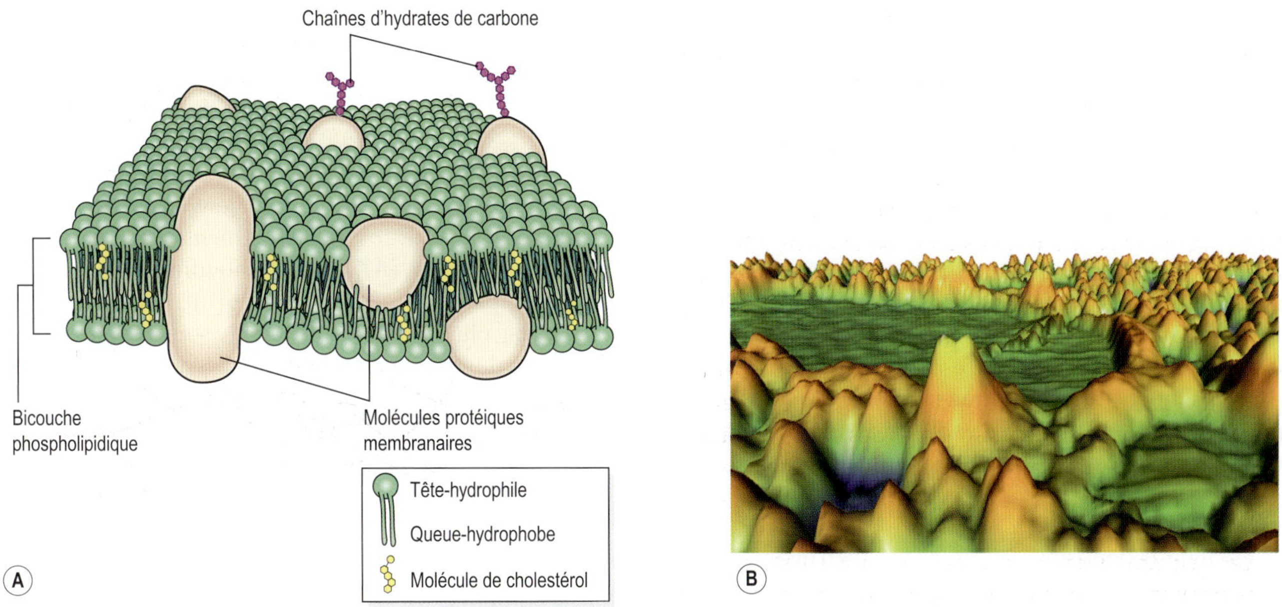

Figure 3.2 La membrane plasmique. A. Schéma montrant la structure. **B.** Microscopie à force atomique en couleur de la surface montrant les protéines plasmatiques.

Organites

Noyau

Chaque cellule du corps a un noyau, à l'exception des érythrocytes matures. Les fibres du muscle squelettique et certaines autres cellules contiennent plusieurs noyaux. Le noyau est l'organite le plus volumineux; il est limité à l'intérieur de l'*enveloppe nucléaire* par une membrane semblable à la membrane plasmique, mais avec de minuscules pores au travers desquels certaines substances peuvent passer dans le *cytoplasme*, c'est-à-dire dans le contenu cellulaire à l'exception du noyau.

Le noyau contient le matériel génétique de l'organisme sous la forme d'acide désoxyribonucléique (ADN, p. 466), qui dirige toutes les activités métaboliques. Dans une cellule qui ne se divise pas, l'ADN est présent sous la forme d'un fin réseau de fibres appelé *chromatine*; mais quand la cellule s'apprête à se diviser, la chromatine forme des structures distinctes appelées *chromosomes* (voir fig. 17.1, p. 467). Une substance proche, l'acide ribonucléique (ARN), est aussi retrouvée dans le noyau. Il existe différents types d'ARN, qui ne sont pas tous retrouvés dans le noyau, mais qui sont en général impliqués dans la synthèse protéique.

À l'intérieur du noyau se trouve une structure grossièrement sphérique appelée *nucléole*, qui participe à la synthèse (fabrication) et à l'assemblage des composants des ribosomes.

Mitochondries

Les mitochondries sont des structures, en forme de saucisse, situées dans le cytoplasme, décrites parfois comme le «centre du pouvoir» de la cellule (fig. 3.3).

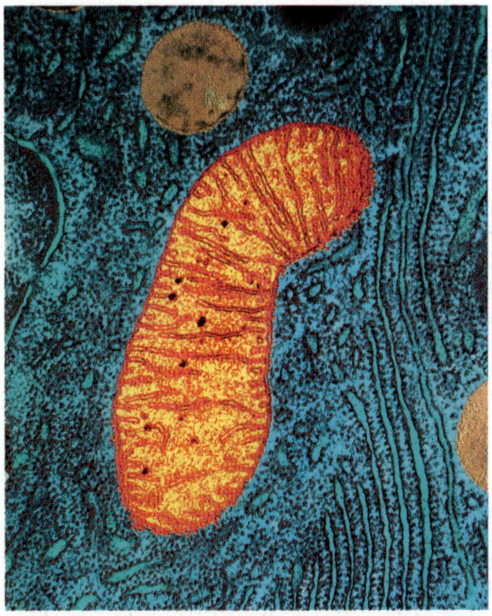

Figure 3.3 Mitochondrie et réticulum endoplasmique rugueux. Microscopie à balayage électronique en fausse couleur montrant une mitochondrie (en orange) et du réticulum endoplasmique rugueux (en turquoise) parsemé de ribosomes (points).

Elles sont centrales dans la respiration aérobie, processus par lesquels l'énergie chimique est rendue possible dans la cellule. Cette énergie est sous forme d'ATP; celle-ci libère de l'énergie quand la cellule la scinde (voir fig. 2.10, p. 28). La synthèse de l'ATP est la plus efficace aux stades terminaux de la respiration aérobie, processus requérant de l'oxygène (p. 336). Les types de cellules les plus actifs possèdent le plus grand nombre de mitochondries, par exemple le foie, le muscle et le spermatozoïde.

Ribosomes

Ce sont de minuscules granules faits d'ARN et de protéines. Ils synthétisent les protéines à partir d'acides aminés en utilisant l'ARN comme matrice (voir fig. 17.5, p. 469). Quand ils sont sous forme d'unités libres ou en petits amas dans le cytoplasme, les ribosomes fabriquent des protéines destinées à être utilisées à l'intérieur même de la cellule. Cela inclut les enzymes requises pour le métabolisme. Les voies métaboliques consistent en une série d'étapes, chacune étant stimulée par une enzyme spécifique. Des ribosomes sont également présents à la face superficielle du réticulum endoplasmique rugueux (voir fig. 3.3 et plus loin), où ils produisent des protéines destinées à être exportées (expulsées) hors de la cellule.

Réticulum endoplasmique

Le réticulum endoplasmique (RE) est constitué d'une importante série de canaux membraneux intracytoplasmiques, connectés entre eux (fig. 3.3). Il y en a deux types : lisse et rugueux. Le RE lisse synthétise les lipides et les hormones stéroïdiennes, et il intervient également dans la détoxification de certains médicaments. Certains des lipides servent à remplacer et réparer la membrane plasmique ainsi que les membranes des organites. Le RE rugueux est clouté de ribosomes. Ceux-ci sont le siège de la synthèse des protéines, certaines d'entre elles étant exportées (expulsées) hors de la cellule, c'est-à-dire des enzymes et des hormones qui quittent leurs cellules parentales par exocytose (p. 36) afin d'être utilisées ailleurs.

Appareil de Golgi

L'appareil de Golgi est fait d'empilements de sacs membraneux aplatis étroitement repliés (fig. 3.4). Il est présent dans toutes les cellules, mais il est plus volumineux dans celles qui synthétisent et exportent des protéines. Les protéines quittent le réticulum endoplasmique pour atteindre l'appareil de Golgi, où elles sont « empaquetées » dans des vésicules liées à la membrane. Les vésicules sont emmagasinées et, en cas de besoin, elles se déplacent vers la membrane plasmique et fusionnent avec elle. Le contenu peut ensuite quitter (être excrété par) la cellule. Ce processus est appelé *exocytose* (p. 36).

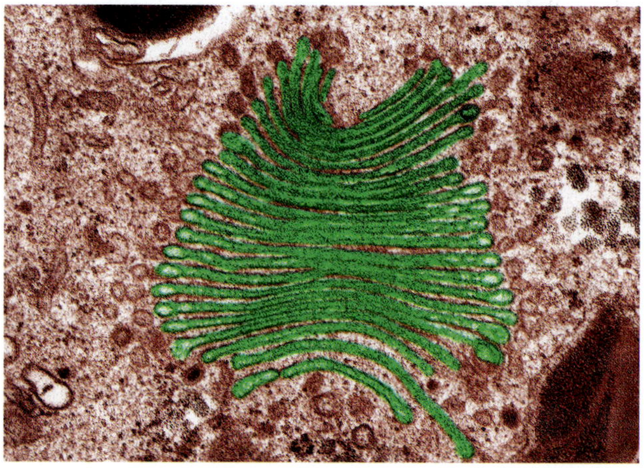

Figure 3.4 Microscopie à balayage électronique en couleur montrant l'appareil de Golgi (en vert).

Lysosomes

Les lysosomes sont de petites vésicules sécrétoires issues de l'appareil de Golgi. Ils contiennent diverses enzymes impliquées dans la rupture de fragments d'organites et de grosses molécules (ARN, ADN, hydrates de carbone, protéines, par exemple) à l'intérieur de la cellule en des particules plus petites, qui sont soit recyclées, soit expulsées de la cellule en tant que déchets.

Les lysosomes des leucocytes contiennent des enzymes qui digèrent le matériel étranger, tel que des microbes.

Cytosquelette

Le cytosquelette consiste en un réseau étendu de fibres protéiques minuscules (fig. 3.5).

Microfilaments. Ce sont les plus petites fibres. Celles-ci fournissent à la cellule son support structural, maintiennent ainsi sa forme caractéristique et permettent la contraction, par exemple l'actine dans les cellules des muscles (p. 447).

Microtubules. Il s'agit de volumineuses fibres protéiques contractiles, qui sont impliquées dans le mouvement :

- des organites à l'intérieur de la cellule ;
- des chromosomes durant la division cellulaire ;
- des extensions cellulaires (voir ci-après).

Centrosome. Il dirige l'organisation des microtubules à l'intérieur de la cellule. Il consiste en une paire de *centrioles* (petits amas de microtubules) et joue un rôle important dans la division cellulaire.

Extensions cellulaires. Celles-ci se projettent à partir de la membrane plasmique dans certains types de cellules ;

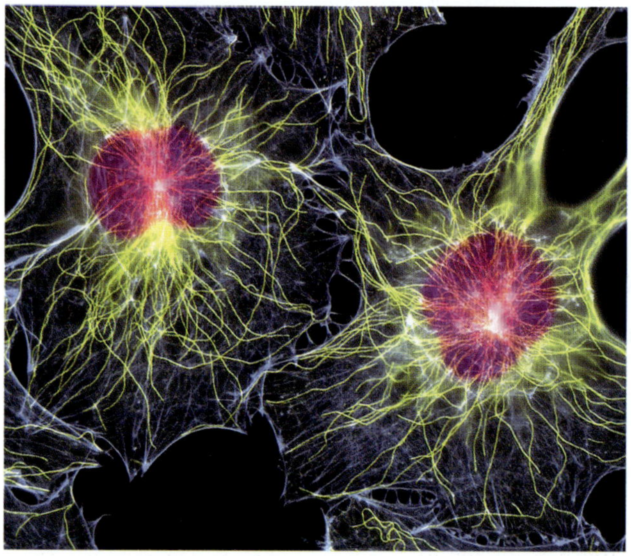

Figure 3.5 Fibroblastes. Microscopie en fluorescence montrant trois noyaux (en violet) et leurs cytosquelettes (en jaune et bleu).

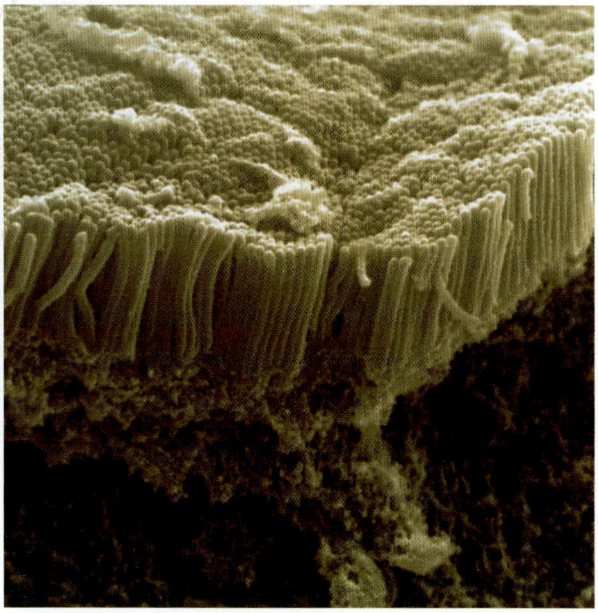

Figure 3.6 Microscopie à balayage électronique en couleur de microvillosités dans l'intestin grêle.

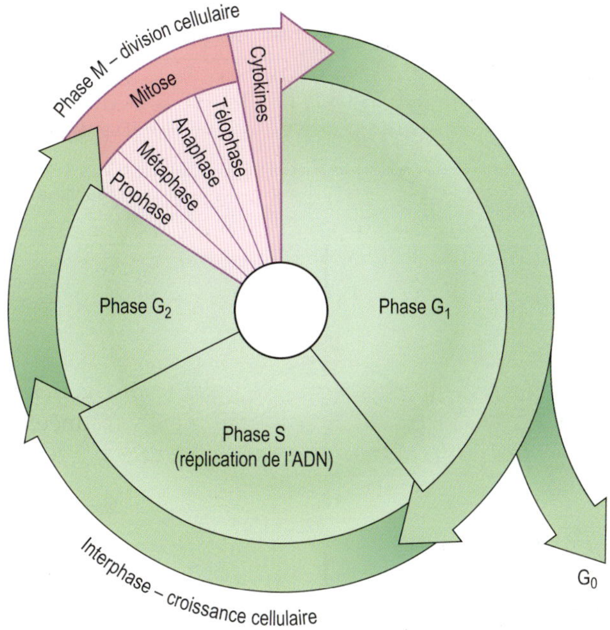

Figure 3.7 Le cycle cellulaire.

leurs principaux composants sont les microtubules, qui permettent le mouvement. Elles comprennent :

- des microvillosités. Ce sont de minuscules projections qui contiennent des microfilaments. Elles recouvrent la surface exposée de certains types de cellules, par exemple les cellules absorbantes qui bordent l'intestin grêle (fig. 3.6). En augmentant considérablement la surface totale, les microvillosités rendent la structure de ces cellules idéale pour remplir leur fonction – l'absorption des nutriments à partir de l'intestin grêle est ainsi optimisée;
- des cils. Ce sont de microscopiques projections semblables aux cheveux contenant des microtubules qui sont situées le long des bords libres de certaines cellules (voir fig. 10.12, p. 265). Ils battent ensemble, déplaçant des substances le long de la surface, par exemple du mucus vers le tractus respiratoire;
- des flagelles. Il s'agit de longues projections uniques en forme de fouet, contenant des microtubules, qui forment les queues de spermatozoïdes (voir fig. 1.19, p. 15), ce qui permet de les propulser dans l'appareil reproducteur féminin.

Cycle cellulaire

De nombreuses cellules lésées, mortes et épuisées peuvent être remplacées grâce à la croissance et la division d'autres cellules similaires. La fréquence à laquelle la division cellulaire se produit varie suivant les différents types de tissus (p. 47). Ce processus est normalement soigneusement régulé afin de favoriser le maintien et la réparation efficaces des tissus corporels. À la fin de leur durée de vie naturelle, les cellules vieillies sont programmées pour s'« autodétruire »; leurs composants sont éliminés par phagocytose, un processus appelé *apoptose* (p. 56).

Les cellules dotées d'un noyau ont 46 chromosomes et se divisent par *mitose*, un processus qui génère deux nouvelles cellules filles, identiques génétiquement. La seule exception à ce processus est la formation des *gamètes* (cellules sexuées), c'est-à-dire les ovules et les spermatozoïdes, qui intervient au cours de la *méiose* (voir p. 470).

La période entre deux divisions cellulaires est appelée le *cycle cellulaire*, qui est composé de deux phases visibles en microscopie classique : la mitose (phase M) et l'*interphase* (fig. 3.7).

Interphase

Cette phase est la plus longue. Il existe trois différents stades :

- la phase G_1 (pour *gap*) : la cellule croît en taille et en volume. C'est habituellement la phase la plus longue et dont la durée est la plus variable. Parfois, les cellules ne poursuivent pas le cycle cellulaire, pour entrer dans une phase quiescente (G_0) ; durant cette période, les cellules procèdent à leurs fonctions spécifiques, par exemple la sécrétion, l'absorption;
- la synthèse de l'ADN (phase S) : les chromosomes se répliquent, formant deux copies d'ADN identiques (voir p. 470). Par conséquent, après la phase S, la cellule dispose de 92 chromosomes, c'est-à-dire qu'il y a assez d'ADN pour deux cellules, et elle est presque prête à se diviser par mitose;
- la phase G_2 : la croissance et la préparation à la division cellulaire se poursuivent.

Mitose (fig. 3.8 et 3.9)

La mitose est un processus continu, comprenant quatre phases distinctes, pouvant être observées en microscopie classique.

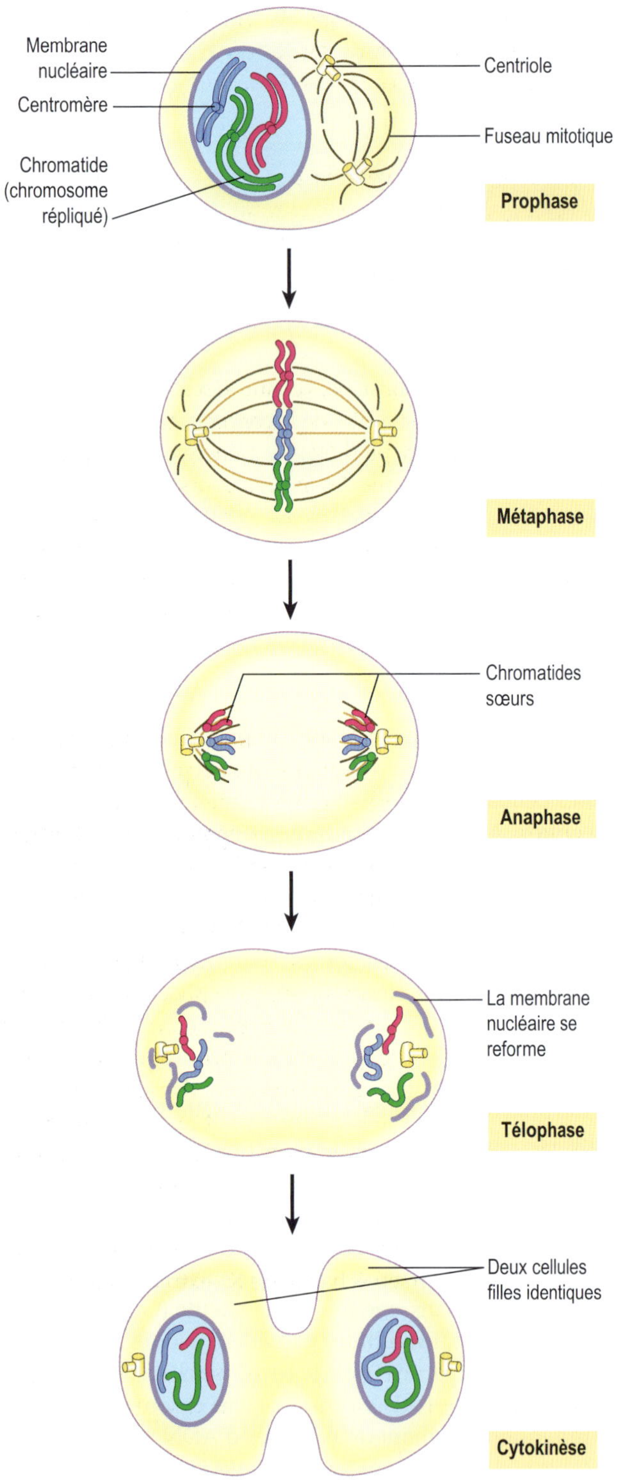

Figure 3.8 **Les phases de la mitose.**

Prophase. Durant cette phase, la chromatine répliquée devient étroitement enroulée, et plus facile à observer au microscope. Chacun des 46 chromosomes orignaux (appelé *chromatide* à ce stade) est pair, avec sa copie dans une unité chromosomique double. Les deux chromatides se rejoignent dans le *centromère* (fig. 3.8) L'*appareil mitotique* apparaît. Il consiste en deux *centrioles* séparés par le *fuseau mitotique*, qui est formé à partir de microtubules.

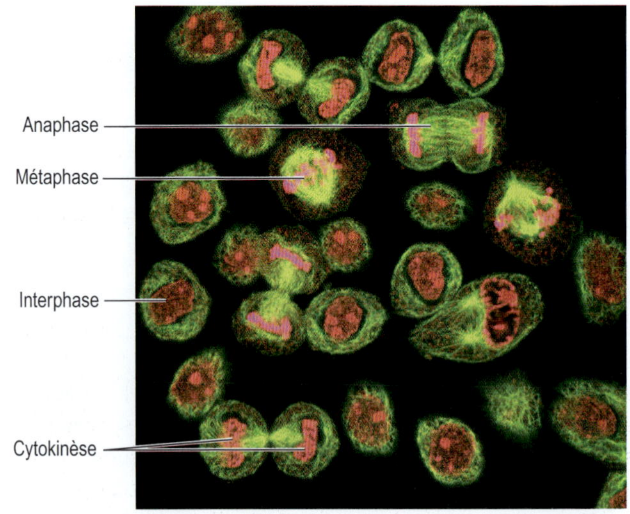

Figure 3.9 **La mitose.** Microscopie classique montrant des cellules à différents stades de la reproduction, la chromatine/les chromatides figurant en rose.

Les centrioles migrent, un à chaque terminaison de la cellule, et l'enveloppe nucléaire disparaît.

Métaphase. Les chromatides s'alignent au centre du fuseau, attachés par leurs centromères.

Anaphase. Les centromères se séparent, et parmi chacune des paires de chromatides sœurs (maintenant de nouveau appelés chromosomes), une migre vers chaque terminaison du fuseau, tandis que les microtubules formant le fuseau mitotique se contractent.

Télophase. Le fuseau mitotique disparaît, les chromosomes se déroulent et l'enveloppe nucléaire se reforme.

Après la télophase se produit la *cytokinèse* : le cytosol, les organites intracellulaires et la membrane plasmique se divisent, formant deux cellules filles identiques.

Transport de substances à travers les membranes cellulaires

La structure de la membrane plasmique lui fournit la propriété de *perméabilité sélective*, ce qui signifie que toutes les substances ne peuvent pas la traverser. Celles qui le peuvent le font de différentes manières, en fonction de leur taille et de leurs caractéristiques (voir fig. 1.13, p. 12).

Transport passif

Le transport passif se produit quand des substances peuvent traverser les membranes semi-perméables plasmiques et des organites, et se déplacer dans le sens du gradient de concentration, sans utiliser de l'énergie.

Diffusion

La diffusion a été décrite p. 29. De petites molécules diffusent dans le sens de leur gradient de concentration :

- des substances liposolubles telles que l'oxygène, le dioxyde de carbone, les acides gras et les stéroïdes traversent la membrane en se dissolvant dans la partie lipidique de la membrane ;
- de petites substances hydrosolubles telles que le sodium, le potassium et le calcium traversent la membrane en passant dans des canaux remplis d'eau.

Diffusion facilitée

Ce processus passif est utilisé par certaines substances incapables de diffuser sans aide au travers d'une membrane semi-perméable, comme c'est le cas du glucose et des acides aminés. Des molécules porteuses protéiques spécialisées situées dans la membrane ont des sites spécifiques attirant et liant les substances à transférer, comme un mécanisme de clé et de serrure. Le transporteur modifie alors sa forme, et dépose la substance de l'autre côté de la membrane (fig. 3.10). Les sites du transporteur sont spécifiques, et ils ne peuvent être utilisés que par une seule substance. Comme le nombre de transporteurs est limité, la quantité de substance susceptible d'être transportée à un moment donné est limitée. Elle est appelée *transport maximal*.

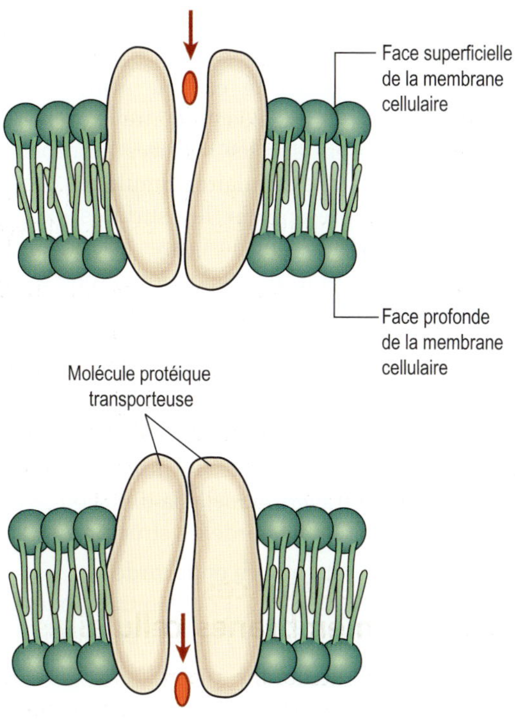

Figure 3.10 Molécules protéiques transporteuses spécialisées impliquées dans la diffusion facilitée et le transport actif.

Osmose

L'osmose est le mouvement passif de l'eau dans le sens de son gradient de concentration au travers d'une membrane semi-perméable jusqu'à ce que l'équilibre soit atteint ; elle est expliquée p. 29.

Transport actif

C'est le transport de substances contre le sens de leur gradient de concentration, c'est-à-dire de la concentration la plus basse à la concentration la plus élevée. L'énergie chimique sous forme d'ATP (p. 27) dirige des molécules porteuses protéiques spécialisées, qui transportent les substances à travers la membrane dans chaque direction (voir fig. 3.10). Les sites du transporteur sont spécifiques, et ils ne peuvent être utilisés que par une seule substance ; par conséquent, le rythme du transfert d'une substance dépend du nombre de sites disponibles.

Pompe sodium–potassium

Toutes les cellules possèdent cette pompe, qui soutient indirectement d'autres mécanismes de transport comme l'absorption du glucose, et qui est essentielle au maintien du gradient électrique requis pour générer des potentiels d'action dans les cellules nerveuses et musculaires.

Ce mécanisme de transport actif maintient l'inégalité des concentrations de sodium (Na^+) et de potassium (K^+) de chaque côté de la membrane plasmique. Il peut utiliser jusqu'à 30 % de l'ATP nécessaire au métabolisme cellulaire.

Les taux de potassium sont bien plus élevés à l'intérieur qu'à l'extérieur de la cellule - c'est le principal cation intracellulaire. Les taux de sodium sont bien plus élevés à l'extérieur qu'à l'intérieur de la cellule - c'est le principal cation extracellulaire. Ces ions tendent à diffuser leur gradient de concentration, K^+ vers l'extérieur de la cellule, et Na^+ vers l'intérieur. Afin de maintenir leurs gradients de concentration, le Na^+ en excès est constamment expulsé à travers la membrane cellulaire en échange de K^+ extracellulaire.

Transport en masse (fig. 3.11)

Le transfert de particules trop volumineuses pour traverser les membranes cellulaires se fait par *pinocytose*,

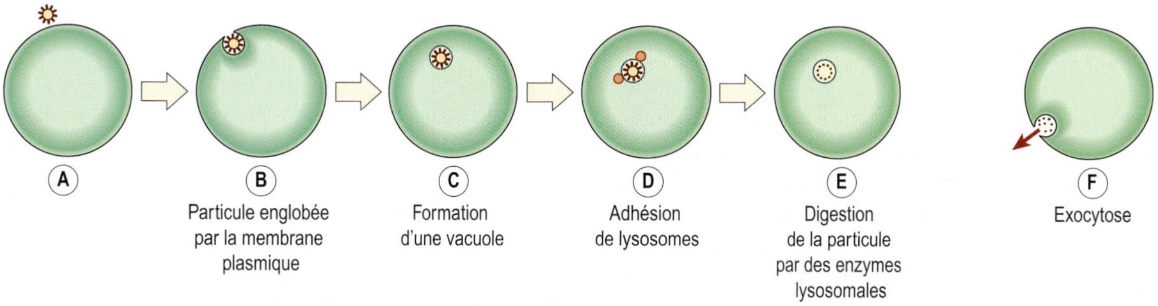

Figure 3.11 Transport en bloc à travers les membranes plasmiques. A–E. Phagocytose. **F.** Exocytose.

ou *phagocytose*. Ces particules sont englobées par des expansions du cytoplasme (voir fig. 15.1, p. 400), qui les entourent pour former une vacuole limitée par une membrane. La pinocytose permet à la cellule d'absorber du liquide. Dans la phagocytose, des particules volumineuses (par exemple des fragments cellulaires, des matériels étrangers, des microbes) sont englobées dans la cellule. Des lysosomes adhèrent alors à la membrane de la vacuole, libérant des enzymes qui digèrent son contenu.

L'extrusion de matériel de déchet par le processus inverse à travers la membrane plasmique est appelée *exocytose*. Les granules de sécrétion formés par l'appareil de Golgi quittent la cellule habituellement de cette façon, comme le fait tout résidu de la phagocytose ne pouvant être digéré.

Tissus

Objectifs pédagogiques

Après avoir étudié ce paragraphe, vous devriez être capable :

- de décrire la structure et les fonctions des tissus épithélial, conjonctif et musculaire;
- d'indiquer la structure et les fonctions des membranes épithéliale et synoviale;
- de comparer et d'opposer la structure et les fonctions des glandes exocrines et celles des glandes endocrines.

Les tissus sont faits d'un grand nombre de cellules du même type; ils sont classés selon la taille, la forme et les fonctions des cellules qui les constituent. Il existe quatre principaux types de tissus, chacun ayant des sous-types. Ce sont :

- le tissu épithélial, ou épithélium;
- le tissu conjonctif;
- le tissu musculaire;
- le tissu nerveux.

Tissu épithélial (fig. 3.12)

Ce type de tissu recouvre le corps, et borde les cavités, les organes creux ainsi que les conduits corporels. Il est également présent dans les glandes. La structure d'un épithélium est étroitement liée à ses fonctions, qui sont :

- la protection des structures sous-jacentes contre, par exemple, la déshydratation, les agressions chimiques ou mécaniques;
- la sécrétion;
- l'absorption.

Les cellules sont très étroitement réunies et la substance intercellulaire, appelée *matrice*, est minimale. Les cellules reposent habituellement sur une *membrane basale*, qui est un tissu conjonctif inerte, composé des cellules épithéliales elles-mêmes.

Le tissu épithélial peut être :

- *simple*, fait d'une seule couche de cellules;
- *stratifié*, fait de plusieurs couches de cellules.

Épithélium simple

L'épithélium simple consiste en une seule couche de cellules identiques; il en existe quatre variétés. Il est habituellement présent sur les surfaces absorbantes ou sécrétrices, où la couche cellulaire stimule ces processus, et il est rarement présent sur les surfaces exposées à l'agression. Les variétés sont désignées en fonction de la forme des cellules, qui diffère selon leurs fonctions. Plus le tissu est actif, plus les cellules sont grandes.

Épithélium pavimenteux (squameux) simple

Cet épithélium est fait d'une seule couche de cellules aplaties (fig. 3.12A). Les cellules s'adaptent étroitement les unes aux autres comme des pierres plates, formant une membrane mince et très lisse, à travers laquelle la diffusion se produit librement. Cette membrane borde les structures suivantes :

- le cœur – où elle est appelée endocarde
- les vaisseaux sanguins } où l'épithélium est aussi
- les vaisseaux lymphatiques } appelé endothélium
- les alvéoles du poumon

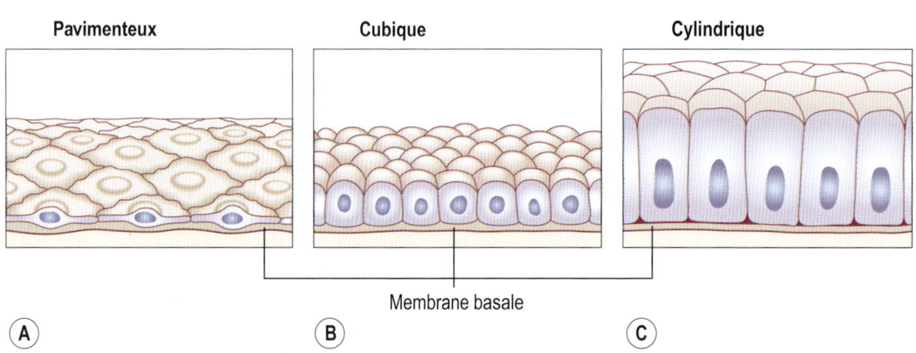

Figure 3.12 Épithélium simple. A. Pavimenteux. **B.** Cubique. **C.** Cylindrique.

- les tubules collecteurs des néphrons rénaux (voir fig. 13.8, p. 365).

Épithélium cubique simple

Cet épithélium est fait de cellules de forme cubique (NdT : carrée à la coupe) s'adaptant étroitement les unes aux autres, reposant sur une membrane basale (fig. 3.12B). Il forme les tubules du rein, et il est présent dans certaines glandes, comme la thyroïde (voir fig. 9.9, p. 237). L'épithélium cubique est activement impliqué dans la sécrétion, l'absorption et/ou l'excrétion.

Épithélium cylindrique simple

Cet épithélium est formé par une seule couche de cellules, rectangulaires à la coupe (NdT : plus hautes que larges, dites aussi prismatiques), sur une membrane basale (fig. 3.12). Il borde de nombreux organes et subit souvent des adaptations pour convenir à une fonction spécifique. Le bord de l'estomac est composé d'épithélium cylindrique simple sans structures de surface. La surface libre de l'épithélium cylindrique bordant l'intestin grêle est recouverte de microvillosités (fig. 3.6). Les microvillosités fournissent une très grande surface pour l'absorption des nutriments depuis l'intestin grêle. Dans la trachée, l'épithélium cylindrique est cilié (voir fig. 10.12, p. 265), et il fournit aussi des cellules caliciformes qui sécrètent du mucus (voir fig. 12.5, p. 310). Cela signifie que, dans les voies respiratoires, les particules inhalées qui adhèrent à la muqueuse sont déplacées vers la gorge grâce aux cils. Dans les trompes utérines, les ovocytes sont propulsés vers l'utérus par l'action ciliaire.

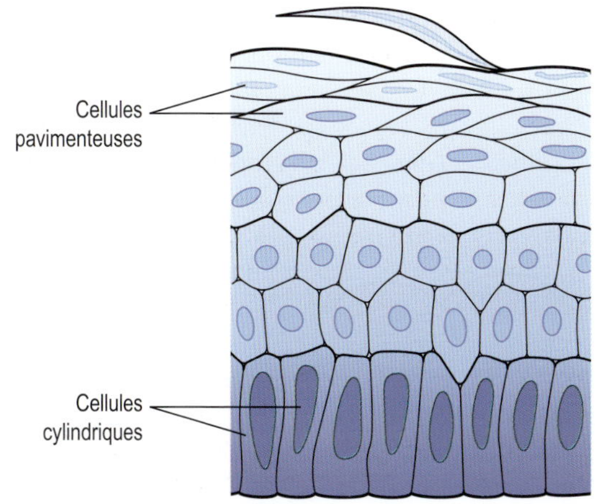

Figure 3.13 Épithélium stratifié.

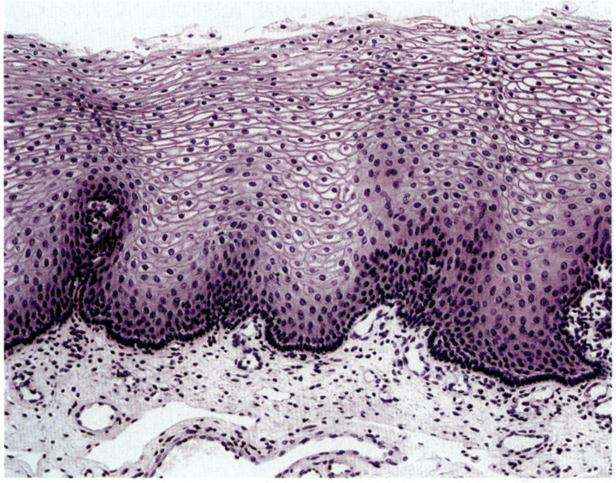

Figure 3.14 Coupe d'épithélium pavimenteux stratifié non kératinisé bordant le vagin (grossissement × 100).

Épithéliums stratifiés

Les épithéliums stratifiés sont faits de plusieurs couches de cellules de formes variées. La division cellulaire continue dans les couches inférieures (basales) pousse les cellules toujours plus près de la surface, où elles desquament. Il n'y a pas habituellement de membrane basale. La principale fonction d'un épithélium stratifié est de protéger les structures sous-jacentes de l'usure mécanique. Il en existe deux principaux types : pavimenteux stratifié et transitionnel.

Épithélium pavimenteux stratifié (fig. 3.13)

Cet épithélium est fait de plusieurs couches de cellules. Dans les couches les plus profondes, les cellules sont principalement cylindriques et, en grandissant tout en se rapprochant de la surface, elles deviennent aplaties (NdT : pavimenteuses), puis desquament.

Épithélium stratifié kératinisé. Il est présent sur les surfaces sèches exposées à l'usure, c'est-à-dire la peau, les poils et les ongles. La couche superficielle est faite de cellules épithéliales mortes ayant perdu leur noyau et qui contiennent la protéine qu'est la kératine. Cela forme une couche protectrice résistante, relativement imperméable à l'eau, qui empêche le dessèchement des cellules vivantes sous-jacentes. La couche en surface de la peau desquame, et elle est remplacée par des cellules sous-jacentes (voir fig. 1.16 et 14.4).

Épithélium stratifié non kératinisé. Il protège les surfaces humaines pouvant être sujettes à l'usure et empêche leur dessèchement, comme la conjonctive de l'œil, le revêtement de la cavité buccale, du pharynx, de l'œsophage et du vagin (fig. 3.14).

Épithélium transitionnel (fig. 3.15)

Cet épithélium est fait de plusieurs couches de cellules piriformes; il borde plusieurs parties de l'appareil urinaire, dont la cavité vésicale. Il permet l'étirement de la vessie lors du remplissage de celle-ci.

(NdT : On décrit aussi un épithélium prismatique pseudostratifié, dont toutes les cellules reposent sur une membrane basale; certaines sont des cellules prismatiques typiques occupant toute l'épaisseur de l'épithélium, d'autres ont une extrémité supérieure effilée et n'occupent qu'une partie de l'épaisseur de l'épithélium. Les noyaux de ces deux

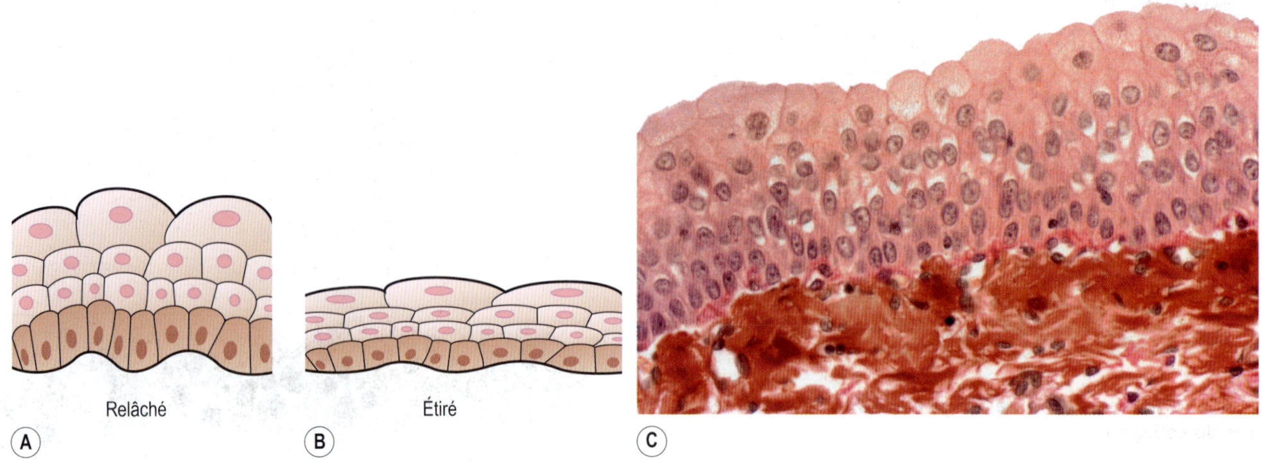

Figure 3.15 Épithélium transitionnel. A. Relâché. **B.** Étiré. **C.** Microscopie classique de la paroi vésicale montrant de l'épithélium transitionnel (en rose) au-dessus du muscle lisse et d'une couche de tissu conjonctif (en rouge).

sortes de cellules sont alignés à des niveaux différents, donnant aussi une impression fausse de stratification, d'où le qualificatif pseudostratifié. Un tel épithélium borde l'urètre masculin et le canal de la parotide. On décrit également un épithélium pseudostratifié cilié, qui tapisse la majeure partie de la trachée, les bronches souches, le conduit auditif externe et une partie de la cavité tympanique de l'oreille.)

Tissu conjonctif

Le tissu conjonctif est le tissu corporel le plus abondant. Les cellules qui le forment sont plus largement séparées les unes des autres que ne le sont les cellules des tissus épithéliaux, et la substance intercellulaire (matrice) est présente en quantité considérablement plus importante. Généralement, des fibres sont présentes dans la matrice, qui peut être de consistance semi-solide comme de la gelée, ou dense et rigide, selon le siège et la fonction du tissu. Les fibres forment un réseau de soutien pour que les cellules puissent s'y attacher. La plupart des types de tissu conjonctif ont une bonne vascularisation sanguine. Les principales fonctions du tissu conjonctif sont :

- la liaison et le support structural;
- la protection;
- le transport;
- l'isolation.

Cellules du tissu conjonctif

Le tissu conjonctif, à l'exception du sang (voir Ch. 4), est présent dans tous les organes possédant un tissu spécialisé. Les différentes cellules qui le constituent sont les fibroblastes, les cellules adipeuses, les macrophages, les leucocytes et les mastocytes.

Fibroblastes. Les fibroblastes sont de grandes cellules avec des prolongements irréguliers (fig. 3.5). Ils produisent le *collagène* et des *fibres élastiques*, et une matrice de matériel extracellulaire. La figure 3.16 montre des fibres de collagène. De très fines fibres de collagène, appelées parfois *fibres de réticuline*, sont présentes dans des tissus très actifs, tels que le foie et le tissu réticulaire. Les fibroblastes sont particulièrement actifs dans la réparation tissulaire (cicatrisation des plaies), où ils peuvent réunir les surfaces de section des plaies, ou former un *tissu de granulation* après destruction tissulaire (voir p. 393). Les fibres de collagène formées pendant la cicatrisation rétrécissent en vieillissant, interférant parfois alors avec les fonctions de l'organe lésé et avec les structures adjacentes.

Cellules adipeuses. Ces cellules, appelées également *adipocytes*, sont présentes isolément ou en groupes dans de nombreux types de tissu conjonctif, et elles sont particulièrement abondantes dans le tissu adipeux (voir fig. 3.19B). Leur taille et leur forme varient en fonction de la quantité de graisse qu'elles contiennent.

Macrophages. Il s'agit de grosses cellules (NdT : appelées aussi histiocytes) de forme irrégulière, dont le cytoplasme contient des granulations (NdT : il s'agit de lysosomes). Certains macrophages sont fixes, c'est-à-dire attachés à des fibres de tissu conjonctif, et d'autres sont mobiles. Ils constituent une partie importante des mécanismes de défense de l'organisme, car ils sont activement phagocytaires, englobant et digérant des débris cellulaires, des bactéries et d'autres corps étrangers. Leurs activités sont typiquement celles du système de défense constitué par les monocytes-macrophages, par exemple celles des monocytes dans le sang, des cellules de Kupffer des sinusoïdes hépatiques, des cellules sinusoïdales dans les nœuds lymphatiques et dans la rate, et des cellules microgliales dans le cerveau (voir fig. 4.13, p. 75).

Leucocytes. Des cellules blanches du sang (p. 72) sont normalement présentes en petites quantités dans le tissu conjonctif normal, mais elles y migrent en nombre signi-

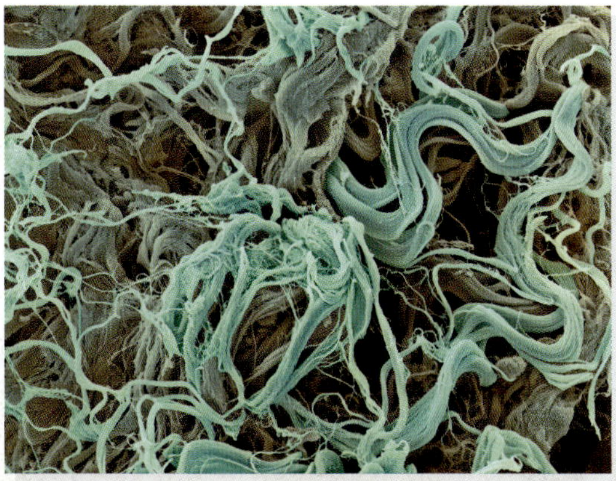

Figure 3.16 Microscopie à balayage électronique en couleur de fibres de collagène.

ficatif pendant l'infection, où elles jouent un rôle important dans la défense tissulaire.

Plasmocytes. Les cellules plasmatiques, ou plasmocytes, se développent à partir des lymphocytes B, un type de globule blanc (voir p. 75). Elles synthétisent et sécrètent dans le sang des *anticorps* spécifiques (voir Ch. 15).

Mastocytes. Ces cellules sont semblables aux leucocytes basophiles (voir p. 73). Elles sont présentes dans le tissu conjonctif lâche, sous la capsule de certains organes, par exemple le foie et la rate; elles entourent en très grand nombre les vaisseaux sanguins. Leur cytoplasme est garni de granulations contenant de l'*héparine*, de l'*histamine* ainsi que d'autres substances, qui sont libérées quand ces cellules sont lésées par une maladie ou un traumatisme (fig. 3.17). La libération du contenu granulaire est appelée *dégranulation*. L'histamine est impliquée dans des réactions inflammatoires locales et générales, elle stimule la sécrétion du liquide gastrique, et elle est associée au développement d'allergies et d'états d'hypersensibilité (voir p. 410). L'héparine empêche la coagulation du sang, ce qui peut contribuer au maintien du flux sanguin à travers les tissus inflammatoires, en apportant de l'oxygène et du glucose aux cellules ainsi que des leucocytes protecteurs supplémentaires dans la région.

Tissu conjonctif lâche (aréolaire) (fig. 3.18)

C'est le tissu conjonctif le plus généralisé des tissus conjonctifs. La matrice est semi-solide, avec de nombreux fibroblastes et un certain nombre de cellules adipeuses (adipocytes), de mastocytes et de macrophages, largement séparés par des fibres élastiques et des fibres de collagène. Il est présent dans presque chaque partie du corps, lui fournissant son élasticité et sa résistance à la traction. Il connecte et soutient d'autres tissus, étant présent, par exemple :

- sous la peau (fig. 3.16B);
- entre les muscles;
- dans les vaisseaux sanguins et les nerfs;

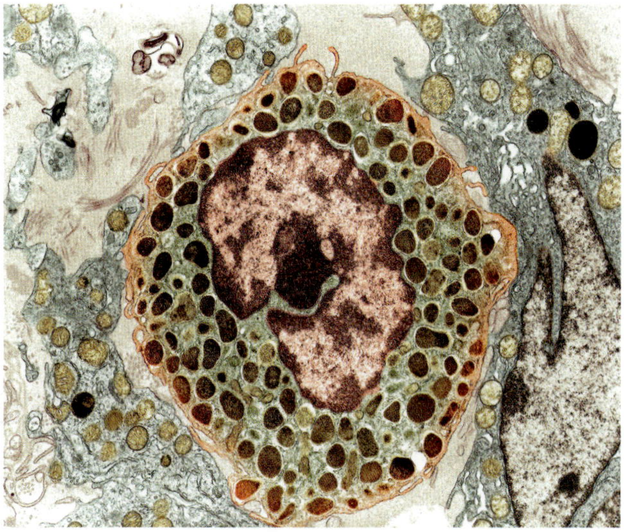

Figure 3.17 Mastocyte. Microscopie à balayage électronique en couleur montrant le noyau (rose et brun) et le cytoplasme (vert) réunies dans des granules (brunes).

- dans le tube digestif;
- dans les glandes, soutenant les cellules sécrétoires.

Tissu adipeux (fig. 3.19)

Le tissu adipeux est fait de cellules adipeuses (adipocytes) contenant de gros globules de graisse, et d'une matrice de tissu aréolaire (fig. 3.19). Il en existe deux types : blanc et brun.

Tissu adipeux blanc. Il constitue 20 à 25 % du poids corporel des adultes dont l'indice de masse corporelle (IMC; voir Ch. 11) est normal; il y en a davantage en cas d'obésité et moins chez les personnes trop minces. Le tissu adipeux sécrète l'hormone *leptine* (p. 303) La quantité de tissu adipeux d'un individu est déterminée par le rapport entre les apports et les dépenses d'énergie. Les reins et les globes oculaires sont soutenus par du tissu adipeux, qui est aussi retrouvé entre les fibres musculaires et sous la peau, où il joue le rôle d'isolant thermique et de réserve d'énergie.

Tissu adipeux brun. Il est présent chez le nouveau-né. Il a un réseau capillaire plus important que le tissu adipeux blanc. Quand le tissu brun est métabolisé, il produit moins d'énergie et beaucoup plus de chaleur que l'autre graisse, contribuant au maintien de la température corporelle. Parfois, il est présent en petites quantités chez les adultes.

Tissu réticulaire (fig. 3.20)

Le tissu réticulaire a une matrice semi-solide, avec de fines fibres de réticuline ramifiées. Il contient des cellules réticulaires et des leucocytes (*monocytes* et *lymphocytes*). Le tissu réticulaire se trouve dans les nœuds lymphatiques et dans tous les organes du système lymphatique (voir fig. 6.1, p. 142).

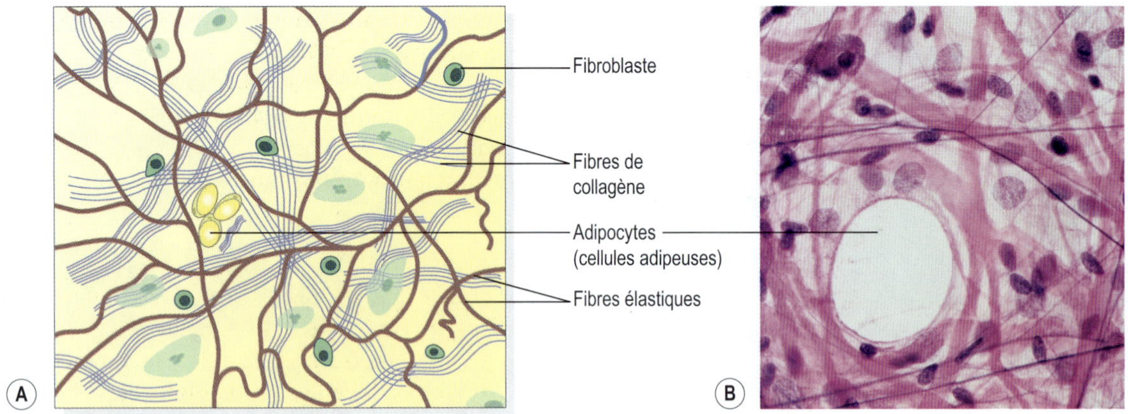

Figure 3.18 Tissu conjonctif lâche (aréolaire). A. Schéma de la structure de base. **B.** Microscopie.

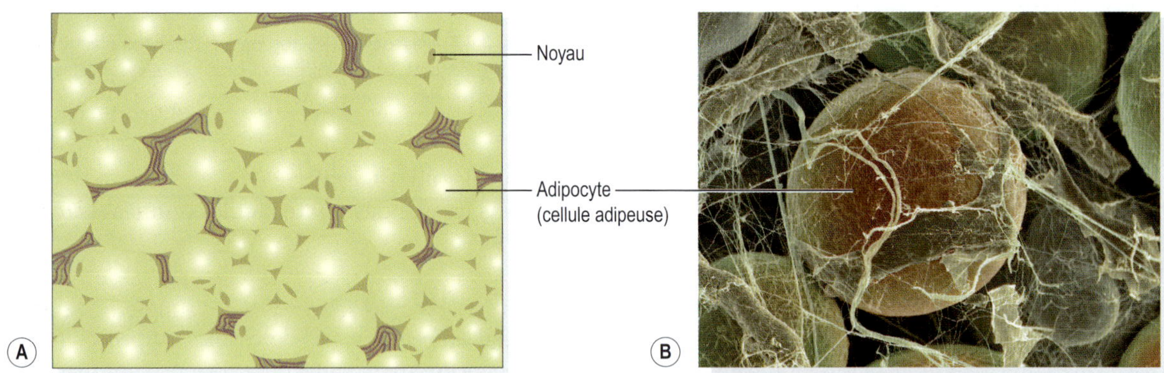

Figure 3.19 Tissu adipeux. A. Schéma de la structure de base. **B.** Microscopie à balayage électronique en couleur de cellules adipeuses entourées de brins de tissu conjonctif.

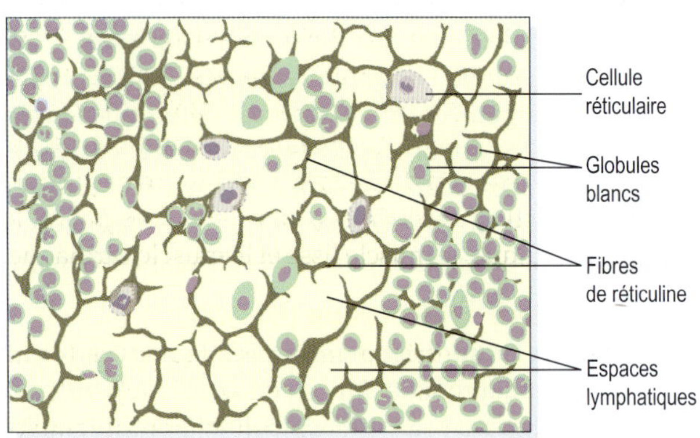

Figure 3.20 Tissu réticulaire.

Tissu conjonctif dense

Ce tissu contient davantage de fibres et moins de cellules que le tissu conjonctif lâche.

Tissu fibreux (fig. 3.21A)

Ce tissu est fait principalement de faisceaux de fibres de collagène (voir fig. 3.16) étroitement empaquetés, avec très peu de matrice. Les fibrocytes (fibroblastes vieux et inactifs) sont peu nombreux, présents dans les rangées entre les faisceaux de fibres. Du tissu fibreux est présent :

- dans les *ligaments*, qui relient les os entre eux ;
- comme couverture protectrice superficielle de l'os, appelée *périoste* ;
- comme couverture protectrice superficielle de certains organes, par exemple les reins, les nœuds lymphatiques et le cerveau ;
- dans les gaines des muscles appelées *fascias musculaires* (voir fig. 16.61, p. 453), qui s'étendent au-delà du muscle pour former le *tendon* attachant le muscle à l'os.

Tissu élastique (fig. 3.21B)

Le tissu élastique peut faire l'objet d'une extension et d'une détente considérables. Il comporte peu de cellules, et la matrice est faite principalement de masses de fibres élastiques sécrétées par les fibroblastes. Il est présent dans les organes devant modifier leur forme, par exemple dans la paroi des gros vaisseaux sanguins, dans la trachée, les bronches et les poumons.

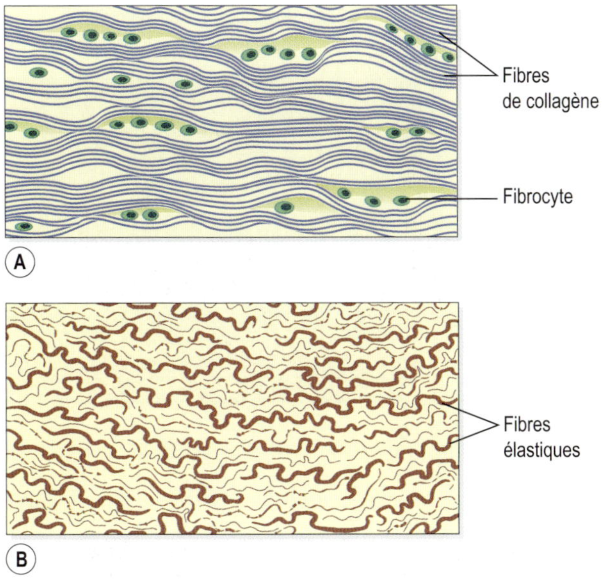

Figure 3.21 Tissu conjonctif dense. A. Tissu fibreux. **B.** Tissu élastique.

Sang

Il s'agit d'un tissu conjonctif fluide, décrit en détail dans le chapitre 4.

Cartilage

Le cartilage est un tissu plus ferme que les autres tissus conjonctifs. Ses cellules (*chondrocytes*) sont peu nombreuses. Elles sont enchâssées dans la matrice, renforcée par des fibres de collagène et des fibres élastiques. On en distingue trois types : le cartilage hyalin, le fibrocartilage et le fibrocartilage élastique.

Cartilage hyalin (fig. 3.22A)

Le cartilage hyalin est un tissu lisse blanc-bleuté. Les chondrocytes sont disposés en petits groupes à l'intérieur de lacunes (nids cellulaires) et dans la matrice, qui est solide et lisse. Le cartilage hyalin fournit la flexibilité, le soutien et les surfaces lisses pour les mouvements articulaires. Il est présent :

- aux extrémités des os longs formant les articulations ;
- dans les cartilages costaux, qui rattachent les côtes au sternum ;
- dans le larynx, la trachée et les bronches.

Fibrocartilage (fig. 3.22B)

Le fibrocartilage consiste en masses denses de fibres de collagène blanc dans une matrice semblable à celle du cartilage hyalin, avec des cellules largement dispersées. Il s'agit d'un tissu de soutien dur, légèrement flexible, présent :

- sous forme de coussinets entre les corps vertébraux, appelés *disques intervertébraux* ;
- entre les surfaces articulaires des os du genou, constituant les *cartilages semi-lunaires* ;
- sur la bordure des cavités articulaires de la hanche et de l'épaule, rendant plus profondes ces cavités sans limiter les mouvements articulaires ;
- en tant que *ligaments* réunissant des os.

Fibrocartilage élastique (fig. 3.22C)

Ce tissu flexible est fait de fibres élastiques jaunes dans une matrice solide. Les chondrocytes sont situés entre les fibres. Ce tissu soutient et maintient la forme, par exemple, du pavillon de l'oreille, de l'épiglotte et d'une partie de la média de la paroi des vaisseaux sanguins.

Os

Les cellules de l'os (ostéocytes) sont entourées d'une matrice faite de fibres de collagène renforcées par des sels inorganiques, en particulier de calcium et de phosphate. Cela confère aux os leur résistance et leur rigidité caractéristiques. L'os a également une considérable capacité de croissance dans les deux premières décennies de la vie, et de régénération tout au long de la vie. Deux types d'os peuvent être identifiés à l'œil nu :

- l'*os compact*, solide, d'aspect dense ;
- l'*os spongieux*, ayant un aspect spongieux ou en fins rayons de miel.

Ils sont décrits en détail dans le chapitre 16.

Tissu musculaire

Le tissu musculaire a la capacité de se contracter et de se relâcher, permettant le mouvement à l'intérieur du corps et du corps lui-même. La contraction musculaire nécessite une irrigation sanguine adéquate afin de fournir suffisamment d'oxygène, de calcium et de nutriments, et de chasser les produits de déchet. Il existe trois types de cellules contractiles spécialisées, aussi appelées *fibres* : le muscle squelettique, le muscle lisse et le muscle cardiaque.

Tissu musculaire squelettique (fig. 3.23)

Ce type de tissu est décrit comme *squelettique* car il forme les muscles qui font bouger les os (du squelette) ; *strié* car les stries peuvent être vues à l'examen microscopique ; et *volontaire* car il est sous contrôle de la conscience. Bien que la plupart des muscles squelettiques mobilisent les os, le diaphragme est composé de ce type de muscle pour favoriser un certain degré de contrôle volontaire dans la respiration. En réalité, de nombreux mouvements peuvent être précisément coordonnés, par exemple dans l'écriture, mais peuvent aussi être contrôlés inconsciemment. Par exemple, maintenir la station debout ne nécessite pas la réflexion normalement, à moins qu'une nouvelle capacité locomotrice soit en cours d'apprentissage, par exemple

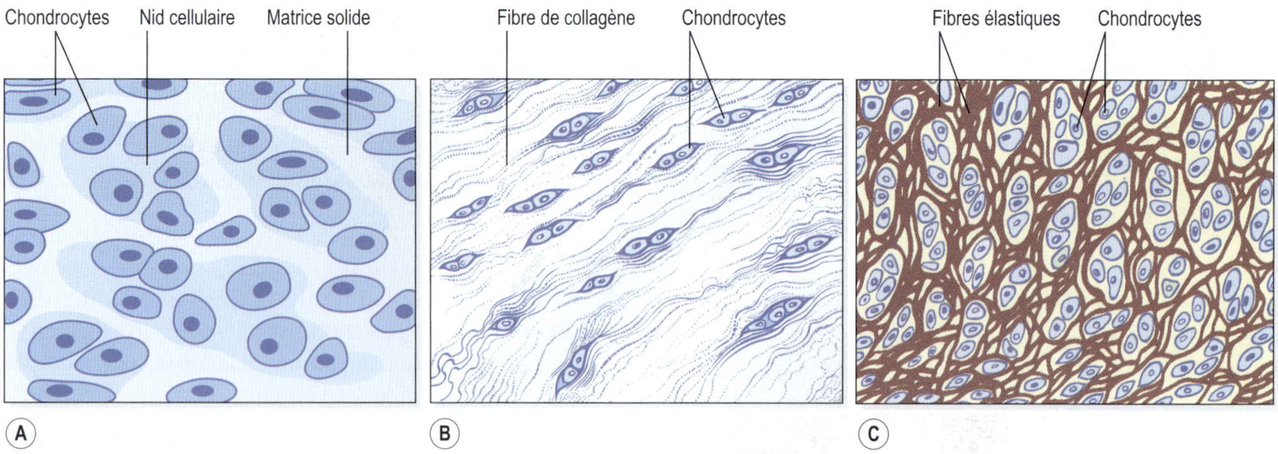

Figure 3.22 Cartilage. A. Cartilage hyalin. **B.** Fibrocartilage. **C.** Fibrocartilage élastique.

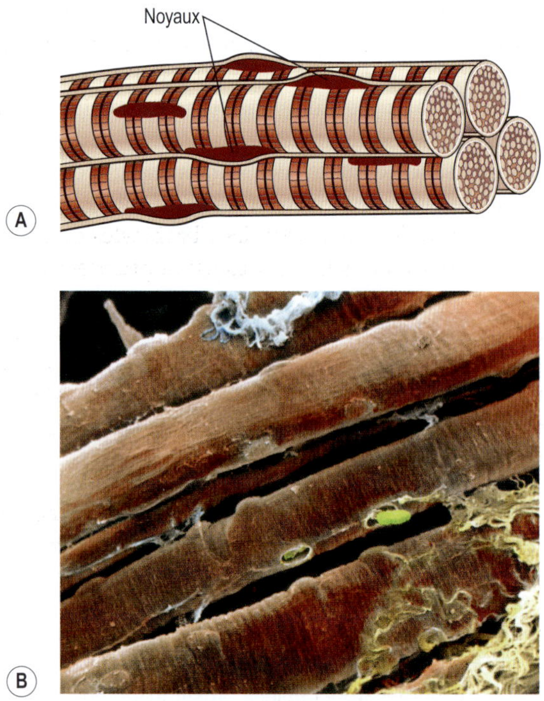

Figure 3.23 Fibres musculaires squelettiques. A. Schéma. **B.** Microscopie à balayage électronique en couleur de fibres musculaires squelettiques et de fibres de tissu conjonctif (en bas à droite).

pour faire du skate ou du vélo ; par ailleurs, le diaphragme maintient la respiration pendant le sommeil.

Ces fibres (cellules) sont cylindriques, contiennent plusieurs noyaux et leur longueur peut atteindre 35 cm. La contraction d'un muscle squelettique est stimulée par des influx nerveux moteurs s'originant dans le cerveau ou la moelle spinale et s'achevant à la jonction neuromusculaire (voir p. 448). Les propriétés et les fonctions du muscle squelettique sont expliquées en détail au chapitre 16.

Tissu musculaire lisse (fig. 3.24)

Le muscle lisse est aussi qualifié de *non strié*, de *viscéral* ou d'*involontaire*. Il n'a pas de stries et n'est pas sous contrôle conscient. Une partie du muscle lisse à la capacité intrinsèque d'initier ses propres contractions (*automaticité*), par exemple le péristaltisme (p. 309). Il est innervé par le système nerveux autonome (p. 185). De plus, les influx nerveux autonomes, certaines hormones et des métabolites localisés stimulent sa contraction. Un degré de tonicité musculaire est toujours présent, ce qui signifie que le muscle lisse n'est complètement relâché que pour de courtes périodes. La contraction du muscle lisse est plus lente et plus soutenue que celle du muscle squelettique. Il est présent dans les parois d'organes creux :

- régulant le diamètre des vaisseaux sanguins et de parties du tractus respiratoire ;
- propulsant le contenu des uretères, des canaux excréteurs des glandes et du tractus alimentaire ;
- expulsant le contenu de la vessie et de l'utérus.

Quand elles sont examinées au microscope, les cellules ont une forme de fuseau, avec seulement un noyau central. Des faisceaux de fibres forment des feuillets musculaires, tels que ceux présents dans la paroi des structures citées plus haut.

Tissu musculaire cardiaque (fig. 3.25)

Ce type de tissu musculaire n'est présent que dans la paroi du cœur. Il n'est pas sous contrôle conscient mais, au microscope, il présente les bandes transversales (stries) caractéristiques du muscle squelettique. Chaque fibre (ou cellule) a un noyau et une ou plusieurs branches. Les terminaisons des cellules et de leurs branches sont en contact très étroit (NdT : bout à bout) avec les extrémités et les branches des cellules adjacentes. Au microscope, ces « jonctions », ou *disques intercalaires* (NdT : appelés aussi stries scalariformes), apparaissent comme des lignes plus épaisses et plus sombres que les bandes transversales ordinaires. Cette disposition donne au muscle cardiaque l'aspect d'un feuillet musculaire plutôt que celui d'un très grand nombre de fibres individuelles. C'est important lorsque le cœur se contracte, car une onde de contraction

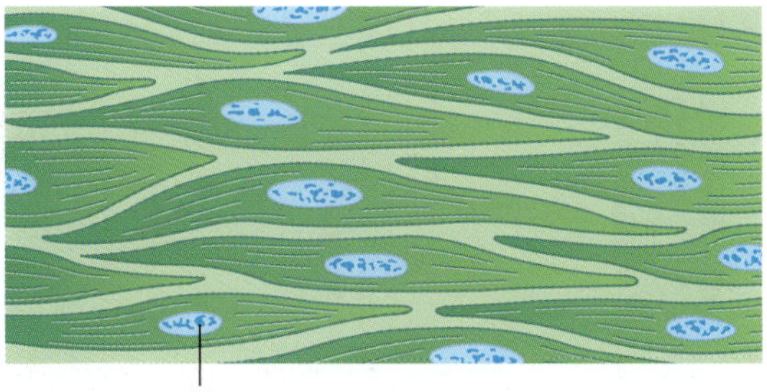

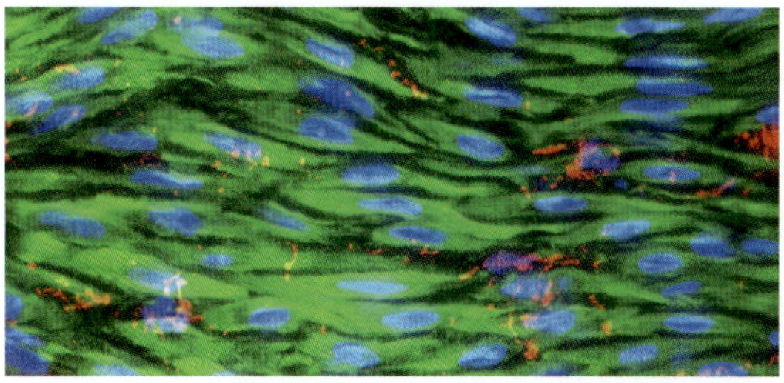

Figure 3.24 Muscle lisse. A. Schéma. **B.** Microscopie en fluorescence classique montrant de l'actine, une protéine musculaire contractile (en vert), des noyaux (en bleu) et des capillaires (en rouge).

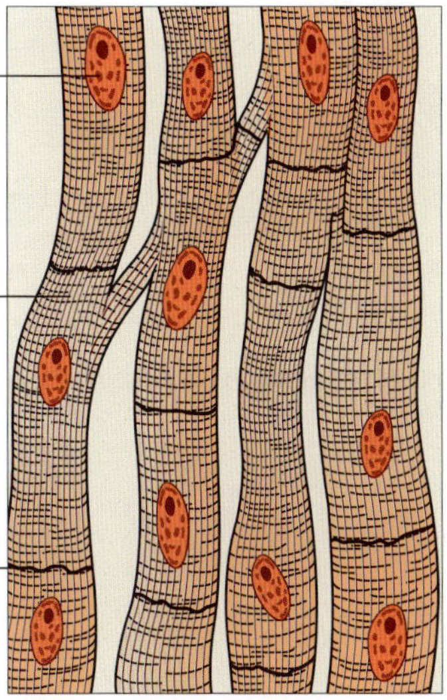

Figure 3.25 Fibres musculaires cardiaques.

passe de cellule en cellule à travers les disques intercalaires, ce qui signifie que les fibres musculaires cardiaques n'ont pas besoin d'être stimulées individuellement.

Le cœur a un système de pacemaker intrinsèque, ce qui signifie qu'il bat de manière coordonnée sans stimulation nerveuse externe, bien que le rythme auquel il bat soit influencé par les influx nerveux autonomiques, certaines hormones, des métabolites localisés et d'autres substances (voir Ch. 5).

Tissu nerveux

Deux types de cellules sont présents dans le système nerveux :

- des cellules excitables, appelées *neurones*, qui initient, reçoivent, conduisent et transmettent l'information ;
- des cellules non excitables, aussi appelées *cellules gliales*, qui servent de support aux neurones.

Elles sont décrites en détail dans le chapitre 7.

Régénération tissulaire

L'importance de la régénération dépend du rythme normal de renouvellement des cellules impliquées ; celles dont le renouvellement est rapide régénèrent le plus efficacement. Elles appartiennent à trois catégories générales :

- les tissus dans lesquels la réplication cellulaire est un processus continu et qui régénèrent rapidement – ils comprennent les cellules épithéliales, par exemple de la peau, des muqueuses, des glandes à sécrétions, de l'utérus, et du tissu réticulaire ;
- d'autres tissus qui ont gardé la capacité de se répliquer, mais de façon non fréquente ; ils comprennent le foie, le rein, les fibroblastes et les cellules musculaires lisses. Ces tissus prennent plus de temps pour régénérer ;
- certaines cellules qui sont normalement incapables de se répliquer, dont les cellules nerveuses (neurones), et les cellules des muscles squelettiques et cardiaque, ce qui signifie que du tissu lésé ne peut pas être remplacé.

Les tissus très lésés sont habituellement remplacés par du tissu fibreux, ce qui implique que les fonctions remplies par le tissu originel sont perdues.

Membranes

Membranes épithéliales

Ces membranes sont des feuillets de tissu épithélial et de tissu conjonctif qui le supporte, couvrant ou bordant de nombreuses structures internes ou cavités. Les principales membranes sont la membrane muqueuse, la membrane séreuse et la peau (membrane cutanée, voir Ch. 14).

Membrane muqueuse

C'est la bordure humide du tractus alimentaire, des voies respiratoires et des voies génito-urinaires ; elle est parfois appelée *muqueuse*. La surface de la membrane est faite de cellules épithéliales, dont certaines produisent une sécrétion appelée *mucus*, liquide visqueux, adhérent. En s'accumulant, il distend la cellule, qui finalement éclate, libérant le mucus sur la surface libre. Pendant que la cellule se remplit de mucus, elle prend l'apparence d'une coupe ou d'un flacon, d'où son appellation *cellule caliciforme* (voir fig. 12.5, p. 310). Les organes bordés par une muqueuse ont une surface humide, glissante. Le mucus protège la membrane bordante de l'assèchement, et des agressions mécaniques et chimiques. Dans les voies respiratoires, il piège les particules étrangères inhalées, les empêchant d'atteindre les alvéoles pulmonaires.

Membrane séreuse

Les membranes séreuses, ou *séreuses*, sécrètent un liquide aqueux. Elles consistent en une double couche de tissu conjonctif aréolaire lâche, limitée par un épithélium pavimenteux simple (NdT : appelé communément mésothélium). La couche *pariétale* borde une cavité, et la couche *viscérale* entoure des organes (viscères) à l'intérieur d'une cavité. Les deux couches sont séparées par un *liquide séreux* sécrété par l'épithélium. Elles constituent :

- la *plèvre*, bordant la cavité thoracique (NdT : plèvre pariétale) et entourant les poumons (NdT : plèvre viscérale) (p. 267);
- le *péricarde*, bordant la cavité péricardique et entourant le cœur (p. 91);
- le *péritoine*, bordant la cavité abdominale et entourant les organes abdominaux (p. 308).

Le liquide séreux entre les couches pariétale et viscérale permet à l'organe de glisser librement dans la cavité sans être lésé par un frottement entre lui et les organes adjacents. Par exemple, le cœur change de forme et de taille à chaque battement, et des lésions par frottement sont prévenues par la disposition du péricarde et du liquide séreux qui s'y trouve.

Membrane synoviale

Cette membrane borde les cavités articulaires et les tendons qui les entourent, qui pourraient être lésés par leur frottement sur des os, par exemple sur ceux du poignet. Il ne s'agit pas d'une membrane épithéliale, mais plutôt de tissu conjonctif lâche et de fibres élastiques.

La membrane synoviale sécrète le *liquide synovial*, clair, gluant, huileux, qui lubrifie et nourrit les articulations (voir Ch. 16).

Glandes

Les *glandes* sont des groupes de cellules épithéliales produisant des sécrétions spécialisées. Les glandes qui déchargent leur sécrétion sur la surface épithéliale des organes creux, soit directement soit par l'intermédiaire d'un *canal*, sont appelées *glandes exocrines*. La taille, la forme et la complexité des glandes exocrines sont très variables, comme le montre la figure 3.26. Leurs sécrétions incluent le mucus, la salive, les sucs digestifs et le cérumen. La figure 3.27 montre les glandes tubulaires simples du gros intestin.

D'autres glandes libèrent leurs sécrétions dans le sang et dans la lymphe. Elles sont appelées *glandes endocrines* (glandes sans canal), et elles sécrètent des *hormones* (voir Ch. 9).

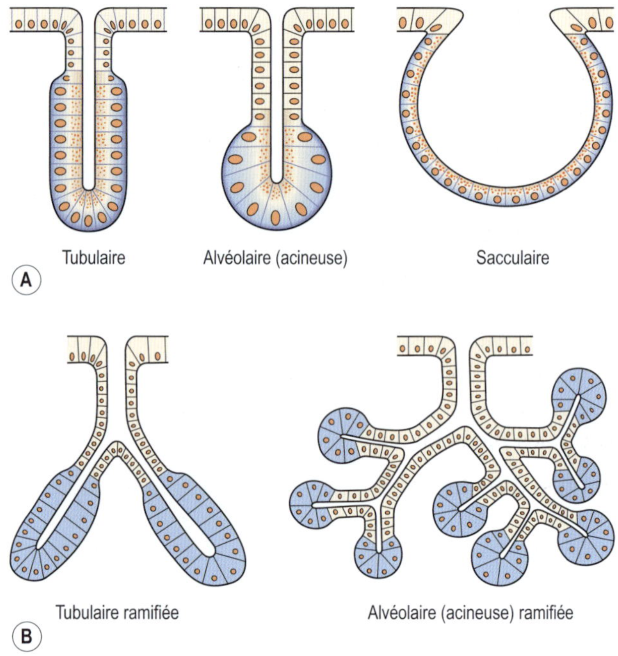

Figure 3.26 Glandes exocrines. A. Glandes simples. **B.** Glandes composées (ramifiées).

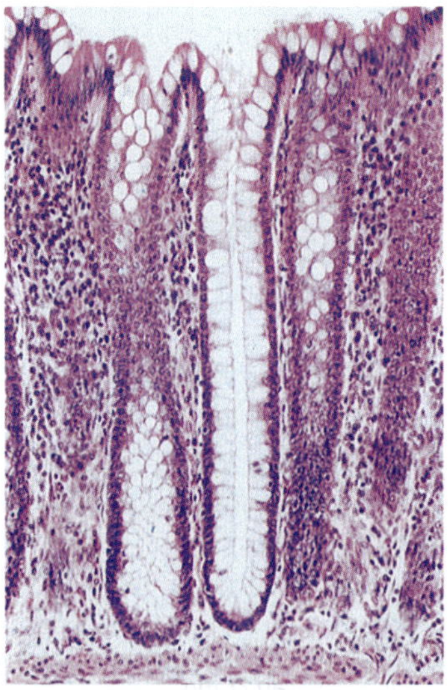

Figure 3.27 Glandes tubulaires simples dans le gros intestin. Photographie avec réactif (grossissement × 50).

Organisation du corps

Objectifs pédagogiques

Après avoir étudié ce paragraphe, vous devriez être capable :

- de définir les termes anatomiques courants;
- d'identifier les principaux os du squelette axial et du squelette des membres;
- d'établir les limites des quatre cavités du corps;
- d'énumérer le contenu des cavités corporelles.

Cette partie du chapitre explique la terminologie anatomique utilisée pour s'assurer que les relations entre les structures corporelles sont décrites de façon constante. Une vue d'ensemble des os formant le squelette est fournie et le contenu des cavités corporelles est détaillé.

Termes anatomiques

Position anatomique

C'est la position utilisée dans toutes les descriptions anatomiques afin qu'elles soient précises et uniformes. Le corps est en position debout, la tête droite regardant devant, les bras sur les côtés avec la paume des mains en avant, les pieds joints.

Termes directionnels. Ces termes, appariés, servent à décrire la localisation de parties du corps en relation les unes avec les autres ; ils sont énumérés dans le tableau 3.1.

Termes régionaux. Ils sont employés pour décrire les parties du corps (fig. 3.28).

Plans corporels (fig. 3.29)

Il existe trois plans corporels, qui sont à angles droits entre eux. Ils divisent le corps en coupes et sont utilisés pour visualiser ou décrire sa disposition interne suivant différentes perspectives. La position anatomique (voir ci-dessus) est utilisée comme point de référence dans la description des plans corporels.

Plan médian. Quand le corps, en position anatomique, est divisé *longitudinalement* sur la ligne médiane en deux moitiés, droite et gauche, il a été divisé dans le plan médian, comme dans la figure 3.40 (voir plus loin). Une coupe sagittale est toute coupe parallèle au plan médian.

Plan coronal. Une coupe coronale ou frontale divise le corps longitudinalement en ses sections antérieure (à l'avant) et postérieure (à l'arrière), comme dans la figure 7.19.

Plan transverse. Une coupe transverse ou horizontale divise le corps ou une partie du corps en parties supérieure et inférieure. Cela peut être fait à n'importe quel niveau, par exemple à travers la cavité crânienne, le thorax, l'abdomen, un membre ou un organe, comme dans la figure 7.28.

Tableau 3.1 Termes directionnels utilisés en anatomie

Terme directionnel	Signification
Antérieur ou ventral	Partie du corps décrite plus proche du devant du corps. *Le sternum est antérieur aux vertèbres*
Distal	Éloigné du point d'attache d'un membre, ou de l'origine d'une partie du corps. *La fibula est distale au fémur*
Inférieur	Structure plus éloignée de la tête. *Les scapulas (omoplates) sont inférieures au crâne*
Latéral	La structure est plus éloignée de la ligne médiane, ou d'un côté du corps. *L'humérus est latéral au cœur*
Médial	La structure est plus proche de la ligne médiane. *Le cœur est médial à l'humérus*
Postérieur ou dorsal	Partie décrite plus proche de la face dorsale du corps. *Les vertèbres sont postérieures au sternum*
Proximal	Plus près du point d'attache d'un membre, ou de l'origine d'une partie du corps. *Le fémur est proximal à la fibula*
Supérieur	Structure plus proche de la tête. *Le crâne est supérieur aux scapulas (omoplates)*

Les icônes de référence anatomique utilisées dans ce livre

Ces icônes ont été utilisées pour clarifier les relations entre les différentes parties du corps. De nombreuses figures sont ainsi accompagnées d'une icône ressemblant à une boussole indiquant les directions anatomiques qui correspondent aux termes directionnels indiqués dans le tableau 3.1 (voir par exemple fig. 3.28). Un descriptif complet des icônes utilisées dans ce livre est fourni à la page XI.

Squelette

Le squelette (fig. 3.30) est la charpente osseuse du corps. Il forme les cavités et les fosses (dépressions ou creux) qui protègent certaines structures, forme les articulations et donne attache aux muscles. Une description détaillée des os est donnée dans le chapitre 16. Le tableau 16.1 (p. 419) fournit une liste de termes en rapport avec le squelette.

Le squelette est décrit en deux parties : *axial*, et *appendiculaire* (ou des membres, attaché à l'axe du corps).

Squelette axial

Le squelette axial (axe du corps) comprend la tête, la colonne vertébrale, le sternum (os du thorax) et les côtes.

Tête

La tête comporte deux parties : le *crâne*, qui contient le cerveau, et la *face*. Elle est faite de plusieurs os qui se développent séparément, mais qui fusionnent entre eux une fois matures. La mandibule, ou maxillaire inférieur, est le seul os mobile. Le nom et la situation des os de la tête peuvent être vus dans la figure 3.31.

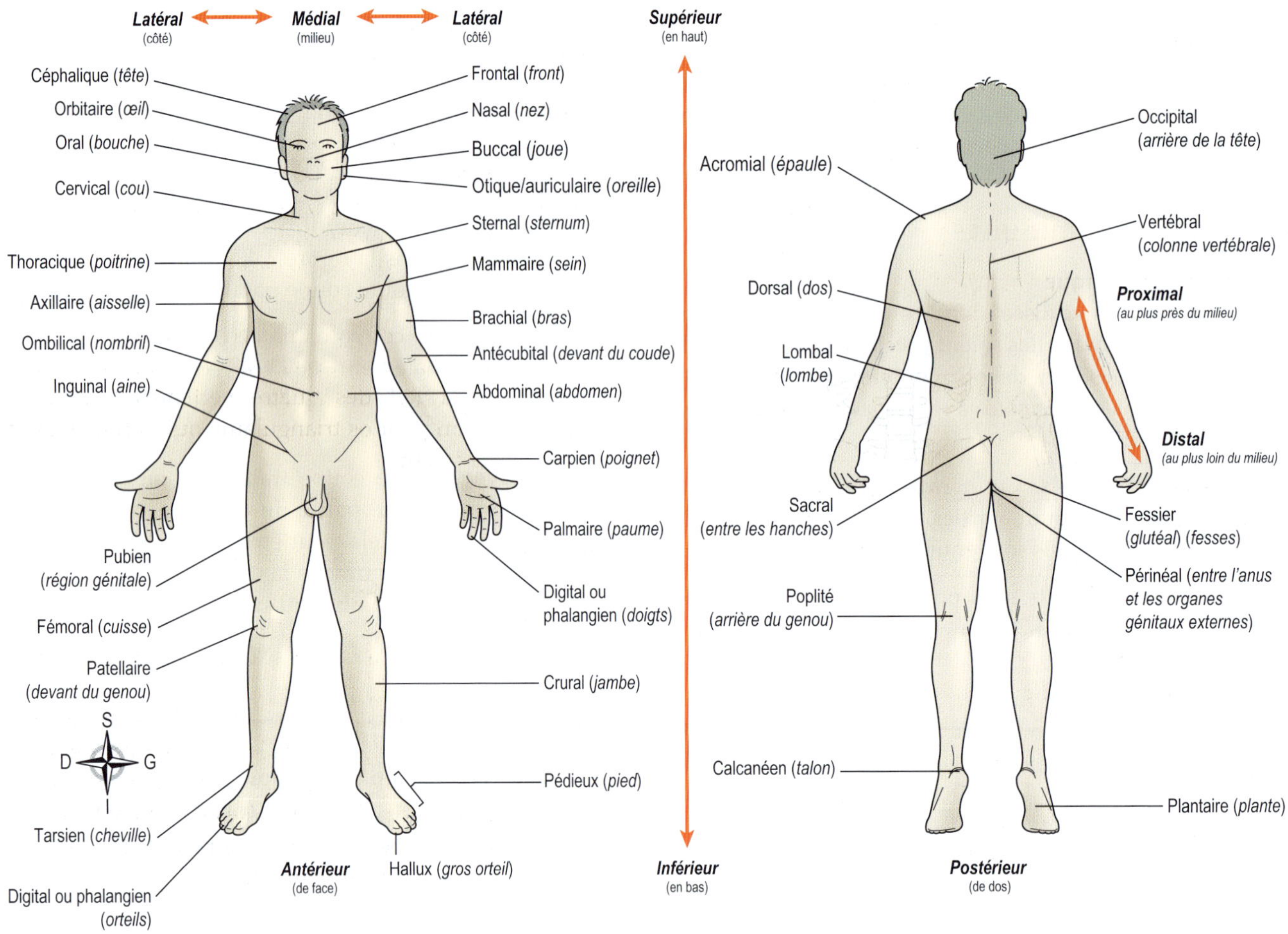

Figure 3.28 Termes directionnels et régionaux.

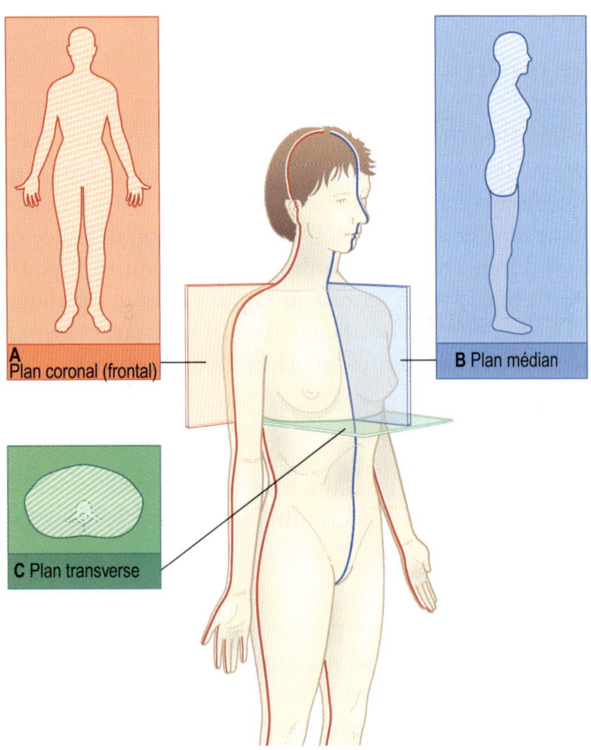

Figure 3.29 Plans corporels.

Fonctions

Les diverses parties de la tête ont des fonctions différentes et spécifiques (voir p. 425), qui sont, pour résumer :

- la protection des structures délicates, comprenant le cerveau, les yeux et les oreilles internes ;
- le maintien de la perméabilité des voies aériennes rendant possible la respiration ;
- le fait de manger. Les dents sont enchâssées dans la mandibule et le maxillaire ; le mouvement de la mandibule, seul os de la tête mobile, permet la mastication.

Colonne vertébrale

La colonne vertébrale est faite de 24 os mobilisables (les vertèbres), plus le sacrum et le coccyx. Les corps vertébraux sont séparés les uns des autres par les *disques intervertébraux*, faits de fibrocartilage. On décrit cinq parties à la colonne vertébrale, et les os de chaque partie sont numérotés de haut en bas (fig. 3.32) :

- 7 vertèbres cervicales ;
- 12 thoraciques ;
- 5 lombales (ou lombaires) ;

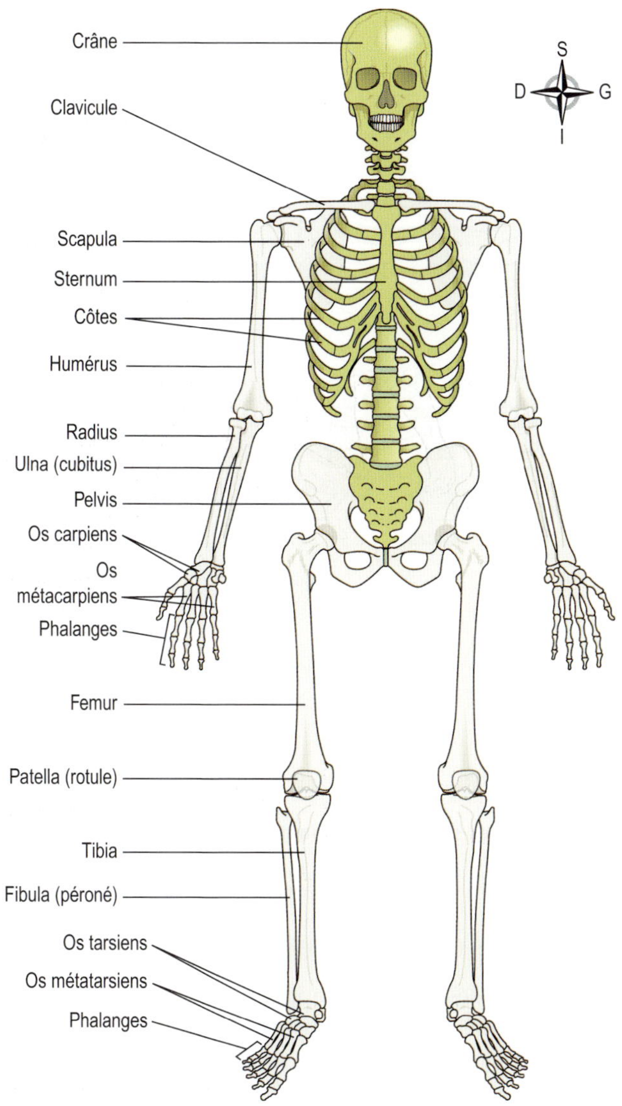

Figure 3.30 Vue antérieure du squelette. Squelette axial (en doré) et squelette appendiculaire (en brun).

- 1 sacrum (5 os fusionnés) ;
- 1 coccyx (4 os fusionnés).

La première vertèbre cervicale, appelée *atlas*, s'articule avec le crâne. Ensuite, chaque vertèbre forme une articulation avec les vertèbres immédiatement sus- et sous-jacentes. Les régions vertébrales cervicale et lombale sont plus mobiles que la région thoracique (dorsale).

Le *sacrum* est fait de cinq vertèbres fusionnées en un seul os, qui s'articule avec la cinquième vertèbre lombale, sus-jacente, et avec le coccyx, sous-jacent, ainsi qu'avec l'os innominé (os coxal, ou os de la hanche) de chaque côté.

Le *coccyx* est fait des quatre vertèbres terminales fusionnées en un petit os triangulaire, qui s'articule avec le sacrum, sus-jacent.

Fonctions

La colonne vertébrale a plusieurs fonctions importantes.

- Elle protège la moelle spinale. Chaque vertèbre présente un orifice, le *foramen vertébral* et, collectivement, les foramens forment un canal où se trouve la moelle spinale.
- Des vertèbres adjacentes forment des orifices (foramens intervertébraux), qui protègent les nerfs spinaux alors qu'ils sortent de la moelle spinale (voir fig. 16.26, p. 430).
- Dans la région thoracique, les côtes s'articulent avec les vertèbres, permettant le mouvement de la cage thoracique durant la respiration.

Cage thoracique

La cage thoracique (fig. 3.33) est formée par :

- 12 vertèbres thoraciques ;
- 12 paires de côtes ;
- 1 sternum.

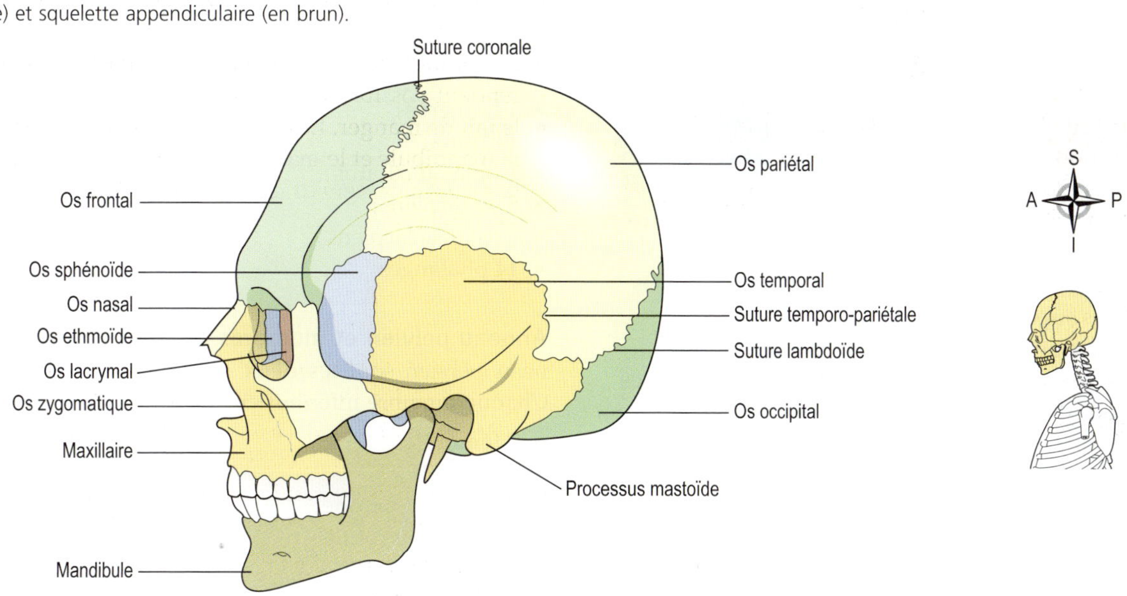

Figure 3.31 Le crâne : os du crâne et de la face.

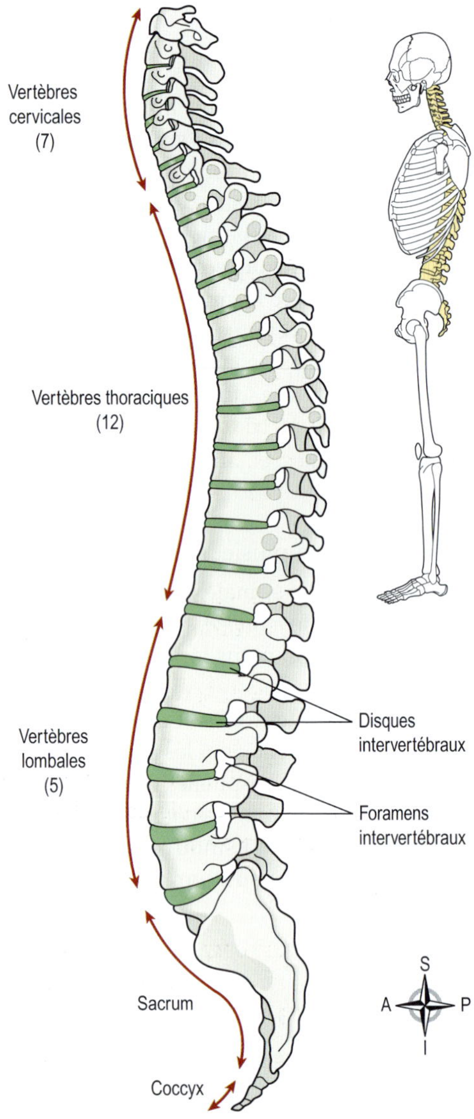

Figure 3.32 La colonne vertébrale. Vue latérale.

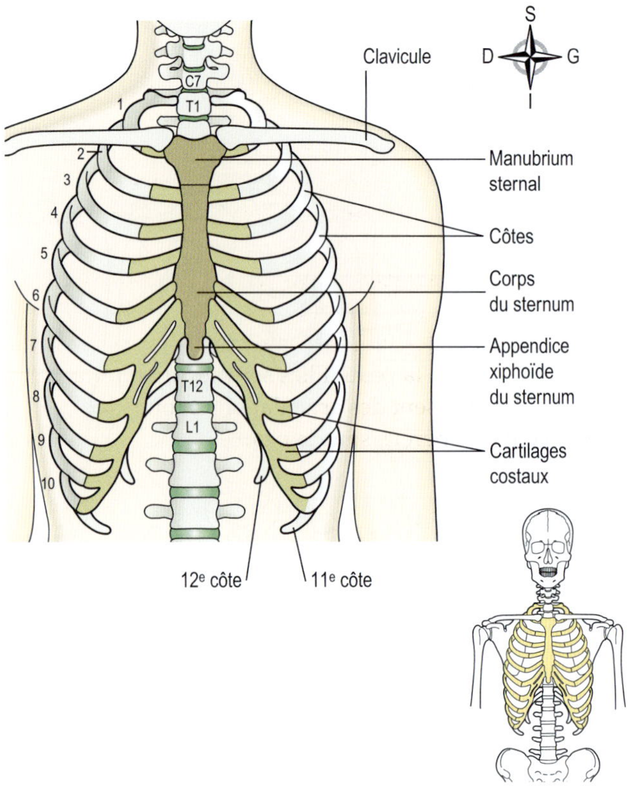

Figure 3.33 Les structures formant la cage thoracique.

Fonctions

Les fonctions de la cage thoracique sont les suivantes.

- Elle protège les organes thoraciques, incluant le cœur, les poumons et les gros vaisseaux sanguins.
- Elle forme des articulations entre les membres supérieurs et le squelette axial. La partie supérieure du sternum, le *manubrium*, s'articule avec les clavicules, constituant la seule articulation entre les membres supérieurs et le squelette axial.
- Elle donne attache aux muscles de la respiration :
  - les *muscles intercostaux* occupent les espaces entre les côtes et, quand ils se contractent, les côtes se déplacent en haut et en dehors, augmentant la capacité de la cage thoracique, et l'inspiration se produit;
  - le *diaphragme* est un muscle en forme de dôme qui sépare les cavités thoracique et abdominale; il s'attache aux os du thorax et, quand il se contracte, il aide à l'inspiration.
- Elle permet à la respiration de se produire.

Squelette des membres

Le squelette des membres (appendiculaire) comprend les membres supérieurs et la ceinture scapulaire, les membres inférieurs, et les os innominés du pelvis (anneau pelvien, os iliaques) (voir fig. 3.30).

Ceinture scapulaire et membres supérieurs. Chaque ceinture scapulaire comprend une clavicule et une omoplate. Chaque membre supérieur comprend :

- 1 humérus;
- 1 radius;
- 1 ulna ou cubitus;
- 8 os carpiens;
- 5 os métacarpiens;
- 14 phalanges.

Anneau pelvien et membres inférieurs. Les os de l'anneau pelvien sont les deux os innominés et le sacrum. Chaque membre inférieur consiste en :

- 1 fémur;
- 1 tibia;
- 1 fibula ou péroné;
- 1 patella ou rotule;
- 7 os tarsiens;
- 5 os métatarsiens;
- 14 phalanges.

Fonctions

Le squelette des membres a deux principales fonctions.

- *Mouvements volontaires.* Les os, les muscles et les articulations des membres sont impliqués dans le mouvement du squelette. Cela va de très fins mouvements des doigts lors de l'écriture aux mouvements coordonnés de tous les membres lors de la course et du saut.
- *Protection des vaisseaux sanguins et des nerfs.* Ces structures fragiles sont situées le long des os des membres, et elles sont protégées des traumatismes par des muscles de la peau. Elles sont surtout vulnérables là où elles croisent des articulations et où les os peuvent être perçus sous la peau.

Cavités du corps

Les organes sont contenus et protégés dans quatre cavités : crânienne, thoracique, abdominale, pelvienne.

Cavité crânienne

La cavité crânienne contient le cerveau; ses limites sont formées par les os du crâne (fig. 3.34) :

en avant	- 1 os frontal;
latéralement	- 2 os temporaux;
en arrière	- 1 os occipital;
en haut	- 2 os pariétaux;
en bas	- 1 os sphénoïde et 1 os ethmoïde, ainsi que des parties des os frontal, temporal et occipital.

Cavité thoracique

Cette cavité est située à la partie supérieure du tronc. Ses limites sont formées par la cage thoracique (fig. 3.33) et par les muscles que supporte celle-ci (fig. 3.35) :

en avant	- le sternum et les cartilages des côtes;
latéralement	- 12 paires de côtes et les muscles intercostaux;
en arrière	- les vertèbres thoraciques;
en haut	- les structures formant la racine du cou;
en bas	- le diaphragme, muscle en forme de dôme.

Contenu de la cage thoracique

Les principaux organes et structures contenus dans la cavité thoracique sont montrés dans la figure 5.10, p. 92. Ils comprennent :

- la trachée, 2 bronches souches, 2 poumons;
- le cœur, l'aorte, les veines caves supérieure et inférieure, de nombreux autres vaisseaux sanguins;
- l'œsophage;
- des vaisseaux et des nœuds lymphatiques;
- quelques nerfs importants.

Le *médiastin* est l'espace situé entre les poumons, comprenant des structures telles que le cœur, l'œsophage et les gros vaisseaux de la base du cœur.

Cavité abdominale

C'est la plus grande cavité corporelle, de forme ovalaire (fig. 3.36 et 3.37). Elle occupe la plus grande partie du tronc, et elle est limitée par :

en haut	- le diaphragme, qui la sépare de la cavité thoracique;

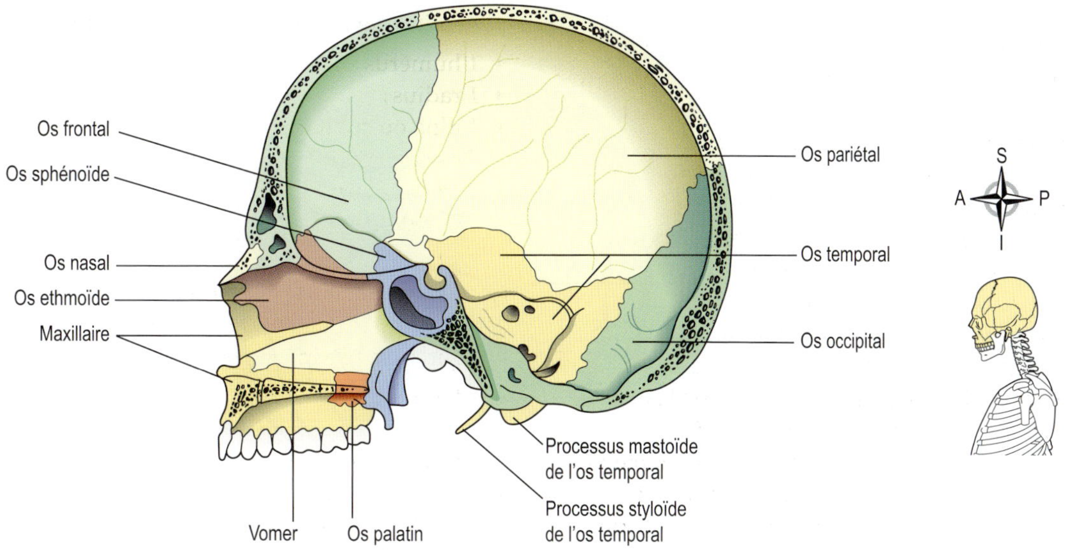

Figure 3.34 Os formant la moitié droite du crâne et de la face. Vus depuis la gauche.

en avant – les muscles formant la paroi abdominale antérieure ;
en arrière – les vertèbres lombales et les muscles formant la paroi abdominale postérieure ;
latéralement – les côtes inférieures et des parties des muscles de la paroi abdominale ;
en bas – la cavité pelvienne, avec laquelle elle se continue.

Par convention, la cavité abdominale est divisée en neuf régions, indiquées dans la figure 3.38. Cela facilite la description de la position des organes et des structures qu'elle contient.

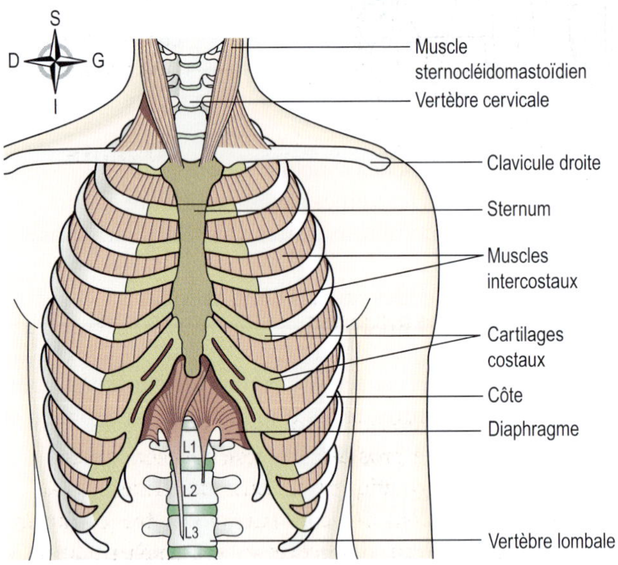

Figure 3.35 Structures formant les parois de la cavité thoracique, et structures associées.

Contenu

La plus grande partie de la cavité abdominale est occupée par les organes et les glandes impliqués dans le système digestif (fig. 3.36 et 3.37). Ceux-ci sont :

- l'estomac, l'intestin grêle et la plus grande partie du gros intestin (côlon) ;
- le foie, la vésicule biliaire, les canaux biliaires et le pancréas.

D'autres structures comprennent :

- la rate ;
- 2 reins et la partie supérieure des uretères ;
- 2 glandes surrénales (suprarénales) ;
- de nombreux vaisseaux sanguins, vaisseaux lymphatiques, nerfs ;
- des nœuds lymphatiques.

Cavité pelvienne

La cavité pelvienne est grossièrement en forme d'entonnoir ; elle part de l'extrémité inférieure de la cavité abdominale (fig. 3.39 et 3.40). Elle est limitée par :

en haut – la cavité abdominale ;
en avant – les os pelviens ;
en arrière – le sacrum et le coccyx ;
latéralement – les os innominés (os iliaques) ;
en bas – les muscles du plancher pelvien.

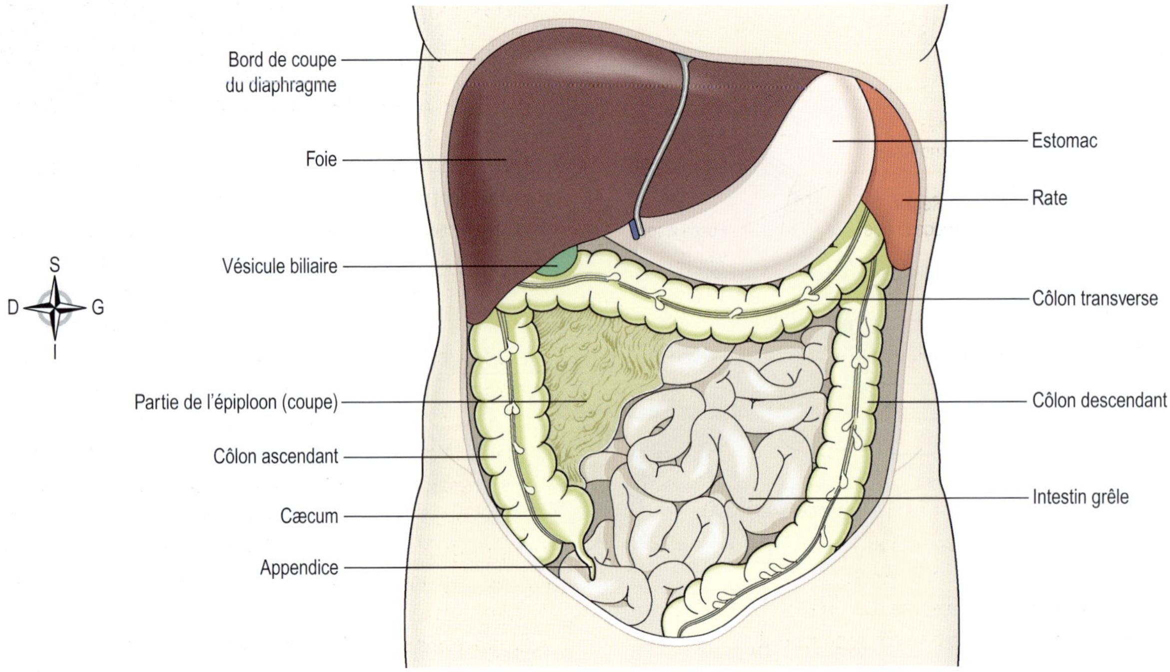

Figure 3.36 Organes occupant la partie antérieure de la cavité abdominale, et le diaphragme (coupe).

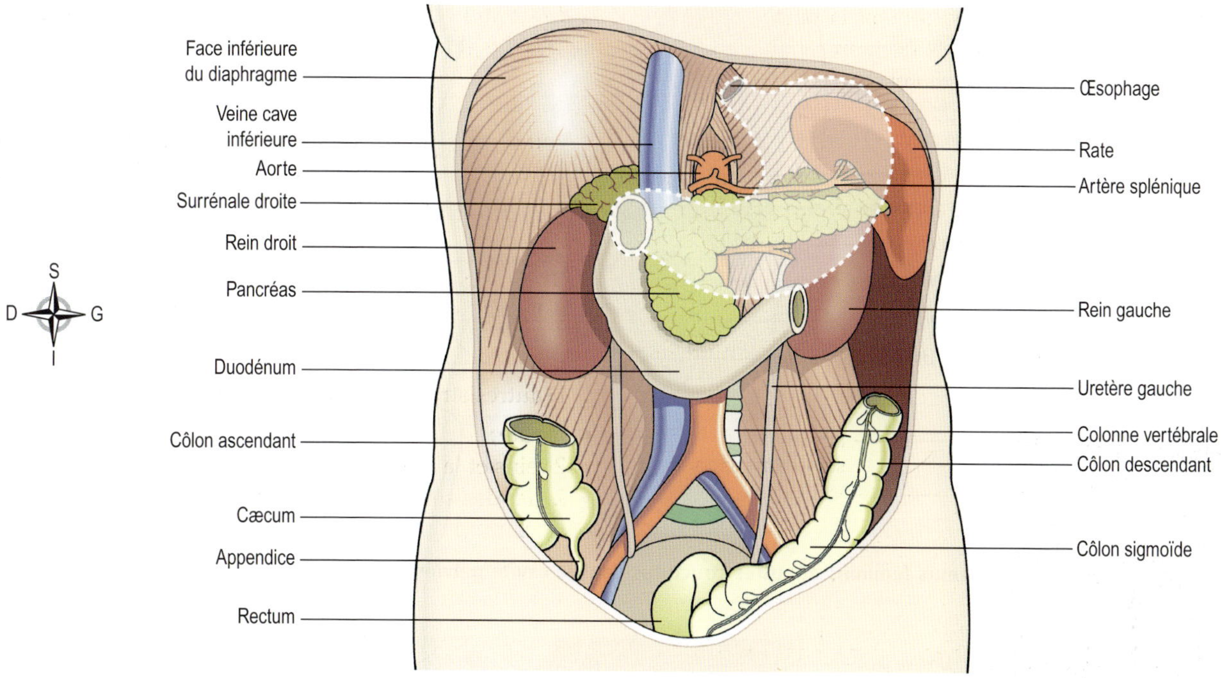

Figure 3.37 Organes occupant la partie postérieure de la cavité abdominale et les cavités pelviennes. Les lignes en pointillés indiquent la position de l'estomac.

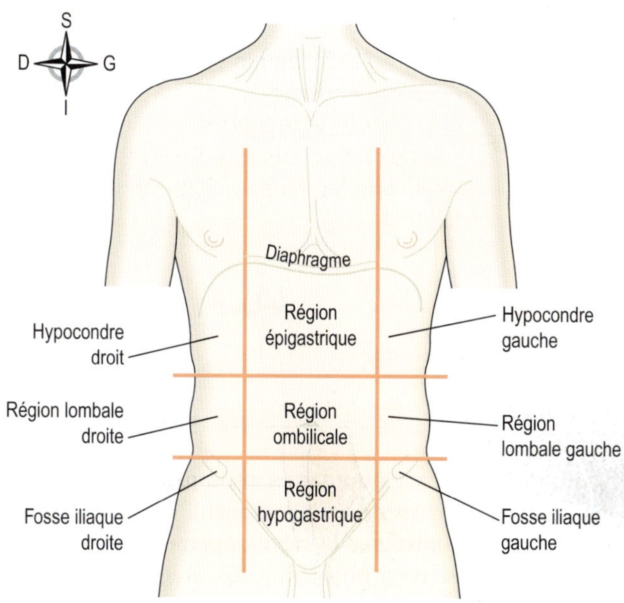

Figure 3.38 Régions de la cavité abdominale.

Contenu

La cavité pelvienne contient les structures suivantes :

- le côlon sigmoïde, le rectum et l'anus ;
- certaines anses de l'intestin grêle ;
- la vessie, la partie inférieure des uretères et l'urètre ;
- chez la femme, les organes du système de reproduction : l'utérus, les trompes utérines, les ovaires et le vagin (fig. 3.39) ;
- chez l'homme, certains organes du système de reproduction : la prostate, les vésicules séminales, les cordons spermatiques, les canaux déférents (vas deferens), les canaux éjaculateurs et l'urètre (commun au système de reproduction et au système urinaire) (fig. 3.40).

Changements de la taille et du nombre de cellules

La première partie de ce chapitre a détaillé les caractéristiques typiques des cellules et des tissus normaux, mais ceux-ci peuvent être atteints par des changements physiologiques et/ou pathologiques.

Les cellules peuvent grossir, ce qui est appelé *hypertrophie* (fig. 3.41), en réaction à des demandes supplémentaires, par exemple l'hypertrophie des cellules du muscle lisse en réaction à l'entraînement physique, qui augmente le volume et le tonus du muscle exercé. Une diminution de la taille des cellules ou de leur nombre est appelée *atrophie*. Faute d'être utilisées, les fibres musculaires s'atrophient (et la masse musculaire diminue aussi), par exemple celles d'un membre sur lequel un plâtre a été appliqué pour immobiliser une fracture. Une altération de l'apport en nutriments ou en oxygène peut aussi entraîner une atrophie.

L'*hyperplasie* (fig. 3.41) se produit lorsque les cellules se divisent plus rapidement qu'auparavant, ce qui augmente le nombre de cellules (et la taille des tissus/organes), par

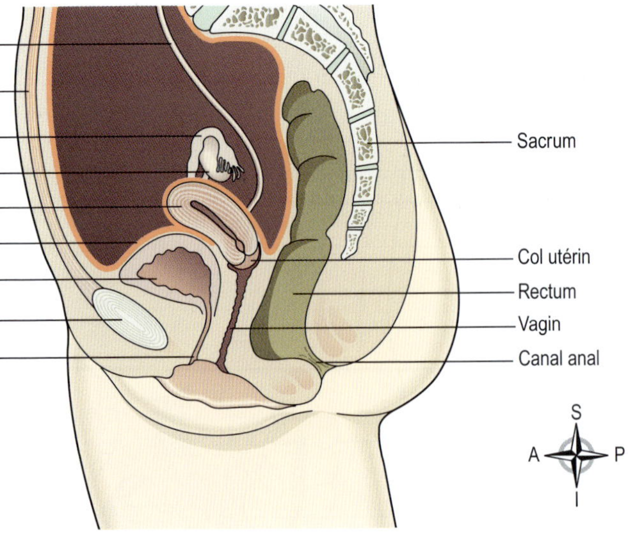

Figure 3.39 Organes reproducteurs féminins et autres structures dans la cavité pelvienne.

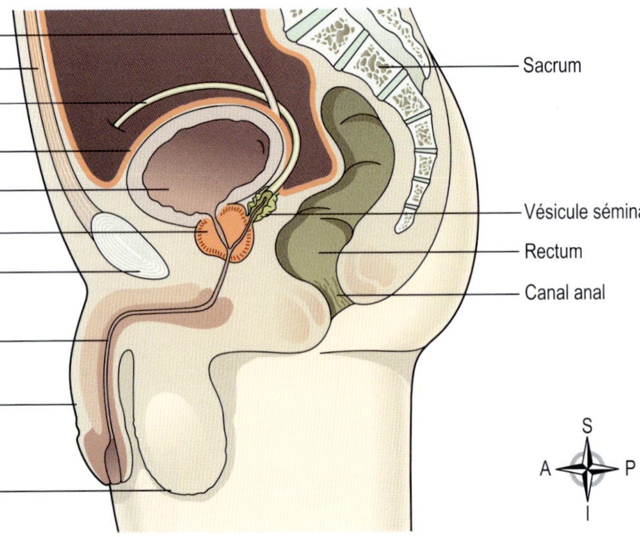

Figure 3.40 La cavité pelvienne et les organes reproducteurs masculins.

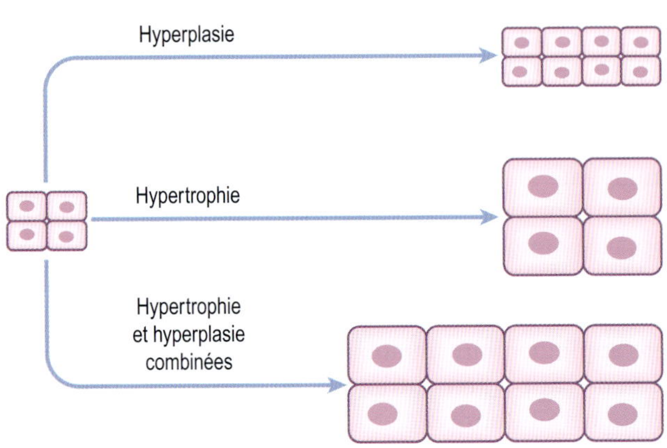

Figure 3.41 Hyperplasie et hypertrophie.

exemple les tissus glandulaires produisant du lait des seins durant la grossesse et l'allaitement. Une hyperplasie anormale peut entraîner le développement de tumeurs lorsque la mitose n'est plus contrôlée, et les cellules filles peuvent alors avoir des caractéristiques internes anormales (voir la différenciation cellulaire, p. 59).

Mort cellulaire

Deux mécanismes différents sont connus.

Apoptose

C'est la mort cellulaire normale, génétiquement programmée. À la fin de son cycle de vie, une cellule vieillie se rétrécit et les fragments qu'elle laisse sont phagocytés sans aucune réaction inflammatoire. Dans la dernière partie de la vie, moins de cellules perdues par apoptose sont remplacées, ce qui contribue à la réduction générale de la masse tissulaire et de la taille des organes chez les personnes âgées.

Nécrose

C'est la mort cellulaire due au manque d'oxygène (*ischémie*), à un traumatisme ou à un processus pathologique. La membrane plasmique se rompt, ce qui libère le contenu intracellulaire, déclenchant la réaction inflammatoire. L'inflammation constitue le premier stade de la réparation tissulaire ; elle est nécessaire pour nettoyer la région des débris cellulaires avant que la cicatrisation et la réparation tissulaire puissent progresser (Ch. 14).

Néoplasmes, ou tumeurs

Objectifs pédagogiques

Après avoir étudié ce paragraphe, vous devriez être capable :

- de citer les principales causes des tumeurs;
- d'expliquer les expressions « bien différencié » et « mal différencié »;
- d'indiquer les causes de la mort dans les maladies malignes;
- de comparer et d'opposer les effets des tumeurs bénignes et des tumeurs malignes.

Une tumeur ou *néoplasme* (littéralement, « nouvelle croissance ») est une masse de tissu qui croît plus vite que normalement et de manière incoordonnée, et qui continue à croître après l'arrêt du stimulus déclenchant.

Les tumeurs sont classées en bénignes et malignes, encore qu'une distinction nette ne soit pas toujours possible (voir tableau 3.2). Les tumeurs bénignes changent rarement de caractéristiques pour devenir malignes. Les tumeurs, qu'elles soient malignes ou bénignes, peuvent être classées en fonction de leur origine tissulaire, par exemple, *adéno-* (glandulaire), ou *sarco-* (tissu conjonctif); cette dernière peut encore être distinguée en *myo-* (muscle) ou *ostéo-* (os). Les tumeurs malignes sont encore classées en fonction de leur origine; par exemple, un *carcinome*, la forme de malignité la plus courante, trouve son origine dans du tissu épithélial, tandis qu'un *sarcome* provient de tissu conjonctif. Ainsi, un *adénome* est une tumeur bénigne de tissu glandulaire, mais un *adénocarcinome* est une tumeur maligne formée à partir de la composante épithéliale des glandes. Une tumeur osseuse bénigne est un *ostéome*, une tumeur osseuse maligne, un *ostéosarcome*.

Tableau 3.2 Différences entre tumeurs bénigne et maligne

Bénigne	Maligne
Croissance lente	Croissance rapide
Cellules bien différenciées (ressemblant au tissu d'origine)	Cellules mal différenciées (pouvant ne pas ressembler au tissu d'origine)
Habituellement encapsulée	Non encapsulée
Ne diffuse pas (pas de métastases)	S'étend (métastase) : – par infiltration locale – par voie lymphatique – par voie sanguine – par les cavités corporelles
Récidive rarement	Récidive fréquemment

Causes des néoplasmes

Il existe plus de 200 types de cancers différents, mais tous sont dus à des mutations du matériel génétique cellulaire. Certaines mutations sont spontanées, c'est-à-dire qu'elles se produisent de manière fortuite durant la division cellulaire; d'autres sont liées à l'exposition à un agent mutagène (un *carcinogène*); et une petite proportion est héréditaire. L'avancée des connaissances dans ce domaine a permis d'identifier de nombreuses mutations génétiques/chromosomiques spécifiques directement associées à des cancers particuliers. La croissance cellulaire est régulée par des gènes qui l'inhibent (*gènes suppresseurs de tumeurs*) et des gènes qui la stimulent (*proto-oncogènes*). Un important gène suppresseur de tumeur, *p53*, serait défectueux dans 50 à 60 % des cancers. Un proto-oncogène qui devient anormalement activé et favorise une croissance cellulaire incontrôlée peut aussi provoquer des cancers; il s'agit d'un *oncogène*.

Carcinogènes

Les carcinogènes entraînent des modifications malignes des cellules en lésant de façon irréversible de l'ADN cellulaire. Il est impossible de préciser la « dose » de carcinogène ne faisant pas courir de risque. Une petite dose peut déclencher une modification, mais elle peut ne pas suffire à entraîner une tumeur maligne, sauf si des doses répétées sur une certaine une période ont un effet cumulatif. En outre, il existe une période de latence très variable entre l'exposition au carcinogène et les signes de tumeur maligne.

Carcinogènes chimiques

Il s'agit par exemple :

- de la fumée de cigarette, qui constitue le principal facteur de risque du cancer du poumon (p. 287);
- des teintures d'aniline, qui prédisposent au cancer de la vessie (p. 370);
- de l'amiante, qui est associée aux tumeurs malignes pleurales (mésothélium, p. 288).

Radiations ionisantes

L'exposition à des radiations ionisantes, dont les rayons X, les isotopes radioactifs, les radiations environnementales et les rayons ultraviolets du soleil, peut entraîner des modifications malignes de certaines cellules, et en tuer d'autres. Les cellules sont atteintes durant la mitose, et celles présentant normalement une division fréquente continue sont les plus exposées. Ces tissus labiles comprennent la peau, les muqueuses, la moelle osseuse, le tissu réticulaire, les gamètes dans les ovaires et les testicules. Par exemple, des épisodes répétés de coups de soleil (dus à l'exposition aux ultraviolets de la lumière du soleil) prédisposent au développement d'un cancer cutané (voir mélanome malin, p. 398).

Virus oncogéniques

Certains virus entraînent des modifications cellulaires malignes. Ces virus pénètrent dans les cellules et incorporent leur ADN ou leur ARN dans le matériel génétique des cellules de l'hôte, ce qui entraîne la mutation. Les cellules mutantes peuvent être malignes. Les exemples incluent le virus de l'hépatite B, qui peut entraîner le cancer du foie (p. 358), et le papillomavirus humain (HPV), qui est associé au cancer du col de l'utérus (p. 496).

Facteurs de l'hôte

Des caractéristiques individuelles peuvent influencer la susceptibilité aux tumeurs. Certains ne sont pas sous le contrôle de l'individu, comme l'origine ethnique, le vieillissement et des facteurs héréditaires (génétiques). D'autres sont liés au mode de vie et peuvent être modifiés. Il s'agit notamment d'adopter un régime alimentaire sain et équilibré, d'éviter le tabagisme et l'obésité et de faire suffisamment d'exercice. Le choix de modes de vie sains, autant que possible, est important, car ces facteurs seraient impliqués dans le développement de près de la moitié des tumeurs malignes. Les tumeurs des tissus et organes spécifiques sont décrites dans les chapitres suivants.

Croissance des tumeurs

Normalement, les cellules se divisent de façon ordonnée. Les cellules néoplasiques ont échappé aux contrôles normaux de la division cellulaire, et elles se multiplient de façon désordonnée et incontrôlée, formant une tumeur. Des vaisseaux sanguins croissent avec la prolifération cellulaire, ce qui leur procure un bon apport en oxygène et nutriments et favorise ainsi leur croissance. Dans certaines tumeurs malignes, l'apport sanguin ne va pas au même rythme que la croissance tumorale, et une *ischémie* (défaut d'apport sanguin suffisant) entraîne la mort des cellules tumorales. Si la tumeur est proche de la surface du corps, cela peut entraîner une ulcération cutanée, porte d'entrée à l'infection. Les tissus plus profonds sont le siège d'une fibrose; par exemple la rétractation du mamelon lors du cancer du sein est due à la rétractation du tissu fibreux dans une tumeur nécrotique.

Différenciation cellulaire

La différenciation en des types cellulaires spécialisés ayant des caractéristiques structurales et fonctionnelles particulières se produit à un stade précoce du développement fœtal; par exemple, les cellules épithéliales développent des caractéristiques différentes de celles des lymphocytes. Plus tard, quand le remplacement des cellules se produit, les cellules filles ont le même aspect, les mêmes fonctions et la même constitution génétique que la cellule parentale. Dans les tumeurs bénignes, les cellules dont proviennent celles de la tumeur sont facilement reconnues; c'est-à-dire que les cellules tumorales sont *bien différenciées*. Les tumeurs faites de cellules bien différenciées sont habituellement bénignes, mais certaines sont malignes. Les tumeurs malignes croissent au-delà des limites normales de l'organe ou du tissu atteint, et leurs cellules présentent un degré variable de différenciation :

- en cas de *dysplasie légère*, les cellules tumorales ont gardé la plupart de leurs caractères normaux, et il est habituellement possible d'identifier le type de leurs cellules parentales;
- en cas d'*anaplasie*, les cellules tumorales ont perdu la plupart de leurs caractères normaux, et il n'est pas possible de reconnaître le type de leurs cellules parentales.

Encapsulation et extension des tumeurs

La plupart des tumeurs bénignes sont contenues dans une capsule fibreuse dérivant en partie des tissus avoisinants et en partie de la tumeur. Elles n'envahissent pas les tissus voisins et ne s'étendent pas à d'autres parties du corps, même quand elles ne sont pas encapsulées.

Les tumeurs malignes ne sont pas encapsulées. Elles s'étendent localement en se développant dans le tissu avoisinant et en s'y infiltrant (ce qu'on appelle l'*envahissement*). Des fragments tumoraux peuvent atteindre par voie sanguine ou lymphatique d'autres parties du corps. Certaines cellules tumorales qui disséminent peuvent être reconnues comme « non-moi » et être phagocytées par des macrophages ou détruites par des cellules de défense du système immunitaire, par exemple des cellules T cytotoxiques et des cellules *natural killer* (Ch. 15). D'autres cellules tumorales peuvent échapper à la détection et aller se loger dans des tissus distants du site initial de la tumeur, et se développer sous forme de *tumeurs secondaires* (métastases). Les métastases sont souvent multiples; le tableau 3.3 indique les sites fréquents des tumeurs primaires et leurs métastases.

Le pronostic probable peut être évalué en utilisant le *staging*, ou *stadification*, un processus qui évalue la taille et l'extension d'une tumeur. Une classification couramment utilisée est le *système TNM* : T concerne la taille de

Tableau 3.3 Siège des tumeurs primaires et de leurs métastases

Tumeur primaire	Tumeurs métastatiques
Bronche	Surrénales, cerveau
Tractus alimentaire	Structures abdominales et pelviennes, foie en particulier
Prostate	Os pelvien, vertèbres
Glande thyroïde	Os, poumons
Sein	Vertèbres, cerveau, os
Nombreux organes	Poumons

la tumeur ; N identifie les nœuds lymphatiques régionaux atteints ; et M identifie les sites de métastases. Pour la plupart des tumeurs, une grande taille et une extension importante indiquent un pronostic défavorable.

Extension locale

Les *tumeurs bénignes*, en croissant, peuvent déterminer des lésions des structures voisines par compression, mais ne se diffusent pas à d'autres parties du corps.

Les tumeurs bénignes ou malignes peuvent :

- léser des nerfs, entraînant des douleurs, une perte du contrôle nerveux d'autres tissus ou organes innervés par les nerfs endommagés ;
- comprimer des structures adjacentes, entraînant par exemple une ischémie (apport insuffisant de sang), une nécrose (mort du tissu), un blocage de canaux, le dysfonctionnement ou le déplacement d'un organe, une douleur par compression nerveuse.

En outre, les *tumeurs malignes* envahissent les tissus avoisinants et peuvent aussi éroder des vaisseaux sanguins et lymphatiques, entraînant ainsi la dissémination de cellules tumorales dans d'autres parties du corps.

Extension aux cavités corporelles

Cette extension se produit quand une tumeur pénètre la paroi d'une cavité. La cavité péritonéale est celle le plus souvent atteinte. Si, par exemple, une tumeur maligne dans un organe abdominal envahit le péritoine viscéral, des cellules tumorales peuvent métastaser à des replis péritonéaux, à tout organe abdominal ou pelvien. Là où la possibilité de mouvement des fragments tumoraux dans une cavité est moindre, la tumeur tend à réunir des couches tissulaires ; par exemple, une tumeur pleurale réunit les feuillets pariétal et viscéral de la plèvre, limitant l'expansion respiratoire du poumon.

Extension lymphatique

Cette extension se produit quand une tumeur maligne envahit les vaisseaux lymphatiques avoisinants. Des groupes de cellules tumorales se détachent, gagnent avec le courant lymphatique des nœuds lymphatiques, où elles se logent et où elles peuvent croître en tumeurs secondaires (NdT : métastases ganglionnaires, adénopathies malignes). De là, il peut se produire une nouvelle extension par le système lymphatique, ou vers la circulation sanguine, car la lymphe se draine finalement dans les veines subclavières.

Extension sanguine

Cette extension se produit quand les parois d'un vaisseau sanguin sont érodées par une tumeur maligne. Un *thrombus* (caillot sanguin) peut se former à ce niveau, et des *emboles* faits de fragments de la tumeur et du caillot sanguin peuvent disséminer par le courant sanguin (embolies). Ces emboles bloquent de petits vaisseaux sanguins, déterminant des *infarctus* (NdT : territoires vasculaires où cesse la circulation, dont les tissus sont frappés de mort et éventuellement infarcis par du sang), et des tumeurs métastatiques se développent. La phagocytose des cellules tumorales d'un embole est improbable, car celles-ci sont protégées par le caillot sanguin. Des cellules tumorales isolées peuvent aussi se loger dans des capillaires d'autres organes. La division cellulaire dans les tumeurs secondaires, ou *métastases*, entraîne la croissance de ces tumeurs. Le siège des métastases par voie sanguine dépend du site de la tumeur d'origine (tumeur primaire) et de l'anatomie du système circulatoire régional. Les sièges les plus fréquents de ces métastases sont les os, les poumons, le cerveau et le foie.

Effets des tumeurs

Effets de compression

Des tumeurs tant bénignes que malignes peuvent comprimer et léser des structures adjacentes, en particulier si elles se développent dans un espace limité. Les effets dépendent du siège de la tumeur ; ils sont plus marqués dans les régions ne laissant que peu d'espace à l'expansion tumorale, comme la cavité crânienne, la région osseuse sous le périoste, les sinus osseux et les voies respiratoires. La compression des structures adjacentes peut déterminer une ischémie, une nécrose, le blocage des conduits, un dysfonctionnement ou un déplacement d'organe, une douleur par compression nerveuse (douleur qui peut être due aussi à un envahissement nerveux).

Effets hormonaux

Des tumeurs de glandes endocrines peuvent sécréter des hormones, produisant les effets d'une hypersécrétion glandulaire. L'importance de la dysplasie cellulaire est un facteur important. Des tumeurs bénignes bien différenciées risquent plus de sécréter des hormones que des tumeurs malignes très dysplasiques. Des taux sanguins élevés d'hormones sont présents si la sécrétion tumorale se produit en l'absence du stimulus normal de sécrétion de l'hormone et du mécanisme de contrôle homéostasique de cette sécrétion. Certaines tumeurs malignes produisent des hormones non caractéristiques ; par exemple, certaines tumeurs des poumons produisent de l'insuline. Des glandes endocrines peuvent être détruites par des tumeurs envahissantes, entraînant un défaut de sécrétion hormonale.

Cachexie

Il s'agit d'une perte de poids sévère avec faiblesse progressive, perte de l'appétit, décharnement et anémie ; elle s'observe habituellement dans des cancers métastasiques avancés. Sa sévérité indique habituellement le stade de la maladie. Son mécanisme n'est pas clair.

Causes de la mort lors de maladies malignes

Infection

Une infection aiguë est une cause fréquente de mort quand elle survient à un stade avancé d'une affection maligne. La prédisposition à l'infection est accrue par l'immobilisation ou l'alitement prolongé, et par la dépression du système immunitaire due à des médicaments cytotoxiques, à la radiothérapie ou à des isotopes radioactifs utilisés comme traitement. Les infections les plus fréquentes sont les pneumonies, les septicémies, les péritonites et les pyélonéphrites.

Défaillance d'organe

Une tumeur peut détruire une quantité telle de tissu sain de l'organe où elle siège que celui-ci ne peut plus fonctionner. Des lésions sévères d'organes vitaux, tels que les poumons, le cerveau, le foie et les reins, sont des causes fréquentes de mort.

Carcinomatose

Il s'agit de la présence de métastases diffuses, habituellement associée à une cachexie. Il s'ensuit des troubles fonctionnels et biochimiques de plus en plus sévères qui entraînent la mort.

Hémorragies

Des hémorragies peuvent survenir quand une tumeur infiltre et rompt la paroi d'une veine ou d'une artère. Elles siègent le plus souvent dans le tractus gastro-intestinal, le cerveau, le poumon et la cavité péritonéale.

SECTION 2

Communication

CHAPITRE 4

Sang

Le sang est un tissu conjonctif liquide. Il circule continuellement dans le corps, favorisant une communication constante entre des tissus distants l'un de l'autre. Il transporte :

- de l'oxygène ;
- des nutriments ;
- des hormones ;
- de la chaleur ;
- des substances protectrices ;
- des facteurs de coagulation du sang.

Le sang est composé d'un liquide transparent jaune paille, le *plasma*, dans lequel différents types de cellules sont en suspension. Le plasma constitue normalement 55 % du volume sanguin. Les 45 % restants forment la fraction cellulaire du sang. Les globules rouges et le plasma peuvent être séparés par centrifugation ou par la gravité lorsqu'on laisse le sang au repos (fig. 4.1A). Comme les cellules sont plus lourdes que le plasma, elles coulent au fond de tout échantillon.

Le sang représente jusqu'à environ 7 % du poids corporel (environ 5,6 litres chez un homme de 70 kg). Cette proportion est moindre chez la femme et considérablement plus grande chez l'enfant, baissant progressivement jusqu'à ce que le niveau de l'adulte soit atteint.

Dans les vaisseaux sanguins, le sang est toujours en mouvement en raison de l'action de pompe du cœur. Le flux continu maintient un environnement tout à fait constant aux cellules corporelles. Le volume du sang et la concentration de beaucoup de ses composants sont maintenus dans d'étroites limites par des mécanismes homéostasiques. La chaleur produite par les organes actifs sur le plan métabolique, comme les muscles squelettiques au travail et le foie, est distribuée dans le corps par la circulation sanguine, ce qui contribue à maintenir la température centrale du corps.

La première partie du chapitre décrit la physiologie sanguine normale, et les sections suivantes portent sur certains troubles sanguins. Les effets du vieillissement sur la fonction des globules blancs sont décrits au chapitre 15.

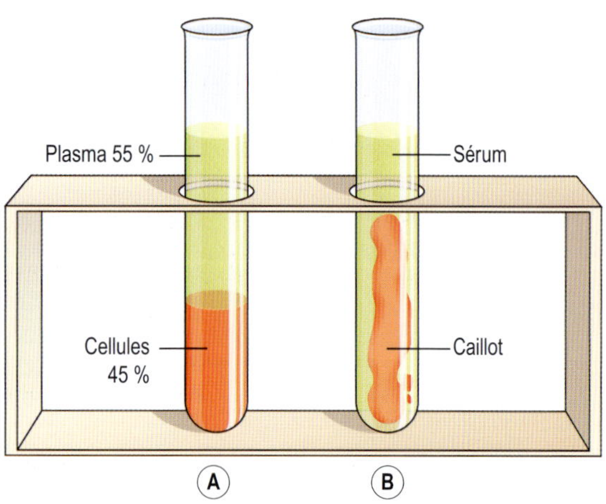

Figure 4.1 A. Les proportions de cellules du sang et de plasma, séparés par sédimentation. B. Caillot de sang dans du sérum.

Plasma

Objectifs pédagogiques

Après avoir étudié ce paragraphe, vous devriez être capable :

- d'énumérer les constituants du plasma ;
- de décrire leurs fonctions.

Les constituants du plasma sont l'eau (90 à 92 %) et des substances dissoutes et en suspension dont :

- des protéines ;
- des sels inorganiques (sels minéraux) ;
- des nutriments, provenant principalement d'aliments digérés ;
- des déchets organiques ;
- des hormones ;
- des gaz.

Protéines plasmatiques

Les protéines plasmatiques, qui constituent jusqu'à 7 % du plasma, sont normalement retenues dans le sang car elles sont trop volumineuses pour s'échapper par les pores capillaires pour gagner les tissus. Elles sont largement responsables de la pression osmotique du sang (p. 90), qui retient le liquide plasmatique dans la circulation. Si le taux de protéines plasmatiques baisse en raison soit d'une chute de leur production, soit d'une perte par les vaisseaux sanguins, la pression osmotique baisse aussi, et du liquide passe dans les tissus (œdème) ainsi que dans les cavités corporelles.

La viscosité (épaisseur) du plasma est due aux protéines plasmatiques, principalement à l'albumine et au fibrinogène. À l'exception des immunoglobulines, les protéines plasmatiques sont générées dans le foie.

Albumines. Ce sont les protéines plasmatiques les plus abondantes (environ 60 % du total) et leur principale fonction est de maintenir normale la pression osmotique du plasma. L'albumine agit aussi comme molécule de transport des acides gras libres, de certains médicaments et des hormones stéroïdiennes.

Globulines. Leurs principales fonctions sont :

- celle d'*anticorps* (immunoglobulines), protéines complexes produites par des lymphocytes, qui jouent un rôle important dans l'immunité. Ils se lient à des matériels étrangers (antigènes) tels que des micro-organismes, et les neutralisent (voir aussi p. 406) ;

- le transport de certaines hormones et de certains sels minéraux, par exemple, la TBG (*thyroxine binding globulin* : globuline liant la thyroxine) transporte la thyroxine ou T4 (NdT : et aussi une autre hormone thyroïdienne, la tri-iodothyronine ou T3), et la transferrine transporte le fer minéral ;
- l'inhibition de certaines enzymes protéolytiques, par exemple l'α_2-macroglobuline inhibe l'activité de la trypsine.

Facteurs de coagulation. Ce sont des substances qui permettent la coagulation du sang (p. 76). Le *sérum* est le plasma duquel les facteurs de coagulation ont été enlevés (fig. 4.1B). Le facteur de coagulation le plus abondant est le fibrinogène.

Électrolytes

Les électrolytes ont un grand nombre de fonctions, dont la contraction des muscles (par exemple Ca^{2+}), la transmission des influx nerveux (par exemple Ca^{2+} et Na^{+}), et le maintien de l'équilibre acidobasique (par exemple phosphate, PO_4^{3-}). Le pH du sang est maintenu entre 7,35 et 7,45 (légèrement alcalin) par des systèmes tampons continus (p. 25).

Nutriments

Les produits de la digestion, par exemple le glucose, les acides aminés, les acides gras et le glycérol, sont absorbés dans le tractus alimentaire. De même que les sels minéraux et les vitamines, les nutriments sont utilisés par les cellules corporelles pour l'énergie, la chaleur, la réparation et le remplacement, et pour la synthèse d'autres constituants du sang et des sécrétions corporelles.

Déchets

L'urée, la créatinine et l'acide urique sont des déchets du métabolisme des protéines. Ils sont synthétisés dans le foie, et transportés par le sang aux reins, pour être excrétés. Le dioxyde de carbone issu du métabolisme tissulaire est transporté vers les poumons pour être excrété.

Hormones (Ch. 9)

Ce sont des messagers chimiques synthétisés par les glandes endocrines. Les hormones passent directement des cellules endocrines au sang, qui les transporte à leurs cibles (tissus et organes) situés ailleurs dans le corps, où elles influencent l'activité cellulaire.

Gaz

L'oxygène, le dioxyde de carbone et l'azote sont transportés dans le corps dissous dans le plasma. L'oxygène et le dioxyde de carbone sont aussi transportés en combinaison avec l'hémoglobine et les globules rouges (p. 68). La plus grande partie de l'oxygène est transportée en combinaison avec l'hémoglobine, et la plus grande partie du dioxyde de carbone en tant qu'ions bicarbonate dissous dans le plasma. L'azote atmosphérique pénètre dans l'organisme par les mêmes voies que les autres gaz ; il est présent dans le plasma, mais n'a pas de fonction physiologique.

Contenu cellulaire du sang

Objectifs pédagogiques

Après avoir étudié ce paragraphe, vous devriez être capable :

- d'expliquer la structure, la fonction et la formation des hématies, y compris les systèmes utilisés en médecine pour classer leurs différents types ;
- d'indiquer les fonctions et la formation des différents types de leucocytes ;
- de décrire le rôle des plaquettes dans la coagulation du sang.

Il y a trois types de cellules du sang (voir fig. 4.2) :

- les érythrocytes (globules rouges, hématies) ;
- les plaquettes (thrombocytes) ;
- les leucocytes (globules blancs).

Les cellules du sang sont principalement synthétisées dans la moelle osseuse rouge. Certains lymphocytes sont également produits dans le tissu lymphoïde. Dans la moelle osseuse, les cellules du sang proviennent de *cellules souches pluripotentes* (c'est-à-dire capables de se développer en un ou plusieurs types de cellules), et elles passent par plusieurs stades de développement avant d'entrer dans le sang. Les différents types de cellules du sang suivent des lignes de développement séparées.

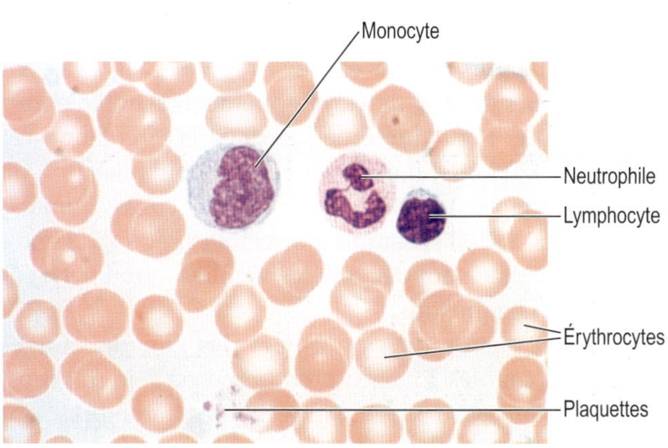

Figure 4.2 Un frottis sanguin montrant des érythrocytes, un monocyte, un neutrophile, un lymphocyte et une plaquette.

Le processus de formation des cellules du sang est appelé *hématopoïèse* (fig. 4.3).

Durant les premières années de la vie, la moelle rouge occupe la totalité de l'espace médullaire, mais dans les 20 années qui suivent, elle est progressivement remplacée par de la moelle jaune graisseuse, qui n'a pas de fonction hématopoïétique. Chez les adultes, l'hématopoïèse est confinée aux os plats, aux os irréguliers et aux membres (*épiphyses* des os longs), les sièges principaux étant le sternum, les côtes, le pelvis et le crâne.

Érythrocytes (globules rouges du sang, hématies)

Les globules rouges du sang sont de loin le type de cellules sanguines le plus abondant; 99 % de l'ensemble des cellules sanguines sont des érythrocytes (fig. 4.2). Ce sont des disques biconcaves non nucléés, d'environ 7 μm de diamètre (fig. 4.4). Leur principale fonction est le transport gazeux, essentiellement l'oxygène, mais ils transportent aussi du dioxyde de carbone. Leur forme caractéristique est appropriée pour leur fonction; la biconcavité augmente leur surface pour l'échange gazeux, et la minceur de la partie centrale favorise l'entrée et la sortie rapides des gaz. Les cellules sont flexibles, de telle sorte qu'elles peuvent se glisser à travers les étroits capillaires, et elles ne contiennent pas d'organites intracellulaires, ce qui laisse davantage de place à l'hémoglobine, la volumineuse protéine pigmentée responsable du transport du gaz.

La mesure du nombre de globules rouges, celle de leur volume et de leur teneur en hémoglobine sont des évaluations routinières et utiles en pratique clinique (tableau 4.1). Les symboles entre parenthèses sont les abréviations habituellement utilisées dans les résultats du laboratoire.

Durée de vie et fonction des érythrocytes

Comme ils sont non nucléés, les érythrocytes ne peuvent pas se diviser et ils doivent être continuellement remplacés par de nouvelles cellules produites dans la moelle osseuse rouge. Celle-ci est présente aux extrémités des os longs, ainsi que dans les os plats et ceux irréguliers. Ils y passent par plusieurs stades de développement avant d'entrer dans le sang. Leur durée de vie dans la circulation est d'environ 120 jours. Il existe environ 30 billions (10^{14}) de globules rouges en moyenne dans le corps humain, environ 25 % de l'ensemble des cellules, et 1 % d'entre eux – principalement des cellules vieillies – sont nettoyés et détruits chaque jour.

Le processus de développement des globules rouges depuis les cellules souches prend environ 7 jours; il est appelé *érythropoïèse* (fig. 4.3). Les cellules immatures sont relâchées dans le flux sanguin sous forme de réticulocytes, puis deviennent matures au bout d'un jour ou deux dans la circulation et deviennent des érythrocytes. Durant cette période, elles perdent leur noyau et deviennent donc incapables de se diviser (fig. 4.5).

La vitamine B_{12} et l'acide folique sont tous deux nécessaires pour la synthèse des globules rouges du sang. Ils sont absorbés dans les intestins, bien que la vitamine B_{12} doive être liée à un facteur intrinsèque (p. 320), afin que l'absorption puisse intervenir. Les deux vitamines sont présentes dans les produits laitiers, la viande et les légumes verts. Le foie contient habituellement de bonnes réserves de vitamine B_{12}, qui seront utiles pendant plusieurs années, mais des signes d'insuffisance en acide folique apparaissent en quelques mois. Le cycle de vie d'un érythrocyte est montré dans la figure 4.5.

Hémoglobine

L'hémoglobine est une molécule volumineuse et complexe, contenant une protéine globulaire (globine) et une substance complexe contenant du fer appelée hème. Chaque molécule d'hémoglobine contient quatre chaînes de globine et quatre unités d'hème, chacune comportant un atome de fer (fig. 4.6). Comme chaque atome de fer peut se combiner avec une molécule d'oxygène, cela signifie qu'une seule molécule d'hémoglobine peut transporter jusqu'à quatre molécules d'oxygène. Un globule rouge de sang moyen transporte environ 280 millions de molécules d'hémoglobine, ce qui donne à chaque cellule la capacité théorique de transport d'oxygène dépassant le milliard de molécules d'oxygènes !

Le fer est transporté dans le flux sanguin en étant lié à sa protéine de transport, la *transferrine*, et stocké dans le foie. La production érythrocytaire normale nécessite un apport en fer stable. L'absorption du fer dans l'appareil digestif est très lente, même si le régime est riche en fer; cela implique qu'un déficit en fer peut facilement survenir si les pertes dépassent l'apport.

Transport de l'oxygène

Lorsque les quatre sites de liaison de l'oxygène sur une molécule d'hémoglobine sont pleins, celle-ci est dite *saturée*. L'hémoglobine se lie à l'oxygène de manière réversible pour former l'oxyhémoglobine, suivant l'équation suivante :

$$\underset{(Hb)}{\text{Hémoglobine}} + \underset{(O_2)}{\text{oxygène}} \leftrightarrow \underset{(HbO)}{\text{oxyhémoglobine}}$$

Lorsque la teneur en oxygène du sang augmente, sa couleur change également. Le sang riche en oxygène (habituellement le sang artériel) est rouge vif du fait des taux élevés d'oxyhémoglobine qu'il contient; le sang avec de faibles taux d'oxygène (habituellement le sang veineux) est de couleur bleu sombre car il n'est pas saturé.

L'association entre l'oxygène et l'hémoglobine est lâche, si bien que l'oxyhémoglobine libère facilement son oxygène, en particulier dans certaines conditions.

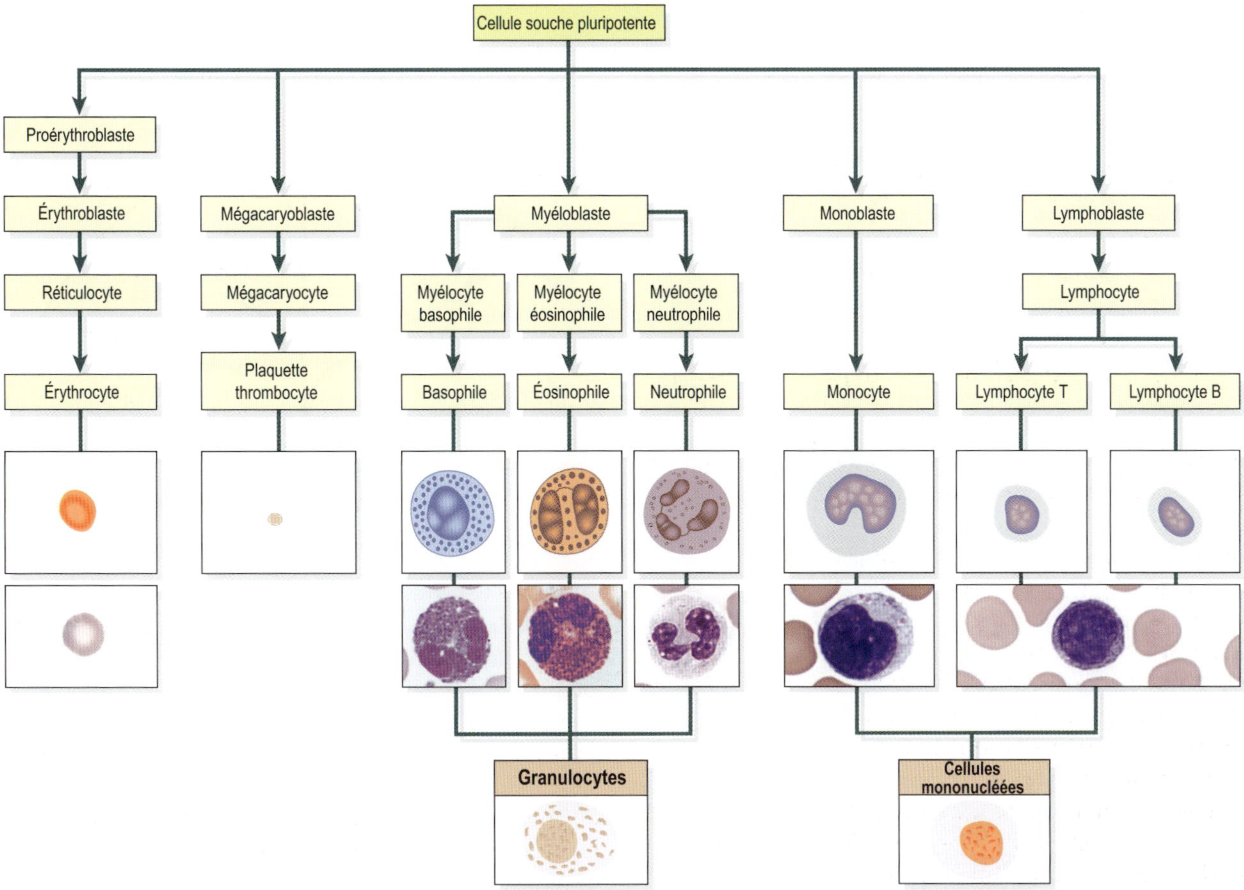

Figure 4.3 Hématopoïèse : stades du développement des cellules du sang.

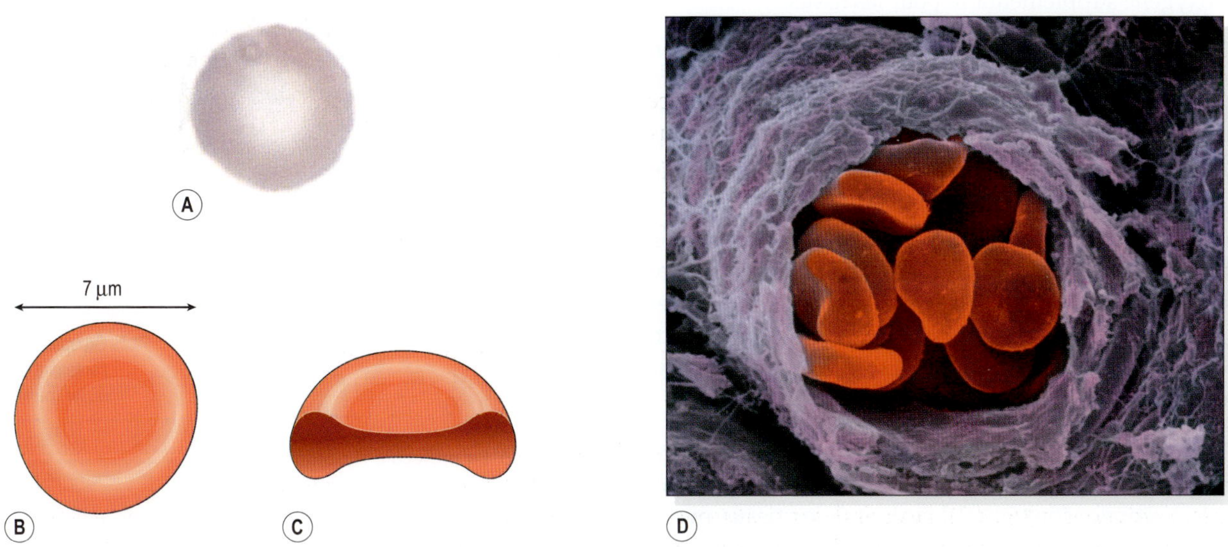

Figure 4.4 Le globule rouge. A. Au microscope. **B.** Dessiné de face. **C.** Coupe schématique. **D.** Microscopie à balayage électronique en couleur d'un groupe de globules rouges circulant le long d'une artériole.

Tableau 4.1 Érythrocytes – valeurs normales

Mesure	Valeurs normales
Taux d'érythrocytes – nombre d'érythrocytes par litre, ou millilitre cube (mm^3) de sang	Homme : 4,5 × 10^{12}/l à 6,5 × 10^{12}/l (4,5–6,5 millions/mm^3) Femme : 3,8 × 10^{12}/l à 5,8 × 10^{12}/l (3,8–5,8 millions/mm^3)
Hématocrite – volume de globules rouges dans 1 l ou mm^3 de sang	0,4–0,5 l/l
Volume globulaire moyen (VGM) – volume d'une cellule moyenne mesuré en femtolitres (1 fl = 10^{-15} l)	80 à 96 fl
Hémoglobine (Hb) – poids de l'hémoglobine dans le sang total, mesuré en grammes/100 ml de sang	Homme : 13–18 g/100 ml Femme : 11,5–16,5 g/100 ml
Teneur corpusculaire (globulaire) moyenne en hémoglobine (TCMH ou TGMH) – la quantité moyenne d'hémoglobine par cellule, mesurée en picogrammes (1 pg = 10^{-12} gramme)	27–32 pg/cellule
Concentration corpusculaire (globulaire) moyenne en hémoglobine (CCMH ou CGMH) – le poids de l'hémoglobine dans 100 ml de globules rouges	30–35 g/100 ml de globules rouges

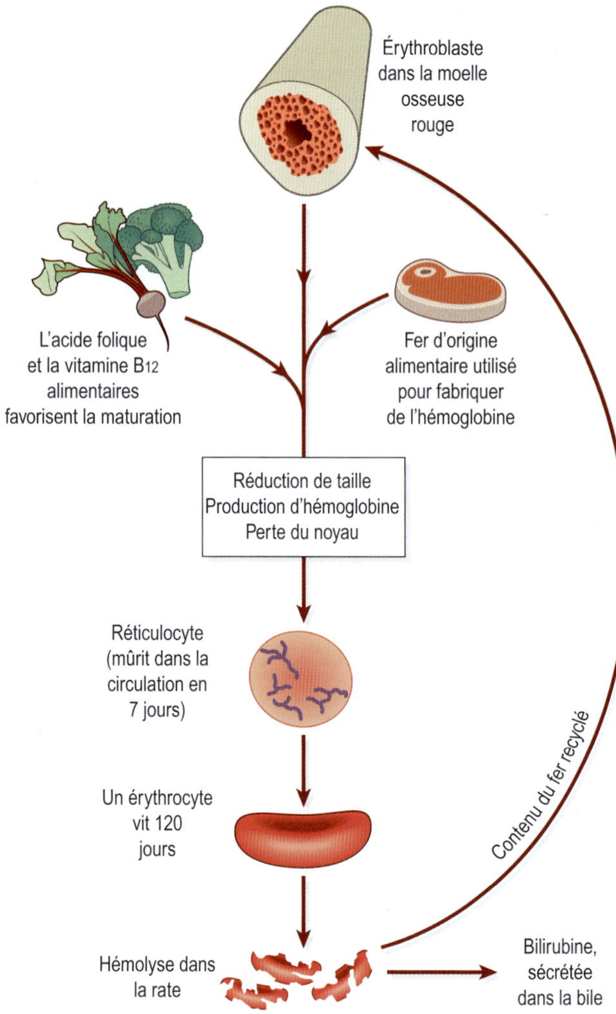

Figure 4.5 Cycle de vie d'un érythrocyte.

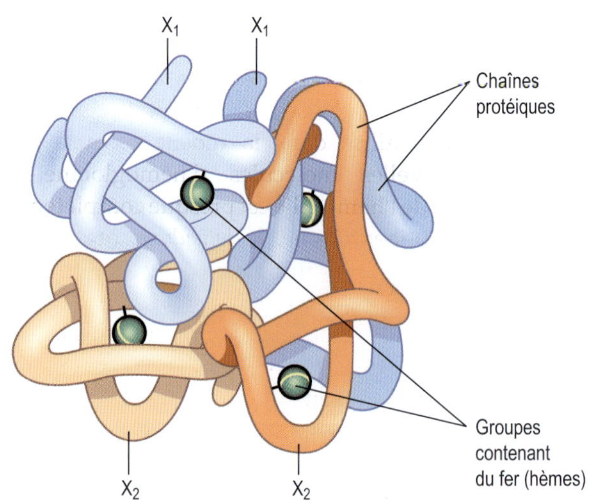

Figure 4.6 La molécule d'hémoglobine.

pH bas. Les tissus actifs sur le plan métabolique, par exemple les muscles d'effort, libèrent l'acide des produits de déchet ; ainsi, le pH local chute. Dans certaines conditions, l'oxyhémoglobine se rompt facilement, procurant de l'oxygène supplémentaire pour les tissus.

Faibles taux d'oxygène (hypoxie). Là où les taux d'oxygène sont faibles, l'oxyhémoglobine se rompt, libérant de l'oxygène. Dans les tissus, qui consomment constamment de l'oxygène, les taux d'oxygène sont toujours faibles. Cela pousse l'oxyhémoglobine à libérer de l'oxygène à destination des cellules. En outre, plus le taux d'oxygène tissulaire est faible, plus de l'oxygène est libéré, ce qui signifie que lorsque la demande en oxygène tissulaire augmente, c'est également le cas de l'apport en oxygène pour combler celle-ci. Par ailleurs, si les taux d'oxygène sont élevés, comme c'est le cas dans les poumons, la formation d'oxyhémoglobine est favorisée.

Température. Les tissus métabolisant de manière active, qui ont des besoins en oxygène plus importants que la normale, sont plus chauds que les tissus moins actifs, ce qui pousse l'équation décrite ci-dessus vers la gauche, augmentant la dissociation d'oxygène. Cela implique que les tissus très actifs recevront un apport d'oxygène plus élevé que les tissus moins actifs. Dans les poumons, où les alvéoles sont exposées à l'air inspiré, la température est plus basse, favorisant la formation d'oxyhémoglobine.

Contrôle de l'érythropoïèse

Les nombres de globules rouges demeurent tout à fait constants, car la moelle osseuse produit des érythrocytes au rythme auquel ils sont détruits. Cela est dû à un mécanisme de rétroaction homéostasique négative. L'hormone qui régule la production érythrocytaire est l'*érythropoïétine*, qui est principalement générée par les reins.

L'*hypoxie*, c'est-à-dire l'apport en oxygène déficient aux cellules, est le stimulus primaire accroissant l'érythropoïèse.

L'hypoxie peut être due à une anémie, une faible volémie, une circulation sanguine altérée, une réduction du taux d'oxygène dans l'air inspiré (comme en altitude) ou une maladie pulmonaire. Chacune de ces causes entraîne la production d'érythropoïétine afin de tenter de restaurer l'apport en oxygène aux tissus.

L'érythropoïétine stimule un accroissement de la production de proérythroblastes et la libération dans le sang d'un nombre accru d'érythrocytes. Elle augmente aussi la maturation réticulocytaire. Ces modifications augmentent la capacité de transport de l'oxygène par le sang, et suppriment l'hypoxie tissulaire, qui est le stimulus d'origine. Quand l'hypoxie tissulaire est surmontée, la production des érythrocytes diminue (fig. 4.7). Quand le taux d'érythropoïétine est bas, la formation de globules rouges ne se produit pas, même en cas d'hypoxie, et une *anémie* (l'incapacité qu'a le sang de transporter la quantité d'oxygène adéquate aux besoins corporels) se développe.

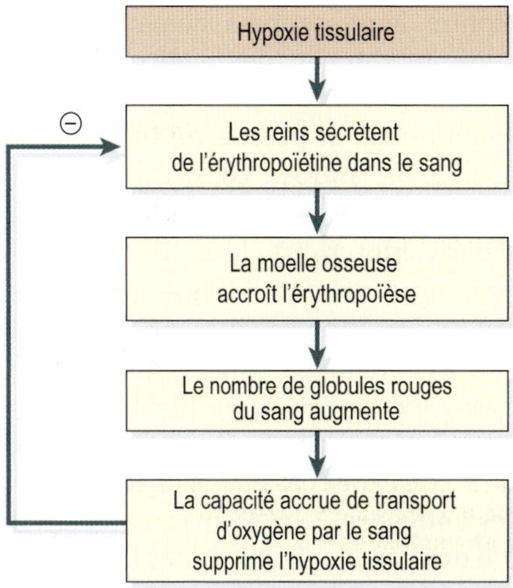

Figure 4.7 Contrôle de l'érythropoïèse : le rôle de l'érythropoïétine.

Destruction des érythrocytes

La durée de vie des érythrocytes (fig. 4.5) est d'environ 120 jours; leur destruction, ou *hémolyse*, est effectuée par des *cellules réticulo-endothéliales phagocytaires*. Celles-ci sont présentes dans de nombreux tissus, mais la rate, la moelle osseuse et le foie sont les principaux sièges de l'hémolyse. En vieillissant, les membranes cellulaires des érythrocytes se fragilisent, ce qui les rend plus sensibles à l'hémolyse. Le fer libéré par l'hémolyse est retenu dans l'organisme, et réutilisé dans la moelle osseuse pour former de nouvelles molécules d'hémoglobine. La *biliverdine* dérive de l'hème. Elle est presque complètement réduite en un pigment jaune, la *bilirubine*, qui se lie à l'albumine plasmatique la transportant au foie (fig. 4.5; voir fig. 12.37, p. 332). Dans le foie, la bilirubine, de liposoluble, devient hydrosoluble (NdT : en raison de sa combinaison avec l'acide glycuronique, combinaison appelée glycuroconjugaison).

Groupes sanguins

Les premières tentatives pour transfuser du sang d'une personne à l'autre ou d'animaux à des êtres humains n'ont que rarement été couronnées de succès; le receveur soit devenait très malade, soit mourait. L'on sait dorénavant que la surface des globules rouges transporte une grande variété de protéines différentes (appelées antigènes) qui peuvent stimuler une réponse immunitaire si elles sont transférées d'un individu (le donneur) dans la circulation sanguine d'un individu incompatible. Ces antigènes, héréditaires, déterminent le *groupe sanguin* de l'individu. De plus, les individus peuvent fabriquer des anticorps contre ces antigènes, mais pas contre leur propre type d'antigène. Si c'était le cas, les antigènes et les anticorps réagiraient, entraînant une *réaction transfusionnelle* potentiellement mortelle.

Si des individus sont transfusés avec du sang du même groupe sanguin, c'est-à-dire du sang dont les hématies ont les mêmes antigènes de groupe sanguin que les hématies de ces individus, le système immunitaire de ces derniers ne reconnaîtra pas ces antigènes comme étant étrangers, et ne les rejettera pas. Cependant, s'ils sont transfusés avec du sang d'un groupe sanguin différent, c'est-à-dire du sang dont les hématies portent un ou des antigènes que n'ont pas les hématies des sujets transfusés, le système immunitaire du transfusé va développer des anticorps contre les antigènes étrangers, et les détruire. C'est la base de la réaction transfusionnelle; les deux types de sang, du donneur et du receveur sont dits *incompatibles*.

Il y a de nombreuses collections différentes d'antigènes à la surface des globules rouges, les plus importantes étant les systèmes ABO et Rhésus.

Système ABO

Environ 55 % des individus possèdent à la surface de leurs hématies soit des antigènes A (sujets du groupe sanguin A), soit des antigènes B (groupe sanguin B), soit des antigènes des deux types (groupe sanguin AB). Les 45 % restants n'ont ni antigènes A ni antigènes B (groupe sanguin O). Les anticorps correspondants sont dits anti-A et anti-B. Les individus du groupe sanguin A ne peuvent pas fabriquer d'anticorps anti-A (par conséquent, ils n'ont pas ces anticorps naturels dans leur sérum), car sinon une réaction contre leurs propres hématies se produirait; toutefois, ils fabriquent des anticorps anti-B, qu'ils possèdent dans leur sérum. De même, les individus du groupe B fabriquent, et possèdent dans leur sérum, des anticorps naturels anti-A; ceux du groupe AB n'en fabriquent pas, et ceux du groupe O fabriquent (et possèdent dans leur sérum) à la fois des anticorps naturels anti-A et des anticorps anti-B (fig. 4.8).

Les sujets du groupe sanguin AB, ne possédant pas plus d'anticorps naturels anti-A qu'anti-B, sont parfois dits *receveurs universels* : la transfusion de sang soit du groupe A, soit du groupe B, à ces individus est sans risque, car ceux-ci n'ont pas d'anticorps naturels pour réagir avec les antigènes A et B. Inversement, les sujets du groupe O n'ont pas d'antigènes A et B sur la membrane de leurs hématies, et leur sang peut être transfusé sans risque aux sujets des groupes A, B, AB et O; les sujets O sont dits *donneurs universels*. Il convient de noter que les termes *receveurs universels* et *donneurs universels* peuvent être trompeurs, car ils impliquent que le système ABO est le seul devant être pris en considération. En pratique, bien que les systèmes ABO puissent être compatibles, d'autres systèmes d'antigènes sur les hématies des receveurs et des donneurs peuvent être incompatibles et provoquer une réaction transfusionnelle (p. 81). C'est la raison pour laquelle, avant toute transfusion, il demeure nécessaire d'effectuer une épreuve de compatibilité croisée pour s'assurer de l'absence de réaction entre le sang du donneur et celui du receveur. L'hérédité des groupes sanguins ABO est décrite au chapitre 17 (p. 472).

Système Rhésus

L'antigène important de la membrane des érythrocytes est ici l'antigène Rhésus (Rh), ou facteur Rhésus (NdT : il existe en fait un système Rhésus comprenant divers antigènes, dont le plus important est l'antigène Rh proprement dit, appelé aussi D). Environ 85 % des personnes possèdent cet antigène; elles sont dites Rhésus positives (Rh^+ ou D), et elles ne possèdent donc pas d'anticorps naturels anti-Rhésus. Les 15 % restant n'ont pas d'antigène Rhésus (ces personnes sont Rhésus négatives, ou Rh^-). Les individus Rh^- sont capables de fabriquer des anticorps anti-Rhésus, mais ils ne le font que dans certaines circonstances, par exemple lors de la grossesse ou du fait d'une transfusion de sang incompatible (NdT : il n'y a pas d'anticorps *naturels* anti-Rh).

Leucocytes (globules blancs)

Ces cellules ont une importante fonction dans la défense et l'immunité. Elles détectent les matériaux étrangers ou anormaux (antigéniques) et les détruisent, grâce à des mécanismes de défense variés décrits ci-après et dans le chapitre 15. Les leucocytes sont les plus volumineuses des cellules du sang, mais ils ne représentent que 1 % environ du volume sanguin. Ils possèdent un noyau, et certains ont des granulations dans leur cytoplasme (tableau 4.2 et fig. 4.2. Il en existe deux principaux types :

- les granulocytes (ou leucocytes polynucléaires) : neutrophiles, éosinophiles et basophiles;
- les cellules mononucléées : monocytes et lymphocytes.

L'augmentation du taux de globules blancs dans le flux sanguin indique habituellement un problème physiologique, par exemple une infection, un traumatisme ou un processus malin.

Granulocytes (leucocytes polynucléaires)

Durant leur formation, appelée *granulopoïèse*, ils suivent une ligne complète de développement allant du *myéloblaste* au *myélocyte*, avant de se différencier en l'un des trois types précités (fig. 4.3 et 4.9). Tous les granulocytes ont un noyau polylobé. Ils sont appelés selon le colorant qu'ils prennent au laboratoire. Les éosinophiles sont colorés par l'éosine, colorant acide rouge; les basophiles le sont par le bleu de méthylène, alcalin; et les neutrophiles sont pourpres parce qu'ils prennent les deux colorants.

Neutrophiles

Ces récepteurs éboueurs (*scavengers*), petits, rapides et vifs, protègent le corps contre l'invasion bactérienne, et enlèvent les cellules mortes et les débris des tissus lésés. Ils sont attirés en grand nombre, dans toute aire d'infection, par des substances chimiques, appelées *chémotaxines* (ou *chimiotaxines*), qui sont libérées par des cellules lésées. Dans l'aire concernée, les neutrophiles sont très mobiles et se glissent à travers la paroi des capillaires par *diapédèse* (mouvements amiboïdes; fig. 4.10). Leur nombre augmente très rapidement dans une région tissulaire lésée ou infectée. Une fois là, ils englobent par *phagocytose* les bactéries et les tuent (fig. 4.11 et fig. 15.1). Leurs noyaux sont typiquement complexes, avec jusqu'à six lobes (fig. 4.2), et leurs granules sont des *lysosomes*, qui contiennent des enzymes digérant le matériel englobé. Le plus susceptible de se former dans l'aire atteinte est fait de cellules tissulaires mortes, de microbes vivants et morts, et de phagocytes tués par des microbes.

Éosinophiles

Bien que capables de phagocyter des matériels étrangers, les éosinophiles le font moins activement que les neutrophiles; leur rôle spécialisé semble être l'élimination de parasites, tels que les vers, trop volumineux pour être phagocytés. Ils sont équipés de certains toxiques chimiques stockés dans leurs granules, libérés quand l'éosinophile se lie à l'organisme infectant.

Une accumulation localisée d'éosinophiles peut se produire aux sites d'inflammation allergique tels que les voies aériennes des asthmatiques, et la peau des sujets

Groupe sanguin	Présence d'antigène + anticorps	Comme donneur, il est	Comme receveur, il est
A	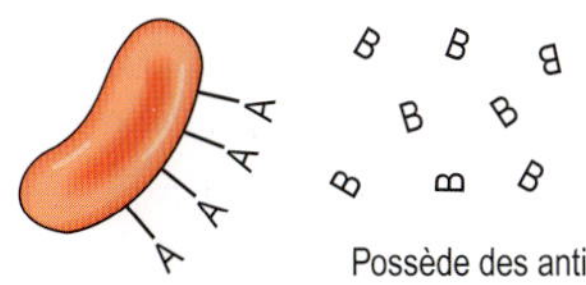 Antigène A — Possède des anti-B	Compatible avec : A et AB Incompatible avec : B et O car tous deux ont des anticorps anti-A qui réagiront avec les antigènes A	Compatible avec : A et O Incompatible avec : B et AB, car le type A a des anticorps anti-B qui réagiront avec les antigènes B
B	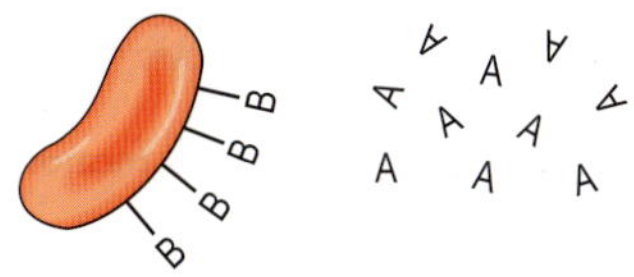 Antigène B — Possède des anti-A	Compatible avec : B et AB Incompatible avec : A et O, car tous deux ont des anticorps anti-B qui réagiront avec les antigènes B	Compatible avec : B et O Incompatible avec : A et AB, car le type B a des anticorps qui réagiront avec les antigènes A
AB	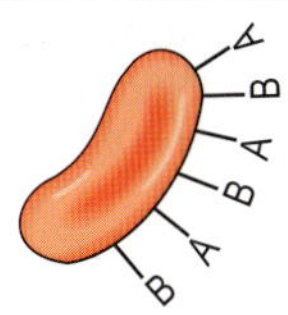 Antigènes A et B — Ne possède ni anti-A ni anti-B	Compatible avec : AB seulement Incompatible avec : A, B et O car tous trois ont des anticorps anti-B, A et AB respectivement qui réagiront avec les antigènes B, A et AB respectivement	Compatible avec tous les groupes **RECEVEUR UNIVERSEL** AB n'a pas d'anticorps, et par conséquent il ne réagira avec aucun type de sang transfusé
O	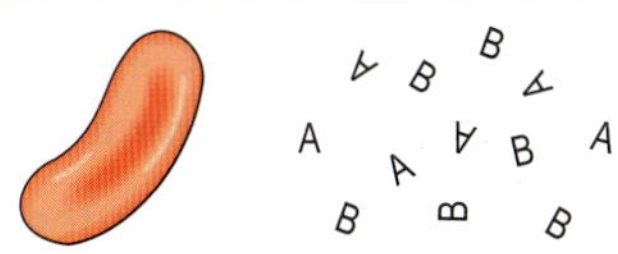 Pas d'antigènes A ni B — Possède à la fois des anti-A et des anti-B	Compatible avec tous les groupes **DONNEUR UNIVERSEL** Les globules rouges O n'ont pas d'antigènes, et par conséquence ils ne stimuleront pas le développement d'anticorps anti-A et anti-B	Compatible avec : O seulement Incompatible avec : A, AB et B, car le type O possède des anticorps anti-A et anti-B

Figure 4.8 **Le système de groupe sanguin ABO : antigènes, anticorps et compatibilité.**

Tableau 4.2 Taux des différents types de leucocytes dans le sang de l'adulte

	Nombre × 10^9/l	Pourcentage du total
Granulocytes		
Neutrophiles	2,5 à 7,5	40 à 75
Éosinophiles	0,04 à 0,44	1 à 6
Basophiles	0,015 à 0,1	< 1
Cellules mononucléées		
Monocytes	0,2 à 0,8	2 à 10
Lymphocytes	1,5 à 3,5	20 à 50
Total	5 à 9	100

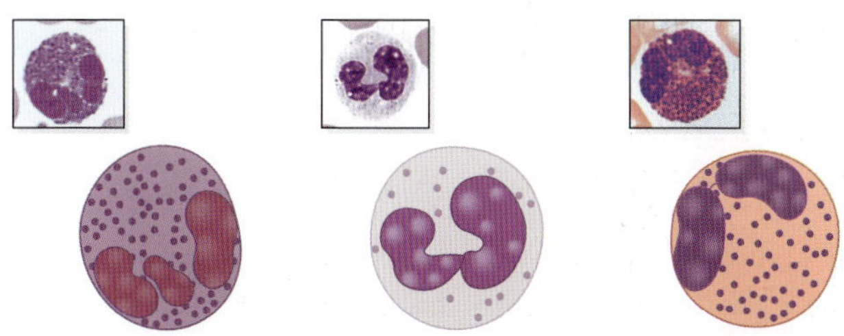

Figure 4.9 **Les granulocytes (leucocytes granuleux).**

atteints d'allergie cutanée. Là, ils favorisent l'inflammation tissulaire en libérant leurs toxiques chimiques, mais ils peuvent aussi étouffer le processus allergique en libérant d'autres produits chimiques tels que l'*histaminase*, une enzyme dégradant l'histamine (p. 402).

Basophiles

Les basophiles, qui sont étroitement associés aux réactions allergiques, ont des granules cytoplasmiques contenant de l'*héparine* (un anticoagulant), de l'*histamine* (un agent inflammatoire) et d'autres substances favorisant l'inflammation. Un *allergène* (antigène responsable d'allergie) d'un certain type est habituellement responsable de la libération du contenu des granules du basophile. Celui-ci se lie à des récepteurs d'anticorps spécifiques situés sur la membrane du basophile. Le *mastocyte* est une cellule très semblable au basophile, sauf qu'il est présent dans les tissus et non pas dans le sang circulant. Les mastocytes libèrent le contenu de leurs granules dans les secondes qui suivent leur liaison à un allergène, ce

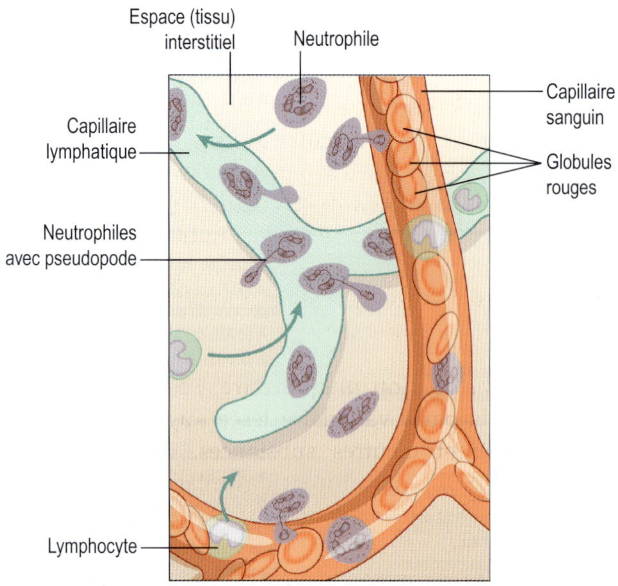

Figure 4.10 Diapédèse (mouvement amiboïde des leucocytes).

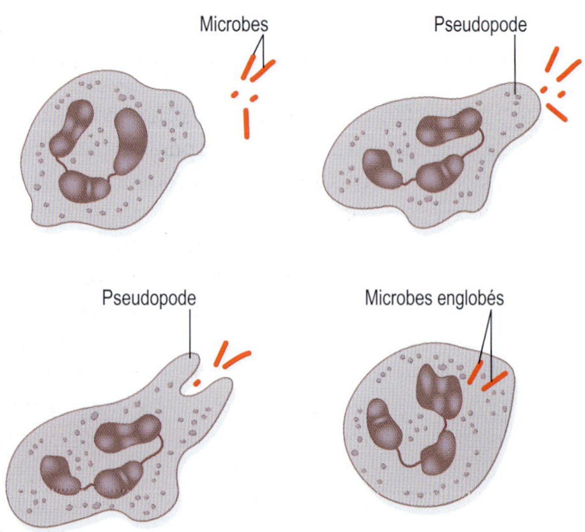

Figure 4.11 Phagocytose par des neutrophiles.

qui rend compte de la rapidité d'apparition des symptômes allergiques après exposition à un allergène auquel le patient est sensibilisé, par exemple au pollen en cas de rhume des foins (p. 280).

Cellules mononucléées

Les *monocytes* et les *lymphocytes* représentent 25 à 50 % de l'ensemble des leucocytes chez le sujet normal (fig. 4.3 et 4.12). Ils ont un gros noyau et pas de granules dans leur cytoplasme.

Monocytes

Ce sont les plus volumineux des globules blancs (fig. 4.2). Certains monocytes circulent dans le sang, activement mobiles et phagocytaires, alors que d'autres migrent dans

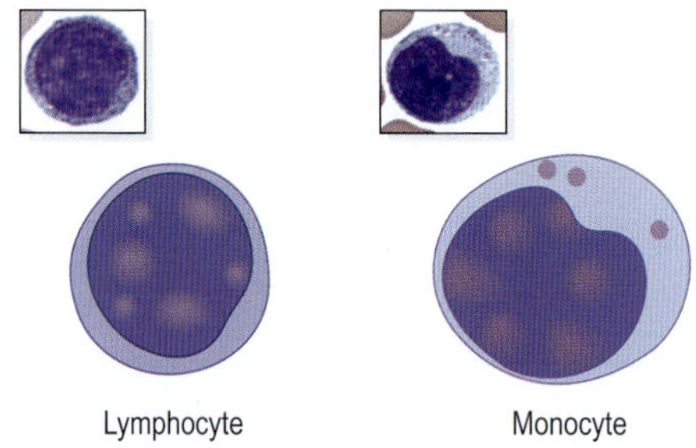

Figure 4.12 Les cellules mononucléées.

les tissus où ils se développent en *macrophages*. Ces deux types produisent l'*interleukine 1* qui :

- agit sur l'hypothalamus, entraînant l'augmentation de la température corporelle lors d'infections microbiennes ;
- stimule la production hépatique de certaines globulines ;
- accroît la production de lymphocytes T activés.

Les macrophages ont un rôle important dans l'inflammation (p. 400) et l'immunité (Ch. 15).

Système des monocytes–macrophages. Ce système, appelé parfois *système réticulo-endothélial* (NdT : ou système des phagocytes mononucléés) comporte des monocytes et des macrophages. Certains macrophages sont mobiles, tandis que d'autres sont fixes, et fournissent une défense efficace à des régions corporelles clés.

Les principales collections de macrophages fixes sont montrées dans la figure 4.13.

Les macrophages ont une grande variété de fonctions protectrices. Ils sont activement phagocytaires (leur nom signifie « gros mangeurs »), et ils sont bien plus puissants que les neutrophiles, plus petits, et leur durée de vie est nettement plus longue. Les macrophages synthétisent et libèrent des substances chimiques actives, appelées *cytokines*, comprenant l'interleukine 1, déjà mentionnée. Ils ont également un rôle central de liaison entre les systèmes non spécifique et spécifique (anticorps) de défense du corps (Ch. 15), et ils produisent des facteurs importants au cours d'une inflammation et de la réparation. Ils peuvent piéger du matériel indigeste, en l'isolant du tissu normal qui l'entoure. Dans les poumons, par exemple, les bactéries résistantes comme le bacille de la tuberculose et les poussières inorganiques inhalées peuvent être enfermées dans de telles capsules.

Lymphocytes

Les lymphocytes sont plus petits que les monocytes, et ils ont un gros noyau. Certains circulent dans le sang, mais la plupart sont retrouvés dans les tissus, dont le tissu lymphatique tel que celui des nœuds lymphatiques et de la rate. Les lymphocytes dérivent de cellules souches pluripotentes situées dans la moelle osseuse et de précurseurs situés dans le tissu lymphoïde.

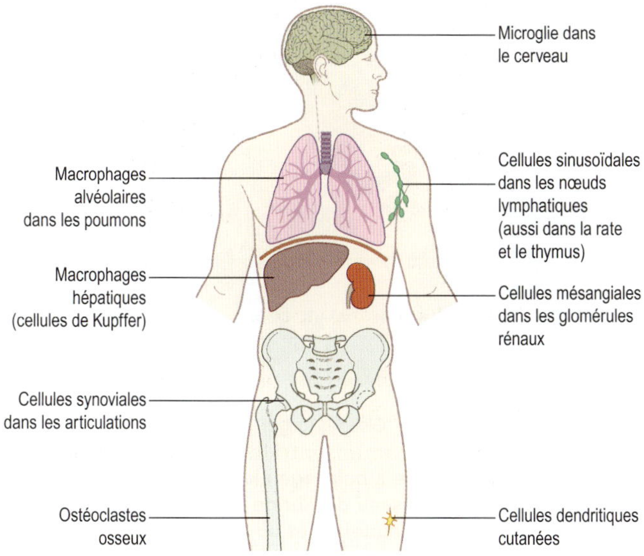

Figure 4.13 Le système réticulo-endothélial.

Bien que tous les lymphocytes proviennent d'un seul type de cellule souche, les étapes finales de leur développement entraînent la production de deux types distincts de lymphocytes : les *lymphocytes T* et les *lymphocytes B*. Les fonctions spécifiques de ces deux types sont vues dans le chapitre 15.

Plaquettes (thrombocytes)

Les plaquettes sont de très petits disques, de 2 à 4 µm de diamètre, dérivant du cytoplasme des mégacaryocytes dans la moelle osseuse rouge (fig. 4.2 et 4.3). Bien qu'elles ne possèdent pas de noyau, leur cytoplasme est rempli de granules contenant diverses substances qui favorisent la coagulation sanguine, ce qui entraîne l'*hémostase* (arrêt d'un saignement).

Le taux normal de plaquettes dans le sang est entre 200×10^9/l et 350×10^9/l (200 000 à 350 000/mm^3). Le mécanisme qui régule le taux de plaquettes n'est pas encore complètement clair, mais l'hormone *thrombopoïétine* issue du foie stimule leur production.

La durée de vie des plaquettes est de 8 à 11 jours, et celles non utilisées dans l'hémostase sont détruites par des macrophages, principalement dans la rate. Environ un tiers des plaquettes sont stockées dans la rate plutôt que dans la circulation; il s'agit d'une réserve d'urgence pouvant être libérée si nécessaire pour contrôler un saignement excessif.

Hémostase

Quand un vaisseau sanguin est lésé, la perte de sang est stoppée et la guérison survient à la suite d'une série de processus qui se recouvrent, dans lesquels les plaquettes jouent un rôle vital. Plus la paroi vasculaire est lésée, plus la coagulation commence rapidement, parfois seulement 15 secondes après la blessure.

1. Vasoconstriction. Quand des plaquettes viennent au contact d'une lésion vasculaire, leur surface devient gluante et elles adhèrent à la paroi lésée. Puis elles libèrent de la *sérotonine* (5-hydroxytryptamine), qui contracte (rétrécit) le vaisseau sanguin, réduisant ou stoppant le flux sanguin qui le traverse. D'autres substances vasoconstrictrices, par exemple le thromboxane, sont libérées par le vaisseau lésé lui-même.

2. Formation du clou plaquettaire. Les plaquettes qui adhèrent à la paroi vasculaire lésée s'agglutinent entre elles et libèrent d'autres substances, dont l'*adénosine diphosphate* (ADP), qui attirent davantage de plaquettes au siège de la lésion. Des plaquettes circulantes se collent à celles déjà présentes sur la lésion, et elles libèrent aussi leurs produits chimiques. C'est un système de rétroaction positive, par lequel de nombreuses plaquettes attirent rapidement d'autres plaquettes au site de la lésion vasculaire et forment promptement un joint étanche, le *clou plaquettaire*. La formation du clou plaquettaire est habituellement achevée 6 minutes environ après la lésion.

3. Coagulation (formation d'un caillot sanguin). Il s'agit là d'un processus complexe impliquant également un système de rétroaction positive, dont seulement quelques stades sont ici inclus. Les facteurs mis en jeu sont énumérés dans le tableau 4.3. Leur désignation par un nombre représente l'ordre dans lequel ils ont été découverts, et non l'ordre de leur participation à la formation du caillot sanguin. Ces facteurs de coagulation s'activent l'un l'autre dans un ordre spécifique, entraînant finalement la formation de l'*activateur de la prothrombine*, ce qui constitue la première étape dans la *voie commune finale*. La *prothrombine* active la thrombine, une enzyme, qui convertit le *fibrinogène* inactif en réseaux de *fibrine* insolubles (fig. 4.14). Alors que la coagulation se poursuit, le clou plaquettaire se stabilise progressivement, grâce à l'accumulation de fibrine qui se dépose à l'intérieur sous forme de réseau tridimensionnel. Le caillot en formation piège les globules rouges et d'autres protéines plasmatiques dont le *plasminogène* (qui va finalement détruire le caillot), et il est bien plus solide que le clou plaquettaire rapidement formé.

La voie commune finale peut débuter de deux façons, qui surviennent souvent en même temps : par les voies extrinsèque et intrinsèque (fig. 4.14). La *voie extrinsèque* est rapidement activée (dans les secondes) après une lésion tissulaire. Le tissu lésé libère un complexe de produits chimiques appelé *thromboplastine* ou facteur tissulaire, qui déclenche la coagulation. La *voie intrinsèque* se déclenche plus lentement (au bout de 3 à 6 minutes), et elle est déclenchée quand le sang entre en contact avec la bordure d'un vaisseau sanguin (endothélium) lésée.

Tableau 4.3 Facteurs de coagulation sanguine

I	Fibrinogène
II	Prothrombine
III	Facteur tissulaire (thromboplastine)
IV	Calcium (Ca^{2+})
V	Facteur labile, pro-accélérine, Ac-globuline
VII	Facteur stable, proconvertine
VIII	Globuline anti-hémophilique (GAH), facteur anti-hémophilique A
IX	Facteur Christmas, PTC (composant de la thromboplastine plasmatique). Facteur antihémophilique B
X	Facteur Stuart Prower
XI	PTA (*plasma thromboplastin antecedent* : précurseur de la thromboplastine plasmatique), facteur antihémophilique C, facteur de Rosenthal
XII	Facteur Hageman
XIII	Facteur stabilisant la fibrine

(Il n'y a pas de facteur VI.)
La vitamine K est essentielle à la synthèse des facteurs II, VII, IX et X.

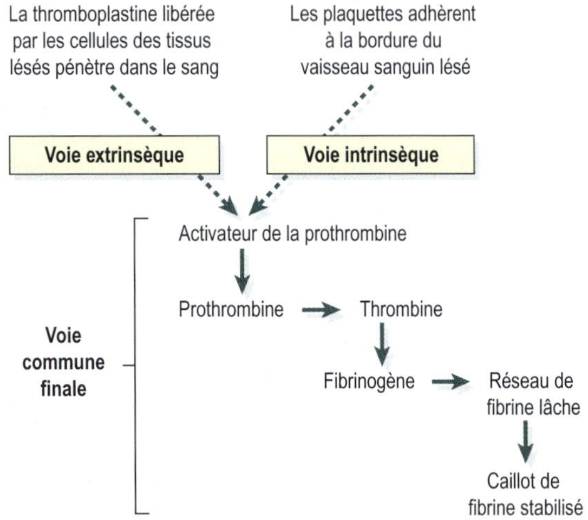

Figure 4.14 Étapes de la coagulation du sang.

Après un certain temps, le caillot se rétracte, laissant exsuder le *sérum*, liquide clair qui est du plasma auquel les facteurs de coagulation ont été enlevés. La rétraction du caillot joint les bords du vaisseau lésé, réduisant la perte de sang et refermant le trou de la paroi du vaisseau.

La figure 4.15 montre une microscopie à balayage électronique d'un caillot sanguin. Les brins de fibrine (en rose) ont piégé des globules rouges, des plaquettes et un globule blanc.

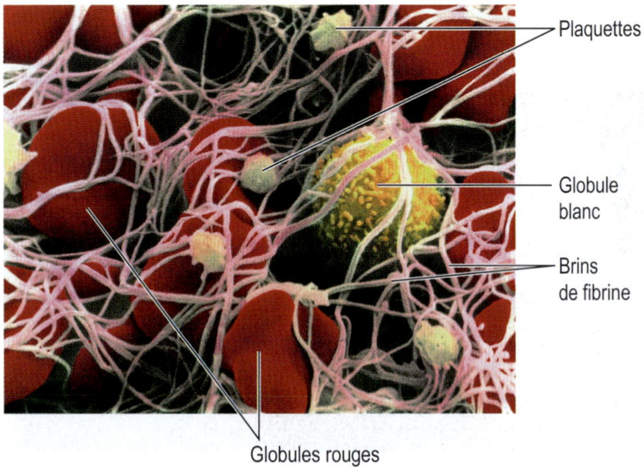

Figure 4.15 Microscopie à balayage électronique d'un caillot sanguin montrant le réseau de fibrine (brins roses), des globules rouges, des plaquettes et un globule blanc.

4. Fibrinolyse. Après formation du caillot, le processus d'enlèvement de celui-ci et de cicatrisation de la lésion vasculaire débute. La dissolution du caillot, ou fibrinolyse, en est le premier stade. Le *plasminogène*, piégé dans le caillot, est converti en une enzyme, la *plasmine*, par des activateurs libérés par les cellules endothéliales lésées. La plasmine dissout la fibrine en des produits solubles, traités comme des déchets et enlevés par phagocytose. Après enlèvement du caillot, le processus de guérison restaure l'intégrité de la paroi vasculaire.

Activateurs
↓
Plasminogène → Plasmine
↓
Fibrine → Produits de dégradation

Contrôle de la coagulation

La formation du caillot sanguin dépend beaucoup de plusieurs processus s'autoperpétuant car, une fois qu'elle est déclenchée, un mécanisme de rétroaction positive favorise leur continuation. Par exemple, la thrombine est un puissant stimulant de sa propre production. L'organisme possède par conséquent plusieurs mécanismes pour contrôler et limiter la cascade de coagulation; sinon, une fois lancé, le processus de coagulation s'étendrait à l'ensemble du système circulatoire, au lieu de rester limité à la zone localisée où il est nécessaire. Les principaux éléments du contrôle sont les suivants :

- le caractère parfaitement lisse du revêtement interne du vaisseau sanguin évite l'adhésion de plaquettes sur des vaisseaux sanguins sains, non lésés;
- les facteurs de la coagulation ne demeurent actifs que peu de temps car ils sont inhibés par des anticoagulants naturels, comme l'héparine et l'antithrombine III, qui interrompent la cascade de la coagulation.

Troubles érythrocytaires

Objectifs pédagogiques

Après avoir étudié ce paragraphe, vous devriez être capable :

- de définir le terme d'anémie;
- de comparer et d'opposer les causes et les effets du déficit en fer, des anémies mégaloblastiques, aplasiques, hypoplasiques et hémolytiques;
- d'expliquer pourquoi une polyglobulie survient.

Tableau 4.4 Termes utilisés pour décrire les modifications des globules rouges

Terme	Définition
Normochrome	Cellules de couleur normale
Normocytaire	Cellules de taille normale
Microcytaire	Cellules plus petites que normalement
Macrocytaire	Cellules plus grosses que normalement
Hypochromie	Cellules plus pâles que normalement
Hémolytique	Augmentation du taux de destruction cellulaire
Mégaloblastique	Cellules volumineuses et immatures

Anémies

L'anémie est l'incapacité du sang de transporter suffisamment d'oxygène pour couvrir les besoins corporels. Habituellement, cela est dû à de faibles taux d'hémoglobine dans le sang, mais parfois à la production d'hémoglobine défectueuse.

La classification des anémies est fondée sur la cause :

- une production d'érythrocytes en nombre insuffisant ou défectueux. Si le nombre de globules rouges produits est trop faible ou que ceux-ci sont défectueux d'une manière ou d'une autre, il peut s'ensuivre une anémie. Les causes importantes comprennent un déficit en fer, un déficit en vitamine B_{12}/acide folique et une altération de la moelle osseuse;
- une perte sanguine ou une rupture érythrocytaire (hémolyse) excessive. Si des érythrocytes s'échappent de la circulation sanguine, soit par une perte de sang comme dans une hémorragie, soit par une hémolyse accélérée, une anémie peut s'ensuivre.

L'anémie peut provoquer des modifications anormales de la taille ou de la couleur des globules rouges, pouvant être détectées à l'examen microscopique. Les modifications caractéristiques sont énumérées dans le tableau 4.4. L'anémie peut être associée à une numération érythrocytaire normale et à l'absence d'anomalies dans la structure des érythrocytes (anémie normocytaire normochrome). Par exemple, après une hémorragie subite, les globules rouges de la circulation sont normaux sur le plan de la forme et de la taille, mais leur nombre est réduit.

Les symptômes et les signes d'anémie sont liés à l'incapacité du sang de fournir aux cellules corporelles assez d'oxygène pour leurs besoins, et ils peuvent traduire des phénomènes d'adaptation. Il s'agit par exemple :

- de tachycardie; le rythme cardiaque augmente pour améliorer l'apport sanguin et accélérer la circulation;
- de palpitations (perception des battements du cœur) ou d'angine de poitrine (p. 128); celles-ci sont dues à l'effort accru du muscle cardiaque surmené;
- d'essoufflement à l'effort; quand les besoins en oxygène augmentent, le rythme et le travail respiratoires augmentent pour tenter de répondre à une demande accrue.

Anémie par carence en fer

C'est la forme d'anémie la plus fréquente dans de nombreuses parties du monde. L'apport alimentaire en fer provient principalement de l'absorption de viandes rouges et de végétaux hautement colorés. Les besoins journaliers sont de 1 à 2 mg chez les hommes. Ceux des femmes sont de 3 mg, car les apports doivent compenser les pertes de sang par les règles, et faire face aux besoins de la croissance fœtale pendant la grossesse. Les enfants ont des besoins supérieurs à ceux des adultes pour couvrir les besoins dus à la croissance.

La quantité d'hémoglobine dans chaque hématie est considérée comme inférieure à la normale quand la TCMH (teneur corpusculaire moyenne en hémoglobine) est inférieure à 27 pg/cellule (tableau 4.1). L'anémie est sévère quand le taux d'hémoglobine est inférieur à 9 g/dl de sang.

L'anémie par carence en fer peut être due à une carence d'apport, rarement à des besoins en fer élevés, ou à une malabsorption dans le tractus alimentaire.

Carence d'apport

Un déficit en fer est fréquent, même chez les individus dont les besoins sont normaux, en raison de la relative inefficacité de l'absorption du fer. Il se développe généralement lentement sur une longue période de temps, et les symptômes n'apparaissent qu'une fois l'anémie bien établie. Le risque de défaut augmente si l'apport alimentaire quotidien en fer est diminué d'une quelconque façon, comme dans les régimes végétariens mal planifiés, les régimes à faible apport calorique où la quantité d'aliments ingérés est réduite. Les nourrissons nourris au lait peuvent aussi présenter une discrète anémie par carence en fer si le passage à un régime diversifié est retardé jusqu'après l'âge d'un an, car le foie ne dispose de réserves en fer que pour quelques mois, et le lait est une source pauvre en fer. D'autres groupes à risque comprennent les personnes âgées et les personnes alcooliques, dont le régime alimentaire est pauvre.

Besoins élevés

Lors de la grossesse, les besoins en fer sont accrus en raison à la fois de la croissance fœtale et de la charge supplémentaire en sang du système cardiovasculaire de la mère. Les besoins en fer augmentent également en cas de perte chronique de sang, dont la cause peut être un ulcère peptique (ulcère de l'estomac) (p. 345), des ménorragies (règles importantes), des hémorroïdes, ou un carcinome du tractus gastro-intestinal (p. 347, 351).

Malabsorption

L'absorption du fer est habituellement augmentée après une hémorragie; elle peut être diminuée lors d'atteintes gastriques, duodénales ou jéjunales. Comme l'absorption du fer dépend de l'environnement acide dans l'estomac, une augmentation du pH gastrique peut la réduire; cela peut être consécutif à l'absorption excessive d'anti-acides, à la résection d'une partie de l'estomac, ou à une anémie pernicieuse (voir ci-après), où les cellules libérant de l'acide (pariétales) de l'estomac sont détruites. La perte de surface d'absorption dans les intestins, par exemple par intervention chirurgicale, peut aussi entraîner une carence.

Anémies liées au déficit en vitamine B_{12}/acide folique

Un déficit en vitamine B_{12} et/ou en acide folique altère la maturation des érythrocytes (fig. 4.5), et des érythrocytes anormalement grands (macrocytes) sont présents dans le sang. Plusieurs divisions cellulaires se produisent pendant l'érythropoïèse normale (fig. 4.3) et, à chacune d'elles, les cellules filles sont plus petites que la cellule parentale, car il y a trop peu de temps entre les divisions pour qu'une croissance cellulaire significative puisse se produire. En cas de déficit en vitamine B_{12} ou en acide folique, le rythme de la synthèse de l'ADN et de l'ARN est ralenti, retardant la division cellulaire. Par conséquent, les cellules filles peuvent croître davantage que normalement. Les cellules circulantes sont immatures, plus grosses que normalement (macrocytes, volume globulaire moyen [VGM] > 100 fl), et certaines sont nucléées. Le contenu en hémoglobine de chaque cellule (CCMH) est normal ou augmenté (NdT : CCMH > 35 pg, mais la teneur corpusculaire moyenne en hémoglobine reste normale : TCMH entre 32 et 36 g pour 100 ml de globules rouges). Les hématies sont fragiles, et leur durée moyenne de vie est abaissée à 40–50 jours. L'anémie est due à une baisse de la production des hématies et à leur hémolyse précoce.

Anémie par carence en vitamine B_{12}

Anémie pernicieuse

L'anémie pernicieuse (NdT : ou anémie de Biermer) est la plus fréquente des anémies par carence en vitamine B_{12}. Elle est plus fréquente chez les femmes de plus de 50 ans. Il s'agit d'une maladie auto-immune, dans laquelle des autoanticorps détruisent le facteur intrinsèque (FI) et les cellules pariétales gastriques qui le produisent (p. 319).

Carence d'apport alimentaire en vitamine B_{12}

La vitamine B_{12} est largement présente dans les produits alimentaires d'origine animale, dont les produits laitiers, la viande et les œufs. Cette carence est donc rare, sauf chez les végétaliens stricts, qui ne consomment aucun produit d'origine animale. Les réserves hépatiques en vitamine B_{12} sont telles que la carence peut n'apparaître qu'au bout de plusieurs années.

Autres causes de déficit en vitamine B_{12}

Ces causes comprennent les suivantes.

- *Gastrectomie* (ablation de tout ou partie de l'estomac). Il reste peu de cellules sécrétant le FI après résection partielle de l'estomac.
- *Gastrite chronique non auto-immune, maladie maligne de l'estomac, irradiation gastrique* (radiations ionisantes). Dans ces cas, la muqueuse gastrique, dont les cellules pariétales produisant le FI, est altérée.
- *Malabsorption*. Elle peut être due à la résection de l'iléon distal, ou à son inflammation, par exemple lors de la maladie de Crohn.

Complications des carences en vitamine B_{12}

Ces anomalies peuvent précéder l'anémie. Comme la vitamine B_{12} est nécessaire à la production de la myéline, une carence conduit à des lésions neurologiques parfois irréversibles, souvent dans la moelle spinale (p. 187). Les anomalies des muqueuses, comme une glossite (inflammation de la langue), sont aussi fréquentes; celles-ci sont réversibles.

Anémie par carence en acide folique

Le déficit en acide folique entraîne une anémie mégaloblastique identique à celle due à un déficit en vitamine B_{12}, mais il n'est pas associé à une dégénérescence nerveuse médullaire. Il peut être dû :

- à une carence d'apport alimentaire, par exemple chez des nourrissons recevant tardivement une alimentation diversifiée et pas uniquement lactée, chez des alcooliques, des anorexiques, des femmes enceintes;

- à la malabsorption des folates dans le jéjunum en raison par exemple d'une maladie cœliaque, d'une sprue tropicale, ou d'un traitement antiépileptique (NdT : essentiellement par hydantoïnes, notamment la diphénylhydantoïne ; la carence en folates serait alors liée soit à une malabsorption intestinale par inactivation d'une enzyme nécessaire à leur absorption dans le jéjunum proximal, la conjugase, soit à un catabolisme accru des folates) ;
- à l'utilisation de médicaments interférant avec le métabolisme de l'acide folique, par exemple les cytotoxiques et les anticonvulsivants.

Anémie aplasique

L'anémie aplasique (hypoplasique) est due à une insuffisance médullaire. L'hématocrite est diminué. Comme la moelle osseuse produit des leucocytes et des plaquettes aussi bien que des érythrocytes, une *leucopénie* (taux sanguin bas de globules blancs) et une *thrombopénie* (taux sanguin bas de plaquettes) sont aussi probables. Quand le taux des trois types cellulaires est bas, une *pancytopénie* est réalisée, traduite par une anémie, une baisse de l'immunité (du fait de la neutropénie), et une tendance au saignement (en raison de la thrombopénie). Cette affection est parfois héréditaire (15 % des cas). Habituellement, aucune cause n'est identifiée, mais les causes connues incluent :

- la prise de médicaments, par exemple de cytotoxiques, et parfois une réaction indésirable à des anti-inflammatoires, des anticonvulsivants et à certains antibiotiques ;
- l'irradiation par radiations ionisantes ;
- certaines intoxications chimiques, par exemple au benzène ou à ses dérivés ;
- des infections virales, dont des hépatites.

Les symptômes révélateurs sont généralement des saignements et des hématomes.

Anémies hémolytiques

Ces anémies s'observent quand des globules rouges circulants sont détruits, ou quand ils sont enlevés prématurément du sang parce qu'ils sont anormaux ou que la rate est hyperactive. La plupart des cas d'hémolyse interviennent dans le foie ou la rate, et la durée de vie des érythrocytes, normalement de 120 jours environ, peut être considérablement raccourcie. Si l'affection est relativement modérée, le nombre de globules rouges peut demeurer stable, puisque la production d'érythrocytes par la moelle osseuse rouge augmente pour compenser. Ainsi, il peut exister une hémolyse continue sans anémie. Cependant, si la moelle osseuse ne parvient pas à compenser, le nombre de globules rouges va chuter, ce qui entraînera une anémie.

Même en l'absence de symptômes d'anémie (pâleur, fatigue, dyspnée, etc.), les anémies hémolytiques peuvent provoquer d'autres symptômes comme un ictère ou une splénomégalie.

Anémies hémolytiques congénitales

Dans ces maladies, des anomalies génétiques entraînent la synthèse d'une hémoglobine anormale ou une fragilité anormale de la membrane des globules rouges, réduisant leur durée de vie. Les plus fréquentes sont la drépanocytose et la thalassémie.

Drépanocytose (anémie à hématies falciformes)

Les molécules d'hémoglobine anormales sont déformées quand elles sont désoxygénées, donnant à l'érythrocyte la forme d'une faux (fig. 4.16). Si les cellules contiennent une forte proportion d'hémoglobine anormale, la falciformation est permanente. La durée de vie des cellules est réduite du fait de leur hémolyse précoce, qui provoque l'anémie. Les cellules falciformes ne se déplacent pas facilement dans la circulation sanguine. Elles obstruent la circulation, ce qui entraîne une coagulation intravasculaire, une ischémie tissulaire et des infarctus. Les épisodes aigus (crises drépanocytaires), dus au blocage des petits vaisseaux, provoquent des douleurs aiguës dans la région atteinte, souvent les mains et les pieds. Les problèmes à plus long terme provoqués par la mauvaise perfusion et l'anémie comprennent la maladie cardiovasculaire, l'insuffisance rénale, la rétinopathie, une altération de la cicatrisation tissulaire et un ralentissement de la croissance chez les enfants. L'obstruction de la circulation vers le cerveau augmente considérablement le risque d'accident vasculaire cérébral et de crises convulsives ; de plus, la mère comme le fœtus ont un grand risque de complications durant la grossesse.

La maladie touche essentiellement des Noirs. Certains sujets atteints ont un certain degré d'immunité contre le paludisme, car la durée de vie des cellules falciformées

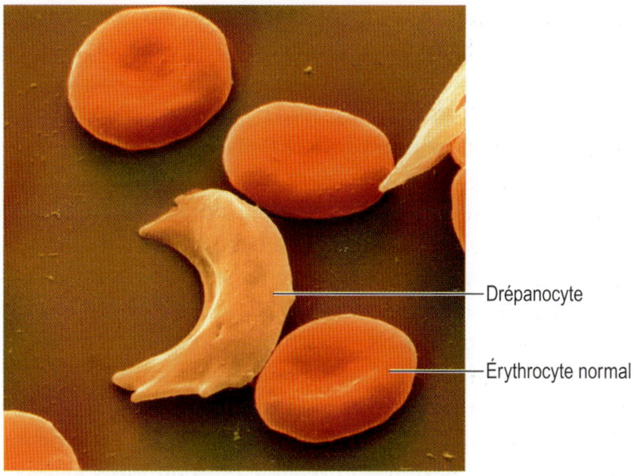

Figure 4.16 Microscopie à balayage montrant 3 érythrocytes normaux et un drépanocyte.

est moindre que le temps nécessaire à la maturation intra-érythrocytaire du parasite du paludisme (NdT : en fait, il semble aussi et peut-être surtout que la basse pression d'oxygène observée dans les tissus profonds du drépanocytaire en raison de l'anomalie de l'hémoglobine entrave le développement du parasite, dont la dernière partie du cycle érythrocytaire se fait précisément dans ces tissus).

Complications. La grossesse, l'infection et la déshydratation prédisposent au développement de crises drépanocytaires dues à une coagulation intravasculaire avec ischémie, traduites par des douleurs sévères des os longs, du thorax ou de l'abdomen. Une hémolyse excessive entraîne une augmentation des taux de bilirubine circulante, ce qui provoque fréquemment la formation de calculs (*cholélithiase*) et d'inflammation de la vésicule biliaire (*cholécystite*) s'observe ainsi (p. 358).

Thalassémie

Cette affection héréditaire, courante dans les pays méditerranéens, entraîne une production anormale d'hémoglobine, ce qui réduit l'érythropoïèse et stimule l'hémolyse. L'anémie qui en résulte peut se présenter sous des formes variées, allant de légères et asymptomatiques à profondes et menaçant le pronostic vital. Dans le cadre de la thalassémie modérée à sévère, les symptômes comprennent une expansion de la moelle osseuse et une splénomégalie, car la production de globules rouges augmente pour corriger l'anémie. Dans les formes les plus graves de la maladie, des transfusions sanguines régulières sont nécessaires, ce qui peut provoquer une surcharge en fer.

Maladie hémolytique du nouveau-né

Dans cette affection, le système immunitaire de la mère fabrique des anticorps actifs sur les globules rouges du bébé, déterminant la destruction d'érythrocytes fœtaux. L'antigène impliqué est habituellement (mais non toujours) l'antigène Rhésus (Rh) (NdT : antigène Rh classique, ou D).

Une mère Rh^- n'a aucun antigène Rh sur ses globules rouges (NdT : elle est dite dd), mais elle est capable de produire des anticorps anti-Rh (anti-D). Si elle conçoit un enfant né d'un père Rh^+ (NdT : le père est soit homozygote DD, soit hétérozygote Dd) et que l'enfant hérite de lui l'antigène Rh (D), cet enfant est également Rh^+ (NdT : il est Dd, c'est-à-dire hétérozygote pour D). Pendant la grossesse, le placenta protège le bébé du système immunitaire maternel mais, à l'accouchement, une petite quantité de globules rouges fœtaux passe dans la circulation maternelle. Comme ils portent un antigène (l'antigène Rh, ou D) étranger à la mère, le système immunitaire de celle-ci produit des anticorps contre cet antigène (NdT : anticorps anti-Rh). Ceux-ci persistent dans l'organisme maternel et, lors d'une grossesse ultérieure, ils passent dans la circulation fœtale (NdT : il s'agit d'IgG); si le fœtus est Rh^+, ses hématies sont attaquées par ces anticorps, d'où l'hémolyse (fig. 4.17). Dans les cas les plus sévères, le bébé meurt dans l'utérus maternel d'anémie profonde (NdT : le tableau réalisé est celui de l'anasarque fœtoplacentaire, ou hydrops fœtalis). Dans les cas moins sévères, le bébé naît avec une anémie de degré variable, corrigée par la transfusion de sang (NdT : il s'agit en règle d'exsanguinotransfusion, remplacement de la presque totalité du sang du nouveau-né par du sang invulnérable aux anticorps maternels).

La maladie est devenue beaucoup plus rare depuis qu'il a été montré que si la mère Rh^- reçoit en injection des anticorps anti-Rh dans les 72 h qui suivent le premier accouchement d'un enfant Rh^+, le système immunitaire de celle-ci ne fabriquera pas d'anticorps anti-Rh. Les grossesses ultérieures d'enfants Rh^+ ne seront donc pas affectées, à condition que l'injection soit renouvelée à chaque

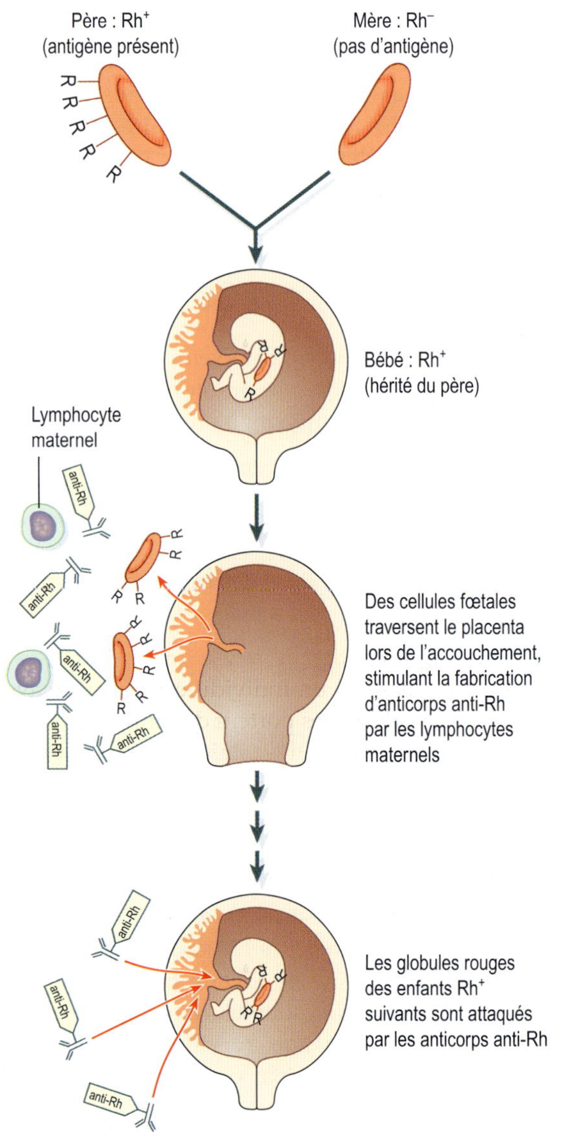

Figure 4.17 L'immunité dans la maladie hémolytique du nouveau-né.

accouchement d'un enfant Rh^+ pour protéger l'enfant Rh^+ suivant. Les anticorps anti-Rh administrés à la mère se lient à toutes les hématies fœtales présentes dans sa circulation, et ils neutralisent les antigènes Rh que ces hématies portent avant que le système immunitaire maternel ne produise d'anticorps anti-Rh.

Anémies hémolytiques acquises

Les anémies hémolytiques sont dites acquises quand elles ne sont pas dues à une affection génétiquement transmise ; elles n'ont pas de caractère familial ni ethnique, sauf si un même facteur causal agit sur plusieurs membres de la famille ou de l'ethnie (ce facteur peut être par exemple un agent chimique ou le paludisme).

Agents chimiques

Ces substances déterminent une hémolyse précoce ou excessive ; c'est par exemple le cas :

- de certains médicaments, en particulier quand ils sont pris longtemps à forte dose, comme les sulfamides ;
- de produits chimiques environnementaux ou professionnels, comme le plomb, l'arsenic ;
- de toxines produites par des microbes comme *Streptococcus pyogenes, Clostridium perfringens*.

Auto-immunité

Les hémolyses auto-immunes sont dues à des anticorps anti-érythrocytaires produits par l'individu contre ses propres globules rouges (autoanticorps). Elles peuvent être aiguës ou chroniques, primaires ou secondaires à d'autres maladies, comme un carcinome, une infection virale, une maladie auto-immune systémique.

Accidents hémolytiques transfusionnels

Normalement, les individus ne produisent pas d'anticorps contre les antigènes de leurs propres globules rouges ; s'ils le font, ces anticorps réagissent avec ces antigènes, entraînant l'agglutination et la lyse des érythrocytes (voir fig. 4.8). Cependant, si un individu est transfusé avec du sang dont les érythrocytes portent des antigènes différents des siens, son système immunitaire les reconnaît comme étrangers, fabrique des anticorps contre eux, et détruit les hématies transfusées. Cette réaction entre le sang d'un receveur et celui d'un donneur incompatibles entraîne une hémolyse se produisant dans le système cardiovasculaire du receveur (NdT : hémolyse intravasculaire). Cette hémolyse se traduit, chez le malade éveillé, par des douleurs lombaires violentes, des frissons et de la fièvre, un état de choc. L'hémoglobine présente dans le sang (hémoglobinémie) par suite de l'hémolyse intravasculaire atteint le rein, d'où le passage d'hémoglobine dans l'urine (hémoglobinurie, traduite par des urines foncées) et éventuellement un blocage des néphrons par l'hémoglobine, entraînant une atteinte de la fonction rénale (NdT : insuffisance rénale aiguë avec oligurie ou anurie).

Polyglobulies

Dans les polyglobulies, le nombre des érythrocytes du sang est anormalement élevé. Cela accroît la viscosité sanguine, ralentit le flux sanguin et augmente le risque de coagulation intravasculaire avec ischémie et infarctus.

Augmentation relative du taux des érythrocytes

Cette augmentation (ou fausse polyglobulie) se produit quand le volume total du plasma est diminué en raison de la fuite de plasma, lors d'une brûlure cutanée étendue par exemple, alors que le volume globulaire total (c'est-à-dire le volume occupé par la totalité des érythrocytes du corps) reste dans les limites de la normale.

Polyglobulie vraie

(NdT : Le taux de globules rouges du sang est alors augmenté, de même que l'hématocrite [supérieur à 54 % chez l'homme, 47 % chez la femme et l'enfant], mais surtout le volume globulaire total est élevé pour le sexe, le poids et la taille.)

Physiologique. L'hypoxie prolongée stimule l'érythropoïèse, et le nombre de réticulocytes libérés dans le sang par la moelle osseuse est accru. Cela survient naturellement chez les personnes vivant en haute altitude, où la pression d'oxygène de l'air est basse, avec comme conséquence une pression partielle d'oxygène basse dans les alvéoles pulmonaires. Chaque cellule transporte moins d'oxygène que normalement, si bien qu'il faut plus d'érythrocytes pour satisfaire les besoins en oxygène de l'organisme. D'autres causes d'hypoxie, comme une maladie cardiaque ou pulmonaire ou un tabagisme important, peuvent entraîner une polyglobulie.

Pathologique. Certains cancers peuvent augmenter la production de globules rouges, sans que la raison soit toujours connue.

Troubles leucocytaires

Objectifs pédagogiques

Après avoir étudié ce paragraphe, vous devriez être capable :

- de définir les termes de leucopénie et d'hyperleucocytose ;
- de passer en revue l'importance physiologique d'un taux sanguin de leucocytes augmenté ou diminué ;
- d'exposer les principales formes de leucémie, avec leurs causes, leurs signes et symptômes.

Leucopénie

La leucopénie est définie par un taux de leucocytes dans le sang inférieur à $4 \times 10^9/l$ ($4000/mm^3$).

Granulopénie (neutropénie)

La granulopénie est un taux sanguin anormalement bas de granulocytes (ou polynucléaires) circulants ; elle est appelée aussi neutropénie car 40 à 75% des granulocytes sont des polynucléaires neutrophiles (NdT : chez l'adulte et l'enfant de plus de 10 ans, la neutropénie est définie par un taux de polynucléaires neutrophiles inférieur à $1{,}8 \times 10^9$/l, soit $1800/mm^3$). Une réduction du taux des granulocytes circulants apparaît quand leur production ne se fait pas au rythme de leur disparition, ou quand la durée de vie de ces cellules est diminuée. Une réduction très importante du taux des granulocytes, ou leur absence, est appelée *agranulocytose*. Les neutropénies peuvent être dues à de très nombreuses causes, dont :

- la prise de médicaments, par exemple cytotoxiques, phénylbutazone, phénothiazines, certains sulfamides et antibiotiques ;
- l'irradiation de la moelle osseuse lésant les précurseurs des granulocytes, par exemple lors d'une radiothérapie ;
- l'infiltration de la moelle osseuse par des cellules malignes, par exemple leucémie, certaines anémies ;
- plusieurs infections microbiennes.

Dans les affections comportant une grosse rate, une quantité excessive de granulocytes est séquestrée dans la rate puis détruite, d'où la neutropénie (NdT : dite par hypersplénisme). La neutropénie prédispose à des infections sévères pouvant entraîner une septicémie et la mort. La septicémie est la présence dans le sang d'un nombre significatif d'agents pathogènes actifs.

Hyperleucocytose

L'augmentation du taux des leucocytes circulants s'observe en tant que réaction normale protectrice dans diverses affections, en particulier les infections bactériennes. Quand l'infection guérit, le taux de leucocytes revient à la normale.

L'hyperleucocytose pathologique est définie par un taux de leucocytes du sang supérieur à 11×10^9/l ($11\,000/mm^3$). Un ou plusieurs types de cellules sont impliqués (NdT : l'augmentation du taux sanguin des polynucléaires neutrophiles, ou polynucléose neutrophile, est définie par un taux supérieur à $7{,}5 \times 10^9$/l, soit $7500/mm^3$; elle ne devient significative qu'au-dessus de $10\,000/mm^3$; elle est due le plus souvent à une infection bactérienne, à un processus inflammatoire, à un cancer ou à un lymphome, au traitement par corticoïdes).

Leucémie

On entend par leucémie la prolifération maligne de précurseurs des leucocytes dans leurs centres formateurs (moelle osseuse, tissu lymphoïde). Elle est la conséquence d'une augmentation incontrôlée de la production de leucocytes et de leurs précurseurs (leucoblastes, ou blastes). Quand des cellules malignes passent dans le sang, le taux des leucocytes sanguins s'élève habituellement ; ce taux peut cependant être normal, ou même bas. La prolifération de leucoblastes dans la moelle osseuse entrave la formation des autres cellules sanguines, d'où la possibilité d'anémie et de thrombopénie, dont l'association à une éventuelle leucopénie constitue une pancytopénie (celle-ci est dite « centrale », car d'origine médullaire). Comme les leucocytes sont immatures au moment de leur libération, l'immunité est réduite et le risque d'infection élevé.

Causes des leucémies

Certaines causes des leucémies sont connues, mais aucune cause n'est retrouvée dans la très grande majorité des cas. Certaines personnes ont une prédisposition génétique aux leucémies, révélée par des facteurs environnementaux, y compris une infection virale. D'autres causes connues comprennent les suivantes :

Radiations ionisantes. Les radiations ionisantes telles que les rayons X et le rayonnement des isotopes radioactifs déterminent des modifications malignes des précurseurs des globules blancs du sang. L'ADN de ces cellules peut être altéré, et certaines cellules meurent alors que d'autres se divisent à un rythme anormalement rapide. Une leucémie peut se développer n'importe quand après l'irradiation, même après 20 ans ou plus.

Produits chimiques. Certains produits chimiques rencontrés dans l'environnement général ou professionnel altèrent l'ADN des précurseurs des leucocytes présents dans la moelle osseuse. Il s'agit notamment du benzène et de ses dérivés, de l'asbeste (amiante), des médicaments cytotoxiques, du chloramphénicol.

Facteurs génétiques. Le jumeau identique (monozygote) d'un leucémique présente un risque accru de leucémie aiguë, suggérant l'implication de facteurs génétiques. (NdT : il est à noter que les leucémies aiguës sont relativement fréquentes chez les trisomiques [qui présentent une anomalie chromosomique : la trisomie 21] ainsi que lors d'autres affections dues à des anomalies génétiques [ataxie-télangiectasie, syndrome de Wiskott-Aldrich, etc.].)

Types des leucémies

Les leucémies sont habituellement classées selon le type de cellules concerné, la maturité des cellules, et le rythme avec lequel la maladie se développe (voir fig. 4.3).

Leucémies aiguës

Ces types ont habituellement un début soudain, et elles touchent des cellules blastiques peu différenciées et immatures (voir fig. 4.3). Il s'agit d'affections agressives, atteignant leur apogée en quelques semaines ou mois. L'invasion rapide de la moelle osseuse entraîne une insuffisance médullaire rapide et une anémie, une thrombopénie traduite par des hémorragies, une neutropénie favorisant les infections bactériennes. Les membranes muqueuses de la bouche et du tractus gastro-intestinal supérieur sont les plus fréquemment affectées.

Une leucocytose est habituellement présente dans la leucémie aiguë. La moelle osseuse est envahie de très nombreuses cellules immatures et anormales.

Leucémie aiguë myéloblastique. Cette leucémie implique la prolifération de myéloblastes (voir fig. 4.3); elle est plus fréquente chez les adultes entre 25 et 60 ans, le risque augmentant progressivement avec l'âge. Cette pathologie peut souvent être traitée, ou bien une rémission au long cours peut survenir.

Leucémie aiguë lymphoblastique. Elle touche principalement les enfants, qui ont un meilleur pronostic que les adultes, jusqu'à 70 % d'entre eux pouvant être traités. La cellule en cause est le lymphocyte B primitif.

Leucémies chroniques

Ces leucémies sont moins agressives que les formes aiguës et les cellules y sont plus différenciées, c'est-à-dire au stade de « cyte » (voir fig. 4.3).

La leucocytose est une caractéristique de la leucémie chronique, avec un envahissement de la moelle osseuse par des leucocytes immatures et anormaux; mais cela varie en fonction de la forme de la maladie.

Leucémie myéloïde chronique. Elle survient à tout âge, et bien que sa survenue soit progressive, chez la plupart des patients, elle finit par se transformer en un stade rapidement évolutif ressemblant à la leucémie aiguë myéloblastique. Elle se révèle mortelle, même si elle évolue parfois en leucémie aiguë lymphoblastique, de meilleur pronostic. La mort intervenait dans le passé dans les 5 ans (NdT : le pronostic a été radicalement transformé par l'utilisation de nouveaux traitements [inhibiteurs de tyrosine kinase]).

Leucémie lymphoïde chronique. Elle implique la prolifération des lymphocytes B; elle est généralement moins agressive que la leucémie myéloïde chronique. Elle se rencontre essentiellement chez les personnes âgées; la progression de la maladie est en général lente, le taux de survie pouvant atteindre 25 ans.

Maladies hémorragiques

Objectifs pédagogiques

Après avoir étudié ce paragraphe, vous devriez être capable :

- d'indiquer les principales causes et les principaux effets d'une thrombopénie;
- d'indiquer le rôle de la vitamine K dans des troubles de la coagulation;
- d'expliquer l'appellation coagulation intravasculaire disséminée et de donner ses principales causes;
- de décrire les déficits présents dans l'hémophilie.

Thrombopénie (thrombocytopénie)

La thrombopénie est définie par un taux des plaquettes du sang inférieur à 150×10^9/l (150000/mm^3), mais un saignement capillaire spontané n'apparaît habituellement que si le taux tombe au-dessous de 30×10^9/l (30000/mm^3). Elle peut être due à un défaut de production, ou à un excès de destruction.

Production des plaquettes diminuée

Cela est habituellement dû à une insuffisance médullaire, et de ce fait la production des érythrocytes et des granulocytes est également réduite, d'où une pancytopénie. Cela est souvent dû :

- à l'invasion de la moelle par des cellules malignes, leucémiques ou provenant de tumeurs (métastases), à une anémie pernicieuse (NdT : ou anémie de Biermer);
- à des radiations ionisantes, par exemple aux rayons X ou aux isotopes radioactifs, qui lèsent les précurseurs médullaires se divisant rapidement;
- à des médicaments, par exemple médicaments cytotoxiques, chloramphénicol, chlorpromazine, sulfamides.

Destruction des plaquettes accrue

Un taux de plaquettes sanguines bas apparaît quand la production de nouvelles plaquettes ne se fait pas au rythme de la destruction de plaquettes endommagées ou usées. Cela s'observe lors de la coagulation intravasculaire disséminée (voir plus loin) et du purpura thrombopénique auto-immun.

Purpura thrombopénique auto-immun. Cette affection, qui touche habituellement des enfants et des adultes jeunes, peut être due à une infection virale, telle que la rougeole. Des anticorps antiplaquettaires sont formés, recouvrant les plaquettes et entraînant leur destruction après qu'elles aient été phagocytées par des phagocytes mononucléés de la rate et plus accessoirement du foie. Le *purpura* est une manifestation significative de la maladie, caractérisé par la présence d'hémorragies dans la peau dont la taille va de celle d'une tête d'épingle (NdT : elles sont appelées pétéchies) à celle de grandes taches (NdT : appelées ecchymoses). La sévérité des manifestations de la maladie va du discret saignement cutané aux hémorragies viscérales. Quand le taux de plaquettes est très bas, on peut observer des ecchymoses étendues, des hématomes, des hémorragies gastro-intestinales ou intracrâniennes.

Déficit en vitamine K

La vitamine K est nécessaire à la synthèse hépatique de nombreux facteurs de coagulation (NdT : facteurs dits vitamine K-dépendants), et son déficit prédispose par conséquent à des troubles de l'hémostase.

Maladie hémorragique du nouveau-né

Un saignement spontané du cordon ombilical et de la muqueuse intestinale se produit chez des nouveau-nés dont la vitamine K obtenue de la mère durant la grossesse a été utilisée, alors que les bactéries intestinales synthétisant la vitamine K ne sont pas encore apparues dans l'intestin du bébé. Il risque en particulier de survenir si le nouveau-né est prématuré.

Déficit d'absorption chez l'adulte

La vitamine K est soluble dans les graisses (NdT : elle est dite liposoluble), et la présence de sels biliaires dans l'intestin est nécessaire pour qu'elle soit absorbée (NdT : la vitamine K_1, d'origine alimentaire, est absorbée dans le grêle proximal ; la vitamine K_2, synthétisée par les bactéries intestinales, est absorbée dans l'iléon terminal et le côlon). Un déficit peut apparaître en cas de maladie hépatique, d'obstruction biliaire prolongée, et dans toute maladie où l'absorption intestinale des graisses est altérée, par exemple la maladie cœliaque (p. 354). Le défaut d'apport alimentaire est une cause rare car la synthèse bactérienne intestinale suffit habituellement aux besoins. Cependant, un déficit peut s'observer lors de traitements médicamenteux stérilisant l'intestin.

Coagulation intravasculaire disséminée (CIVD)

Dans la CIVD, le système de coagulation est activé à l'intérieur des vaisseaux sanguins, conduisant à la formation de caillots sanguins qu'une fibrinolyse réactionnelle n'empêche pas (NdT : la fibrinolyse est la lyse de la fibrine structurant le caillot ; elle se traduit par la présence dans le sang de produits de dégradation de la fibrine). La CIVD consomme des facteurs de coagulation et des plaquettes, dont le taux baisse dans le sang, d'où la tendance aux hémorragies. La CIVD est une complication fréquente de nombreuses autres pathologies, dont :

- une infection bactérienne, comme une septicémie, des endotoxines étant libérées par des bactéries Gram négatif ;
- les traumatismes sévères ;
- l'embolie amniotique, l'hématome rétroplacentaire, l'éclampsie, la rétention de fœtus mort ;
- la pancréatite aiguë, quand des enzymes digestives sont libérées dans le sang ;
- des cancers avancés (NdT : et aussi des leucémies, surtout aiguës, dont en particulier la leucémie aiguë promyélocytaire, où elle survient de façon presque constante) ;
- des transfusions de grandes quantités de sang.

Affections congénitales

Hémophilies

Les hémophilies sont un groupe de troubles de la coagulation hérités, portés par des gènes présents sur le chromosome X (c'est-à-dire que la transmission est liée au sexe, voir p. 472). Les gènes en cause codent pour les facteurs de coagulation anormaux (facteur VIII et facteur de Christmas) et, s'ils sont transmis à un garçon, conduisent toujours à la manifestation de la maladie. Les femmes ayant hérité d'une copie sont des *porteuses*, mais si leur second chromosome X est porteur d'une copie du gène normal, leur coagulation sanguine est normale. Il est possible, mais inhabituel, qu'une femme hérite de deux copies du gène anormal et soit hémophile.

Les hémophiles présentent de sévères épisodes hémorragiques prolongés et répétés, de siège quelconque, même en l'absence de traumatisme. Des hémorragies récidivantes intra-articulaires sont fréquentes, traduites par des douleurs marquées et, à long terme, des altérations du cartilage articulaire. La maladie peut revêtir des formes sévères, modérées – auquel cas le facteur défectueux a une activité partielle – ou extrêmes – il faut alors des jours voire des semaines pour parvenir à contrôler une hémorragie.

Les deux principales formes d'hémophilie ne diffèrent que par le facteur de coagulation impliqué ; leur tableau clinique est identique.

- Hémophilie A. Elle est caractérisée par le déficit en facteur VIII.
- Hémophilie B. C'est la maladie hémorragique génétiquement déterminée la moins fréquente. Le déficit en facteur IX entraîne celui en thromboplastine.

Maladie de von Willebrand

Dans cette maladie, le déficit en facteur de von Willebrand entraîne un déficit en facteur VIII (NdT : car le facteur de von Willebrand assure le transport du facteur VIII). Comme sa transmission n'est pas liée au sexe (NdT : son gène est sur le chromosome 12), les hémorragies dues au déficit de la coagulation s'observent également dans les deux sexes.

CHAPITRE 5

Système cardiovasculaire

Pour sa description, le système cardiovasculaire (cardio- : le cœur; vasculaire : les vaisseaux sanguins) est divisé en deux parties principales :

- le *cœur*, dont l'action de pompe assure la circulation du sang constante;
- les *vaisseaux sanguins*, qui forment un long réseau à travers lequel le sang circule.

Le *système lymphatique* est en lien étroit, à la fois sur le plan structurel et fonctionnel, avec le système cardiovasculaire; il est abordé au chapitre 6.

Les deux systèmes communiquent entre eux, et ils sont intimement associés.

Le cœur pompe le sang dans deux systèmes de vaisseaux sanguins anatomiquement séparés (fig. 5.1) :

- la circulation pulmonaire;
- la circulation systémique.

Le côté droit du cœur envoie le sang vers les poumons (dans la circulation pulmonaire) où se produit un échange gazeux, c'est-à-dire que le sang collecte de l'oxygène à partir des sacs alvéolaires et que le gaz carbonique en excès diffuse dans les sacs alvéolaires pour l'expiration. Le côté gauche du cœur envoie le sang dans la circulation systémique, qui le distribue au reste du corps. Là, les déchets tissulaires passent dans le sang pour être excrétés, les cellules corporelles extraient du sang leurs nutriments et l'oxygène contenus dans le sang.

Le système cardiovasculaire assure un flux continu de sang à toutes les cellules corporelles, et il fait l'objet d'ajustements physiologiques constants afin de maintenir un apport sanguin adéquat. Si l'apport en oxygène et en nutriments aux cellules corporelles devient inadéquat, des lésions tissulaires apparaissent, et la mort cellulaire peut survenir.

La fonction cardiovasculaire décline normalement avec l'âge, sujet abordé p. 123. Une pathologie du système cardiovasculaire est susceptible d'avoir des conséquences importantes non seulement sur le cœur et les vaisseaux sanguins, mais aussi sur les autres systèmes corporels, ce qui sera traité à partir de la p. 124.

Vaisseaux sanguins

Objectifs pédagogiques

Après avoir étudié ce paragraphe, vous devriez être capable :

- de décrire les structures et les fonctions des artères, des veines et des capillaires;
- d'expliquer les relations entre les différents types de vaisseaux sanguins;
- d'indiquer les principaux facteurs contrôlant le diamètre des vaisseaux sanguins;
- d'expliquer les mécanismes des échanges de nutriments, de gaz et de déchets entre le sang et les tissus.

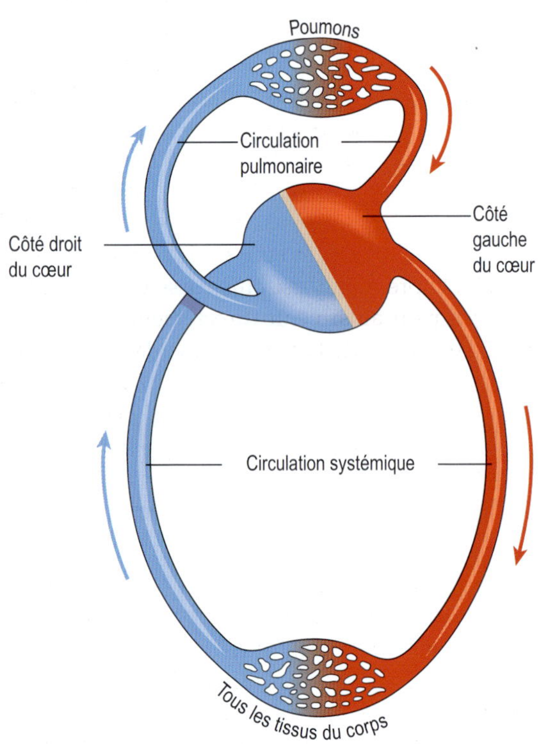

Figure 5.1 Les relations entre les circulations pulmonaire et systémique.

La structure, la taille et la fonction des vaisseaux sanguins sont diverses. Il en existe plusieurs types : artères, artérioles, capillaires, veinules et veines (fig. 5.2).

Artères et artérioles

Ces vaisseaux sanguins transportent le sang parti du cœur. Leur taille est très variable; leur paroi comporte trois couches (fig. 5.3) :

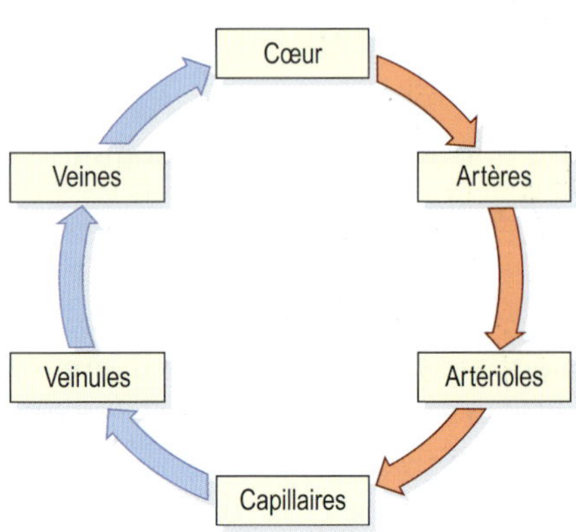

Figure 5.2 Les relations entre le cœur et les différents types de vaisseaux sanguins.

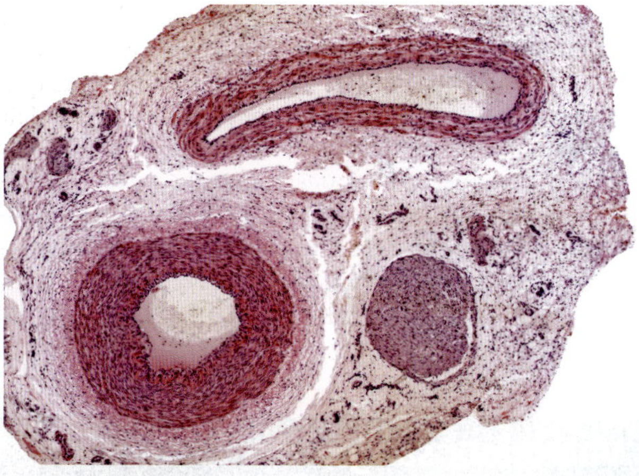

Figure 5.3 Microscopie classique d'une artère, d'une veine et d'un nerf associé.

- la *tunique adventitielle* ou *adventice*, la plus superficielle, faite de tissu fibreux (NdT : fibroblastes orientés dans le sens du vaisseau et fibres de collagène) ;
- la *média*, couche moyenne faite de cellules musculaires lisses orientées de façon circulaire, et de tissu élastique ;
- l'*intima*, la plus interne, faite d'un épithélium pavimenteux appelé *endothélium*.

La quantité de tissu musculaire et de tissu élastique des artères dépend de la taille de celles-ci. Dans les grosses artères, dont l'aorte, appelées parfois artères élastiques (NdT : ou artères de conduction), la média comporte relativement plus de tissu élastique que de tissu musculaire. Cette proportion se modifie progressivement des plus grosses artères aux plus petites, les *artérioles*, où la média est faite presque entièrement de muscle lisse. De la sorte, leur diamètre peut être précisément contrôlé, ce qui permet de réguler leur pression interne. La pression artérielle systémique est principalement déterminée par la résistance que ces minuscules artères observent face à la pression sanguine ; c'est la raison pour laquelle elles sont appelées *vaisseaux résistifs*.

Les artères ont des parois plus épaisses que les veines pour supporter la pression élevée du sang artériel.

Artères anastomotiques et artères terminales

Les artères *anastomotiques* forment un lien entre les principales artères vascularisant un territoire, par exemple la paume des mains (p. 113) ou la plante des pieds, le cerveau, les articulations ou, à un moindre degré, le muscle cardiaque. Si une artère vascularisant un territoire est occluse, les artères anastomotiques fournissent une *circulation collatérale* (NdT : permettant au sang d'irriguer plus ou moins le territoire de l'artère bouchée). Cette circulation collatérale a d'autant plus de chance d'amener un apport de sang adéquat au territoire de l'artère occluse que l'occlusion se produit plus progressivement, laissant le temps aux artères anastomotiques de se dilater.

Une *artère terminale* est une artère qui constitue la seule source d'apport sanguin à un tissu, par exemple l'artère centrale de la rétine ou des branches du cercle de Willis dans le cerveau. Quand une artère terminale est occluse, les tissus qu'elle vascularise meurent car il n'y a pas d'apport sanguin substitutif.

Capillaires et sinusoïdes

Les plus petites artérioles se résolvent en un certain nombre de très fins vaisseaux appelés *capillaires*. La paroi capillaire est faite d'une unique couche de cellules endothéliales reposant sur une membrane basale très fine que peuvent traverser l'eau et d'autres petites molécules (NdT : la membrane basale de cet endothélium, très mince, est soutenue par un réseau lâche de fibres de réticuline ; les capillaires n'ont ni média ni adventice). Les cellules du sang et les grosses molécules, telles que les protéines plasmatiques, ne traversent pas normalement la paroi capillaire. Les capillaires forment un vaste réseau de minuscules vaisseaux réunissant les plus petites artérioles aux plus petites veinules. Leur diamètre est à peu près celui d'un érythrocyte (7 μm). Le lit capillaire est le siège d'échange de substances entre le sang et le liquide tissulaire (liquide interstitiel) qui baigne les cellules corporelles. À l'exception de celles de la surface cutanée et de la cornée, toutes les cellules corporelles sont situées près d'un capillaire.

L'entrée des lits capillaires est gardée par des anneaux de muscle lisse (*sphincters précapillaires*) qui dirigent le flux sanguin. L'hypoxie (faibles taux d'oxygène dans les tissus) ou le taux élevé de déchets tissulaires, indiquant des niveaux élevés d'activité, dilatent les sphincters et augmentent la pression sanguine à travers les lits affectés.

Dans certains endroits, notamment le foie (p. 329) et la moelle osseuse, les capillaires sont significativement plus larges et fuient davantage que la normale. Ces capillaires sont appelés *sinusoïdes*. Comme leur paroi est incomplète et que leur lumière est bien plus grande que la normale, la pression y est plus basse et le flux sanguin plus lent ; il peut ainsi venir directement au contact des cellules à l'extérieur de la paroi sinusoïdale. Cela favorise un échange de substances nettement plus rapide entre le sang et les tissus, ce qui est par exemple utile dans le foie, qui régule la composition du sang venant du tractus gastro-intestinal.

Temps de remplissage capillaire

Lorsqu'une zone de peau est fermement comprimée à l'aide d'un doigt, elle devient blanche car le sang des capillaires sous le doigt a été chassé. Normalement, il faut moins de 2 secondes pour que les capillaires se remplissent de nouveau une fois le doigt enlevé et pour que la peau redevienne rose. Bien que ce test puisse donner des résultats non fiables, particulièrement chez les adultes, il peut être utile chez les enfants, un temps de remplissage capillaire prolongé indiquant une mauvaise perfusion ou une déshydratation.

Veines et veinules

Les veines ramènent au cœur le sang sous basse pression. Les parois des veines sont plus minces que celles des artères, tout en ayant les mêmes trois couches tissulaires (fig. 5.3). Elles sont plus minces car il y a moins de tissus musculaire et élastique dans leur média. Quand on les coupe, les veines se collabent, alors que les artères, à parois plus épaisses, restent ouvertes.

Quand une artère est coupée, du sang jaillit à haute pression, tandis que du sang s'écoule plus lentement, de façon continue, d'une veine coupée.

Certaines veines possèdent des *valvules*, empêchant le reflux du sang et assurant son écoulement vers le cœur (fig. 5.4). Ces valvules sont faites par deux replis de l'intima, renforcés par du tissu conjonctif. Ces replis sont *semi-lunaires*, avec une concavité dirigée vers le cœur. Les valvules sont abondantes dans les veines des membres, en particulier dans celles des membres inférieurs où le sang doit parcourir une distance considérable contre la pesanteur quand l'individu est debout. Les valvules manquent dans les veines de très petit calibre ainsi que dans les veines de gros calibre du thorax et de l'abdomen. Les valvules sont assistées par les muscles squelettiques entourant les veines.

Les veines les plus petites sont appelées *veinules*.

Les veines sont appelées *vaisseaux capacitifs*, car ils peuvent se dilater et ont donc la capacité de contenir une grande proportion du sang corporel. À tout moment, environ deux tiers du sang se trouvent ainsi dans le système veineux. De cette façon, le système vasculaire peut absorber (jusqu'à un certain point) les soudaines modifications du volume sanguin, comme lors d'une hémorragie ; les veines peuvent se contracter et se détendre, ce qui permet d'éviter une brusque chute de la pression sanguine.

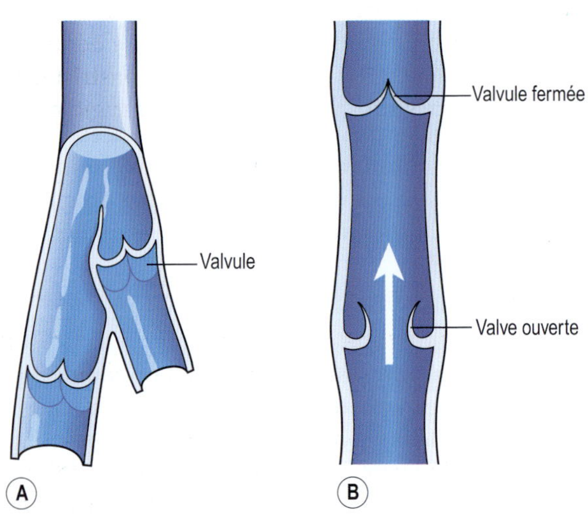

Figure 5.4 Intérieur d'une veine. A. Les valves et les valvules. **B.** La direction du flux sanguin à travers une valve.

Apport de sang

Les couches superficielles des vaisseaux à paroi épaisse reçoivent du sang par un réseau de vaisseaux sanguins appelés *vasa vasorum*. Les vaisseaux à paroi mince et l'endothélium des autres vaisseaux reçoivent de l'oxygène et des nutriments par diffusion à partir du sang qui les traverse.

Contrôle du diamètre des vaisseaux sanguins

Le muscle lisse de la média des veines et des artères est innervé par des nerfs du *système nerveux autonome*. Ces nerfs naissent du *centre vasomoteur* ou *centre cardiovasculaire*, situé dans le bulbe (NdT : ce centre, bilatéral, est situé dans la substance réticulée du bulbe et du tiers inférieur du pont) ; ils modifient le diamètre des vaisseaux sanguins, contrôlant ainsi le volume du sang que ces vaisseaux contiennent.

Les vaisseaux sanguins les plus étroitement régulés par ce mécanisme nerveux sont les artérioles car, proportionnellement, celles-ci contiennent plus de muscle lisse dans leurs parois que tout autre vaisseau sanguin. Les parois des grosses artères comme l'aorte contiennent principalement du tissu élastique, et tendent donc à se dilater et à revenir sur elles-mêmes passivement, en fonction de la quantité de sang qui y circule. Les veines réagissent aussi à la stimulation nerveuse, bien qu'elles n'aient qu'une petite quantité de muscle lisse dans leur média.

Diamètre des vaisseaux sanguins et circulation du sang

La résistance à l'écoulement des liquides dans un tube est déterminée par trois facteurs : le diamètre du tube, la longueur du tube, et la viscosité du liquide. La résistance périphérique est le principal facteur influençant l'écoulement du sang dans les vaisseaux artériels. La longueur des vaisseaux et la viscosité du sang jouent aussi un rôle dans la résistance périphérique, mais elles sont constantes chez le sujet sain, et elles ne sont donc pas des déterminants significatifs des modifications du flux sanguin. La résistance périphérique est un facteur essentiel à la régulation de la pression sanguine, abordée plus en détail p. 101.

Le diamètre du vaisseau sanguin est régulé par le muscle lisse de la média des vaisseaux sanguins, innervé par des nerfs sympathiques issus du système nerveux autonome (p. 185). La plupart des vaisseaux sanguins n'ont pas d'innervation parasympathique, et par conséquent le diamètre de la lumière vasculaire ainsi que le tonus du muscle lisse vasculaire sont déterminés par le degré de stimulation du sympathique. L'activité sympathique contracte généralement le muscle lisse du vaisseau sanguin et réduit par conséquent la lumière vasculaire (*vasoconstriction*), ce qui augmente la pression à l'intérieur. Un certain degré d'activité sympathique au repos maintient un tonus (NdT : tonus vasoconstricteur sympathique) dans la paroi vasculaire et empêche une chute de la pression trop importante (fig. 5.5). La baisse de la stimulation entraîne le relâchement du muscle lisse, ce qui amincit la paroi et augmente le diamètre de la lumière vasculaire (*vasodilatation*). Cela entraîne une augmentation du flux sanguin sous moindre pression.

L'ajustement constant du diamètre du vaisseau sanguin favorise la régulation de la résistance périphérique et de la pression artérielle systémique.

Bien que la plupart des artérioles réagissent par une vasoconstriction à la stimulation sympathique, la réaction est bien moins marquée dans certains lits artériolaires, par exemple dans le muscle squelettique et le cerveau. C'est important pour que, en cas de stress, comme dans la réaction du combat ou de la fuite (*flight or fight response*, p. 194), lorsque l'activité sympathique est très forte, ces tissus essentiels reçoivent des taux plus élevés d'oxygène et de nutriments dont ils ont besoin.

Régulation locale du flux sanguin

Étant donné que les besoins tissulaires en oxygène et en nutriments varient en fonction de leurs activités, il est important que le flux sanguin soit régulé localement pour qu'il comble les besoins tissulaires. La capacité d'un organe de contrôler son propre flux sanguin est

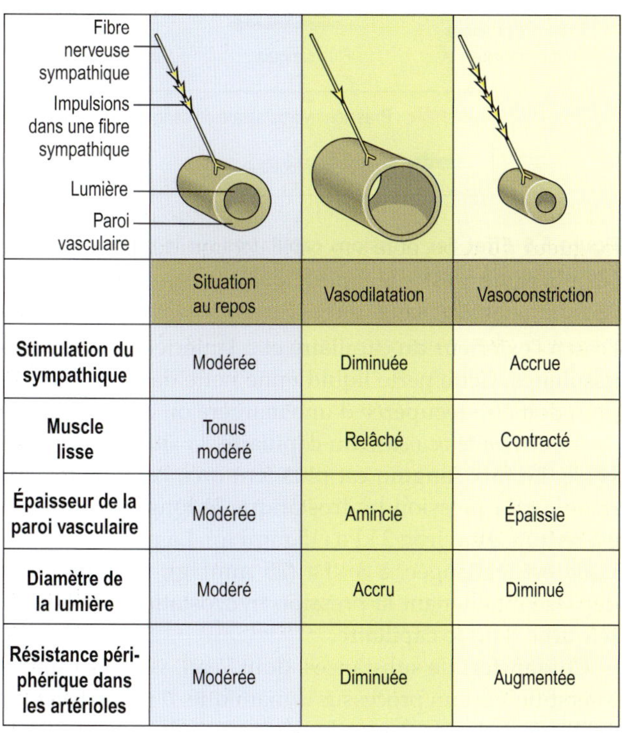

	Situation au repos	Vasodilatation	Vasoconstriction
Stimulation du sympathique	Modérée	Diminuée	Accrue
Muscle lisse	Tonus modéré	Relâché	Contracté
Épaisseur de la paroi vasculaire	Modérée	Amincie	Épaissie
Diamètre de la lumière	Modéré	Accru	Diminué
Résistance périphérique dans les artérioles	Modérée	Diminuée	Augmentée

Figure 5.5 Les relations entre la stimulation du sympathique et le diamètre du vaisseau sanguin.

dénommée *autorégulation*. Certains organes, dont le système nerveux central, le foie et les reins, reçoivent proportionnellement davantage de flux sanguin. D'autres tissus, comme le muscle squelettique au repos, en reçoivent bien moins, mais leur vascularisation sanguine peut être multipliée par 20 durant l'effort intense. D'autres exemples sont constitués par le flux sanguin à travers le tractus gastro-intestinal qui s'accroît après un repas pour permettre une augmentation de l'activité dans le tractus, et les ajustements du flux sanguin à travers la peau dans le cadre du contrôle de la température corporelle (p. 367). Le flux sanguin augmente à travers chaque organe par la vasodilatation des vaisseaux qui le vascularisent, et il diminue par leur vasoconstriction. Les principaux mécanismes associés au contrôle local du flux sanguin comprennent :

- la libération de produits de déchets du métabolisme, par exemple le CO_2 et l'acide lactique. Un tissu en activité libère plus de déchets qu'un tissu au repos, et des taux de déchets accrus augmentent le flux sanguin dans la région ;
- la température tissulaire : une augmentation de l'activité métabolique accroît la température tissulaire, qui à son tour entraîne une vasodilatation ;
- l'hypoxie, ou manque d'oxygène, stimule la vasodilatation et une augmentation du flux sanguin dans le tissu affecté ;
- la libération de vasodilatateurs chimiques. Les tissus inflammatoires et actifs métaboliquement libèrent de nombreux vasodilatateurs, qui augmentent l'apport sanguin dans la région. Un vasodilatateur important est le *monoxyde d'azote* (NO), dont la durée de vie est très courte, mais qui joue un rôle essentiel dans la dilatation des grosses artères vascularisant un organe. D'autres agents sont constitués par les substances libérées dans la réponse inflammatoire, comme l'histamine et la bradykinine (p. 390) ;
- l'activité des vasoconstricteurs. L'adrénaline, hormone du système sympathique, libérée depuis la médullosurrénale, est un puissant vasoconstricteur. Parmi les autres substances, on compte l'angiotensine 2 (p. 368).

Échange capillaire

Échange de gaz

La *respiration interne* (fig. 5.6) est un processus par lequel des gaz sont échangés entre le sang des capillaires et les cellules corporelles locales.

L'oxygène est transporté des poumons aux tissus en combinaison chimique avec l'hémoglobine (p. 68), sous forme d'*oxyhémoglobine*. L'échange dans les tissus se situe entre le sang à l'extrémité artérielle des capillaires et le liquide interstitiel, puis entre le liquide interstitiel et les cellules. Le processus impliqué est celui de la diffusion de

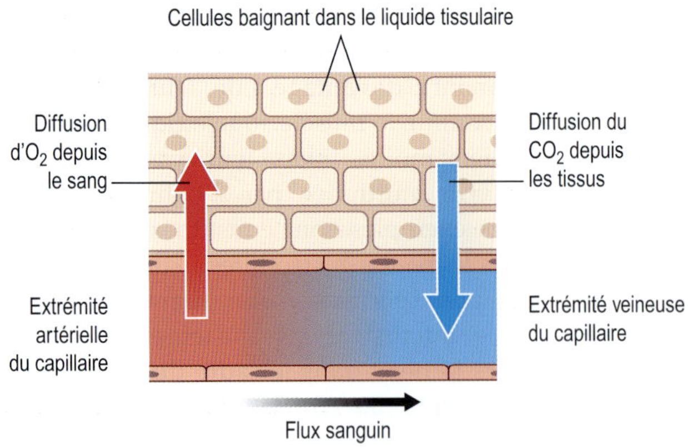

Figure 5.6 L'échange de gaz dans la respiration interne.

la plus grande concentration en oxygène, celle du sang, vers la concentration la plus basse, celle des cellules, c'est-à-dire en descendant le gradient de concentration.

L'oxyhémoglobine est un composé instable, se dissociant facilement pour libérer de l'oxygène. Les facteurs augmentant la dissociation sont discutés p. 68.

Le dioxyde de carbone est l'un des produits de déchet du métabolisme cellulaire et, à l'extrémité veineuse du capillaire, il diffuse dans le sang en descendant son gradient de concentration. Le dioxyde de carbone, excrété par les poumons, y arrive avec le sang sous trois formes :

- 7 % sont dissous dans l'eau du plasma sanguin;
- 70 % sont sous forme de bicarbonate (NdT : synthétisé à l'intérieur même des globules rouges grâce à l'anhydrase carbonique, selon la réaction CO_2+ H_2O HCO_3^-+ H^+);
- 23 % sont combinés avec de l'hémoglobine.

Échange d'autres substances

Les nutriments, dont le glucose, les acides aminés, les acides gras, les vitamines et les sels minéraux, requis par les cellules corporelles sont transportés par le plasma sanguin. Ils sont diffusés dans les tissus à travers la paroi capillaire semi-perméable (fig. 5.7). L'eau est échangée librement entre le plasma et le liquide tissulaire par osmose. La diffusion et l'osmose sont décrites p. 29.

Dynamique du liquide capillaire

Les deux principales forces déterminant le mouvement liquidien général à travers les parois capillaires sont la *pression hydrostatique* (pression sanguine), qui tend à pousser le liquide vers l'extérieur du flux sanguin, et la *pression osmotique* sanguine, qui tend à le ramener vers l'intérieur, et qui est principalement due à la présence de protéines plasmatiques, surtout l'albumine (fig. 5.8).

À l'extrémité artérielle du capillaire, la pression hydrostatique est d'environ 5 kPa (35 mmHg), et la pression osmotique est d'environ 3 kPa (25 mmHg). Cette force générale à l'extrémité artérielle du capillaire chasse donc

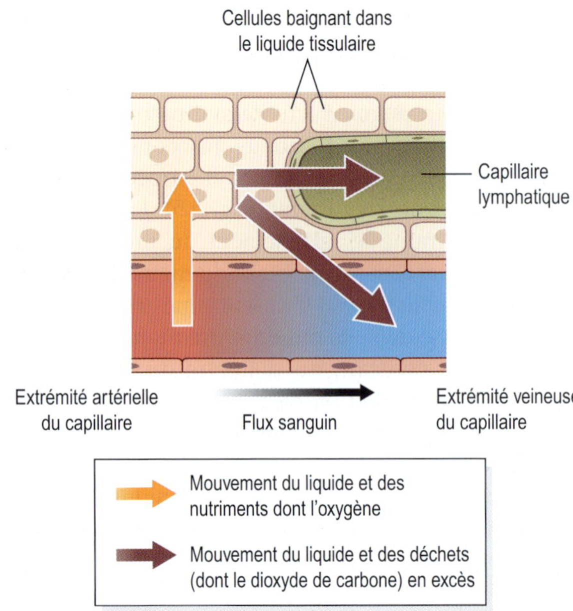

Figure 5.7 Diffusion du liquide, des nutriments et des déchets entre les capillaires et les cellules.

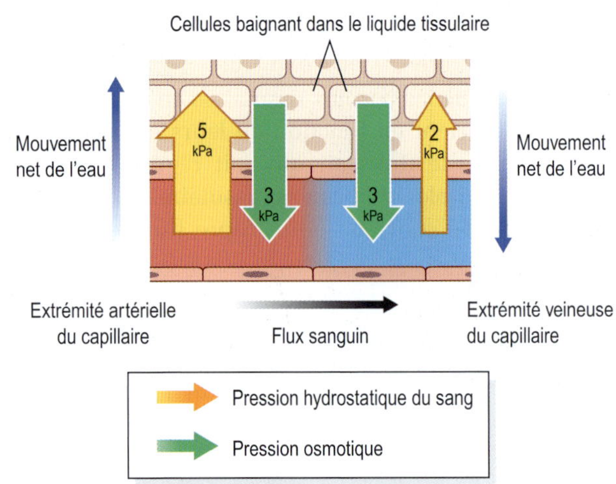

Figure 5.8 Effet des pressions capillaires sur le mouvement de l'eau entre les capillaires et les cellules.

l'eau à l'extérieur du capillaire et à l'intérieur des espaces tissulaires. Cette perte liquidienne nette dans le flux sanguin doit être récupérée d'une manière ou d'une autre.

À l'extrémité veineuse du capillaire, la situation est l'inverse. Le flux sanguin est plus lent qu'à l'extrémité artérielle car la pression hydrostatique le long du capillaire est réduite à environ 2 kPa (15 mmHg). La pression osmotique est inchangée, à 3 kPa (25 mmHg), et comme elle dépasse maintenant la pression hydrostatique, le liquide retourne dans le capillaire.

Ce transfert de substances, dont l'eau, vers les espaces interstitiels est un processus dynamique. Il y a un échange permanent pendant que le sang s'écoule dans le vaste réseau capillaire de son extrémité artérielle à son extrémité veineuse. Toute l'eau passée du sang capillaire dans l'espace interstitiel à l'extrémité artérielle du capillaire ne regagne pas le sang à l'extrémité veineuse du capillaire, et tous les produits de déchet du métabolisme ne gagnent pas le sang du capillaire à son extrémité veineuse. Sur les quelque 24 litres de liquide qui s'échappent quotidiennement du sang à travers les parois capillaires, seuls environ 21 litres regagnent le flux sanguin à l'extrémité veineuse du lit capillaire. L'excès d'eau et de déchets est enlevé des espaces interstitiels par les très fins capillaires lymphatiques nés sous forme de tubes à extrémité aveugle, avec une paroi semblable à celle des capillaires sanguins, mais plus perméable (fig. 5.7). Du liquide interstitiel et des matériels de déchet passent dans les capillaires lymphatiques, et regagnent finalement le courant sanguin par cette voie (Ch. 6).

Cœur

Objectifs pédagogiques

Après avoir étudié ce paragraphe, vous devriez être capable :

- de décrire la structure du cœur et sa position dans le thorax;
- de tracer la circulation du sang dans le cœur et dans les vaisseaux sanguins corporels;
- de schématiser le système de conduction du cœur;
- de mettre en relation l'activité électrique du système de conduction et le cycle cardiaque;
- de décrire les principaux facteurs déterminant le rythme cardiaque et l'éjection cardiaque.

Le cœur est un organe musculaire creux grossièrement conique. Il a environ 10 cm de long, et sa taille est à peu près celle du poing de son possesseur. Il pèse environ 225 g chez la femme, plus chez l'homme (environ 310 g).

Position

Le cœur repose dans la cavité thoracique (fig. 5.9), dans le médiastin (espace entre les poumons). Il est oblique, un peu plus à gauche qu'à droite; il présente une *base* en haut, une *pointe* (ou *apex*) en bas. L'apex est environ 9 cm à gauche de la ligne médiane, au niveau du 5e espace intercostal gauche, c'est-à-dire un peu au-dessus du mamelon et légèrement plus près de la ligne médiane que celui-ci. La base siège au niveau de la 2e côte.

Organes en rapport avec le cœur (fig. 5.10)

En bas – l'apex repose sur le centre tendineux du diaphragme.

En haut – se trouvent les gros vaisseaux sanguins (NdT : vaisseaux de la base), c'est-à-dire l'aorte, la veine cave supérieure, l'artère pulmonaire et les veines pulmonaires.

En arrière – se situent l'œsophage, la trachée, les bronches souches droite et gauche, l'aorte descendante, la veine cave inférieure et les vertèbres thoraciques.

Latéralement – le cœur est en rapport avec les poumons; le poumon gauche recouvre le bord gauche du cœur.

En avant – siègent le sternum, les côtes et les muscles intercostaux.

Structure

Paroi cardiaque

La paroi cardiaque comporte trois couches tissulaires (fig. 5.11A) : le péricarde, le myocarde et l'endocarde.

Péricarde

Le péricarde est la couche la plus extérieure et il est constitué par deux sacs. Le sac externe (péricarde fibreux) est fait de tissu fibreux; le sac interne (péricarde séreux) est fait d'une double couche de membrane séreuse.

Le péricarde fibreux est en continuité avec l'adventice des gros vaisseaux de la base, et il adhère en bas au diaphragme. Sa nature fibreuse, non élastique, empêche la surdistension du cœur.

La couche externe du péricarde séreux, ou *péricarde pariétal,* recouvre le péricarde fibreux. La couche interne, ou *péricarde viscéral,* est en continuité avec le péricarde pariétal, et adhère au muscle cardiaque. Une disposition

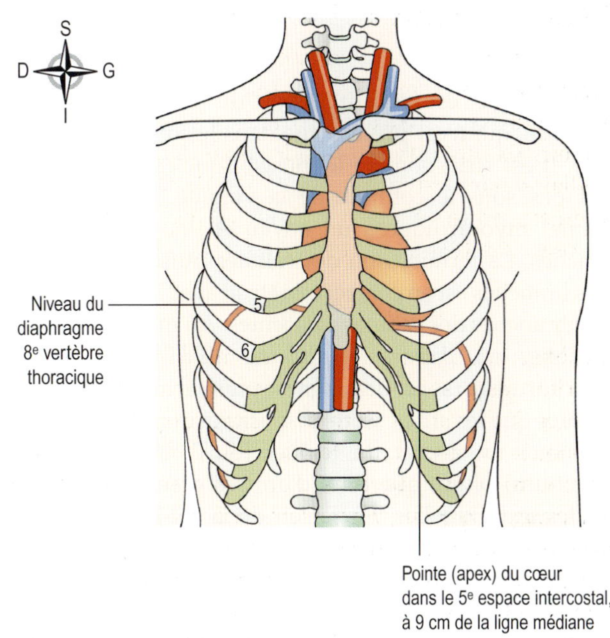

Figure 5.9 Position du cœur dans le thorax.

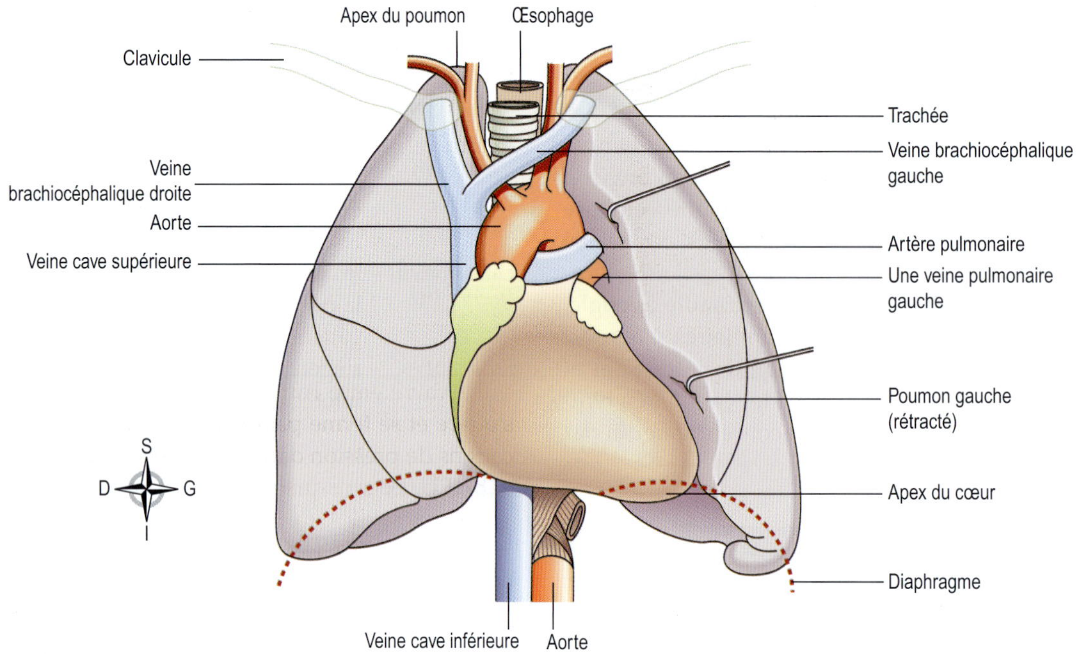

Figure 5.10 Organes en rapport avec le cœur.

semblable, en double membrane délimitant un espace clos, est aussi celle de la plèvre, membrane entourant les poumons (voir fig. 10.15, p. 267).

La membrane séreuse est faite de cellules épithéliales plates. Elle sécrète un liquide séreux, appelé *liquide péricardique*, dans l'espace entre les péricardes pariétal et viscéral, qui permet le glissement des deux feuillets l'un sur l'autre quand le cœur bat. L'espace entre les péricardes pariétal et viscéral n'est que *potentiel*. Chez le sujet normal, ces deux feuillets péricardiques sont en étroite relation, séparés seulement par un mince film de liquide péricardique.

Myocarde

Le myocarde est constitué par du tissu musculaire spécialisé, qui n'est présent que dans le cœur (fig. 5.11 B et C). Il est strié, comme le muscle squelettique, mais il n'est pas sous le contrôle de la volonté. Chaque fibre (cellule) myocardique a un noyau et une ou plusieurs branches. La terminaison des cellules musculaires et de leurs branches est en contact très étroit avec la terminaison et les branches des cellules adjacentes. Au microscope, ces jonctions, ou *disques intercalaires* (NdT : ou stries scalariformes), sont des lignes plus épaisses et plus sombres que les stries. Cette disposition donne au muscle cardiaque un aspect de feuillet (NdT : il s'agit d'un syncytium) plutôt que celui d'un très grand nombre de cellules individuelles. En raison de la continuité bout à bout des fibres, chacune d'elles ne nécessite pas une innervation propre. Quand un influx est déclenché, il se propage de cellule à cellule en passant par les branches et les disques intercalaires, diffusant ainsi à l'ensemble du muscle cardiaque dont il entraîne la contraction. La disposition en feuillet du myocarde permet aux atriums et aux ventricules de se contracter de façon coordonnée et efficace.

Le myocarde est aussi parcouru d'un réseau de fibres conductrices spécialisées en charge de la transmission des signaux électriques du cœur. Le myocarde a sa plus grande épaisseur à l'apex, et celle-ci va en diminuant de l'apex à la base (fig. 5.12). Cela traduit la contribution de chaque chambre au travail du cœur pour éjecter le sang qu'il contient. Le ventricule gauche est le plus épais, et a le plus de travail.

Les cellules musculaires spécialisées des parois de l'atrium sécrètent du peptide auriculaire natriurétique (*atrial natriuretic peptide* ou ANP).

Tissu fibreux du cœur. Le myocarde est soutenu par un réseau de petites fibres qui parcourent l'ensemble du muscle cardiaque. C'est ce que l'on appelle le *squelette fibreux* du cœur. De plus, les atriums sont séparés des ventricules par un anneau de tissu fibreux qui ne conduit pas les impulsions électriques. Par conséquent, quand une onde d'activité électrique s'est propagée au myocarde des atriums, elle ne peut diffuser directement du myocarde auriculaire au myocarde ventriculaire; cette onde doit cheminer par le tissu de conduction allant des atriums aux ventricules en passant à travers le tissu fibreux, pour diffuser ensuite au myocarde ventriculaire (p. 96).

Endocarde

L'endocarde recouvre la face interne du myocarde et les valves cardiaques. C'est une membrane fine et lisse permettant au flux sanguin de s'écouler facilement à travers le cœur. Elle est faite de cellules épithéliales plates, en continuité avec l'endothélium des gros vaisseaux de la base.

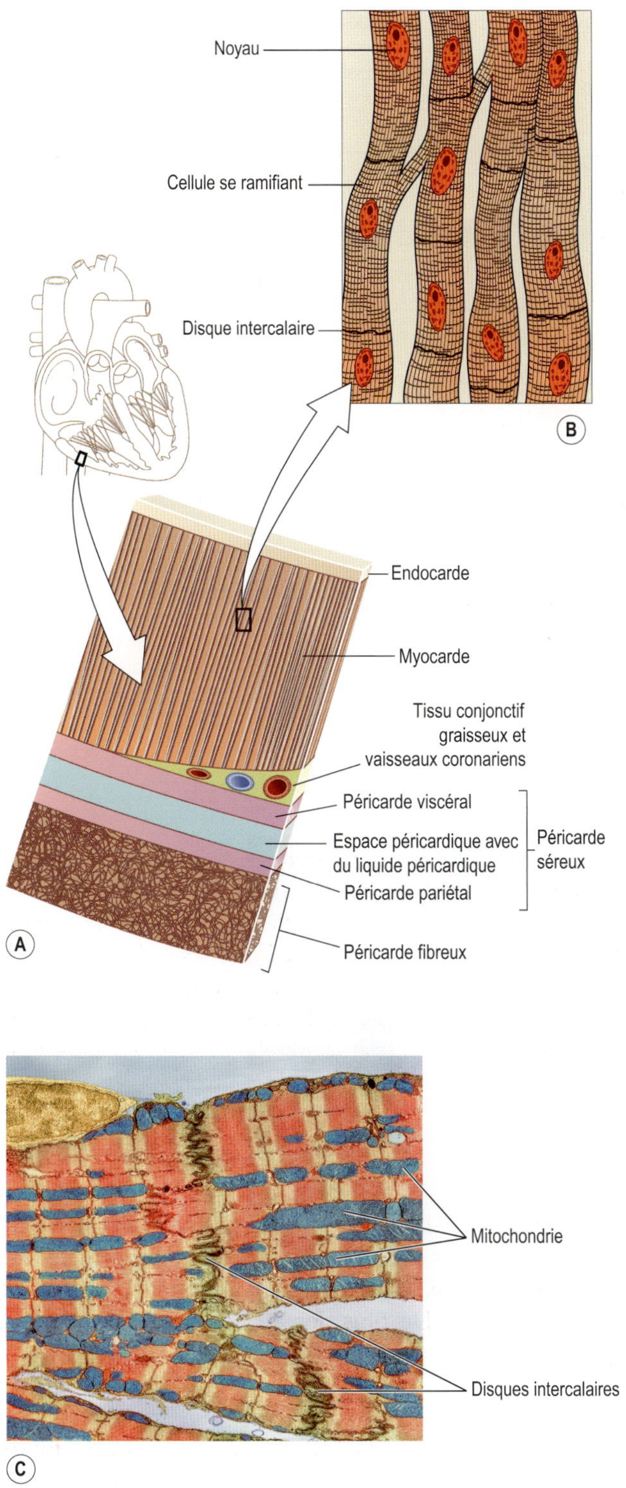

Figure 5.11 Tissus de la paroi du cœur. A. Couches de la paroi du cœur : endocarde, myocarde et péricarde. **B.** Tissu musculaire cardiaque. **C.** Microscopie à balayage électronique du muscle tissulaire cardiaque.

Intérieur du cœur

Le cœur est divisé en deux parties, droite et gauche, par le *septum cardiaque* (fig. 5.12), fait de myocarde recouvert d'endocarde sur ses deux faces. Après la naissance, le sang ne peut pas passer d'un côté à l'autre à travers le septum. Chaque côté est divisé par une *valve atrioventriculaire* (ou auriculoventriculaire) en l'*atrium* ou *oreillette* au-dessus, et le *ventricule* au-dessous. Chaque valve atrioventriculaire est formée par un repli de l'endocarde renforcé par un peu de tissu fibreux. La *valve atrioventriculaire droite* (valve tricuspide) a trois valvules, ou *cuspides*, alors que la *valve atrioventriculaire gauche* (valve mitrale, fig. 5.13) en a deux. Le flux du sang dans le cœur est unidirectionnel; le sang entre dans le cœur via les atriums et passe dans les ventricules en dessous.

La valve entre l'atrium et le ventricule correspondant s'ouvre et se ferme passivement, en fonction des modifications de pression dans les cavités cardiaques (fig. 5.13A et B). Elle s'ouvre quand la pression dans l'atrium est plus grande que celle dans le ventricule. Pendant la *systole ventriculaire* (contraction synchrone des deux ventricules), la pression dans les ventricules s'élève au-dessus de celle dans les atriums, et les valves se ferment, empêchant le reflux du sang des ventricules aux atriums. Durant la systole ventriculaire, les valves ne se projettent pas dans les atriums car elles sont retenues par des cordes tendineuses, appelées *cordages tendineux* (*chordae tendineae*) (fig. 5.13C), qui vont de la face inférieure des valvules à de petites projections du myocarde recouvertes d'endothélium appelées *muscles papillaires* (fig. 5.13).

Flux du sang dans le cœur (fig. 5.14)

Les deux plus grosses veines du corps, les *veines caves inférieure* et *supérieure*, vident leur sang dans l'atrium droit. Ce sang passe ensuite par la valve atrioventriculaire droite, gagne le ventricule droit, d'où il est envoyé dans le *tronc de l'artère pulmonaire* (seule artère de l'organisme à véhiculer du sang désoxygéné). L'orifice de l'artère pulmonaire (NdT : ou orifice pulmonaire) présente la *valve pulmonaire*, faite de trois *valvules semi-lunaires* (NdT : dites aussi valvules sigmoïdes). Cette valve empêche le reflux de sang de l'artère pulmonaire dans le ventricule droit quand le muscle ventriculaire se relâche. Après avoir quitté le cœur, le tronc de l'artère pulmonaire se divise en deux branches, les *artères pulmonaires droite* et *gauche*, qui transportent le sang veineux aux poumons, où se produisent des échanges gazeux : le dioxyde de carbone est excrété, et de l'oxygène est absorbé.

De chaque poumon partent deux *veines pulmonaires*, qui ramènent du *sang oxygéné* dans l'atrium gauche. Le sang passe alors à travers la valve atrioventriculaire gauche (valve mitrale) pour gagner le ventricule gauche; de là, il est éjecté dans l'aorte, qui est la première artère de la circulation générale. L'orifice de l'aorte présente la *valve aortique*, formée par trois *valvules semi-lunaires* (ou sigmoïdes) (fig. 5.15).

De cette séquence d'événements, on peut voir que le sang passe du côté droit au côté gauche du cœur via la

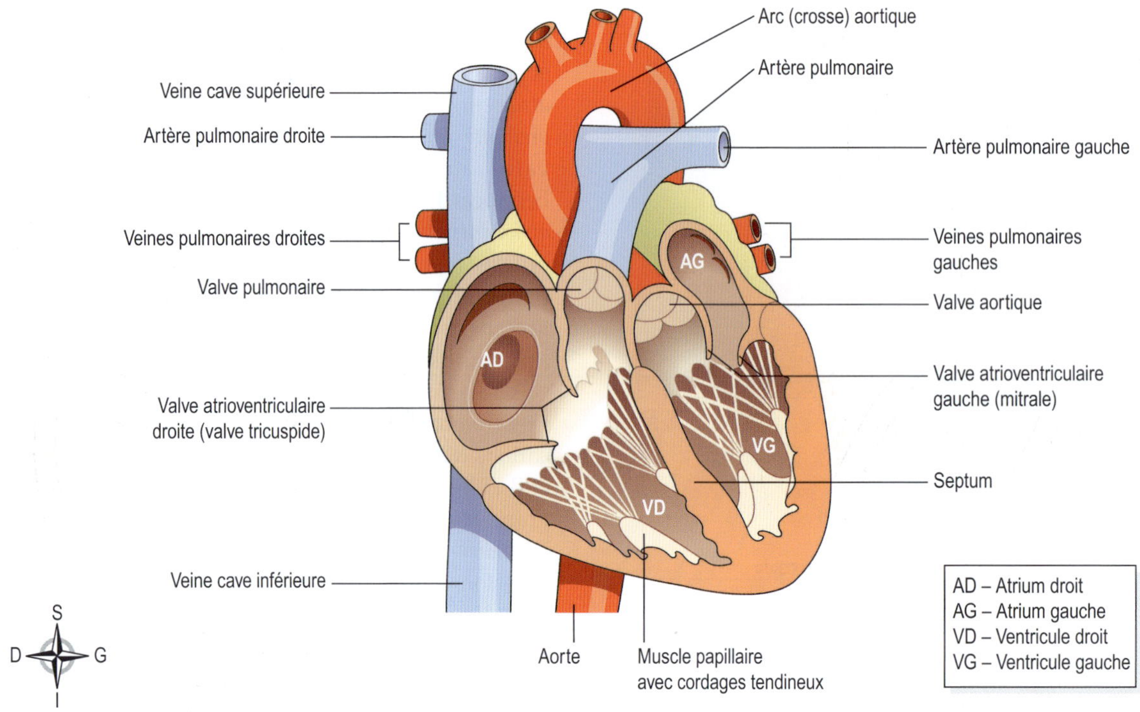

Figure 5.12 Intérieur du cœur.

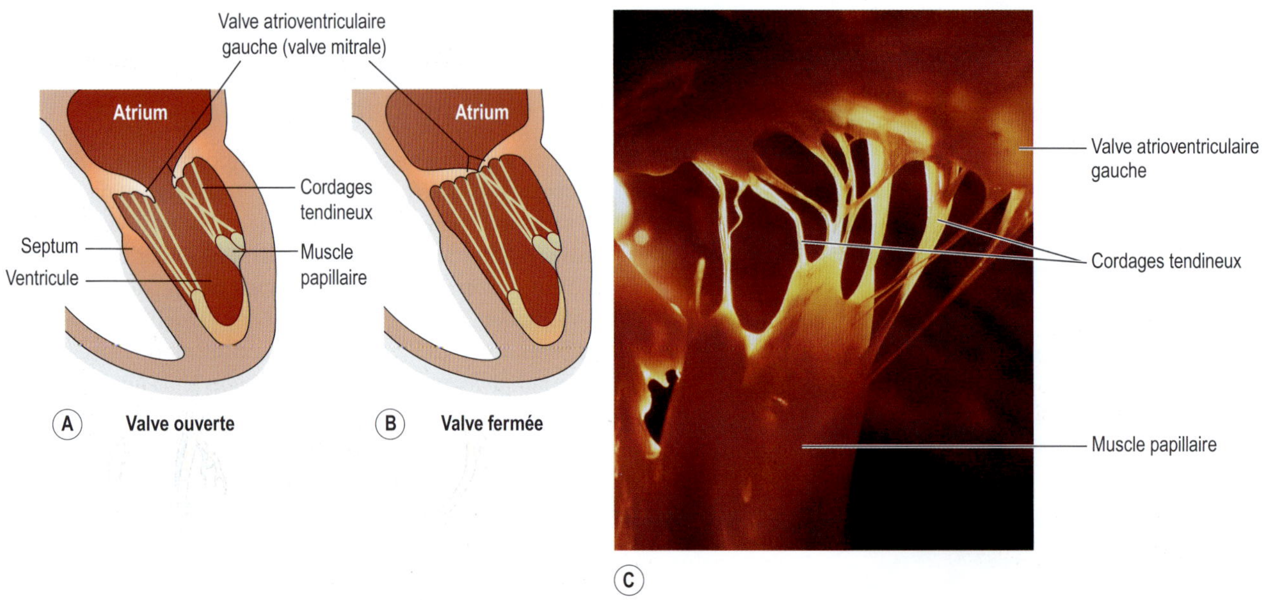

Figure 5.13 Valve atrioventriculaire (mitrale) gauche. A. Valve ouverte. **B.** Valve fermée. **C.** Photographie des cordages tendineux.

circulation pulmonaire (fig. 5.16). Cependant, il convient de noter que les deux atriums se contractent en même temps, et que cette contraction auriculaire est suivie par la contraction simultanée des deux ventricules.

Le myocarde des atriums est plus mince que celui des ventricules (fig. 5.12). Cela est compatible avec l'importance du travail que chacun effectue. Les atriums, aidés habituellement par la pesanteur, ne pompent le sang que vers les ventricules à travers les valves atrioventriculaires, alors que les ventricules, plus puissants, envoient le sang aux poumons (ventricule droit) et à l'ensemble du corps (ventricule gauche).

Le tronc pulmonaire (ou tronc de l'artère pulmonaire) quitte le cœur à la partie haute du ventricule droit, tandis que l'aorte quitte le cœur à la partie haute du ventricule gauche.

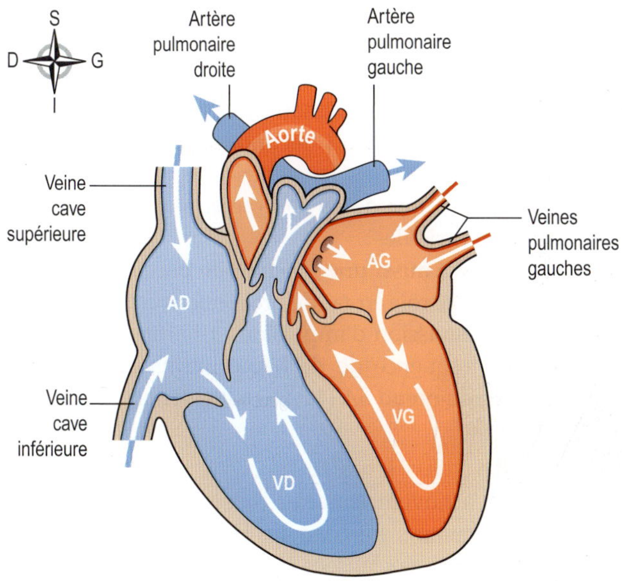

Figure 5.14 **Direction du flux sanguin dans le cœur.**

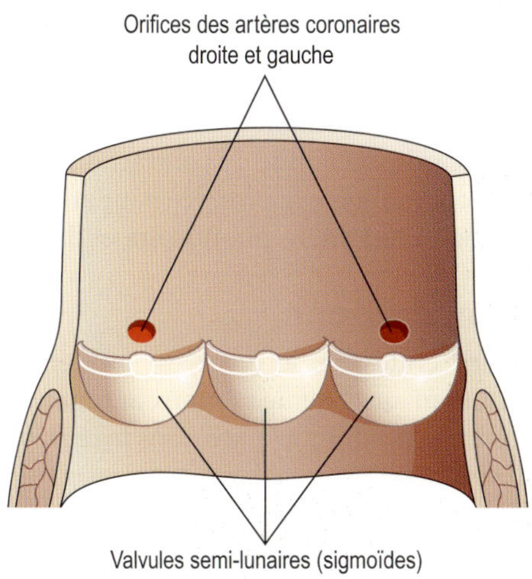

Figure 5.15 **Coupe de l'aorte, ouverte pour montrer les valvules semi-lunaires (sigmoïdes) de la valve aortique.**

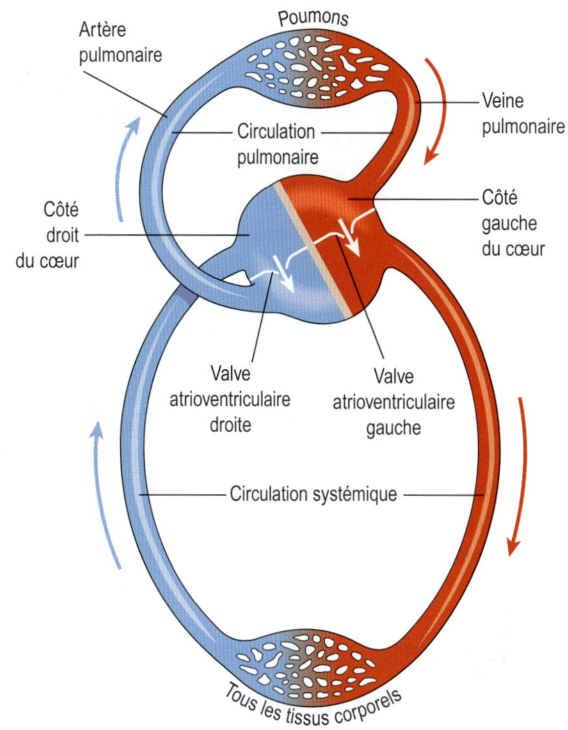

Figure 5.16 **Circulation du sang dans le cœur et circulations systémique et pulmonaire.**

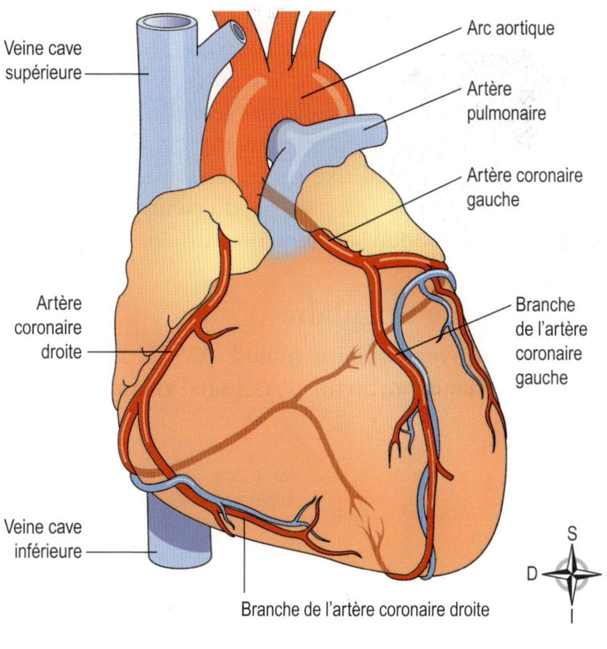

Figure 5.17 **Les artères coronaires.**

Vascularisation du cœur (circulation coronaire)

Apport artériel (fig. 5.17). Le cœur reçoit du sang par les *artères coronaires droite et gauche,* qui naissent de l'aorte juste au-dessus de la valve aortique (fig. 5.15 et 5.17). Les artères coronaires reçoivent environ 5 % du sang éjecté du cœur par l'aorte à chaque systole, alors que le cœur ne représente qu'une proportion bien plus faible du poids du corps. Cet important apport de sang, dont une grande proportion destinée au ventricule gauche, souligne l'importance du cœur dans les fonctions corporelles. Les artères coronaires pénètrent dans la paroi du cœur, où elles se résolvent en un vaste réseau de capillaires.

Drainage veineux. La plus grande partie du sang veineux myocardique est collectée dans un certain nombre de veines cardiaques, qui se réunissent pour former le *sinus coronaire,* s'ouvrant dans l'atrium droit. Le reste passe directement dans les chambres cardiaques par de petits canaux veineux.

Système de conduction du cœur (fig. 5.18)

Le cœur possède la propriété d'*autorythmicité*, ce qui signifie qu'il génère ses propres impulsions électriques et battements, indépendamment du contrôle nerveux ou hormonal; c'est-à-dire qu'il ne dépend pas de mécanismes extérieurs pour initier chaque battement cardiaque. Cependant, il est innervé par des fibres nerveuses appartenant à la fois au système sympathique et parasympathique, lesquelles augmentent et diminuent, respectivement, le rythme cardiaque intrinsèque. De plus, le cœur réagit à de nombreuses hormones circulantes, dont l'adrénaline et la thyroxine.

Le myocarde contient de petits groupes de cellules musculaires spécialisées, qui initient et conduisent les impulsions responsables des contractions coordonnées et synchronisées du muscle cardiaque (NdT : ces cellules constituent le « tissu de conduction myocardique » ou « tissu nodal »).

Nœud sino-atrial

Le nœud sino-atrial (nœud SA; NdT : ou nœud sinusal, nœud sino-auriculaire, nœud de Keith et Flack) est une petite masse de cellules spécialisées située dans la paroi de l'atrium droit, près de l'orifice de la veine cave supérieure.

Les cellules sino-atriales génèrent ces impulsions régulières car elles sont électriquement instables. Cette instabilité les conduit à décharger (*dépolariser*) régulièrement, habituellement entre 60 et 80 fois par minute. Cette dépolarisation est suivie d'une récupération (*repolarisation*) mais, presque immédiatement, leur instabilité les conduit à décharger de nouveau, ce qui fixe le rythme cardiaque. Comme le nœud SA décharge plus rapidement que tout autre partie du cœur, il fixe normalement le rythme du cœur et il est appelé le « *pacemaker* ») du cœur. La décharge du nœud SA provoque la contraction atriale.

Nœud atrioventriculaire

Le nœud atrioventriculaire (nœud AV; NdT : nœud auriculoventriculaire, nœud d'Aschoff-Tawara) est une petite masse de tissu musculaire située dans le septum interauriculaire (NdT : qui sépare les deux atriums), près des valves atrioventriculaires. Normalement, le nœud AV transmet simplement les signaux électriques des atriums aux ventricules. Il faut 0,1 seconde pour que le signal électrique passe à travers les ventricules. De la sorte, les atriums peuvent finir de se contracter avant que ce soit au tour des ventricules.

Le nœud AV a aussi une fonction de pacemaker secondaire et reprend ce rôle en cas de problème avec le nœud SA, ou avec la transmission d'impulsions à partir des atriums. Toutefois, sa fréquence de décharge intrinsèque est plus lente que celle du nœud SA (40 à 60 battements par minute).

Faisceau atrioventriculaire

Le faisceau atrioventriculaire (faisceau AV; faisceau auriculoventriculaire, faisceau de His) est une masse de fibres musculaires spécialisées provenant du nœud AV. Le faisceau AV traverse l'anneau fibreux séparant les atriums des ventricules puis, à la partie supérieure du septum interventriculaire, il se divise en *branches droite* et *gauche*. Dans le myocarde ventriculaire, les branches se résolvent en fibres très fines, appelées *fibres de Purkinje*. Le faisceau AV, ses branches de division et les fibres de Purkinje transmettent la dépolarisation depuis le nœud AV jusqu'à l'apex du myocarde, où l'onde de contraction ventriculaire débute; cette onde se propage vers le haut et latéralement, éjectant le sang dans l'artère pulmonaire et dans l'aorte.

Innervation du cœur

Comme décrit ci-dessus, le cœur est influencé par des nerfs appartenant au système nerveux autonome (sympathiques et parasympathiques) nés dans le *centre cardiovasculaire bulbaire*.

Le *nerf vague* contient des fibres parasympathiques allant aux nœuds SA et AV, ainsi qu'au myocarde auriculaire (NdT : l'innervation parasympathique du myocarde ventriculaire et des artères coronaires est peu importante). La stimulation parasympathique (vagale) réduit

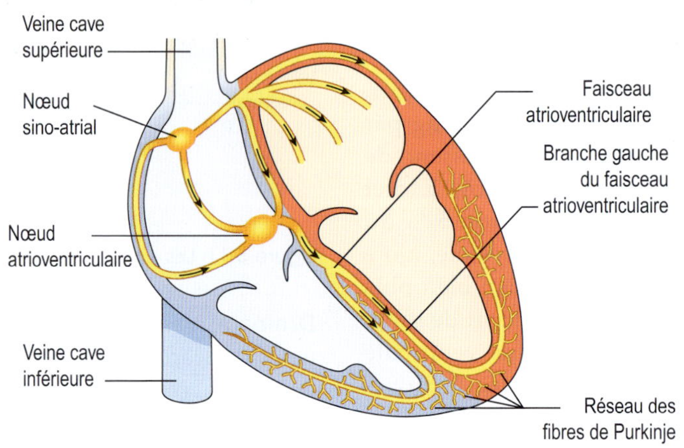

Figure 5.18 Le système de conduction du cœur.

la fréquence avec laquelle les impulsions naissent dans le nœud SA et ralentit la vitesse de la transmission de l'impulsion dans le nœud AV (NdT : elle ralentit donc le cœur, qui peut même s'arrêter 4 à 10 secondes, jusqu'à ce qu'une impulsion naisse plus bas, dans le faisceau atrio-ventriculaire habituellement, et entraîne la contraction des ventricules à la fréquence de 10 à 40 battements/minute; ce phénomène est appelé échappement ventriculaire); la force des contractions cardiaques est également diminuée.

Les *fibres nerveuses sympathiques* vont aux nœuds SA et AV, ainsi qu'au myocarde auriculaire et ventriculaire (NdT : en particulier au myocarde ventriculaire gauche) et aux artères coronaires. La stimulation sympathique *augmente* la fréquence et la force des battements cardiaques.

Facteurs affectant la fréquence cardiaque

Les facteurs les plus importants sont énumérés dans l'encadré 5.1, et expliqués plus en détail p. 100.

Encadré 5.1 Principaux facteurs affectant la fréquence cardiaque

- Sexe
- Activité du système nerveux autonome
- Âge
- Hormones circulantes, par exemple l'adrénaline et la thyroxine
- Activité et exercice
- Température
- Réflexe issu des barorécepteurs
- États émotionnels

Cycle cardiaque

Au repos, le cœur bat à un rythme de 60 à 80 battements par minute. À chaque battement cardiaque, ou *cycle cardiaque* (fig. 5.19), le cœur se contracte (*systole*) puis se relâche (*diastole*).

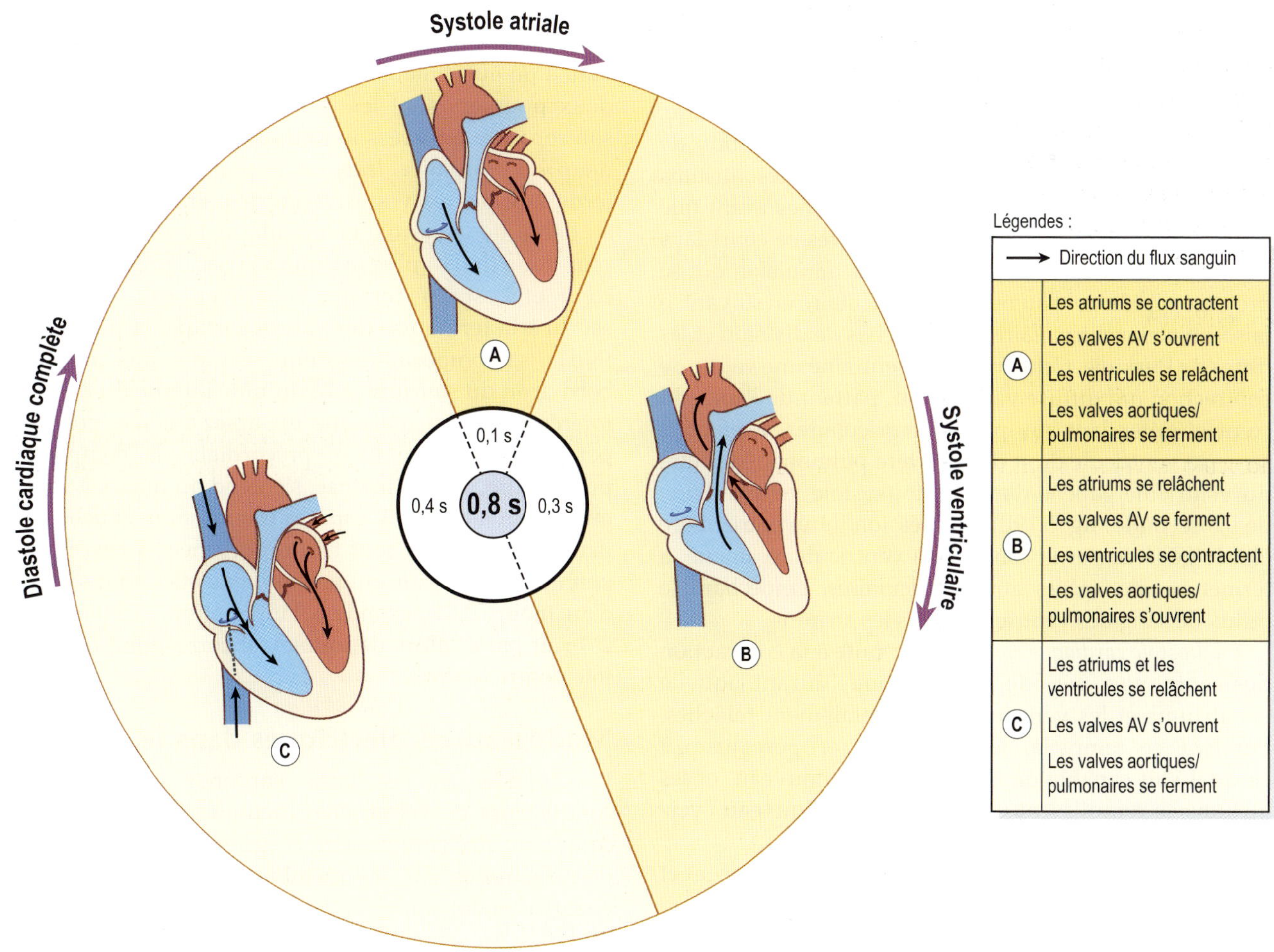

Figure 5.19 Le cycle cardiaque.

Stades du cycle cardiaque

En prenant par exemple le chiffre de 74 battements par minute, chaque cycle dure environ *0,8 seconde*, et comporte successivement :

- la *systole auriculaire*, ou contraction des atriums ;
- la *systole ventriculaire*, ou contraction des ventricules ;
- la *diastole cardiaque complète*, relâchement des atriums et des ventricules.

Le stade à partir duquel le cycle cardiaque est décrit importe peu. La période de remplissage des atriums a été choisie par commodité.

La veine cave supérieure et la veine cave inférieure amènent du sang désoxygéné dans l'atrium droit *en même temps* que les quatre veines pulmonaires amènent du sang oxygéné dans l'atrium gauche. Les valves atrioventriculaires sont ouvertes et du sang s'écoule dans les ventricules au travers d'elles (NdT : 75 % du sang arrivant aux ventricules avant leur systole y sont ainsi amenés). Le nœud SA déclenche une onde de contraction parcourant tout le myocarde des deux atriums, vidant celles-ci et achevant le remplissage ventriculaire (cette contraction est la systole auriculaire, de 0,1 seconde [NdT : elle n'amène que 25 % du sang arrivant aux ventricules avant leur contraction] ; fig. 5.19A). Lorsque l'impulsion électrique atteint le nœud AV, elle se ralentit, retardant la transmission atrioventriculaire. Ce retard signifie que le résultat mécanique de la stimulation auriculaire, la contraction auriculaire, intervient en une fraction de seconde après l'activité électrique. Ainsi, les atriums peuvent finir de se vider dans les ventricules avant que ceux-ci commencent à se contracter. Après ce court laps de temps, le nœud AV émet sa propre impulsion qui se propage rapidement au muscle ventriculaire en suivant le faisceau atrioventriculaire, ses branches de division et les fibres de Purkinje. Cette impulsion entraîne une vague de contraction qui diffuse vers le haut, partant de l'apex du cœur et s'étendant aux parois ventriculaires, éjectant le sang du ventricule droit dans l'artère pulmonaire et celui du ventricule gauche dans l'aorte (systole ventriculaire, de 0,3 seconde ; fig. 5.19B). La pression intraventriculaire élevée générée par la contraction ventriculaire amène la fermeture des valves atrioventriculaires, empêchant le reflux de sang des ventricules dans les atriums.

La *diastole cardiaque complète* fait suite à la contraction des ventricules, période de 0,4 seconde durant laquelle les atriums et les ventricules sont totalement relâchés. Pendant ce temps-là, le myocarde récupère jusqu'à ce qu'il soit capable de se contracter à nouveau, et les atriums se remplissent pour préparer le nouveau cycle (fig. 5.19C).

Les valves du cœur et des gros vaisseaux s'ouvrent et se ferment selon la pression dans les cavités cardiaques. Les valves AV sont ouvertes pendant que le muscle ventriculaire est relaxé lors du remplissage et de la systole auriculaires. Quand les ventricules se contractent, la pression intraventriculaire s'élève rapidement et, quand elle passe au-dessus de la pression auriculaire, les valves atrioventriculaires se ferment. Quand la pression dans le ventricule droit dépasse celle dans l'artère pulmonaire, la valve pulmonaire s'ouvre ; quand la pression dans le ventricule gauche dépasse la pression dans l'aorte, la valve aortique s'ouvre ; l'ouverture de ces valves permet au sang de passer du ventricule au vaisseau qui en part. Quand les ventricules se relâchent et que la pression intraventriculaire chute, le processus inverse se produit. Les valves pulmonaire et aortique se ferment d'abord, puis les valves atrioventriculaires s'ouvrent très peu de temps après, et le cycle recommence. Cette séquence d'ouverture et de fermeture des valves permet au flux sanguin de se faire dans une seule direction.

Bruits du cœur

Habituellement, l'individu n'a pas conscience des battements de son cœur, mais si l'oreille ou le diaphragme d'un stéthoscope est placé sur la paroi thoracique un peu au-dessous du mamelon gauche et un peu plus près de la ligne médiane que lui, deux bruits cardiaques peuvent être entendus nettement, séparés par un bref intervalle silencieux (fig. 5.9).

Il existe quatre bruits du cœur, chacun correspondant à un événement particulier du cycle cardiaque. Les deux premiers sont les plus faciles à distinguer, et le son répandu à travers le stéthoscope ressemble à « leub deup ». Le premier, *leub*, est le plus fort ; il est dû à la fermeture des valves atrioventriculaires ; il correspond au début de la systole ventriculaire. Le second, *leub*, est plus doux (NdT : plus marqué à la base qu'à la pointe du cœur, et il est plus fort que le premier bruit à la base) ; il est dû à la fermeture des valves aortique et pulmonaire (NdT : sa composante aortique est le mieux perçue au bord droit du sternum, à l'extrémité interne du 2e espace intercostal droit, mais elle est assez intense pour être perçue dans toute l'aire précordiale ; la composante pulmonaire, moins intense, s'entend au mieux à l'extrémité interne des 2e–3e espaces intercostaux gauches ; ces deux composantes sont très rapprochées à l'expiration, perçues en un bruit unique, alors qu'elles sont séparées d'au moins 0,04 seconde à l'inspiration, si bien que le 2e bruit paraît alors dédoublé) ; il correspond à la diastole ventriculaire.

Modifications électriques dans le cœur

Les liquides et les tissus corporels étant de bons conducteurs de l'électricité, l'activité électrique dans le cœur peut être enregistrée à la surface cutanée en plaçant des électrodes sur les membres et/ou le thorax. Cet enregistrement, appelé *électrocardiogramme* (ECG), montre l'étendue du signal électrique généré par le nœud SA au moment où il traverse l'atrium, le nœud AV et les ventricules.

L'ECG normal présente cinq ondes qui, par convention, ont été appelées P, Q, R, S et T (fig. 5.20).

L'onde P apparaît quand l'influx né dans le nœud SA diffuse dans les atriums (dépolarisation atriale) (NdT : cette onde est suivie par la contraction des atriums).

Le complexe QRS correspond à la propagation très rapide de l'influx du nœud AV à travers le faisceau AV et les fibres de Purkinje ainsi que de l'activité électrique du muscle ventriculaire (dépolarisation ventriculaire). Il convient de noter l'intervalle entre la fin de l'onde P et le début du complexe QRS. Cela représente la conduction de l'influx à travers le nœud AV (p. 96), lequel est bien plus lent que la conduction partout ailleurs dans le cœur ; cela permet que la contraction atriale soit totalement terminée avant que ne débute la contraction ventriculaire.

L'onde T correspond à la relaxation du muscle ventriculaire (repolarisation ventriculaire) (NdT : plus précisément, l'onde T survient juste avant la fin de la contraction ventriculaire). La repolarisation atriale se produit durant la contraction ventriculaire, et elle n'est pas visible du fait du complexe QRS, plus grand.

Le tracé ainsi décrit est celui d'une onde partie du nœud SA et il est appelé *rythme sinusal*. La fréquence des battements d'un cœur normal en rythme sinusal est de 60 à 100 par minute. La *tachycardie* est définie par une fréquence cardiaque supérieure à 100/min, la *bradycardie* par une fréquence inférieure à 60/min.

L'aspect des ondes, l'intervalle de temps entre les cycles et entre les parties du cycle peuvent fournir des informations concernant l'état du myocarde et du système de conduction cardiaque.

Débit cardiaque

L'éjection cardiaque, ou débit cardiaque, est l'expulsion de sang hors de chaque ventricule toutes les minutes. Le *débit* (ou volume) *systolique* est la quantité éjectée par un ventricule à chaque contraction ventriculaire. Le débit cardiaque est la quantité de sang en litres éjectée en une minute (l/min) par chaque ventricule et est calculé comme suit.

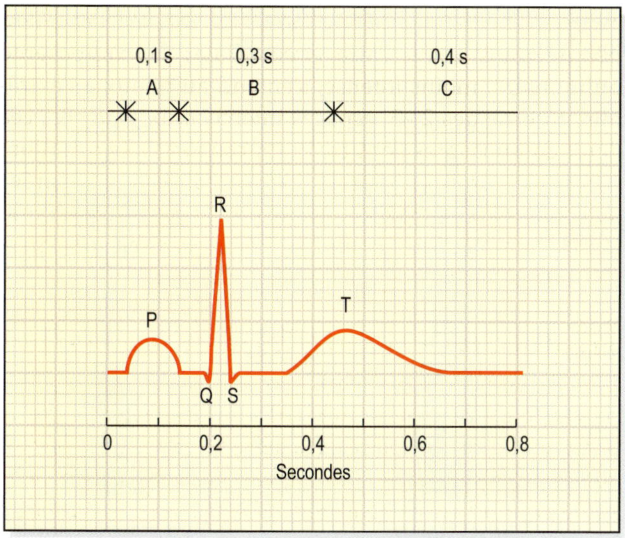

Figure 5.20 Électrocardiogramme d'un seul cycle cardiaque. A, B et C correspondent au cycle cardiaque montré dans la figure 5.19.

Débit cardiaque = Débit systolique × Fréquence cardiaque

Chez l'adulte sain au repos, le débit systolique est d'environ 70 ml et, si la fréquence cardiaque est de 72 par minute, le débit cardiaque est de 5 l/min. Pour faire face à la demande lors d'un exercice, il peut s'élever jusqu'à 25 l/min environ, et jusqu'à 35 l/min chez les athlètes. Cette augmentation pendant l'exercice est appelée *réserve cardiaque*.

Quand un apport accru de sang est nécessaire pour faire face aux besoins accrus en oxygène et en nutriments, la fréquence cardiaque et/ou le débit systolique peuvent être augmentés (voir encadré 5.2).

Débit systolique

Le débit systolique est déterminé par le volume de sang dans les ventricules immédiatement avant qu'ils ne se contractent, donc en fin de diastole (volume ventriculaire télédiastolique ou VVTD), appelé parfois *précharge* (NdT : la précharge est la tension passive dans la paroi ventriculaire au moment de son élongation maximale, donc en fin de diastole; elle est habituellement assimilée au VVTD, et caractérisée parfois par la pression intraventriculaire télédiastolique). Le VVTD dépend de la quantité de sang revenant au cœur par les veines caves supérieure et inférieure (*retour veineux*). La précharge accrue entraîne une contraction myocardique plus forte (NdT : les fibres myocardiques sont davantage étirées, ce qui, tant que l'étirement ne dépasse pas une certaine importance, augmente la force de contraction : mécanisme de Starling ou de Frank-Starling, par lequel le cœur peut remettre en

Encadré 5.2 Résumé des facteurs affectant le débit cardiaque

Débit cardiaque = Débit systolique × Fréquence cardiaque

Facteurs affectant le débit systolique :
- VVTD (volume ventriculaire télédiastolique)
- Retour veineux
  - position du corps
  - pompe des muscles squelettiques
  - pompe respiratoire
- Force de la contraction myocardique
- Volume du sang circulant

circulation tout le sang veineux qui lui arrive tant que celui-ci ne dépasse pas une certaine limite). Du fait de cette contraction plus forte, plus de sang est expulsé. Il en résulte une augmentation du débit systolique et du débit cardiaque. De cette façon, le cœur, dans les limites physiologiques, évacue toujours tout le sang qu'il reçoit, lui permettant de s'ajuster au débit cardiaque pour combler les besoins corporels. Cette capacité d'augmenter le débit systolique par accroissement de la précharge est limitée : quand la limite est atteinte, c'est-à-dire quand le retour veineux dépasse le débit cardiaque (davantage de sang parvient dans les atriums que ce que les ventricules peuvent évacuer), le débit cardiaque diminue et le cœur commence à défaillir (p. 134). D'autres facteurs augmentant la force et le taux de contraction myocardique incluent l'activité accrue des nerfs sympathiques et des hormones circulantes, par exemple l'adrénaline, la noradrénaline et la thyroxine.

Pression artérielle. Elle affecte le débit systolique en créant une résistance à l'écoulement du sang éjecté des ventricules dans les grosses artères. Cette résistance (appelée parfois *postcharge*) est fonction de la distensibilité, ou *élasticité*, des grosses artères, et de la *résistance périphérique* des artérioles (p. 101). L'augmentation de la postcharge accroît la surcharge des ventricules, car cela augmente la pression contre laquelle ils doivent pomper. Cela peut diminuer le débit systolique si la pression artérielle systémique devient significativement plus élevée que la normale.

Volume sanguin circulant. Normalement, il est maintenu constant par les reins. Si le volume sanguin diminue, par exemple en raison d'une hémorragie, cela peut provoquer une diminution du débit systolique, du débit cardiaque et du retour veineux. Cependant, les mécanismes compensateurs corporels (p. 101) vont tendre à faire revenir ces valeurs à la normale, à moins que la perte sanguine ne soit trop soudaine ou trop importante pour qu'il y ait compensation (voir « Choc », p. 124).

Retour veineux

Le retour veineux est le déterminant majeur du débit cardiaque et, normalement, le cœur éjecte tout le sang qui lui fait retour. La force de contraction du ventricule gauche éjectant du sang dans l'aorte n'est pas suffisante pour éjecter le sang dans la circulation artérielle et veineuse et le faire revenir dans le cœur sous sa seule influence. D'autres facteurs sont impliqués.

Position du corps. La pesanteur aide le retour veineux de la tête et du cou chez le sujet debout ou assis ; elle offre une résistance au retour veineux des parties inférieures du corps, moindre chez le sujet couché à plat que chez celui dans une autre position.

Contraction musculaire. Le retour en arrière du sang veineux des membres, en particulier en position debout, est prévenu par des valves veineuses (fig. 5.4). La contraction des muscles squelettiques entourant les veines profondes comprime celles-ci, poussant le sang vers le cœur (fig. 5.21). Aux membres inférieurs, cette action musculaire est appelée *pompe du muscle squelettique*.

Pompe respiratoire. Pendant l'inspiration, l'expansion thoracique crée une pression négative dans le thorax, aidant à ramener le sang vers le cœur. En outre, quand le diaphragme descend pendant l'inspiration, la pression intra-abdominale accrue pousse le sang vers le cœur.

Fréquence cardiaque

La fréquence cardiaque est le déterminant principal du débit cardiaque. Si la fréquence cardiaque augmente, le débit cardiaque augmente ; si elle diminue, le débit cardiaque diminue aussi. Les principaux facteurs déterminant la fréquence cardiaque sont indiqués ci-après.

Système nerveux autonome. La fréquence intrinsèque à laquelle le cœur bat est un équilibre entre les activités sympathique et parasympathique ; il s'agit du facteur déterminant la fréquence cardiaque le plus important.

Substances chimiques circulantes. Les hormones que sont l'adrénaline et la noradrénaline, sécrétées par la médullosurrénale, ont le même effet que la stimulation sympathique, c'est-à-dire qu'elles augmentent la fréquence cardiaque. D'autres hormones, dont la thyroxine, augmentent la fréquence cardiaque. L'hypoxie et des taux élevés de dioxyde de carbone stimulent la fréquence cardiaque. Les déséquilibres électrolytiques peuvent l'affecter ; par exemple, l'hypercalcémie affecte la fonction cardiaque et conduit à une bradycardie (fréquence cardiaque lente). Certains médicaments, comme les β-bloquants (par exemple l'aténolol), utilisés dans l'hypertension, peuvent aussi entraîner une bradycardie.

Position. La fréquence cardiaque est habituellement plus rapide lorsque la personne est debout que lorsqu'elle est couchée.

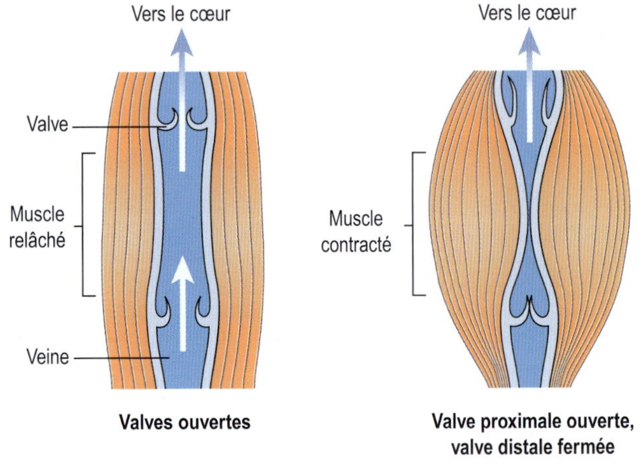

Figure 5.21 La pompe du muscle squelettique.

Exercice. Les muscles actifs ont besoin de davantage de sang que les muscles au repos, ce qui est procuré par une augmentation de la fréquence cardiaque et une vasodilatation localisée.

États émotionnels. La fréquence cardiaque est augmentée en cas d'excitation, de peur ou d'angoisse. D'autres effets relayés par le système nerveux sympathique peuvent être présents (voir fig. 7.43, p. 186).

Sexe. La fréquence cardiaque est plus rapide chez la femme que chez l'homme.

Âge. La fréquence cardiaque est plus rapide chez les bébés et les jeunes enfants que chez les enfants plus âgés et les adultes.

Température. La fréquence cardiaque augmente et diminue suivant la température corporelle.

Réflexe issu des barorécepteurs. Voir p. 102.

Un résumé des facteurs qui influencent le débit cardiaque est donné dans l'encadré 5.2.

Pression artérielle

Objectifs pédagogiques

Après avoir étudié cette section, vous devriez être capable :

- de définir l'expression pression artérielle;
- de décrire les facteurs qui influencent la pression artérielle;
- d'expliquer les deux principaux mécanismes de contrôle de la pression artérielle.

La pression artérielle (NdT : ou tension artérielle) est la force, ou la pression, que le sang exerce sur la paroi des artères. La pression artérielle systémique maintient le flux essentiel de substances dans les organes du corps et autour d'eux. Il est très important que la pression artérielle reste dans les limites de la normale. Si elle devient trop élevée, des vaisseaux sanguins peuvent être lésés, entraînant des caillots ou des hémorragies à partir du point de rupture du vaisseau. Si elle est trop basse, le flux sanguin à l'intérieur des lits tissulaires peut être inapproprié. Cela est particulièrement dangereux pour les organes essentiels que sont le cœur, le cerveau et les reins.

La pression artérielle systémique, habituellement appelée simplement pression artérielle, est le résultat de l'éjection de sang par le ventricule gauche dans l'aorte déjà remplie de sang.

La pression artérielle varie avec le moment de la journée, la position du corps, le sexe et l'âge de l'individu. Au repos et pendant le sommeil, la pression artérielle tend à baisser. Elle s'élève avec l'âge, et elle est habituellement plus élevée chez la femme que chez l'homme.

Pressions artérielles systolique et diastolique. Quand le ventricule gauche se contracte et pousse le sang dans l'aorte, la pression ainsi produite dans le système artériel est appelée *pression artérielle systolique*. Chez l'adulte, elle est d'environ 120 mmHg, ou 16 kPa.

Quand survient la *diastole cardiaque complète* et que le cœur est au repos après avoir éjecté du sang, la pression dans les artères est appelée *pression artérielle diastolique*. Chez l'adulte, elle est d'environ 80 mmHg, ou 11 kPa. La différence entre les pressions artérielles systolique et diastolique est appelée *pression artérielle différentielle*.

La pression artérielle (PA) est mesurée avec un *sphygmomanomètre*, et elle est habituellement exprimée de la façon suivante :

$$PA = \frac{120}{80}\ \text{mmHg ou } PA = \frac{16}{11}\ \text{kPa}$$

Élasticité des parois artérielles

La paroi artérielle, en particulier celle des grosses artères, contient une quantité importante de tissu élastique. Par conséquent, quand le ventricule gauche éjecte du sang dans l'aorte déjà pleine, le sang éjecté distend l'aorte, et le recul élastique pousse le sang vers l'avant. Cette distension suivie du recul se produit tout au long de l'arbre artériel. Pendant la diastole cardiaque, le recul élastique des artères maintient la pression artérielle.

Facteurs déterminant la pression artérielle

La pression artérielle est déterminée par le *débit cardiaque* et la *résistance périphérique*. Une modification de l'un de ces deux paramètres tend à altérer la pression artérielle systémique, bien que les mécanismes compensateurs de l'organisme ajustent généralement tout changement significatif.

$$\text{Débit cardiaque} = \text{Débit systolique} \times \text{Fréquence cardiaque}$$

Débit cardiaque

Le débit cardiaque est fonction du débit systolique et de la fréquence cardiaque (p. 99). Les facteurs affectant la fréquence cardiaque et le débit systolique ont été vus précédemment; ils peuvent augmenter ou diminuer le débit cardiaque et, de ce fait, la pression artérielle. Une augmentation du débit cardiaque élève les pressions systolique et diastolique. Une augmentation du débit systolique élève plus la pression systolique que la pression diastolique.

Résistance périphérique ou artériolaire

Les artérioles sont les artères les plus petites; leur média est faite presque uniquement de muscle lisse, qui répond à la stimulation nerveuse et chimique. La constriction et la dilatation des artérioles sont les principaux déterminants de la résistance périphérique (p. 101). La vasoconstriction entraîne l'élévation de la pression artérielle, la vasodilatation sa baisse.

Quand, lors du vieillissement, le tissu élastique de la média est remplacé par du tissu fibreux inélastique, la pression artérielle s'élève.

Autorégulation

La pression artérielle systémique augmente et diminue constamment, en fonction du niveau d'activité, de la position du corps, etc. Toutefois, les organes du corps sont capables d'ajuster le flux sanguin et la pression artérielle dans leurs propres vaisseaux indépendamment de la pression artérielle systémique. Cette propriété, l'*autorégulation*, protège les tissus contre les variations des pressions systémiques. C'est particulièrement important dans les reins, qui peuvent être lésés par l'augmentation de la pression dans leurs lits capillaires glomérulaires, fragiles (p. 339), et dans le cerveau, qui est très sensible à la quantité, même minime, de déchets cellulaires.

Contrôle de la pression artérielle

La pression artérielle (PA) est contrôlée de deux façons :

- à court terme, d'un moment à l'autre, par un contrôle impliquant principalement le réflexe issu des barorécepteurs abordé plus loin, et aussi des chémorécepteurs ainsi que des hormones circulantes;
- à long terme, par un contrôle impliquant la régulation du volume sanguin par les reins et le système rénine-angiotensine-aldostérone (p. 369).

Régulation à court terme de la pression artérielle

Le centre cardiovasculaire (CCV) est une collection de neurones cérébraux interconnectés située dans le bulbe et le pont. Le CCV reçoit, intègre et coordonne des influx provenant des :

- barorécepteurs (récepteurs de pression);
- chémorécepteurs;
- centres supérieurs dans le cerveau.

Le CCV envoie des fibres nerveuses autonomes (sympathiques et parasympathiques [voir Ch. 7]) au cœur et aux vaisseaux sanguins (tableau 5.1). Il contrôle la PA en ralentissant ou en accélérant le rythme cardiaque, en dilatant ou en contractant les vaisseaux sanguins. L'activité de ces fibres joue un rôle essentiel dans le contrôle de la pression artérielle (fig. 5.22).

Barorécepteurs

Dans la paroi des sinus aortique et carotidien sont retrouvés des barorécepteurs, des terminaisons nerveuses sensibles à l'étirement (pression) (NdT : l'augmentation de la pression étire les barorécepteurs, qui sont stimulés par l'étirement) (fig. 5.23); ils jouent le principal rôle dans la régulation à court terme, d'un

Tableau 5.1 Effets du système nerveux autonome sur le cœur et les vaisseaux sanguins

	Stimulation du sympathique	Stimulation du parasympathique
Cœur	↑ Fréquence ↑ Force de contraction	↓ Fréquence ↓ Force de contraction
Vaisseaux sanguins	Se contractent davantage, mais les artères irriguant le muscle squelettique et le cerveau se dilatent	La plupart des vaisseaux sanguins ont peu d'innervation parasympathique

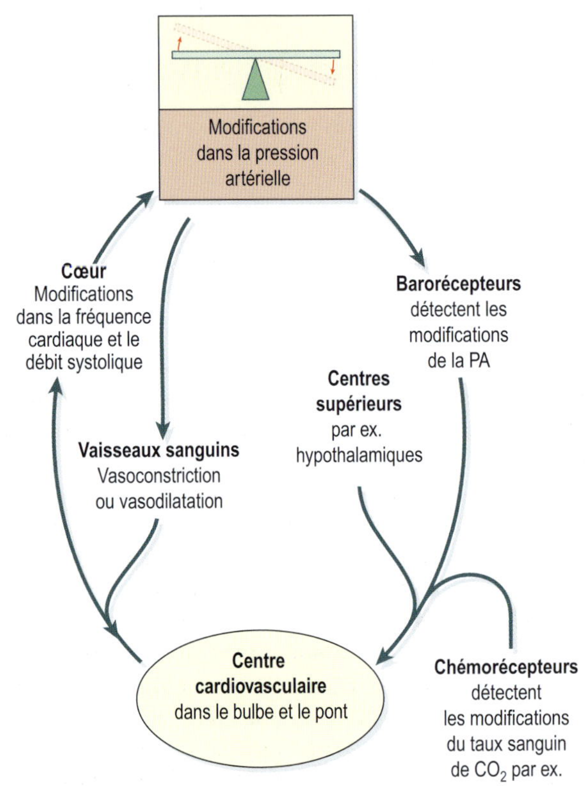

Figure 5.22 Résumé des principaux mécanismes de contrôle de la pression artérielle.

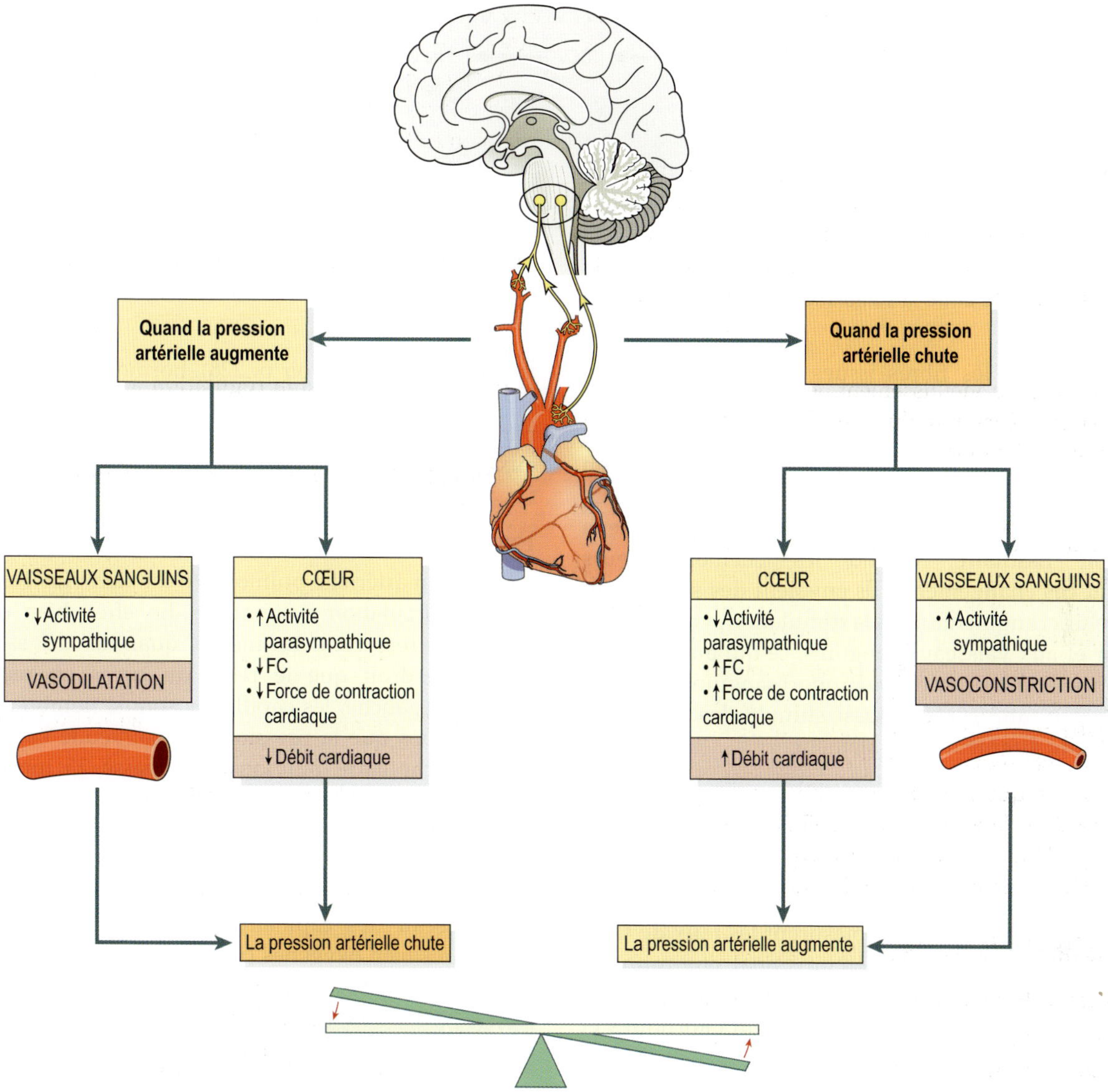

Figure 5.23 **Réflexe issu des barorécepteurs.**

moment à l'autre, de la pression artérielle. Une élévation de la pression artérielle dans ces régions artérielles stimule les barorécepteurs, qui accroissent leurs influx au CCV. Ce dernier répond en augmentant l'activité nerveuse parasympathique allant au cœur, ce qui ralentit le cœur. En même temps, la stimulation sympathique aux vaisseaux sanguins est inhibée, ce qui entraîne une vasodilatation. Le résultat net est une chute de la pression artérielle systémique.

Inversement, si la pression dans l'arc aortique et dans les sinus carotidiens baisse, le rythme des décharges des barorécepteurs baisse aussi. Le CCV répond en accroissant l'activité sympathique allant au cœur, ce qui accélère celui-ci. L'activité du sympathique vasculaire augmente également, entraînant une vasoconstriction. Ces deux phénomènes s'opposent à la chute de la pression artérielle. Le contrôle de la pression artérielle par les barorécepteurs est également appelé *réflexe issu des barorécepteurs* (fig. 5.23).

Chémorécepteurs (chimiorécepteurs)

Ce sont des terminaisons nerveuses situées dans les deux glomus carotidiens (siégeant chacun dans la bifurcation d'une artère carotide commune) et dans plusieurs glomus aortiques (contigus à l'aorte). Ils sont essentiellement impliqués dans le contrôle de la respiration (p. 277). Ils sont sensibles aux modifications du taux sanguin de dioxyde de carbone (NdT : dont l'élévation les stimule), d'oxygène (NdT : dont la baisse les stimule) et à celle de l'acidité du sang (NdT : la baisse du pH les stimule) (NdT : la stimulation des chémorécepteurs stimule des fibres nerveuses qui

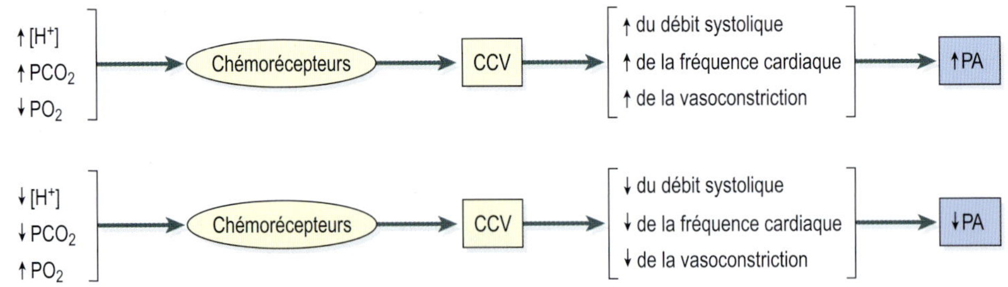

Figure 5.24 Relations entre la stimulation des chémorécepteurs et la pression artérielle.

cheminent, avec les fibres issues des barorécepteurs, dans les deux nerfs de Hering - très petits nerfs allant chacun à un nerf glossopharyngien - et les deux nerfs vagues pour gagner le CCV) (fig. 5.24). L'augmentation du taux sanguin de CO_2, la baisse du taux sanguin d'O_2 et/ou la baisse du pH indiquent toutes une baisse de la perfusion tissulaire. Quand les chémorécepteurs détectent ces changements, ils envoient des signaux au CCV ; celui-ci augmente alors la stimulation sympathique au cœur et aux vaisseaux sanguins, ce qui augmente la pression artérielle et améliore l'apport sanguin tissulaire. L'effort respiratoire étant aussi stimulé, les taux d'O_2 dans le sang augmentent également.

Les influx des chémorécepteurs au CCV n'influencent ce dernier qu'en cas d'atteinte sévère de la fonction respiratoire, ou que si la PA tombe au-dessous de 80 mmHg. Des chémorécepteurs similaires sont retrouvés à la surface du cerveau dans la moelle allongée (medulla oblongata) ; ils mesurent les taux de CO_2, d'O_2 et de pH du liquide cérébrospinal environnant. Des changements par rapport à la normale activent des réponses similaires à celles des récepteurs aortiques et carotidiens décrites ci-dessus.

Centres supérieurs dans le cerveau

Les influx allant au CCV en provenance des centres supérieurs sont déterminés par les émotions telles que la peur, l'anxiété, la douleur et la colère, qui peuvent stimuler des modifications de la pression artérielle.

Dans le cerveau, l'hypothalamus contrôle la température corporelle et influence le CCV, qui répond en ajustant le diamètre des vaisseaux sanguins de la peau. Ce mécanisme important régule la perte comme de la rétention de chaleur, afin que la température centrale corporelle reste dans les limites de la normale (p. 391).

Régulation à long terme de la pression artérielle

Des changements plus lents et plus prolongés de la pression artérielle sont effectués par le *système rénine-angiotensine-aldostérone* (SRAA ; voir p. 369) et par l'action de l'*hormone antidiurétique* (ADH ; voir p. 234). Ces deux systèmes régulent le volume sanguin, et influencent donc la pression artérielle. En outre, le *peptide auriculaire natriurétique* (ANP ; voir p. 228), hormone sécrétée par le cœur lui-même, entraîne une perte de sodium et d'eau à partir des reins et diminue la pression artérielle, s'opposant aux activités de l'ADH et du SRAA.

Pression dans la circulation pulmonaire

La pression artérielle pulmonaire est bien plus basse que dans la circulation systémique. En effet, bien que les poumons reçoivent la même quantité de sang du ventricule droit que le reste du corps en reçoit du ventricule gauche, les capillaires sont si nombreux dans les poumons que la pression est maintenue basse. Si la pression capillaire pulmonaire dépasse 25 mmHg, du liquide s'échappe du flux sanguin vers les sacs alvéolaires (*œdème pulmonaire*, p. 125), avec de très graves conséquences. L'autorégulation de la circulation pulmonaire permet de s'assurer que le flux sanguin qui traverse le vaste réseau des capillaires soit dirigé vers des sacs alvéolaires bien oxygénés (p. 276).

Pouls

Objectifs pédagogiques

Après avoir étudié ce paragraphe, vous devriez être capable :

- de définir le terme de pouls ;
- d'énumérer les principaux sites de la surface corporelle où le pouls est détecté ;
- de décrire les principaux facteurs affectant le pouls.

Le pouls peut être palpé grâce à une pression douce des doigts au niveau d'une artère superficielle quand sa paroi est distendue par le sang pompé depuis le ventricule gauche durant sa contraction (systole). L'onde passe rapidement au moment où la paroi artérielle recule. Chaque contraction du ventricule gauche envoie de force environ 60 à 80 ml de sang dans l'aorte déjà pleine et dans le système artériel. Quand l'aorte est distendue par le sang ainsi éjecté, une onde de distension se propage le

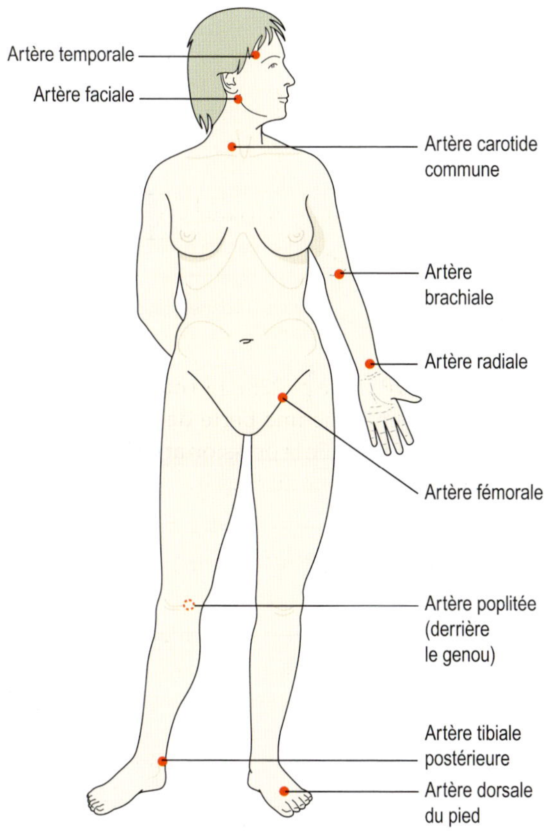

Figure 5.25 Les principaux points de prise du pouls.

long des artères, et peut être perçue cliniquement en tout point où une artère superficielle peut être légèrement mais fermement comprimée contre un os (fig. 5.25). Le nombre de battements du pouls (NdT : c'est-à-dire de soulèvements de la paroi artérielle perçus par le doigt qui le palpe) par minute est normalement égal au nombre de battements cardiaques; il varie beaucoup d'une personne à l'autre, et à différents moments chez une même personne. Il est souvent de 60 à 80 au repos. La prise du pouls informe sur :

- la *fréquence* à laquelle le cœur bat;
- la *régularité* des battements cardiaques, c'est-à-dire sur l'intervalle de temps entre les battements, toujours le même ou non;
- la *force* des battements, traduite par l'importance de la pression qu'il faut exercer sur l'artère avec le doigt pour y arrêter le flux sanguin; la compressibilité de l'artère donne une certaine indication sur la pression artérielle et sur l'état de la paroi des artères;
- la *tension* de la paroi artérielle, perçue normalement comme souple et dépressible sous le doigt.

Facteurs affectant le pouls

Chez le sujet sain, la fréquence du pouls et celle des battements du cœur sont identiques. Les facteurs influençant la fréquence des battements cardiaques sont résumés p. 95. Dans certaines circonstances, le pouls peut être moins fréquent que les battements cardiaques. Cela peut survenir, par exemple :

- si les artères irriguant les tissus périphériques sont rétrécies ou obstruées, faisant que le sang n'y passe pas à chaque battement cardiaque. Si une quantité suffisante de sang atteint un membre et le vascularise, celui-ci va rester rose et chaud au toucher, même si le pouls ne peut pas être palpé;
- s'il existe un trouble de la contraction cardiaque, par exemple une fibrillation auriculaire (p. 136), et que le cœur est incapable de se contracter avec une force suffisante pour faire circuler le sang dans les artères périphériques.

Circulation du sang

Objectifs pédagogiques

Après avoir étudié ce paragraphe, vous devriez être capable :

- de décrire la circulation du sang dans les poumons, en dénommant les principaux vaisseaux impliqués;
- de donner la liste des artères irriguant toutes les principales structures du corps;
- de décrire le drainage veineux impliqué dans le retour au cœur du sang;
- de décrire la disposition des vaisseaux de la circulation portale.

Bien que la circulation du sang dans tout le corps soit continue (fig. 5.16), il est commode de distinguer :

- la circulation pulmonaire;
- la circulation systémique ou générale (fig. 5.26 et 5.27).

Circulation pulmonaire

Il s'agit de la circulation du sang du ventricule cardiaque droit aux poumons, et du retour du sang dans l'atrium gauche. Dans les poumons, le dioxyde de carbone est excrété et l'oxygène est absorbé.

L'*artère pulmonaire*, ou *tronc pulmonaire*, qui transporte du *sang désoxygéné*, part de la partie supérieure du ventricule cardiaque droit. Elle se dirige vers le haut et se divise en artères pulmonaires droite et gauche à la hauteur de la 5e vertèbre thoracique.

L'*artère pulmonaire gauche* se dirige vers le hile pulmonaire gauche (p. 267), où elle se divise en deux branches, une pour chaque lobe du poumon.

L'*artère pulmonaire droite* se dirige ver le hile pulmonaire droit (p. 267), où elle se divise en deux branches. La

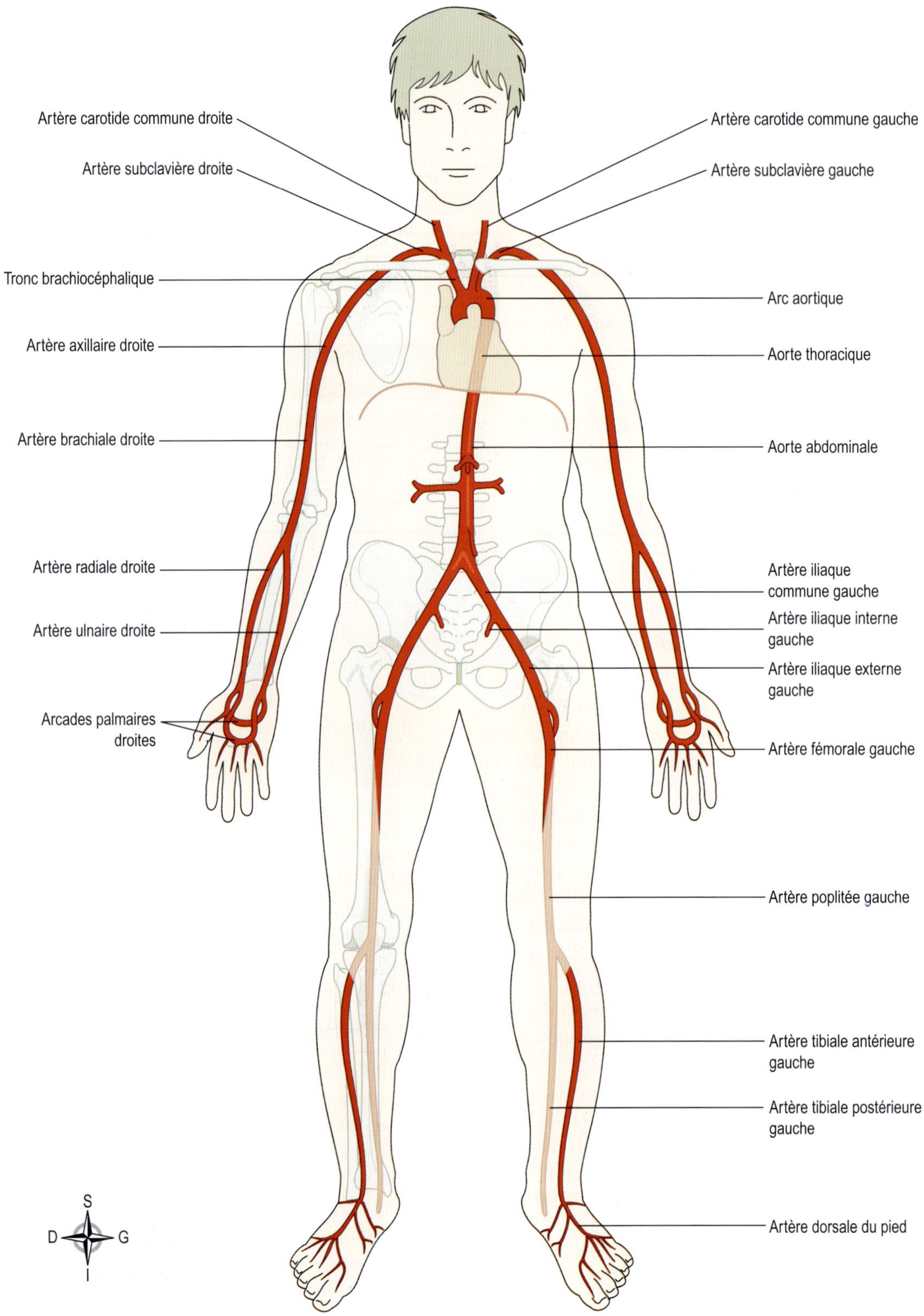

Figure 5.26 L'aorte et les principales artères des membres.

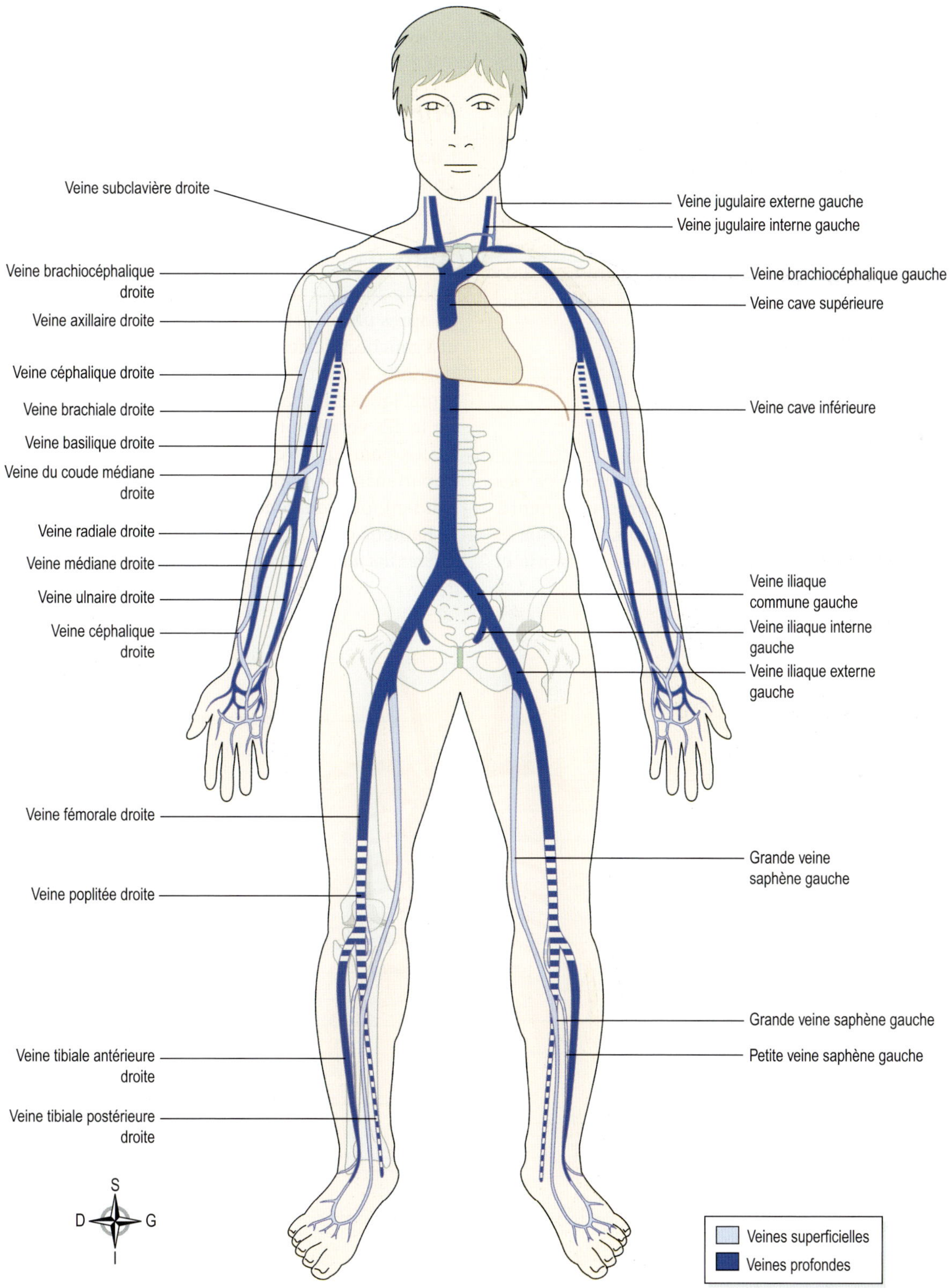

Figure 5.27 Les veines caves et les principales veines des membres.

branche la plus volumineuse irrigue les lobes moyen et inférieur du poumon droit, la moins volumineuse irrigue le lobe supérieur.

À l'intérieur du poumon, chaque artère se ramifie en artères plus petites puis en artérioles, prolongées par des capillaires. Les échanges gazeux se font entre le sang des capillaires et l'air des alvéoles pulmonaires (p. 276). Dans chaque poumon, les capillaires contenant du sang oxygéné fusionnent avec des veinules progressivement plus grosses, qui vont former finalement deux veines.

Deux *veines pulmonaires* quittent chaque poumon, ramenant du sang oxygéné à l'atrium cardiaque gauche. Pendant la systole auriculaire, ce sang passe dans le ventricule gauche, qui l'éjecte dans l'aorte pendant la systole ventriculaire, l'aorte étant la première artère de la circulation générale.

Circulation systémique ou générale

Le sang éjecté du ventricule gauche est transporté par les branches de l'aorte dans l'ensemble du corps, et revient à l'atrium cardiaque droit par les *veines caves supérieure* et *inférieure*. La figure 5.26 montre la situation de l'aorte et des principales artères des membres. La figure 5.27 donne une vue globale des veines caves et des veines des membres.

La circulation du sang dans les différentes parties du corps sera décrite en suivant l'ordre dans lequel les artères qui l'assument sont issues de l'aorte.

Principaux vaisseaux sanguins

L'aorte est la plus grosse artère du corps. Les deux plus grosses veines, les veines caves supérieure et inférieure, retournent le sang de toutes les parties du corps vers le cœur.

Aorte (fig. 5.28)

L'aorte débute à la partie supérieure du ventricule gauche et, après une courte portion verticale, s'incurve en arrière et à gauche. Elle descend ensuite dans la cavité thoracique, derrière le cœur et un peu à gauche des vertèbres thoraciques. Elle passe derrière le diaphragme à la hauteur de la 12e vertèbre thoracique (NdT : l'aorte passe par le hiatus aortique que l'on peut considérer comme appartenant au diaphragme, si bien que l'aorte « traverse » celui-ci), puis descend dans la cavité abdominale jusqu'à la hauteur de la 4e vertèbre lombale, où elle se divise en *artères iliaques communes droite* et *gauche*.

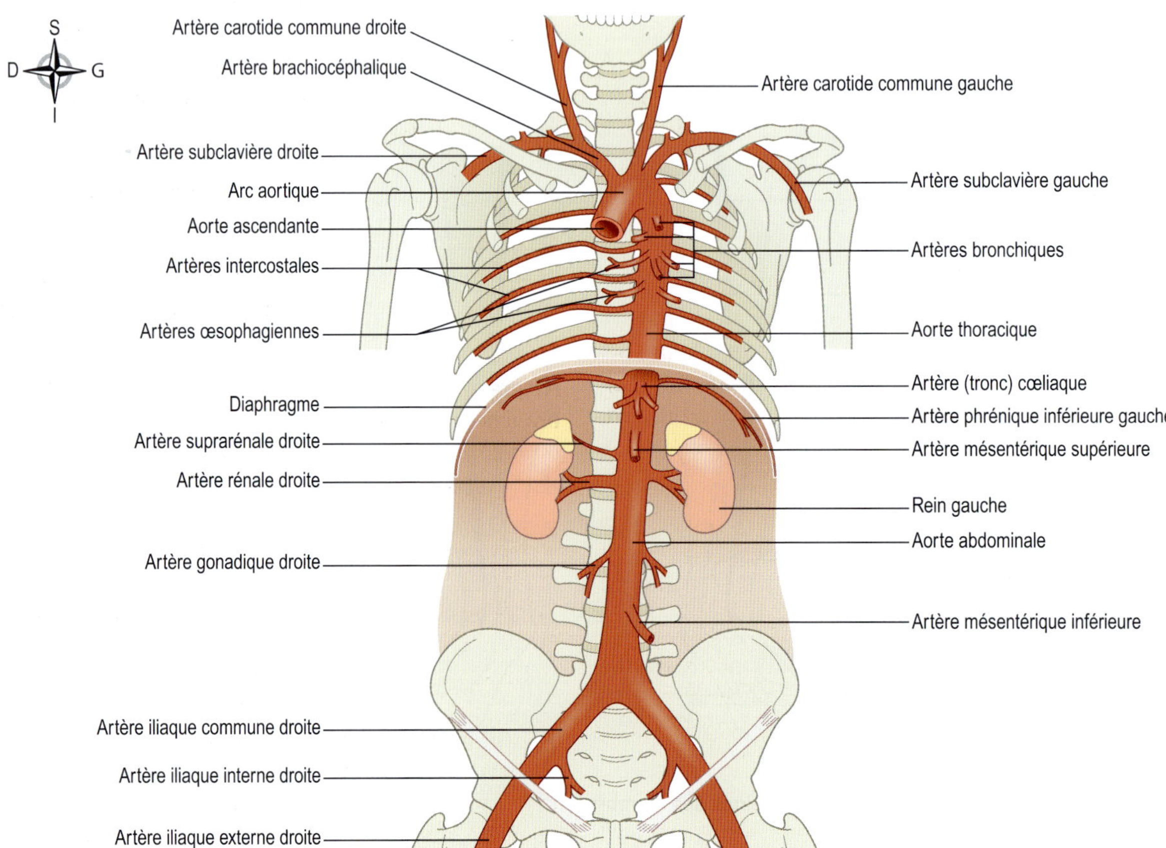

Figure 5.28 L'aorte et ses principales branches.

L'aorte donne de nombreuses branches collatérales sur tout son trajet. Certaines de ses branches sont *appariées*, c'est-à-dire qu'il y a une branche droite et une branche gauche de même nom, par exemple les artères rénales droite et gauche vascularisant les reins, alors que d'autres sont uniques ou *non appariées*, par exemple l'artère cœliaque.

L'aorte sera décrite en fonction de sa localisation :

- l'aorte thoracique (voir ci-après);
- l'aorte abdominale (voir p. 109).

Aorte thoracique (fig. 5.28)

Cette partie de l'aorte est située au-dessus du diaphragme; on lui décrit trois parties (NdT : qui dessinent une crosse, d'où l'appellation crosse aortique) :

- l'aorte ascendante;
- l'aorte horizontale, encore appelée arc aortique en raison de son incurvation;
- l'aorte descendante thoracique (p. 109).

Aorte ascendante. L'aorte ascendante est la petite portion de l'aorte issue du cœur. Elle fait environ 5 cm de long, et elle est bien protégée derrière le sternum.

Les *artères coronaires droite et gauche* sont ses seules collatérales. Elles naissent de l'aorte juste au-dessus de la valve aortique (fig. 5.15) et irriguent le myocarde.

Aorte horizontale (arc aortique). L'aorte horizontale fait suite à l'aorte ascendante. Elle débute derrière le manubrium sternal, monte puis se dirige en arrière et à gauche, devant la trachée. Elle redescend ensuite à gauche de la trachée après être passée au-dessus de la bronche principale gauche, et se continue par l'aorte descendante.

Elle donne successivement trois collatérales, issues de sa face supérieure :

- le tronc brachiocéphalique;
- l'artère carotide commune gauche;
- l'artère subclavière gauche.

Le *tronc brachiocéphalique*, long d'environ 4 à 5 cm, se dirige obliquement en haut, en arrière et à droite. Il se divise, à la hauteur de l'articulation sternoclaviculaire droite, en *artère carotide commune droite* et *artère subclavière droite*.

Aorte descendante dans le thorax. Cette partie est dans le prolongement de l'arc aortique et débute au niveau de la 4e vertèbre thoracique. Elle chemine vers le bas à la face antérieure des corps des vertèbres thoraciques au niveau de la 12e vertèbre thoracique; à cet endroit, elle passe derrière le diaphragme pour devenir l'aorte abdominale.

L'aorte descendante dans le thorax se divise en de nombreuses branches paires qui vascularisent les parois et les organes de la cavité thoracique (p. 114).

Aorte abdominale (fig. 5.28)

L'aorte abdominale est le prolongement de l'aorte thoracique. Le nom change lorsque l'aorte pénètre dans la cavité abdominale en passant derrière le diaphragme au niveau de la 12e vertèbre thoracique. Elle descend en avant de la colonne vertébrale jusqu'au niveau de la 4e vertèbre lombale, endroit où elle se divise en *artères iliaques communes droite* et *gauche*.

De nombreuses branches naissent de l'aorte abdominale, certaines étant paires et pas d'autres; elles vascularisent les structures et les organes abdominaux (p. 114).

Veines caves (fig. 5.29)

Les veines caves supérieure et inférieure sont les plus grosses veines du corps. Elles vident le sang directement dans l'atrium droit du cœur (fig. 5.14). La veine cave supérieure draine toutes les structures corporelles situées au-dessus du diaphragme, et la veine cave inférieure, toutes celles situées en dessous.

Veine cave supérieure

Celle-ci mesure environ 7 cm et elle est formée par la fusion des veines brachiocéphaliques gauche et droite.

Veine cave inférieure

Celle-ci se forme au niveau de la 5e vertèbre lombale par la fusion des veines iliaques communes droite et gauche. Elle remonte dans l'abdomen en restant proche de la colonne vertébrale et en étant située en parallèle et juste à droite de l'aorte abdominale descendante. Elle traverse la partie tendineuse du diaphragme vers le thorax au niveau de la 8e vertèbre thoracique. Alors que la veine cave inférieure monte à travers l'abdomen, les veines qui drainent les organes pelviens et abdominaux se vident dans celui-ci (p. 115).

Circulation dans la tête et le cou

Vascularisation artérielle

Les artères appariées irriguant la tête et le cou sont les *artères carotides communes* et les *artères vertébrales* (fig. 5.30 et voir fig. 5.32).

Artères carotides. L'*artère carotide commune droite* est une branche de division du tronc brachiocéphalique. L'*artère carotide commune gauche* naît directement de l'arc aortique. Elles montent chacune sur un côté du cou, et elles ont la même distribution de chaque côté. Les artères carotides communes sont enveloppées par un fascia appelé *gaine de la carotide*. À la hauteur du bord supérieur du cartilage thyroïde, elles se divisent chacune en artères carotides interne et externe.

Le *sinus carotidien* est une légère dilatation, située à l'origine de l'artère carotide interne, juste au-dessus de la bifurcation de l'artère carotide commune. La paroi de chacun de deux sinus est fine, et elle contient de nombreuses terminaisons nerveuses du nerf de Hering, qui rejoint le nerf glossopharyngien homolatéral. Ces terminaisons nerveuses, ou *barorécepteurs*, sont sensibles à l'étirement, stimulées par l'augmentation de la pression

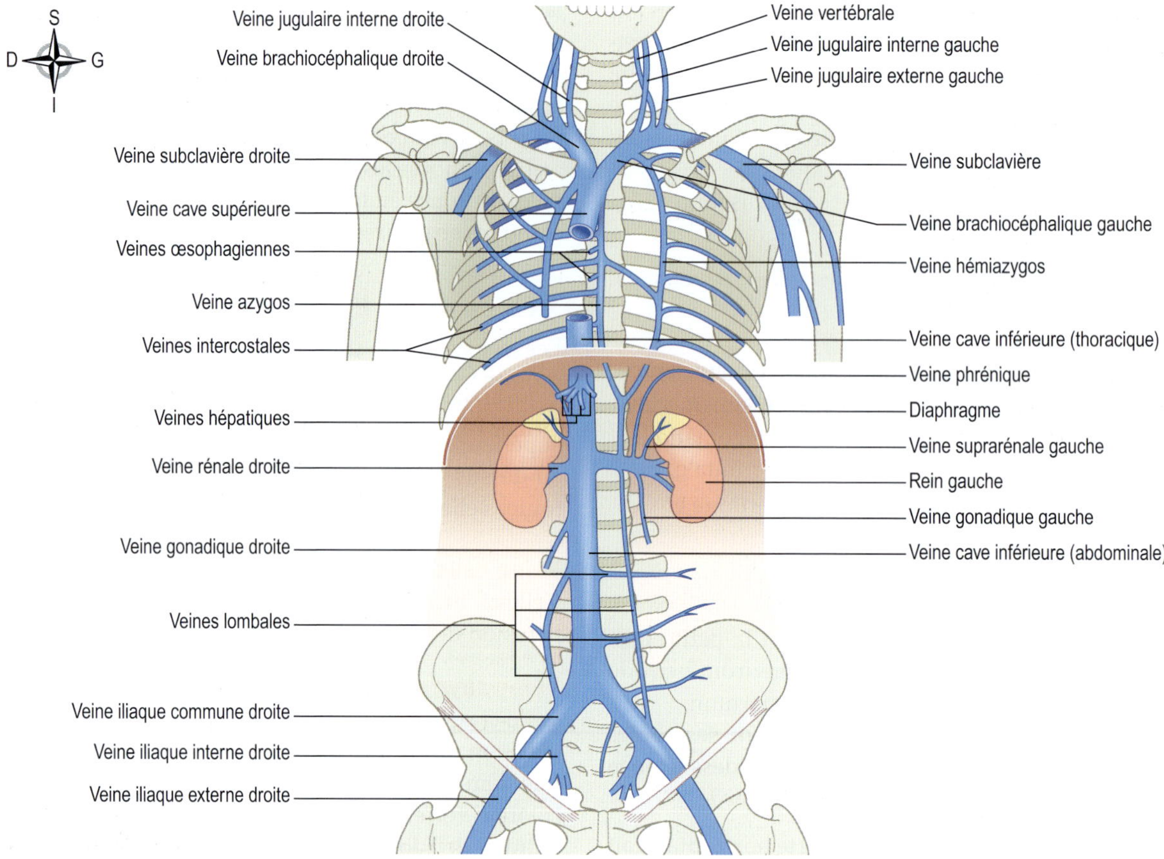

Figure 5.29 La veine cave et les principales veines qui la constituent.

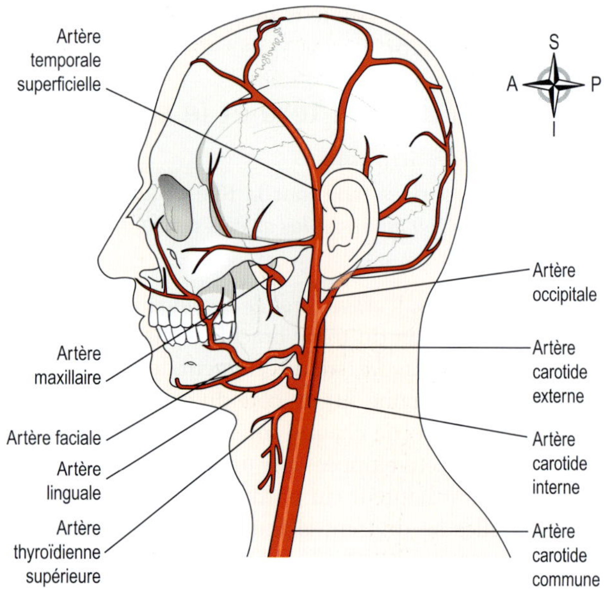

Figure 5.30 Principales artères du côté gauche de la tête et du cou.

artérielle dans le sinus carotidien qu'elles innervent. Les influx nerveux résultant de la stimulation sont transmis au centre vasomoteur du bulbe (p. 170). (NdT : après avoir suivi le nerf de Hering puis le nerf glossopharyngien, les fibres pénètrent dans le bulbe où elles suivent le faisceau solitaire et aboutissent au noyau du faisceau solitaire, après avoir donné des fibres collatérales allant au noyau dorsal du vague ; les influx qui suivent ces fibres, d'une part inhibent le centre vasoconstricteur dans le noyau du faisceau solitaire, entraînant une vasodilatation des artérioles et des veines de tout le système circulatoire périphérique, donc une diminution de la résistance périphérique, et d'autre part stimulent le vague, entraînant une baisse de la fréquence et de la force des contractions cardiaques, donc du débit cardiaque. Au total, la stimulation des barorécepteurs due à l'augmentation de pression dans les sinus carotidiens entraîne par voie réflexe une baisse de la pression artérielle due à la diminution de la résistance périphérique et à la baisse du débit cardiaque.)

Les *glomus carotidiens* sont deux petits groupes de *chémorécepteurs*, situés dans la bifurcation de l'artère carotide commune et proches d'elle (NdT : il existe plusieurs glomus aortiques, proches de l'aorte). Ils sont innervés par les nerfs glossopharyngiens et sont stimulés par les changements de concentration du dioxyde de carbone et de l'oxygène. Les influx naissant de ces stimulations initient des ajustements dans le réflexe de la respiration par l'intermédiaire du centre respiratoire bulbaire (p. 170).

Artère carotide externe (fig. 5.30). Cette artère vascularise les tissus superficiels de la tête et du cou par un certain nombre de branches.

- L'*artère thyroïdienne supérieure* vascularise la glande thyroïde et les muscles adjacents.
- L'*artère linguale* vascularise la langue, la muqueuse buccale, le plancher de la bouche, l'amygdale et l'épiglotte.
- L'*artère faciale* passe à la face superficielle de la mandibule juste devant l'angle du maxillaire inférieur, et vascularise les muscles de l'expression faciale (p. 450) ainsi que des structures dans la bouche. Le pouls facial peut être perçu là où l'artère croise la mandibule.
- L'*artère occipitale* vascularise la partie postérieure du scalp.
- L'*artère temporale* passe sur le processus zygomatique devant l'oreille, et vascularise les parties frontale, temporale et pariétale du scalp. Le pouls temporal peut être perçu devant la partie supérieure de l'oreille.
- L'*artère maxillaire* vascularise les muscles de la mastication et une branche de cette artère, l'*artère méningée moyenne*, a un trajet profond pour irriguer des structures à l'intérieur du crâne.

Artère carotide interne. Elle est un contributeur majeur au cercle de Willis (fig. 5.31), qui irrigue la plus grande partie du cerveau. Elle donne aussi des branches vascularisant l'œil, le front et le nez. Elle monte vers la base du crâne, où elle passe dans le foramen carotidien de l'os temporal.

Cercle artériel de Willis. La plus grande partie du cerveau est irriguée par du sang artériel venant du *cercle artériel de Willis* (fig. 5.31). Quatre grosses artères participent à sa formation : les deux *artères carotides internes* et les deux *artères vertébrales* (fig. 5.32). Chaque artère vertébrale naît de l'artère subclavière du même côté, monte en passant par les foramens des processus transverses des vertèbres cervicales, pénètre dans le crâne par le trou occipital (foramen magnum), et s'unit à son homologue pour former le *tronc basilaire*. La disposition du cercle de Willis est telle que le cerveau continue à recevoir un apport sanguin adéquat même quand une des artères qui le constitue est lésée, et pendant les mouvements extrêmes de la tête et du cou.

En avant, les deux *artères cérébrales antérieures*, nées chacune d'une artère carotide interne, sont réunies par l'*artère communicante antérieure*.

En arrière, les deux *artères vertébrales* se réunissent pour former l'*artère basilaire*. Après un court trajet, l'artère basilaire se divise en deux *artères cérébrales postérieures*, chacune d'elles étant réunie à la carotide interne du même côté par l'*artère communicante postérieure*. Le cercle artériel de Willis est par conséquent formé par :

- 2 artères cérébrales antérieures ;
- 2 artères carotides internes ;
- 1 artère communicante antérieure ;
- 2 artères communicantes postérieures ;
- 2 artères cérébrales postérieures ;
- 1 artère basilaire.

À partir ce cercle, chaque *artère cérébrale antérieure* se dirige en avant pour vasculariser la partie antérieure du cerveau, chaque *artère cérébrale moyenne* se dirige latéralement pour irriguer le côté homolatéral du cerveau, et chaque *artère cérébrale postérieure* irrigue la partie postérieure de l'hémisphère cérébral homolatéral.

Les branches de l'artère basilaire vascularisent des parties du tronc cérébral et du cervelet.

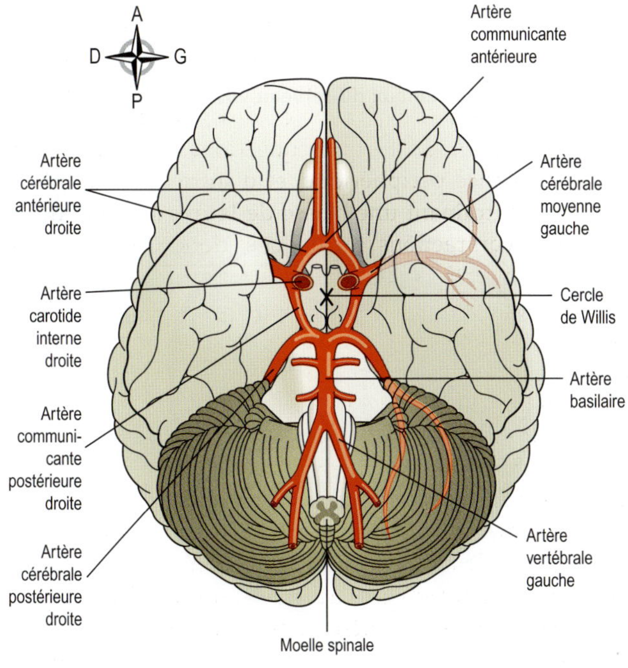

Figure 5.31 Artères formant le cercle artériel de Willis et ses principales branches pour le cerveau. Vue du dessous.

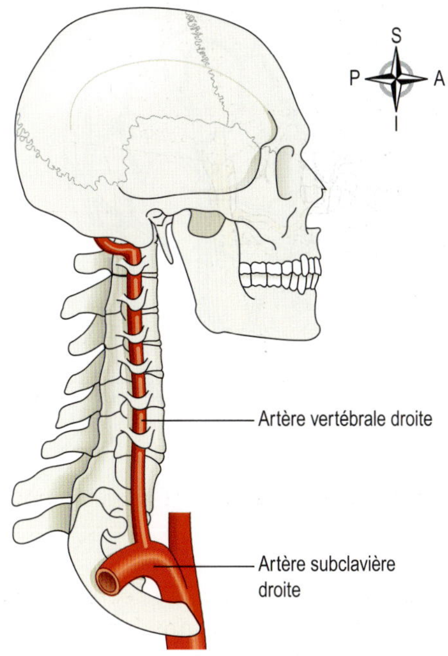

Figure 5.32 Artère vertébrale droite.

Retour veineux

Le sang veineux de la tête et du cou revient par des *veines profondes* et des *veines superficielles*.

Les veines superficielles ayant le même nom que les branches de l'artère carotide externe ramènent le sang veineux provenant des structures superficielles de la face et du scalp. Elles se réunissent pour former la veine jugulaire externe (fig. 5.33).

La *veine jugulaire externe* débute au cou, à hauteur de l'angle de la mandibule. Elle descend devant le muscle sternocléidomastoïdien, puis derrière la clavicule, avant de s'unir à la *veine subclavière*.

Le sang veineux des régions profondes du cerveau est collecté dans des canaux appelés *sinus veineux duraux* fig. 5.34 et 5.35), qui sont formés par des couches de dure-mère bordées d'un endothélium. La dure-mère est la couverture protectrice externe du cerveau (p. 162). Les principaux sinus veineux sont indiqués ci-après.

- Le *sinus sagittal supérieur* transporte le sang veineux provenant de la partie supérieure du cerveau. Il débute dans la région frontale et se dirige directement en arrière, sur la ligne médiane du crâne, vers la région occipitale où il tourne à droite pour se continuer par le *sinus transverse droit*.
- Le *sinus sagittal inférieur* siège profondément dans le cerveau ; il se dirige en arrière pour se continuer par le *sinus droit*.
- Le *sinus droit* se dirige en arrière et en bas, pour se continuer par le *sinus transverse gauche*.
- Chaque *sinus transverse* débute dans la région occipitale. Il se dirige en avant vers la ligne médiane dans un sillon courbe du crâne, pour se continuer par le *sinus sigmoïde* homolatéral.
- Chaque *sinus sigmoïde* fait suite au sinus transverse du même côté. Chacun s'incurve en bas vers la ligne médiane ; il repose dans un sillon du processus mastoïde de l'os temporal. En avant, une mince lamelle osseuse le sépare des cellules aériques du processus mastoïde de l'os temporal. En bas, il se continue par la veine jugulaire interne.

La *veine jugulaire interne* débute au niveau du foramen jugulaire (anciennement : trou déchiré postérieur), dans la fosse crânienne moyenne, où elle fait suite au sinus sigmoïde homolatéral. Elle descend au cou derrière le muscle

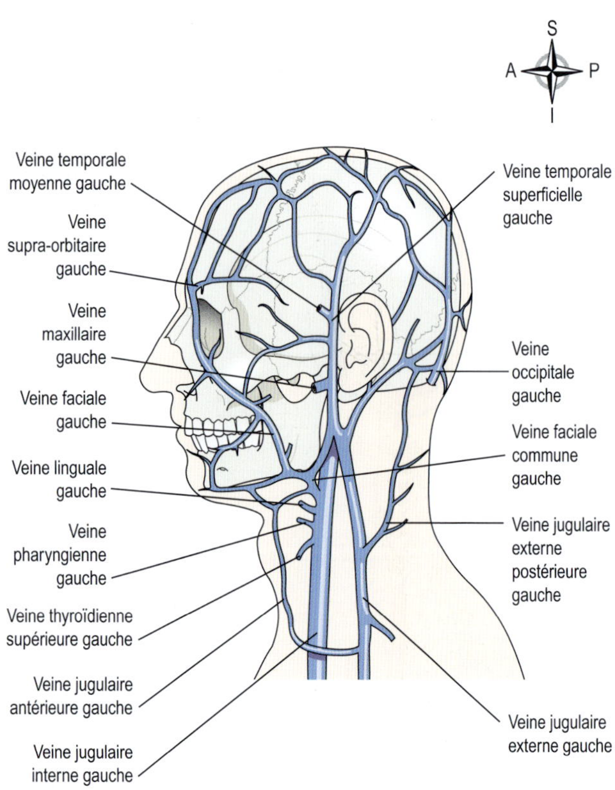

Figure 5.33 **Veines du côté gauche de la tête et du cou.**

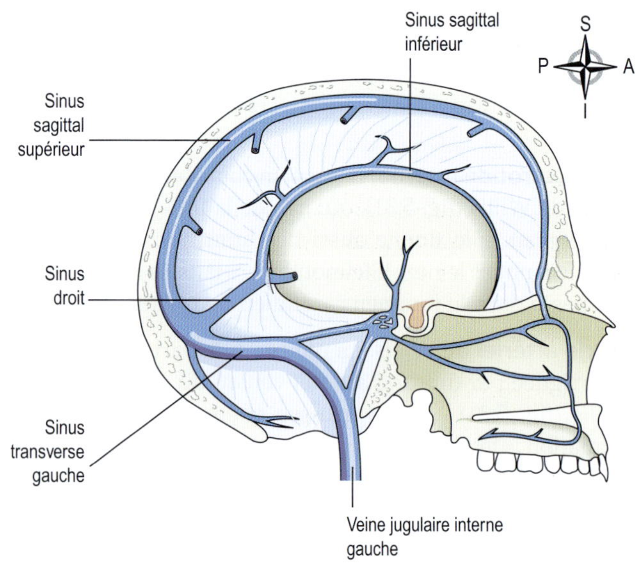

Figure 5.34 **Sinus veineux du cerveau vus du côté droit.**

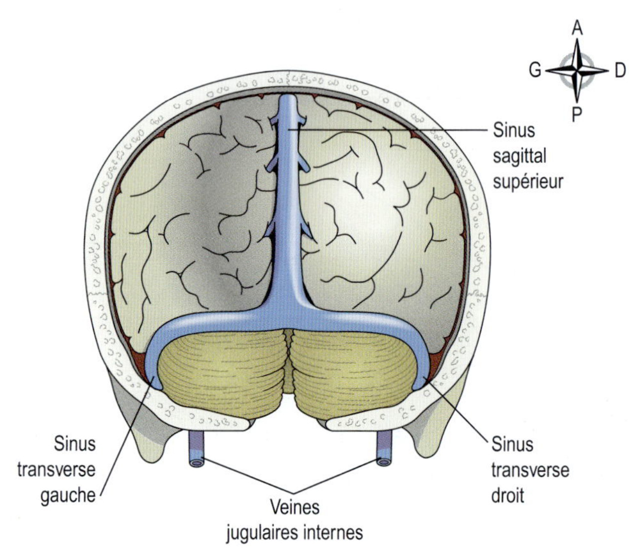

Figure 5.35 **Sinus veineux du cerveau vus par le dessus.**

sternocléidomastoïdien. Derrière la clavicule, elle s'unit à la *veine subclavière*, transportant du sang provenant du membre supérieur, pour former la *veine brachiocéphalique*.

La *veine brachiocéphalique* est située sur le côté de la racine du cou. Elle est formée par l'union de la veine jugulaire interne et de la veine subclavière. La veine brachiocéphalique gauche est plus longue que la droite; elle se dirige obliquement derrière le manubrium sternal, où elle s'unit à la veine brachiocéphalique droite pour former la *veine cave supérieure* (fig. 5.29).

La *veine cave supérieure*, qui draine tout le sang veineux de la tête, du cou et des membres supérieurs, est longue d'environ 7 cm. Elle descend le long du bord droit du sternum, et se termine dans l'atrium droit du cœur.

Circulation dans le membre supérieur

Vascularisation artérielle

Artères subclavières. L'artère subclavière droite naît du tronc brachiocéphalique; la gauche naît de l'arc aortique. Toutes deux sont légèrement arquées; chacune passe derrière la clavicule et au-dessus de la première côte avant de pénétrer dans l'aisselle, où elle se continue par l'*artère axillaire* (fig. 5.36).

Avant de pénétrer dans l'aisselle, l'artère donne naissance à deux collatérales, l'*artère vertébrale*, qui monte pour vasculariser le cerveau (fig. 5.32), et l'*artère thoracique interne*, qui irrigue le sein et diverses structures dans la cavité thoracique.

L'*artère axillaire* fait suite à l'artère subclavière; elle siège dans l'aisselle. Sa partie initiale est profonde, puis elle devient plus superficielle, pour se poursuivre par l'*artère brachiale*.

L'*artère brachiale* est la continuation de l'artère axillaire. Elle descend sur le côté médial (interne) du bras, passe devant l'articulation du coude et, à environ 1 cm plus bas, elle se divise en *artères radiale* et *ulnaire*.

L'*artère radiale* descend sur le côté radial, ou latéral (externe), de l'avant-bras, jusqu'au poignet. Juste au-dessus du poignet, elle est superficielle, et elle peut être sentie devant le radius, où le pouls radial est palpable. L'artère passe ensuite entre le premier et le deuxième os métacarpiens, puis pénètre dans la paume de la main.

L'*artère ulnaire* descend sur le côté ulnaire ou médial (interne) de l'avant-bras, croise le poignet et pénètre dans la main.

Il y a des anastomoses entre les artères radiale et ulnaire, appelées *arcades palmaires profonde* et *superficielle*, d'où naissent les *artères métacarpiennes palmaires* et *digitales palmaires* vascularisant les structures de la main et des doigts.

Retour veineux

Le membre supérieur est drainé par des veines superficielles et des veines profondes (fig. 5.37).

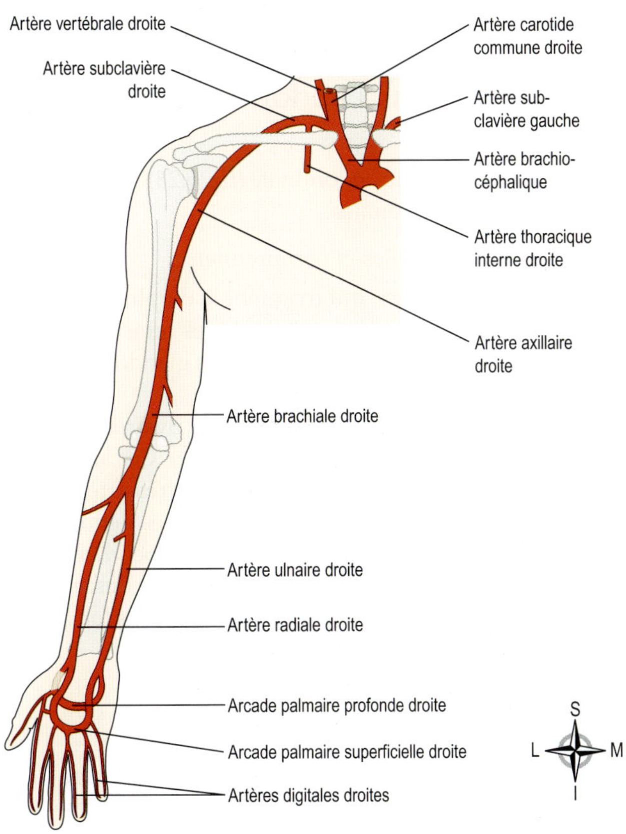

Figure 5.36 Les principales artères du bras droit.

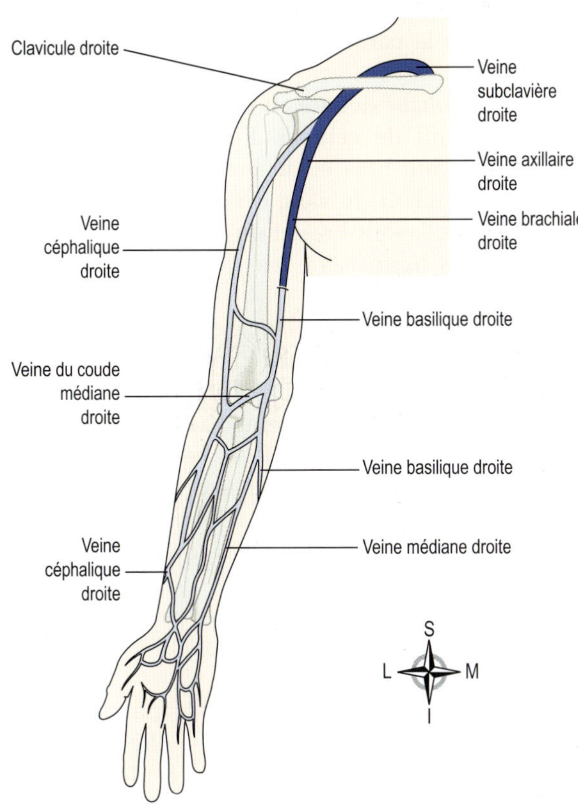

Figure 5.37 Les principales veines du bras droit. Les veines profondes sont en bleu foncé.

Les *veines profondes* suivent les artères dont elles portent le nom :

- veines métacarpiennes palmaires ;
- arcade veineuse palmaire profonde ;
- veines radiale et ulnaire ;
- veine brachiale ;
- veine axillaire ;
- veine subclavière.

Les *veines superficielles* débutent à la main ; ce sont les suivantes :

- veine céphalique ;
- veine basilique ;
- veine médiane ;
- veine médiane du coude (médiane cubitale).

La *veine céphalique* débute au dos de la main, où elle collecte le sang d'un complexe de veines superficielles, dont beaucoup sont aisément visibles. Puis elle monte à la face dorsale de l'avant-bras, contourne la face latérale (externe) de celui-ci pour passer à sa face antérieure, où elle monte. Devant le coude, elle émet une grosse veine, la *veine médiane du coude*, qui se dirige obliquement en haut et médialement (en dedans) pour rejoindre la *veine basilique* (NdT : cette disposition est présente dans 70 % des cas). Après avoir croisé l'articulation du coude, la veine céphalique remonte à la face latérale du bras et, devant l'articulation de l'épaule, elle se termine dans la veine axillaire. Sur tout son trajet, elle reçoit du sang des tissus superficiels de la partie latérale de la main, de l'avant-bras et du bras.

La *veine basilique* débute au dos de la main, du côté ulnaire (cubital) de celui-ci. Elle monte sur le côté médial de l'avant-bras et du bras, et rejoint la veine axillaire. Elle reçoit du sang du côté médial (interne) de la main, de l'avant-bras et du bras. De nombreuses petites veines réunissent les veines céphalique et basilique.

La *veine médiane* (ou *intermédiaire*) est une petite veine qui n'est pas toujours présente. Elle débute à la face palmaire de la main, monte à la face antérieure de l'avant-bras, et se termine dans la veine basilique, ou dans la veine médiane du coude (NdT : la veine médiane peut aussi se diviser en deux branches devant le coude, la veine médiane céphalique, qui rejoint la veine céphalique, et la veine médiane basilique, qui rejoint la veine basilique).

La *veine brachiocéphalique* est formée par la réunion des veines jugulaire interne et subclavière. Il y en a une de chaque côté.

La *veine cave supérieure* est formée par la réunion des deux veines brachiocéphaliques. Elle draine tout le sang veineux de la tête, du cou et des membres supérieurs ; elle se termine dans l'atrium droit. Longue d'environ 7 cm, elle descend le long du bord droit du sternum.

Circulation dans le thorax

Vascularisation artérielle

Les branches de l'aorte thoracique (fig. 5.28) vascularisent les structures thoraciques, dont :

- les *rameaux bronchiques de l'aorte thoracique*, qui vascularisent les tissus pulmonaires qui ne sont pas directement impliqués dans les échanges gazeux ;
- les *artères œsophagiennes*, qui irriguent l'œsophage ;
- les *artères intercostales*, qui suivent le bord inférieur de chaque côte et vascularisent les muscles intercostaux, certains muscles du thorax, les côtes, la peau et le tissu conjonctif sous-jacent à la peau.

Retour veineux

La plus grande partie du sang veineux des organes contenus dans la cage thoracique est drainée dans la *veine azygos* et dans la *veine hémiazygos* (fig. 5.29). Les veines *bronchiques*, *œsophagiennes* et *intercostales* sont certaines des principales veines qui les rejoignent. La veine azygos rejoint la veine cave supérieure, la veine hémiazygos rejoint la veine brachiocéphalique gauche. Certaines veines de l'extrémité distale de l'œsophage rejoignent la veine azygos, tandis que d'autres rejoignent la veine gastrique gauche. Les anastomoses entre les veines rejoignant la veine azygos et les veines rejoignant la veine gastrique gauche forment un plexus reliant les circulations générale et portale (voir fig. 12.46, p. 344).

Circulation dans l'abdomen

Vascularisation artérielle

Les branches de l'aorte abdominale (fig. 5.28) vascularisent les structures abdominales.

Branches paires. Celles-ci comprennent :

- les *artères phréniques*, qui irriguent le diaphragme ;
- les *artères rénales*, qui vascularisent les reins ;
- les *artères surrénales*, qui irriguent les glandes surrénales ;
- les *artères gonadiques*, qui irriguent les ovaires (chez la femme) et les testicules (chez l'homme). Ces artères sont beaucoup plus longues que les autres artères paires. Cela est dû au fait que les gonades débutent leur développement haut dans la cavité pelvienne. Avec le développement fœtal, ces organes descendent dans le pelvis, et les artères deviennent plus longues pour maintenir la vascularisation.

Branches impaires. Celles-ci comprennent :

- l'*artère cœliaque* (parfois appelée *tronc cœliaque*, fig. 5.38), une artère épaisse et courte, qui mesure environ 1,25 cm. Elle naît immédiatement au-dessous du diaphragme, et se divise en trois branches :
  - l'*artère gastrique gauche*, pour l'estomac ;
  - l'*artère splénique*, qui irrigue le pancréas et la rate ;

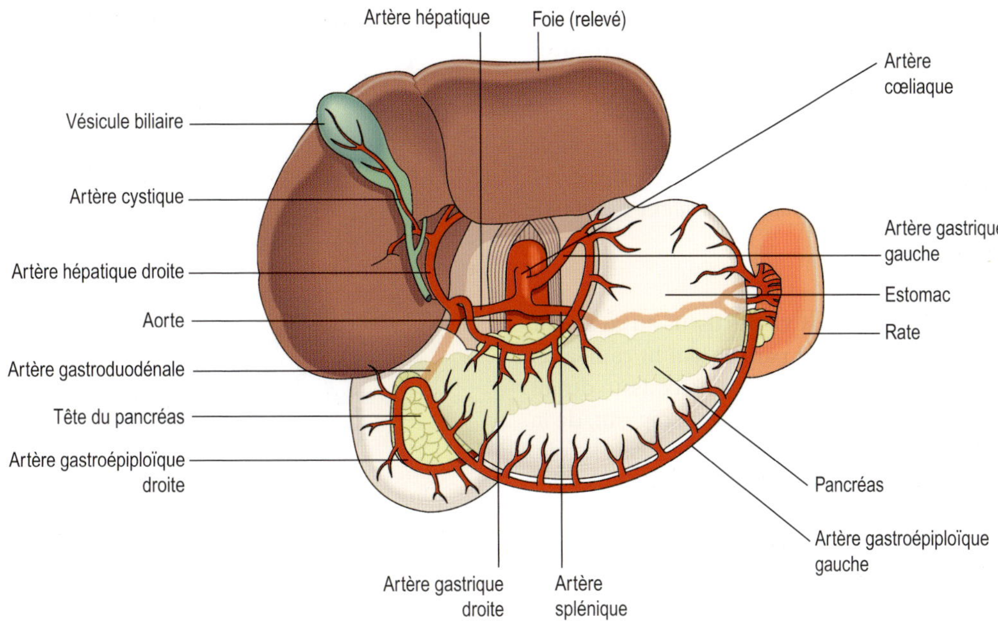

Figure 5.38 L'artère cœliaque et ses branches, ainsi que les artères phréniques inférieures.

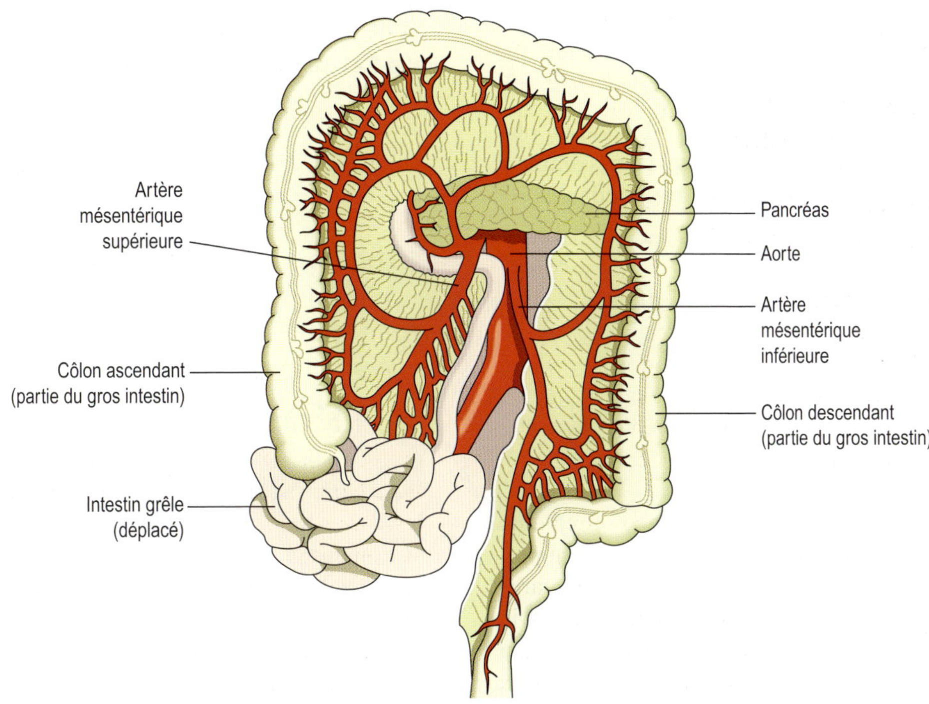

Figure 5.39 Les artères mésentériques supérieure et inférieure et leurs branches.

- l'*artère hépatique*, vascularisant le foie, la vésicule biliaire et des parties de l'estomac, du duodénum et du pancréas.

- l'*artère mésentérique supérieure* (fig. 5.39), qui naît de l'aorte entre l'artère cœliaque et les artères rénales. Elle vascularise la totalité de l'intestin grêle et la moitié proximale du gros intestin;
- l'*artère mésentérique inférieure* (fig. 5.39), qui naît de l'aorte à environ 4 cm de la division de celle-ci en artères iliaques communes. Elle irrigue la moitié distale du gros intestin et une partie du rectum.

Retour veineux

Le sang est drainé des organes abdominaux directement dans la *veine cave inférieure* via des veines nommées suivant les artères correspondantes (fig. 5.29). Les veines *hépatiques* drainent le foie, les veines *rénales* drainent les reins, les veines *surrénales* drainent les glandes surrénales,

les veines *lombales* drainent les structures abdominales inférieures, et les veines *gonadiques* drainent les ovaires (chez la femme) et les testicules (chez l'homme). Cependant, la plupart du sang issu des organes digestifs situés dans l'abdomen est drainé dans la *veine porte hépatique* et passe à travers le foie avant de se vider dans la veine cave inférieure (voir *circulation portale* ci-dessous).

Circulation portale

En règle générale, le sang veineux va des tissus au cœur par la voie la plus directe, en passant par un seul lit capillaire. Dans la circulation portale, le sang veineux issu du lit capillaire de la partie abdominale du système digestif, de la rate et du pancréas circule d'abord vers le foie. Dans le foie, il passe alors par un second lit capillaire, les sinusoïdes hépatiques, avant de gagner la circulation générale via la veine cave inférieure. De cette façon, le sang ayant une concentration élevée en nutriments absorbés dans l'estomac et l'intestin va d'abord au foie. Cela apporte une riche source de nutriments au foie pour ses activités métaboliques étendues et permet que la composition du sang qui quitte le tractus alimentaire soit convenablement régulé. Cela permet aussi que des matériaux indésirables et/ou potentiellement toxiques comme les médicaments soient éliminés avant que le sang ne retourne dans la circulation générale.

Veine porte. La veine porte est formée par l'union de plusieurs veines (fig. 5.40 et 5.41), chacune de ces veines drainant le sang du territoire irrigué par l'artère correspondante.

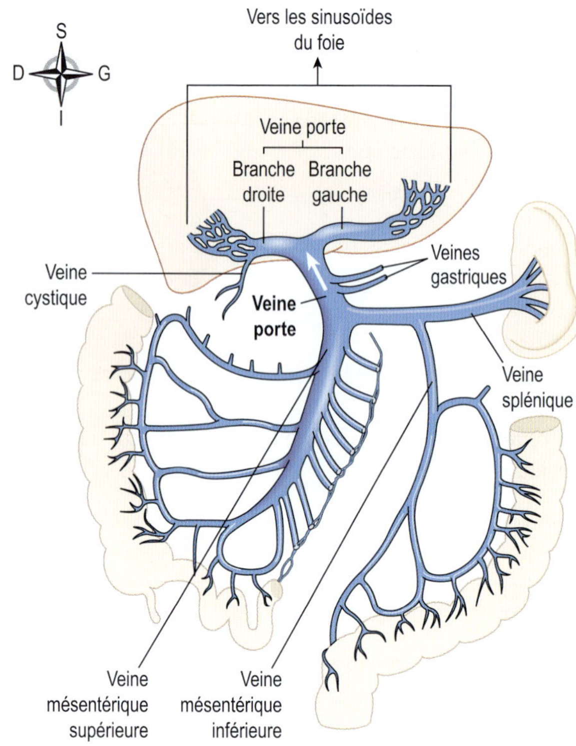

Figure 5.41 **La veine porte : origine et terminaison.**

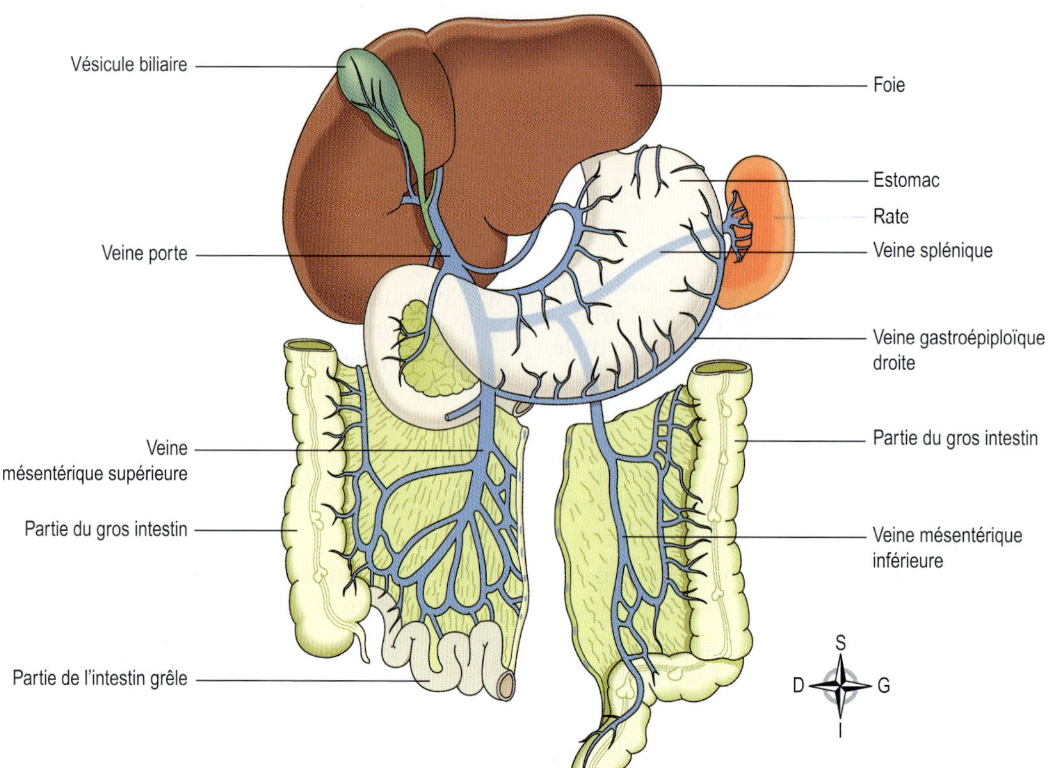

Figure 5.40 **Drainage veineux des organes abdominaux et formation de la veine porte.**

- La *veine splénique* draine le sang de la rate, du pancréas et d'une partie de l'estomac.
- La *veine mésentérique inférieure* ramène le sang veineux du rectum, des côlons pelvien et descendant. Elle se jette dans la veine splénique.
- La *veine mésentérique supérieure* ramène le sang de l'intestin grêle et de la partie proximale du gros intestin, c'est-à-dire du cæcum, du côlon ascendant et du côlon transverse. Elle s'unit à la *veine splénique* pour former la *veine porte* (ou tronc porte).
- Les *veines gastriques* drainent le sang de l'estomac et de l'extrémité distale de l'œsophage; elles aboutissent à la veine porte.
- La *veine cystique*, qui draine le sang veineux de la vésicule biliaire, gagne aussi la veine porte.

Une fois que le sang est passé à travers la circulation portale hépatique, il retourne directement dans la veine cave inférieure à travers les veines hépatiques.

Circulation dans le pelvis et les membres inférieurs

Vascularisation artérielle

Artères iliaques communes. Les artères iliaques communes droite et gauche résultent de la division de l'aorte abdominale au niveau de la 4e vertèbre lombale (fig. 5.26). Chacune se divise devant l'articulation sacro-iliaque en artères iliaques interne et externe.

L'*artère iliaque interne* descend en dedans, pour irriguer les organes pelviens. Chez la femme, l'une de ses plus grosses branches est l'*artère utérine*, qui amène la plus grande partie du sang irriguant les organes de la reproduction.

L'*artère iliaque externe* descend obliquement, passe derrière le ligament inguinal et atteint la cuisse où elle se prolonge par l'*artère fémorale*.

L'*artère fémorale* (fig. 5.42) débute à la hauteur du milieu du ligament inguinal, et descend à la partie antérieure de la cuisse. Le pouls fémoral peut être palpé à l'origine de l'artère fémorale. Puis celle-ci devient plus médiale, contourne la face médiale du fémur et traverse le hiatus des adducteurs pour atteindre l'espace poplité, où elle se poursuit par l'*artère poplitée*. Elle irrigue les structures de la cuisse et certaines structures superficielles pelviennes et inguinales.

L'*artère poplitée* (fig. 5.43) traverse la fosse poplitée, derrière le genou, où le pouls peut être palpé. Elle irrigue les structures de cette région, dont l'articulation du genou. Elle se divise à la limite inférieure de la fosse poplitée en artères tibiales antérieure et postérieure.

L'*artère tibiale antérieure* (fig. 5.43) se dirige en avant pour passer entre le tibia et la fibula, et irrigue les structures de la partie antérieure de la jambe. Elle descend devant le tibia, passe devant l'articulation de la cheville, et se poursuit par l'*artère dorsale du pied*.

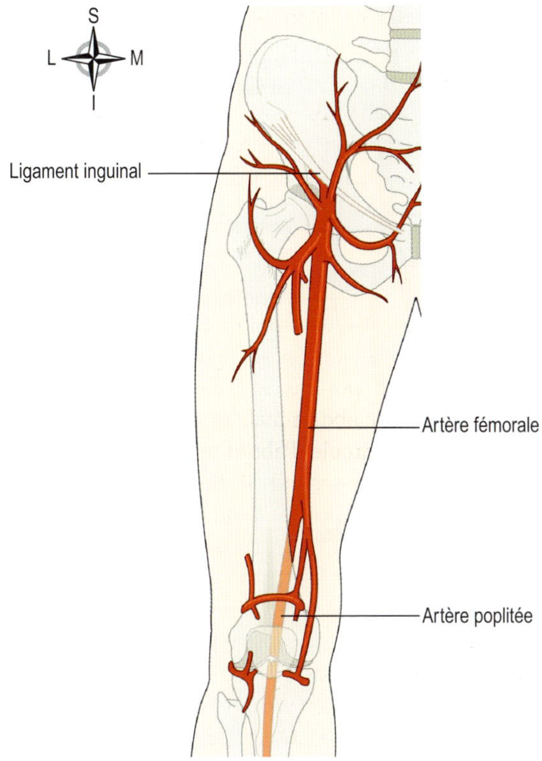

Figure 5.42 L'artère fémorale et ses principales branches.

L'*artère dorsale du pied* fait suite à l'artère tibiale antérieure; elle passe sur le dos du pied, irriguant les structures de cette région. Elle se termine en passant entre le premier et le deuxième os métatarsiens, pour gagner la plante du pied, où elle contribue à la formation de l'arcade plantaire.

L'*artère tibiale postérieure* (fig. 5.43) descend de façon médiale dans la partie postérieure de la jambe. Près de son origine, elle donne une grosse branche appelée *artère fibulaire*, qui vascularise la partie latérale de la jambe. À sa partie distale, elle devient superficielle, et passe en dedans de l'articulation de la cheville pour atteindre la plante du pied où elle se poursuit par l'*artère plantaire*.

L'*artère plantaire* vascularise les structures de la plante du pied. Cette artère, ses branches et l'artère dorsale du pied forment l'*arcade plantaire*, d'où naissent les artères métatarsiennes, se prolongeant par les artères digitales irriguant les orteils.

Retour veineux

Le membre inférieur présente des veines superficielles et des veines profondes (fig. 5.27). Le sang entrant dans les veines superficielles gagne les veines profondes en passant par des *veines communicantes*. Le mouvement du sang vers le cœur dépend en partie de la contraction des muscles squelettiques. Le retour du sang en arrière est prévenu par un grand nombre de valves veineuses. Les veines superficielles reçoivent moins de soutien par les tissus environnants que les veines profondes.

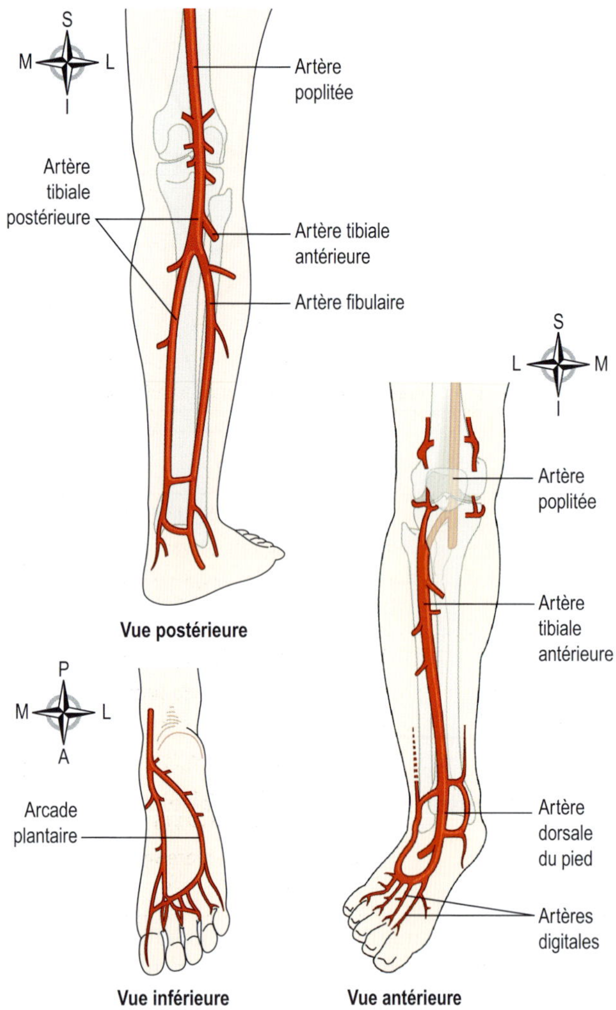

Figure 5.43 L'artère poplitée et ses principales branches.

Veines profondes. Les veines profondes accompagnent les artères et les branches artérielles de même nom. Ce sont :

- la *veine fémorale*, qui monte dans la cuisse jusqu'au niveau du ligament inguinal, où elle se poursuit par la veine iliaque externe ;
- la *veine iliaque externe*, qui fait suite à la veine fémorale là où elle entre dans le pelvis, proche de l'artère fémorale. Elle longe le bord du pelvis et, au niveau de l'articulation sacro-iliaque, elle s'unit à la *veine iliaque interne* pour former la *veine iliaque commune* ;
- la *veine iliaque interne*, qui reçoit plusieurs veines drainant les organes de la cavité pelvienne ;
- les deux *veines iliaques communes*, qui débutent chacune au niveau d'une articulation sacro-iliaque. Elles montent obliquement, et elles se terminent un peu à droite du corps de la 5e vertèbre lombale, en s'unissant pour former la *veine cave inférieure*.

Veines superficielles (fig. 5.44). Les deux principales veines drainant le sang du membre inférieur sont la petite veine saphène et la grande veine saphène.

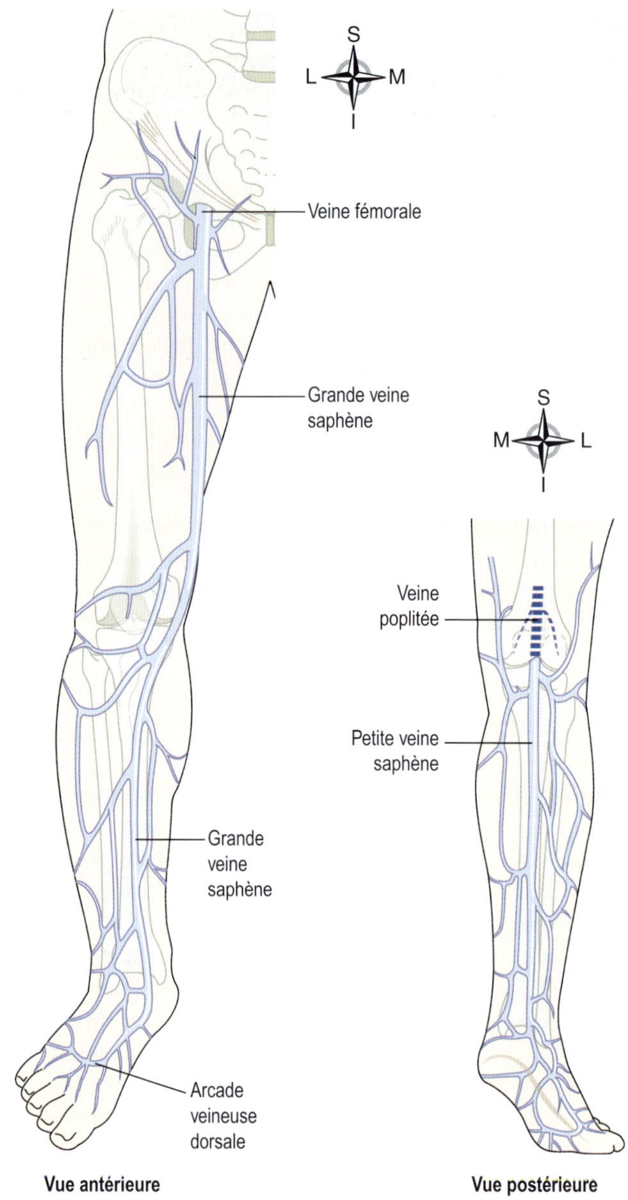

Figure 5.44 Veines superficielles du membre inférieur.

La *petite veine saphène* débute derrière l'articulation de la cheville, où se réunissent de nombreuses petites veines drainant le dos du pied. Elle monte superficiellement le long de la face postérieure de la jambe et elle rejoint dans l'espace poplité la *veine poplitée*, qui est une veine profonde.

La *grande veine saphène* est la plus longue du corps. Elle débute dans la moitié médiale du dos du pied, monte à la face médiale de la jambe puis de la cuisse ; elle rejoint la *veine fémorale* juste au-dessous du ligament inguinal.

De nombreuses *veines communicantes* unissent les veines superficielles entre elles, et les veines superficielles aux veines profondes du membre inférieur.

Résumé des principaux vaisseaux sanguins (fig. 5.45)

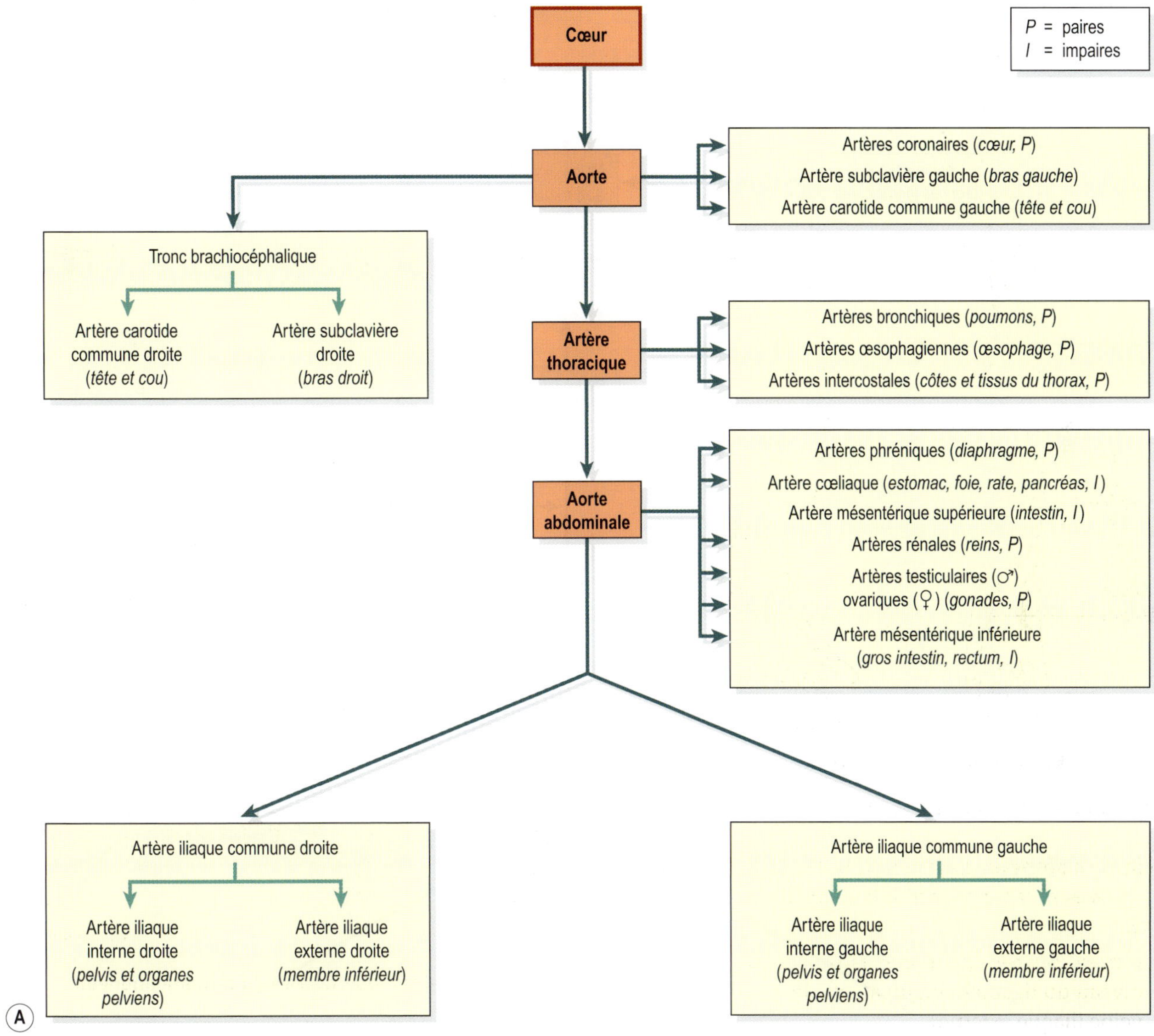

Figure 5.45 A. L'aorte et les principales artères du corps.

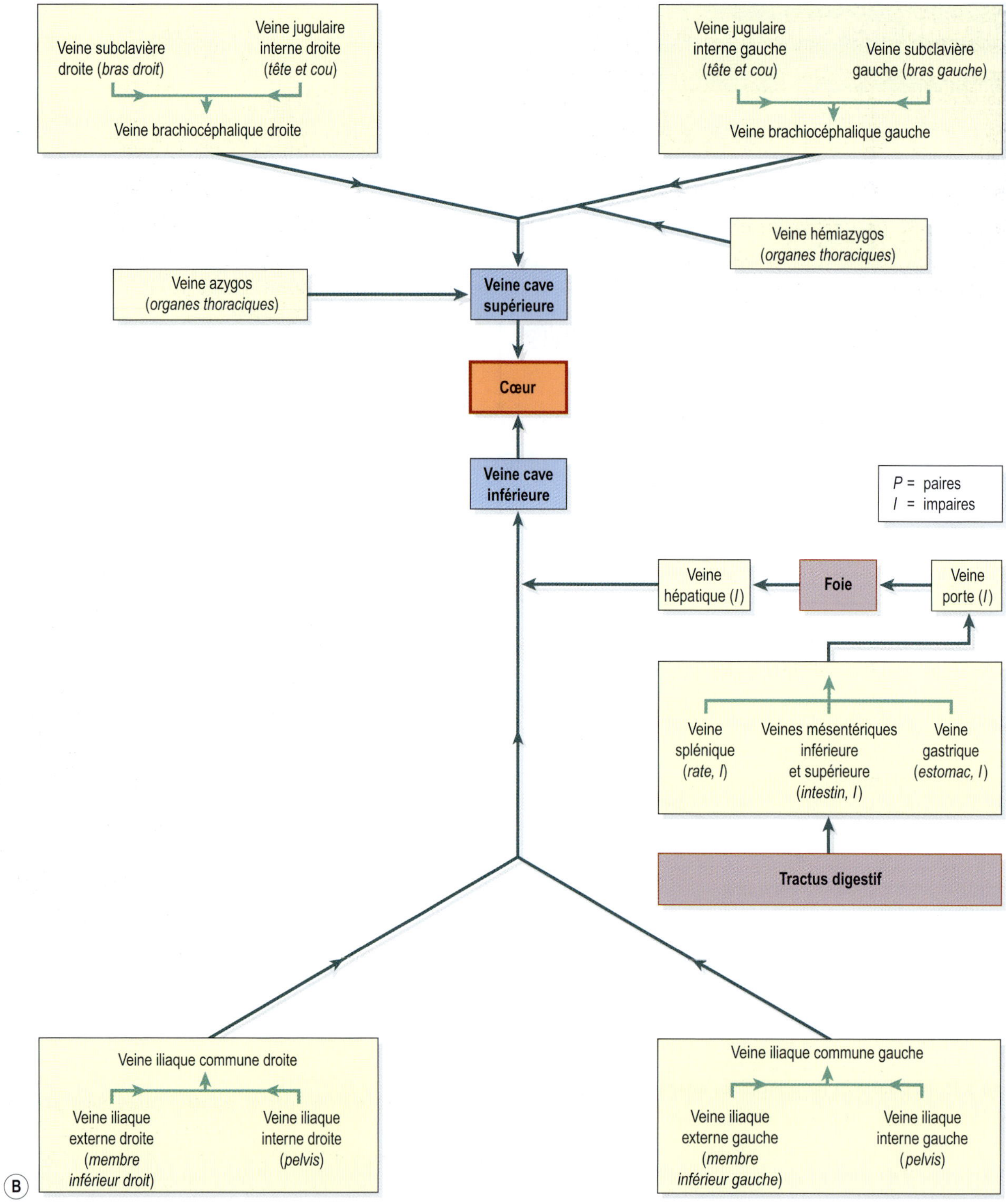

Figure 5.45 Suite. B. Les veines caves et les principales veines du corps.

Circulation fœtale

Objectifs pédagogiques

Après avoir étudié ce paragraphe, vous devriez être capable :

- d'indiquer les fonctions du placenta;
- de décrire la circulation fœtale;
- de comparer le flux sanguin dans le cœur, les poumons et le foie avant et juste après la naissance.

Caractéristiques de la circulation fœtale

Le fœtus en développement reçoit de l'oxygène et des nutriments et produit ses déchets par le biais de la circulation maternelle. Dans cet objectif, les circulations maternelle comme fœtale développent des adaptations spécifiques particulières à la grossesse. Comme les poumons, le système gastro-intestinal et les reins ne commencent à fonctionner qu'après la naissance, il existe certaines modifications particulières dans la circulation fœtale visant à dévier le flux sanguin afin qu'il réponde aux besoins prénataux.

Placenta

Le placenta est une structure temporaire qui fournit une interface entre la mère et le fœtus, et favorise l'échange de substances entre leurs deux systèmes circulatoires. Il se développe à partir de la surface de l'ovule fécondé inclus dans l'endomètre maternel (fig. 5.46). Il est expulsé de l'utérus au cours de la dernière phase de l'accouchement, juste après la naissance, alors qu'il n'est plus nécessaire.

Structure

Le placenta mature (fig. 5.46A) a une forme ronde de galette, pèse environ 500 g, a un diamètre de 20 cm et une épaisseur d'environ 2,5 cm, même s'il existe de grandes variations individuelles. Le placenta est solidement attaché à la paroi utérine; il est constitué d'un important réseau de capillaires fœtaux qui baignent dans le sang maternel. Alors que les capillaires fœtaux sont très proches de l'apport sanguin maternel, les deux circulations sont complètement séparées. Le placenta est attaché au fœtus par un cordon, le *cordon ombilical*, qui mesure habituellement 50 cm de long environ, et contient deux *artères ombilicales* et une *veine ombilicale* enroulées dans un revêtement de tissu conjonctif mou (fig. 5.46B). Le cordon pénètre dans le fœtus au niveau d'un endroit de l'abdomen appelé l'*ombilic*.

Fonctions

Les fonctions du placenta comprennent l'échange de substances, la protection du fœtus et le maintien de la grossesse.

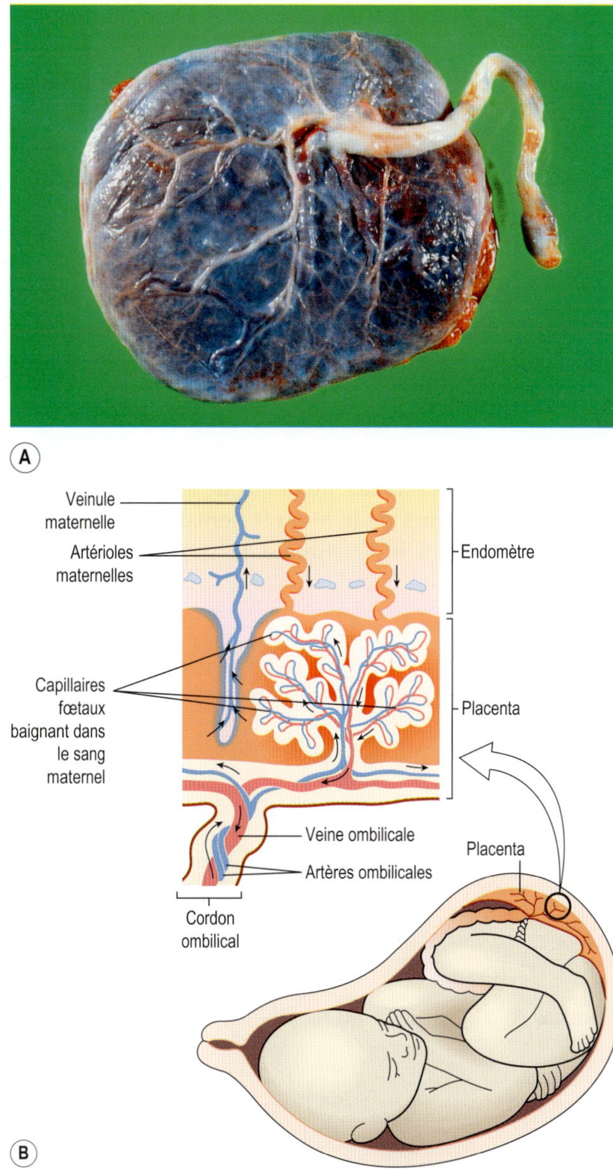

Figure 5.46 Le placenta. A. Le placenta mature. **B.** La relation entre la paroi utérine et le placenta.

Échange de nutriments et de déchets. Le sang désoxygéné circule du fœtus au placenta dans les artères ombilicales, et parcourt le réseau des capillaires fœtaux dans le placenta. Comme ces capillaires baignent dans le sang maternel, l'échange de nutriments et de gaz se produit ici; le sang qui revient au fœtus par la veine ombilicale s'est chargé d'oxygène et de nutriments et il est débarrassé du dioxyde de carbone en excès ainsi que d'autres déchets (fig. 5.46).

Protection du fœtus. Les *anticorps maternels* qui traversent le placenta avant la naissance procurent une immunité passive temporaire (p. 408) pendant quelques mois.

L'échange indirect entre les circulations fœtale et maternelle fournit une «barrière» contre les substances potentiellement nocives, dont les bactéries et les médicaments ; toutefois, certains peuvent parvenir jusqu'au fœtus et entraîner un développement anormal. Toute substance provoquant un développement fœtal anormal est appelée *tératogène*. Les tératogènes importants comprennent l'alcool, certains médicaments dont des antibiotiques et des agents anticancéreux, les radiations ionisantes et certaines infections, dont la rubéole, le cytomégalovirus et la syphilis.

Préservation de la grossesse. Le placenta a une fonction endocrinienne essentielle, et il sécrète les hormones qui préservent la grossesse.

Gonadotrophine chorionique humaine ([hCG]). Cette hormone est sécrétée au début de la grossesse, avec un pic aux alentours de la 8e ou 9e semaine ; la sécrétion diminue ensuite. L'hCG stimule le *corps jaune* (*corpus luteum*) (Ch. 18), qui continue ainsi à sécréter progestérone et estrogène, lesquelles empêchent la menstruation et préservent l'endomètre, maintenant la grossesse dans les premières semaines (voir fig. 18.10, p. 485).

Progestérone et estrogène. Avec le développement de la grossesse, le placenta assure la sécrétion de ces hormones à partir du corps jaune, dont la dégénérescence intervient au bout de 12 semaines environ. À partir de ce moment et jusqu'à l'accouchement, le placenta sécrète des taux de plus en plus élevés d'estrogène et de progestérone. Ces hormones sont essentielles pour la grossesse.

Adaptations fœtales (fig. 5.47A)

Conduit veineux (ductus venosus). C'est une prolongation de la veine ombilicale qui retourne le sang directement à l'intérieur de la veine cave inférieure ; la plupart du sang court-circuite ainsi le foie non fonctionnel du fœtus.

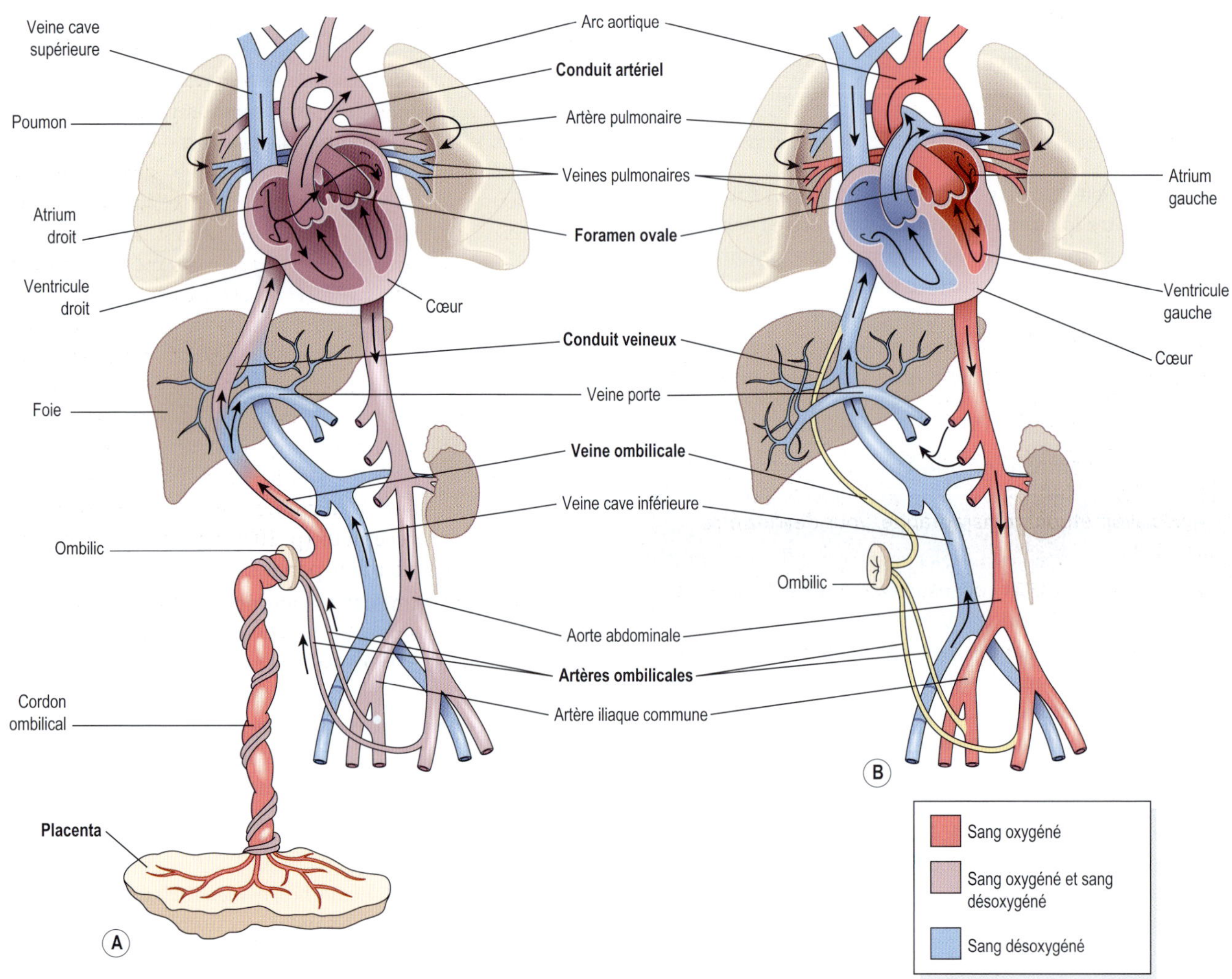

Figure 5.47 Circulation fœtale. A. Avant la naissance. **B.** Les changements à la naissance.

Conduit (ou canal) artériel (ductus arteriosus). Ce petit vaisseau relie l'artère pulmonaire à l'aorte thoracique descendante, et dévie plus de sang dans la circulation systémique, ce qui signifie que très peu de sang passe à travers les poumons du fœtus (voir fig. 5.59).

Foramen ovale. Il s'agit d'une ouverture en forme de valve (voir fig. 5.60), permettant au sang de circuler entre les atriums droit et gauche, de telle sorte que la plupart du sang court-circuite les poumons non fonctionnels du fœtus.

Modifications à la naissance (fig. 5.47B)

Lorsque le bébé prend sa première respiration, les poumons se gonflent pour la première fois, ce qui augmente la circulation pulmonaire. Le sang qui revient des poumons augmente la pression dans l'atrium gauche, refermant le lambeau sur le foramen ovale et empêchant la circulation sanguine entre les atriums. Par conséquent, le sang qui pénètre dans l'atrium droit est dévié vers le ventricule droit et vers la circulation pulmonaire à travers les veines pulmonaires. Une fois que la circulation pulmonaire est établie (voir fig. 5.1), le taux d'oxygène dans le sang augmente, ce qui entraîne une contraction et une fermeture du conduit artériel. Si ces adaptations n'interviennent pas après la naissance, il s'agit d'anomalies congénitales (voir fig. 5.59 et 5.60). Peu après la naissance, la circulation placentaire cesse, et la veine ombilicale, le conduit veineux ainsi que les artères ombilicales, désormais inutiles, se collabent.

Vieillissement et système cardiovasculaire

Objectif pédagogique

Après avoir étudié ce paragraphe, vous devriez être capable :

- de décrire les effets du vieillissement sur le système cardiovasculaire.

Vieillissement et cœur

Au fur et à mesure que le cœur vieillit, sa fonction décline généralement. Le débit cardiaque chute et les voies de la conduction deviennent moins efficaces. Le taux de cellules musculaires cardiaques diminue régulièrement avec l'âge, mais généralement l'hypertrophie (grossissement des cellules) compense ce phénomène et les ventricules cardiaques des sujets âgés sont en réalité légèrement plus gros que chez les sujets jeunes. La compliance (extensibilité) du cœur se réduit avec l'âge, principalement parce que le squelette fibreux (p. 92) du cœur se durcit, ce qui accroît la charge de travail du cœur. La capacité du muscle cardiaque de réagir à l'adrénaline et à la noradrénaline diminue, et la force contractile du cœur ainsi que la réserve cardiaque sont réduites. Le cœur vieilli est donc davantage sujet à l'insuffisance cardiaque (p. 134).

Ces changements interviennent sur un cœur sain vieilli et ne sont pas la conséquence d'une maladie. Il est à noter que le déclin de la fonction cardiovasculaire en lien avec l'âge est grandement ralenti chez les individus qui pratiquent régulièrement de l'exercice physique, même durant la vieillesse.

Vieillissement et vaisseaux sanguins

Les réactions de vasoconstriction et de vasodilatation étant moins efficaces dans les vaisseaux sanguins vieillis, la régulation du flux sanguin vers les tissus est donc moins bien contrôlée. Les parois artérielle et artériolaire se durcissent et deviennent moins compliantes, ce qui augmente la pression artérielle et accroît la charge de travail du ventricule gauche. La pression artérielle tend à augmenter avec l'âge, même en l'absence de toute maladie cardiovasculaire manifeste. La quantité de muscle lisse dans les parois de la plupart des artères, dont celles du cœur, des reins et du cerveau, augmente avec l'âge, ce qui contribue à leur durcissement. Cela signifie que l'irrigation sanguine de la plupart des organes tend à baisser, mais chez un sujet âgé sain, cela n'entraîne pas de problèmes car c'est compensé par une réduction générale du métabolisme.

Le réflexe barorécepteur (p. 102) devient moins rapide avec l'âge non seulement parce que le cœur et les vaisseaux sanguins réagissent plus lentement, mais aussi en raison du vieillissement neuronal. Cela peut conduire à une hypotension orthostatique (p. 140).

Choc

Objectifs pédagogiques

Après avoir étudié ce paragraphe, vous devriez être capable :

- de définir le terme de choc;
- de décrire les principales modifications physiologiques du choc;
- d'expliquer la physiopathologie des principales causes de choc.

Le choc (défaillance de la circulation) survient quand les besoins métaboliques des cellules ne sont pas satisfaits en raison d'un apport sanguin inadéquat. En effet, il y a une baisse du volume sanguin circulant, de la pression artérielle et du débit cardiaque. Cela entraîne une hypoxie tissulaire, un apport inadéquat en nutriments, et l'accumulation de déchets. Un certain nombre de chocs distincts sont décrits.

Choc hypovolémique

Ce choc survient quand le volume sanguin est réduit de 15 à 25 %. Le débit cardiaque peut baisser du fait d'un faible volume sanguin et donc d'un retour veineux réduit, pour des raisons différentes :

- une perte de sang complète par une hémorragie sévère;
- une perte de sérum à cause de brûlures étendues;
- une perte d'eau et d'électrolytes par des vomissements et une diarrhée sévère.

Choc cardiogénique

Ce choc survient lors d'une cardiopathie aiguë quand le muscle cardiaque lésé ne peut maintenir un débit cardiaque adéquat, par exemple lors d'un infarctus du myocarde.

Choc septique (bactériémique, endotoxique)

Ce choc est dû à des infections sévères lors desquelles des toxines bactériennes sont libérées dans la circulation. Ces toxines déclenchent une inflammation massive et une réponse immunitaire, et de nombreux médiateurs puissants sont libérés. Comme la réponse n'est pas contrôlée, elle peut provoquer une dysfonction multi-organique, une réduction de la contractilité myocardique, une mauvaise perfusion tissulaire et une mort tissulaire (nécrose). Une hypotension profonde survient car les médiateurs de l'inflammation provoquent une vasodilatation profonde.

Choc neurogénique

Ses causes incluent la douleur aiguë brutale, une émotion sévère, une anesthésie rachidienne et des lésions brutales de la moelle. Cela interfère avec le contrôle nerveux normal du diamètre des vaisseaux sanguins, et conduit à une hypotension artérielle.

Choc anaphylactique

L'anaphylaxie (p. 410) est une réponse allergique sévère qui peut être déclenchée, chez des individus sensibilisés, par des substances comme la pénicilline, les arachides ou le latex. La vasodilatation, provoquée par la libération systémique de médiateurs de l'inflammation comme l'histamine et la bradykinine, entraîne l'accumulation de sang et l'hypotension. Une bronchoconstriction sévère conduit à des difficultés respiratoires et à une hypoxie. La survenue est habituellement brutale, et dans les cas sévères non traités, elle peut entraîner la mort en quelques minutes.

Modifications physiologiques durant le choc

À court terme, ces modifications sont associées à des tentatives physiologiques visant à restaurer une circulation sanguine adéquate – choc compensé (fig. 5.48). Si l'état de choc persiste, les modifications à long terme peuvent être irréversibles.

Choc compensé

Avec la chute de la pression artérielle, un certain nombre de réflexes sont stimulés et de sécrétions hormonales sont accrues dans le but de restaurer l'homéostasie. Cela élève la pression artérielle en augmentant la résistance périphérique, le volume sanguin circulant et le débit cardiaque (fig. 5.48).

L'augmentation de la stimulation sympathique augmente la fréquence cardiaque et le débit cardiaque, de même qu'elle entraîne une vasoconstriction, tout cela augmentant la pression artérielle. Un faible volume sanguin

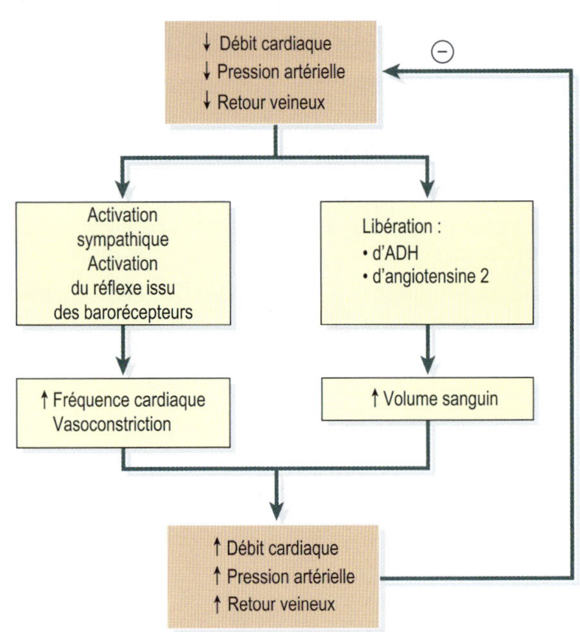

Figure 5.48 Mécanismes compensatoires du choc.

et une élévation de l'osmolarité du sang entraînent la sécrétion d'ADH (p. 235) et l'activation du système rénine–angiotensine–aldostérone (p. 239). Une libération importante d'aldostérone réduit l'excrétion d'eau et de sodium, et favorise la vasoconstriction. Les veines se contractent également, ce qui diminue l'accumulation veineuse et renforce le retour veineux.

Si ces mécanismes compensateurs, associés à toute intervention médicale possible, suffisent, l'irrigation du cœur et du cerveau peut être maintenue, et l'état du patient stabilisé.

Choc non compensé

Si l'agression est plus sévère, le choc s'assimile à une séquence auto-entretenue de détérioration de la fonction cardiovasculaire – *choc non compensé* (fig. 5.49). Du fait de l'hypoxie, le métabolisme cellulaire intervertit les voies anaérobies (p. 335), entraînant une accumulation d'acide lactique et une acidose progressive, ce qui lèse les capillaires. Les capillaires deviennent alors davantage perméables ; du liquide fuit alors du système vasculaire vers les tissus, réduisant encore la pression artérielle et la perfusion tissulaire. Par ailleurs, l'accumulation de déchets entraîne une vasodilatation, ce qui rend plus difficile le maintien de la pression artérielle par les mécanismes de contrôle. Les organes, dont le cœur, sont privés d'oxygène et peuvent commencer à défaillir.

Finalement, même si ces mécanismes compensateurs fonctionnent au maximum, le système cardiovasculaire peut devenir incapable de subvenir aux besoins du cerveau. Lorsque le cerveau, comprenant les centres cardiovasculaire et respiratoire du tronc cérébral ne reçoit plus ni oxygène ni nutriments il commence à s'affaiblir ; le contrôle central de l'organisme par les mécanismes compensateurs est perdu. Il s'ensuit un arrêt de la circulation. La dégénérescence de la fonction cardiovasculaire conduit finalement à une lésion progressive et irréversible du tronc cérébral, qui aboutit à la mort.

Thrombose et embolie

Objectifs pédagogiques

Après avoir étudié cette section, vous devriez être capable :

- de définir les termes de thrombose, d'embolie et d'infarctus ;
- d'expliquer, en termes généraux, leurs effets sur le corps ;
- de décrire les trois facteurs de risque de formation d'une thrombose.

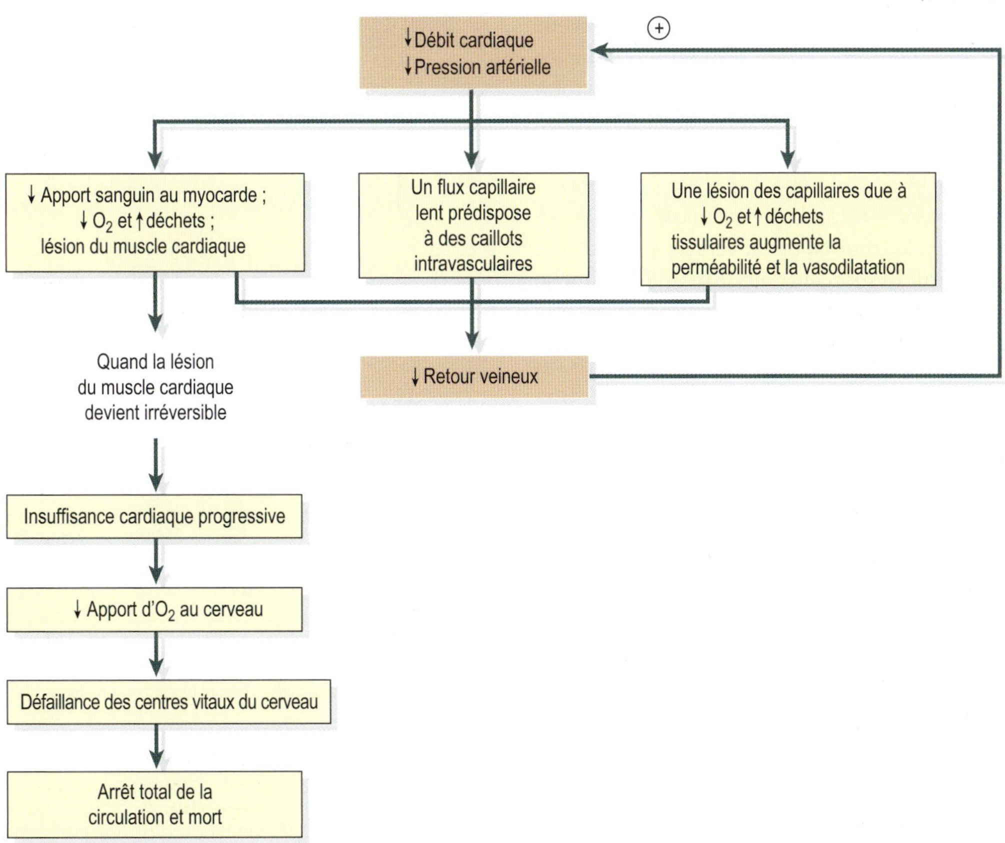

Figure 5.49 Choc non compensé.

Thrombose

La thrombose est la formation d'un caillot sanguin (thrombus) à l'intérieur d'un vaisseau sanguin, qui interrompt l'irrigation sanguine vers les tissus. Le risque de développement d'un thrombus à l'intérieur d'un vaisseau sanguin est accru par les éléments suivants.

Ralentissement du flux sanguin. Cela peut se produire en cas d'immobilité, par exemple lors d'une station assise ou couchée prolongée, ou si un vaisseau sanguin est comprimé par une structure adjacente comme une tumeur ou un caillot serré, ou bien si la pression artérielle est basse durant longtemps, comme dans le choc.

Lésion de l'intima d'un vaisseau sanguin. Celle-ci est généralement associée à une athérosclérose (p. 127).

Augmentation de la coagulabilité sanguine. La déshydratation, la grossesse et l'accouchement, les troubles de la coagulation, certaines pathologies malignes, la présence d'une canule intraveineuse et les estrogènes (dont ceux présents dans les contraceptifs) augmentent tous le risque de formation de caillots.

Embolie

Une embolie correspond au blocage d'un vaisseau sanguin par une masse de matériel quelconque (un *embole*) transportée par le sang. Il s'agit habituellement d'un thrombus ou d'un fragment de thrombus, mais d'autres matériels emboliques sont énumérés dans l'encadré 5.3.

Les emboles originaires d'une *artère* s'éloignent du cœur jusqu'à ce qu'ils atteignent une artère trop étroite pour les laisser passer, et ils s'y logent, bloquant partiellement ou totalement l'apport sanguin aux tissus distaux. C'est une cause fréquente d'accident vasculaire cérébral (p. 190), d'infarctus du myocarde (p. 135) et de gangrène (fig. 5.50). Les emboles originaires d'une veine (thrombose veineuse profonde, p. 129) se dirigent vers le cœur et, de là, vers les poumons et l'artère pulmonaire. Puis ils se logent dans la première branche trop étroite pour les laisser passer (embolie pulmonaire).

Embolie pulmonaire. Lorsqu'une artère pulmonaire ou l'une de ses branches est bloquée, cela provoque une réduction immédiate du flux sanguin dans le poumon; c'est l'une des conséquences les plus graves d'une embolie veineuse. Une embolie pulmonaire massive bloque une artère pulmonaire essentielle et entraîne habituellement un effondrement brutal et la mort.

Encadré 5.3 Matériels emboliques possibles

- Fragments de plaques athéromateuses (p. 127)
- Fragments de végétations issues des valves cardiaques, par exemple dans l'endocardite infectieuse (p. 135)
- Fragments de tumeurs, qui peuvent provoquer des métastases
- Liquide amniotique, durant l'accouchement
- Graisse, issue de fractures
- Air, issu d'un vaisseau sanguin rompu, par exemple du fait d'une côte cassée ou d'une intervention clinique
- Bulles d'azote dans la maladie des caissons
- Pus, issu d'un abcès

Infarctus et ischémie

Le terme *infarctus* sert à désigner la nécrose tissulaire due à l'interruption de l'apport sanguin. Les conséquences de cette interruption dépendent de la taille de l'artère bloquée et de la fonction des tissus affectés. Le terme *ischémie* désigne une lésion tissulaire due à une diminution de l'apport sanguin (fig. 5.50).

Maladies des vaisseaux sanguins

Objectifs pédagogiques

Après avoir étudié ce paragraphe, vous devriez être capable :

- de discuter les principales causes, les principaux effets et les principales complications de la maladie artérielle, dont l'athérome, l'artériosclérose et l'anévrisme;
- de discuter l'anomalie sous-jacente aux veines variqueuses;
- d'énumérer les facteurs prédisposants et les sièges de veines variqueuses les plus fréquents;
- de décrire les principales tumeurs vasculaires.

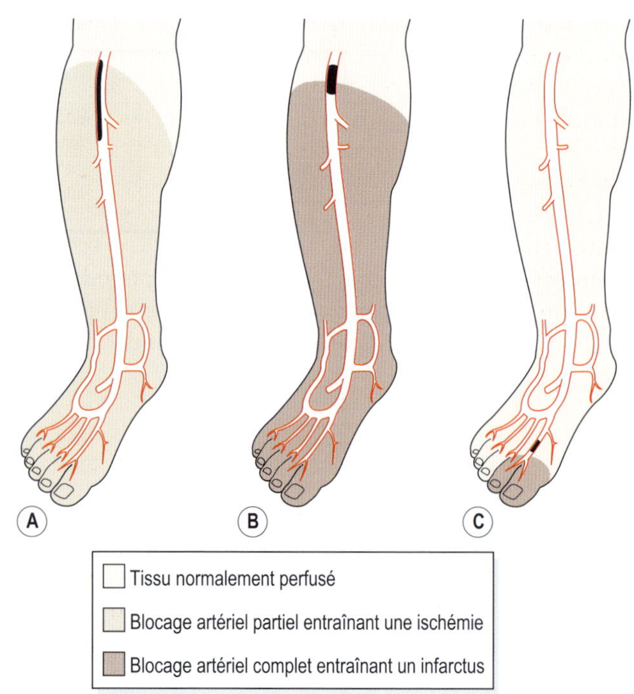

Figure 5.50 Ischémie et infarctus. A. Blocage partiel mais perfusion normale. **B, C.** Un blocage complet entraîne une ischémie et un infarctus tissulaires distaux, en fonction de la localisation du blocage.

Athérome

Anatomie pathologique

Des *plaques athéromateuses* se développent dans l'intima des artères de gros et moyen calibres. Les changements initiaux prennent la forme d'une strie lipidique dans la paroi artérielle. Les plaques matures consistent en une accumulation de cholestérol et d'autres lipides, d'une hypertrophie du muscle lisse et de monocytes en excès remplis de graisse (cellules spumeuses). La plaque est recouverte d'un revêtement fibreux rugueux. En croissant et en s'épaississant, les plaques s'étendent le long de la paroi artérielle, formant des tuméfactions faisant saillie dans la lumière du vaisseau. Finalement, toute l'épaisseur de la paroi et de longs segments du vaisseau peuvent être atteints (fig. 5.51). Des plaques peuvent se rompre, exposant au sang des matériels sous l'intima. Cela peut entraîner une thrombose et un vasospasme, altérant le flux sanguin.

Les artères le plus souvent atteintes sont celles du cœur, du cerveau, des reins, de l'intestin grêle et des membres inférieurs.

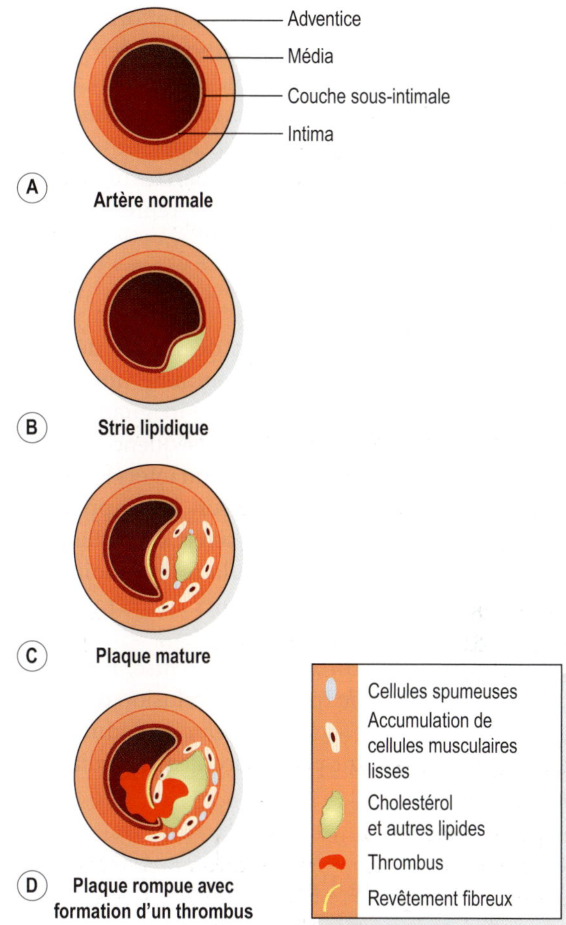

Figure 5.51 Stades du développement d'une plaque d'athérome.

Causes de l'athérome

L'origine des plaques athéromateuses est incertaine. Les *stries lipidiques* présentes dans les parois artérielles des nouveau-nés sont habituellement résorbées, mais leur résorption incomplète pourrait être à l'origine de plaques athéromateuses ultérieures.

L'*athérosclérose* (présence de plaques) est considérée comme étant une maladie de personnes âgées, car c'est habituellement dans ce groupe d'âge que des signes cliniques apparaissent. Cependant, les plaques débutent dès l'enfance dans les pays développés, où l'incidence de l'athérome est élevée.

La raison de son développement n'est pas encore clairement comprise, mais des facteurs prédisposants semblent exercer leurs effets sur une longue période. Cela veut dire que le développement de l'athérome peut être retardé ou même arrêté par un changement de mode de vie (encadré 5.4).

Encadré 5.4 Facteurs prédisposants de l'athérosclérose

(Les facteurs modifiables sont indiqués en vert.)

- Hérédité– histoire familiale
- Obésité
- Sexe – les hommes sont plus exposés que les femmes jusqu'après la ménopause
- Régime alimentaire – riche en hydrates de carbone raffinés et/ou en acides gras saturés et en cholestérol
- Vieillissement
- Tabagisme
- Diabète sucré
- Stress émotionnel excessif
- Hypertension artérielle
- Sédentarité
- Hyperlipidémie
- Consommation excessive d'alcool

Effets de l'athérome

Des artères peuvent être partiellement ou complètement obstruées par des plaques athéromateuses (fig. 5.50). Le blocage peut être compliqué par la formation d'un caillot. Les effets dépendent du siège et du calibre de l'artère concernée, ainsi que de l'importance de la circulation collatérale.

Sténose artérielle incomplète

Les tissus en aval de la sténose deviennent ischémiques. Les cellules peuvent encore recevoir assez de sang pour que leurs besoins minimaux soient satisfaits, mais pas assez pour faire face à une activité métabolique accrue, par exemple quand l'activité musculaire s'accroît. Cela entraîne une douleur ischémique, semblable à une crampe musculaire, qui disparaît à l'arrêt de l'effort. Le muscle cardiaque et les muscles squelettiques des membres inférieurs sont les plus communément affectés. La douleur ischémique du cœur est appelée *angine de poitrine* (p. 134), celle des membres inférieurs est appelée *claudication intermittente* (NdT : la douleur à la marche impose l'arrêt de la marche, et régresse alors; elle reprend quand la marche est reprise).

Occlusion complète d'une artère

Dans ce cas, les tissus tributaires de l'artère dégénèrent rapidement (ischémie) ce qui entraîne un infarctus (p. 126). Si une artère de gros calibre irriguant un grand nombre de tissus est affectée, les conséquences tendent à être plus importantes que si l'occlusion intervient dans un petit vaisseau. Si le tissu reçoit un bon apport de la circulation collatérale (tel que le cercle de Willis l'assure dans le cerveau), la lésion tissulaire est moindre que lorsqu'il n'y a que peu de vaisseaux collatéraux (ce qui peut être le cas dans le cœur).

Quand une artère coronaire est occluse, il se produit un *infarctus du myocarde* (p. 135). L'occlusion d'une artère cérébrale entraîne une *ischémie cérébrale* conduisant à un *infarctus cérébral* (traduit par un accident vasculaire cérébral, p. 190).

Complications de l'athérome

Thrombose et infarctus (p. 126)

Si le revêtement fibreux d'une plaque se rompt, des plaquettes sont activées par les cellules endommagées, et un caillot sanguin (thrombose) intravasculaire se forme, bouchant plus ou moins l'artère, ce qui peut entraîner ischémie et infarctus. Des emboles peuvent se détacher et être emportés par le courant sanguin (embolie), venant se loger dans des artères plus petites distales au caillot, entraînant de plus petits infarctus.

Hémorragie

Des plaques peuvent se calcifier, rendant l'artère fragile, rigide, et plus encline à la formation d'anévrisme, ce qui augmente le risque de rupture et d'hémorragie.

Anévrisme

Quand la paroi artérielle est affaiblie par l'extension d'une plaque d'athérome entre ses couches tissulaires, une dilatation locale (anévrisme) peut se développer (voir plus loin). Cela peut entraîner une thrombose et une embolie; l'anévrisme peut se rompre, ce qui entraîne une hémorragie sévère. L'anévrisme siège le plus souvent sur l'aorte, les artères abdominales ou pelviennes.

Artériosclérose

Il s'agit d'une dégénérescence progressive de la paroi artérielle liée à l'âge et accompagnée d'hypertension.

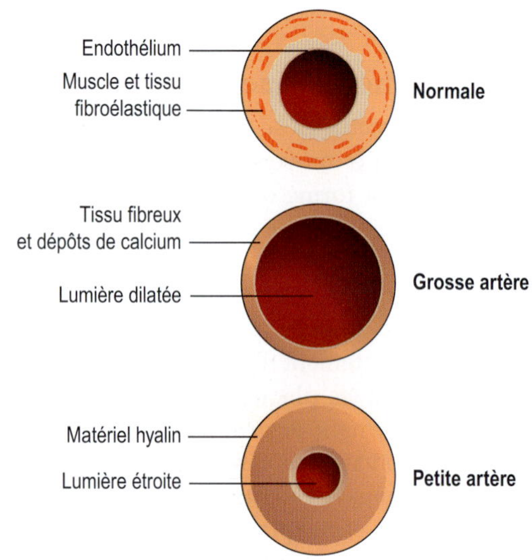

Figure 5.52 Artères artériosclérotiques.

Dans les artères de gros et moyen calibres, la média est infiltrée par du tissu fibreux et du calcium. De ce fait, les vaisseaux concernés se dilatent, perdent leur élasticité et deviennent tortueux (fig. 5.52). La perte de leur élasticité accroît la pression artérielle systolique (l'artère ne pouvant se dilater à la systole), d'où l'élargissement de la *pression différentielle* (différence entre les pressions systolique et diastolique).

Quand de petites artères (artérioles) sont impliquées, leur lumière est réduite en raison du dépôt d'une substance appelée *matériel hyalin* qui réduit l'élasticité de la paroi du vaisseau. Comme ces artérioles contrôlent la résistance périphérique (p. 101), ce rétrécissement de leur lumière augmente la résistance périphérique et, partant, la pression artérielle. Une lésion de petits vaisseaux a un effet disproportionné sur le flux sanguin, provoquant une ischémie des tissus tributaires des artères atteintes. Aux membres, l'ischémie prédispose à la gangrène, particulièrement sévère chez les diabétiques. Si les artères qui vascularisent le cerveau sont atteintes, l'ischémie cérébrale peut provoquer une détérioration progressive des fonctions d'ordre élevé (p. 193).

Anévrismes artériels

L'anévrisme est une dilatation artérielle localisée anormale, de taille très variable (fig. 5.53). Les facteurs prédisposants comprennent l'athérome, l'hypertension artérielle, une formation défectueuse du collagène de la paroi artérielle.

Après la rupture d'un anévrisme, une hémorragie survient, dont les conséquences dépendent du siège et de l'étendue du saignement. Une rupture de l'aorte peut être fatale, et un saignement dans l'espace sous-arachnoïdien peut aussi entraîner la mort ou une invalidité permanente. Une hémorragie dans le cerveau peut entraîner des symptômes d'accident vasculaire cérébral. Les

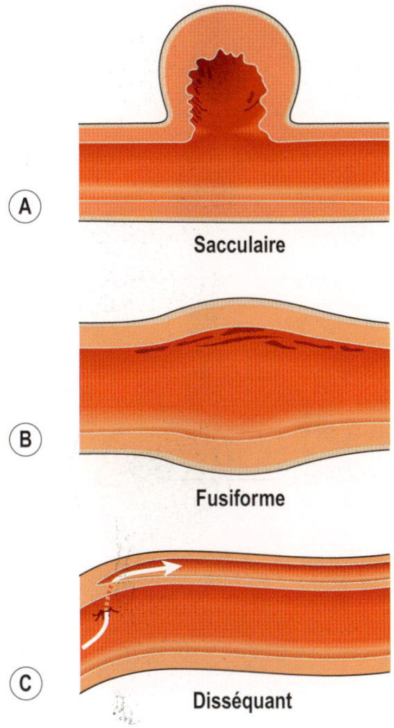

Figure 5.53 Types d'anévrisme. A. Sacculaire. **B.** Fusiforme. **C.** Disséquant.

anévrismes lèsent l'endothélium du vaisseau sanguin, le rendant plus rugueux que normalement; cela augmente le risque de formation d'un caillot. Les caillots peuvent bloquer la circulation locale ou à un autre endroit s'ils circulent dans le courant sanguin en tant qu'emboles. De plus, l'œdème associé à une artère distendue peut comprimer des structures adjacentes, comme d'autres vaisseaux sanguins, des nerfs ou des organes.

Types d'anévrismes

Les *anévrismes sacculaires* (ou *sacciformes*) (fig. 5.53A) font saillie sur un côté de l'artère; quand ils siègent sur les artères cérébrales à paroi relativement mince du cercle de Willis (p. 111), ils sont parfois appelés anévrismes en baies. Ils peuvent être congénitaux, ou bien être dus à une production de collagène défectueux, ou à des lésions athéromateuses.

Les distensions *fusiformes* (fig. 5.53B) touchent principalement l'aorte abdominale. Ces artères présentent habituellement des lésions athéromateuses.

L'*anévrisme disséquant* (fig. 5.53C) atteint principalement l'arc aortique. Il est dû à une infiltration de sang entre l'endothélium et la média, débutant au siège d'une lésion endothéliale et allant en s'étendant.

La figure 5.54 montre la saillie de la paroi de l'aorte abdominale due à un anévrisme.

Thrombose veineuse

Les facteurs de risque de développement d'un caillot dans une veine sont abordés p. 126.

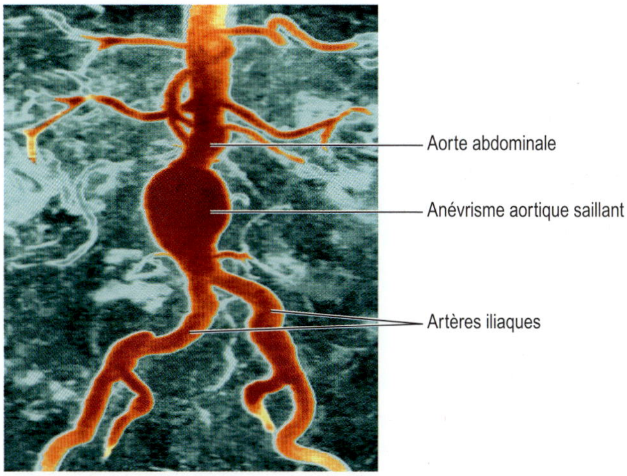

Figure 5.54 Anévrisme de l'aorte abdominale.

La thrombose veineuse peut être une *thrombophlébite superficielle*, qui habituellement guérit spontanément, ou une *thrombose veineuse profonde*.

Thrombophlébite superficielle

Si un thrombus se forme dans une veine superficielle, le tissu autour de la veine affectée devient douloureux, inflammatoire et rouge. Ses causes les plus fréquentes sont :

- les injections (ou perfusions) intraveineuses;
- les varices de la veine saphène.

Thrombose veineuse profonde (TVP)

La TVP touche habituellement les veines du membre inférieur, les veines pelvienne ou iliaque, mais parfois les veines du membre supérieur. Elle peut s'accompagner de douleur ou de gonflement localisés, mais elle est souvent asymptomatique. Les facteurs de risque de TVP comprennent les varices, la grossesse et l'immobilité prolongée, par exemple en cas de long voyage avec peu de place pour étendre les jambes (« syndrome de la classe économique »). Il existe un risque mortel significatif (souvent en raison d'une embolie pulmonaire [p. 126], si un fragment de caillot atteint les poumons).

Veines variqueuses

Une accumulation de sang dans une veine étire et lèse ses parois souples; la veine devient non élastique, dilatée et tortueuse. Généralement, ce sont les veines superficielles avec peu de soutien qui sont touchées. Les valvules ne peuvent plus se fermer convenablement car la veine est distendue, et l'accumulation de sang ainsi que l'engorgement s'aggravent. Le retour veineux est maintenu car les veines superficielles sont habituellement réunies dans

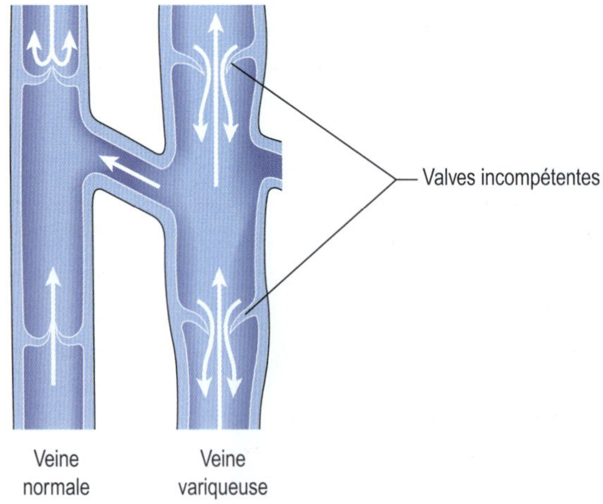

Figure 5.55 Connexion anastomotique entre une veine variqueuse superficielle (à droite) et une veine profonde saine (à gauche).

un réseau de veines profondes, lesquelles sont mieux soutenues par les tissus avoisinants et moins susceptibles de devenir variqueuses (fig. 5.55).

Siège et effets des veines variqueuses

Veines variqueuses des jambes

Dans les veines de la jambe, le sang est constamment soumis à la gravité, ce qui peut entraîner un retour veineux lent et l'accumulation de sang dans ces veines. Si les valvules deviennent incompétentes, la pression veineuse augmente et les veines deviennent chroniquement dilatées, tortueuses et allongées. Les veines superficielles y sont plus sujettes que les profondes car elles sont moins bien maintenues par les tissus environnants comme le muscle et les *varicosités* deviennent clairement visibles (fig. 5.56A). Les grandes et petites veines saphènes et les veines tibiales antérieures sont le plus souvent atteintes, ce qui entraîne douleur et fatigue des jambes, en particulier lors des périodes prolongées de station debout. Ces veines dilatées, inélastiques, se rompent facilement lors d'un traumatisme, et une hémorragie se produit.

La peau sus-jacente à une veine variqueuse peut devenir mal nourrie en raison de la stase sanguine, ce qui conduit à la formation d'*ulcères variqueux*, habituellement à la face interne de la jambe, juste au-dessus de la cheville.

Les facteurs de risque comprennent l'âge, l'obésité, la grossesse, la position debout prolongée, le port de vêtement serrés, les antécédents familiaux et le sexe féminin.

Hémorroïdes

La pression soutenue sur les veines distendues à la jonction du rectum et de l'anus entraîne une augmentation de la pression veineuse, une incompétence valvulaire et le développement d'hémorroïdes (fig. 5.56B). Leurs causes les plus fréquentes sont la constipation chronique et la pression accrue dans le pelvis vers la fin de la grossesse. Un léger saignement peut se produire à chaque émission de selles, ce qui entraîne parfois une anémie. Une hémorragie grave est rare.

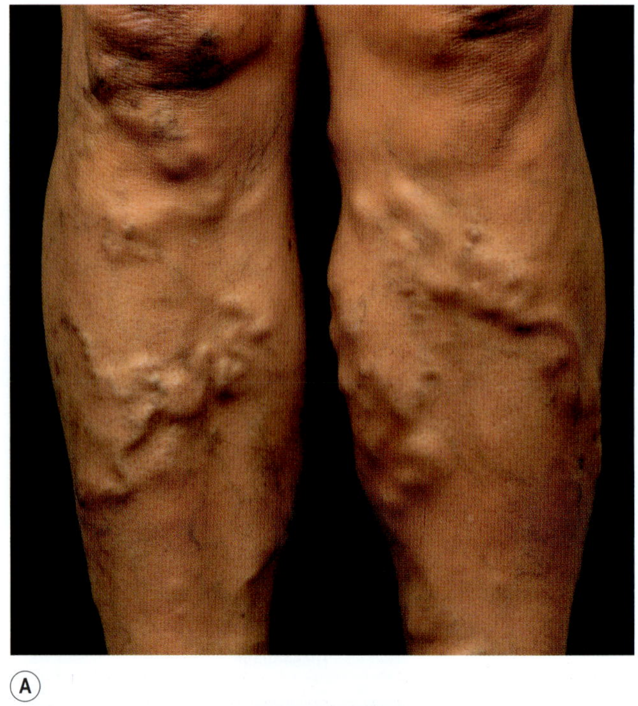

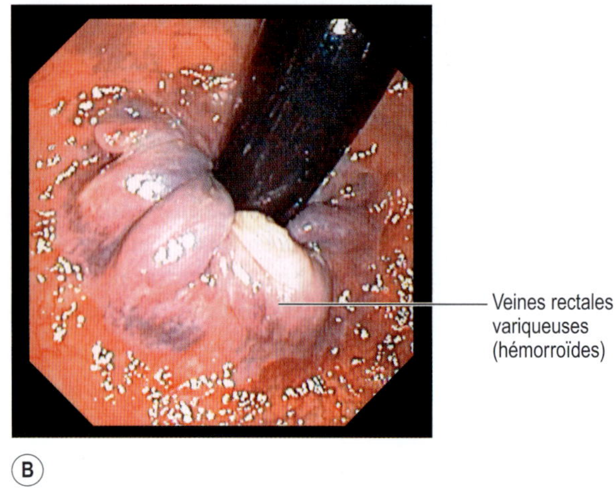

Figure 5.56 Veines variqueuses. A. De la jambe. **B.** Dans le rectum (hémorroïdes).

Varicocèle scrotale

Chaque cordon spermatique est entouré par un plexus veineux, qui peut devenir variqueux, en particulier chez les hommes dont le travail requiert la station debout prolongée. Si la varicocèle est bilatérale, l'augmentation locale de la température due à la congestion veineuse peut déprimer la spermatogenèse et entraîner la stérilité.

Varices œsophagiennes

Une pression augmentée dans les veines du bas œsophage peut rompre les varices œsophagiennes, ce qui provoque une hémorragie pouvant être mortelle (p. 344).

Tumeurs des vaisseaux sanguins ou lymphatiques

Angiomes

Les angiomes sont des tumeurs bénignes des vaisseaux sanguins (hémangiomes) ou lymphatiques (lymphangiomes). Ces derniers sont rares, si bien que le terme d'angiome est pris habituellement dans le sens d'hémangiome.

Hémangiomes. Il ne s'agit pas de vraies tumeurs, mais ils y ressemblent suffisamment pour les classer comme telles. Ils consistent en une croissance excessive de vaisseaux sanguins, disposés de façon non caractéristique et séparés par des fibres de collagène.

Hémangiome capillaire. Des capillaires en excès séparés par du collagène, regroupés dans une aire localisée, réalisent un réseau tissulaire dense semblable à un plexus. Chaque hémangiome n'est irrigué que par un seul vaisseau sanguin et, si celui-ci se thrombose, l'hémangiome s'atrophie et disparaît.

L'hémangiome capillaire est habituellement présent à la naissance sous forme d'une tache pourpre ou rouge appelée « tache de vin » ou « envie ». Il peut être très petit à la naissance, mais grandit de façon pouvant alarmer dans les premiers mois de la vie, parallèlement à la croissance de l'enfant. Après 1 à 3 ans, l'atrophie peut débuter et, dans environ 80 % des cas, l'hémangiome a disparu au bout de 5 ans.

Œdème

Objectifs pédagogiques

Après avoir étudié ce paragraphe, vous devriez être capable :

- de définir le terme d'œdème;
- de décrire les principales causes d'œdème;
- de mettre en relation les causes d'œdème et les situations cliniques en rapport;
- d'expliquer les causes et les conséquences d'un excès de fluide collecté dans des cavités corporelles.

Dans un œdème, il existe un excès de liquide dans un tissu, entraînant un gonflement. Il peut s'observer dans des organes internes ou dans des tissus superficiels.

Sites d'œdème

Un œdème des tissus superficiels entraîne un *signe du godet*, c'est-à-dire que la dépression obtenue par pression forte du doigt sur la région œdématiée persiste un certain temps après son arrêt. Un œdème peut se développer dans différentes régions du corps en fonction de la position et de la gravité. Quand un individu est en position debout ou assise, l'œdème siège habituellement aux membres inférieurs, débutant aux pieds et aux chevilles. Chez le patient couché, l'œdème peut alors se développer dans la région sacrale (NdT : et lombale). Cela peut être appelé *œdème déclive*.

Dans l'*œdème pulmonaire*, la congestion veineuse des poumons ou l'augmentation de la perméabilité vasculaire entraîne l'accumulation de liquide dans les espaces interstitiels et dans les alvéoles pulmonaires. Cela réduit l'air disponible pour les échanges gazeux, ce qui entraîne une *dyspnée* (essoufflement), une cyanose et une toux (expectoration) spumeuse. Les causes les plus fréquentes d'œdème pulmonaire sont la défaillance cardiaque, l'inflammation ou l'irritation des poumons, la perfusion intraveineuse de liquide trop abondante.

Causes d'œdème

Du liquide s'accumule dans les tissus lorsqu'un aspect de la dynamique du liquide capillaire est perturbé (figure 5.57A).

Augmentation de la pression veineuse hydrostatique

La congestion de la circulation veineuse accroît la pression veineuse hydrostatique, réduisant l'effet de la pression osmotique qui ramène du liquide interstitiel dans la circulation à l'extrémité veineuse du capillaire. Le liquide en excès reste dans les tissus. Cela peut être dû à une défaillance cardiaque, à une maladie rénale, ou à la pression externe sur un membre, en cas par exemple de station assise prolongée ou de vêtements serrés.

Baisse de la pression osmotique du plasma

Quand les taux de protéines plasmatiques baissent, moins de liquide retourne dans la circulation à l'extrémité veineuse du capillaire (fig. 5.57B). Les causes incluent une perte protéique excessive en cas de maladie rénale (p. 376) et des taux réduits de protéines plasmatiques par exemple du fait d'une insuffisance hépatique ou d'un régime avec apport protéique très bas.

Drainage lymphatique altéré

Une certaine quantité de liquide retourne à la circulation sanguine par le système lymphatique et, quand ce flux est altéré, un œdème se développe (fig. 5.57C). Ses causes comprennent des affections malignes avec blocage du drainage lymphatique, l'exérèse chirurgicale de nœuds lymphatiques, ou la destruction de nœuds lymphatiques par une inflammation chronique.

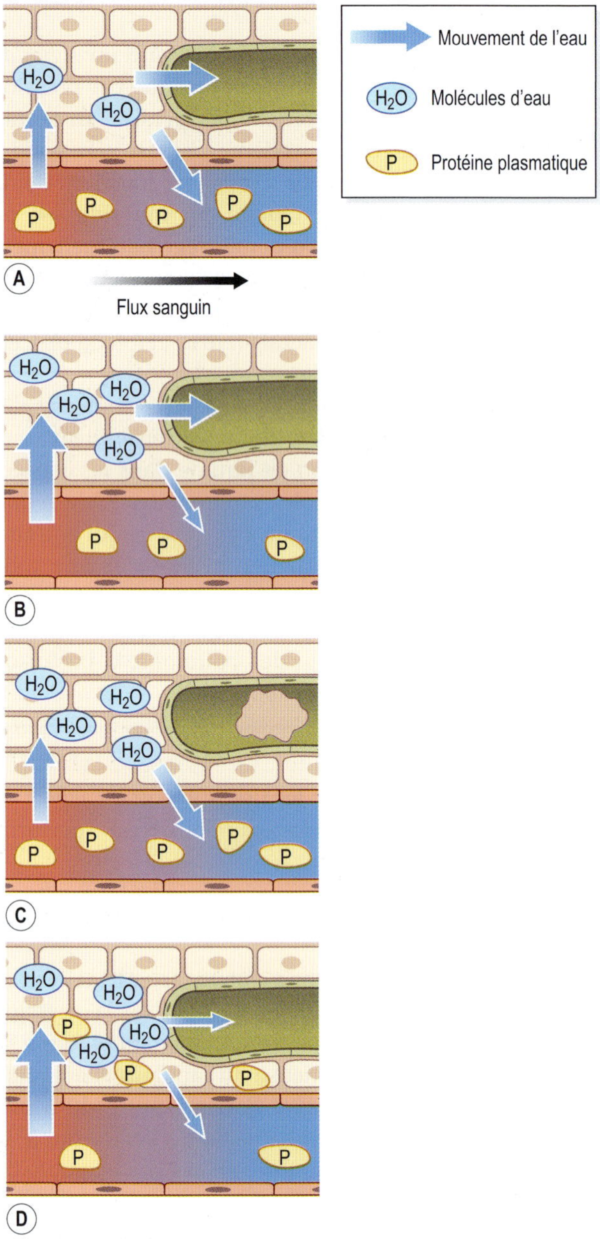

Figure 5.57 Dynamique du liquide capillaire. A. Normale. **B.** Effet de la baisse des protéines plasmatiques. **C.** Effet d'un drainage lymphatique inadapté. **D.** Effet de l'augmentation de la perméabilité capillaire. Les flèches marquent la direction du mouvement de l'eau.

Augmentation de la perméabilité des petits vaisseaux

Lors de l'inflammation (p. 401), des médiateurs chimiques accroissent la perméabilité des petits vaisseaux dans la région concernée. Des protéines plasmatiques quittent alors la circulation (fig. 5.57D), et du liquide traverse les parois hyperperméables pour gagner le tissu concerné, d'où l'œdème. Ce type d'œdème s'observe aussi dans des réactions allergiques (p. 385), par exemple dans l'anaphylaxie, l'asthme ou le rhume des foins.

Épanchement pleural et ascite

L'accumulation anormale de liquide dans les espaces corporels, par exemple le sac péricardique (péricarde fibreux) ou un espace articulaire, est fréquemment associée à des affections inflammatoires, infectieuses ou obstructives, et est souvent appelée *épanchement*.

Épanchement pleural. Il s'agit de l'excès de liquide séreux dans la cavité pleurale. Cela est habituellement dû à une infection ou à une inflammation pleurale (p. 267), ou à une défaillance cardiaque gauche, qui augmente la pression dans la circulation pulmonaire, car le ventricule gauche ne peut pas pomper tout le sang revenant des poumons.

Ascite. C'est le nom donné à l'accumulation de liquide dans la cavité péritonéale. Ses causes les plus fréquentes sont l'insuffisance hépatique (la synthèse des protéines plasmatiques étant réduite), l'obstruction des nœuds lymphatiques abdominaux drainant la cavité péritonéale, ou les pathologies inflammatoires. Elles comprennent les pathologies malignes car beaucoup de tumeurs libèrent des médiateurs pro-inflammatoires.

Maladies du cœur

Objectifs pédagogiques

Après avoir étudié ce paragraphe, vous devriez être capable :

- de décrire les conséquences de la défaillance d'un côté du cœur, ou des deux côtés;
- d'expliquer les mécanismes compensateurs se produisant dans la défaillance cardiaque;
- d'expliquer les causes et les conséquences d'une atteinte de la fonction des valves cardiaques;
- de définir l'appellation « maladie cardiaque ischémique »;
- de discuter les principales affections en cause dans la maladie cardiaque ischémique;
- de décrire la maladie cardiaque rhumatismale et ses effets sur la fonction cardiaque;
- d'expliquer la physiopathologie des péricardites;
- de décrire, en vous référant au tracé ECG standard, les principales arythmies cardiaques;
- de décrire les principales cardiopathies congénitales.

Défaillance (insuffisance) cardiaque

Le cœur est dit défaillant quand le débit cardiaque est incapable de satisfaire en toutes circonstances aux besoins corporels. Dans les cas légers, le débit cardiaque est suffisant au repos, et il ne devient insuffisant que quand les besoins tissulaires sont accrus, par exemple lors de l'exercice. L'insuffisance cardiaque peut être celle d'un côté du cœur mais, comme les deux côtés du cœur font partie d'un même circuit, quand une moitié de la pompe commence à défaillir, cela entraîne souvent une surcharge de l'autre moitié, et finalement sa défaillance. Les principales manifestations cliniques dépendent du côté du cœur le plus atteint. L'insuffisance ventriculaire gauche est plus fréquente que la droite en raison de la surcharge du ventricule gauche.

Mécanismes compensateurs dans la défaillance cardiaque

En cas de défaillance cardiaque est aiguë, l'organisme n'a que peu de temps pour réaliser des modifications compensatrices; mais si la défaillance cardiaque se produit sur un certain temps, les modifications suivantes ont toute chance de se produire, visant à maintenir le débit cardiaque et la perfusion tissulaire à un niveau adéquat, en particulier dans les organes vitaux :

- les fibres musculaires cardiaques augmentent (hypertrophie) et leur nombre augmente, ce qui rend les parois des chambres cardiaques concernées plus épaisses (NdT : il en résulte une augmentation de la fonction contractile du myocarde);
- les chambres du cœur augmentent;
- la baisse du flux sanguin rénal (NdT : secondaire à la baisse du débit cardiaque) active le système rénine–angiotensine–aldostérone (p. 369), ce qui entraîne la rétention d'eau et de sel, accroissant le volume de sang circulant (volémie) (NdT : une rétention hydrosodée modérée, entraînant une augmentation modérée de la volémie, favorise le retour veineux au cœur, ce qui accroît le débit cardiaque si l'atteinte de la fonction contractile du myocarde n'est pas trop altérée). En outre, l'action constrictive directe de l'angiotensine 2 augmente la résistance périphérique (NdT : ce qui fait remonter la pression artérielle et favorise la perfusion tissulaire des organes vitaux; tous ces processus ont leurs limites, car ils augmentent aussi le travail d'un cœur déjà insuffisant).

Défaillance (insuffisance) cardiaque aiguë

Si la défaillance cardiaque survient brutalement, l'apport en sang oxygéné aux tissus est soudainement et dramatiquement réduit, et une compensation significative est impossible. La personne peut alors mourir si les centres cérébraux vitaux sont privés d'oxygène. Même si la personne survit à la phase aiguë, les lésions myocardiques peuvent entraîner une insuffisance cardiaque chronique. Les causes les plus fréquentes sont :

- un infarctus du myocarde (p. 135);
- l'embolie pulmonaire, qui bloque le courant sanguin à travers la circulation pulmonaire – la défaillance cardiaque se produit si le cœur ne peut pas pomper suffisamment pour contrer cette occlusion;
- l'arythmie cardiaque sévère, quand l'action de pompe du cœur est gravement compromise ou réellement stoppée;
- la rupture de la paroi d'une chambre cardiaque ou celle d'une valve; toutes deux augmentent considérablement l'effort cardiaque nécessaire au maintien d'un débit approprié;
- l'hypertension maligne sévère, qui augmente considérablement la résistance au flux sanguin.

Défaillance cardiaque chronique

Cette défaillance se développe progressivement et, initialement, elle peut ne pas avoir de symptômes en raison de la mise en jeu de certains mécanismes compensateurs, comme cela a été vu plus haut. Quand ces mécanismes deviennent eux-mêmes insuffisants en raison des progrès de l'atteinte myocardique, elle devient symptomatique. Ses causes comprennent les modifications dégénératives du myocarde liées à l'âge, et de nombreuses pathologies chroniques comme l'anémie, la maladie pulmonaire, l'hypertension artérielle ou les maladies myocardiques.

Défaillance cardiaque droite (congestive)

Le ventricule droit devient défaillant quand la pression qui se développe dans sa cavité sous l'effet de la contraction du myocarde n'est pas suffisante pour propulser le sang dans le poumon.

Quand la compensation a atteint ses limites et que le ventricule ne peut plus se vider complètement, l'atrium droit et les veines caves contiennent un excès de sang qu'elles ne peuvent évacuer (congestion), et cela se répercute de façon rétrograde dans tout le système veineux. Les organes affectés en premier sont le foie, la rate et les reins. Un *œdème* (p. 131) des membres inférieurs et une *ascite* (excès de liquide dans la cavité péritonéale) apparaissent.

Ce problème peut être dû à l'augmentation de la résistance vasculaire dans les poumons ou à la faiblesse du myocarde.

Résistance au flux de sang dans les poumons. Quand cette résistance est accrue, le ventricule droit a plus de travail à effectuer. Les deux causes les plus fréquentes sont :

- une embolie pulmonaire;
- une insuffisance ventriculaire gauche, quand la circulation pulmonaire est congestionnée car le ventricule gauche ne purifie pas tout le sang qui le traverse.

Faiblesse du myocarde. Cette faiblesse peut être due à la lésion myocardique qui succède à une ischémie ou à un infarctus.

Défaillance gauche ou ventriculaire gauche

Elle survient quand la pression développée dans le ventricule gauche par la contraction du myocarde est insuffisante pour éjecter de façon satisfaisante le sang qu'il reçoit. Ses causes comprennent la maladie ischémique du cœur, qui réduit l'efficacité du myocarde, et l'hypertension artérielle, le travail du cœur étant accru en raison d'une résistance systémique augmentée. L'insuffisance mitrale (auriculoventriculaire gauche) et/ou aortique peut empêcher les chambres du cœur de se vider efficacement, ce qui augmente le travail myocardique.

La défaillance du ventricule gauche entraîne la dilatation de l'atrium gauche et une augmentation rétrograde de la pression dans la circulation pulmonaire. Il en résulte une augmentation de la pression dans les cavités cardiaques droites, et finalement une insuffisance cardiaque globale.

La tolérance à l'effort diminue progressivement avec l'aggravation de la pathologie, et elle s'accompagne d'une toux due à un œdème pulmonaire. Le sujet se fatigue facilement, et il a tendance à présenter une mauvaise perfusion tissulaire périphérique ainsi qu'une pression artérielle basse.

La congestion dans les poumons entraîne un œdème pulmonaire et de la dyspnée, souvent plus sévère la nuit. La *dyspnée paroxystique nocturne* pourrait être due à l'augmentation du volume sanguin circulant par suite de la résorption de l'œdème périphérique se produisant quand le patient s'allonge pour dormir.

Affections des valves cardiaques

Les valves cardiaques empêchent le retour du sang dans la cavité d'où il sort lors du cycle cardiaque. Les valves mitrale et aortique sont soumises à une pression plus grande que les valves du cœur droit (valves tricuspide et pulmonaire), et elles sont plus susceptibles d'être lésées.

Des bruits du cœur distincts se produisent quand les valves se ferment durant le cycle cardiaque (p. 98). Des valves lésées génèrent des bruits anormaux appelés *souffles*. Une atteinte valvulaire sévère entraîne une défaillance cardiaque. Les causes les plus fréquentes des altérations des valves sont le rhumatisme articulaire aigu, la fibrose postinflammatoire, et des anomalies congénitales.

Sténose

C'est la diminution de l'ouverture d'une valve, entravant le passage du sang au travers d'elle. Elle survient quand l'inflammation et/ou le dépôt de calcium soudent entre eux les bords des valvules constituant la valve, si bien que l'orifice produit par l'ouverture de la valve se trouve réduit. Quand l'inflammation guérit et que du tissu fibreux apparaît, celui-ci se rétracte en vieillissant, aggravant la sténose et entraînant une insuffisance.

Insuffisance

L'insuffisance est définie par l'absence de fermeture complète de la valve, permettant à du sang de revenir là d'où il vient (NdT : régurgitation de l'aorte dans le ventricule gauche, en cas d'insuffisance aortique ; du ventricule gauche dans l'atrium gauche en cas d'insuffisance mitrale).

Maladie ischémique du cœur

Cette maladie est due à l'ischémie, habituellement due à des plaques d'athérome, qui entraînent le rétrécissement ou l'occlusion de la lumière d'une ou de plusieurs branches artérielles coronariennes. La sténose peut être due aux plaques elles-mêmes, ou à des plaques compliquées de thrombose. Les conséquences globales de ces anomalies dépendent de l'artère coronaire concernée et du degré de son obstruction, partielle ou complète. La sténose partielle est responsable d'*angine de poitrine*, la sténose complète d'infarctus du myocarde.

Quand l'athérome se développe lentement, une *circulation collatérale de suppléance* a le temps de se développer et de contribuer à vasculariser efficacement le territoire de l'artère coronaire obstruée, ou même de la vasculariser à elle seule. Il s'agit de la dilatation d'anastomoses normales réunissant des branches artérielles adjacentes. Quand il se produit soudain un rétrécissement sévère ou une occlusion d'une artère, les artères anastomotiques se dilatent, mais elles peuvent être incapables d'amener assez de sang au territoire myocardique concerné pour faire face à ses besoins.

Angine de poitrine

L'angine de poitrine est parfois appelée *angor d'effort* car le débit de sang dans l'artère obstruée, suffisant au repos, devient insuffisant pour répondre aux besoins du myocarde, qui sont accrus du fait de l'effort. La douleur ischémique thoracique sévère peut irradier au bras gauche (ou aux deux bras), au cou, à la mandibule. Les autres facteurs susceptibles de déclencher ou de favoriser la crise angineuse comprennent le temps froid et les émotions fortes.

Une artère coronaire rétrécie peut amener assez de sang au myocarde pour satisfaire aux besoins de celui-ci au repos ou lors d'un exercice modéré, mais non quand les besoins myocardiques sont très accrus, requérant une augmentation du débit sanguin dans les artères coronaires (dont celle obstruée) assurée par une augmentation du débit cardiaque. La paroi artérielle athéromateuse épaisse, sans souplesse, est incapable de se dilater pour permettre au flux sanguin accru qui lui arrive de la traverser, et le territoire myocardique qu'elle irrigue devient ischémique (NdT : ischémie relative, par rapport aux besoins). Au début de l'évolution de la maladie, la douleur s'arrête quand l'exercice est arrêté, l'artère concernée assurant alors à nouveau un débit sanguin suffisant pour faire face aux besoins du myocarde qui se sont réduits avec l'arrêt de l'effort.

Infarctus du myocarde

Un infarctus du myocarde peut survenir quand une branche artérielle coronarienne est obstruée (p. 126). La cause la plus fréquente est l'athérome compliqué de thrombose. La lésion est définitive car le muscle cardiaque ne peut pas régénérer, et le muscle mort est remplacé par du tissu fibreux non fonctionnel. La restauration rapide du flux sanguin dans l'artère bloquée en utilisant des médicaments dissolvant le caillot (thrombolytiques) peut réduire de façon importante la lésion permanente et améliorer le pronostic, mais ce traitement doit être débuté dans les quelques heures qui suivent le début de l'infarctus. Les conséquences de l'infarctus et ses complications sont les plus marquées quand celui-ci concerne le ventricule gauche.

L'infarctus du myocarde se traduit souvent par une douleur thoracique sévère à type de broiement ou d'écrasement située derrière le sternum («rétrosternale») qui, contrairement à la douleur angineuse, se prolonge même si le patient est au repos. C'est une importante cause de mort dans les pays développés.

Complications

Les complications peuvent être mortelles. Elles incluent :

- des arythmies sévères et parfois mortelles, en particulier la *fibrillation ventriculaire* (p. 135) due à la désorganisation complète de l'activité électrique du cœur;
- la défaillance cardiaque aiguë (p. 133), due à l'atteinte de la contraction du myocarde lésé et, dans les cas sévères, à un choc cardiogénique;
- la rupture de la paroi ventriculaire (NdT : qui peut être celle du septum interventriculaire), habituellement dans les 2 semaines qui suivent l'épisode initial;
- les embolies pulmonaires ou cérébrales, avec embole parti d'un caillot formé dans la cavité du ventricule (droit ou gauche) au contact du tissu mort (ce caillot est appelé thrombus mural);
- la péricardite;
- l'angine de poitrine (p. 134);
- la récidive.

Cardiopathies rhumatismales

Le rhumatisme articulaire aigu est une maladie inflammatoire qui survient parfois après une angine due à une infection streptococcique, le plus souvent chez des enfants et de jeunes adultes. Il s'agit d'une maladie auto-immune; certains anticorps développés pour combattre l'infection lèsent les tissus conjonctifs, donc le cœur, les articulations (p. 459) et la peau.

La mort est rare à la phase aiguë de la maladie, mais celle-ci guérit au prix parfois de lésions définitives des valves cardiaques, lésions susceptibles d'être invalidantes et de conduire à la défaillance cardiaque.

Cardite rhumatismale aiguë. À la phase aiguë, toutes les couches de la paroi cardiaque sont inflammatoires (*pancardite*, «pan» signifiant «l'ensemble de»). Les valves cardiaques, en particulier la valve mitrale, sont fréquemment atteintes. Des nodules fibreux se développent sur leurs valvules, qui se rétrécissent avec l'âge, ce qui les déforme et entraîne une sténose et une insuffisance de la valve. Le myocarde inflammatoire peut devenir défaillant, ce qui entraîne des signes de défaillance cardiaque, notamment une tachycardie, un essoufflement et une hypertrophie du cœur. L'inflammation du péricarde peut provoquer un frottement dans la cavité péricardique au moment où le cœur bat, une douleur à l'arrière du sternum et une interférence avec l'action de pompe du cœur. Des lésions fibreuses permanentes peuvent faire fusionner les couches viscérale et pariétale du péricarde séreux, diminuant l'action du cœur.

Cardite rhumatismale chronique. En guérissant, le tissu inflammatoire devient fibreux, et ce tissu fibreux interfère avec l'action du myocarde et des valves cardiaques. La moitié au moins des cas aigus présentent une insuffisance valvulaire chronique après la récupération. La grande majorité de ces patients ont des lésions de la valve mitrale, mais la valve aortique est également souvent atteinte. Les modifications fibreuses chroniques dans le péricarde et le myocarde entraînent une défaillance cardiaque.

Parfois, une pathologie valvulaire rhumatismale se présente sans antécédents de rhumatisme articulaire aigu ou d'infection streptococcique.

Endocardites infectieuses

Des organismes pathogènes (habituellement des bactéries ou des champignons) présents dans le sang peuvent coloniser n'importe quelle partie de l'endocarde, mais ils atteignent le plus souvent l'endocarde des valves cardiaques ou proche d'elles, et celui de malformations cardiaques congénitales. Ces régions sont prédisposées à l'infection car elles sont exposées à un flux sanguin rapide, susceptible de leur porter de légers traumatismes. Cette maladie, qui peut être aiguë ou subaiguë, est grave et parfois mortelle en l'absence de traitement.

Les principaux facteurs prédisposant à l'endocardite infectieuse sont la bactériémie, la dépression de la réponse immunitaire, et des anomalies cardiaques.

Bactériémie

Les microbes dans le courant sanguin, s'ils ne sont pas détruits par des phagocytes ou des anticorps, tendent à adhérer à des plaquettes pour former de minuscules emboles infectés. Dans le cœur, ces emboles risquent de se fixer surtout sur l'endocarde déjà lésé (NdT : notamment par le rhumatisme articulaire aigu). Des végétations faites de plaquettes et de fibrine englobent les microbes et semblent les protéger des défenses normales de l'organisme et des antibiotiques (NdT : ces végétations ne sont pas vascularisées). De ce fait, l'infection peut être due à une grande variété de bactéries, dont certains peu pathogènes. Ils proviennent généralement de la peau ou de la bouche.

Réponse immunitaire déprimée

Cela permet à des organismes de faible virulence, bactéries, virus, levures ou champignons, de s'établir et de provoquer une infection. Il s'agit d'organismes présents dans le corps et dans l'environnement. La dépression du système immunitaire peut être due au virus de l'immunodéficience humaine (VIH), à des médicaments cytotoxiques, à une radiothérapie ou à des corticoïdes.

Anomalies cardiaques

Les sites le plus souvent infectés sont déjà d'une certaine façon anormaux. Les organismes pathogènes présents dans le sang ne peuvent pas adhérer à l'endothélium sain; mais une infection est davantage susceptible de survenir si le bord endothélial du système cardiovasculaire est lésé. Les valves cardiaques sont souvent impliquées, en particulier si elles ont été altérées par une pathologie rhumatismale ou une malformation congénitale. Une infection peut aussi se développer autour d'une anomalie cardiaque, comme une communication interventriculaire (p. 137) ou une persistance du canal artériel (p. 137). Les prothèses valvulaires (artificielles) peuvent aussi constituer un foyer infectieux.

Arythmies cardiaques

Les contractions cardiaques sont déclenchées par des impulsions intrinsèques dont l'origine est normalement le nœud sino-auriculaire (SA) ou sinusal. Le rythme cardiaque est déterminé par le trajet suivi par l'influx dans le système de conduction. La fréquence cardiaque est habituellement appréciée au pouls, mais pour déterminer le rythme cardiaque, un électrocardiogramme (ECG) est nécessaire (fig. 5.58A). Une *arythmie cardiaque* est un désordre quelconque de la fréquence ou du rythme cardiaque; c'est la conséquence d'une anomalie de l'origine ou du trajet des impulsions intrinsèques. Le cycle cardiaque normal (p. 97) est dû à des impulsions parties du nœud SA, et son rythme est dit *sinusal,* avec une fréquence régulière de 60 à 100 battements par minute chez le sujet au repos.

Bradycardie sinusale. Les impulsions partent du nœud sinusal avec une fréquence inférieure à 60/min. Une bradycardie sinusale peut s'observer normalement durant le sommeil, et elle est fréquente chez les athlètes. Elle devient une anomalie quand elle apparaît après un infarctus du myocarde ou à l'occasion d'une augmentation de la pression intracrânienne (p. 191).

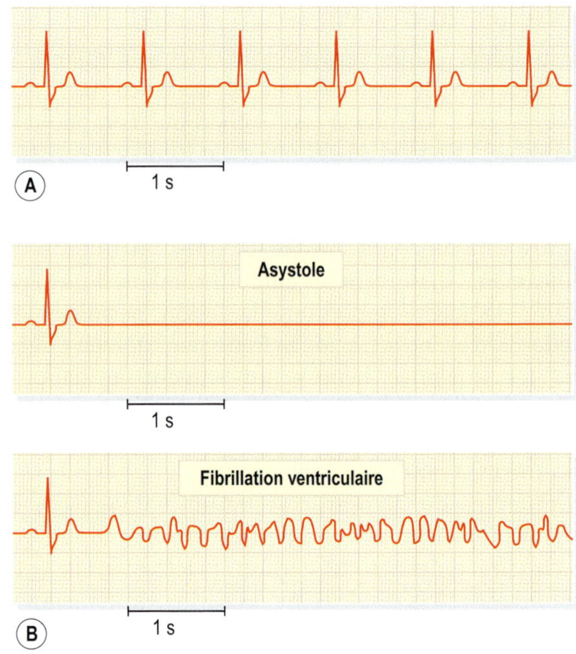

Figure 5.58 ECG. A. Rythme sinusal normal. **B.** Arythmies menaçant la vie.

Tachycardie sinusale. La fréquence des impulsions parties du nœud sinusal dépasse 100/min chez le sujet au repos. Elle s'observe lors de l'exercice et de l'anxiété; mais c'est aussi un indicateur de certains états pathologiques, par exemple de la fièvre, de l'hyperthyroïdie, de certaines affections cardiaques.

Asystole

C'est l'absence de toute contraction cardiaque, en particulier ventriculaire, le cœur restant immobile en diastole; elle est la conséquence de l'absence de toute activité électrique dans le cœur. Le tracé de l'EEG est une ligne plate (fig. 5.58B). La fibrillation ventriculaire et l'asystole entraînent une absence soudaine et complète d'éjection cardiaque, c'est-à-dire un *arrêt cardiaque* et la mort.

Fibrillation

C'est la contraction des fibres musculaires cardiaques de façon désordonnée et non plus coordonnée (NdT : cela donne à la paroi cardiaque un aspect évoquant le grouillement d'un paquet de vers). Il en résulte l'absence de contraction globale du cœur.

Dans la *fibrillation auriculaire* (FA), la contraction des atriums est incoordonnée et anormalement fréquente, inefficace (NdT : car les fibres des atriums ne se contractent pas en même temps); la stimulation du nœud AV est désordonnée (NdT : le nœud AV reçoit de multiples impulsions provenant des atriums; seules certaines d'entre elles sont transmises aux ventricules par le faisceau atrioventriculaire, impulsions transmises se succédant de façon irrégulière). La FA est très courante, particulièrement chez les personnes âgées. Elle peut être asymptomatique, car même si la fonction auriculaire est altérée, la majeure partie du remplissage ventriculaire se produit passivement et la contraction auriculaire la complète ; le débit cardiaque est donc maintenu. Cependant, les symptômes fréquents comprennent des palpitations désagréables, un essoufflement et de la fatigue. Le pouls est irrégulier et les ondes P ne peuvent pas être discernées sur l'ECG. Souvent, la cause est inconnue, mais une FA peut être la conséquence de nombreuses formes de maladies cardiaques, de la thyrotoxicose (p. 245), de l'alcoolisme et d'une maladie pulmonaire.

La *fibrillation ventriculaire* est une urgence médicale ; elle est rapidement mortelle si elle n'est pas traitée, car l'activité électrique chaotique à l'intérieur des parois ventriculaires ne permet pas une coordination efficace de l'action de pompe (arrêt cardiaque).

Le sang du cœur n'est pas envoyé dans l'artère pulmonaire ni dans l'aorte. Le pouls n'est pas perçu, le patient est inconscient et la respiration s'arrête. Le tracé de l'EEG est irrégulier, chaotique, sans ondes reconnaissables (fig. 5.58).

Bloc cardiaque

Un bloc cardiaque se produit quand la transmission de l'impulsion normale est bloquée ou altérée. Une forme fréquente est constituée par l'obstruction de la transmission de l'impulsion à travers le nœud AV ; moins fréquemment, le tissu de conduction dans les atriums ou les ventricules peut aussi être affecté. Lorsque le nœud AV est impliqué, le délai s'accroît entre la contraction auriculaire et la contraction ventriculaire. La gravité dépend du degré de la perte de stimulation du nœud AV.

En cas de *bloc atrioventriculaire complet* (absence complète de transmission des impulsions électriques des atriums aux ventricules), la contraction ventriculaire est complètement indépendante des impulsions nées dans le nœud SA. Les impulsions générées par le nœud AV entraînent des contractions ventriculaires de fréquence diminuée, régulière, au rythme d'environ 30–40/min. Dans cette situation, le cœur est incapable de répondre rapidement à une augmentation rapide de la demande, par exemple lors d'un exercice musculaire. Ses causes les plus fréquentes sont :

- la maladie ischémique du cœur aiguë ;
- la fibrose myocardique après infarctus répétés ou myocardite ;
- l'utilisation de médicaments pour traiter des cardiopathies, par exemple la digitaline, ou le propranolol.

Quand le bloc cardiaque se développe progressivement, il se produit une certaine adaptation à la réduction du débit cardiaque mais, s'il va en s'aggravant, il finit par conduire à la mort par défaillance cardiaque et anoxie cérébrale.

Anomalies congénitales

Les anomalies congénitales du cœur et/ou des gros vaisseaux peuvent être dues à des erreurs développementales intra-utérines, ou à l'incapacité du cœur et des vaisseaux sanguins de s'adapter à la vie extra-utérine. Des anomalies peuvent être asymptomatiques au début de la vie, et n'être reconnues qu'à l'apparition de complications.

Persistance du canal artériel

Chez le fœtus, le canal (ou conduit) artériel (p. 122), ponte les poumons non fonctionnels (fig. 5.59). À la naissance, quand la circulation pulmonaire est établie, le canal artériel doit se fermer complètement. S'il reste perméable, du sang régurgite de l'aorte dans l'artère pulmonaire où la pression est plus basse, réduisant le volume de sang entrant dans la circulation systémique et augmentant le volume du sang dans la circulation pulmonaire. Cela entraîne une congestion pulmonaire, et finalement une défaillance cardiaque.

Communication interauriculaire

C'est ce que l'on appelle communément un « trou » dans le cœur. Après la naissance, quand la circulation pulmonaire est établie et que la pression dans l'atrium gauche dépasse celle de l'atrium droit, la valve atrioseptale se ferme. Ultérieurement, la fermeture devient permanente du fait d'une fibrose (fig. 5.60).

Quand les membranes ne se recouvrent pas, l'orifice reste ouvert après la naissance. Dans de nombreux cas, il est trop petit pour entraîner des symptômes au début de la vie, mais ceux-ci peuvent apparaître plus tard. Dans les cas sévères, du sang reflue de l'atrium gauche dans l'atrium droit. Cela augmente la pression dans le ventricule droit et dans l'artère pulmonaire, entraînant l'hypertrophie du myocarde ventriculaire droit, et finale-

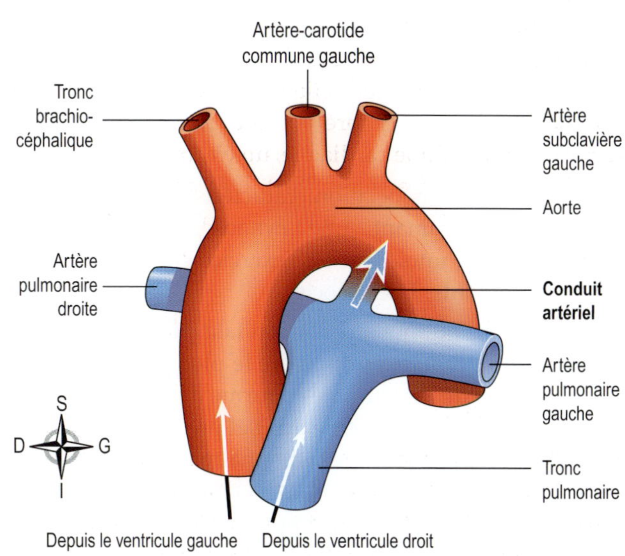

Figure 5.59 La portion du canal artériel chez le fœtus. La flèche indique la direction du flux du sang, de la circulation pulmonaire et dans l'aorte.

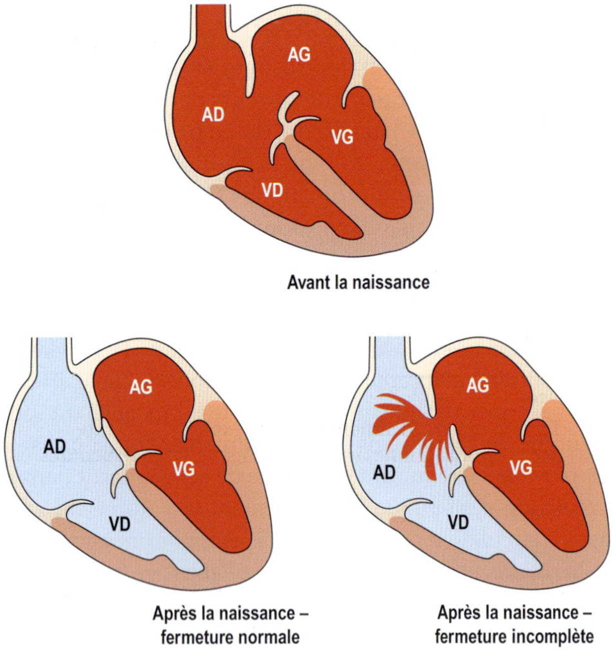

Figure 5.60 Valve atrioseptale : fermetures normale et défectueuse après la naissance.

ment une défaillance cardiaque. Avec l'augmentation de la pression dans l'atrium droit, le flux sanguin à travers l'anomalie septale peut s'inverser, mais cela n'est pas une amélioration car du sang désoxygéné (venu de l'atrium droit) passe alors dans la circulation générale.

Coarctation de l'aorte

Le siège le plus fréquent de la coarctation (rétrécissement de l'aorte) est entre l'origine de l'artère subclavière gauche et celle du canal artériel. Il en résulte une hypertension artérielle dans la partie supérieure du corps (vascularisée par des artères nées de l'aorte en amont du rétrécissement), car la force de contraction du cœur est accrue pour expulser le sang au travers de la partie rétrécie de l'aorte. Il peut y avoir une hypotension systémique.

Tétralogie de Fallot

Il s'agit d'une association caractéristique de quatre anomalies, entraînant une cyanose, un retard de croissance, une intolérance à l'exercice chez les bébés et les jeunes enfants. Elle associe :

- une sténose pulmonaire congénitale (NdT : sténose de l'infundibulum pulmonaire le plus souvent, c'est-à-dire de la structure en forme d'entonnoir appartenant au ventricule droit et précédant immédiatement la valve pulmonaire, et/ou sténose de la valve pulmonaire présente dans deux tiers des cas ; le tronc de l'artère pulmonaire est en général hypoplasique. Dans les formes sévères, tout l'infundibulum, la valve pulmonaire, le tronc pulmonaire et même ses branches sont sténosés) ; il en résulte une surcharge du ventricule droit ;
- une communication interventriculaire congénitale, c'est-à-dire une communication entre les deux ventricules par un orifice anormal dans le septum, situé juste au-dessous des valves atrioventriculaires ;
- une malposition congénitale de l'aorte, dont l'origine est déplacée vers la droite si bien qu'elle se situe immédiatement au-dessus de l'orifice septal ;
- une hypertrophie ventriculaire droite, qui est la conséquence de la sténose de la voie pulmonaire.

Le cœur est incapable de faire face aux besoins de l'enfant ; la correction chirurgicale a un bon pronostic.

Troubles de la pression artérielle

Objectifs pédagogiques

Après avoir étudié ce paragraphe, vous devriez être capable :

- de définir le terme d'hypertension ;
- de définir les hypertensions essentielle et secondaire, et d'énumérer les principales causes de cette dernière ;
- de discuter des effets d'une hypertension prolongée sur le corps, dont ceux d'une hypertension dans les poumons ;
- de définir le terme d'hypotension.

Hypertension artérielle systémique

Le terme « hypertension » est utilisé pour désigner une pression artérielle systémique dont la baisse représenterait, davantage encore que tous les autres facteurs de risque cardiovasculaires, un bénéfice pour le patient. Des mesures de la pression artérielle systolique et diastolique inférieures à 130/85 mmHg respectivement sont considérées comme normales. Les mesures indiquant une hypertension sont données dans le tableau 5.2. La pression artérielle tend à augmenter

Tableau 5.2 Hypertension : mesures de pression artérielle indicatives (d'après les recommandations de la British Hypertension Society/NICE, 2011)

Grade	Mesure systolique (mmHg)	Mesure diastolique (mmHg)
1. Légère	140–59	90–99
2. Modérée	160–179	100–109
3. Sévère	≥180	≥110

naturellement avec le vieillissement. L'artériosclérose (p. 128) pourrait y contribuer, mais elle n'est pas le seul facteur impliqué.

L'hypertension est *essentielle* (primaire, ou idiopathique), ou *secondaire* à d'autres maladies. Quoi qu'il en soit, elle retentit sur les reins (p. 377).

Hypertension artérielle essentielle

L'hypertension essentielle (hypertension de cause inconnue) est très courante dans les pays occidentaux; elle représente 95 % des cas d'hypertension. Le traitement vise à éviter des complications, qui peuvent être graves, en premier lieu les pathologies cardiovasculaires et rénales. Des complications, par exemple une défaillance cardiaque, un accident cérébrovasculaire ou un infarctus du myocarde, sont parfois le premier signe d'une hypertension; mais le patient est souvent asymptomatique, la pathologie étant découverte lors d'un examen de routine.

Facteurs de risque. Les facteurs prédisposant à l'hypertension bénigne sont l'obésité, le diabète sucré, l'hérédité, le tabagisme, la sédentarité, la consommation excessive de sel et d'alcool. Le stress peut augmenter la pression artérielle. Par ailleurs, il existe un lien, bien documenté, entre un faible poids de naissance et l'apparition d'une hypertension à l'âge adulte.

Hypertension maligne (accélérée)

L'hypertension augmente de manière rapide et agressive. La pression diastolique dépasse souvent 120 mmHg. Ses conséquences sont sévères et vite présentes; il s'agit par exemple d'hémorragies rétiniennes, d'œdème papillaire, d'encéphalopathie (œdème cérébral), d'insuffisance rénale progressive, d'insuffisance cardiaque.

Hypertension artérielle secondaire

Résultant d'autres maladies, l'hypertension artérielle secondaire représente 5 % de l'ensemble des cas d'hypertension (encadré 5.5).

Encadré 5.5 Quelques causes d'hypertension secondaire

- Maladie rénale (p. 377)
- Troubles des glandes surrénales :
  - sécrétion excessive de stéroïdes (syndrome de Conn, syndrome de Cushing, p. 248)
  - sécrétion excessive d'adrénaline, par exemple phéochromocytome (p. 250)
- Thyrotoxicose (p. 245)
- Sténose de l'aorte
- Alcool
- Obésité
- Grossesse
- Traitement médicamenteux, par exemple prise de contraceptifs contenant des estrogènes, de corticoïdes

Effets et complications de l'hypertension

Les effets d'une hypertension de longue durée et progressivement croissante sont sérieux. L'hypertension prédispose à l'athérosclérose, et elle a des effets spécifiques sur certains organes.

Cœur. La fréquence et la force des contractions cardiaques augmentent pour maintenir le débit cardiaque contre une élévation soutenue de la pression artérielle. Le ventricule gauche s'hypertrophie, et finit par défaillir. La défaillance cardiaque ventriculaire gauche entraîne, par voie rétrograde, une hypertension et une accumulation de sang dans les poumons (congestion pulmonaire), une hypertrophie du ventricule droit et finalement sa défaillance. L'hypertension prédispose aussi à la maladie ischémique du cœur (p. 135) et à la formation d'anévrismes (p. 128).

Cerveau. L'accident vasculaire cérébral dû à une hémorragie cérébrale est fréquent; ses conséquences dépendent de son siège. Quand une série de petits vaisseaux se rompent successivement, par exemple au niveau de microanévrismes, une infirmité sévère se développe progressivement (NdT : syndrome lacunaire ou pseudobulbaire). La rupture d'un gros vaisseau détermine une perte importante des fonctions cérébrales, et possiblement la mort.

Reins. L'hypertension provoque des lésions rénales. Si elle ne dure qu'un temps court, la guérison peut être complète. Sinon, les lésions rénales aggravent l'hypertension par activation du système rénine–angiotensine–aldostérone (p. 369), perte progressive de la fonction rénale et insuffisance rénale.

Vaisseaux sanguins. Une pression artérielle élevée altère les vaisseaux sanguins. Les parois des artérioles durcissent, et dans les artères de gros calibre, le développement de plaques athéromateuses s'accélère. En présence d'autres facteurs de risque de pathologie vasculaire, comme le diabète ou le tabagisme, les lésions sont plus importantes. La paroi du vaisseau peut être si affaiblie par ces modifications qu'un anévrisme peut se développer; et les vaisseaux sanguins s'altérant progressivement et devenant moins élastiques, l'hypertension s'aggrave.

Les effets d'une hypertension chronique sont particulièrement importants sur les capillaires rétiniens et rénaux; une hémorragie rétinienne et une diminution de la fonction rénale peuvent survenir.

Hypertension artérielle pulmonaire

Normalement, la circulation pulmonaire est un système à basse pression; il s'agit d'empêcher que du liquide s'échappe des capillaires pulmonaires vers les alvéoles. Lorsque la pression artérielle s'élève, les alvéoles commencent à se remplir de liquide, ce qui bloque les échanges gazeux. Une hypertension artérielle pulmonaire peut être due à une défaillance cardiaque gauche (p. 134), ou à d'autres problèmes affectant la fonction ventriculaire gauche, du sang s'accumulant dans la circulation pulmonaire car le ventricule gauche ne pompe pas efficacement. Une maladie pulmonaire peut aussi provoquer une hypertension artérielle pulmonaire en raison de la destruction des capillaires du poumon, par exemple dans le cas de l'emphysème. L'hypertension pulmonaire primaire, sans cause identifiable, est rare.

Hypotension

Il s'agit habituellement d'une complication d'une autre affection, par exemple d'un état de choc (p. 124) ou d'une maladie d'Addison (p. 249). Une pression artérielle basse peut entraîner un apport sanguin au cerveau inadéquat. Selon sa cause, l'inconscience alors observée peut être brève (évanouissement) ou plus durable, possiblement mortelle.

L'*hypotension orthostatique* correspond à la réduction brusque de la pression artérielle lors du passage soudain de la position couchée à la position debout. Elle entraîne des vertiges et parfois une syncope.

CHAPITRE 6

Système lymphatique

Les cellules corporelles baignent dans le *liquide interstitiel* (tissulaire), qui fuit de façon constante du flux sanguin à travers les parois perméables des capillaires sanguins. La composition de celui-ci est donc très similaire à celle du plasma sanguin. Une partie du liquide tissulaire retourne dans les capillaires sanguins à l'extrémité veineuse de ceux-ci ; le reste diffuse à travers la paroi plus perméable des capillaires lymphatiques, et devient la *lymphe*.

La lymphe circule dans des vaisseaux de calibre croissant et dans un nombre variable de *nœuds lymphatiques*, avant de retourner dans le sang. Le système lymphatique (fig. 6.1) comporte :

- la lymphe ;
- les vaisseaux lymphatiques ;
- les nœuds lymphatiques ;
- les organes lymphatiques, par exemple la rate et le thymus ;
- le tissu lymphoïde diffus, par exemple les amygdales ;
- la moelle osseuse.

Les premières sections de ce chapitre passent en revue les structures et les fonctions des organes énumérés ci-dessus. La dernière section aborde les conséquences des troubles du système immunitaire. Les principaux effets du vieillissement sur le système lymphatique en lien avec le déclin de l'immunité sont décrits au chapitre 15 (p. 409).

Fonctions du système lymphatique

Drainage tissulaire

Chaque jour, environ 21 litres de liquide plasmatique, transportant des substances dissoutes et certaines protéines plasmatiques, s'échappent des capillaires à leur extrémité artérielle et passent dans les tissus. Le plus grande partie

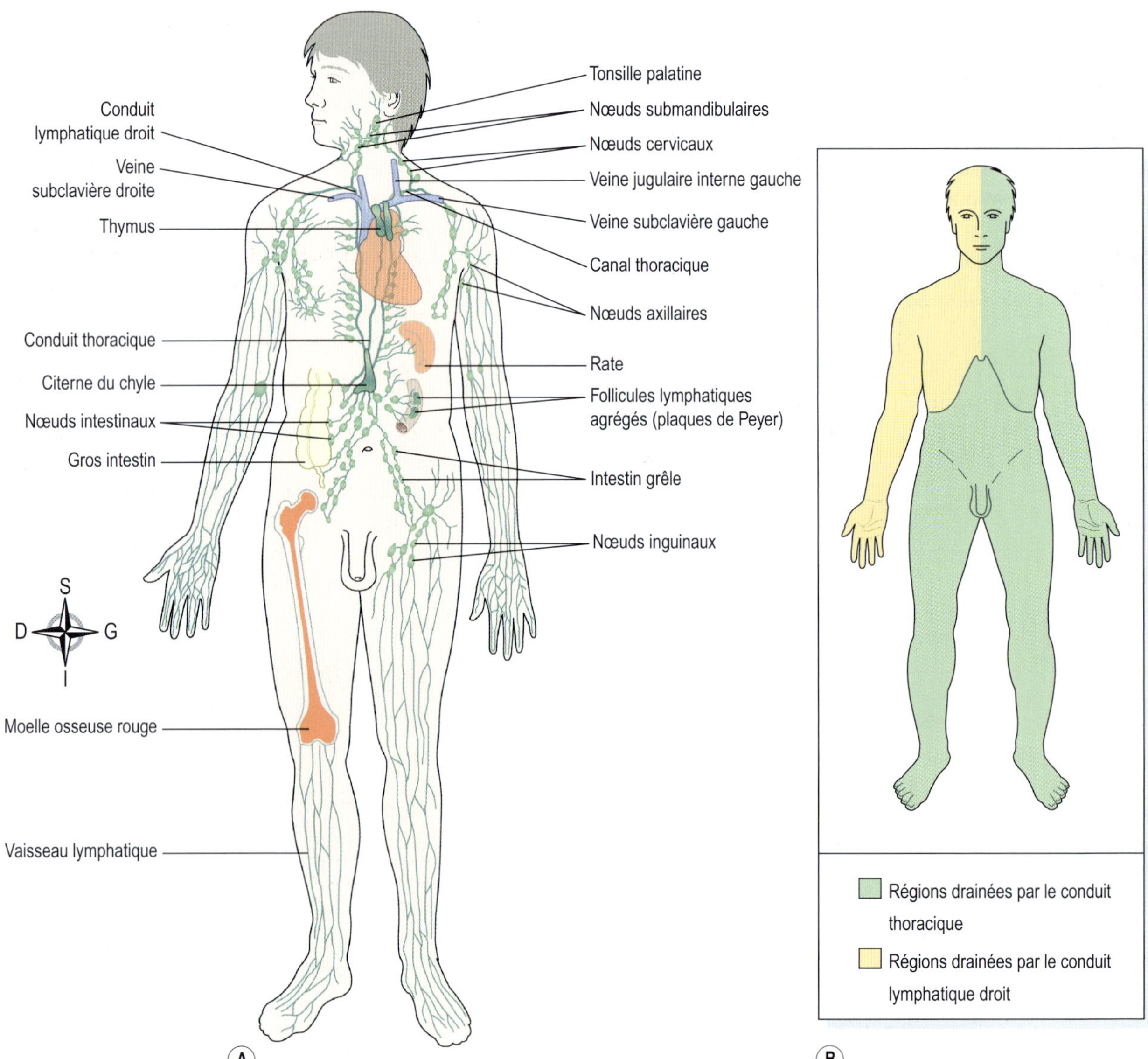

Figure 6.1 Le système lymphatique. A. Principales composantes du système lymphatique. **B.** Drainage lymphatique régional.

de ce liquide retourne directement au courant sanguin en traversant la paroi capillaire à son extrémité veineuse, mais ce qui est en excès, environ 3 à 4 litres de liquide, est drainé par les vaisseaux lymphatiques. Sans cela, les tissus seraient rapidement gorgés d'eau, et le système cardiovasculaire commencerait à devenir défaillant tandis que le volume sanguin circulant baisserait.

Absorption dans l'intestin grêle (Ch. 12)
Les graisses et les substances liposolubles, par exemple les vitamines liposolubles (NdT : vitamines A, D, E, K) sont absorbées dans les chylifères centraux (vaisseaux lymphatiques) des villosités intestinales.

Immunité (Ch. 15)
Les organes lymphatiques sont concernés par la production et la maturation des lymphocytes, globules blancs du sang participant à l'immunité. Des lymphocytes étant formés dans la moelle osseuse, celle-ci est considérée aussi comme un organe lymphoïde.

Lymphe et vaisseaux lymphatiques

Objectifs pédagogiques

Après avoir étudié ce paragraphe, vous devriez être capable :

- de décrire la composition et les principales fonctions de la lymphe;
- d'identifier la localisation et les fonctions des principaux vaisseaux lymphatiques de l'organisme.

Lymphe

La lymphe est un liquide aqueux clair, dont la composition est semblable à celle du plasma, hormis une exception importante, celle des protéines; elle a une composition identique à celle du liquide interstitiel (NdT : dans les deux liquides, la concentration en protéines est d'environ 20 g/l, du moins pour la lymphe issue de la plupart des tissus; en revanche, la concentration en protéines de la lymphe issue du foie atteint 60 g/l, celle de la lymphe formée dans l'intestin atteint 30–40 g/l). La lymphe transporte des protéines plasmatiques qui ont filtré hors du lit capillaire, et elle les ramène dans le courant sanguin. Elle transporte aussi des particules plus volumineuses, par exemple des bactéries et des débris cellulaires provenant de tissus endommagés, qui peuvent être ainsi filtrés et détruits par les nœuds lymphatiques. La lymphe contient des lymphocytes (cellules de défense, p. 404), et leur permet d'atteindre les différentes régions du corps. Dans les chylifères de l'intestin grêle, les graisses absorbées donnent à la lymphe (appelée alors *chyle*), un aspect laiteux.

Capillaires lymphatiques

Les capillaires lymphatiques prennent naissance dans les espaces interstitiels sous forme de tubes à extrémité borgne (fig. 6.2). Ils ont la même structure que les capillaires sanguins, car leur paroi est faite d'une seule couche de cellules endothéliales (NdT : il existe cependant des différences notables entre ces deux types de vaisseaux); leur paroi est plus perméable que celle des capillaires sanguins à tous les constituants du liquide interstitiel, dont les protéines et les débris cellulaires. Les minuscules capillaires lymphatiques se réunissent pour former des vaisseaux lymphatiques qui, de confluent en confluent, ont une taille croissante.

Presque tous les tissus corporels ont un réseau de vaisseaux lymphatiques, des exceptions importantes étant constituées par le système nerveux central, la cornée, les os, et les couches les plus superficielles de la peau.

Gros vaisseaux lymphatiques

Des vaisseaux lymphatiques cheminent souvent le long des artères et des veines qui vascularisent la région. Leurs parois présentent environ la même épaisseur que celle des petites veines, avec les mêmes couches tissulaires, c'est-à-dire une couverture fibreuse, une couche moyenne de muscle lisse et de tissu élastique, une couche interne bordante endothéliale. Comme les veines, les vaisseaux lymphatiques (NdT : dont les capillaires) ont sur toute leur longueur de nombreuses valves bicuspides (à deux valvules), qui font que la lymphe circule dans une seule direction, vers le thorax (fig. 6.3). Il n'y a pas de pompe semblable au cœur pour mobiliser la lymphe, mais la couche musculaire de la paroi des gros vaisseaux lymphatiques a la capacité intrinsèque de se contracter rythmiquement (formant la pompe lymphatique) (NdT : beaucoup de physiologistes pensent que le capillaire lymphatique est également capable de pomper la lymphe grâce à des filaments d'ancrage arrimant les

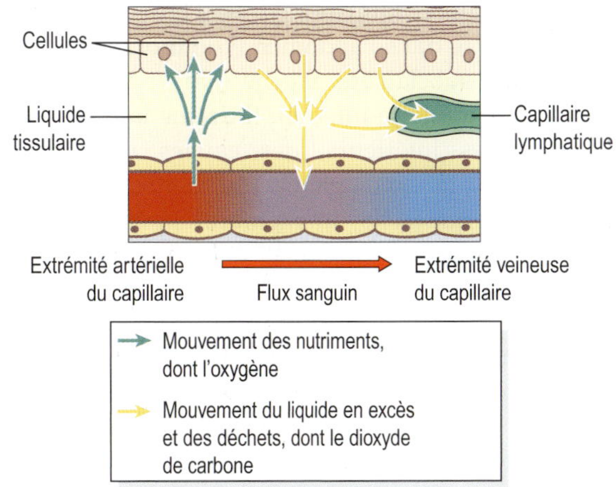

Figure 6.2 L'origine d'un capillaire lymphatique.

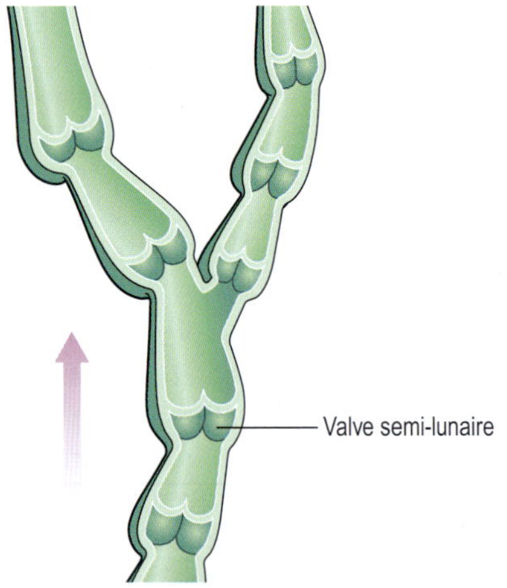

Figure 6.3 Section d'un vaisseau lymphatique, ouverte pour montrer les valvules.

cellules endothéliales au tissu avoisinant : en cas d'excès de liquide interstitiel, les filaments tirent sur les cellules endothéliales qu'elles écartent, du liquide passe dans les interstices ainsi créés entre les cellules, en raison d'un gradient de pression; le liquide arrivant dans le capillaire y augmente la pression, ce qui referme les interstices).

En outre, les vaisseaux lymphatiques sont comprimés par l'activité dans les structures adjacentes, comme la contraction des muscles et la pulsation régulière des grosses artères. Cette action de «traite» exercée sur la paroi du vaisseau lymphatique facilite la circulation lymphatique.

Les vaisseaux lymphatiques, par réunions successives, deviennent de plus en plus gros; ils finissent par former deux gros canaux, le *conduit* (ou *canal*) *thoracique* et le *conduit (canal) lymphatique droit*, qui vident leur lymphe dans les veines subclavières gauche et droite, respectivement.

Conduit (canal) thoracique

Ce conduit débute à la *citerne du chyle*, qui est un canal lymphatique dilaté situé devant le corps des deux premières vertèbres lombales. Long d'environ 40 cm, le conduit remonte dans l'abdomen et le thorax, et se jette dans la veine subclavière gauche (NdT : à sa jonction avec la veine jugulaire interne). Il draine la lymphe des deux membres inférieurs, des cavités pelvienne et abdominale, de la moitié gauche du thorax, de la tête et du cou, ainsi que celle du membre supérieur gauche (fig. 6.1A et B).

Conduit (canal) lymphatique droit

Il s'agit d'un vaisseau lymphatique dilaté long d'environ 1 cm. Il siège à la racine du cou, et s'ouvre dans la veine subclavière droite (NdT : à sa jonction avec la veine jugulaire interne droite). Il draine la lymphe de la moitié droite du thorax, de la tête et du cou, ainsi que celle du membre supérieur droit (fig. 6.1A et B).

Organes et tissus lymphatiques

Objectifs pédagogiques

Après avoir étudié cette section, vous devriez être capable :

- de comparer et d'opposer la structure et les fonctions d'un nœud lymphatique typique à celles de la rate;
- de décrire la localisation, la structure et les fonctions du thymus;
- de décrire la localisation, la structure et les fonctions du tissu lymphoïde associé aux muqueuses (MALT).

Nœuds lymphatiques

Les nœuds lymphatiques sont des organes ovalaires ou en forme de haricot, qui siègent, souvent par groupes, sur le trajet des vaisseaux lymphatiques. La lymphe se draine à travers un certain nombre de nœuds, habituellement 8 à 10, avant de rejoindre la circulation sanguine. Leur taille est très variable, de celle d'une tête d'épingle à celle d'une amande.

Structure

Les nœuds lymphatiques (fig. 6.4) ont une capsule fibreuse qui pénètre à l'intérieur du nœud en formant des travées conjonctives. La substance du nœud est faite essentielle-

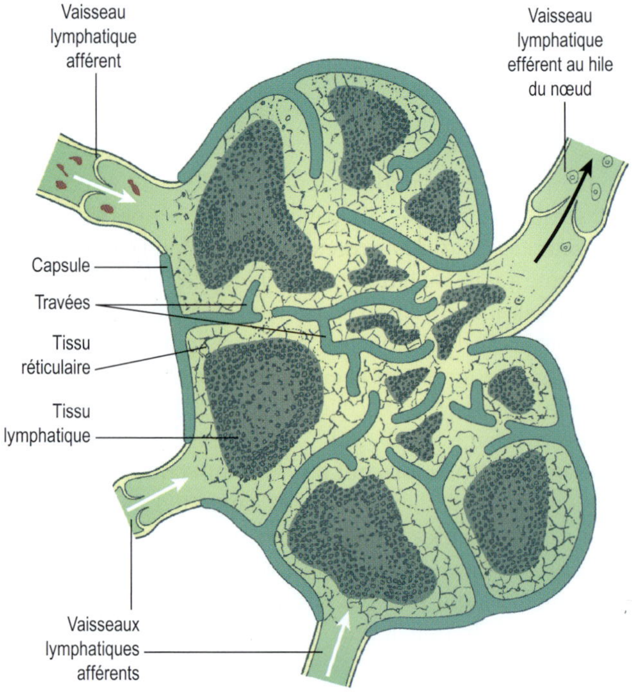

Figure 6.4 Coupe d'un nœud lymphatique. Les flèches indiquent les directions du flux lymphatique.

ment de tissus réticulaire et lymphoïde, contenant de nombreux lymphocytes et macrophages. Les cellules réticulaires produisent un réseau de fibres qui procurent une structure interne au sein du nœud lymphatique. Le tissu lymphatique contient des cellules immunitaires et de défense, dont des lymphocytes et des macrophages.

Quatre ou cinq vaisseaux lymphatiques *afférents* peuvent pénétrer dans un nœud, alors qu'un seul vaisseau *efférent* transporte la lymphe hors du nœud. Chaque nœud présente une partie concave appelée *hile*, où pénètre une artère et d'où sortent une veine et le vaisseau lymphatique efférent.

Les nœuds lymphatiques, en grand nombre dans des lieux stratégiques du corps, sont disposés en groupes profonds et superficiels.

La lymphe de la tête et du cou traverse les *nœuds cervicaux* profonds et superficiels (fig. 6.5).

La lymphe du membre supérieur traverse les nœuds situés dans la région du coude, puis passe par les *nœuds axillaires* profonds et superficiels.

La lymphe des organes et des tissus de la cavité thoracique se draine par des groupes de nœuds du médiastin, et de nœuds proches des grosses voies aériennes, de l'œsophage et de la paroi thoracique. La plus grande partie de la lymphe du sein traverse les nœuds axillaires.

La lymphe des cavités pelvienne et abdominale traverse de nombreux nœuds lymphatiques avant de pénétrer dans la citerne du chyle. Les nœuds abdominaux et pelviens sont principalement situés le long des vaisseaux vascularisant les organes et près des grosses artères, c'est-à-dire de l'aorte ainsi que des artères iliaques externe et interne.

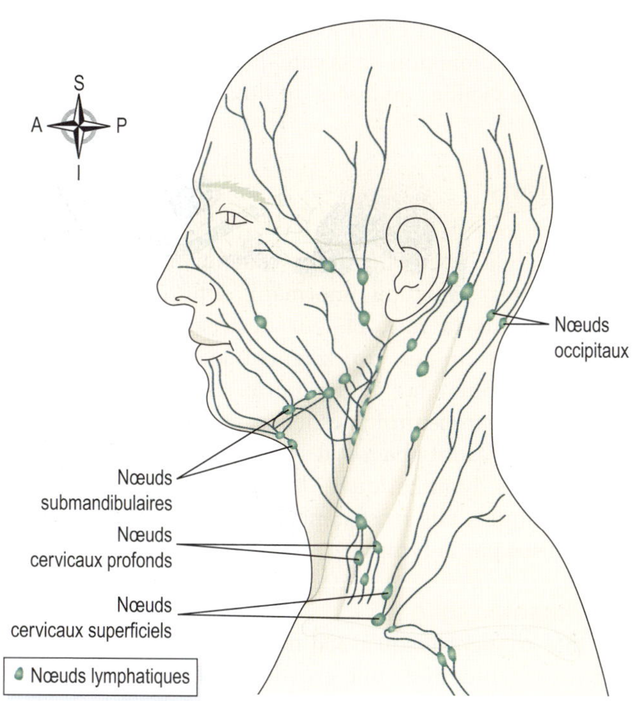

Figure 6.5 Certains nœuds lymphatiques de la face et du cou.

La lymphe des membres inférieurs se draine par des nœuds lymphatiques profonds et superficiels, dont des groupes nodulaires derrière le genou et à l'aine (nœuds inguinaux).

Fonctions

Filtrage et phagocytose

La lymphe est filtrée par les tissus réticulaire et lymphatique lors de son passage dans les nœuds lymphatiques. Elle y amène, sous forme de particules, des bactéries, des phagocytes morts ou vivants contenant des microbes qu'ils ont ingérés, des cellules issues de tumeurs malignes, des cellules tissulaires vieillies et altérées, et des particules inhalées. Le matériel organique est détruit dans le nœud lymphatique par des macrophages et des anticorps. Certaines particules inorganiques inhalées ne peuvent pas être détruites par phagocytose. Elles restent dans les macrophages, n'entraînant aucun dommage ou tuant la cellule. Le matériel non retenu dans un nœud lymphatique passe par des nœuds successifs et, au moment où la lymphe se déverse dans le courant sanguin, elle ne contient plus habituellement de matériel étranger ni de débris cellulaires. Dans certains cas où la phagocytose des bactéries est incomplète, ceux-ci peuvent déclencher une inflammation avec tuméfaction nodulaire (*adénopathie*).

Prolifération des lymphocytes

Des lymphocytes activés T et B se multiplient dans les nœuds lymphatiques. Les anticorps produits par des lymphocytes B sensibilisés passent dans la lymphe et le sang qui drainent le nœud.

La figure 6.6 montre une microscopie à balayage électronique de tissu de nœud lymphatique, avec des cellules réticulaires, des globules blancs et des macrophages.

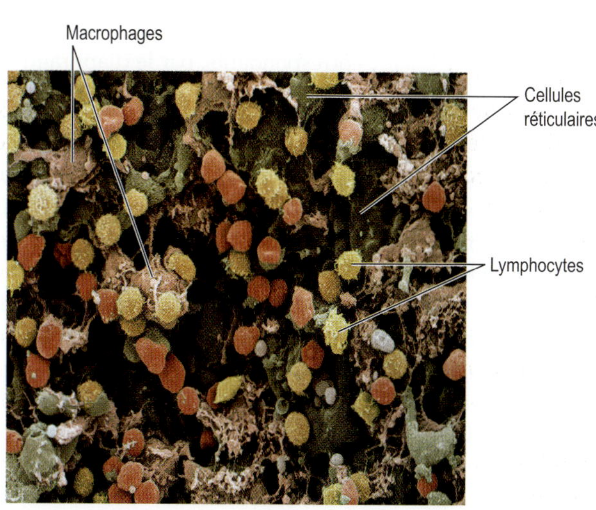

Figure 6.6 Microscopie à balayage électronique de tissu de nœud lymphatique. La population cellulaire comprend des cellules réticulaires (en brun), des macrophages (en rose) et des lymphocytes (en jaune).

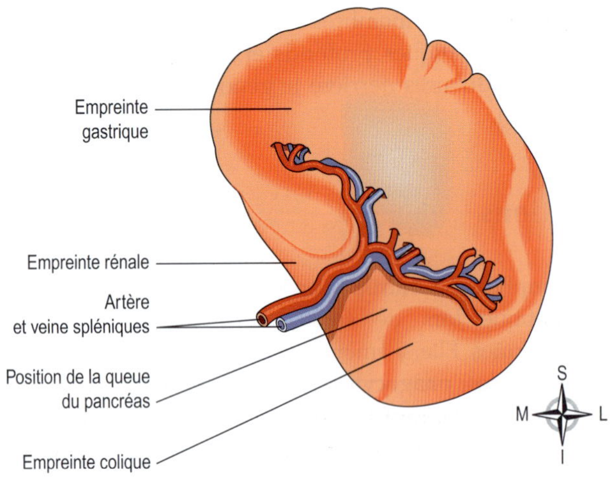

Figure 6.7 La rate.

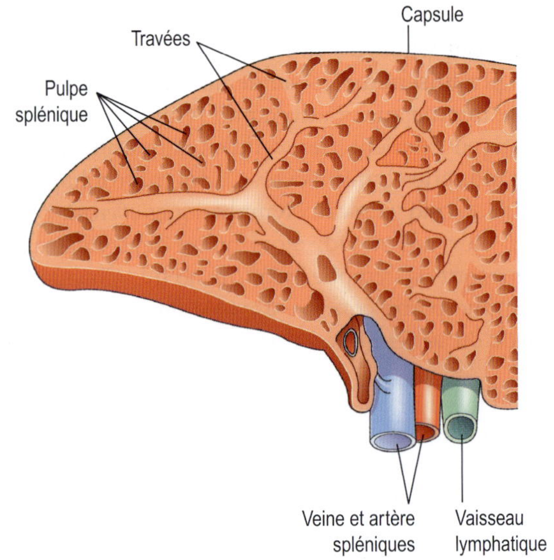

Figure 6.8 Une coupe de la rate.

Rate

La rate (fig. 6.7 et 4.13) est formée par du tissu réticulaire et du tissu lymphoïde, c'est l'organe lymphoïde le plus volumineux.

La rate siège dans l'hypocondre gauche, dans la cavité abdominale entre le fundus de l'estomac et le diaphragme. Elle est de couleur pourpre; sa taille varie avec l'individu, mais elle a en moyenne 12 cm de long, 7 cm de large et 2,5 cm d'épaisseur. Elle pèse environ 200 g.

Rapports de la rate

En haut et en arrière	– le diaphragme.
En bas	– l'angle colique gauche.
En avant	– le fundus gastrique.
En dedans	– le pancréas et le rein gauche.
En dehors	– elle est séparée des 9e, 10e et 11e côtes, ainsi que des muscles intercostaux correspondants, par le diaphragme.

Structure (fig. 6.8)

La rate a une forme légèrement ovalaire, avec un hile à la partie inférieure du bord médial. Sa face antérieure est recouverte par le péritoine. Elle est entourée par une capsule fibroélastique envoyant des prolongements dans l'organe, ou travées conjonctives. Le matériel cellulaire, fait de lymphocytes et de macrophages, est appelé *pulpe splénique;* celle-ci siège entre les travées. La *pulpe rouge* renferme de nombreux vaisseaux de gros calibre, à paroi mince, les sinus spléniques, contenant de nombreux érythrocytes qui lui donnent sa couleur (NdT : entre les sinus se trouvent les cordons de Billroth, très riches en cellules réticulaires formant un réseau englobant des lymphocytes, des macrophages et des érythrocytes extravasés). La *pulpe blanche* consiste en des zones arrondies relativement claires, de 0,2–0,7 mm de diamètre, éparpillées au sein de la pulpe rouge; elle est faite de manchons constitués de lymphocytes et de macrophages, entourant les vaisseaux sanguins.

Les structures entrant dans la rate ou en sortant au niveau du hile sont :

- l'artère splénique, branche de l'artère cœliaque;
- la veine splénique, allant à la veine porte;
- des vaisseaux lymphatiques (seulement efférents);
- des filets nerveux.

Le sang traversant la rate passe par des sinusoïdes (p. 87), qui ont des pores distincts entre les cellules endothéliales qui les bordent, pores permettant au sang d'entrer en contact étroit avec la pulpe splénique. C'est essentiel à la fonction de la rate qui consiste à supprimer les cellules vieillies ou lésées du flux sanguin.

Fonctions

Phagocytose

Comme cela a été décrit précédemment (p. 72), des érythrocytes vieux ou anormaux sont principalement détruits dans la rate, et leur destruction libère de la bilirubine et du fer, qui gagnent le foie par la veine splénique puis la veine porte. D'autres matériels cellulaires, par exemple des leucocytes, des plaquettes et des bactéries, sont phagocytés dans la rate. Contrairement aux nœuds lymphatiques, la rate n'a pas d'afférents lymphatiques; elle n'est donc pas exposée aux maladies transmises par la lymphe.

Stockage du sang

La rate contient jusqu'à 350 ml de sang, dont elle peut renvoyer rapidement une grande partie sous l'effet d'une stimulation sympathique, par exemple lors d'une hémorragie.

Réponse immunitaire

La rate contient des lymphocytes T et B, activés en présence d'antigènes, c'est-à-dire en cas d'infection. La prolifération des lymphocytes pendant une infection sérieuse peut entraîner une augmentation de taille de la rate (*splénomégalie*).

Érythropoïèse

La rate et le foie sont d'importants sites de production de cellules sanguines chez le fœtus, et ils peuvent également remplir cette fonction chez l'adulte en cas de grand besoin.

Thymus

Le thymus siège à la partie supérieure du médiastin, derrière le sternum, et il remonte jusqu'à la racine du cou (fig. 6.9). Il pèse environ 10 à 15 g à la naissance, grossit jusqu'à la puberté, puis commence à s'atrophier. Son poids maximal, à la puberté, est de 30 à 40 g; à l'âge moyen de la vie, il a retrouvé à peu près son poids de la naissance.

Rapports du thymus

En avant – le sternum et les quatre premiers cartilages costaux.
En arrière – l'arc aortique et ses branches, les veines brachiocéphaliques, la trachée.
Latéralement – les poumons.
En haut – les structures de la racine du cou.
En bas – le cœur.

Structure

Le thymus est fait de deux lobes réunis par du tissu aréolaire. Les lobes sont entourés par une capsule fibreuse qui envoie des prolongements dans la glande, la divisant en lobules; chaque lobule est fait d'un réseau irrégulier de cellules réticulaires entre les mailles duquel se trouvent des lymphocytes.

Fonction

Les lymphocytes descendent de cellules souches pluripotentes présentes dans la moelle osseuse rouge. Celles qui gagnent le thymus s'y développent en lymphocytes T (p. 404).

Les cellules T matures développées dans le thymus peuvent distinguer les tissus de l'organisme des tissus étrangers à l'organisme, et elles sont capables aussi de réagir avec un seul antigène spécifique parmi les millions d'antigènes qu'elles peuvent rencontrer (p. 404). Les lymphocytes T quittent le thymus et passent dans le sang. Certains entrent dans les tissus lymphoïdes, d'autres circulent avec le courant sanguin. La production de lymphocytes T, bien que surtout prolifique pendant la jeunesse, persiste probablement toute la vie à partir d'une population de cellules souches résidentes.

La maturation du thymus et d'autres tissus lymphoïdes est stimulée par la *thymosine*, hormone sécrétée par les cellules réticulaires qui forment la charpente de la glande. La régression (involution) du thymus débute à l'adolescence, et l'efficacité de la réponse des lymphocytes T aux antigènes décline avec l'âge.

Tissu lymphoïde associé aux muqueuses (MALT)

Dans tout le corps, en des lieux stratégiques, il se trouve des collections de tissu lymphoïde qui, contrairement à la rate et au thymus, ne sont pas encloses dans une capsule. Elles contiennent des lymphocytes B et T qui ont migré de la moelle osseuse et du thymus, et qui jouent un rôle important dans la détection précoce d'envahisseurs microbiens. Cependant, elles n'ont pas de vaisseaux lymphatiques afférents, elles ne filtrent pas la lymphe, et par conséquent elles ne font pas face aux maladies diffusant par voie lymphatique. Le MALT (*mucosa-associated lymphoid tissue*) est trouvé tout au long du tractus gastro-intestinal, dans le tractus respiratoire et le

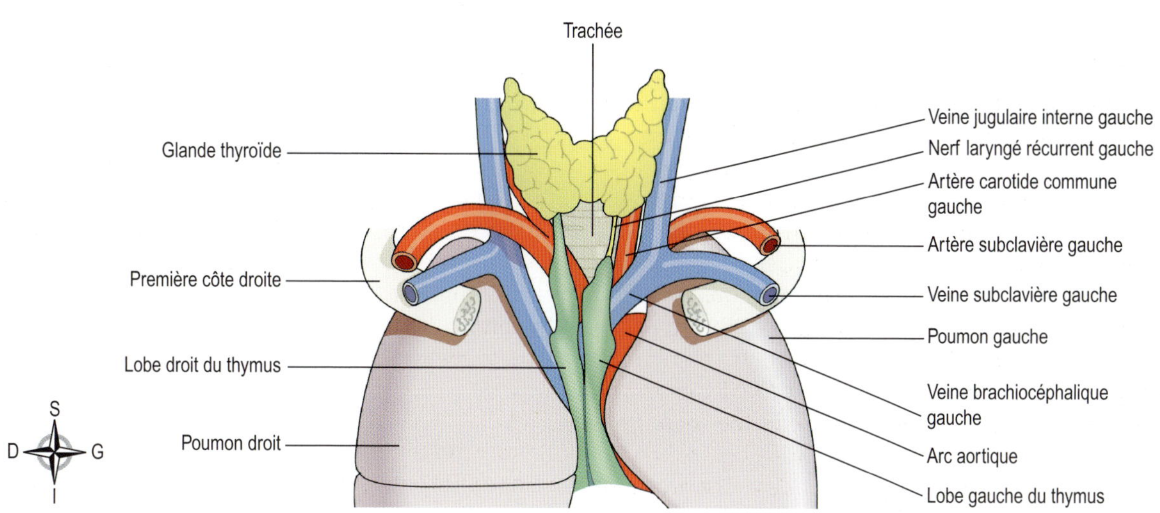

Figure 6.9 Thymus de l'adulte, et structures voisines.

tractus génito-urinaire, qui sont tous des systèmes exposés à l'environnement externe.

Les principaux groupes de MALT sont les amygdales et les follicules lymphatiques agrégés (plaques de Peyer).

Tonsilles (amygdales). Elles sont localisées dans la bouche (NdT : amygdale palatine) et dans la gorge, et elles détruisent par conséquent les antigènes avalés ou inhalés (voir aussi p. 260).

Follicules lymphatiques agrégés (plaques de Peyer). Ces grandes collections de tissu lymphoïde sont présentes dans l'intestin grêle; elles interceptent les antigènes déglutis (voir fig. 12.25).

Pathologie des vaisseaux lymphatiques

Objectifs pédagogiques

Après avoir étudié ce paragraphe, vous devriez être capable :

- d'expliquer le rôle des vaisseaux lymphatiques dans l'extension des maladies infectieuses ou malignes;
- de discuter les principales causes et conséquences de l'obstruction lymphatique.

Les principales implications des vaisseaux lymphatiques concernent l'extension de maladies dans l'organisme, et les effets de l'obstruction lymphatique. Le tableau 6.1 donne la définition de certains termes courants utilisés pour décrire une pathologie du système lymphatique.

Extension de maladies

Les matériels diffusant le plus souvent par les vaisseaux lymphatiques, depuis leur siège initial jusqu'au sang circulant, sont des fragments de tumeurs et du matériel infecté.

Pathologie maligne

Les tumeurs malignes abritent des cellules dans le liquide interstitiel environnant, qui se draine dans les vaisseaux lymphatiques de la région et transporte les cellules tumorales vers les nœuds lymphatiques les plus proches. À cet endroit, si les cellules tumorales arrivent en nombre suffisant, une croissance secondaire peut se produire (métastases). À partir des nœuds lymphatiques régionaux, la tumeur s'étend habituellement à des nœuds lymphatiques plus éloignés et/ou, via le flux sanguin, à des organes distants.

Infection

Du matériel infecté peut pénétrer dans des vaisseaux lymphatiques à partir de tissus infectés. Si la phagocytose n'est pas efficace, l'infection peut s'étendre de nœud à nœud, et finir par atteindre le courant sanguin.

Tableau 6.1 Termes courants utilisés pour décrire une pathologie du système lymphatique

Terme	Définition
Lymphangite	Inflammation des vaisseaux lymphatiques
Lymphadénite	Infection des nœuds lymphatiques
Lymphadénopathie	Tuméfaction des nœuds lymphatiques
Splénomégalie	Tuméfaction de la rate
Lymphœdème	Œdème de tissus dont le drainage lymphatique a été obstrué d'une façon ou d'une autre

Lymphangite. Elle s'observe lors de certaines infections aiguës à pyogènes dans lesquelles les microbes dans la lymphe de l'aire atteinte infectent les parois des vaisseaux lymphatiques et s'étendent le long d'eux; par exemple, lors d'une infection aiguë de la main à *Streptococcus pyogenes*, une ligne rouge peut s'étendre de la main à l'aisselle. Elle est due à l'inflammation d'un vaisseau lymphatique superficiel et des tissus adjacents. L'infection peut s'arrêter au premier nœud lymphatique rencontré, ou s'étendre jusqu'au courant sanguin par l'intermédiaire du réseau lymphatique de drainage.

Obstruction lymphatique

Quand un vaisseau lymphatique est obstrué, de la lymphe s'accumule en amont de l'obstruction, accumulation appelée *lymphœdème*. L'importance de la tuméfaction ainsi réalisée et la taille de l'aire concernée dépendent du calibre du vaisseau impliqué. Le lymphœdème entraîne habituellement une inflammation discrète, une fibrose du vaisseau lymphatique, et un nouveau lymphœdème. Les causes les plus fréquentes de lymphœdème sont les tumeurs et les suites d'une résection chirurgicale de nœud lymphatique.

Tumeurs

Une tumeur peut se développer dans un vaisseau ou un nœud lymphatiques et y bloquer la circulation de la lymphe. Une volumineuse tumeur hors du système lymphatique peut aussi produire une compression suffisante pour arrêter le flux de la lymphe.

Chirurgie

Dans certains cas, des nœuds lymphatiques sont enlevés car des cellules cancéreuses peuvent les avoir atteints. Cela est fait pour prévenir la croissance de tumeurs secondaires dans les nœuds lymphatiques et une nouvelle extension de la maladie via le système lymphatique; par exemple, des nœuds axillaires peuvent être enlevés lors d'une ablation d'un sein pour cancer (mastectomie), mais cela peut entraîner une obstruction du drainage lymphatique.

Maladies des nœuds lymphatiques

Objectifs pédagogiques

Après avoir étudié ce paragraphe, vous devriez être capable :

- de définir le terme « lymphadénite » et d'en énumérer les principales causes;
- de décrire les conséquences des deux principales formes de lymphomes;
- d'expliquer pourquoi une maladie secondaire des nœuds lymphatiques est fréquente chez les patients cancéreux.

Lymphadénite

La lymphadénite aiguë (infection aiguë des nœuds lymphatiques) est habituellement due à des microbes transportés par la lymphe depuis un autre site d'infection. Les nœuds lymphatiques deviennent inflammatoires (NdT : rouges, chauds, douloureux) et augmentés de taille, congestifs ; le chimiotactisme y attire de nombreux phagocytes. Si les défenses du nœud lymphatique (phagocytes et anticorps produits) sont débordées, l'infection peut déterminer la formation d'abcès dans le nœud. Les tissus adjacents peuvent être atteints secondairement, et des matériels infectés peuvent être transportés à d'autres nœuds et dans le sang.

La lymphadénite aiguë est due à diverses infections.

Mononucléose infectieuse

Il s'agit d'une maladie infectieuse hautement contagieuse, touchant habituellement de jeunes adultes, transmise par contact direct. Pendant l'incubation de 7 à 10 jours, le virus se multiplie dans les cellules épithéliales du pharynx. Il diffuse secondairement aux nœuds lymphatiques cervicaux, puis au tissu lymphoïde de l'ensemble du corps.

Ses manifestations cliniques comprennent une amygdalite, des adénopathies et une splénomégalie. Le syndrome de fatigue chronique (p. 198) en est une complication fréquente. L'infection clinique ou infraclinique confère l'immunité à vie.

Autres maladies

Des adénopathies inflammatoires mineures s'observent lors de nombreuses infections, traduisant la mobilisation des mécanismes normaux de prévention, par exemple la prolifération de cellules de défense. Des infections plus sérieuses surviennent lors, par exemple, de la rougeole, de la fièvre thyphoïde, de la maladie des griffes du chat, et des infections de plaies ou de lésions cutanées. Des lymphadénopathies chroniques peuvent succéder à des infections aiguës guéries totalement, s'observer dans la tuberculose, la syphilis et certaines infections à germes peu virulents.

Lymphomes

Il s'agit de tumeurs malignes du tissu lymphoïde, séparées en lymphomes hodgkiniens et lymphomes non hodgkiniens.

Maladie de Hodgkin

Lors de cette maladie, on observe une hypertrophie progressive, indolore, de nœuds lymphatiques sur l'ensemble du corps, à l'intérieur desquels le tissu lymphoïde prolifère. Les adénopathies cervicales sont souvent les premières à être notées. Cette affection maligne est de cause inconnue. Son pronostic est extrêmement variable, mais les modalités de son extension sont prévisibles, car la maladie s'étend à des nœuds lymphatiques adjacents à ceux déjà atteints et à d'autres tissus de façon uniforme. L'efficacité du traitement dépend largement du stade de la maladie auquel il est débuté. L'affection entraîne une réduction de l'immunité car la fonction lymphocytaire est déprimée ; des infections récidivantes sont par conséquent fréquentes. En grossissant, les nœuds lymphatiques peuvent comprimer des tissus ou des organes adjacents. Une anémie et des modifications du nombre des leucocytes du sang s'observent si la moelle osseuse est atteinte.

Lymphomes non hodgkiniens

Les lymphomes non hodgkiniens sont associés à des états immunodéficitaires et à certaines infections virales, dont le VIH (p. 412). Ils incluent le *lymphome de Burkitt* et peuvent toucher n'importe quel tissu lymphoïde ou la moelle osseuse. Elles sont classées selon le type de cellule impliquée et le degré de malignité, faible, intermédiaire ou élevé. Les tumeurs de faible malignité sont faites de cellules bien différenciées et elles progressent lentement, la mort survenant après une évolution sur des années. Les lymphomes de malignité élevée sont faits de cellules mal différenciées et la maladie progresse rapidement, la mort survenant après quelques semaines ou mois d'évolution. Certaines tumeurs de malignité (ou « grade ») faible ou intermédiaire se transforment en tumeurs de malignité élevée (de « haut grade »), avec accélération de leur évolution.

Des adénopathies peuvent comprimer les tissus ou les organes adjacents. Le déficit immunitaire entraîne un accroissement de l'incidence des infections et, si la moelle osseuse ou la rate (ou les deux) sont atteintes, une anémie et une leucopénie d'importance variable s'observent.

Affections de la rate

Objectif pédagogique

Après avoir étudié cette section, vous devriez être capable :

- de décrire les principales causes de splénomégalie.

Splénomégalie

Il s'agit d'une augmentation de taille de la rate, habituellement secondaire à une autre affection, par exemple à une infection, à un trouble circulatoire, à une maladie du sang, à une néoplasie maligne.

Infections

La rate peut être infectée par des microbes transportés par le sang, ou par l'extension locale d'une infection. La pulpe rouge devient congestionnée de sang, et des phagocytes et des plasmocytes s'accumulent. Les infections aiguës sont rares.

Infections chroniques. Certaines infections chroniques à microbes non pyogènes provoquent une splénomégalie, habituellement moins sévère qu'en cas d'infection aiguë. Les infections primaires les plus fréquemment rencontrées sont celles :

- de la tuberculose (p. 287);
- de la fièvre typhoïde (p. 348);
- du paludisme;
- de la mononucléose infectieuse (voir ci-dessus).

Troubles circulatoires

Une splénomégalie par congestion sanguine s'observe quand la traversée du foie par le flux sanguin est entravée, par exemple par la fibrose d'une cirrhose hépatique, la congestion sus-hépatique d'une défaillance cardiaque droite. (NdT : en cas de cirrhose, la circulation intrahépatique du sang amené par la veine porte est entravée par la fibrose hépatique; en cas de défaillance du ventricule droit, il se produit de façon rétrograde une congestion et une hypertension sanguines dans l'atrium droit, la veine cave inférieure, les veines sus-hépatiques et les veines hépatiques, d'où l'obstacle à la circulation intrahépatique du sang amené par la veine porte. Dans les deux cas, il en résulte une hypertension avec stase dans la veine porte, se répercutant dans la veine splénique et, finalement, dans la rate, qui se gorge de sang : splénomégalie congestive.)

Maladie du sang

Des hémopathies peuvent entraîner une splénomégalie. La rate grossit afin de faire face à la charge de travail supplémentaire liée à la captation de cellules du sang endommagées, vieillies, anormales, lors par exemple des anémies hémolytiques ou macrocytaires, des polyglobulies et de la leucémie myéloïde chronique (Ch. 4).

La splénomégalie peut elle-même provoquer des altérations hématologiques. Quand la rate est grosse pour une raison quelconque, mais en particulier du fait d'une hypertension portale, une hémolyse excessive et prématurée, la phagocytose de globules blancs et de plaquettes normaux, entraînent une anémie, une leucopénie et une thrombopénie (NdT : ces cytopénies sont dites *par* « hypersplénisme »).

Tumeurs

Les tumeurs primaires de la rate, bénignes ou malignes, sont rares, mais des fragments tumoraux venus d'ailleurs et amenés par le sang peuvent provoquer des métastases. La splénomégalie due à l'infiltration de cellules malignes s'observe en particulier dans les leucémies chroniques, la maladie de Hodgkin et les lymphomes non hodgkiniens.

Maladies du thymus

Objectif pédagogique

Après avoir étudié ce paragraphe, vous devriez être capable :

- d'identifier les principales affections thymiques.

L'augmentation de taille de la glande s'observe lors de certaines maladies auto-immunes, telles que la myasthénie, la maladie de Basedow et la maladie d'Addison.

Les tumeurs thymiques sont rares. La compression par un gros thymus d'organes voisins, tels que la trachée, l'œsophage, des veines du cou, peut les léser ou interférer avec leur fonction.

Dans la myasthénie (p. 462), la plupart des patients ont soit une hyperplasie thymique (le plus souvent) soit un thymome (le moins souvent), bien que le rôle de la fonction thymique dans cette affection ne soit pas compris.

CHAPITRE 7

Système nerveux

Le système nerveux détecte des modifications à l'intérieur et à l'extérieur du corps, et y répond. Avec le système endocrinien, il coordonne et contrôle les fonctions corporelles vitales, et il contribue à maintenir l'homéostasie. Dans cet objectif, le système nerveux fournit une réponse immédiate, alors que l'activité endocrinienne (Ch. 9) est habituellement lente et plus prolongée.

Le système nerveux comprend le cerveau, la moelle spinale (anciennement : épinière) et les nerfs périphériques (voir fig. 1.10, p. 10). La structure et l'organisation des tissus qui forment ces composants permettent une communication rapide entre toutes les parties du corps.

Pour leur description, les parties du système nerveux sont réparties en :

- *système nerveux central* (SNC), qui comprend le cerveau et la moelle spinale;
- *système nerveux périphérique* (SNP), qui comprend tous les nerfs hors du cerveau et de la moelle spinale.

Le SNP comprend les paires de nerfs crâniens et de nerfs sacraux. Certains sont sensitifs (afférents) et transmettent des influx vers le SNC, d'autres sont moteurs (efférents) et transmettent des influx depuis le SNC, et certains sont mixtes. Il est utile de distinguer deux parties dans le SNP :

- l'une sensitive;
- l'autre motrice (fig. 7.1).

La partie motrice est également composée de deux parties :

- le système nerveux somatique, qui contrôle les mouvements volontaires des muscles squelettiques;
- le système nerveux autonome, qui contrôle des processus involontaires comme les battements cardiaques, le péristaltisme (p. 309) et l'activité glandulaire. Le système nerveux autonome comprend deux parties : *sympathique* et *parasympathique*.

En résumé, le SNC reçoit des informations sensitives concernant ses environnements interne et externe depuis les nerfs afférents. Le SNC intègre et traite ces données, et réagit, si nécessaire, en envoyant des influx nerveux à travers les nerfs moteurs aux organes effecteurs : muscles et glandes. Par exemple, des réactions aux changements dans l'environnement interne consistent à réguler les fonctions corporelles involontaires essentielles comme la respiration et la pression artérielle; des réactions aux changements dans l'environnement externes sont de maintenir la posture et d'autres activités involontaires.

Les premières sections de ce chapitre passent en revue la structure et les fonctions des composantes du système nerveux, dont les conséquences du vieillissement, la dernière section décrivant les effets que le dysfonctionnement des structures normales a sur la fonction corporelle.

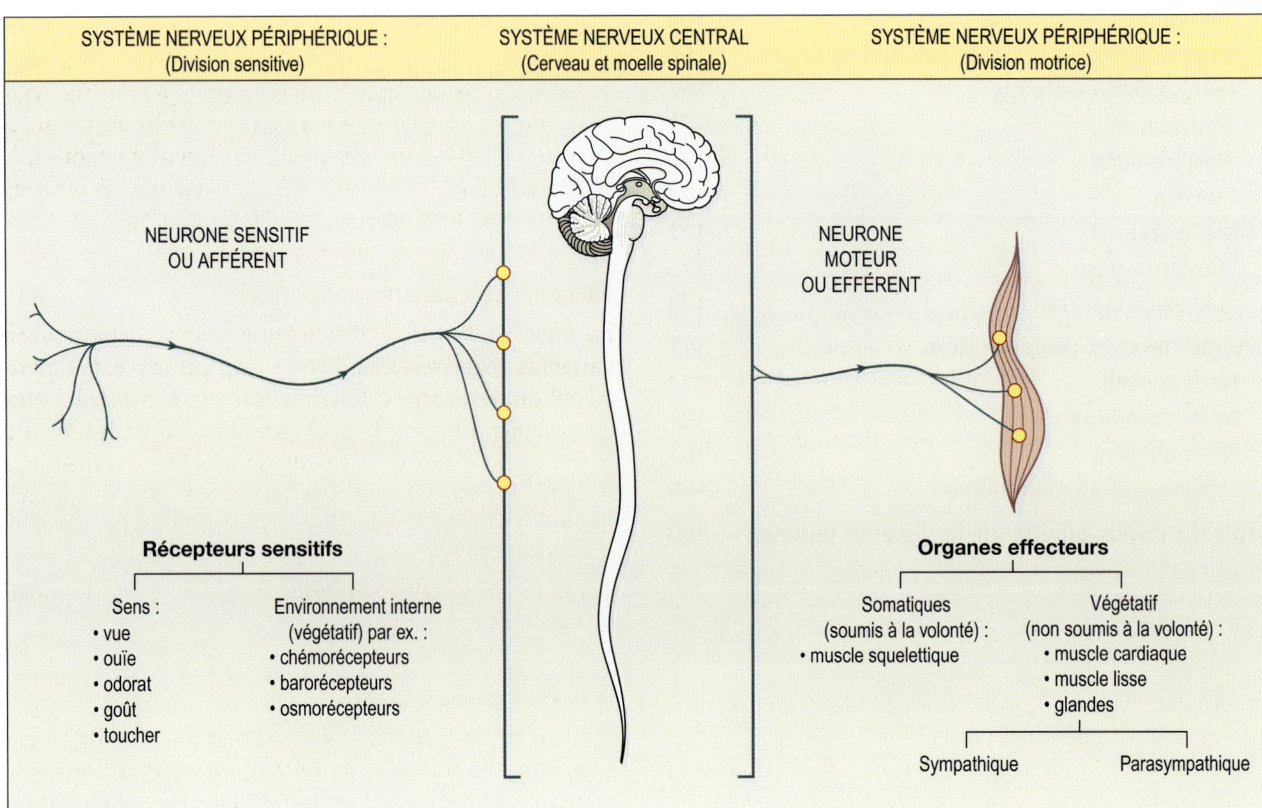

Figure 7.1 Composants fonctionnels du système nerveux.

Cellules et tissus du système nerveux

Objectifs pédagogiques

Après avoir étudié ce paragraphe, vous devriez être capable :

- de comparer et d'opposer la structure et les fonctions des neurones myélinisés et non myélinisés;
- d'établir les fonctions des nerfs sensitifs et des nerfs moteurs;
- de décrire les événements qui surviennent après la libération d'un neurotransmetteur au niveau d'une synapse;
- de décrire brièvement les fonctions des quatre types de cellules névrogliales;
- d'indiquer la réponse du tissu nerveux aux agressions.

Il existe deux types de tissu nerveux, les neurones et la névroglie. Les *neurones* (cellules nerveuses) sont les unités du système nerveux qui génèrent et transmettent les influx nerveux. Les neurones sont entourés par un type de tissu cellulaire conjonctif appelé *névroglie*. Il existe un très grand nombre des deux types cellulaires cellules : 1 billion (10^{12}) de cellules gliales et dix fois moins (10^{11}) de neurones.

Neurones (fig. 7.2)

Chaque neurone (fig. 7.2) comporte un *corps cellulaire* (NdT : ou soma) et ses prolongements, l'*axone* et les nombreux *dendrites*. Les neurones sont souvent appelés cellules nerveuses. Les *nerfs* sont des faisceaux d'axones réunis. Les neurones ne se divisent pas et, pour survivre, ils ont besoin d'un apport continu d'oxygène et de glucose. Contrairement à beaucoup d'autres cellules, les neurones peuvent produire de l'énergie (sous forme d'adénosine triphosphate [ATP]) à partir du glucose seulement.

Les neurones génèrent et transmettent des influx électriques appelés *potentiels d'action*. La force initiale de l'influx est maintenue sur toute la longueur du neurone. Certains neurones déclenchent des influx nerveux alors que d'autres jouent le rôle de station de relais où les impulsions sont transmises, et parfois redirigées.

Les influx nerveux peuvent être déclenchés en réponse à des stimulus provenant :

- de l'extérieur du corps, par exemple des stimulus tactiles, des ondes lumineuses;
- de l'intérieur du corps; par exemple, une modification de la concentration du dioxyde de carbone du sang modifie la respiration, une pensée peut entraîner un mouvement volontaire.

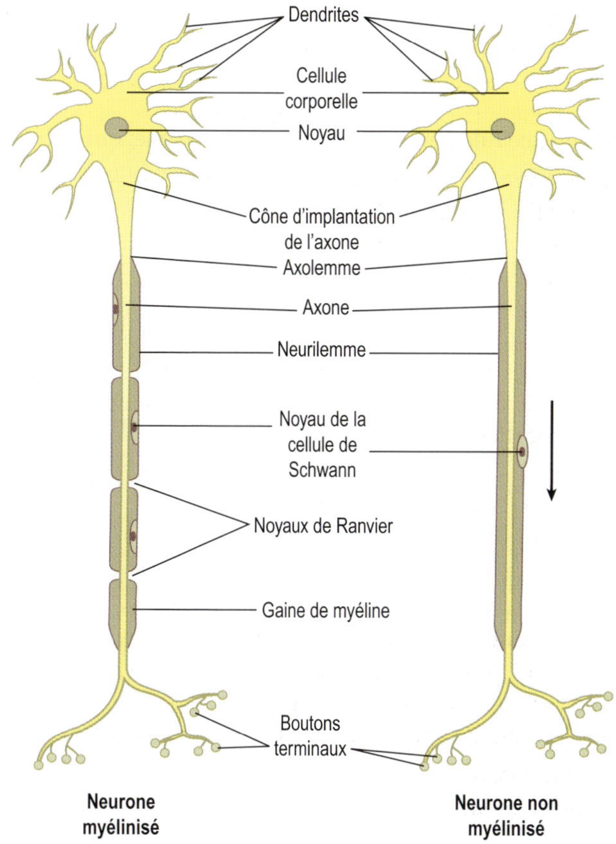

Figure 7.2 Structure des neurones. La flèche indique la direction de la conduction de l'influx.

La transmission des signaux nerveux est à la fois électrique et chimique. Le potentiel d'action qui se dirige vers le bas dans l'axone du nerf est un signal électrique; mais comme les nerfs n'entrent pas directement en contact, le signal entre une cellule nerveuse et la cellule suivante de la chaîne est presque toujours chimique (p. 158).

Corps cellulaires

La taille et la forme des neurones sont extrêmement variables, mais ceux-ci sont tous trop petits pour être vus à l'œil nu. Les corps cellulaires forment la *substance grise* du système nerveux; ils sont présents à la périphérie du cerveau et au centre de la moelle spinale. Des groupements de corps cellulaires sont appelés *noyaux* dans le système nerveux central, et *ganglions* dans le système nerveux périphérique. Les noyaux gris centraux (ganglions de la base) des hémisphères cérébraux (p. 166) représentent une importante exception.

Axones et dendrites

L'axone et les dendrites sont des extensions du corps cellulaire; ils forment la *substance blanche* du système nerveux. Les axones sont présents dans la profondeur du cerveau, et ils sont groupés en *tractus* ou *faisceaux* dans la périphérie de la moelle spinale. À l'extérieur du cerveau et de la moelle spinale, ils sont appelés *nerfs* (quand ils sont groupés), ou *fibres nerveuses*.

Axones

Chaque cellule nerveuse n'a qu'un seul axone, qui débute à une zone conique du corps cellulaire, le *cône d'implantation de l'axone*. Il transporte l'influx nerveux né dans le corps cellulaire. Il est habituellement plus long que les dendrites, atteignant parfois 100 cm.

Structure d'un axone. La membrane d'un axone, appelée *axolemme*, entoure l'extension axonale du corps cellulaire.

Neurones myélinisés. Les axones de gros calibre et ceux des nerfs périphériques sont entourés par une *gaine de myéline* (fig. 7.3A et C). Celle-ci est faite d'une série de *cellules de Schwann* disposées les unes après les autres sur toute la longueur de l'axone. Chaque cellule entoure plusieurs fois complètement l'axone, si bien que celui-ci est entouré par plusieurs couches concentriques de membrane plasmique de la cellule de Schwann. Entre les couches de membrane plasmique se trouve une petite quantité de substance lipidique appelée *myéline*. La couche la plus superficielle de la membrane plasmique de la cellule de Schwann est appelée *neurilemme*. Il existe de minuscules aires d'axolemme exposé entre les cellules de Schwann (aires non recouvertes par ces cellules), appelées *nœuds de Ranvier* (*nœuds de la neurofibre*) (fig. 7.2), qui contribuent à la transmission rapide des impulsions nerveuses dans les neurones myélinisés. La figure 7.4 montre une coupe de fibre nerveuse au niveau d'un nœud de Ranvier, où une zone non myélinisée est clairement visible.

Neurones non myélinisés. Les fibres postganglionnaires et certaines petites fibres du système nerveux central sont *non myélinisées* (amyéliniques). Un certain nombre d'axones de ce type sont enchâssés dans une cellule de Schwann (fig. 7.3B). Les cellules de Schwann adjacentes sont alors étroitement associées, et il n'y a pas d'axolemme exposé. La vitesse de transmission de l'influx nerveux est significativement plus faible dans les fibres non myélinisées que dans celles myélinisées.

Dendrites

Les dendrites sont les nombreux petits prolongements qui reçoivent des influx nerveux et les transportent vers d'autres corps cellulaires. Ils ont la même structure que les axones, mais ils sont habituellement plus courts et ramifiés. Dans les neurones moteurs, ils forment une

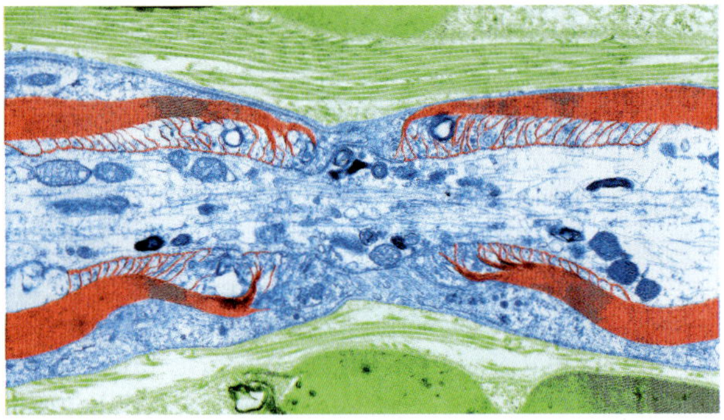

Figure 7.4 Nœud de Ranvier. Microscopie à balayage électronique en couleur d'une fibre nerveuse myélinisée en coupe longitudinale. Le tissu nerveux est montré en bleu, la myéline en rouge.

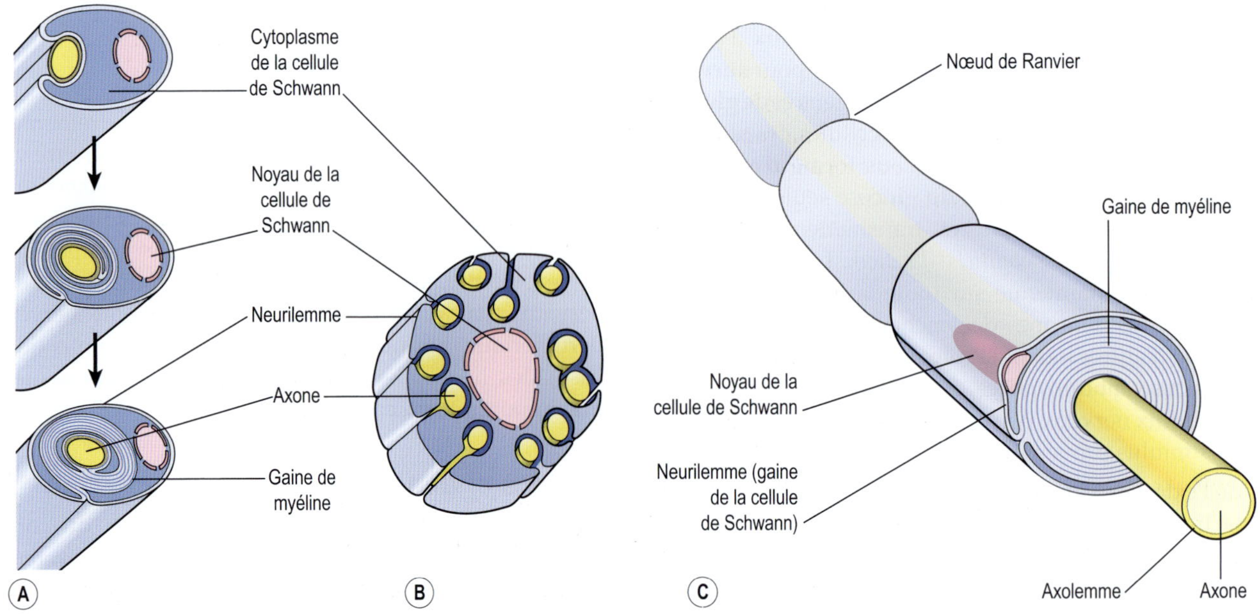

Figure 7.3 Disposition de la myéline. A. Neurone myélinisé. **B.** Neurone non myélinisé. **C.** Longueur d'un axone myélinisé.

partie des synapses (voir fig. 7.7) et, dans les neurones sensitifs, ils forment les récepteurs sensitifs qui répondent aux stimulus.

Influx nerveux (potentiel d'action)

Un influx (ou impulsion nerveuse) est initié par la stimulation de terminaisons nerveuses sensitives, ou par la transmission d'un influx provenant d'un autre nerf. La transmission de l'influx, ou potentiel d'action, est due au mouvement d'ions à travers la membrane de la cellule nerveuse. Au repos, la membrane de la cellule nerveuse est *polarisée* en raison de différences dans les concentrations des ions de part et d'autre de la membrane. Cela veut dire que la charge électrique de chaque côté de la membrane est différente, différence appelée *potentiel de membrane de repos*. Au repos, la charge à la face externe de la membrane est positive, et à la face interne, négative. Les principaux ions impliqués sont :

- le sodium (Na^+), principal cation extracellulaire ;
- le potassium (K^+), principal cation intracellulaire.

Au repos, ces ions ont en permanence tendance à diffuser selon leur gradient de concentration, c'est-à-dire à sortir de la cellule pour le K^+ et à y entrer pour le Na^+. Quand le nerf est stimulé, la perméabilité de la membrane cellulaire du nerf à ces ions se modifie. Initialement, le Na^+ du liquide extracellulaire passe dans le neurone, et cette *dépolarisation* crée un *influx nerveux* ou *potentiel d'action*. La dépolarisation se propage très rapidement de proche en proche, permettant la conduction d'un influx nerveux sur toute la longueur d'un neurone en quelques millisecondes seulement. À partir du point de stimulation, l'influx ne va que dans une seule direction, c'est-à-dire qu'il s'éloigne de ce point en se dirigeant vers la région au potentiel de repos. Le sens unique de la transmission de l'influx nerveux est dû au fait qu'après dépolarisation il faut un certain temps pour que la *repolarisation* se produise.

Presque immédiatement après l'entrée de Na^+, du K^+ sort du neurone, et le mouvement de ces ions K^+ rétablit le potentiel de membrane à ce qu'il était au repos. Cette période de repolarisation est appelée *période réfractaire*, car durant celle-ci la restimulation est inefficace. L'action de la *pompe sodium-potassium* expulse des ions Na^+ hors de la cellule en échange d'ions K^+ (voir p. 39). Les taux de Na^+ et de K^+ reviennent alors à l'état de repos initial, ce qui repolarise le neurone.

Dans les neurones myélinisés, les propriétés isolantes de la gaine de myéline empêchent le mouvement des ions. Par conséquent, les modifications électriques ne peuvent se produire que dans les interstices de la gaine de myéline, c'est-à-dire dans les nœuds de Ranvier (voir fig. 7.2). Quand une impulsion se produit à un nœud, la dépolarisation passe le long de la gaine de myéline au nœud suivant, si bien que le flux du courant semble sauter d'un nœud au suivant. C'est appelé *conduction saltatoire* (fig. 7.5).

La vitesse de la conduction nerveuse dépend du diamètre du neurone : plus il est grand, plus la conduction est rapide. De plus, les fibres myélinisées conduisent l'influx nerveux plus vite que celles non myélinisées, car la conduction saltatoire est plus rapide que la conduction continue, ou *propagation simple* (fig. 7.6). Les fibres conduisant le plus vite l'influx, par exemple aux muscles squelettiques, le font à la vitesse de 130 mètres par seconde, alors que la vitesse de conduction la plus lente est de 0,5 mètre par seconde.

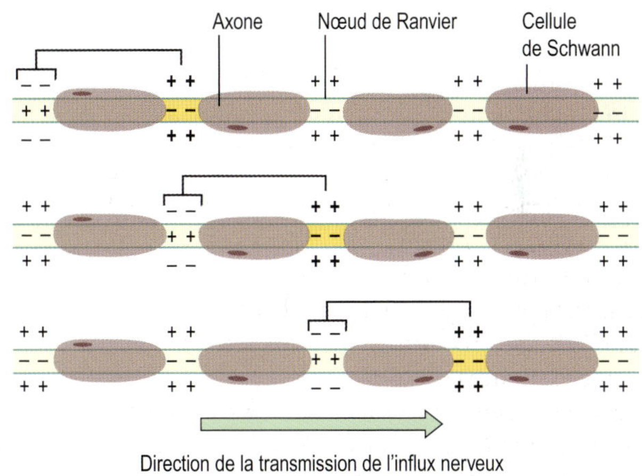

Figure 7.5 Conduction saltatoire d'un influx dans une fibre nerveuse myélinisée.

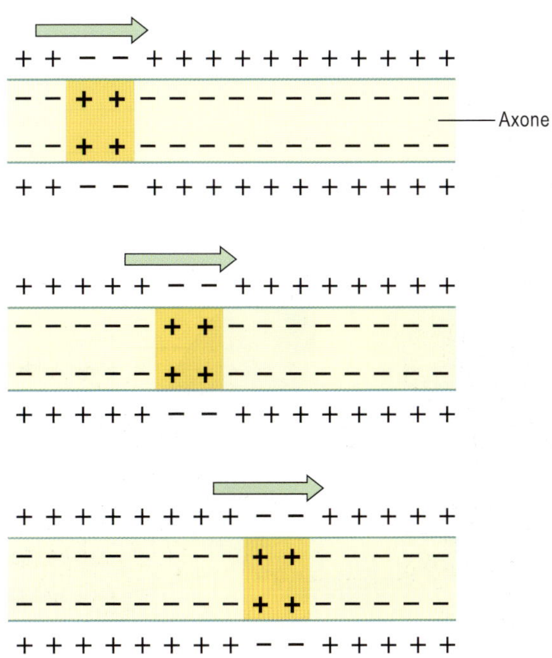

Figure 7.6 Simple propagation d'un influx dans une fibre nerveuse non myélinisée. Les flèches indiquent la direction de la transmission de l'influx.

La synapse et les neurotransmetteurs

Il y a toujours plus d'un neurone impliqué dans la transmission d'un influx nerveux de son origine à sa destination, qu'il soit sensitif ou moteur. Il n'y a pas de contact physique entre deux neurones. L'endroit où l'influx passe du neurone présynaptique au neurone postsynaptique est appelé *synapse* (fig. 7.7). À son extrémité, l'axone du *neurone présynaptique* se divise en branches minuscules se terminant chacune par un petit renflement appelé *bouton synaptique*, ou bouton terminal. Ces boutons sont proches des dendrites et du corps cellulaire du *neurone postsynaptique*, dont ils sont séparés par la *fente synaptique*. À l'extrémité des boutons synaptiques se trouvent des *vésicules synaptiques* sphériques contenant une substance chimique, le *neurotransmetteur*, qui est libérée dans la fente synaptique. Le neurotransmetteur est synthétisé par la cellule nerveuse, transporté activement le long de l'axone, et emmagasiné dans les vésicules synaptiques. Il est libéré dans la fente synaptique par exocytose en réponse au potentiel d'action arrivant au bouton synaptique, et il diffuse dans cette fente. Il atteint alors des sites récepteurs spécifiques de la membrane du neurone postsynaptique, sur lesquels il agit. Cette action est brève car, dès qu'il a stimulé la cellule postsynaptique, telle qu'une fibre musculaire, il est inactivé par des enzymes, ou repris dans le bouton synaptique. Certains produits peuvent imiter, neutraliser (antagoniser) ou prolonger l'effet des neurotransmetteurs. Les neurotransmetteurs ont habituellement un effet excitateur au niveau du récepteur postsynaptique, mais ils sont parfois inhibiteurs.

Il existe plus de 50 neurotransmetteurs dans le cerveau et la moelle spinale, dont la *noradrénaline*, l'*adrénaline*, la *dopamine*, l'*histamine*, la *sérotonine*, l'*acide gamma aminobutyrique* (GABA) et l'*acétylcholine*. D'autres substances, telles que les enképhalines, les endorphines et la substance P, ont des rôles spécialisés, par exemple la transmission des signaux de la douleur. La figure 7.8 indique les principaux neurotransmetteurs du système nerveux périphérique.

Les nerfs somatiques transportent les influx nerveux directement aux synapses qu'ils forment avec des fibres musculaires squelettiques, synapses appelées *jonctions neuromusculaires* (p. 448) qui stimulent leur contraction. Dans le système nerveux autonome, tant sympathique que parasympathique (voir p. 185), les influx efférents suivent deux fibres (préganglionnaire et postganglionnaire) et traversent deux synapses pour atteindre le tissu effecteur, c'est-à-dire le muscle cardiaque, le muscle lisse et les glandes.

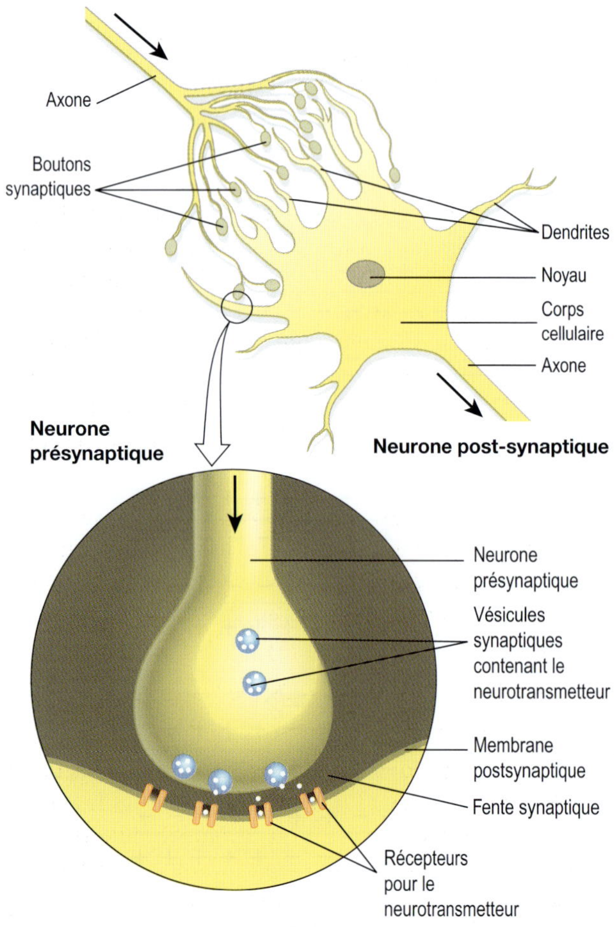

Figure 7.7 Schéma d'une synapse.

Nerfs

Un nerf est constitué de nombreux neurones réunis en faisceaux (les faisceaux de fibres nerveuses du système nerveux central sont appelés tractus). Par exemple, les gros nerfs comme les nerfs sciatiques (p. 180, 181) contiennent des dizaines de milliers d'axones. Chaque faisceau dispose de plusieurs revêtements de tissu conjonctif protecteur (fig. 7.9).

- L'*endonèvre* est un fin tissu entourant chaque fibre individuelle, qui est en continuité avec les septums provenant de la périnèvre.
- Le *périnèvre* est un tissu conjonctif entourant chaque *faisceau* de fibres.
- L'*épinèvre* est le tissu fibreux qui entoure et enclot un certain nombre de faisceaux de fibres nerveuses. La plupart des nerfs de gros calibre sont recouverts par de l'épinèvre.

Nerfs sensitifs, ou afférents

Les nerfs sensitifs transmettent de l'information du corps à la moelle spinale (fig. 7.1). Les influx peuvent alors gagner le cerveau, ou des neurones connecteurs (NdT : interneurones) situés dans la moelle spinale, faisant partie d'arcs réflexes (voir p. 176).

Récepteurs sensitifs

Les terminaisons spécialisées des neurones sensitifs répondent à divers stimulus (changements) dans le corps ou hors de lui.

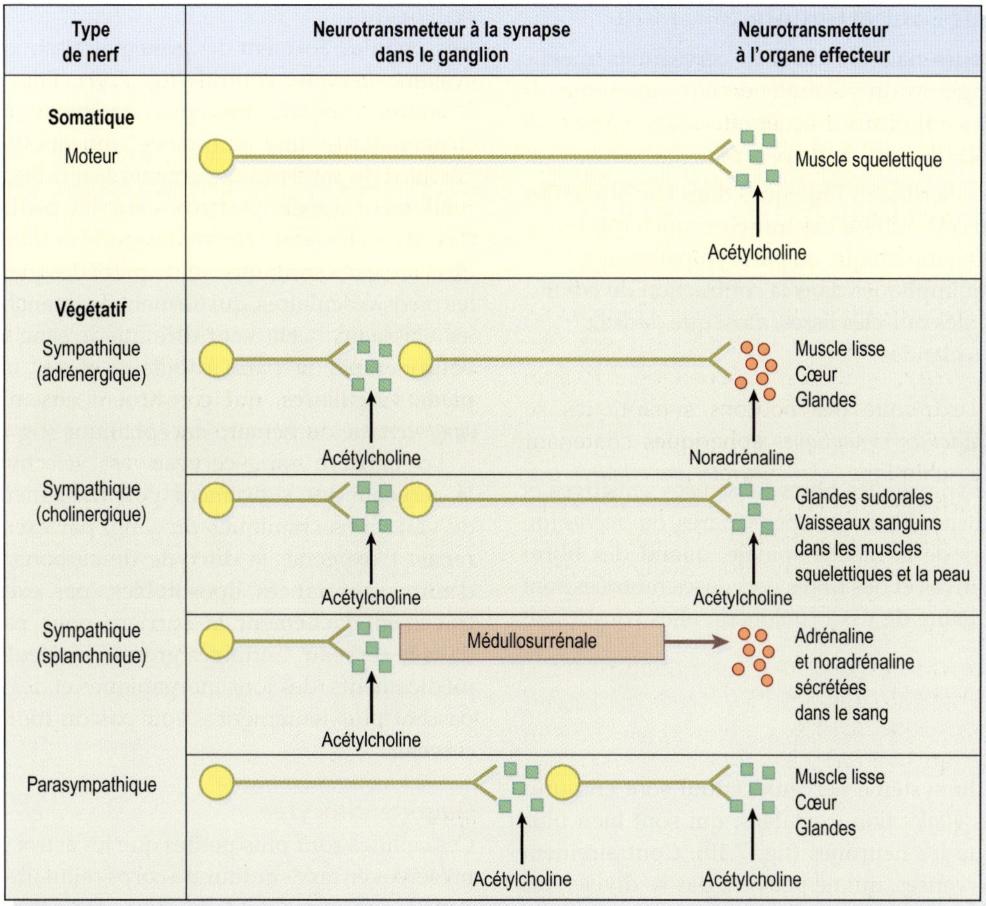

Figure 7.8 Principaux neurotransmetteurs dans les synapses du système nerveux périphérique.

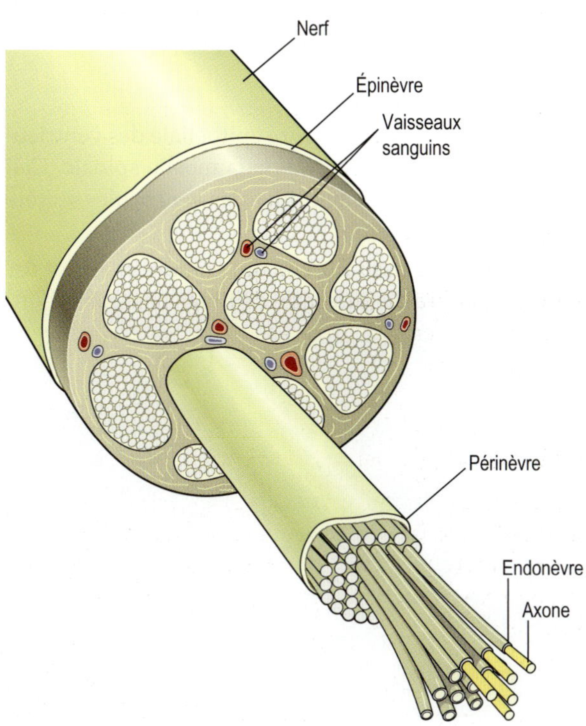

Figure 7.9 Coupe transversale d'un nerf périphérique montrant les couvertures protectrices.

Sensibilité somatique, cutanée ou commune. Elle a pour origine la peau. Il s'agit des sensibilités à la douleur, au toucher, à la chaleur et au froid (NdT : sensibilités algésique, tactile et thermique, respectivement). Les terminaisons sensitives dans la peau sont de fins filaments ramifiés, sans gaine de myéline (voir fig. 14.4, p. 388. Quand elles sont stimulées, un influx nerveux est généré, et transmis par les nerfs sensitifs au cerveau, où la sensation est perçue.

Sensibilité proprioceptive. Elle a pour origine les muscles et les articulations. Les influx envoyés au cerveau permettent la perception de la position du corps et de ses composantes dans l'espace, ce qui contribue au maintien de l'équilibre et de la posture (voir Ch. 16).

Sens. Il s'agit de la vue, de l'ouïe, de l'équilibre, de l'odorat et du goût (voir Ch. 8.)

Nerfs afférents du système nerveux autonome. Ils naissent dans les organes internes, les glandes et les tissus, par exemple au niveau des barorécepteurs impliqués dans le contrôle de la pression artérielle (Ch. 5), des chémorécepteurs impliqués dans le contrôle de la respiration (Ch. 10); ils interviennent dans la régulation réflexe de l'activité involontaire et dans la douleur viscérale.

Nerfs moteurs, ou efférents

Les nerfs moteurs naissent dans le cerveau, la moelle spinale, les ganglions du système nerveux autonome. Ils transmettent des influx aux organes effecteurs, muscles et glandes (fig. 7.1). Ils sont de deux types :

- *somatique*; ces nerfs sont impliqués dans la contraction volontaire et celle réflexe des muscles squelettiques;
- *autonomique* (sympathique ou parasympathique); ces nerfs sont impliqués dans la contraction du cœur et dans celle des muscles lisses, ainsi que dans la sécrétion des glandes.

Nerfs mixtes

Dans la moelle spinale, les fibres nerveuses sensitives et motrices sont disposées en groupes séparés, ou *tractus* (ou faisceaux). Hors de la moelle spinale, quand des fibres nerveuses sensitives et des fibres nerveuses motrices sont dans la même gaine de tissu conjonctif, elles constituent un *nerf mixte*.

Névroglie

Les neurones du système nerveux central sont entourés par des *cellules gliales* non excitables, qui sont bien plus nombreuses que les neurones (fig. 7.10). Contrairement aux cellules nerveuses, qui ne peuvent pas se diviser, les cellules gliales continuent à se répliquer tout au long de la vie. Ces cellules sont de quatre types. Il s'agit des *astrocytes*, des *oligodendrocytes*, des *cellules épendymaires*, et des *cellules microgliales*.

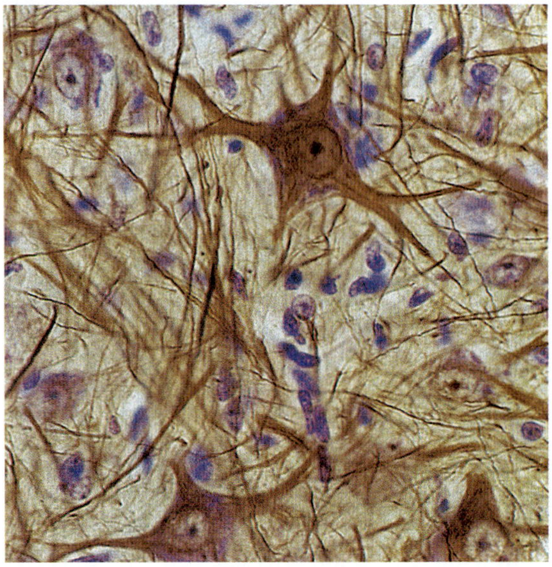

Figure 7.10 Neurones et cellules gliales. Microscopie classique avec coloration de neurones (en doré) et des noyaux de cellules gliales (en bleu), plus nombreuses.

Astrocytes

Ces cellules forment le principal tissu de soutien du système nerveux central (fig. 7.11). Elles ont la forme d'étoiles, avec de fins prolongements ramifiés; elles siègent dans une substance mucopolysaccharidique. Certains de leurs prolongements se terminent par un petit renflement appelé *pied vasculaire* ou pédicelle. En effet, des astrocytes sont présents en grand nombre au voisinage des vaisseaux sanguins, sur la paroi desquels s'appliquent les pieds vasculaires, qui forment des manchons entourant les vaisseaux. Cela veut dire que le sang est séparé des neurones par la paroi capillaire et par une couche de pieds vasculaires, qui constituent ensemble la *barrière sang-cerveau* ou hémato-encéphalique (fig. 7.12).

La barrière sang-cerveau est sélective, protégeant le cerveau des substances potentiellement toxiques et de variations chimiques du sang, par exemple après un repas. L'oxygène, le dioxyde de carbone, le glucose et d'autres substances liposolubles, par exemple l'alcool, traversent facilement la barrière pour passer du sang dans le cerveau. Certaines grosses molécules, nombre de médicaments, des ions inorganiques et des acides aminés passent plus lentement - voir pas du tout - du sang au cerveau.

Oligodendrocytes

Ces cellules sont plus petites que les astrocytes. Elles sont présentes en amas autour du corps cellulaire des neurones, dans la substance grise, où elles auraient une fonction de soutien. Elles sont adjacentes aux fibres nerveuses myélinisées, le long de leur trajet. Les oligodendrocytes forment et maintiennent les cellules de Schwann, semblables à la myéline, des nerfs périphériques.

Cellules épendymaires

Ces cellules forment la bordure épithéliale des ventricules cérébraux et du canal central de la moelle spinale. Celles qui forment les plexus choroïdes des ventricules sécrètent du liquide cérébrospinal.

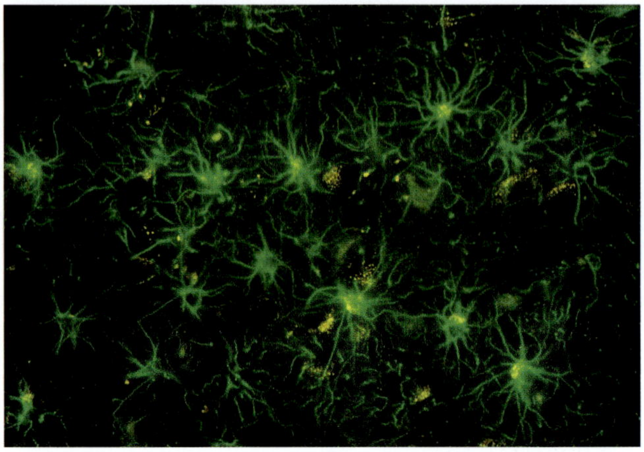

Figure 7.11 Astrocytes en forme d'étoile dans le cortex cérébral.

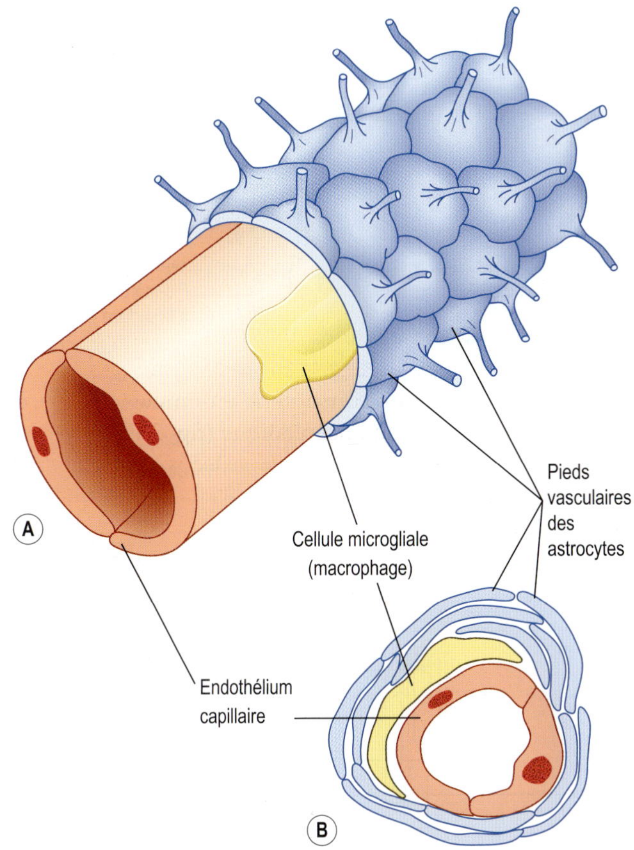

Figure 7.12 Barrière sang–cerveau. A. Coupe longitudinale. **B.** Coupe transversale.

Microglie

Ces cellules, les plus petites et les moins nombreuses des cellules gliales, peuvent être dérivées de monocytes ayant migré du sang dans le système nerveux avant la naissance. Elles sont présentes principalement au voisinage des vaisseaux sanguins. Elles grossissent et deviennent phagocytaires, éliminant les microbes et les tissus lésés, dans les régions d'inflammation et de destruction cellulaire.

Réponse du tissu nerveux aux agressions

Les neurones atteignent leur maturité quelques semaines après la naissance, et ils ne sont pas remplacés.

Des lésions des neurones peuvent entraîner une rapide nécrose avec défaillance fonctionnelle aiguë, ou une atrophie lente avec dysfonctionnement progressivement croissant. Ces modifications peuvent être dues :

- à une hypoxie ou à une anoxie ;
- à un déficit nutritionnel ;
- à des poisons, par exemple au plomb ;
- à un traumatisme ;
- à une infection ;
- au vieillissement ;
- à une hypoglycémie.

Régénération neuronale (fig. 7.13)

Les axones des *nerfs périphériques* peuvent parfois régénérer si le corps cellulaire reste intact. En aval de la lésion, l'axone et sa gaine de myéline se désintègrent, et ils sont enlevés par des macrophages ; le muscle innervé par des fibres lésées s'atrophie en l'absence de stimulation nerveuse. Le neurilemme se régénère ensuite (d'environ 1,5 mm par jour), depuis le site de la lésion vers l'organe effecteur le long de son trajet originel, à condition que les deux parties du neurilemme soient en étroite apposition (fig. 7.13A). Les nouvelles cellules de Schwann se développent dans le neurilemme, fournissant une voie à l'intérieur de laquelle l'axone peut se régénérer.

La restauration de la fonction dépend du rétablissement de connexions neurales satisfaisantes avec l'organe innervé. Quand le neurilemme est hors position

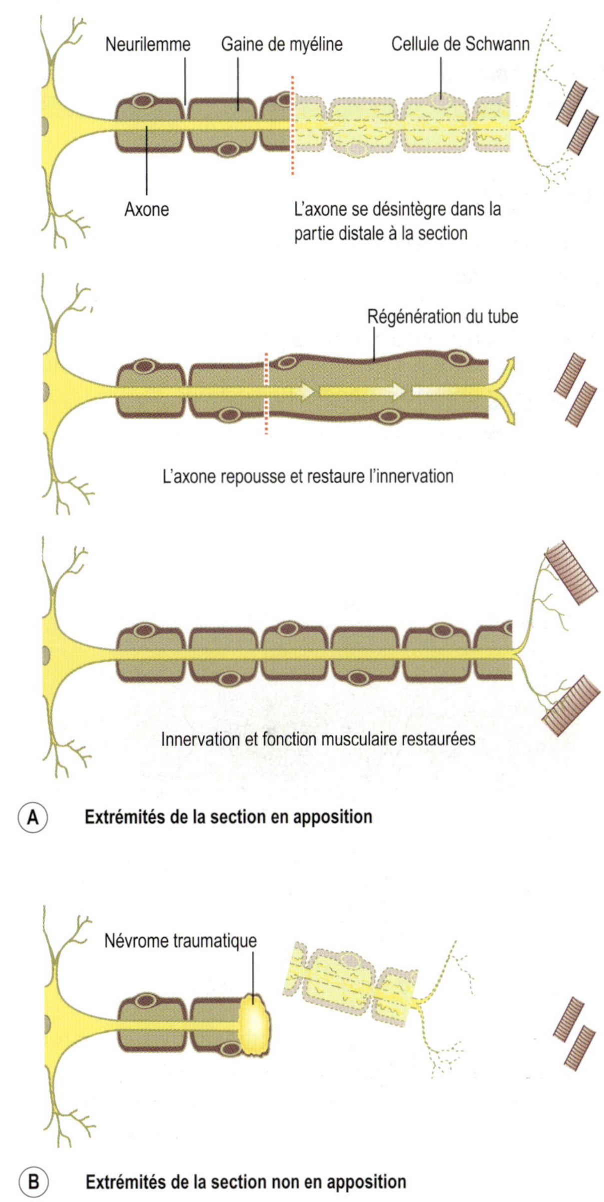

Figure 7.13 Repousse du nerf périphérique après lésion.

ou détruit, les axones bourgeonnants et les cellules de Schwann forment un amas d'allure tumorale (*névrome traumatique*), entraînant des douleurs sévères, comme lors de fracture ou d'amputation de membre (fig. 7.13B).

Lésion de la névroglie

Astrocytes. Quand ces cellules sont lésées, leurs processus se multiplient et forment un maillage ou une « cicatrice », qui inhiberait la régénération de neurones du SNC lésés.

Oligodendrocytes. Le nombre de ces cellules augmente autour des neurones en dégénérescence; elles sont détruites dans les maladies démyélinisantes telles que la *sclérose en plaques* (p. 198).

Microglie. La microglie augmente et devient phagocytaire là où il y a inflammation et destruction cellulaire.

Système nerveux central

Le système nerveux central comporte le cerveau et la moelle spinale (voir fig. 7.1). Ces deux structures essentielles sont bien protégées des lésions; le cerveau est enfermé dans le crâne et la moelle spinale est protégée par les vertèbres qui forment la colonne vertébrale. Les revêtements membraneux que sont les *méninges* fournissent une protection supplémentaire. La structure et les fonctions des méninges, du cerveau et de la moelle spinale sont abordées dans cette section.

Les méninges et le liquide cérébrospinal (LCS)

Objectifs pédagogiques

Après avoir étudié ce paragraphe, vous devriez être capable :

- de décrire la structure des méninges;
- de décrire le flux du liquide cérébrospinal dans le cerveau;
- d'énumérer les fonctions du liquide cérébrospinal.

Méninges (fig. 7.14)

Le cerveau et la moelle spinale sont entièrement entourés par trois couches de tissu, les *méninges,* siégeant entre le crâne et le cerveau, et entre les foramens vertébraux et la moelle spinale. Ce sont, de dehors en dedans :

- la dure-mère;
- l'arachnoïde;
- la pie-mère.

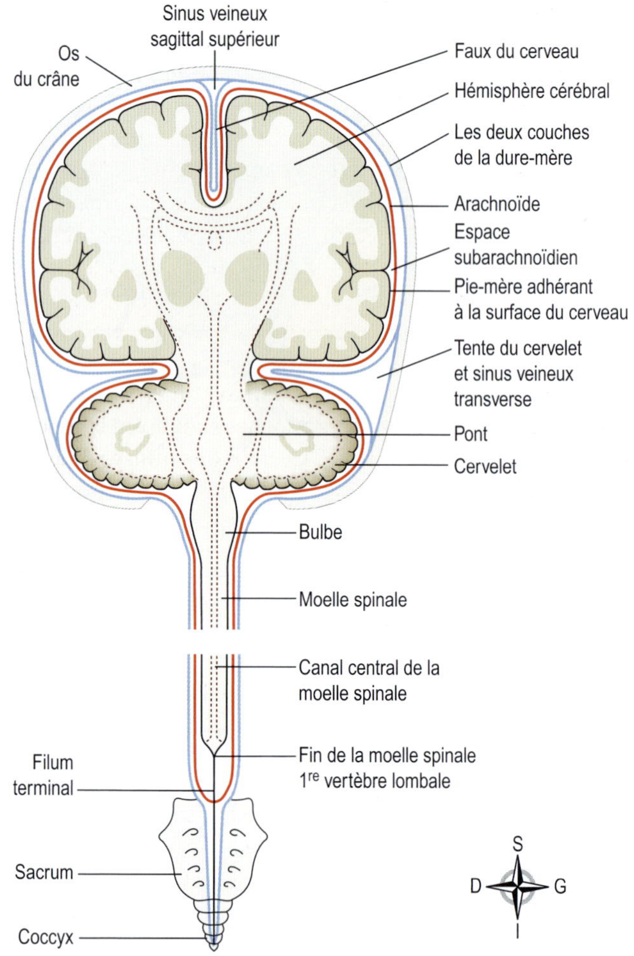

Figure 7.14 Coupe frontale montrant les méninges recouvrant le cerveau et la moelle spinale.

La dure-mère et l'arachnoïde sont séparées par un espace potentiel, l'*espace subdural* (anciennement : espace sous-dural). L'arachnoïde et la pie-mère sont séparées par l'*espace subarachnoïdien* (anciennement : espace sous-arachnoïdien), qui contient le *liquide cérébrospinal.*

Dure-mère

La *dure-mère cérébrale* comporte deux couches de tissu fibreux dense. La couche externe adhère de façon assez lâche à la face interne du crâne (NdT : délimitant avec lui un espace potentiel, l'espace épidural); la couche interne fournit au cerveau une couverture protectrice. Il n'y a entre les deux couches qu'un espace potentiel, sauf là où la couche interne plonge entre les hémisphères cérébraux pour former la *faux du cerveau*; plonge entre les hémisphères cérébelleux pour former la *faux du cervelet*; et plonge entre le cerveau et le cervelet pour former la *tente du cervelet.*

Le sang veineux du cerveau se draine dans des sinus veineux situés entre les deux couches de la dure-mère. Le *sinus sagittal supérieur* est formé par la faux du cerveau, et la tente du cervelet forme les *sinus droit* et *transverses* (voir fig. 5.34 et 5.35, p. 112).

La dure-mère spinale forme une gaine lâche autour de la moelle spinale; elle va du foramen magnum jusqu'à la hauteur de la deuxième vertèbre sacrale. Ensuite, elle englobe le *filum terminal*, et fusionne avec le périoste du coccyx. Il s'agit d'une extension de la couche interne de la dure-mère cérébrale; elle est séparée du périoste des vertèbres et des ligaments du canal neural par l'*espace épidural* (voir fig. 7.26), qui contient des vaisseaux sanguins et du tissu conjonctif aréolaire. Elle est attachée au foramen magnum et, par de nombreuses bandelettes fibreuses, au ligament longitudinal postérieur, sur lequel elle se fixe par intervalles sur toute la longueur de celui-ci. Les filets nerveux entrant dans la moelle spinale ou en sortant traversent l'espace épidural. Ces attaches stabilisent la moelle spinale dans le canal neural. Des colorants utilisés dans un but diagnostique, des anesthésiques locaux ou des analgésiques peuvent être injectés dans l'espace épidural.

Arachnoïde

Cette fine couche de tissu fibreux siège entre la dure-mère et la pie-mère. Elle est séparée de la dure-mère par l'*espace subdural*, qui contient une petite quantité de liquide séreux, et de la pie-mère par l'*espace subarachnoïdien*, qui contient le *liquide cérébrospinal*. L'arachnoïde passe au-dessus des circonvolutions cérébrales et accompagne la dure-mère dans la formation de la faux du cerveau, de la tente du cervelet et de la faux du cervelet. Elle descend pour envelopper la moelle spinale, et elle se termine en fusionnant avec la dure-mère au niveau de la 2e vertèbre sacrale.

Pie-mère

Il s'agit d'une fine couche de tissu conjonctif contenant de nombreux vaisseaux sanguins minuscules. Elle adhère au cerveau, recouvrant complètement les circonvolutions cérébrales et descendant dans chaque sillon. Elle se poursuit vers le bas en entourant la moelle spinale. Elle se prolonge au-delà de la terminaison de la moelle spinale par le *filum terminal*, qui traverse l'arachnoïde et qui, avec la dure-mère, va fusionner avec le périoste du coccyx.

Ventricules du cerveau et liquide cérébrospinal

Le cerveau contient quatre cavités de forme irrégulière, les *ventricules*, qui renferment du *liquide cérébrospinal* (LCS) (fig. 7.15). Ce sont :

- les ventricules latéraux droit et gauche;
- le troisième ventricule;
- le quatrième ventricule.

Ventricules latéraux

Ces cavités siègent dans les hémisphères cérébraux, sur chaque côté du plan médian, juste au-dessous du corps calleux. Ils sont séparés l'un de l'autre par une mince membrane, le septum lucidum (ou septum pellucidum); ils sont bordés par un épithélium cilié. Ils communiquent chacun avec le troisième ventricule par un *foramen interventriculaire* (NdT : trou de Monro).

Troisième ventricule

Le troisième ventricule est une cavité située au-dessous des ventricules latéraux, entre les thalamus. Il communique avec le quatrième ventricule par un canal, l'*aqueduc cérébral* (ou aqueduc du cerveau moyen).

Quatrième ventricule

Le quatrième ventricule est une cavité en forme de diamant située au-dessous et en arrière du troisième ventricule, entre le *cervelet* et le *pont*. Il se continue en bas par le *canal central* de la moelle spinale, et il communique avec l'espace subarachnoïdien par des orifices de son toit

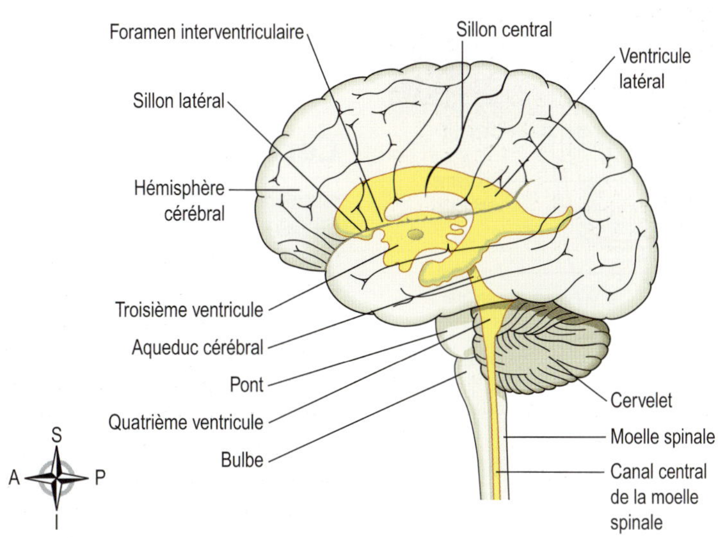

Figure 7.15 La position des ventricules cérébraux (en bleu) en surimpression sur la surface du cerveau. Vue du côté gauche.

(NdT : le trou de Magendie, médian, et les deux trous de Luschka, latéraux). Le liquide cérébrospinal pénètre dans l'espace subarachnoïdien par ces orifices et par l'extrémité distale ouverte du canal central de la moelle spinale.

Liquide cérébrospinal

Le liquide cérébrospinal (LCS ; ou liquide céphalorachidien) est sécrété dans chaque ventricule cérébral par les *plexus choroïdes*. Il s'agit d'une efflorescence de vaisseaux sanguins entourés par une mince couche de cellules épithéliales (NdT : ils siègent dans la corne temporale de chaque ventricule latéral, dans le toit du quatrième ventricule et dans la partie postérieure du troisième ventricule). Le LCS retourne au sang par de minuscules diverticules de l'arachnoïde, appelés *villosités arachnoïdiennes* (ou granulations de Pacchioni, fig. 7.16), qui se projettent dans les sinus veineux. Le mouvement du LCS de l'espace subarachnoïdien aux sinus veineux dépend de la différence de pression entre les deux côtés des parois des villosités arachnoïdiennes, qui fonctionnent comme des valves unidirectionnelles. Quand la pression du LCS est supérieure à la pression veineuse, du LCS est projeté dans le sang ; quand la pression veineuse est supérieure à celle du LCS, les villosités arachnoïdiennes se collabent, empêchant le passage de constituants du sang dans le LCS. Il pourrait y avoir aussi une certaine réabsorption du LCS par les cellules des parois des ventricules.

Le LCS du 4e ventricule traverse les orifices de son toit et gagne l'espace subarachnoïdien, par lequel il entoure complètement le cerveau et la moelle spinale (fig. 7.16). Il n'y a pas de système intrinsèque de circulation du LCS, mais son mouvement est aidé par la pulsation des vaisseaux sanguins, la respiration, les changements de posture.

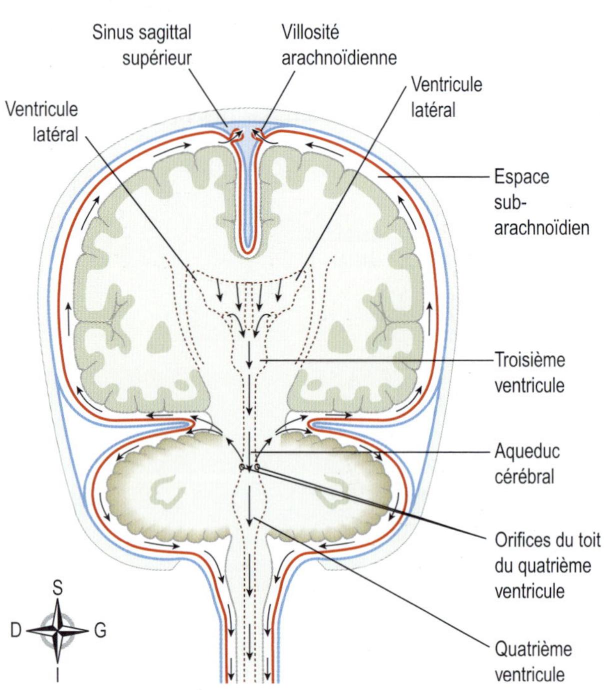

Figure 7.16 Coupe frontale du crâne avec des flèches indiquant le sens de la circulation du liquide cérébrospinal.

Le LCS est sécrété de façon continue au taux d'environ 0,5 ml par minute, c'est-à-dire de 720 ml par jour. La quantité reste tout à fait constante, environ 150 ml, l'absorption se faisant au rythme de la sécrétion. La pression du LCS peut être mesurée en utilisant un tube vertical rattaché à une aiguille de ponction lombaire, insérée dans l'espace subarachnoïdien au-dessus ou au-dessous de la 4e vertèbre lombale (qui est en dessous de la terminaison de la moelle spinale). La pression reste tout à fait constante, à environ 10 cm H_2O quand l'individu est couché sur le côté, et à environ 30 cm H_2O quand il est en position assise. Si le cerveau est augmenté de volume, par exemple par une hémorragie ou une tumeur, il se produit une certaine compensation par réduction de la quantité de LCS. Quand le volume du tissu cérébral est diminué par une dégénérescence ou par une atrophie, le volume du LCS s'accroît. Le LCS est un liquide clair, légèrement alcalin, de densité 1,005, contenant :

- de l'eau ;
- des sels minéraux ;
- du glucose ;
- des protéines plasmatiques – de petites quantités d'albumine et de globulines ;
- quelques leucocytes ;
- de la créatinine en petites quantités ;
- de l'urée en petites quantités.

Fonctions du liquide cérébrospinal

Le LCS baigne et protège le cerveau ainsi que la moelle spinale en maintenant une pression uniforme autour de ces structures vitales. Il fonctionne comme un coussin ou un absorbeur de chocs entre le cerveau et le crâne. Il garde humides le cerveau et la moelle spinale, et il pourrait y avoir des échanges de nutriments et de produits de déchets entre le LCS et le liquide interstitiel du cerveau. Le LCS serait impliqué dans la régulation de la respiration, car il baigne la surface du bulbe où sont situés les chémorécepteurs centraux respiratoires (Ch. 10).

Cerveau

Objectifs pédagogiques

Après avoir étudié ce paragraphe, vous devriez être capable :

- de décrire la vascularisation cérébrale ;
- de nommer les lobes et les principaux sillons du cerveau ;
- d'indiquer les fonctions du cerveau ;
- d'identifier les principales aires sensitives et motrices du cerveau ;

- d'indiquer la position et les fonctions du thalamus et de l'hypothalamus;
- de décrire la position et les fonctions du mésencéphale, du pont, du bulbe et du système réticulaire activateur;
- d'indiquer la position et les fonctions des noyaux gris centraux, du thalamus et de l'hypothalamus;
- de décrire la structure et les fonctions du cervelet.

Le cerveau est un gros organe pesant environ 1,4 kg qui siège dans la cavité crânienne. Ses parties sont (fig. 7.17) :

- les hémisphères cérébraux;
- le thalamus; } le diencéphale
- l'hypothalamus
- le mésencéphale; } le tronc cérébral
- le pont;
- le bulbe;
- le cervelet.

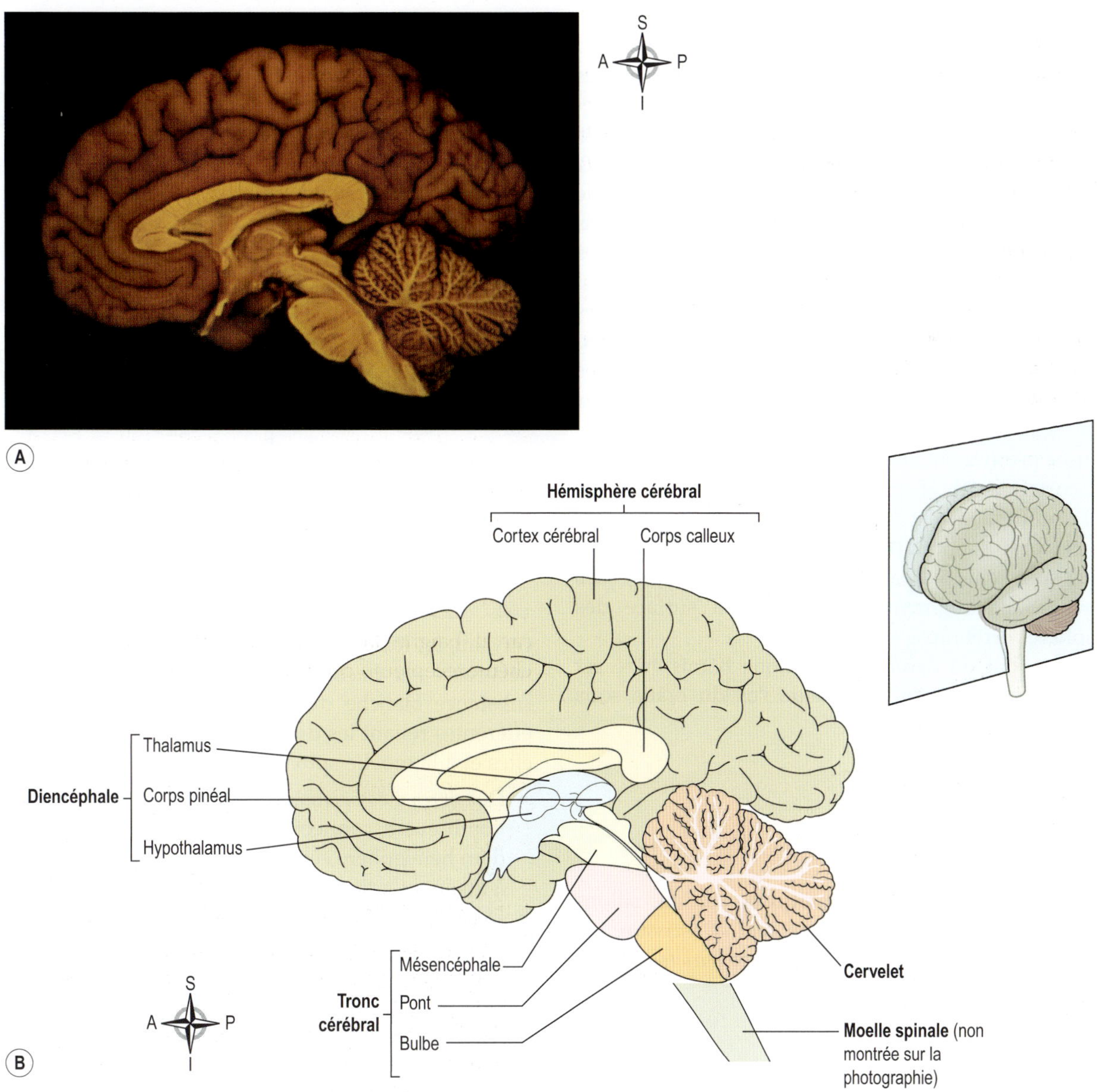

Figure 7.17 Coupe médiane du cerveau montrant les parties principales.

Vascularisation et drainage veineux du cerveau

Le cercle artériel de Willis et les artères qui y contribuent (voir fig. 5.31, p. 111) jouent un rôle vital en maintenant un apport constant en oxygène et en glucose au cerveau quand la tête est mobilisée, et aussi quand une artère contributive est sténosée. Le cerveau reçoit environ 15 % du débit cardiaque, soit environ 750 ml de sang par minute. Une autorégulation maintient un flux sanguin au cerveau constant en ajustant le diamètre des artérioles quand la pression artérielle varie (environ 65–140 mmHg), des modifications du flux n'apparaissant que si la pression artérielle se situe en dehors de ces limites.

Le sang veineux issu du cerveau se draine dans les *sinus veineux duraux* puis vers les *veines jugulaires internes* (voir fig. 5.34 et 5.35, p. XX).

Hémisphères cérébraux

C'est la plus importance partie du cerveau. Les hémisphères cérébraux occupent les fosses crâniennes antérieure et moyenne (voir fig. 16.11, p. 422). Une fente profonde, la *fissure cérébrale longitudinale*, sépare les *hémisphères cérébraux droit* et *gauche*, qui contiennent chacun un ventricule cérébral. Les hémisphères sont réunis, profondément dans le cerveau, par une masse de substance blanche (fibres nerveuses) appelée *corps calleux*. La faux du cerveau est formée par la dure-mère (voir fig. 7.14). Celle-ci sépare les deux hémisphères cérébraux et va jusqu'au corps calleux. La partie superficielle des hémisphères est faite des corps cellulaires de neurones (substance grise), formant le *cortex cérébral* ; les couches plus profondes sont faites de fibres nerveuses (axones ou substance blanche).

Le cortex cérébral présente de nombreux sillons, dont la profondeur est variable. Les aires exposées des replis cérébraux sont appelées *gyrus* (circonvolutions), et celles-ci sont séparées par des *sillons* (ou scissures). Ces circonvolutions augmentent beaucoup la surface des hémisphères cérébraux.

Dans un but de description, chaque hémisphère est divisé en *lobes*, prenant le nom de l'os du crâne sous lequel ils se situent :

- frontal ;
- pariétal ;
- temporal ;
- occipital.

Les limites des lobes sont marquées par des sillons profonds. Ceux-ci sont les sillons *central* (scissure de Rolando), *latéral* (scissure de Sylvius) et *pariéto-occipital* (fig. 7.18).

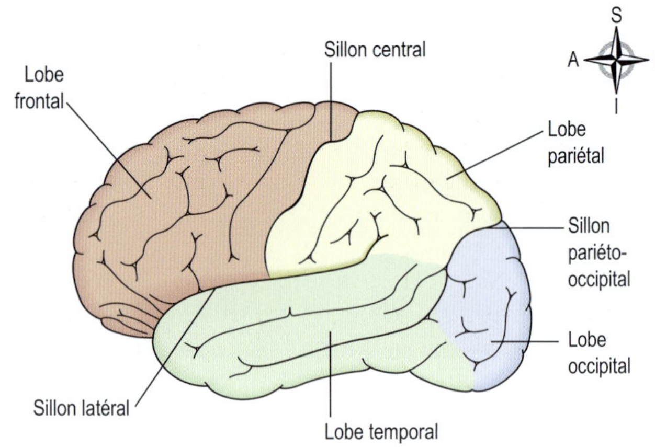

Figure 7.18 Les lobes et les principaux sillons de l'hémisphère cérébral. Vue du côté gauche.

Tractus cérébraux et noyaux gris centraux (fig. 7.19)

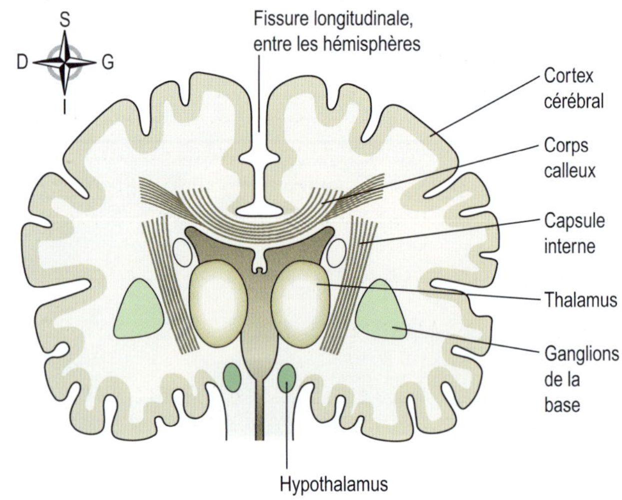

Figure 7.19 Coupe frontale du cerveau. Les tractus importants sont indiqués en brun foncé.

La surface du cortex cérébral est composée de matière grise (corps des cellules nerveuses). À l'intérieur du cerveau, les lobes sont connectés par des masses de fibres nerveuses ou *tractus* (ou faisceaux), qui constituent la substance blanche du cerveau. Les fibres afférentes et efférentes reliant les différentes parties du cerveau entre elles et à la moelle spinale sont les suivantes.

- Des *fibres d'association (arquées)*, qui sont les plus nombreuses, connectent entre elles différentes parties d'un hémisphère cérébral en allant d'un gyrus à un autre, adjacent ou éloigné.
- Des *fibres commissurales* connectent des aires homologues des deux hémisphères cérébraux ; le *corps calleux* est la commissure la plus volumineuse et la plus importante.
- Des *fibres de projection* connectent le cortex cérébral avec la substance grise de parties du cerveau plus bas situées, et avec la moelle spinale ; par exemple les fibres de la capsule interne.

La *capsule interne* (fig. 7.19) est une importante fibre de projection. Elle siège dans la profondeur du cerveau, entre les noyaux gris centraux, ou ganglions de la base, et le thalamus. De nombreux influx nerveux venant du cortex cérébral ou y allant sont transportés par des fibres constitutives de la capsule interne. Les fibres motrices qui y passent forment le *faisceau pyramidal* (ou corticospinal, qui croise la ligne médiane (décusse), ainsi que son homologue controlatéral, à la partie basse du bulbe. Elles constituent la voie principale vers les muscles squelettiques. Celles qui ne passent pas à travers la capsule interne forment le *faisceau extrapyramidal*, et ont des connexions avec de nombreuses parties du cerveau, dont les noyaux gris centraux, le thalamus et les hémisphères cérébraux.

Noyaux gris centraux (ganglions de la base)

Les noyaux gris centraux sont des groupes de corps cellulaires qui siègent en profondeur dans le cerveau et forment le faisceau extrapyramidal. Ils agissent comme des relais, ayant des connexions avec de nombreuses parties du cerveau, dont les aires motrices du cortex cérébral et du thalamus. Leurs fonctions comprennent l'initiation et le contrôle précis des mouvements complexes, ainsi que les activités coordonnées acquises, telles que la posture et la marche. Si le contrôle est inadéquat ou absent, les mouvements sont saccadés, maladroits et incoordonnés.

Fonctions du cortex cérébral

Trois principaux types d'activités sont dévolus au cortex cérébral :

- les fonctions d'ordre élevé, c'est-à-dire les activités mentales impliquées dans la mémoire, le sens de la responsabilité, la pensée, le raisonnement, les décisions d'ordre moral et l'apprentissage ;
- la perception sensitive, dont celle de la douleur, de la température, du toucher, de la vue, de l'audition, du goût et de l'olfaction ;
- l'initiation et le contrôle de la contraction de la musculature squelettique, et donc le mouvement volontaire.

Aires fonctionnelles du cortex cérébral

(fig. 7.20)

Les principales aires fonctionnelles du cortex cérébral ont été identifiées, mais il est improbable qu'une aire quelconque soit impliquée dans une seule fonction (NdT : ou surtout qu'une fonction soit l'apanage d'une seule aire). Sauf mention particulière, les diverses aires sont actives dans les deux hémisphères ; cependant, il existe une certaine diversité interindividuelle. Il existe différents types d'aires fonctionnelles :

- moteur, qui dirige les mouvements (volontaires) du muscle squelettique ;
- sensitif, qui reçoit et décode les influx sensitifs, permettant la perception sensitive ;

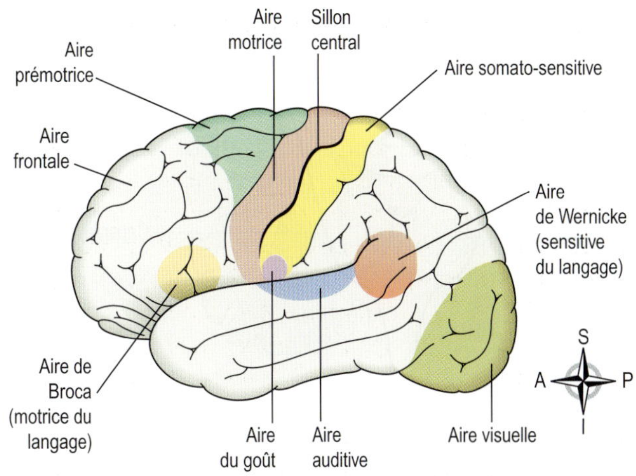

Figure 7.20 L'hémisphère cérébral gauche (dominant) et ses principales aires fonctionnelles. Vue du côté gauche.

- associatif ; ce type d'aire est concerné par l'intégration et le processus de fonctions mentales complexes, comme l'intelligence, la mémoire, le raisonnement, le jugement et les émotions.

En général, les zones du cortex situées à l'avant du sillon central sont associées aux fonctions motrices, et celles situées à l'arrière sont associées aux fonctions sensitives.

Aires motrices du cortex cérébral

Aire précentrale motrice (NdT : circonvolution frontale ascendante). Elle siège dans le lobe frontal, immédiatement en avant du sillon central. Les corps cellulaires y sont en forme de pyramide (NdT : d'où l'appellation cellules pyramidales ; les cellules de Betz sont des cellules pyramidales géantes) ; ils contrôlent l'activité musculaire squelettique. Deux neurones sont impliqués dans la voie allant au muscle squelettique. Le premier, le *neurone moteur supérieur*, descend du cortex moteur dans la capsule interne puis le bulbe. À cet endroit, il croise la ligne médiane et descend dans la moelle spinale du côté opposé à celui de son origine. Au niveau approprié de la moelle spinale, il fait synapse avec un second neurone (le *neurone moteur inférieur*), qui quitte la moelle spinale et se dirige vers le muscle cible. Il se termine à la plaque motrice d'une fibre musculaire (fig. 7.21). Cela veut dire que l'aire motrice de l'hémisphère droit du cerveau contrôle les mouvements volontaires du côté gauche du corps, l'hémisphère gauche contrôlant ceux du côté droit. Une lésion d'un de ces deux neurones peut entraîner une paralysie.

Dans l'aire motrice du cerveau, il existe une représentation inversée du corps (représentation « somatotopique ») : les cellules les plus proches du vertex contrôlent les membres inférieurs, les plus basses contrôlent la tête, le cou, la face et les doigts (fig. 7.22A). La taille des aires du cortex représentant les diverses parties du corps est

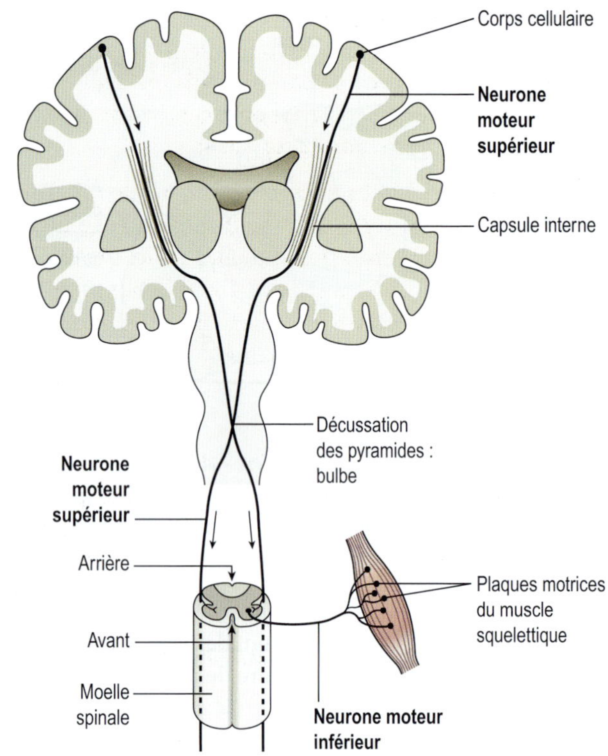

Figure 7.21 Les voies nerveuses motrices : neurones moteurs supérieur et inférieur.

proportionnelle à la complexité du mouvement de la partie du corps, non à la taille de celle-ci. La figure 7.22A montre que, comparés au tronc, la main, le pied, la langue et les lèvres sont représentés par de grandes aires corticales, ce qui reflète le plus grand niveau de contrôle moteur associé à ces aires.

Centre moteur du langage (aire de Broca). Elle est située dans le lobe frontal, juste au-dessus du sillon latéral. Elle contrôle les mouvements musculaires nécessaires à la parole. Elle siège dans l'hémisphère dominant, gauche chez les droitiers.

Aires sensitives du cortex cérébral

Aire sensitive (NdT : circonvolution pariétale ascendante). C'est l'aire située immédiatement derrière le sillon central. Là sont perçues les sensations de douleur, de température, de pression et de toucher; y sont perçus aussi le mouvement musculaire et la position des articulations (proprioception). L'aire somatosensitive de l'hémisphère droit reçoit les influx sensitifs partis du côté gauche du corps, celle de l'hémisphère gauche ceux partis du côté du droit du corps. La taille des aires représentant les différentes parties du corps (fig. 7.22B) est proportionnelle à l'étendue de l'innervation sensitive; par exemple, la grande aire de la face est en accord avec son innerva-

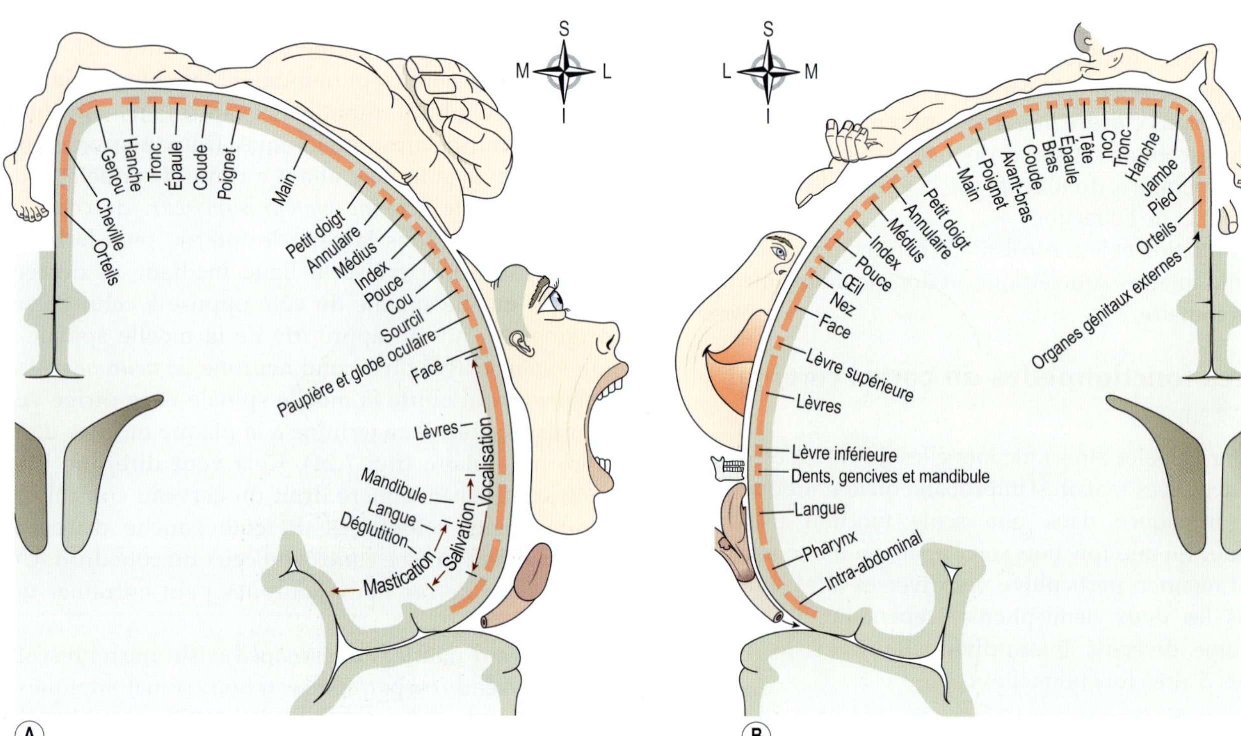

Figure 7.22 A. ***L'homunculus moteur*****, montrant comment le corps est représenté sur l'aire motrice de l'hémisphère cérébral.**
B. ***L'homunculus sensitif*****, montrant comment le corps est représenté sur l'aire sensitive de l'hémisphère cérébral.**

tion sensitive étendue par les trois branches du nerf trijumeau (5e nerf crânien).

Aire auditive (de l'audition). Elle siège immédiatement au-dessous du sillon latéral, dans le lobe temporal. Les cellules nerveuses reçoivent et interprètent les influx venus de l'oreille interne, transmis par la partie cochléaire (auditive) du nerf vestibulocochléaire (8e nerf crânien).

Aire olfactive (de l'odorat). Elle siège profondément dans le lobe temporal; les influx venus du nez, transmis par le nerf olfactif (1er nerf crânien), y sont reçus et interprétés.

Aire du goût. Elle siège juste au-dessus du sillon latéral, dans les couches profondes de l'aire somatosensitive. Les influx issus des récepteurs sensitifs situés dans les bourgeons du goût de la langue sont perçus en tant que goût.

Aire visuelle. Elle siège derrière le sillon pariéto-occipital, et inclut la plus grande partie du lobe occipital. Les influx qui suivent le nerf optique (2e nerf crânien), partis de l'œil, atteignent cette aire, qui les interprète en impressions visuelles.

Aires d'association du cerveau

Ces aires sont connectées entre elles et à d'autres aires du cortex cérébral par des fibres d'association; certaines sont décrites ci-après. Elles reçoivent, coordonnent et interprètent les influx des cortex moteur et sensoriel, favorisant les capacités cognitives supérieures. Même si la figure 7.23 détaille certaines des aires impliquées, leurs fonctions sont bien plus complexes.

Aire prémotrice. Elle siège dans le lobe frontal, juste devant l'aire motrice. Ici, les neurones coordonnent les mouvements initiés par l'aire précentrale motrice, assurant que les mouvements acquis puissent être répétés. Par exemple, lorsqu'on lace ses chaussures ou lorsqu'on écrit, de nombreux muscles se contractent, mais les mouvements doivent être coordonnés et mis en œuvre dans un ordre particulier. Un tel type de mouvement, une fois établi, est décrit par le terme *dextérité manuelle*.

Aire préfrontale. Elle s'étend en avant, depuis l'aire prémotrice jusqu'au reste du lobe frontal, qu'elle inclut. Cette aire volumineuse est davantage développée chez les humains que chez les animaux. Les fonctions intellectuelles qui y sont contrôlées incluent la perception et la compréhension du passage du temps, la capacité d'anticiper les conséquences des événements, et le contrôle normal des émotions.

Aire sensitive du langage (de Wernicke). Elle est située dans le lobe temporal, adjacente à l'aire pariéto-occipito-temporale. C'est là que la parole est perçue, et que la compréhension ainsi que l'intelligence se trouvent. Comprendre le langage est central pour les fonctions mentales supérieures car celles-ci sont fondées sur le langage. Cette aire est dominante dans l'hémisphère gauche chez les droitiers et vice versa.

Aire pariéto-occipito-temporale. Elle est située derrière l'aire somatosensitive et inclut la plus grande partie du lobe pariétal. On pense que ses fonctions seraient la conscience spatiale, l'interprétation du langage écrit et la capacité de nommer des objets (fig. 7.23). Il a été suggéré qu'il est possible de reconnaître des objets par le seul toucher, car le savoir issu de l'expérience (mémoire) est situé dans cette aire.

Diencéphale (voir fig. 7.17)

Le diencéphale relie les hémisphères cérébraux et le mésencéphale. Il consiste en plusieurs structures situées

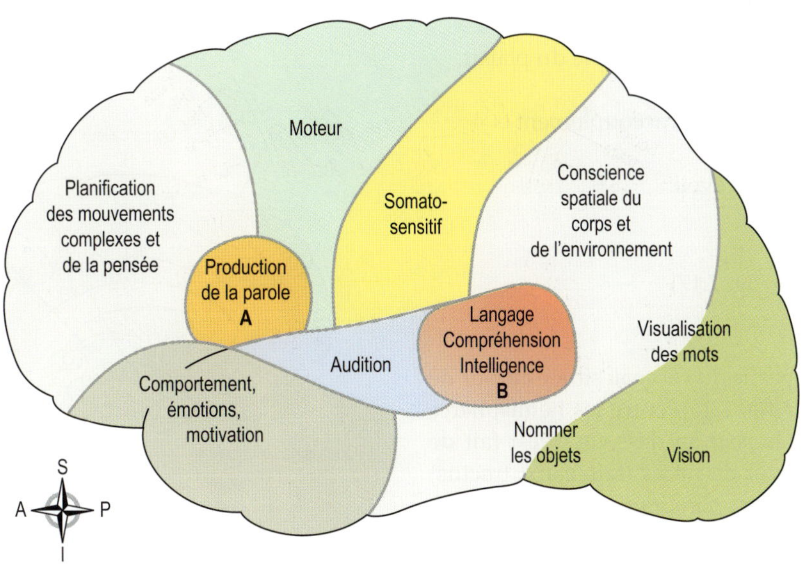

Figure 7.23 Aires du cortex cérébral impliquées dans les fonctions mentales supérieures. A. Centre moteur du langage (de Broca). **B.** Aire sensitive du langage (de Wernicke). **C.** Aire pariéto-occipitale.

autour du troisième ventricule, les principales étant le thalamus et l'hypothalamus, décrits ici. Le corps pinéal (glande pinéale) (p. 242) et le chiasma optique (p. 213) siègent à cet endroit.

Thalamus

Le thalamus est constitué de deux masses de matière grise et blanche. Il est situé dans l'hémisphère cérébral juste au-dessous du corps calleux, de part et d'autre du troisième ventricule (voir fig. 7.19). Les récepteurs sensitifs de la peau et des viscères envoient des informations sur le toucher, la douleur et la température, et l'influx issu des organes des sens se dirige vers le thalamus. Il s'y produit une reconnaissance, même si la forme de celle-ci n'est pas élaborée, la perception fine impliquant aussi d'autres parties du cerveau. Le thalamus serait impliqué dans le processus de certaines émotions et de certains réflexes complexes. Il relaie et redistribue les influx issus de la plupart des parties du cerveau au cortex cérébral.

Hypothalamus

L'hypothalamus est une petite mais importante structure qui pèse environ 7 g et est composé de nombreux noyaux. Il est situé au-dessous et en avant du thalamus, immédiatement au-dessus de la *glande pituitaire* (NdT : hypophyse). L'hypothalamus est relié au lobe postérieur de la glande pituitaire par des fibres nerveuses, et au lobe antérieur par un système complexe de vaisseaux sanguins. Par ces connexions, l'hypothalamus contrôle la libération des hormones des deux lobes de la glande pituitaire (voir p. 231).

L'hypothalamus est également impliqué dans le contrôle :

- du système nerveux autonome (p. 185) ;
- de l'appétit et de la satiété ;
- de la soif et de l'équilibre de l'eau ;
- de la température corporelle (p. 390) ;
- des réactions émotionnelles, par exemple du plaisir, de la peur, de la fureur ;
- du comportement sexuel, dont l'accouplement et l'élevage des enfants ;
- des cycles de sommeil et d'éveil.

Tronc cérébral (voir fig. 7.17)

Mésencéphale

Le mésencéphale est la partie du cerveau située autour de l'aqueduc cérébral (voir fig. 7.15), entre les hémisphères cérébraux au-dessus et le *pont* au-dessous. Il est fait de groupements de noyaux et de fibres (faisceaux, tractus) connectant les hémisphères cérébraux aux parties du cerveau situées plus bas, ainsi qu'à la moelle spinale. Les noyaux fonctionnent comme des stations relais pour les fibres nerveuses ascendantes et descendantes et jouent un rôle important dans les réflexes auditifs et visuels.

Pont

Le pont (NdT : pont de Varole, protubérance) est situé devant le cervelet, au-dessous du mésencéphale et au-dessus du bulbe. Il est fait principalement de fibres nerveuses (matière blanche) formant un pont entre les deux hémisphères du cervelet, et de fibres de passage allant des niveaux supérieurs du cerveau à la moelle spinale. Il existe dans le pont des noyaux fonctionnant comme des stations relais ; certains sont des noyaux de nerfs crâniens. D'autres forment les centres *pneumotaxique* et *apneustique* qui opèrent en conjonction avec le centre respiratoire du bulbe pour contrôler la respiration (Ch. 10).

La structure anatomique du pont diffère de celle des hémisphères en ce que les corps cellulaires (constituant la substance grise) siègent profondément, et que les fibres nerveuses sont en surface.

Bulbe

Le bulbe (moelle allongée) est la région la plus intérieure du tronc cérébral (voir fig. 7.24). Il fait suite au pont, au-dessus, et se continue par la moelle spinale, au-dessous (voir fig. 7.24). Long d'environ 2,5 cm, il siège dans le crâne juste au-dessus du foramen magnum. Ses faces antérieure et postérieure sont marquées par une fissure médiane. Sa partie superficielle est faite de substance blanche, située entre les hémisphères cérébraux et la moelle spinale, et de la substance grise, qui est centrale. Certaines cellules constituent des stations relais pour les nerfs sensitifs allant de la moelle spinale aux hémisphères cérébraux.

Les *centres vitaux,* qui sont des groupements de corps cellulaires (noyaux) impliqués dans l'activité réflexe du système nerveux autonome, sont dans les structures profondes. Il s'agit :

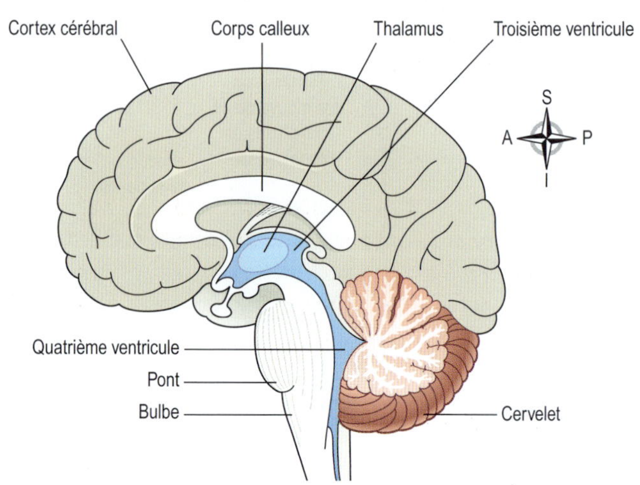

Figure 7.24 Le cervelet et les structures associées.

- du centre cardiovasculaire ;
- du centre respiratoire ;
- des centres du vomissement, de la toux, de l'éternuement et de la déglutition.

Le bulbe possède plusieurs caractéristiques particulières.

Décussation (croisement) pyramidale. Les fibres nerveuses motrices allant de l'aire motrice du cortex cérébral à la moelle spinale en suivant le faisceau pyramidal (faisceau corticospinal) croisent la ligne médiane à la partie basse du bulbe. Cela veut dire que l'hémisphère cérébral gauche contrôle la moitié droite du corps, l'hémisphère droit contrôlant la moitié gauche. Ces deux faisceaux constituent la principale voie des influx allant aux muscles squelettiques (soumis à la volonté).

Décussation sensitive. Certaines fibres nerveuses sensitives montant de la moelle spinale à un hémisphère cérébral traversent la ligne médiane dans le bulbe. D'autres décussent plus bas dans la moelle spinale.

Centre cardiovasculaire (CCV). Il contrôle la fréquence et la force des contractions cardiaques (p. 103). Il contrôle aussi la pression artérielle (p. 103). À l'intérieur du CCV, d'autres groupes de cellules nerveuses, formant le *centre vasomoteur* (p. 88), contrôlent le diamètre des vaisseaux sanguins, en particulier des petites artères et artérioles. Le centre vasomoteur est stimulé par les barorécepteurs artériels, la température corporelle, et les émotions telles que l'excitation sexuelle et la colère. La douleur entraîne habituellement une vasoconstriction ; mais une douleur importante peut aussi entraîner une vasodilatation, une chute de la pression artérielle et un évanouissement.

Centre respiratoire. Il contrôle la fréquence et la profondeur des mouvements respiratoires. (NdT : il existe en fait trois groupements de neurones disposés de façon bilatérale et symétrique dans le bulbe et le pont, donc trois paires de groupements de neurones.) Depuis ce centre, des influx nerveux gagnent les nerfs phréniques et les nerfs intercostaux qui stimulent la contraction respectivement du diaphragme et des muscles intercostaux, déclenchant ainsi l'inspiration. Ce centre fonctionne en association étroite avec les centres pneumotaxique et apneustique du pont (voir p. 277).

Centres réflexes. Les substances irritantes présentes dans l'estomac ou dans les voies respiratoires stimulent le bulbe, activant les centres réflexes. Le vomissement, la toux et l'éternuement sont des réflexes de protection qui tentent d'expulser les irritants.

Formation réticulaire

La formation réticulaire est un ensemble de neurones au centre du tronc cérébral, entourés par des faisceaux nerveux conduisant des influx ascendants et descendants entre le cerveau et la moelle spinale. Elle possède un grand nombre de liens synaptiques avec d'autres parties du cerveau, et elle reçoit par conséquent en permanence des informations transmises par les faisceaux ascendants et descendants.

Fonctions

La formation réticulaire est impliquée dans :

- la coordination de l'activité des muscles squelettiques lors du mouvement volontaire et du maintien de l'équilibre ;
- la coordination de l'activité contrôlée par le système nerveux autonome, par exemple de l'activité cardiovasculaire, respiratoire, gastro-intestinale (p. 185) ;
- la prise de conscience sélective de ces fonctions passant par le *système activateur réticulaire* (SAR), qui sélectivement bloque ou laisse passer des informations sensitives allant au cortex cérébral ; par exemple, le bruit ténu produit par un enfant malade bougeant dans son lit peut réveiller sa mère, alors que le bruit de trains passant régulièrement ne la dérange pas.

Cervelet

Le cervelet (fig. 7.24) est situé derrière le pont et immédiatement au-dessous de la partie postérieure des hémisphères cérébraux ; il occupe la fosse crânienne postérieure. De forme ovoïde, il comporte deux hémisphères séparés par une bande moyenne étroite appelée *vermis*. Sa partie superficielle est faite de substance grise, la substance blanche siégeant en profondeur.

Fonctions

Le cervelet est impliqué dans la coordination des mouvements volontaires, la posture et l'équilibre. Les activités cérébelleuses ne sont pas contrôlées par la volonté. Le cervelet contrôle et coordonne la contraction de divers groupes musculaires, donnant au mouvement sa fluidité et même sa précision. Il coordonne des activités intervenant dans le *maintien de la posture* et de *l'équilibre*. Les influx sensitifs pour ces activités viennent des muscles et des articulations, des yeux et des oreilles. Des *influx proprioceptifs* venus des muscles et des articulations indiquent leur position par rapport à l'ensemble du corps, tandis que des influx venus des yeux et des canaux semi-circulaires dans les oreilles informent sur la position de la tête dans l'espace. Le cervelet intègre cette information pour réguler l'activité des muscles squelettiques afin de maintenir la posture et l'équilibre.

Le cervelet a peut-être aussi un rôle dans l'apprentissage et le processus du langage.

Des lésions du cervelet entraînent une incoordination et une maladresse des mouvements volontaires, une démarche titubante, et une incapacité d'exécuter des mouvements harmonieux, soutenus, précis.

Moelle spinale

Objectifs pédagogiques

Après avoir étudié ce paragraphe, vous devriez être capable :

- de décrire les structures macroscopiques de la moelle spinale;
- de faire état des fonctions des faisceaux sensitifs (afférents) et moteurs (efférents) de la moelle spinale;
- d'expliquer les événements d'un arc réflexe simple.

La moelle spinale est la partie allongée, presque cylindrique, du système nerveux central, suspendue dans le canal vertébral, entourée par les méninges et le liquide cérébrospinal (fig. 7.25). Les méninges sont décrites p. 162. La moelle spinale se poursuit en haut par le bulbe, et elle s'étend du bord supérieur de l'atlas (1re vertèbre cervicale) au bord inférieur de la 1re vertèbre lombale (fig. 7.26). Longue d'environ 45 cm chez l'adulte mâle, elle a approximativement l'épaisseur d'un doigt. Un échantillon de liquide cérébrospinal peut être prélevé en utilisant une procédure appelée *ponction lombaire* (p. 164).

À l'exception des nerfs crâniens, la moelle spinale est le tissu nerveux reliant le cerveau au reste du corps (fig. 7.27). Les fibres nerveuses transportant les influx provenant du cerveau et allant à divers organes et tissus descendent dans la moelle spinale. Au niveau approprié, elles quittent la moelle et gagnent les structures qu'elles innervent. De même, des fibres nerveuses sensitives provenant d'organes et de tissus pénètrent dans la moelle, et la remontent pour contracter des synapses avec d'autres fibres nerveuses, l'ensemble constituant une voie allant au cerveau.

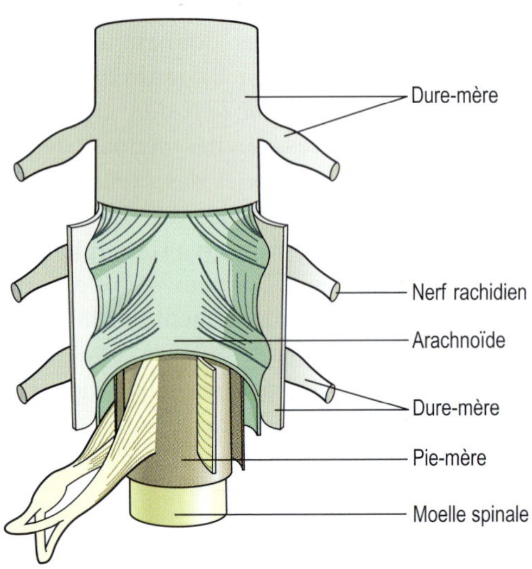

Figure 7.25 Les méninges recouvrant la moelle spinale. Parties coupées, enlevées pour montrer les couches sous-jacentes.

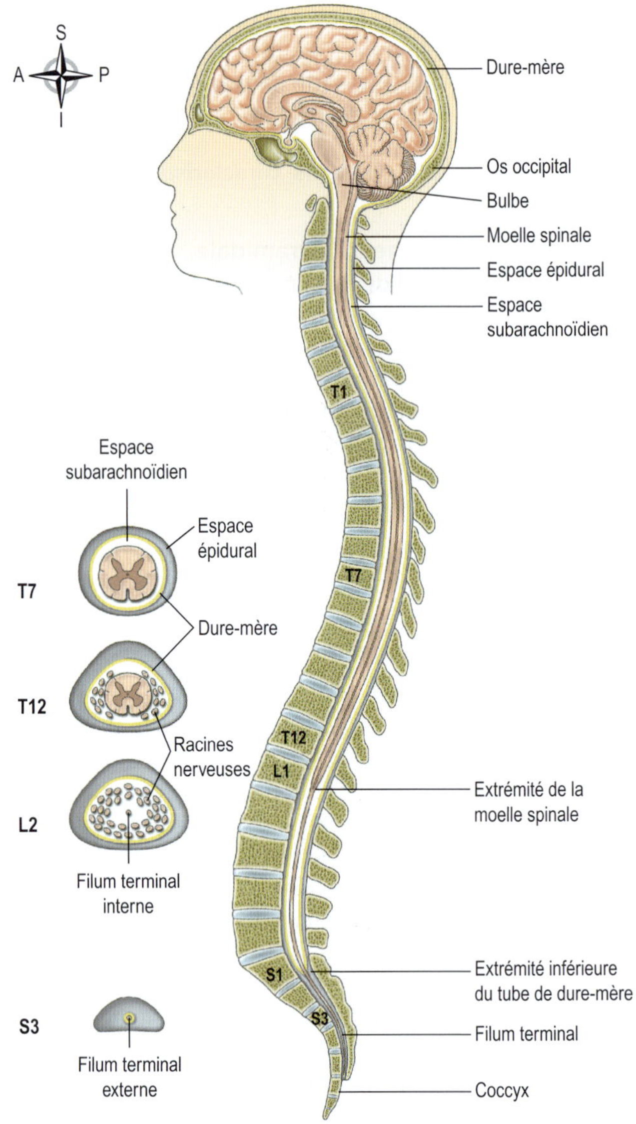

Figure 7.26 Coupes du canal vertébral montrant l'espace épidural.

Certaines activités de la moelle spinale sont indépendantes du cerveau et sont contrôlées au niveau de la moelle spinale par des *réflexes spinaux*. Ces réflexes sont facilités par de nombreuses connexions entre des neurones sensitifs et des neurones moteurs situés au même niveau de la moelle, ou à des niveaux différents.

La moelle spinale est divisée partiellement en deux parties identiques (symétriques), en avant par la *fissure médiane ventrale,* en arrière par un septum étroit, le *septum médian dorsal* (ou postérieur).

Une coupe transversale de la moelle spinale montre qu'elle est composée de substance grise au centre, entourée de substance blanche soutenue par la névroglie. La figure 7.28 montre les parties de la moelle spinale et les racines nerveuses d'un côté. L'autre côté est identique.

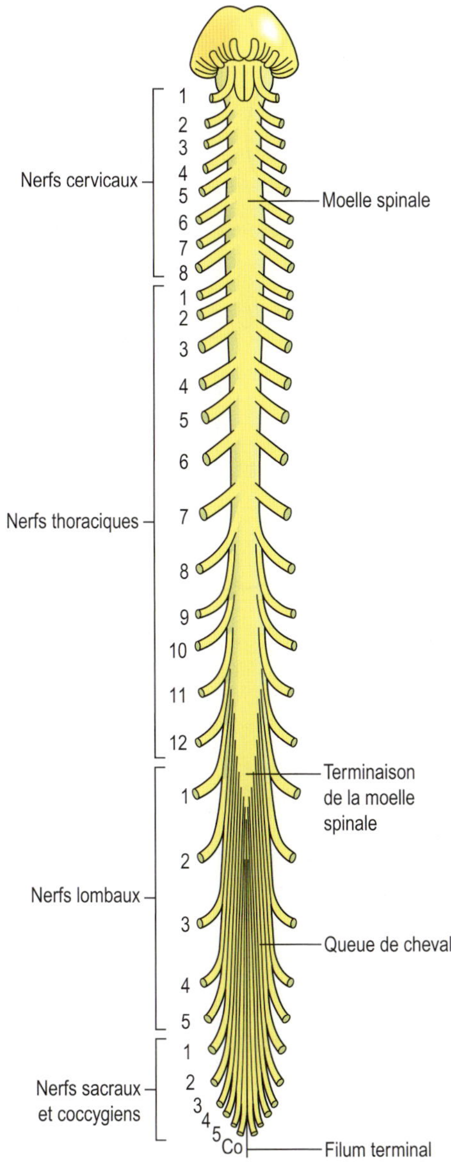

Figure 7.27 La moelle spinale et les nerfs spinaux.

Substance grise

La substance grise de la moelle vue sur une coupe transversale dessine un H, avec *deux cornes dorsales* (postérieures), *deux cornes ventrales* (antérieures) et *deux cornes latérales* (NdT : si l'on considère l'ensemble de la moelle, les cornes forment des *colonnes* dorsales, ventrales, latérales). La partie de la substance grise siégeant transversalement est la substance grise commissurale (commissure grise ou *commissure grise transverse*) percée en son centre par le canal central (NdT : ou canal de l'épendyme) qui fait suite au quatrième ventricule, et qui contient du liquide cérébrospinal. Les corps cellulaires sont ceux :

- des *neurones sensitifs*, qui reçoivent des influx venant de la périphérie du corps (NdT : les corps cellulaires sont situés dans le ganglion spinal) ;
- des *neurones moteurs inférieurs*, qui transmettent des influx allant aux muscles squelettiques (NdT : les corps cellulaires sont dans les colonnes antérieures de la moelle) ;
- des *neurones connecteurs*, ou interneurones, reliant des neurones sensitifs et moteurs au même niveau ou à des niveaux différents, constitutifs des arcs réflexes spinaux.

À chaque point où l'influx nerveux est transmis d'un neurone à un autre, il y a une synapse (p. 158).

Colonnes postérieures de substance grise

Ces colonnes sont faites de corps cellulaires stimulés par des influx sensitifs venant de la périphérie du corps. Les fibres nerveuses de ces cellules contribuent à la substance blanche médullaire, et elles transmettent les influx nerveux en direction du cerveau.

Colonnes antérieures de substance grise

Ces colonnes sont constituées par les corps cellulaires des neurones moteurs inférieurs stimulés par les axones des

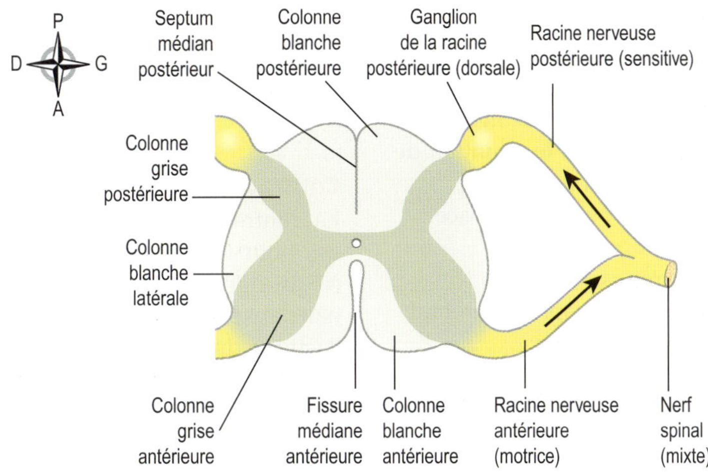

Figure 7.28 Coupe transversale de la moelle spinale montrant les racines nerveuses d'un côté.

neurones moteurs supérieurs, ou par ceux des neurones connecteurs dont les corps cellulaires sont dans les colonnes antérieures et postérieures, constitutifs d'arcs réflexes.

Le *ganglion de la racine postérieure* (*ganglion spinal*) est constitué par les corps cellulaires des nerfs sensitifs.

Substance blanche

La substance blanche de la moelle spinale est disposée en *trois colonnes* ou *cordons* (ou tractus) : antérieur, postérieur et latéral (NdT : ces trois cordons siègent dans chaque hémi-moelle; la moelle contient donc trois paires de cordons). Ces cordons sont formés par des fibres nerveuses sensitives remontant en direction du cerveau, et par des fibres nerveuses motrices descendant du cerveau, ainsi que par des fibres de neurones connecteurs.

Les faisceaux sont souvent désignés par leur lieu d'origine et leur destination; par exemple faisceaux spinothalamique, corticospinal.

Faisceaux nerveux sensitifs dans la moelle spinale

Les neurones qui transmettent les influx vers le cerveau sont appelés sensitifs (neurones afférents, ascendants). Les sensations transmises au cerveau via la moelle spinale ont deux sources principales.

1. *La peau*. Des récepteurs sensitifs (des terminaisons nerveuses) dans la peau sont stimulés par des stimulations douloureuses, thermiques (froid, chaud) et tactiles (y compris la pression) (voir Ch. 14). Les influx nerveux ainsi générés sont conduits par trois neurones jusqu'à l'aire sensitive de l'*hémisphère cérébral du côté opposé,* où la sensation et sa localisation sont perçues (fig. 7.29). Le passage vers l'autre côté, ou décussation, se produit soit au niveau de leur entrée dans la moelle, soit dans le bulbe.
2. *Les tendons, muscles et articulations*. Les récepteurs sensitifs sont des terminaisons nerveuses situées dans ces structures, appelés *propriocepteurs*; ils sont stimulés par l'étirement. Conjointement aux influx venant des yeux et des oreilles, les influx nés des propriocepteurs sont impliqués dans le maintien de l'équilibre et de la posture, ainsi que dans la perception de la position du corps dans l'espace. Ces influx nerveux ont deux destinations :
   - par un système à trois neurones, les influx atteignent l'aire sensitive de l'hémisphère cérébral du côté opposé à celui où ils sont nés;
   - par un système à deux neurones, les influx nerveux atteignent l'hémisphère cérébral du côté où ils sont nés.

Le tableau 7.1 résume les principales voies de transmission sensitives.

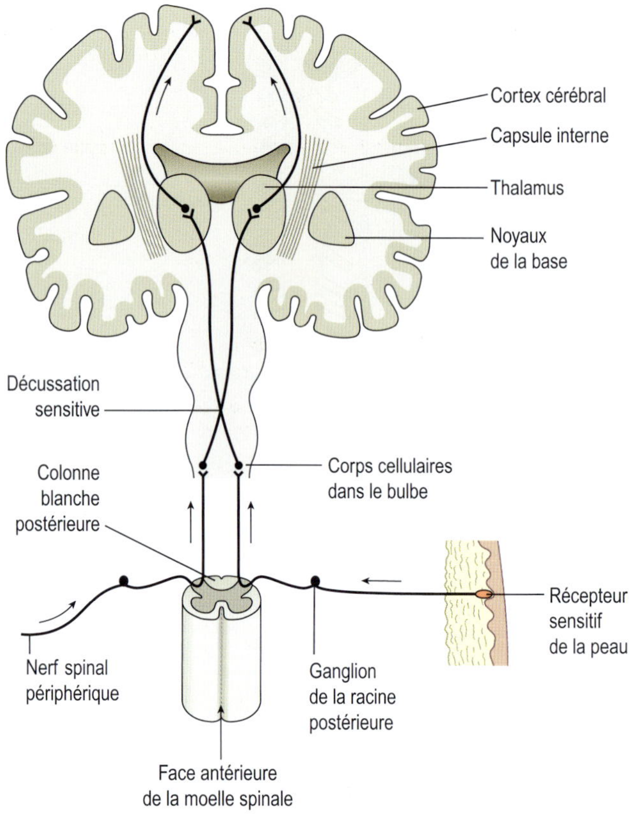

Figure 7.29 Une des voies sensitives de la peau aux hémisphères cérébraux.

Faisceaux nerveux moteurs dans la moelle spinale

Les neurones qui transmettent les influx nerveux partis du cortex cérébral sont des neurones moteurs (appelés aussi neurones efférents, ou descendants). La stimulation des neurones moteurs entraîne :

- la contraction du muscle squelettique (soumis à la volonté) qu'ils innervent;
- la contraction du muscle lisse (non soumis à la volonté), du muscle cardiaque, ainsi que la sécrétion des glandes, contrôlés par les nerfs du système nerveux autonome (p. 185).

Contraction du muscle volontaire

La contraction de muscles mobilisant des articulations est, pour la plupart d'entre eux, sous contrôle conscient, ce qui signifie que le stimulus déclenchant la contraction naît dans le cerveau au niveau de la conscience. Cependant, l'activité du muscle squelettique est aussi régulée par un efflux issu du mésencéphale, du tronc cérébral et du cervelet. Cette activité involontaire est néanmoins associée à la coordination de l'activité musculaire; cela s'observe par exemple en cas de mouvements très fins, ainsi que lors du maintien de la posture et de l'équilibre.

Tableau 7.1 Influx nerveux sensitifs : origine, trajet, destination

Récepteur	Trajet	Destination
Douleur, toucher, température	Neurone 1 – vers la moelle spinale par la racine postérieure	
	Neurone 2 – décussation en entrant dans la moelle spinale, puis dans le faisceau spinothalamique vers le thalamus	
	Neurone 3 –	Lobe pariétal du cerveau
Toucher, propriocepteurs	Neurone 1 – vers le bulbe, dans le faisceau spinothalamique postérieur	
	Neurone 2 – décussation dans le bulbe, transmission au thalamus	
	Neurone 3 –	Lobe pariétal du cerveau
Propriocepteurs	Neurone 1 – vers la moelle spinale	
	Neurone 2 –	Pas de décussation; vers le cervelet dans le faisceau spinocérébelleux postérieur (dorsal)

Les influx nerveux efférents sont transmis du cerveau à d'autres parties du corps par l'intermédiaire de faisceaux de fibres nerveuses (tractus nerveux) situés dans la moelle spinale. Les *voies motrices* du cerveau aux muscles sont de deux sortes (voir fig. 7.21). Il s'agit :

- soit de la voie pyramidale (corticospinale);
- soit de la voie extrapyramidale (p. 167) (NdT : en fait, on désigne par voies extrapyramidales tous les systèmes descendants issus du tronc cérébral qui influencent l'activité de la musculature squelettique).

Neurone moteur supérieur (NdT : neurone pyramidal). Il a son corps cellulaire (cellule pyramidale, dont la cellule pyramidale appelée cellule de Betz) dans l'aire précentrale motrice de l'hémisphère cérébral. Les axones, qui constituent le faisceau pyramidal, passent par la capsule interne, traversent le mésencéphale, le pont et le bulbe. Dans la moelle spinale, les axones constituent le faisceau corticospinal (NdT : des fibres abandonnent le faisceau pyramidal dans son parcours pour aller aux noyaux des nerfs crâniens moteurs, situés dans le tronc cérébral; ces fibres corticonucléaires sont réunies en un faisceau, dit faisceau géniculé car il occupe le genou de la capsule interne), faisceau de substance blanche dont les fibres s'articulent avec les corps cellulaires des neurones moteurs inférieurs, corps situés de chaque côté dans la colonne grise antérieure. Les axones de ces neurones corticospinaux décussent à la partie inférieure du bulbe en formant les pyramides bulbaires.

Neurone moteur inférieur (NdT : neurone périphérique). Il a son corps cellulaire dans la colonne grise antérieure (NdT : donc, dans la corne antérieure) de la moelle spinale. Son axone sort de la moelle spinale par la racine antérieure, rejoint des fibres sensitives allant à la moelle pour former le *nerf spinal*, qui est donc un nerf mixte; celui-ci traverse le foramen intervertébral. Près de sa terminaison dans le muscle squelettique, l'axone se divise en de nombreuses fines branches, chacune étant en étroite association avec une aire sensitive au niveau de la membrane de la fibre musculaire, connue sous le nom de *plaque motrice* (voir fig. 16.56 et 16.57, p. 448 et 449). L'ensemble formé par un neurone et les fibres musculaires qu'il innerve constitue une *unité motrice*. Le neurotransmetteur qui transmet l'influx nerveux du nerf à la fibre musculaire à travers la jonction neuromusculaire (synapse), stimulant la contraction de cette fibre, est l'*acétylcholine*. Les fibres musculaires d'une unité motrice se contractent en bloc, et la force de contraction du muscle dépend du nombre d'unités motrices mises en jeu à ce moment-là.

Le neurone moteur inférieur est la *voie finale commune* pour la transmission d'influx nerveux aux muscles squelettiques. Les corps cellulaires de ces neurones sont influencés par un certain nombre de neurones moteurs supérieurs nés dans diverses parties du cerveau, et par certains neurones qui commencent et se terminent dans la moelle spinale. Certains de ces neurones stimulent les corps cellulaires des neurones moteurs inférieurs, alors que d'autres ont un effet inhibiteur. Le résultat de ces influences est une contraction musculaire coordonnée, harmonieuse, volontaire ou involontaire.

Contraction musculaire involontaire

Neurones moteurs supérieurs. Ils ont leur corps cellulaire dans le cerveau, à un niveau *inférieur* à celui des hémisphères cérébraux, c'est-à-dire dans le mésencéphale, le tronc cérébral, le cervelet ou la moelle spinale. Ils influencent l'activité musculaire qui maintient la posture et l'équilibre, coordonne le mouvement des muscles squelettiques et contrôle le tonus musculaire.

Le tableau 7.2 indique leur région d'origine, les faisceaux que ces neurones forment avant d'atteindre le corps cellulaire du neurone moteur inférieur dans la moelle spinale.

Réflexes spinaux. Ils comprennent trois parties :

- sensitive, ou afférente ;
- intermédiaire, ou connectrice ;
- motrice, ou efférente, effectrice.

L'*arc réflexe* le plus simple ne comprend que trois neurones : un neurone sensitif, un neurone connecteur, un neurone moteur (fig. 7.30). Une *action réflexe* est une réponse motrice involontaire et immédiate à un stimulus sensitif. De nombreux neurones connecteurs et neurones moteurs peuvent être stimulés par des influx afférents provenant d'une petite aire cutanée ; par exemple, les influx douloureux initiés par le contact du doigt avec une surface très chaude sont transmis à la moelle spinale par des fibres sensitives dans les nerfs

Tableau 7.2 Neurones moteurs supérieurs extrapyramidaux : origine et trajet

Origine	Nom du faisceau (F.)	Siège dans la moelle spinale	Fonction
Mésencéphale et pont	F. rubropinal ; décusse dans le tronc cérébral	Colonne latérale	Contrôle des mouvements fins
Formation réticulaire	F. réticulospinal ; ne décusse pas*	Colonne latérale	Coordination de la contraction des muscles
Mésencéphale et pont	F. tectospinal ; décusse dans le mésencéphale	Colonne antérieure	Maintien de la posture et de l'équilibre
Mésencéphale et pont	F. vestibulospinal ; certaines fibres décussent dans la moelle	Colonne antérieure	

* NdT : On distingue le faisceau réticulospinal ventrolatéral, issu du pont, et le faisceau réticulospinal latéral, issu du bulbe. Il faut ajouter à ce tableau le faisceau tegmentospinal, né du mésencéphale.

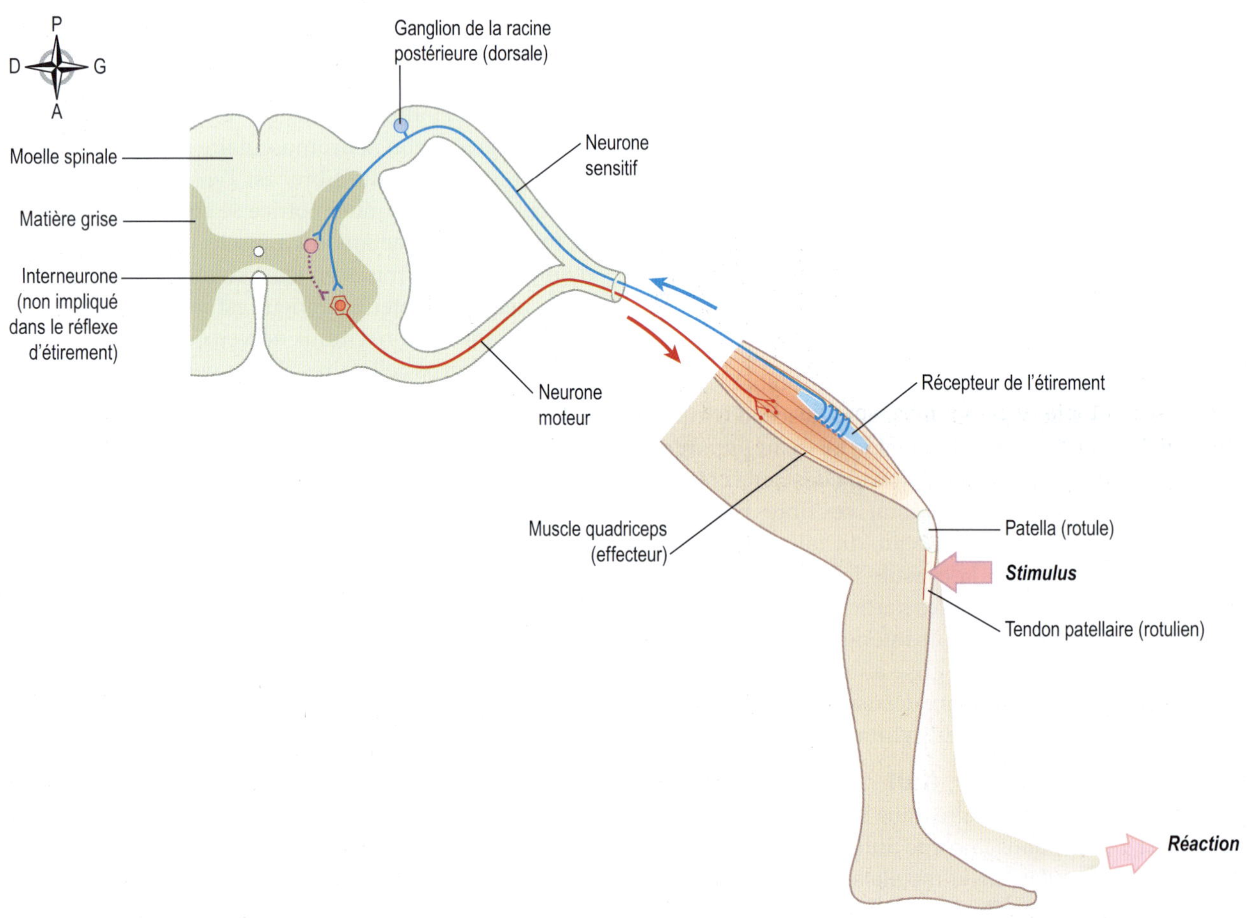

Figure 7.30 Réflexe rotulien. Côté gauche.

mixtes. Celles-ci stimulent de nombreux neurones connecteurs et de nombreux neurones moteurs inférieurs dans la moelle spinale, entraînant la contraction de nombreux muscles squelettiques de la main, du bras et de l'épaule, et l'enlèvement du doigt. L'action réflexe se produit très rapidement; la réponse motrice pourrait en fait intervenir en même temps que la perception de la douleur par le cerveau. Les réflexes de ce type sont invariablement protecteurs, mais ils peuvent être parfois inhibés. Par exemple, quand un plat précieux très chaud doit être soulevé, tout effort doit être fait pour surmonter la douleur et éviter de le laisser tomber.

Réflexes d'étirement. Deux neurones seulement sont impliqués. Le corps cellulaire du neurone moteur inférieur est stimulé par le neurone sensitif. Il n'y a pas de neurone connecteur impliqué (fig. 7.30). Le *réflexe rotulien* en est un exemple, mais ce type de réflexe peut être mis en évidence en tout point où un tendon étiré croise une articulation. En percutant le tendon juste au-dessous du genou alors que celui-ci est fléchi, les terminaisons nerveuses sensitives dans le tendon et dans les muscles de la cuisse sont étirées. Cela déclenche un influx nerveux qui atteint, dans la moelle spinale, le corps cellulaire du neurone moteur inférieur situé dans la colonne antérieure de substance grise du même côté. Il en résulte une contraction soudaine du muscle quadriceps fémoral, et le pied se projette en avant. Cela est utilisé pour tester l'intégrité de l'arc réflexe. Ce type de réflexe a aussi une fonction protectrice; il empêche un mouvement articulaire excessif, qui pourrait endommager des tendons, des ligaments et des muscles.

Réflexes autonomiques. Ils incluent le léger réflexe pupillaire, immédiatement au moment où la pupille se contracte, en réponse à une lumière vive, ce qui permet d'éviter une lésion rétinienne.

Système nerveux périphérique

Objectifs pédagogiques

Après avoir étudié ce paragraphe, vous devriez être capable :

- de souligner la fonction d'un plexus nerveux;
- d'énumérer les nerfs spinaux entrant dans la composition de chaque plexus, et les principaux nerfs qui en sortent;
- de décrire les régions innervées par les nerfs thoraciques;
- d'indiquer les fonctions des 12 paires de nerfs crâniens;
- de comparer et d'opposer les structures et les neurotransmetteurs des deux parties du système nerveux autonome;
- de comparer et d'opposer les effets de la stimulation des deux parties du système nerveux autonome sur les fonctions corporelles.

Cette partie du système nerveux comprend :

- 31 paires de nerfs spinaux qui naissent de la moelle spinale;
- 12 paires de nerfs crâniens qui naissent du cerveau;
- le système nerveux autonome.

La plupart des nerfs du système nerveux périphérique sont faits de fibres sensitives transmettant des influx afférents provenant de récepteurs sensitifs et dont le cerveau est la destination, et de fibres nerveuses motrices transmettant des influx efférents nés dans le cerveau et allant aux organes effecteurs en passant par la moelle spinale, c'est-à-dire aux muscles squelettiques, aux muscles lisses et aux glandes.

Nerfs spinaux

Trente-et-une paires de nerfs spinaux quittent le canal vertébral en passant chacun par un foramen intervertébral formé par deux vertèbres adjacentes. Ces nerfs sont désignés et regroupés en fonction des vertèbres auxquelles ils sont associés (voir fig. 7.27); il y a de chaque côté :

- 8 nerfs cervicaux;
- 12 nerfs thoraciques;
- 5 nerfs lombaux;
- 5 nerfs sacraux;
- 1 nerf coccygien.

Bien qu'il n'y ait que sept vertèbres cervicales, il y a huit paires de nerfs cervicaux car la première paire quitte le canal vertébral en passant entre l'os occipital et l'atlas, et la 8e paire de nerfs cervicaux le quitte au-dessous de la dernière vertèbre cervicale. Les nerfs qui suivent reçoivent le nom et le numéro de la vertèbre immédiatement *au-dessus* d'elle.

Les nerfs lombaux, sacraux et coccygiens quittent la moelle spinale près de la terminaison de celle-ci, au niveau de la 1re vertèbre lombale, et descendent dans l'espace subarachnoïdien du canal vertébral, formant un faisceau de nerfs ressemblant à la queue d'un cheval, d'où leur appellation : nerfs de la *queue de cheval* (voir fig. 7.27). Ces nerfs quittent le canal vertébral à un niveau lombal, sacral ou coccygien qui dépend de leur destination.

Racines nerveuses (fig. 7.31)

Les nerfs spinaux naissent de chaque côté de la moelle spinale, et émergent par les foramens intervertébraux (voir fig. 16.26, p. 430). Chaque nerf est formé par la réunion d'une *racine nerveuse motrice* (antérieure) et d'une *racine nerveuse sensitive* (postérieure); il s'agit donc d'un *nerf mixte*. Les nerfs spinaux thoraciques et lombaux supérieurs (L1 et L2) reçoivent une contribution de la partie sympathique du système nerveux autonome sous forme de *fibres préganglionnaires* (neurones).

Le chapitre 16 détaille les os et les muscles mentionnés dans la suite de cette section. Les os et les articulations sont innervés par des nerfs adjacents.

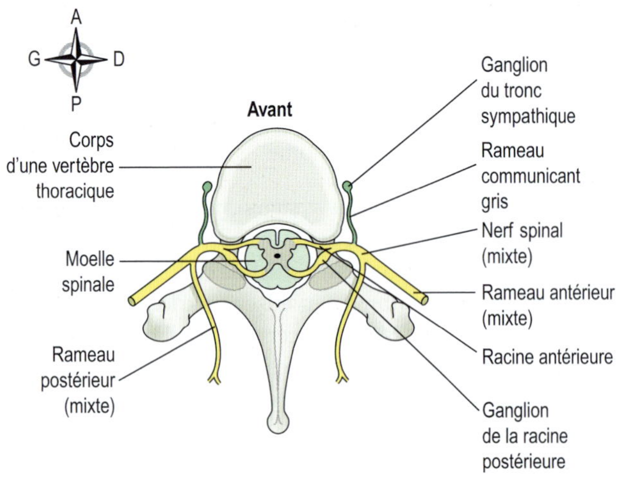

Figure 7.31 Les relations entre le sympathique et les nerfs spinaux mixtes. La partie sympathique est en vert.

La *racine nerveuse antérieure* est faite de fibres nerveuses motrices, qui sont les axones des neurones moteurs inférieurs de la colonne antérieure de substance grise dans la moelle spinale; il s'y ajoute, dans les régions thoracique et lombale, des *fibres nerveuses sympathiques*, qui sont les axones de cellules dans la colonne latérale de substance grise.

La *racine nerveuse postérieure* est faite de fibres nerveuses sensitives. Juste en dehors de la moelle spinale se situe un *ganglion spinal* (ganglion de la racine postérieure, ou dorsale), fait d'un petit amas de corps cellulaires; chaque corps cellulaire possède un prolongement venant des récepteurs sensitifs, et un prolongement allant dans la moelle spinale. L'aire cutanée innervée par chaque nerf est appelée *dermatome* (voir fig. 7.36 et 7.39).

Très peu après avoir quitté la moelle spinale, les racines nerveuses acquièrent une couverture de *dure-mère* et d'*arachnoïde*. Celles-ci se terminent avant que les racines ne se réunissent pour former le nerf spinal mixte. Les racines nerveuses ne sont pas recouvertes par la pie-mère.

Rameaux

Immédiatement après avoir émergé du foramen intervertébral, chaque nerf spinal donne un rameau récurrent sensitif (le nerf sinuvertébral, qui innerve les méninges) et se divise en un rameau communicant, un rameau postérieur et un rameau antérieur.

Les *rameaux communicants* sont une partie des neurones préganglionnaires sympathiques du système nerveux autonome (p. 185).

Le *rameau postérieur* (ou dorsal) se dirige en arrière et se divise en branches médiale et latérale, pour innerver la peau et les muscles de régions relativement petites de la partie postérieure de la tête, du cou et du tronc (NdT : selon le nerf spinal).

Le *rameau antérieur* (ou ventral) innerve les muscles de la paroi antérieure et latérale du cou, du tronc et des membres inférieurs.

Plexus

Dans les régions cervicale, lombale et sacrale, les rameaux antérieurs de chaque côté se réunissent près de leur origine pour former de grandes masses de nerfs ou *plexus*, où des fibres nerveuses sont regroupées et redistribuées avant d'aller innerver la peau, les os, les muscles et les articulations d'une région particulière (fig. 7.32). Cela veut dire que ces structures ont une innervation provenant de plus d'un nerf spinal, et que par conséquent la lésion d'un nerf spinal n'entraîne pas la perte de fonction d'une région. De plus, elles siègent en profondeur du corps, souvent sous des muscles volumineux, et elles sont donc bien protégées des lésions.

Dans la région thoracique, les rameaux antérieurs ne forment pas de plexus.

Il y a cinq grands plexus de nerfs mixtes de chaque côté de la colonne vertébrale; les plexus

- cervical;
- brachial;

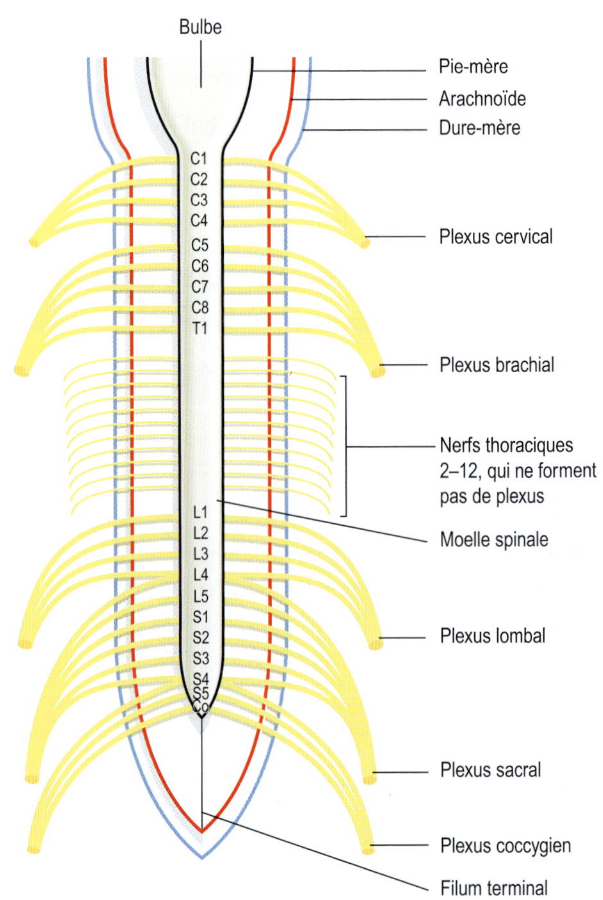

Figure 7.32 Les méninges recouvrant la moelle spinale, les nerfs spinaux et les plexus qu'ils forment.

- lombal;
- sacral;
- coccygien.

Plexus cervical (fig. 7.33)

Ce plexus est formé par le rameau antérieur des quatre premiers nerfs cervicaux. Il siège en profondeur du cou en face des 1re, 2e, 3e et 4e vertèbres cervicales, sous la protection du muscle sternocléidomastoïdien.

Les *branches superficielles* innervent les structures des faces postérieure et latérale de la tête, et la peau de la face antérieure du cou jusqu'au niveau du sternum.

Les *branches profondes* innervent les muscles du cou, par exemple le sternocléidomastoïdien et le trapèze.

Le *nerf phrénique* naît des nerfs C3, C4 et C5; il descend dans la cavité thoracique devant le hile du poumon, et innerve le muscle diaphragme, initiant l'inspiration. Une pathologie ou un traumatisme de la moelle spinale à ce niveau, en l'absence de ventilation assistée, entraînera la mort par asphyxie étant donné que la respiration spontanée est impossible.

Plexus brachial

Les rameaux antérieurs des quatre derniers nerfs cervicaux et une grande partie du premier nerf thoracique forment le plexus brachial. La figure 7.34 montre sa constitution et les nerfs qui en émergent. Le plexus est situé en profondeur du cou et de l'épaule, au-dessus et en arrière des vaisseaux subclaviers, et dans l'aisselle.

Les branches du plexus brachial innervent la peau et les muscles du membre supérieur homolatéral, et certains des muscles du thorax du même côté. Cinq gros nerfs et un certain nombre de nerfs plus petits émergent de ce plexus; chacun comporte des fibres provenant de plus d'une seule racine nerveuse, et contient des fibres sensitives, motrices et autonomiques. Ce sont les nerfs :

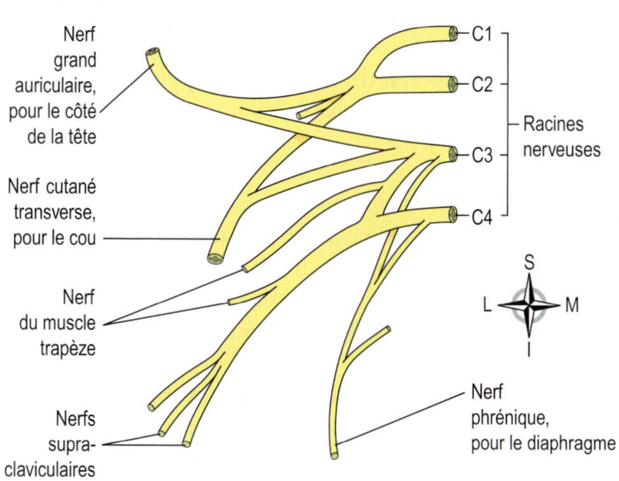

Figure 7.33 Plexus cervical. Vue antérieure.

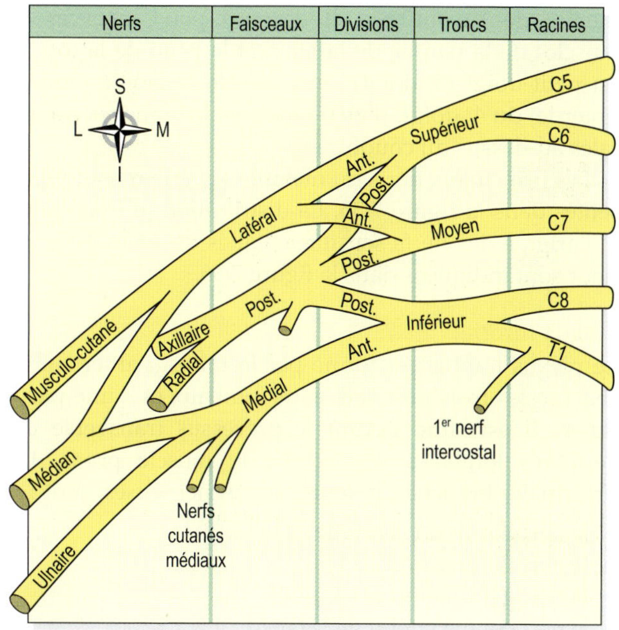

Figure 7.34 Plexus brachial. Vue antérieure. Ant. : antérieur. Post. : postérieur.

- axillaire (circonflexe) : C5, C6;
- radial : C5, C6, C7, C8, T1;
- musculocutané : C5, C6, C7;
- médian : C5, C6, C7, C8, T1;
- ulnaire : C7, C8, T1;
- cutané médial : C8, T1.

Le *nerf axillaire* (*circonflexe*) contourne l'humérus au niveau du col chirurgical de cet os. Puis il se divise en petites branches innervant le muscle deltoïde, l'articulation de l'épaule et la peau qui la recouvre.

Le *nerf radial* est la plus grosse branche du plexus brachial. Il innerve le muscle triceps derrière l'humérus, passe devant l'articulation du coude puis s'enroule autour du dos de l'avant-bras pour innerver les muscles extenseurs du poignet et des doigts. Il continue vers le dos de la main et la face postérieure du pouce, les deux premiers doigts et la moitié latérale du 3e doigt.

Le *nerf musculocutané* descend à la partie latérale de l'avant-bras. Il innerve les muscles du bras (assurant la flexion de l'avant-bras sur le bras) et la peau de la partie antéro-externe de l'avant-bras.

Le *nerf médian* descend sur la ligne médiane du bras, étroitement associé à l'artère brachiale. Il passe devant l'articulation du coude, puis innerve les muscles de la face antérieure de l'avant-bras. Il se poursuit dans la main, où il innerve de petits muscles, et la peau de la face antérieure (palmaire) du pouce, des 2e et 3e doigts et de la moitié latérale (externe) du 4e doigt. Il ne donne pas de collatérales au-dessus du coude.

Le *nerf ulnaire* descend au bras en dedans de l'artère brachiale. Il passe derrière l'épicondyle médial (interne) de l'humérus pour innerver les muscles de la partie ulnaire de l'avant-bras. Il descend pour innerver les muscles de la paume de la main et la peau de la totalité du petit doigt (5e doigt) ainsi que de la moitié médiale (interne) du 4e doigt. Il ne donne pas de branches collatérales au-dessus du coude.

Les principaux nerfs du membre supérieur sont représentés dans la figure 7.35. La distribution (dermatomes) et l'origine des nerfs sensitifs cutanés du membre supérieur sont indiquées dans la figure 7.36.

Plexus lombal (fig. 7.37, 7.38 et 7.39)

Le plexus lombal est formé par le rameau antérieur de chacun des trois premiers nerfs lombaux et d'une partie du 4e. Il est situé devant le processus transverse des vertèbres lombales, et derrière le muscle psoas. Les principales branches, et leurs racines nerveuses, sont :

- le nerf ilio-hypogastrique : L1 ;
- le nerf ilio-inguinal : L1 ;
- le nerf génitofémoral : L1, L2 ;
- le nerf cutané latéral de la cuisse : L2, L3 ;
- le nerf fémoral : L2, L3, L4 ;
- le nerf obturateur : L2, L3, L4 ;
- le tronc lombosacral : L4 (L5).

Les *nerfs ilio-hypogastrique*, *ilio-inguinal* et *génitofémoral* innervent les muscles et la peau de la partie inférieure de l'abdomen, de la partie haute et médiale de la cuisse, et de la région inguinale.

Le *nerf cutané latéral de la cuisse* innerve la peau de la face latérale de la cuisse et une partie des faces antérieure et postérieure de celle-ci.

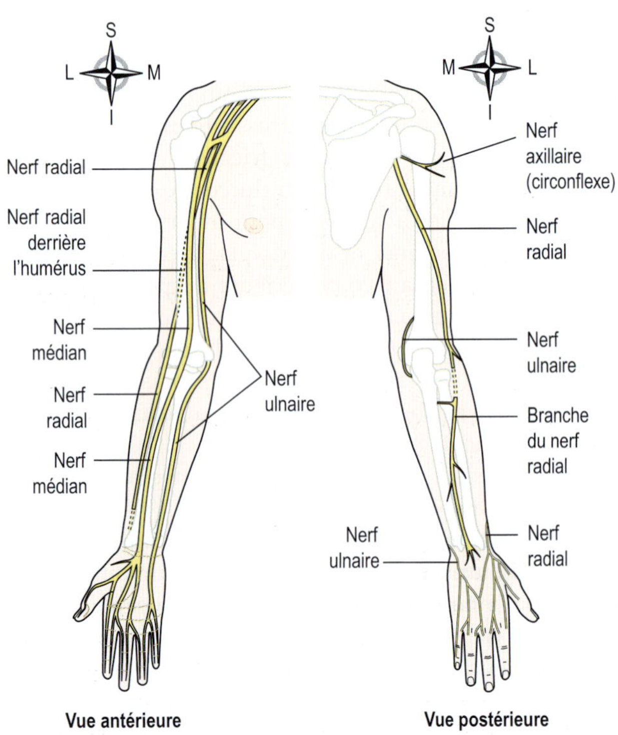

Figure 7.35 Les principaux nerfs du membre supérieur.

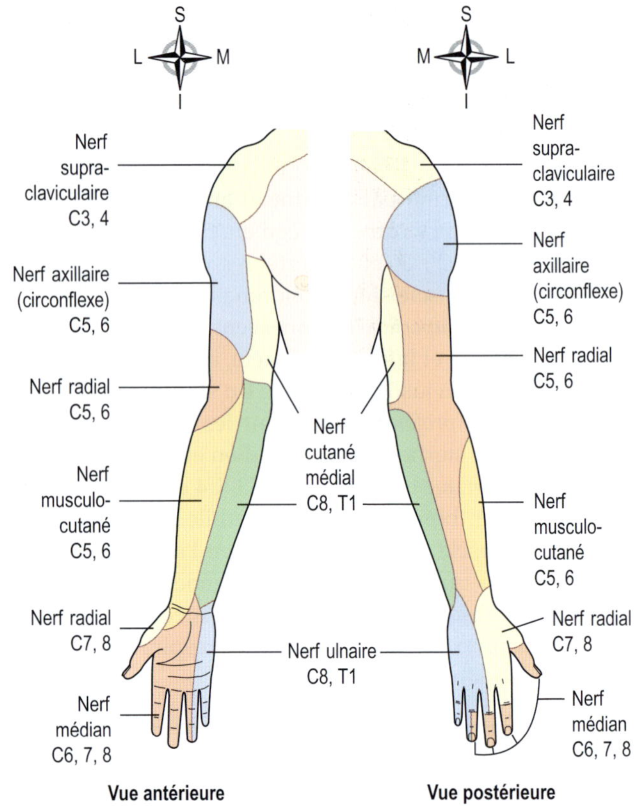

Figure 7.36 Distribution et origines des nerfs cutanés du membre supérieur. Les couleurs permettent de distinguer les dermatomes.

Le *nerf fémoral* est l'une de ses grosses branches. Il passe derrière le ligament inguinal pour entrer dans la cuisse en association étroite avec l'artère fémorale. Il se divise en branches cutanées et branches musculaires pour innerver la peau et les muscles de la partie antérieure de la cuisse. Une de ses branches, le *nerf saphène*, innerve la peau de la partie médiale de la jambe, de la cheville et du pied.

Le *nerf obturateur* innerve les muscles adducteurs de la cuisse et la peau de la partie médiale de la cuisse. Il se termine juste au-dessus du niveau de l'articulation du genou.

Le *tronc lombosacral* descend dans le pelvis, et il contribue à la constitution du plexus sacral.

Plexus sacral (fig. 7.37, 7.38 et 7.39)

Le plexus sacral est formé par le rameau antérieur du tronc lombosacral et de chacun des premier, deuxième et troisième nerfs sacraux. Le tronc lombosacral est formé par le cinquième et une partie du quatrième nerfs lombaux. Il siège dans la paroi postérieure de la cavité pelvienne.

Le plexus sacral se divise en un certain nombre de branches innervant les muscles et la peau du plancher pelvien, les muscles autour de l'articulation de la hanche, et les organes pelviens. En outre, il donne le *nerf sciatique*, qui contient des fibres de L4, L5, S1, S2, S3.

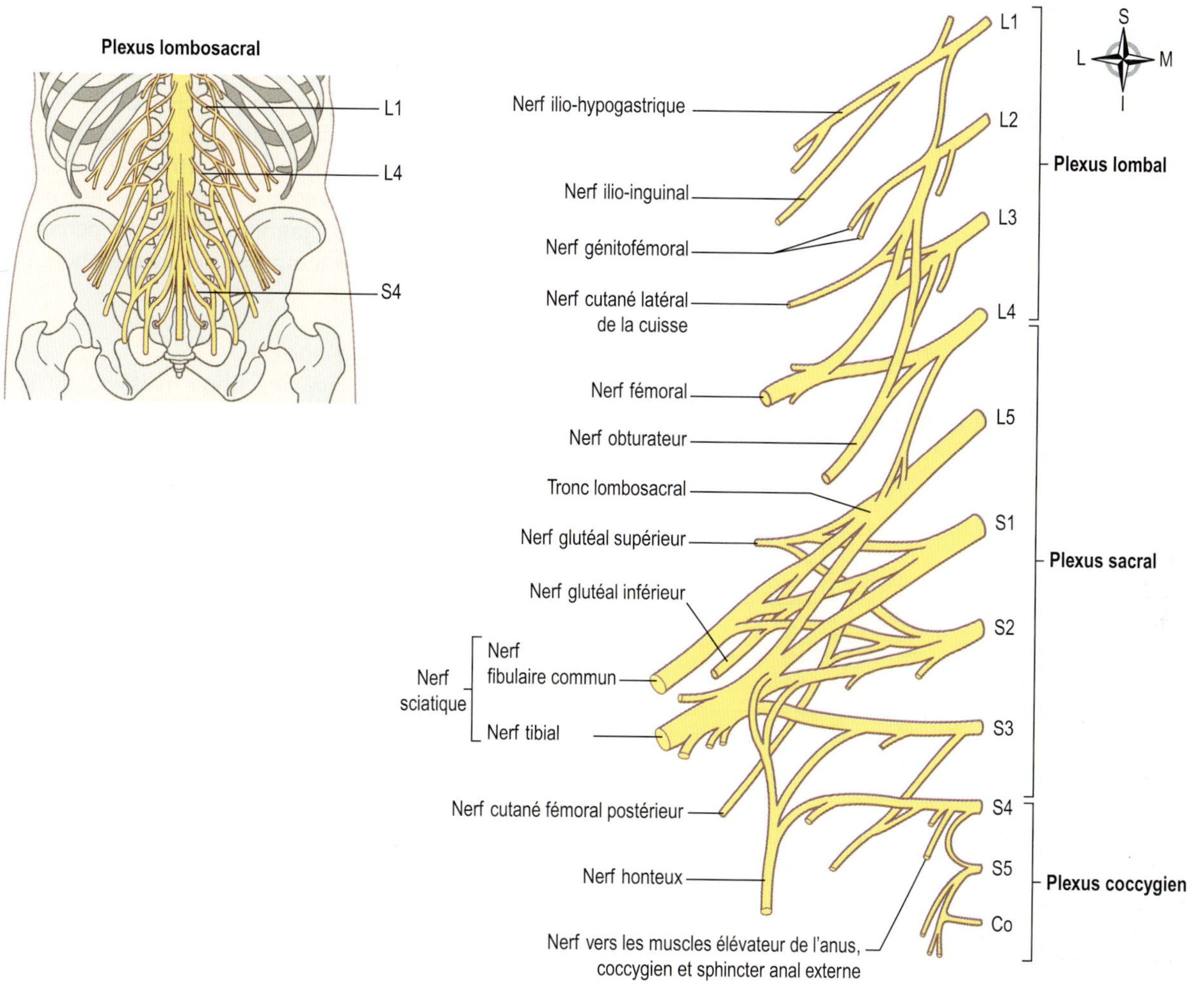

Figure 7.37 Plexus lombosacral et coccygien.

Le *nerf sciatique* est le plus gros nerf du corps. Il a environ 2 cm de largeur à son origine. Il passe par le grand foramen (échancrure) sciatique à la fesse, puis descend dans la partie postérieure de la cuisse, innervant les muscles ischiojambiers. À la hauteur du milieu du fémur, il se divise en nerfs *tibial* et *fibulaire commun*.

Le *nerf tibial* traverse la fosse poplitée, atteint la partie postérieure de la jambe, où il innerve des muscles et la peau. Il passe au-dessous de la malléole médiale pour innerver les muscles et la peau de la plante du pied et des orteils. Une de ses principales branches, le *nerf sural*, innerve les tissus du talon, la face latérale de la cheville et une partie du dos du pied.

Le *nerf fibulaire commun* descend obliquement dans la partie latérale de la fosse poplitée, contourne le col de la fibula et se divise à la partie antérieure de la jambe en nerf *fibulaire profond* (nerf tibial antérieur) et *nerf fibulaire superficiel* (nerf musculocutané). Ces nerfs innervent la peau et les muscles de la partie antérieure de la jambe, ainsi que le dos du pied et des orteils.

La branche périnéale du *nerf honteux* (S2, S3, S4) innerve le sphincter externe de l'anus, le sphincter externe de l'urètre, et la peau adjacente. Les figures 7.38 et 7.39 montrent les principaux nerfs du membre inférieur, les dermatomes des principaux nerfs ainsi que leur origine.

Plexus coccygien (fig. 7.37)

Le *plexus coccygien* est un très petit plexus formé par une partie des quatrième et cinquième nerfs sacraux et par le nerf coccygien. Les nerfs issus de ce plexus vont à la peau de l'aire du coccyx et de l'aire anale.

Nerfs thoraciques

Les nerfs thoraciques *ne forment pas* de plexus. Il y en a 12 paires; les 11 premières sont des *nerfs intercostaux*. Ils passent entre les côtes, innervent les côtes, les muscles intercostaux et la peau qui les recouvre. La 12e paire est celle des *nerfs subcostaux*. Les nerfs thoraciques, du 7e au 12e, innervent aussi les muscles et la peau des parois abdominales postérieure et antérieure.

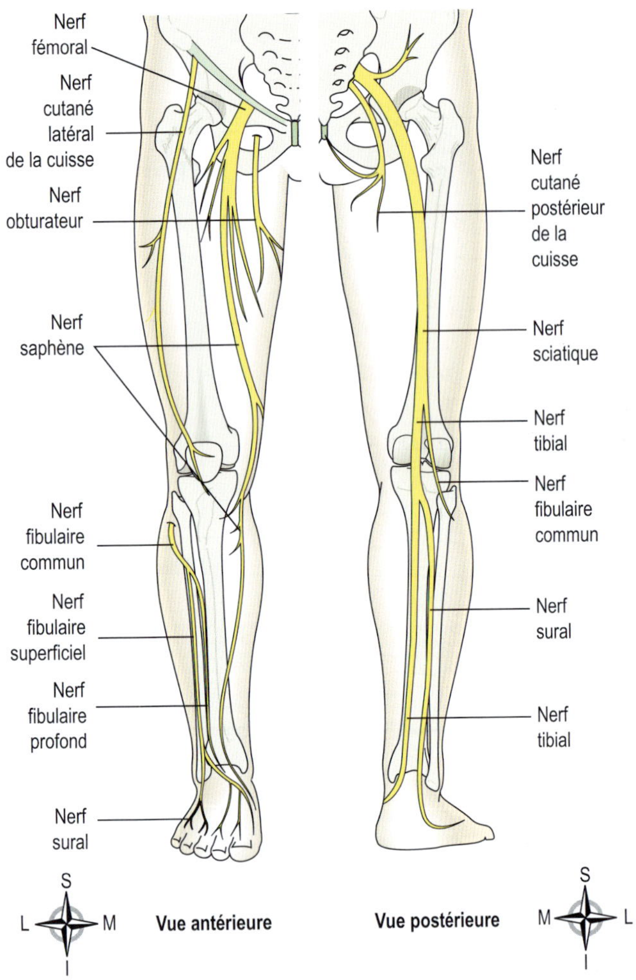

Figure 7.38 Les principaux nerfs du membre inférieur.

Nerfs crâniens (fig. 7.40)

Il y a 12 paires de nerfs crâniens; ils sont sensitifs ou sensoriels, moteurs, ou mixtes. Leur nom indique leur distribution ou leur fonction qui, en général, est en lien avec la tête et le cou. Ils sont numérotés en chiffres romains en fonction de l'ordre dans lequel ils se connectent au cerveau, en commençant par la face antérieure. Ce sont les suivants :

I. Nerf olfactif : sensoriel
II. Nerf optique : sensoriel
III. Nerf oculomoteur : moteur
IV. Nerf trochléaire : moteur
V. Nerf trijumeau : mixte
VI. Nerf abducens : moteur
VII. Nerf facial : mixte
VIII. Nerf vestibulocochléaire (auditif) : sensoriel
IX. Nerf glossopharyngien : mixte
X. Nerf vague : mixte
XI. Nerf accessoire : moteur
XII. Nerf hypoglosse : moteur.

I. Nerf olfactif (sensoriel)

C'est le nerf de l'*odorat*. Ses récepteurs et fibres sensoriels viennent de la partie supérieure de la muqueuse nasale; ses fibres traversent la lame criblée de l'ethmoïde, et atteignent le *bulbe olfactif* (voir fig. 8.23, p. 221). Ces fibres sensorielles s'y articulent avec d'autres neurones (cellules mitrales), dont les axones se dirigent en arrière en suivant le tractus olfactif, et gagnent l'aire de perception de l'odorat dans le lobe temporal de l'hémisphère cérébral homolatéral (Ch. 8).

II. Nerf optique (sensoriel)

C'est le nerf de la *vue*. Ses fibres naissent de la rétine homolatérale, et forment le nerf optique (voir fig. 8.13, p. 214). Celui-ci se dirige en arrière et en dedans, dans la partie postérieure de la cavité orbitaire. Il traverse ensuite le *foramen optique* de l'os sphénoïde, pénètre dans la cavité crânienne et s'unit au nerf optique controlatéral pour former le *chiasma optique*. Celui-ci se poursuit de chaque côté par le *tractus optique* allant au *corps géniculé latéral* du thalamus, où les fibres nerveuses s'articulent chacune avec un deuxième neurone. Les axones de ce deuxième neurone forment les radiations optiques, allant à l'aire visuelle du lobe occipital homolatéral. (NdT : certaines fibres optiques ne vont pas au corps géniculé mais gagnent le tubercule quadrijumeau antérieur et supérieur; là, elles s'articulent avec des cellules dont les axones constituent les voies tectopédonculaire, tectopontique, tectobulbaire et tectospinale, allant à divers noyaux moteurs du tronc cérébral et de la moelle et constituant des voies de réflexes à point de départ oculaire; certains décrivent des fibres allant au cervelet.)

III. Nerf oculomoteur (moteur)

Ce nerf naît d'un noyau mésencéphalique proche de l'aqueduc cérébral. Il innerve :

- quatre des six muscles oculaires extrinsèques, mobilisant le globe oculaire, c'est-à-dire les *muscles droits supérieur*, *médial* et *inférieur*, le *muscle oblique inférieur* (voir tableau 8.1, p. 218);
- les muscles oculaires intrinsèques (NdT : innervation par des fibres parasympathiques) :
  - *muscle ciliaire*, qui modifie la forme du cristallin, changeant la réfraction;
  - *muscle sphincter de la pupille* (ou de l'iris), qui contracte la pupille.
- les *muscles releveurs de la paupière supérieure*.

IV. Nerf trochléaire (moteur)

Ce nerf naît d'un noyau mésencéphalique proche de l'aqueduc cérébral. Il innerve les *muscles obliques supérieurs* de l'œil.

V. Nerf trijumeau (mixte)

Ce nerf contient des fibres motrices et des fibres sensitives; c'est un de plus gros nerfs crâniens. C'est le principal nerf sensitif de la face et du crâne (dont les cavités nasales et

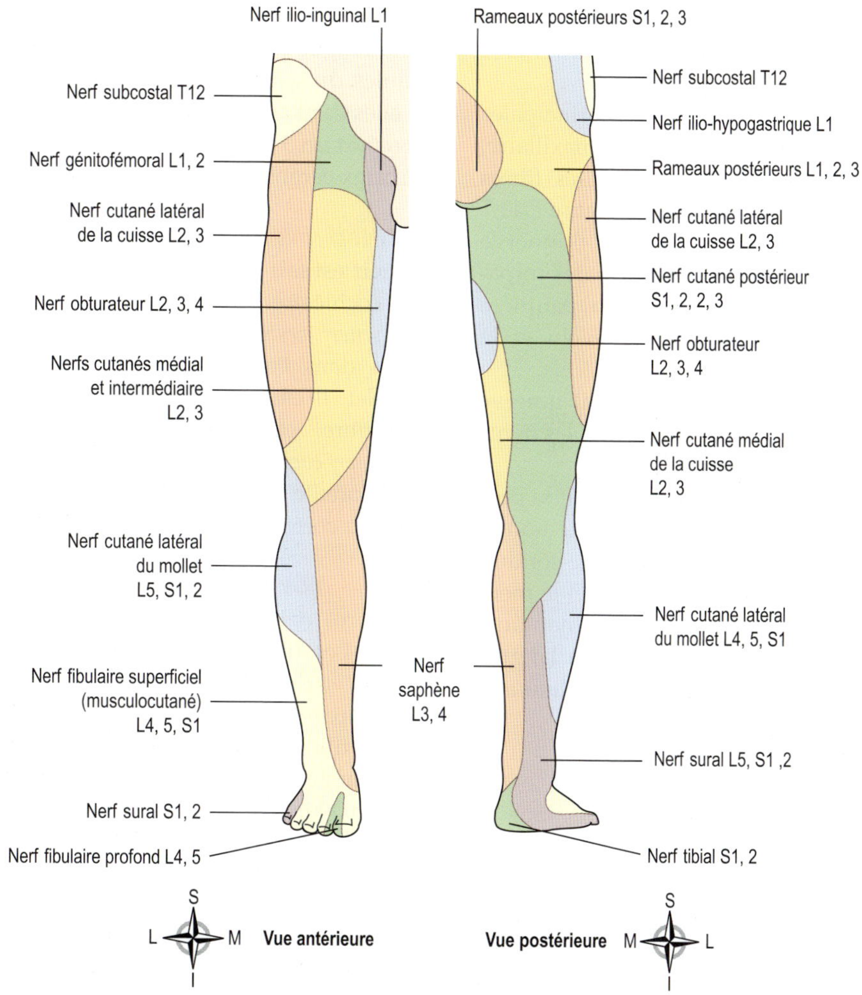

Figure 7.39 Distribution et origines des nerfs cutanés du membre inférieur. Les couleurs permettent de distinguer les dermatomes.

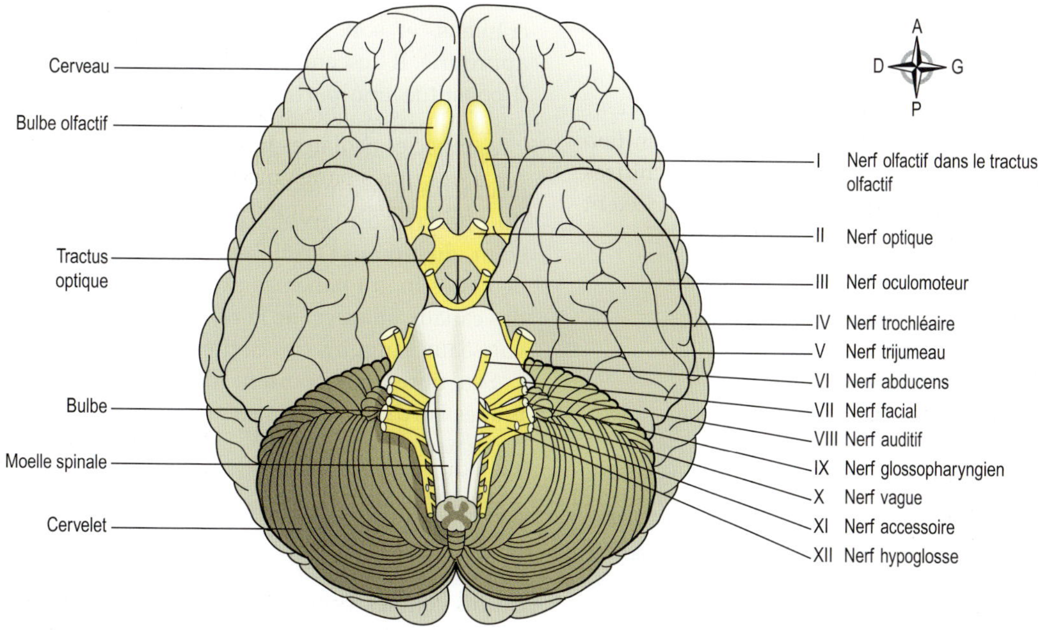

Figure 7.40 Nerfs crâniens et structures associées à la face inférieure du cerveau.

buccale, ainsi que les dents) transmettant des stimulus, par exemple douloureux, thermiques et tactiles. Les fibres motrices stimulent les muscles de la mastication.

Comme son nom l'indique, il existe trois principales branches du nerf trijumeau : ophtalmique, maxillaire, mandibulaire. Les dermatomes innervés par les fibres sensitives du côté droit sont montrés dans la figure 7.41.

Le *nerf ophtalmique* est uniquement sensitif ; il innerve la glande lacrymale (NdT : par des fibres parasympathiques), la conjonctive oculaire, le front, la paupière supérieure, la partie antérieure du cuir chevelu et la muqueuse du nez.

Le *nerf maxillaire* est uniquement sensitif ; il innerve homolatéralement la joue, la gencive supérieure, les dents supérieures et la paupière inférieure.

Le *nerf mandibulaire* est sensitif et moteur. C'est le plus gros des trois nerfs issus du trijumeau. Il innerve homolatéralement les dents et la gencive inférieures, le conduit auditif externe et le tympan, la lèvre inférieure et le menton ainsi que la peau de la région de la branche montante de la mandibule, les deux tiers antérieurs de la langue. Les fibres motrices innervent les muscles homolatéraux de la mastication.

VI. Nerf abducens (moteur)

Ce nerf a son noyau d'origine dans le pont, sous le plancher du quatrième ventricule. Il innerve le *muscle droit latéral* de l'œil homolatéral, entraînant une abduction, comme son nom l'indique.

VII. Nerf facial (mixte)

Ce nerf, à la fois sensitif et moteur, a son noyau d'origine (pour les fibres motrices) à la partie inférieure du pont. Les fibres motrices vont aux muscles homolatéraux de la mimique. Les fibres sensorielles vectent les influx venant des bourgeons du goût situés dans les deux tiers antérieurs de la langue (voir fig. 7.20) (NdT : ces fibres, issues des cellules du ganglion géniculé, gagnent le tronc cérébral où elles s'articulent avec un 2e neurone, allant au thalamus ; il en part un 3e neurone allant à l'aire du goût située dans le cortex cérébral).

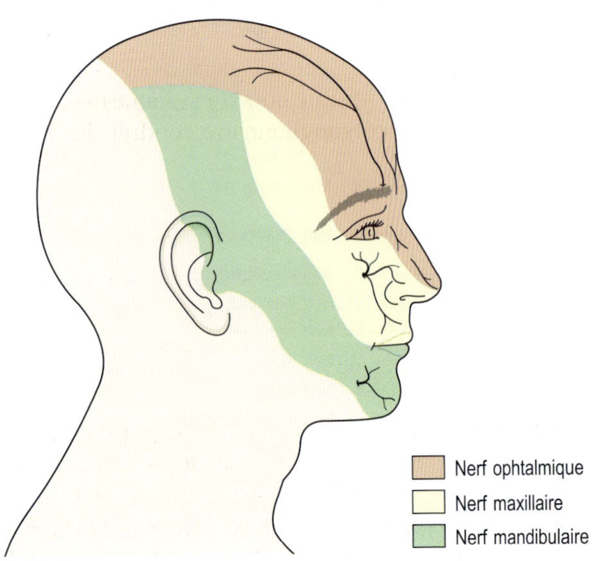

Figure 7.41 Distribution cutanée des principales branches du nerf trijumeau droit.

VIII. Nerf vestibulocochléaire (sensoriel)

Ce nerf est fait de deux parties : le nerf vestibulaire et le nerf cochléaire.

Le *nerf vestibulaire* naît des canaux semi-circulaires situés dans l'oreille interne et véhicule des influx au cervelet. Il est associé au maintien de la posture et de l'équilibre.

Le *nerf cochléaire* naît dans le ganglion spiral (de Corti) dans l'oreille interne et véhicule des influx aux aires auditives du cortex cérébral, où les sons sont perçus.

IX. Nerf glossopharyngien (mixte)

Ses fibres naissent de noyaux cellulaires situés dans le bulbe. Les fibres motrices stimulent les muscles de la langue et du pharynx, et les cellules sécrétrices de la glande parotide (salivaire) homolatérale.

Les fibres sensitives véhiculent la sensibilité somatique du tiers postérieur de la langue, de l'amygdale et du pharynx, ainsi que la sensibilité gustative du tiers postérieur de la langue ; ces sensibilités sont ensuite véhiculés jusqu'aux aires correspondantes du cortex cérébral. Ce nerf joue un rôle important dans la déglutition et dans le réflexe nauséeux. Certaines fibres conduisent les influx à partir du sinus carotidien, qui joue un rôle important dans le contrôle de la pression artérielle.

X. Nerf vague (mixte) (fig. 7.42)

Ce nerf a la distribution la plus étendue parmi les nerfs crâniens, et son nom, qui signifie « vagabond », est approprié. Il descend dans le cou, le thorax et l'abdomen. Il constitue une partie importante du système nerveux parasympathique (voir fig. 7.44).

Ses fibres motrices naissent de noyaux dans le bulbe et innervent les muscles lisses et les glandes sécrétrices du pharynx, du larynx, de la trachée, des bronches, du cœur, du glomus carotidien, de l'œsophage, de l'estomac, de l'intestin, du pancréas exocrine, de la vésicule biliaire, des canaux biliaires, de la rate, du rein, de l'uretère et des vaisseaux sanguins des cavités thoracique et abdominale.

Ses fibres transportent des influx issus des membranes bordant ces mêmes organes, influx qui gagnent le cerveau.

XI. Nerf accessoire (moteur)

Ce nerf naît de cellules formant un noyau dans la moelle cervicale (de C1 à C5 ou C6) (NdT : les fibres qui naissent de ces cellules constituent la racine médullaire du nerf, ou nerf accessoire spinal ; la racine bulbaire, moins importante, est faite de fibres issues d'un noyau dans le

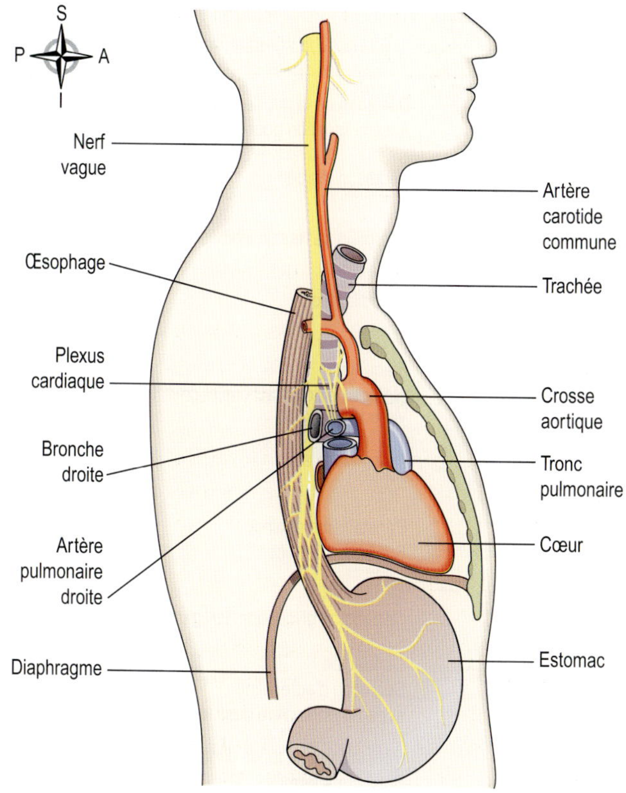

Figure 7.42 **Position du nerf vague dans le thorax, vue depuis le côté droit.**

bulbe; ces deux racines se réunissent hors de l'axe bulbospinal pour former le nerf spinal; celui-ci sort du crâne par le trou jugulaire et se divise aussitôt en deux branches : externe, formée de fibres venant de la racine médullaire; interne, formée de fibres venant de la racine bulbaire). Le nerf accessoire (branche externe de division) innerve les muscles *sternocléidomastoïdien* et *trapèze*; la branche interne rejoint le vague, et innerve les *muscles du pharynx* et du *larynx* dans le cou.

XII. Nerf hypoglosse (moteur)

Ce nerf naît de cellules formant un noyau bulbaire. Il innerve les muscles homolatéraux de la langue, ainsi que les muscles entourant l'os hyoïde; il contribue à la déglutition et à la phonation.

Système nerveux autonome

Le système nerveux autonome (SNA) (NdT : ou système nerveux végétatif), partie du système nerveux non soumise à la volonté (voir fig. 7.1), contrôle les fonctions corporelles involontaires. Bien que la stimulation ne soit pas volontaire, l'individu est parfois conscient de ses effets, par exemple d'une augmentation de la fréquence cardiaque.

Le SNA est divisé en deux parties :

- *sympathique* (de provenance thoracolombale);
- *parasympathique* (de provenance craniosacrale).

Les deux parties fonctionnent de manière intégrée et complémentaire pour maintenir les fonctions involontaires et l'homéostasie. De telles activités comprennent la coordination et le contrôle de la respiration, de la pression artérielle, de l'équilibre hydrique, de la digestion et du métabolisme. L'activité sympathique prédomine dans les situations stressantes car elle prépare le corps à réagir quand un effort est nécessaire. L'activité parasympathique est accrue (et normalement l'activité sympathique diminuée) quand la digestion et les activités corporelles réparatrices prédominent. Ce sont là les similitudes et les différences entre les deux parties. Certaines similitudes sont indiquées dans cette section, puis les deux parties sont décrites.

Comme pour d'autres parties du système nerveux, les effets du contrôle par le SNA sont rapides. Les organes effecteurs sont :

- le muscle lisse, qui contrôle le diamètre des vaisseaux sanguins et des voies aériennes;
- le muscle cardiaque, qui contrôle la fréquence et la force des contractions cardiaques;
- les glandes, qui contrôlent le volume des sécrétions gastro-intestinales.

Les *nerfs efférents (moteurs)* du SNA naissent du cerveau, et émergent à différents niveaux entre le mésencéphale et la région médullaire sacrale. Beaucoup d'entre eux cheminent dans la même gaine que les nerfs périphériques du système nerveux somatique, pour atteindre les organes qu'ils innervent.

Chaque partie a deux neurones efférents entre le système nerveux et les organes effecteurs. Ce sont :

- le neurone préganglionnaire;
- le neurone postganglionnaire.

Le corps cellulaire du neurone préganglionnaire est dans le cerveau ou la moelle spinale. Sa terminaison axonale fait synapse avec le corps cellulaire du neurone postganglionnaire dans un *ganglion autonomique* (NdT : dit aussi « végétatif ») situé hors du système nerveux central. Le neurone postganglionnaire conduit des influx à l'organe effecteur.

Système nerveux sympathique

Comme les neurones préganglionnaires naissent dans la moelle spinale aux niveaux thoracique et lombal, l'autre appellation pour les désigner, efférences thoracolombales, est appropriée (fig. 7.43).

Neurone préganglionnaire. Il a son corps cellulaire dans la *colonne latérale de substance grise* située entre le niveau de la 1re vertèbre thoracique et celui de la 2e ou 3e vertèbre lombale. La fibre nerveuse de cette cellule quitte la moelle par la racine antérieure, et se termine dans un ganglion de la *chaîne latérale de ganglions sympathiques*, ou le traverse pour atteindre un *ganglion prévertébral* (voir ci-après).

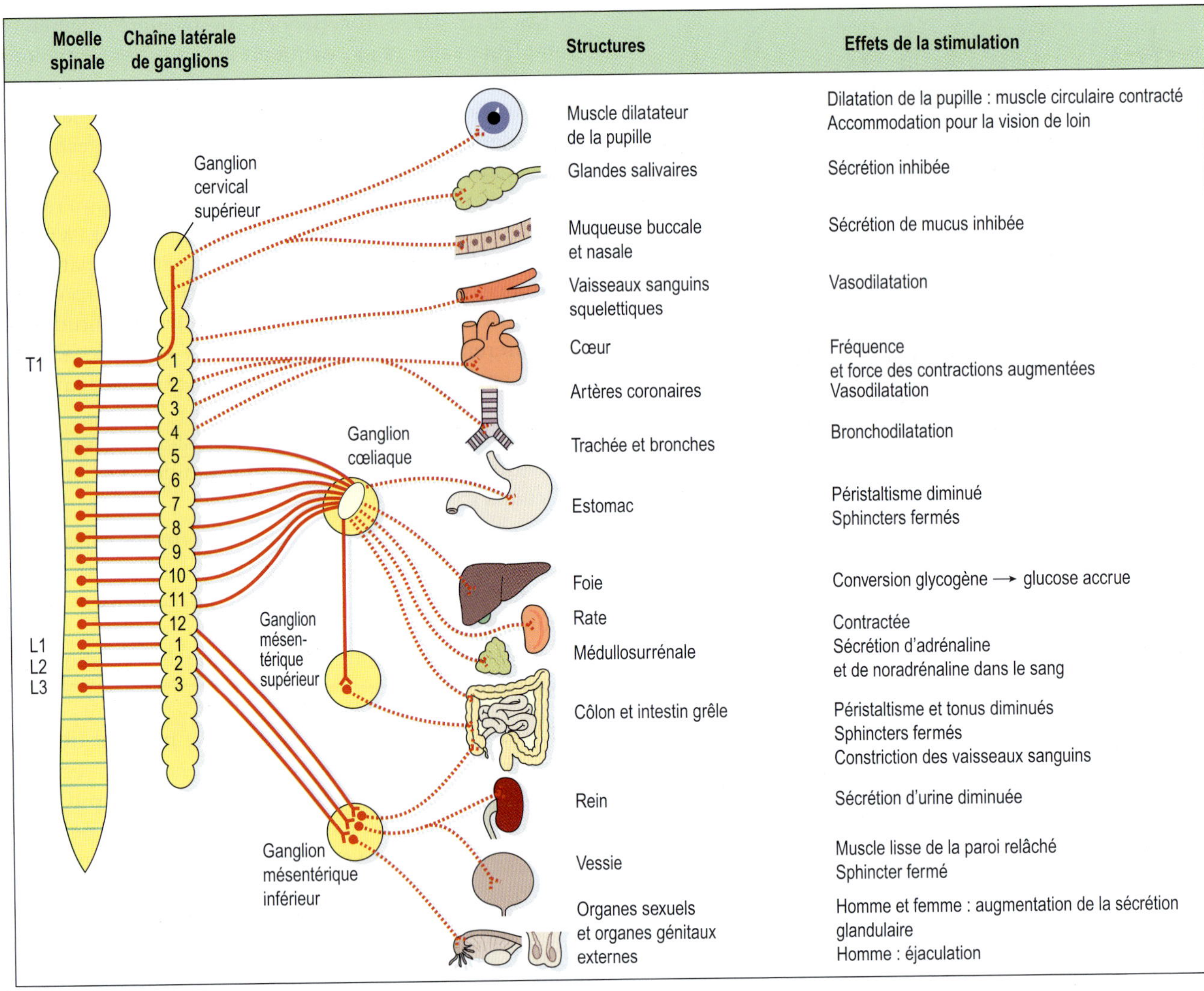

Figure 7.43 Le sympathique : principales structures innervées et effets de la stimulation. En traits rouges, fibres préganglionnaires ; en pointillés, fibres postganglionnaires. Il y a une chaîne ganglionnaire droite, et une autre gauche.

L'acétylcholine est le neurotransmetteur aux ganglions sympathiques.

Neurone postganglionnaire. Il a son corps cellulaire dans un ganglion, et il se termine dans l'organe ou le tissu qu'il innerve. La noradrénaline est habituellement le neurotransmetteur aux organes effecteurs sympathiques. Il existe une importante exception : il n'y a pas d'innervation parasympathique aux glandes de la sudation, à la peau et aux vaisseaux sanguins des muscles squelettiques. Ces structures sont seulement innervées par des neurones postganglionnaires sympathiques, qui sont connus sous le nom de nerfs sympathiques cholinergiques et qui, généralement, ont l'acétylcholine comme neurotransmetteur (voir fig. 7.8).

Ganglion sympathique

Chaînes latérales de ganglions sympathiques. Ces chaînes de ganglions vont de la partie haute du cou au sacrum, chaque chaîne siégeant de part et d'autre des corps vertébraux. Les ganglions sont rattachés entre eux par des fibres nerveuses. Les neurones préganglionnaires qui émergent de la moelle spinale peuvent faire synapse avec le corps cellulaire du neurone postganglionnaire au même niveau, ou ils peuvent traverser (en montant ou en descendant) un ou plusieurs ganglions avant de faire synapse. Par exemple le nerf qui dilate la pupille (NdT : nerf innervant le muscle dilatateur de la pupille) quitte la moelle à hauteur de la première vertèbre thoracique, et remonte la chaîne jusqu'au ganglion cervical supérieur avant d'y faire synapse avec le corps cellulaire du neurone postsynaptique. Les neurones postganglionnaires gagnent ensuite le muscle dilatateur de la pupille.

La disposition des ganglions favorise l'excitation très rapide des nerfs à de multiples niveaux, procurant une réponse sympathique rapide et étendue.

Ganglions prévertébraux. Au nombre de trois, ils sont situés dans la cavité abdominale, près de l'origine de l'artère de même nom :

- ganglion cœliaque ;
- ganglion mésentérique supérieur ;
- ganglion mésentérique inférieur.

Ces ganglions sont faits de corps cellulaires de neurones assez diffusément répartis dans un réseau de fibres nerveuses formant des plexus. Les fibres préganglionnaires sympathiques traversent la chaîne latérale pour atteindre ces ganglions.

Système nerveux parasympathique

Comme dans le système nerveux sympathique, deux neurones (préganglionnaire et postganglionnaire) sont impliqués dans la transmission de l'influx nerveux vers l'organe effecteur (fig. 7.44). L'acétylcholine est le neurotransmetteur aux deux synapses.

Neurone préganglionnaire. Il est habituellement long comparativement à sa partie située dans le système nerveux sympathique. Il a son corps cellulaire soit dans le cerveau, soit dans la moelle spinale. Les neurones préganglionnaires nés dans le cerveau font partie des nerfs crâniens III, VII, IX et X, nés de noyaux du tronc cérébral. Les corps cellulaires du *contingent sacral* sont dans la partie de la colonne latérale de substance grise située à l'extrémité distale de la moelle spinale. Leurs fibres quittent la moelle des segments sacraux 2, 3 et 4. Les fibres nerveuses des neurones préganglionnaires parasympathiques font habituellement synapse avec leurs homologues postganglionnaires au niveau ou près des organes pelviens.

Neurone postganglionnaire. Il est habituellement très court et a son corps cellulaire soit dans un ganglion, soit dans la paroi de l'organe qu'il innerve.

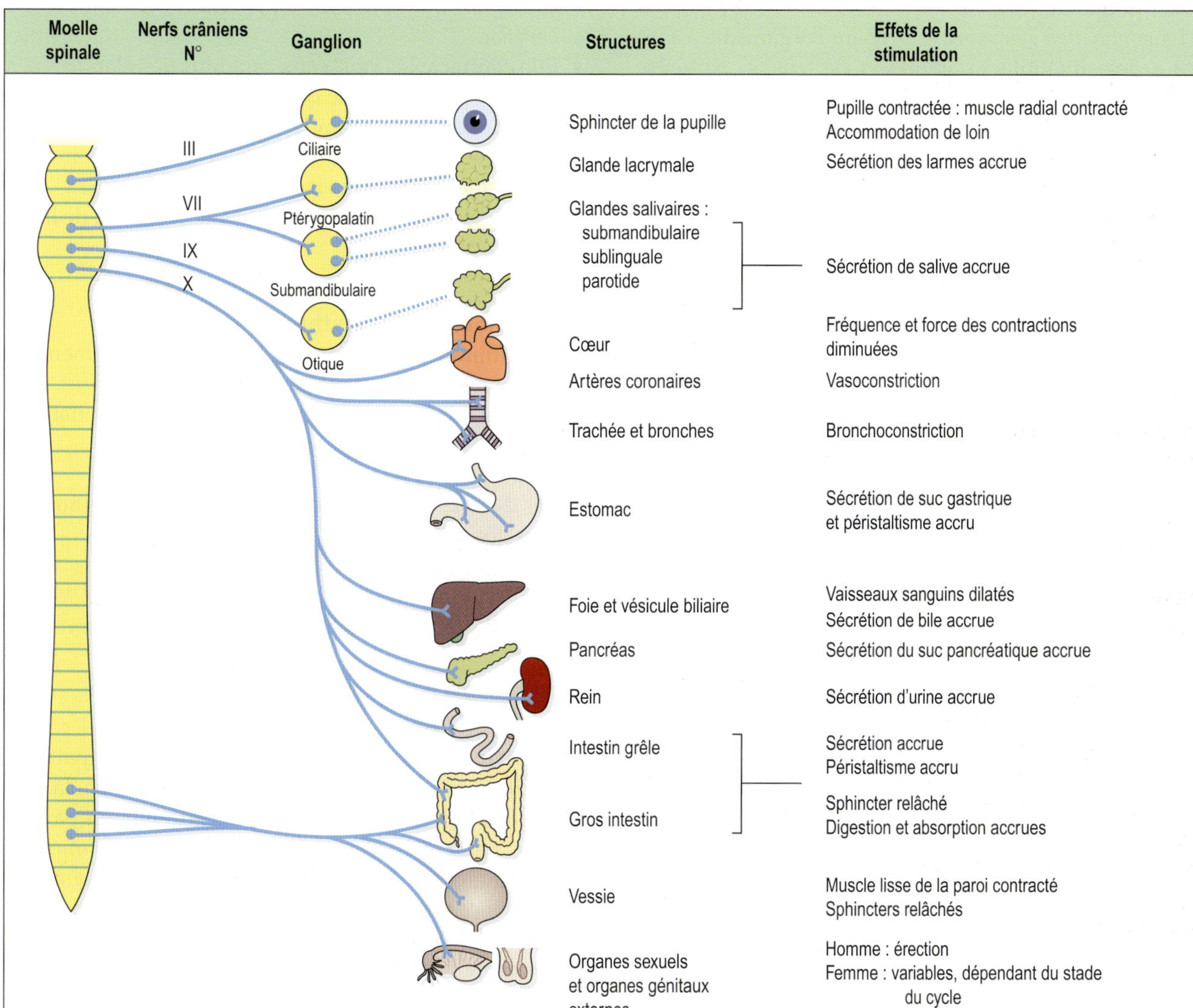

Figure 7.44 Le parasympathique : principales structures innervées et effets de la stimulation. En traits bleus, fibres préganglionnaires ; en pointillés, fibres postganglionnaires. Là où il n'y a pas de pointillés, le neurone postganglionnaire est dans la paroi de la structure.

Fonctions du système nerveux autonome

Le système nerveux autonome est impliqué dans de nombreuses activités réflexes involontaires complexes qui, comme les réflexes précédemment décrits, dépendent non seulement d'influx sensitifs allant au cerveau ou à la moelle spinale, mais aussi d'efflux moteurs. Dans ce cas, l'action réflexe est : soit une contraction rapide, ou l'inhibition d'une contraction, d'un muscle lisse ou du myocarde; soit l'activation, ou l'inhibition, d'une sécrétion glandulaire. Ces activités sont coordonnées inconsciemment dans le tronc cérébral, c'est-à-dire au-dessous du niveau des hémisphères cérébraux. Parfois, les influx sensitifs sont conscients et peuvent entraîner l'inhibition temporaire d'une action réflexe; par exemple, le réflexe de miction peut être inhibé temporairement.

La majorité des organes corporels sont innervés à la fois par des nerfs sympathiques et des nerfs parasympathiques, qui ont des effets complémentaires et parfois opposés finement équilibrés pour assurer le fonctionnement optimal de l'organe.

La *stimulation sympathique* prépare l'organisme à faire face à des situations excitantes et de tension nerveuse, par exemple en renforçant ses défenses en cas de danger et dans les cas d'environnement thermique extrême. Des états émotionnels variés, comme la peur, l'embarras et la colère, provoquent aussi une stimulation sympathique. La stimulation sympathique entraîne la sécrétion par les glandes surrénales d'adrénaline et de noradrénaline dans le courant sanguin. Ces hormones agissent en tant que neurotransmetteurs lorsqu'elles atteignent les organes cibles du système nerveux sympathique. En raison de cet effet, elles potentialisent et maintiennent les effets de la stimulation sympathique. L'on dit que la stimulation sympathique mobilise le corps pour « combattre ou s'enfuir ». La stimulation du cœur, des vaisseaux sanguins et des poumons (voir ci-après) permet au corps de réagir, en le préparant à l'effort. Les autres effets comprennent une augmentation de la vitesse du métabolisme et une augmentation de la conversion du glycogène en glucose. Durant l'effort, par exemple le combat ou la fuite, lorsque les besoins en oxygène et énergétiques des muscles squelettiques sont grandement accrus, ces modifications permettent une réaction rapide du corps pour satisfaire la demande énergétique accrue.

La *stimulation parasympathique* a tendance à ralentir l'activité cardiaque et respiratoire, mais elle stimule l'absorption et la digestion des aliments et les fonctions des systèmes génito-urinaires. Son effet général est celui d'un stimulateur permettant que la digestion et les processus de restauration se produisent tranquillement et de façon paisible.

Normalement, les deux systèmes fonctionnent ensemble pour maintenir des battements cardiaques réguliers, une température normale, et un environnement interne (NdT : milieu intérieur) compatible avec les besoins physiologiques comme avec l'environnement extérieur immédiat.

Effets de la stimulation du SNA

Système cardiovasculaire

Stimulation sympathique

- Elle exerce un effet accélérateur sur le nœud sino-atrial cardiaque, accroissant la fréquence et la force des battements cardiaques.
- Elle dilate les artères coronaires, augmentant l'apport de sang au muscle cardiaque, ce qui accroît l'apport en oxygène et en nutriments ainsi que l'enlèvement des produits métaboliques de déchet, accroissant ainsi la capacité de travail du muscle.
- Elle dilate les vaisseaux sanguins vascularisant les muscles squelettiques, ce qui a les mêmes effets que ceux décrits ci-dessus sur le muscle cardiaque.
- Elle élève la résistance périphérique et la pression artérielle en contractant les petites artères et les artérioles de la peau. De cette façon, un apport sanguin accru est disponible pour les tissus très actifs, tels que le muscle squelettique, le cœur, le cerveau.
- Elle contracte les vaisseaux sanguins des glandes sécrétoires du système digestif. Cela augmente le volume de sang disponible pour la circulation dans les vaisseaux sanguins dilatés, par exemple le muscle cardiaque, les muscles squelettique.
- Elle accélère la coagulation du sang en raison de la vasoconstriction.

Stimulation parasympathique

- Elle diminue la fréquence et la force des battements cardiaques.
- Elle entraîne la constriction des artères coronaires, réduisant ainsi l'apport de sang au muscle cardiaque.
- Pas d'effet sur les vaisseaux sanguins destinés aux muscles squelettiques.

Le système nerveux parasympathique a peu ou pas d'effets sur les vaisseaux sanguins, sauf sur les artères coronaires.

Système respiratoire

Stimulation sympathique. La stimulation sympathique entraîne le relâchement du muscle lisse et, donc, la dilatation des voies aériennes (*bronchodilatation*), en particulier des bronchioles, permettant ainsi l'entrée d'une plus grande quantité d'air à chaque inspiration, et elle accroît la fréquence respiratoire. En conjonction avec l'augmentation de la fréquence cardiaque, la prise d'oxygène et l'élimination de dioxyde de carbone sont accrues.

Stimulation parasympathique. Elle provoque la contraction du muscle lisse dans les parois des voies aériennes, entraînant une *bronchoconstriction*.

Systèmes digestif et urinaire

Stimulation sympathique

- Le *foie* augmente la conversion de glycogène en glucose, faisant que davantage d'hydrate de carbone est immédiatement disponibles pour fournir de l'énergie.
- L'*estomac* et l'*intestin grêle*. La contraction des muscles lisses (péristaltisme) et la production des sécrétions sont inhibées, ralentissant la digestion, la mobilité digestive et l'absorption des aliments, tandis que le tonus des muscles sphinctériens est accru.
- Les *glandes surrénales* sont stimulées à sécréter de l'adrénaline et de la noradrénaline, qui potentialisent et maintiennent les effets de la stimulation sympathique dans tout le corps.
- *Sphincters urétral* et *anal*. Le tonus musculaire de ces sphincters est accru, inhibant la miction et la défécation.
- La *paroi vésicale* se relâche.
- Le *métabolisme de base* est très augmenté.

Stimulation parasympathique

- Le *foie*. La sécrétion de bile est accrue.
- L'*estomac* et l'*intestin grêle*. La motilité et la sécrétion sont augmentées, de même que le rythme de la digestion et de l'absorption des aliments.
- Le *pancréas*. La sécrétion du suc pancréatique est accrue.
- *Sphincters urétral* et *anal*. Le relâchement du sphincter urétral interne s'accompagne de la contraction du muscle de la paroi vésicale, et la miction se produit. Un relâchement semblable du sphincter interne de l'anus s'accompagne de la contraction du muscle de la paroi rectale, et la défécation se produit. Dans les deux cas, le relâchement du sphincter externe est volontaire.
- Les *glandes surrénales*. Pas d'effet.
- Le *métabolisme de base*. Pas d'effet.

Œil

Stimulation sympathique. La stimulation sympathique entraîne la contraction des fibres radiaires du muscle dilatateur de la pupille, dilatant la pupille. La rétraction du muscle releveur des paupières élève la paupière supérieure, les yeux largement ouverts donnant alors un aspect de vivacité et d'excitation. Le muscle ciliaire, qui contrôle l'épaisseur du cristallin, est légèrement relâché, facilitant la vision de loin.

Stimulation parasympathique. La stimulation parasympathique entraîne la contraction des fibres musculaires circulaires du muscle sphincter de la pupille (ou de l'iris), entraînant la constriction de la pupille. Les paupières tendent à se fermer, donnant l'apparence du sommeil. Le muscle ciliaire se contracte, facilitant la vision de près.

Peau

Stimulation sympathique

- Elle augmente la sécrétion de sueur, ce qui entraîne plus de perte de chaleur en raison de l'augmentation de l'activité du muscle squelettique.
- Elle contracte le muscle érecteur du poil (dans les follicules pileux de la peau), donnant un aspect de chair de poule.
- Elle produit la constriction des vaisseaux sanguins périphériques, augmentant l'apport sanguin aux organes actifs, par exemple le cœur et le muscle squelettique.

Il n'y a pas d'innervation parasympathique de la peau. Certaines fibres sympathiques sont adrénergiques, responsables de vasoconstriction, d'autres sont cholinergiques, à l'origine de vasodilatation (voir fig. 7.8, p. 159).

Influx afférents venant des viscères

Les fibres sensitives venant des viscères suivent les fibres autonomiques, et elles sont parfois appelées *afférents autonomiques*. Les influx qu'elles transmettent sont associés :

- à des réflexes viscéraux, habituellement inconscients ; par exemple réflexes de toux ou concernant la pression artérielle (barorécepteurs) ;
- à une sensation par exemple de faim, de soif, de nausée, sexuelle, de distension rectale ou vésicale ;
- à la douleur viscérale.

Douleur viscérale

Normalement, les viscères sont insensibles à la section, à la brûlure et à l'écrasement. Cependant, une sensation de douleur sourde, mal localisée, est ressentie quand :

- des nerfs viscéraux sont étirés ;
- un grand nombre de fibres sont stimulées ;
- une ischémie avec accumulation locale de métabolites est présente ;
- la sensibilité des terminaisons nerveuses aux stimulus douloureux est accrue, par exemple pendant une inflammation.

Si la cause de la douleur, par exemple une inflammation, affecte la couche pariétale d'une séreuse (plèvre, péritoine, voir p. 48), la douleur est aiguë et facilement localisée au site de l'inflammation. Cela est dû au fait que les nerfs périphériques spinaux (somatiques) innervant les tissus superficiels innervent aussi la couche pariétale séreuse. Ils transmettent les influx au cortex cérébral, où une *douleur somatique* est perçue et localisée avec précision. L'appendicite est un exemple de ce type de douleur. Initialement, elle est sourde et vaguement localisée vers la ligne médiane de l'abdomen. Avec l'évolution de l'affection, le péritoine pariétal devient impliqué, et une douleur

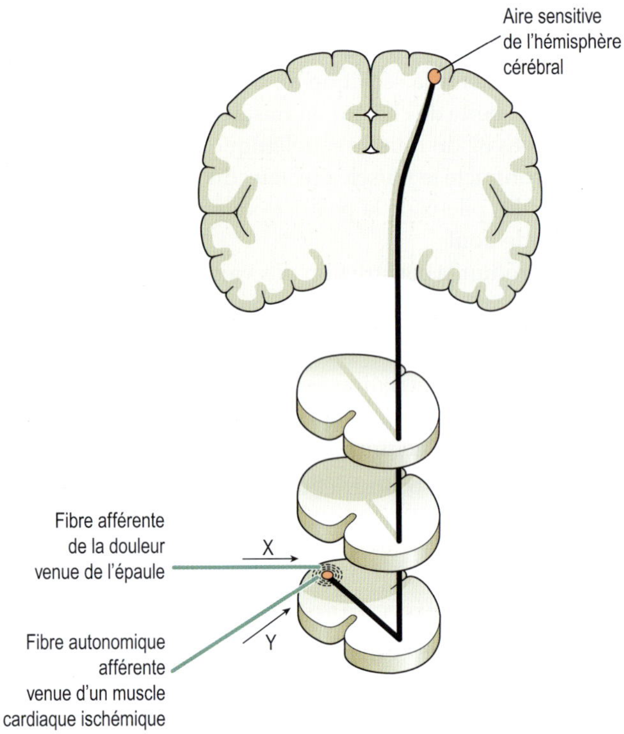

Figure 7.45 Douleur projetée. Le tissu cardiaque ischémique génère des influx dans le nerf Y qui stimule le nerf X, et la douleur est perçue dans l'épaule.

aiguë est clairement localisée dans la fosse iliaque droite, c'est-à-dire à l'appendice.

Douleur projetée (fig. 7.45)

Dans certains cas de maladie viscérale, une douleur peut être perçue dans des tissus superficiels distants de son site d'origine, c'est-à-dire comme douleur projetée. Cela se produit quand des fibres sensitives venant de l'organe affecté entrent dans le même segment de la moelle spinale que des nerfs somatiques, c'est-à-dire venant de tissus superficiels. On pense que le nerf sensitif de l'organe lésé stimule le nerf qui lui est étroitement associé dans la moelle spinale, et qu'il transmet ses influx à l'aire sensitive du cortex cérébral où la douleur est perçue comme provenant de l'aire innervée par le nerf somatique. Des exemples de douleur projetée sont donnés dans le tableau 7.3.

Tableau 7.3 Douleur projetée

Tissu d'origine de la douleur	Siège de la douleur projetée
Cœur	Épaule gauche
Foie Voies biliaires	Épaule droite
Rein Uretère	Lombe et aine
Utérus	Bas du dos
Organes génitaux masculins	Partie basse de l'abdomen
Hernie discale	Membre inférieur

Effets du vieillissement sur le système nerveux

Objectif pédagogique

Après avoir étudié ce paragraphe, vous devriez être capable :

- de décrire les effets du vieillissement sur le système nerveux.

Comme les neurones ne sont pas remplacés après la naissance, il se produit une diminution naturelle de leur nombre avec l'âge. Cependant, il en existe une réserve considérable, ce qui signifie que les fonctions cognitives ne sont pas nécessairement altérées. Le cerveau des personnes âgées a une taille généralement diminuée et il pèse moins lourd ; les gyrus deviennent plus étroits et les sillons plus larges. Chez les personnes âgées, des *plaques*, qui correspondent à l'accumulation de matériel protéique, sont souvent retrouvées autour des neurones du SNC et des *enchevêtrements neurofibrillaires* peuvent se développer à l'intérieur, leur importance étant inconnue.

Une diminution du flux sanguin peut intervenir sur le long terme dans les artères qui vascularisent le cerveau (*athérome* et *artériosclérose*, Ch. 4), leurs parois pouvant plus facilement se rompre. Si cela se produit, les lésions causées aux tissus cérébraux proches entraînent le développement des signes et symptômes d'un *accident vasculaire cérébral* (p. 190).

Le contrôle moteur des mouvements précis diminue, ce qui implique que les personnes âgées mettent plus de temps que les sujets jeunes à accomplir les actions motrices et qu'elles sont davantage susceptibles de chuter. La vitesse de conduction nerveuse se ralentit, ce qui peut contribuer à un contrôle moins efficace de la vasodilatation, de la vasoconstriction et du réflexe barorécepteur, par exemple (voir Ch. 5).

La mémoire du passé récent devient typiquement plus difficile d'accès, mais les souvenirs anciens, dont les capacités de résolution de problème, demeurent intacts, la personne pouvant généralement y accéder. Pour des raisons inconnues, certaines personnes âgées sont bien plus invalidées que d'autres par des modifications progressives du SNC, par exemple par une *démence* (p. 190).

Les effets du vieillissement sur les sens sont presque toujours retrouvés ; ils sont abordés au chapitre 8. La thermorégulation est traitée au chapitre 14.

Affections cérébrales

Objectifs pédagogiques

Après avoir étudié ce paragraphe, vous devriez être capable :

- d'énumérer les causes d'hypertension intracrânienne (HIC);
- d'indiquer les effets de l'HIC sur les fonctions cérébrales, et les modifications des signes vitaux qu'elle peut entraîner;
- d'indiquer quelles sont les lésions cérébrales des différents types de traumatisme crânien;
- de décrire quatre complications des traumatismes crâniens;
- d'expliquer les effets de l'hypoxie et de l'attaque cérébrales;
- de faire état des causes et des effets de la démence;
- d'indiquer les effets de la maladie de Parkinson sur les fonctions corporelles.

Hypertension intracrânienne

C'est une complication très grave de nombreuses affections cérébrales. Le crâne constitue une cavité rigide dans laquelle se trouvent : le cerveau, des vaisseaux sanguins et le liquide cérébrospinal. L'augmentation du volume de l'un de ceux-ci entraîne une élévation de la pression intracrânienne (PIC).

Les effets de cette dernière sont parfois plus sérieux que les autres effets de l'affection causale, par exemple en interrompant l'apport de sang au cerveau ou en déformant celui-ci, en particulier quand la PIC s'élève rapidement. Une élévation progressive de la PIC laisse le temps aux mécanismes compensateurs de s'installer; il s'agit d'une légère réduction du volume du sang circulant et du LCS. Plus l'élévation de la PIC est lente, plus la compensation est efficace.

L'élévation de la PIC s'accompagne de bradycardie et d'hypertension artérielle. Quand la compensation atteint sa limite, une nouvelle augmentation légère de la PIC est suivie d'une réduction soudaine et habituellement sérieuse du flux sanguin cérébral, du fait de la défaillance de l'autorégulation. Il en résulte une hypoxie et une élévation du taux sanguin local de dioxyde de carbone, entraînant une dilatation artériolaire cérébrale, qui elle-même accroît la PIC. Cela conduit à une perte rapide et progressive de neurones fonctionnels, qui aggrave la bradycardie et l'hypertension. L'hypoxie cérébrale, en s'accentuant, entraîne une *paralysie vasomotrice* et la mort.

Les causes de l'HIC sont décrites dans les pages suivantes; elles comprennent :

- l'œdème cérébral;
- l'hydrocéphalie, accumulation de LCS en excès;
- les lésions expansives intracrâniennes, par exemple :
  - hémorragie ou hématome (traumatique ou spontané);
  - tumeurs (primaires ou secondaires).

Des lésions expansives peuvent apparaître dans le cerveau ou dans les méninges; elles peuvent léser le cerveau de diverses façons (fig. 7.46).

Effets de l'HIC

Déplacement du cerveau

Les lésions entraînant un déplacement sont habituellement unilatérales, mais elles peuvent être bilatérales. De telles lésions peuvent entraîner :

- une *hernie* (déplacement d'une partie du cerveau hors de son compartiment normal; NdT : encore appelée engagement cérébral) de l'hémisphère cérébral entre le corps calleux et le bord libre de la faux du cerveau

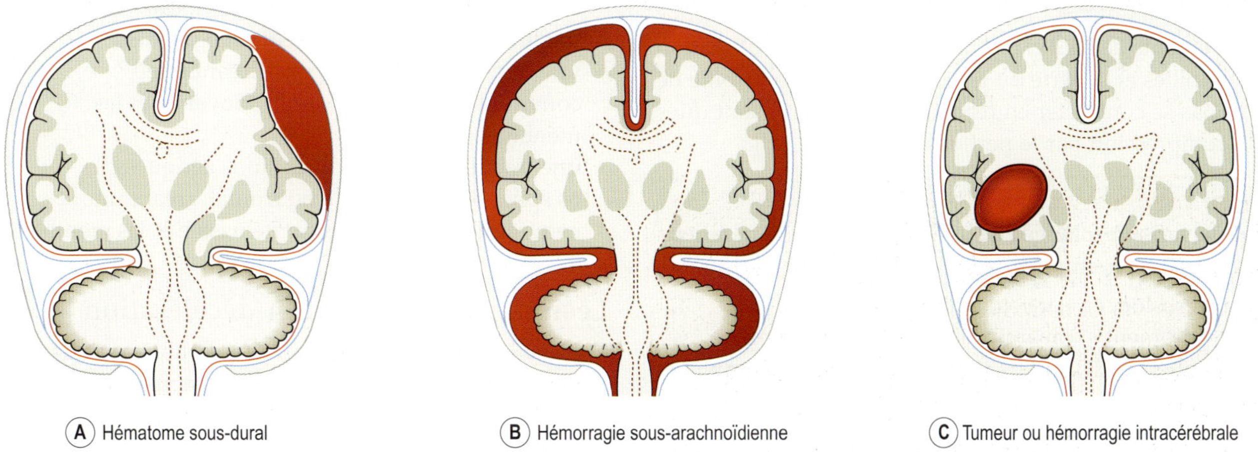

Figure 7.46 Effets des différents types de lésion expansive intracrânienne. A. Hématome sous-dural. **B.** Hémorragie sous-arachnoïdienne. **C.** Tumeur ou hémorragie intracérébrale.

du même côté (NdT : hernie du gyrus cingulaire, ou circonvolution du cingulum, ou circonvolution du corps calleux);
- une hernie cérébrale entre le pont et le bord libre de la tente du cervelet du même côté (NdT : hernie transtentorielle soit du lobe antérieur du cervelet, soit de l'uncus de l'hippocampe);
- la compression de l'espace subarachnoïdien et l'aplatissement des circonvolutions cérébrales;
- la déformation des ventricules et de leurs conduits;
- la hernie du cervelet par le foramen magnum (NdT : hernie des amygdales cérébelleuses);
- la protrusion (engagement) du bulbe au travers du foramen magnum.

Obstruction à la circulation du LCS

Les ventricules ou leurs conduits peuvent être déplacés, ou un conduit peut être obstrué. Les effets dépendent de la position de la lésion; par exemple, la compression de l'aqueduc du mésencéphale entraîne une dilatation du troisième ventricule et des ventricules latéraux, et un nouvel accroissement de la PIC.

Lésions vasculaires

Des vaisseaux sanguins peuvent être étirés ou comprimés, ce qui entraîne :

- une hémorragie quand un vaisseau sanguin étiré se rompt;
- une ischémie et un infarctus quand un vaisseau est comprimé suffisamment;
- un œdème papillaire (œdème du disque optique, ou papille) par compression de la veine située dans la gaine du nerf optique, là où il passe dans l'espace subarachnoïdien.

Lésions nerveuses

Les centres vitaux dans le bulbe peuvent être lésés quand l'élévation de la PIC entraîne l'engagement du bulbe dans le trou occipital. Des nerfs crâniens étirés peuvent être lésés, en particulier le nerf oculomoteur (III) et le nerf abducens (VI), ce qui entraîne des troubles des mouvements de l'œil et de l'accommodation. La dilatation des pupilles et la perte du réflexe pupillaire (la pupille ne peut pas se contracter en réaction à la lumière) sont dues à la compression par le nerf oculomoteur.

Modifications osseuses

Une élévation prolongée de la PIC entraîne des altérations osseuses, par exemple :

- une érosion, en particulier du sphénoïde;
- un étirement et un amincissement osseux chez les enfants si l'HIC apparaît avant l'ossification complète.

Œdème cérébral

Un œdème (p. 131) se produit quand il existe un excès de liquide dans les tissus cérébraux et/ou dans les espaces interstitiels. Dans le cerveau, il s'agit d'un œdème cérébral, lequel entraîne une élévation de la pression intracrânienne. Il est associé à :

- un traumatisme crânien;
- une hémorragie intracrânienne;
- une infection, des abcès cérébraux;
- une hypoxie;
- une ischémie, des infarctus locaux;
- une tumeur;
- une inflammation du cerveau ou de ses méninges;
- une hypoglycémie (p. 252).

Hydrocéphalie

Dans cette affection, le volume du LCS est anormalement élevé, avec habituellement augmentation de la PIC. Une obstruction à la circulation du LCS en est la principale cause. L'hydrocéphalie est dite *communicante* quand le LCS passe librement du système ventriculaire à l'espace subarachnoïdien, et *non communicante* sinon, c'est-à-dire qu'une obstruction dans le système ventriculaire, les orifices ou les conduits est présente (voir fig. 7.15).

Une augmentation du volume crânien survient chez l'enfant dont l'ossification du crâne n'est pas complète mais, malgré cela, les ventricules se dilatent, ce qui étire et amincit le cerveau. Si l'hydrocéphalie se produit quand l'ossification est complète, elle entraîne une HIC marquée et la destruction de tissu nerveux.

Traumatismes crâniens

Une lésion cérébrale peut être sérieuse même s'il n'y a aucun signe extérieur de traumatisme. Au siège du traumatisme, il peut y avoir :

- une plaie du cuir chevelu, avec une hémorragie entre le scalp et les os du crâne;
- des lésions des méninges et/ou du cerveau sous-jacents, avec hémorragie locale intracrânienne;
- une fracture du crâne avec enfoncement (NdT : embarrure), entraînant des lésions locales des méninges et du tissu cérébral sous-jacents;
- une fracture de l'os temporal créant une communication entre l'oreille moyenne et les méninges;
- une fracture impliquant les sinus aériques des os sphénoïde, ethmoïde ou frontal, créant une communication entre la cavité nasale et les méninges.

Lésions par accélération-décélération

Comme le cerveau flotte relativement librement dans un « coussin » de LCS, une accélération ou une décélération soudaines ont un effet d'inertie sur le cerveau. Par exemple, quand un véhicule s'arrête soudainement, les passagers sont projetés vers l'avant; la tête bouge ensuite vers l'avant ou vers l'arrière tout en étant reliée au reste du corps, ce qui entraîne des lésions du cerveau au siège de l'impact, si celui-ci bouge dans le crâne. Dans les lésions par *contrecoup*, la lésion cérébrale est plus sévère du côté opposé au site de l'impact. D'autres lésions incluent :

- des lésions des cellules nerveuses, habituellement des lobes frontal et pariétal, dues au mouvement du cerveau sur la surface rugueuse des os de la base du crâne ;
- des lésions des fibres nerveuses par étirement, en particulier lors des mouvements de rotation brutale de la tête ;
- des hémorragies dues à la rupture de vaisseaux sanguins de l'espace subarachnoïdien du côté opposé à l'impact, ou de petites hémorragies diffuses après mouvement brusque de rotation.

Complications des traumatismes crâniens

Si l'individu survit aux effets immédiats du traumatisme, des complications peuvent se développer dans les heures ou les jours qui suivent. Elles sont parfois la seule indication d'une lésion sérieuse due à un traumatisme apparemment banal. Elles peuvent augmenter la PIC, les lésions cérébrales, ou fournir une porte d'entrée à l'infection.

Hémorragies intracrâniennes traumatiques

Des hémorragies peuvent survenir, entraînant des lésions cérébrales secondaires siégeant au site du traumatisme ou du côté opposé du cerveau, ou des lésions cérébrales diffuses. Si le saignement persiste, un hématome expansif accroît la PIC, comprimant le cerveau.

Hémorragie extradurale. Elle peut succéder à un traumatisme direct ayant ou non entraîné une fracture. L'individu peut guérir rapidement, et les manifestations d'une élévation de la PIC n'apparaissent souvent que plusieurs heures plus tard, quand l'hématome augmente et que la couche externe de la dure-mère est clivée de l'os. L'hématome croît rapidement quand des vaisseaux sanguins artériels sont lésés (NdT : il s'agit le plus souvent d'une branche de l'artère méningée moyenne). Une fracture est rare chez l'enfant car les os du crâne sont encore relativement mous et les sutures crâniennes ne sont pas encore fermées. L'hématome reste habituellement localisé.

Hémorragie sous-durale aiguë. Elle est due au saignement de petites veines de la dure-mère, ou de veines plus grosses entre les couches de la dure-mère avant qu'elles ne déterminent les sinus veineux. Le sang peut s'étendre dans l'espace subdural d'un hémisphère cérébral, ou des deux (fig. 7.46A). Il peut y avoir en même temps une hémorragie sous-arachnoïdienne (fig. 7.46B), en particulier en cas de contusions et de lacérations cérébrales étendues.

Hématome sous-dural chronique. Il peut survenir des semaines ou des mois après un traumatisme mineur, et il n'y a parfois aucun antécédent de traumatisme. Il se produit le plus souvent chez des personnes présentant une certaine atrophie cérébrale, par exemple chez des personnes âgées ou alcooliques. Les manifestations d'HIC peuvent être retardées quand le volume cérébral est diminué. L'hématome augmente progressivement de taille en raison de petites hémorragies répétées ; il entraîne une légère inflammation chronique et l'accumulation d'un exsudat inflammatoire. Avec le temps, il devient isolé par une paroi de tissu fibreux.

Hémorragie intracérébrale ou œdème cérébral. Ils surviennent après contusion, lacération ou cisaillement cérébraux, dus à l'accélération ou à la décélération, en particulier lors des mouvements de rotation.

L'*œdème cérébral* (p. 192) est une complication fréquente des contusions cérébrales, entraînant une élévation de la PIC et une hypoxie aggravant les lésions cérébrales.

Méningite

(Voir p. 196.)

Épilepsie post-traumatique

L'épilepsie post-traumatique se traduit par des crises convulsives. Elle peut apparaître dans la première semaine ou les premiers mois qui suivent le traumatisme. Une apparition précoce s'observe surtout après des traumatismes sévères, encore que le traumatisme ait pu paraître banal chez l'enfant. Après fracture avec enfoncement ou volumineux hématome, l'épilepsie tend à apparaître plus tard.

États végétatifs

Ces états sont la conséquence de lésions corticales graves. La personne paraît éveillée et a des cycles veille-sommeil ; cependant, il n'existe pas de signes de conscience ni de réactions à l'environnement externe. Comme le tronc cérébral demeure intact, les centres vitaux continuent de fonctionner ; par exemple, la respiration et la pression artérielle sont maintenues. Un tel état est considéré comme permanent s'il n'y a pas de récupération 12 mois après un traumatisme ou plus de 6 mois après tout autre cause.

Hypoxie cérébrale

L'hypoxie peut être due :

- à des altérations de l'autorégulation de l'apport de sang au cerveau ;
- à des affections des vaisseaux sanguins cérébraux.

Quand la pression artérielle moyenne tombe vers 60 mmHg, les mécanismes d'autorégulation du flux sanguin cérébral par ajustement du calibre des artérioles deviennent insuffisants. La baisse rapide de l'apport de sang au cerveau entraîne une hypoxie et une carence en glucose. Si une hypoxie sévère dure plus de quelques minutes, des lésions cérébrales irréversibles apparaissent. Les neurones sont touchés en premier, puis les cellules de la névroglie, et plus tard encore les méninges ainsi que les vaisseaux sanguins sont atteints. Les circonstances dans lesquelles l'autorégulation se révèle défaillante sont :

- l'arrêt cardiorespiratoire ;
- l'hypotension sévère soudaine ;
- l'intoxication par le monoxyde de carbone ;
- l'hypercapnie (excès de dioxyde de carbone dans le sang) ;
- le surdosage médicamenteux, par exemple par des narcotiques, des hypnotiques, des analgésiques.

Les atteintes des vaisseaux cérébraux pouvant entraîner une hypoxie comprennent :

- l'occlusion d'une artère cérébrale, par exemple par une lésion intracrânienne rapidement expansive, un athérome, une thrombose ou une embolie (Ch. 5) ;
- la sténose artérielle lors d'une artérite due, par exemple, à la périartérite noueuse, la syphilis, le diabète sucré, ou aux modifications dégénératives chez les personnes âgées.

Si l'individu survit à l'épisode initial d'ischémie, un infarctus, une nécrose et une perte de fonction de la région cérébrale atteinte surviennent.

Accident vasculaire cérébral

La maladie cérébrovasculaire est la cause sous-jacente de la plupart des accidents vasculaires cérébraux (AVC) et des accidents ischémiques transitoires. Les facteurs prédisposants sont :

- l'hypertension artérielle ;
- l'athérome ;
- le diabète sucré ;
- le tabagisme.

L'AVC est une cause très fréquente de décès et d'incapacité chez les personnes âgées. Son incidence est plus élevée dans les populations asiatique et africaine, et elle augmente régulièrement avec l'âge. Les effets apparaissent en quelques minutes et comprennent la paralysie d'un membre ou d'un hémicorps (*hémiparésie*), souvent accompagnée de troubles du langage et du champ visuel. La nature et l'étendue de l'atteinte cérébrale dépendent de la localisation du vaisseau sanguin atteint. Par définition, les signes et les symptômes d'un AVC durent plus de 24 heures. La grande majorité d'entre eux sont dus à un infarctus cérébral (environ 85 % des cas), une hémorragie cérébrale étant à l'origine des cas restants.

Comparativement à un AVC, un *accident ischémique transitoire* (AIT) correspond à une brève période de déficit cérébral réversible. Typiquement, il se produit sur une période courte (quelques minutes à quelques heures) une faiblesse dans un membre, une perte de la parole et/ou de la vision suivies d'une récupération complète. Un AIT peut précéder un AVC (dans 30 % des cas environ dans les 5 ans) ou, moins souvent, un infarctus du myocarde (voir Ch. 5). La définition arbitraire d'un AIT durant plus de 24 heures n'est plus utilisée.

Environ 80 % des patients survivent au moins un mois après la survenue d'un AVC aigu. Une amélioration progressive des mouvements des membres intervient dans environ 50 % des cas, avec parfois une amélioration de la parole également. La récidive est fréquente.

Infarctus cérébral

Un infarctus cérébral se produit lorsque le flux sanguin vers le cerveau est soudainement interrompu, ce qui entraîne une hypoxie cérébrale. La principale cause est un athérome de l'artère carotide ou de l'arc aortique, compliqué d'une thrombose (p. 125), bien que le blocage d'une artère vascularisant le cerveau puisse aussi être dû à un embole venant du cœur, par exemple dans l'endocardite infectieuse (p. 135).

Hémorragie intracrânienne spontanée

L'hémorragie peut être sous-arachnoïdienne ou intracérébrale (fig. 7.47). Elle est souvent due à un anévrisme ou à l'hypertension artérielle. Dans les deux sièges, le sang épanché peut entraîner un spasme artériel responsable d'ischémie cérébrale, d'infarctus cérébral, de fibrose (gliose) et de lésions cérébrales par hypoxie. Une hémorragie sévère peut être instantanément mortelle, tandis que de petites hémorragies répétées ont un effet cumulatif en étendant les lésions cérébrales.

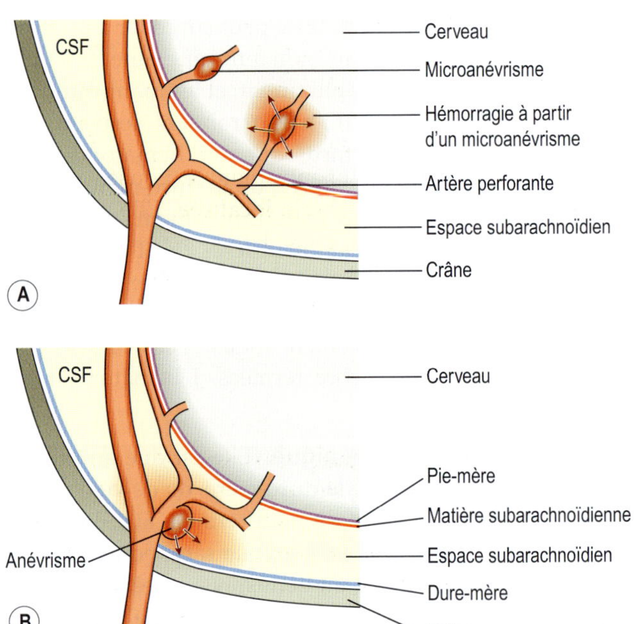

Figure 7.47 Types d'hémorragies responsables d'attaque cérébrale. A. Intracérébrale. **B.** Sous-arachnoïdienne.

Hémorragie intracérébrale. Une hypertension artérielle durable entraîne la formation de multiples microanévrismes dans les parois de très petites artères cérébrales. La rupture de l'un ou de plusieurs d'entre eux, due à l'augmentation persistante de la pression artérielle, est habituellement la cause de l'hémorragie intracérébrale. Elle siège le plus souvent dans la région de la capsule interne et des noyaux gris centraux (ganglions de la base), par rupture d'une branche de l'artère cérébrale moyenne.

Une *hémorragie sévère* entraîne la compression et la destruction du tissu cérébral dans son territoire, une augmentation brusque de la PIC, la déformation et la hernie du cerveau (NdT : et la présence en abondance de sang dans les ventricules cérébraux, ou « inondation ventriculaire »). La mort survient quand les centres vitaux du bulbe sont lésés par l'hémorragie, ou quand il se produit un engagement cérébral dû à l'augmentation de la PIC.

Une *hémorragie moins sévère* entraîne une paralysie et une anesthésie d'importance variable siégeant du côté opposé à l'hémorragie. Si l'hémorragie s'arrête et ne se reproduit pas, un kyste rempli de liquide se développe : l'hématome est circonscrit par du tissu glial, le caillot sanguin se résorbe progressivement, et la cavité se remplit par un exsudat tissulaire. Quand la PIC se normalise, certaines fonctions cérébrales peuvent être restaurées, par exemple le langage et les mouvements des membres.

Hémorragie sous-arachnoïdienne. Cette hémorragie représente un petit nombre des AVC. Elle est principalement due à la rupture d'un anévrisme cérébral, « baie » siégeant sur l'une des principales artères cérébrales, ou moins souvent au saignement d'une malformation vasculaire congénitale (fig. 7.47B) (NdT : angiome artérioveineux, ou surtout anévrisme artériel). Le sang peut rester localisé ; le plus souvent, il diffuse dans l'espace subarachnoïdien autour du cerveau et de la moelle spinale, entraînant une augmentation de la PIC sans déformation du cerveau (fig. 7.46B). L'effet irritant du sang peut provoquer un spasme artériel, responsable d'ischémie, d'infarctus, de gliose, et entraînant les conséquences cliniques d'une lésion cérébrale localisée. Elle apparaît le plus souvent à l'âge moyen de la vie, parfois chez des sujets jeunes par saignement d'une malformation vasculaire. Cette affection est souvent mortelle ou responsable d'une invalidité permanente.

Démence

La démence est due à la dégénérescence et à l'atrophie progressives, irréversibles, du cortex cérébral, entraînant une détérioration mentale se développant habituellement sur plusieurs années. Elle se caractérise et se définit par la perte progressive des fonctions intellectuelles, dont la mémoire (en particulier à court terme) et le raisonnement, mais la conscience est préservée. Une labilité émotionnelle et des troubles de la personnalité peuvent également apparaître.

Maladie d'Alzheimer

Cette affection est la forme de démence la plus fréquente dans les pays développés. Son étiologie est inconnue, encore que des facteurs génétiques puissent être impliqués. Les malades sont deux fois plus souvent des femmes que des hommes ; il s'agit de sujets ayant habituellement dépassé 60 ans, et son incidence croît avec l'âge. Elle atteint couramment les personnes trisomiques autour de l'âge de 40 ans. Il existe une atrophie progressive du cortex cérébral avec détérioration mentale. La mort survient généralement 2 à 8 ans après le début.

Maladie (chorée) de Huntington

Cette maladie se manifeste habituellement entre 30 et 50 ans. Il s'agit d'un trouble à transmission autosomique dominante (voir p. 471), associé à un déficit de la production d'un neurotransmetteur, l'acide gamma aminobutyrique (GABA). Avant que la maladie ne débute, l'individu peut déjà avoir transmis l'anomalie génétique à ses enfants. Des lésions neurologiques (NdT : atrophie bilatérale des noyaux caudés) entraînent des mouvements involontaires brusques, incoordonnés, des membres, et des contractions involontaires brèves des muscles de la face. Avec la progression de la maladie, l'atrophie corticale entraîne des modifications de la personnalité et une démence.

Démences secondaires

Une démence peut survenir en association avec d'autres maladies ou états :

- démence vasculaire, aussi appelée *démence par infarctus multiples*, qui peut accompagner une maladie cérébrovasculaire ;
- toxique – par exemple consommation d'alcool et de solvants et, moins souvent, déficit en vitamine B ;
- tumeurs – habituellement des métastases mais parfois des tumeurs intracrâniennes primitives ;
- maladies métaboliques (par exemple urémie, insuffisance hépatique) et endocriniennes (par exemple hypothyroïdie ;
- infections – même si c'est moins fréquent –, par exemple syphilis, infection à VIH, maladie de Creutzfeldt-Jakob.

Maladie de Parkinson

Cette maladie comporte une dégénérescence progressive de neurones du système extrapyramidal qui libère de la dopamine, en particulier au niveau des noyaux gris centraux. Cela entraîne la perte du contrôle et de la coordination des contractions musculaires, à l'origine :

- d'une lenteur des mouvements (bradykinésie) et d'une difficulté à les initier ;
- d'un tonus musculaire fixé responsable du visage sans expression (NdT : amimie) ; d'une rigidité des muscles soumis à la volonté, entraînant une démarche lente, rigide, en traînant les pieds, et d'une posture courbée ;
- d'un tremblement des membres, débutant en général au niveau d'une main, traduit par exemple par le geste de rouler une pilule ;
- des problèmes d'élocution, de sécrétion salivaire excessive et, en cas de maladie au stade avancé, de dysphagie.

Elle survient habituellement entre l'âge de 45 et 60 ans et atteint davantage les hommes que les femmes. Sa cause est habituellement inconnue, mais certains cas sont liés à des traumatismes crâniens répétés, comme chez les boxeurs « roués de coups » ; à des tumeurs comprimant le mésencéphale ; à des médicaments, par exemple les phénothiazines ; à l'intoxication par des métaux lourds. Il existe une invalidité physique progressive, mais les fonctions intellectuelles restent longtemps normales (fig. 7.48).

Effets des poisons sur le système nerveux central

De nombreuses substances chimiques, dont les médicaments, les toxines présentes dans l'environnement et les déchets métaboliques peuvent léser le tissu nerveux. Cela peut aller de troubles neurologiques brefs et réversibles, par exemple une réduction des fonctions cognitives et motrices après la consommation d'alcool, à des troubles permanents, par exemple une intoxication aux métaux lourds (comme le plomb) ou une encéphalopathie hépatique (p. 357).

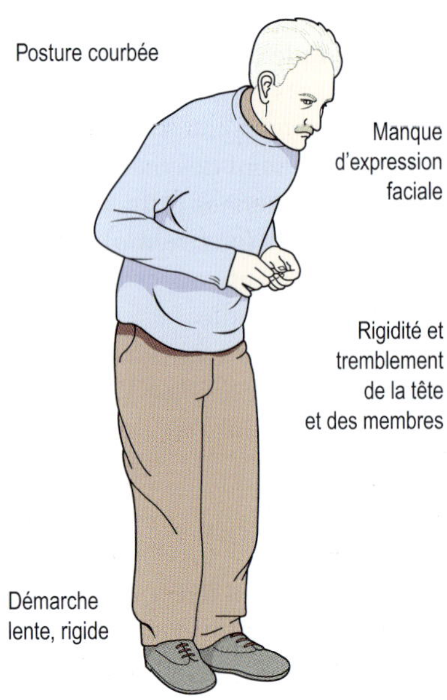

Figure 7.48 Démarche à petits pas d'un parkinsonien.

Infections du système nerveux central

Objectif pédagogique

Après avoir étudié ce paragraphe, vous devriez être capable :

- de décrire les infections fréquentes du système nerveux et leurs effets sur les fonctions corporelles.

Le cerveau et la moelle spinale sont relativement bien protégés de l'infection microbienne par la barrière sang–cerveau.

Les infections du SNC sont généralement bactériennes ou virales, mais peuvent également être protozoaires ou fongiques. L'infection peut être méningée (*méningite*) ou cérébrale (*encéphalite*, *abcès*) ; elle peut passer d'un site à l'autre.

Infections bactériennes

La pénétration des bactéries dans le SNC peut être :

- directe –à travers une fracture du crâne ou une fracture osseuse, à partir par exemple des infections de l'oreille interne ou des sinus paranasaux, d'une mastoïdite ;
- véhiculée par le sang –à partir d'une infection provenant d'un autre endroit du corps, par exemple une septicémie, une endocardite bactérienne (p. 135) ;
- iatrogène – introduite lors d'une procédure invasive, comme une ponction lombaire.

Méningite bactérienne

Le terme « méningite » renvoie habituellement à une inflammation de l'espace subarachnoïdien. Elle est le plus fréquemment transmise par contact avec une personne infectée. La méningite bactérienne est habituellement précédée par une infection respiratoire bénigne, durant laquelle des bactéries en faible nombre passent dans le sang. Elles sont transportées aux méninges. Les microbes courants sont :

- *Haemophilus influenzae*, chez les enfants entre 2 et 5 ans ;
- *Neisseria meningitidis*, chez les personnes entre 5 et 30 ans – type le plus courant ;
- *Streptococcus pneumoniae* chez les personnes de plus de 30 ans.

D'autres bactéries pathogènes peuvent aussi provoquer une méningite, par exemple celles responsables de la tuberculose (p. 286) et de la syphilis.

Une méningite peut aussi affecter la dure-mère, particulièrement si l'expansion est directe à travers une fracture ouverte du crâne, la fuite du LCS et du sang issus du siège de la blessure fournissant également une voie d'entrée aux microbes. Le LCS et le sang peuvent fuir par :

- la peau, dans une fracture ouverte du crâne;
- l'oreille moyenne, dans les fractures de l'os temporal (*otorrhée de LCS*);
- le nez, dans les fractures des os sphénoïde, ethmoïde ou frontal lorsque les sinus aériens sont impliqués (*rhinorrhée de LCS*).

Elle peut aussi provenir d'infections dans les régions avoisinantes, par exemple l'oreille. Si un abcès extra- ou sous-dural se forme, l'infection peut s'étendre davantage si celui-ci se rompt.

Le début est habituellement soudain avec une céphalée sévère, une raideur du cou, une photophobie (intolérance à une lumière vive) et de la fièvre. Un purpura (pétéchies et parfois ecchymoses) peut être présent. Le LCS apparaît trouble en raison de la présence de nombreux bactéries et neutrophiles. La morbidité et la mortalité sont importantes.

Infections virales

La pénétration des virus dans le SNC se fait le plus souvent par le sang, qui les transporte du lieu d'une infection virale à un autre endroit dans le corps; moins fréquemment, la pénétration se fait par le système nerveux. Dans cette dernière situation, les *virus neutropes*, c'est-à-dire ayant une affinité particulière pour le tissu nerveux, empruntent le nerf périphérique d'un endroit à un autre, par exemple le virus poliomyélitique. Ils pénètrent dans l'organisme par :

- les voies digestives, comme les virus poliomyélitiques;
- les voies respiratoires, comme le virus varicelle-zona;
- une abrasion cutanée, comme le virus de la rage.

Les effets des infections virales dépendent du siège et de l'importance des lésions tissulaires. Les virus peuvent léser les cellules :

- en se multipliant à l'intérieur d'elles;
- en stimulant une réaction immunitaire, ce qui explique pourquoi les risques de certaines infections n'apparaissent pas avant qu'un titre élevé d'anticorps soit atteint, 1 à 2 semaines après le début de l'infection.

Méningite virale

Il s'agit de la forme de méningite la plus courante. Celle-ci est habituellement relativement légère et suivie d'une guérison complète.

Encéphalite virale

L'encéphalite virale est rare et elle est habituellement associée à une infection virale récente. La plupart des cas sont peu sévères et la guérison est généralement complète. Les cas plus graves sont la plupart du temps associés à la rage ou au virus herpès simplex. De nombreux sites différents peuvent être atteints et, comme les neurones ne peuvent pas être remplacés, la perte fonctionnelle traduit l'étendue des lésions. Dans les cas d'infections sévères, les neurones et la névroglie peuvent être atteints, avec ensuite nécrose et gliose. Si la personne survit à la phase aiguë initiale, des séquelles sont fréquentes, comme des troubles du comportement et la démence. Si des centres vitaux du bulbe sont atteints, l'affection peut entraîner la mort.

Névrite à virus varicelle-zona (zona)

Le virus varicelle-zona est responsable de la varicelle, qui touche essentiellement des enfants, et du zona, qui touche essentiellement des adultes. Des enfants réceptifs peuvent être contaminés par un patient atteint de zona, mais le zona n'est pas dû à la contamination par un sujet atteint de la varicelle. Le zona est dû en effet à la reviviscence du virus, pouvant être resté dormant dans les ganglions des nerfs spinaux depuis une varicelle (NdT : varicelle ayant été symptomatique ou asymptomatique), redevenu actif des années plus tard. La réactivation peut être apparemment spontanée, ou être due à une maladie intercurrente ou à la dépression du système immunitaire, par exemple par des médicaments, l'âge avancé, le sida.

Le ganglion de la racine postérieure devient alors le siège d'une inflammation aiguë. De là, des virus suivent le nerf sensitif correspondant pour atteindre le tissu superficiel qu'il innerve, par exemple la peau, la cornée. L'affection est en règle unilatérale; son siège le plus fréquent est :

- le territoire d'un nerf ou parfois de plusieurs nerfs intercostaux;
- le territoire de la branche ophtalmique du nerf trijumeau (fig. 7.41), et si des vésicules se forment sur la cornée, celle-ci peut présenter des ulcérations dont la guérison peut laisser une cicatrice gênant la vision; la *névralgie du trijumeau* est une séquelle possible de ce zona.

Ces tissus deviennent inflammatoires et des vésicules, contenant du liquide séreux et des virus, se développent. Cela s'accompagne d'une douleur, et d'une hypersensibilité au toucher (*hyperesthésie*). La guérison est habituellement lente, au prix parfois d'une certaine anesthésie, selon la sévérité de la maladie.

Poliomyélite

Cette maladie est due habituellement à des *poliovirus* et, parfois, à d'autres *entérovirus*. L'infection se transmet par des aliments contaminés par des matières fécales, et la multiplication initiale du virus se produit dans l'intestin. Les virus sont ensuite transportés par le sang au système nerveux, où ils envahissent les cellules de la corne antérieure de la moelle spinale et celles des méninges. L'infection se traduit le plus souvent par une maladie fébrile légère, sans signes cliniques d'atteinte nerveuse; la guérison est complète (NdT : le tableau peut être aussi celui d'une méningite aiguë aseptique). Des lésions du corps cellulaire des neurones moteurs inférieurs (périphériques) (p. 175) entraînent des paralysies irrégulièrement réparties, régressives au prix habituellement de séquelles définitives ; la mort est possible à la phase aiguë par paralysie respiratoire si les muscles intercostaux sont atteints. Les programmes de vaccinations ont pratiquement éradiqué la maladie dans les pays développés.

Rage

Tous les animaux à sang chaud sont réceptifs au virus rabique, responsable d'une maladie endémique dans de nombreux pays. Les animaux sauvages sont le principal réservoir de virus, et certains sont des porteurs sains. Ceux-ci peuvent contaminer des animaux de compagnie, qui deviennent alors la principale source d'infection humaine. Les virus se multiplient dans les glandes salivaires, et ils sont présents en grand nombre dans la salive. Ils pénètrent dans le corps par des abrasions cutanées, et l'on pense qu'ils remontent le long des nerfs de la porte d'entrée pour atteindre le cerveau. L'incubation va de 2 semaines environ à plusieurs mois, reflétant peut-être la distance que le virus doit parcourir avant d'atteindre le cerveau. Il existe une encéphalomyélite aiguë, avec des lésions étendues des ganglions de la base, du mésencéphale et du bulbe. L'atteinte des ganglions spinaux entraîne une irritation méningée, une hyperesthésie extrême, des spasmes musculaires et des convulsions. L'*hydrophobie* (haine de l'eau) et l'écoulement de salive par la bouche sont dus à des spasmes douloureux des muscles de la gorge, qui inhibent la déglutition. Au stade avancé, des spasmes musculaires peuvent faire place à des paralysies, et la mort survient, habituellement par spasme ou paralysie des muscles respiratoires.

Toutes les personnes exposées au virus de la rage ne contractent pas la maladie mais, chez ceux qui en sont atteints, la mort est la règle.

Virus de l'immunodéficience humaine (VIH)

Le cerveau des individus ayant le sida est souvent atteint (p. 412), ce qui provoquer des infections opportunistes (par exemple une méningite) et une démence.

Maladie de Creutzfeldt-Jakob

Cette maladie est attribuée aujourd'hui à des *prions*, qui ne sont pas des agents infectieux conventionnels mais des molécules protéiques autoréplicables. Il s'agit d'une forme rapidement progressive de démence (p. 190) contre laquelle il n'y a aucun traitement, et qui est toujours mortelle.

Encéphalite myalgique (EM)

Cette affection est également appelée syndrome postviral ou syndrome de fatigue chronique. Elle touche principalement des adolescents et de jeunes adultes ; son étiologie est inconnue. Elle succède parfois à une infection virale. Elle se traduit par un malaise général, une sensation de fatigue sévère, une mauvaise concentration et des myalgies. La guérison spontanée est habituelle, mais la maladie peut constituer une invalidité chronique.

Maladies démyélinisantes

Objectif pédagogique

Après avoir étudié ce paragraphe, vous devriez être capable :

- d'expliquer comment les symptômes et les signes d'une maladie démyélinisante sont liés aux modifications anatomiques présentes dans le système nerveux.

Ces maladies sont dues soit à des lésions des axones, soit à des désordres des cellules sécrétant la myéline, c'est-à-dire des oligodendrocytes et des cellules de Schwann.

Sclérose en plaques

La sclérose en plaques (SEP) se caractérise par la démyélinisation de régions de substance blanche, régions démyélinisées appelées *plaques*, irrégulièrement distribuées dans le cerveau et la moelle spinale. La substance grise cérébrale et médullaire peut être également atteinte en raison de la disposition des oligodendrocytes satellites autour des corps cellulaires. Les axones sont peu lésés au début.

La maladie se développe habituellement entre 20 et 40 ans et atteint les femmes deux fois plus que les hommes. La (les) cause(s) de la SEP est (sont) inconnue(s), mais plusieurs facteurs ont été envisagés, éventuellement associés. Il semble s'agir d'un trouble auto-immun, pouvant être déclenché par une infection virale, par exemple la rougeole.

Le rôle de *l'environnement avant l'adolescence* est suggéré par la plus grande prévalence de la maladie chez les personnes ayant passé leur adolescence dans des climats tempérés, et les personnes qui vont résider dans d'autres climats après cette période de la vie restent exposées de la même façon à la SEP. En revanche, les personnes issues de régions équatoriales allant vivre dans un pays tempéré pendant ou après l'adolescence ne semblent pas particulièrement exposées.

Les *facteurs génétiques* sont aussi impliqués, puisqu'il existe une incidence accrue chez les membres d'une même fratrie, en particulier chez les jumeaux, ainsi que chez les parents des patients.

Effets de la sclérose en plaques

Les symptômes dépendent de la taille et de la localisation des plaques en développement et comprennent :

- la faiblesse, et parfois la paralysie, de muscles squelettiques ;
- la perte de la coordination des mouvements ;
- des paresthésies, par exemple des sensations de brûlure, de picotement ;
- une incontinence urinaire ;
- des troubles visuels, en particulier une baisse de la vision (NdT : par névrite optique), une vision trouble ou double (NdT : par paralysie d'un nerf moteur de l'œil).

La maladie évolue habituellement par poussées suivies de rémissions d'importance et de durée très variables. Chaque poussée entraîne une nouvelle perte de tissu nerveux et une nouvelle atteinte fonctionnelle. Certains cas évoluent progressivement, sans rémissions, ou revêtent l'aspect d'une maladie aiguë rapidement mortelle.

Encéphalomyélite aiguë disséminée

C'est une affection rare mais sérieuse, qui peut survenir :

- en tant que complication d'une infection virale, par exemple la rougeole, la varicelle ;
- ou rarement après une vaccination primaire contre une maladie virale, principalement chez des grands enfants et des adultes.

Le mécanisme de la démyélinisation aiguë diffuse n'est pas connu. Il a été envisagé qu'une réaction auto-immune contre la myéline est déclenchée soit par des virus lors d'une infection aiguë telle que la rougeole ou la rubéole, soit par les virus présents dans un vaccin. Les conséquences de l'atteinte nerveuse varient considérablement selon la distribution et le degré de démyélinisation ; elles sont similaires à celles de la sclérose en plaques. L'état fébrile initial peut évoluer vers des paralysies et le coma. La plupart des patients survivent à la phase initiale et guérissent totalement, mais certains gardent une atteinte d'une large variété de fonctions neurologiques.

Maladies de la moelle spinale

Objectif pédagogique

Après avoir étudié ce paragraphe, vous devriez être capable :

- d'expliquer comment les altérations de la moelle spinale entraînent un fonctionnement corporel anormal.

Comme l'espace dans le canal vertébral et les foramens intervertébraux est limité, toute affection qui modifie leur forme ou réduit leur espace peut léser la moelle spinale ou les racines des nerfs périphériques, ou comprimer les vaisseaux sanguins et ainsi entraîner une ischémie. Ces affections comprennent :

- des fractures et/ou des luxations vertébrales ;
- des tumeurs des méninges ou de vertèbres ;
- des prolapsus du disque intervertébral (NdT : hernie discale).

Les effets du traumatisme ou de la maladie dépendent de la gravité des lésions, du type et de la position des neurones impliqués.

Neurones moteurs

Le tableau 7.4 donne un résumé des effets des lésions des neurones moteurs. Les parties du corps concernées dépendent des neurones touchés et de leur siège, cérébral, médullaire, ou dans le nerf périphérique.

Lésions du neurone moteur supérieur (NMS)

Des lésions des NMS (neurones pyramidaux) au-dessus de la décussation pyramidale affectent le côté du corps opposé à la lésion ; par exemple, une hémorragie ou un infarctus dans la capsule interne d'un hémisphère entraîne une paralysie de l'autre côté du corps. Des lésions au-dessous de la décussation (NdT : qui se situe à la partie inférieure du bulbe) affectent le même côté du corps. Les neurones moteurs inférieurs sont libérés du contrôle cortical, et le tonus musculaire est accru (tableau 7.4).

Lésions du neurone moteur inférieur (NMI)

Le corps cellulaire des NMI est dans la moelle spinale, et leur axone est constitutif de nerfs périphériques (NdT : nerfs moteurs ou mixtes). Des lésions des NMI entraînent une faiblesse ou une paralysie et une atrophie des muscles effecteurs qu'ils innervent.

Maladie du neurone moteur

Il s'agit d'une dégénérescence progressive bilatérale des neurones moteurs supérieur et inférieur, touchant principalement des hommes de plus de 50 ans. Sa cause est rarement connue, quelques cas ayant une origine

Tableau 7.4 Résumé des effets des lésions des neurones moteurs

Neurone moteur supérieur	Neurone moteur inférieur
Faiblesse musculaire, paralysie spastique	Faiblesse musculaire, paralysie flasque
Réflexe terminaux exagérés	Réflexes terminaux absents
Secousses musculaires	Atrophie musculaire
	Contracture de muscles
	Circulation altérée

génétique, sous forme de trouble autosomique dominant (p. 471). Des neurones moteurs dans le cortex cérébral, le tronc cérébral et la corne antérieure de la moelle spinale sont détruits et remplacés par de la gliose. Les effets initiaux de cette atteinte bilatérale sont habituellement la faiblesse et des contractions brèves (NdT : fasciculations) des petits muscles de la main, ainsi que des muscles du membre supérieur et de la ceinture scapulaire. Les membres inférieurs sont touchés plus tardivement. La mort survient dans les 3 à 5 ans et est habituellement due à des difficultés respiratoires ou à des complications de l'immobilité (NdT : cette affection est ce qui est décrit en France sous l'appellation Sclérose latérale amyotrophique, ou maladie de Charcot).

Affections mixtes, sensitives et motrices

Dégénérescence combinée subaiguë de la moelle

Cette affection est due habituellement à une carence en vitamine B_{12}, carence entraînant aussi une anémie pernicieuse (p. 78) (NdT : dont l'association réalise un syndrome neuro-anémique). La vitamine B_{12} est nécessaire à la synthèse et au maintien de la myéline par les cellules de Schwann et les oligodendrocytes. La dégénérescence médullaire peut être apparente avant l'anémie ; elle est arrêtée par la vitamine B_{12}.

La dégénérescence de la myéline se produit dans les cordons postérieurs et les cordons latéraux de la moelle, en particulier dans les régions thoracique supérieure et cervicale inférieure. La démyélinisation des fibres proprioceptives (sensitives) passant dans les cordons postérieurs entraîne une ataxie, et l'atteinte du neurone moteur supérieur (neurone pyramidal, passant dans les cordons latéraux) entraîne une paralysie spastique. Sans traitement, la mort peut survenir dans les 5 ans.

Compression de la moelle spinale et des racines nerveuses

Ses causes comprennent :

- le prolapsus d'un disque intervertébral (NdT : hernie discale) ;
- la syringomyélie ;
- des tumeurs primaires ou secondaires (métastatiques), médullaires, méningées, des racines, osseuses (vertébrales) ;
- des fractures vertébrales avec déplacement des fragments osseux.

Prolapsus du disque intervertébral (fig. 7.49)

C'est la cause la plus fréquente de compression de la moelle spinale et/ou des racines nerveuses spinales. Les corps vertébraux sont séparés par des disques intervertébraux, chacun formé d'une bordure externe de

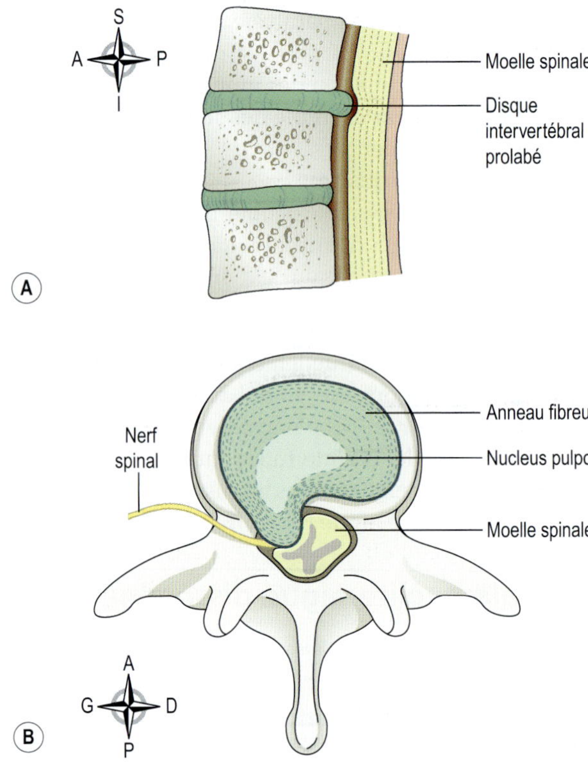

Figure 7.49 Disque intervertébral prolabé. A. Vue de côté. **B.** Vue d'en haut.

cartilage, l'*anneau fibreux*, et d'un centre de matériel gélatineux, le *nucleus pulposus*.

Le prolapsus du disque est la hernie du nucleus pulposus, entraînant la protrusion de l'anneau fibreux et du ligament longitudinal postérieur dans le canal vertébral. Il s'observe surtout dans la région lombale, habituellement au-dessous du niveau de la moelle, c'est-à-dire au-dessous de L2, si bien que la compression n'intéresse que les racines nerveuses. Si elle survient dans la région cervicale, la moelle peut également être comprimée. La hernie peut survenir brusquement, typiquement chez des adultes jeunes lors d'un exercice énergique ou d'un effort (NdT : en particulier d'un effort de soulèvement), parfois chez des personnes âgées dont la dégénérescence discale entraîne la hernie lors d'un exercice peu important. La hernie peut être :

- latérale, comprimant une racine ;
- médiane, comprimant la moelle, l'artère spinale antérieure, et possiblement des racines nerveuses des deux côtés.

Le résultat dépend de la taille de la hernie et de la durée de la compression. De petites hernies entraînent une douleur locale due à la compression des terminaisons nerveuses dans le ligament longitudinal postérieur.

Des hernies volumineuses peuvent entraîner :

- une paralysie unilatérale ou bilatérale ;
- une douleur aiguë ou chronique, perçue comme provenant de l'aire innervée par la racine sensitive comprimée, par exemple dans la jambe ou le pied ;

- la compression de l'artère spinale antérieure, entraînant une ischémie et possiblement une nécrose de la moelle spinale ;
- un spasme musculaire local dû à la pression sur la racine motrice.

Syringomyélie

Cette dilatation (syrinx) du canal central de la moelle spinale survient le plus souvent dans la région cervicale, et elle est souvent associée à une anomalie congénitale de l'extrémité distale du quatrième ventricule (NdT : la lésion associée la plus fréquente est la malformation d'Arnold-Chiari). L'affection se traduit par un syndrome lésionnel « suspendu » dont la topographie correspond à celle de la cavité, avec perte de la sensibilité à la température et à la douleur (anesthésie thermoalgésique, attribuée classiquement à la compression ou à la destruction des fibres sensitives traversant la ligne médiane dans la commissure grise de la moelle) et atteinte motrice périphérique (amyotrophie, parésie et aréflexie, par destruction ou compression des cellules nerveuses de la corne antérieure de la moelle). Il s'y associe, en général tardivement, une paralysie spastique discrète des membres inférieurs traduisant la compression des faisceaux pyramidaux. La mort survient après une longue évolution.

Maladies des nerfs périphériques

Objectifs pédagogiques

Après avoir étudié ce paragraphe, vous devriez être capable :

- de comparer et d'opposer les causes et les effets des mononeuropathies et des polyneuropathies ;
- de décrire le syndrome de Guillain-Barré et la paralysie de Bell.

Neuropathies périphériques

Il s'agit d'un groupe de maladies non inflammatoires des nerfs périphériques. Elles sont classées en :

- polyneuropathies : plusieurs nerfs sont affectés ;
- mononeuropathies : un seul nerf est habituellement affecté.

Polyneuropathies

La lésion de nombreux nerfs et de leur gaine de myéline survient en association avec d'autres troubles, par exemple :

- des carences vitaminiques, par exemple vitamines B_1, B_2, B_6, B_{12} ;
- des maladies métaboliques ou chroniques par exemple diabète sucré, urémie (dans l'insuffisance rénale), insuffisance hépatique, tumeur maligne ;
- des toxiques, par exemple l'alcool, le plomb, le mercure, les teintures d'aniline ; et à des médicaments, par exemple la phénytoïne, l'isoniazide.

Les nerfs longs sont habituellement atteints en premier, par exemple ceux innervant les pieds et les jambes. L'évolution dépend de la cause et de l'étendue des lésions.

Mononeuropathies

Habituellement, un seul nerf est atteint, le plus souvent par ischémie due à une compression. La dysfonction que cela entraîne dépend du siège et du degré de la lésion. Les exemples comprennent :

- la compression d'un nerf crânien au niveau d'un orifice de la base du crâne en raison d'une distorsion cérébrale liée à une HIC ;
- la compression d'un nerf lors de son passage dans un canal rétréci par des tissus pour des raisons diverses ; par exemple compression d'un nerf médian dans le canal carpien (voir p. 462) ;
- la compression du nerf radial par le rebord d'une chaise ou du lit, du nerf fibulaire commun sur le col du péroné par le maintien prolongé de la position jambes croisées ;
- la compression du nerf axillaire (circonflexe) par une béquille mal adaptée ;
- le piégeage d'un nerf entre les extrémités d'un os fracturé ;
- l'ischémie due à une thrombose de vaisseaux sanguins nourriciers d'un nerf.

La dysfonction résultante dépend du siège et de l'étendue de la lésion.

(NdT : il existe des mononeuropathies multiples, par atteinte successive de nerfs.)

Syndrome de Guillain-Barré

Aussi connu sous le nom de polyneuropathie inflammatoire aiguë idiopathique, ce syndrome se traduit par l'apparition soudaine, aiguë et rapidement progressive de faiblesses musculaires ou de paralysies ascendantes bilatérales. Il débute aux membres inférieurs et s'étend aux membres supérieurs, au tronc et aux nerfs crâniens. Il survient habituellement 1 à 3 semaines après une infection des voies respiratoires supérieures. Il existe une inflammation étendue accompagnée d'une certaine démyélinisation, touchant des racines et des nerfs spinaux ainsi que des nerfs périphériques (polyradiculonévrite), des nerfs crâniens et des ganglions spinaux. Les paralysies peuvent atteindre les quatre membres et les muscles respiratoires. Les patients qui survivent à la phase aiguë guérissent habituellement complètement en quelques semaines ou mois.

Paralysie de Bell

La compression du nerf facial dans son canal de l'os temporal (canal facial) entraîne la paralysie unilatérale des muscles de la face, avec perte de l'expression du visage. Sa cause immédiate est l'inflammation avec œdème du nerf. L'étiologie est inconnue, mais des virus pourraient être impliqués. La maladie peut débuter brusquement, ou s'établir en quelques heures. La déformation des traits est due au tonus des muscles du côté indemne. La guérison est habituellement complète en 3 à 8 semaines, mais l'affection reste parfois permanente.

Anomalies du développement du système nerveux

Objectifs pédagogiques

Après avoir étudié ce paragraphe, vous devriez être capable :

- de décrire des anomalies développementales du système nerveux;
- de mettre en relation leurs effets et les fonctions nerveuses anormales.

Spina bifida

Il s'agit d'une malformation congénitale du tube neural embryonnaire et de la moelle spinale (fig. 7.50). Les arcs neuraux de vertèbres sont absents et la dure-mère est absente, le plus souvent dans la région lombosacrale. Ses causes ne sont pas connues, encore que l'affection puisse être associée à un déficit en acide folique au moment de la conception. Une origine génétique est possible, ou des facteurs environnementaux peuvent être impliqués, comme l'irradiation ou une infection maternelle (rubéole) à une période critique du développement des vertèbres et de la moelle spinale fœtales. Ses conséquences neurologiques dépendent de l'importance de l'anomalie.

Spina bifida occulta

Dans cette affection « occulte », la peau recouvrant l'anomalie est intacte, si ce n'est parfois une pilosité excessive au niveau de la lésion. Il y a parfois des anomalies nerveuses mineures, affectant habituellement la vessie.

Méningocèle

La peau recouvrant la malformation est très mince et peut se rompre après la naissance. Il existe une hernie d'un sac méningé rempli de liquide cérébrospinal à travers la brèche osseuse. La moelle spinale est en position normale.

Myéloméningocèle

Les méninges et la moelle spinale sont d'apparence anormale. La peau peut être absente ou se rompre. Dans l'un et l'autre cas, il y a une fuite de LCS et un risque important d'infection méningée. L'anomalie neurologique sévère se traduit par une paraplégie, et par une perte du contrôle sphinctérien avec perte des urines et des fèces. Un retard mental peut aussi s'observer.

Hydrocéphalie

(Voir p. 192.)

Tumeurs du système nerveux

Objectif pédagogique

Après avoir étudié ce paragraphe, vous devriez être capable :

- d'indiquer les effets des tumeurs du système nerveux.

Environ 50 % des tumeurs cérébrales sont des métastases issues d'autres sites primaires, souvent les bronches, le sein, l'estomac ou la prostate (voir ci-dessous).

Les tumeurs primaires du système nerveux dérivent habituellement de la névroglie, des méninges ou des vaisseaux sanguins. Les neurones sont rarement impli-

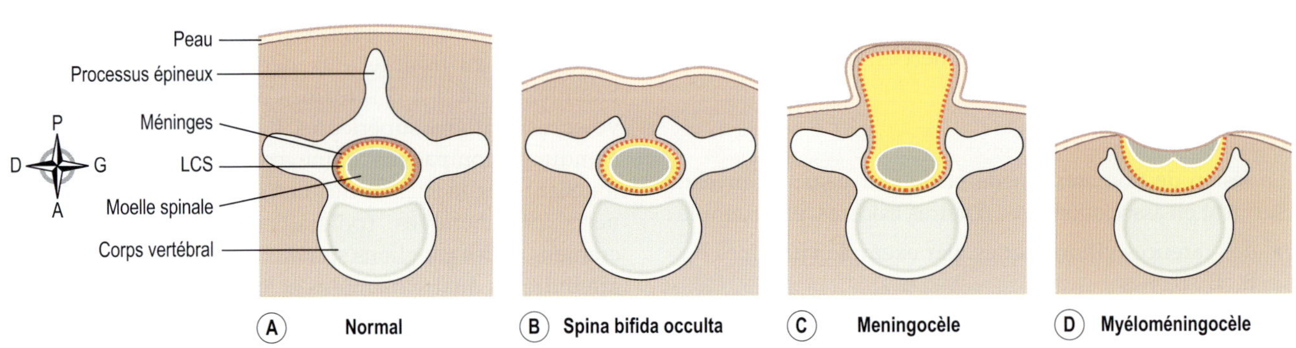

Figure 7.50 Spina bifida.

qués car ils ne se multiplient pas. Les tumeurs des tissus nerveux métastasent rarement. De ce fait, une tumeur intracrânienne risque plus de grossir que d'être à l'origine de métastases. Cela étant, les tumeurs sont dites bénignes quand leur croissance est lente, malignes quand elle est rapide. Les signes précoces sont typiquement des céphalées, des vomissements, des troubles de la vision et un *œdème papillaire* (gonflement du disque optique vu à l'ophtalmoscope). Des signes d'HIC apparaissent quand les limites de la compensation sont atteintes.

Dans l'espace confiné qu'est le crâne, une hémorragie dans la tumeur accentue l'HIC due à la tumeur.

Tumeurs à croissance lente

Les mécanismes compensateurs de l'élévation de la pression intracrânienne ont le temps de se mettre en place, et de ce fait la tumeur peut devenir volumineuse avant que ses effets soient évidents. La compensation consiste en la réduction du volume du LCS et du sang circulant dans le cerveau.

Tumeurs à croissance rapide

Les mécanismes compensateurs de l'élévation rapide de l'HIC n'ont pas le temps de se mettre en place, et les effets de la tumeur deviennent rapidement apparents (fig. 7.46C). Il s'agit :

- de troubles neurologiques, fonction du siège et de la taille de la tumeur;
- des conséquences de l'HIC (p. 191);
- de la nécrose de la tumeur, entraînant hémorragies et œdème.

Tumeurs spécifiques

Chez les adultes et les enfants, classiquement, les tumeurs cérébrales proviennent de différentes cellules; il peut s'agir de tumeurs bénignes à hautement malignes. Les tumeurs les plus fréquentes chez les adultes sont les *glioblastomes* et les *méningiomes*, habituellement bénins, et issus des granulations arachnoïdiennes. Les *astrocytomes* et les *médulloblastomes* représentent l'essentiel des tumeurs cérébrales chez les enfants.

Métastases cérébrales

Les tumeurs métastasant au cerveau sont le plus souvent celles du sein, du poumon et du côlon. Leur pronostic est mauvais; les effets dépendent du siège et de la vitesse de croissance des métastases. On distingue deux formes : les petites métastases multiples, principalement dans les hémisphères cérébraux; et les envahissements diffus de l'arachnoïde.

CHAPITRE 8

Les sens

Les sens que sont l'ouïe, la vue, l'odorat et le goût ont tous des récepteurs sensoriels spécialisés qui collectent des informations et les transmettent à des régions spécifiques du cerveau. Les influx nerveux issus des récepteurs sensoriels situés dans les oreilles, les yeux, le nez et la bouche sont intégrés et coordonnés dans le cerveau, ce qui permet la perception de cette information. Jusqu'à 80 % de nos perceptions proviennent de stimulus sensitifs extérieurs.

Les premières sections de ce chapitre abordent les sens; les suivantes décrivent les effets du vieillissement et les problèmes qui surviennent quand des troubles interviennent dans les structures impliquées dans l'audition et la vision.

Audition et oreille

Objectifs pédagogiques

Après avoir étudié ce paragraphe, vous devriez être capable :

- de décrire la structure des oreilles externe, moyenne et interne;
- d'expliquer la physiologie de l'audition.

L'oreille est l'organe de l'audition; elle est aussi impliquée dans l'équilibre. Elle est innervée par le 8e nerf crânien, plus précisément par la *partie cochléaire* du *nerf vestibulocochléaire*, stimulée par les vibrations dues aux ondes sonores.

À l'exception du pavillon de l'oreille, les structures qui forment l'oreille sont encloses dans la portion pétreuse de l'os temporal.

Structure

L'oreille est divisée en trois parties distinctes (fig. 8.1) : l'oreille externe; l'oreille moyenne (caisse du tympan) et l'oreille interne.

L'oreille externe collecte les ondes sonores et les dirige vers l'oreille moyenne. Celle-ci les transfère vers l'oreille interne, où elles sont converties en influx nerveux et transmises à l'aire auditive du cortex cérébral.

Oreille externe

L'oreille externe comprend le pavillon de l'oreille et le conduit auditif externe (ou méat acoustique externe).

Pavillon de l'oreille (auricule)

C'est la partie visible de l'oreille qui se projette sur le côté de la tête. Le pavillon de l'oreille est fait d'un cartilage fibroélastique recouvert de peau. Il présente des sillons profonds, et il est bordé par la saillie la plus marquée, l'*hélix*.

Le *lobule* (lobe de l'oreille) est la partie molle pliable, à l'extrémité inférieure du pavillon de l'oreille, faite de tissu fibreux et adipeux richement vascularisé.

Méat acoustique externe (conduit auditif externe)

Il s'agit d'un tube légèrement en S, d'environ 2,5 cm de long, allant de l'auricule à la *membrane tympanique*. Son tiers latéral (externe) est enchâssé dans du cartilage et le reste est situé dans l'os temporal. Il est bordé par de la peau contenant des poils, en continuité avec la peau de l'auricule. Le tiers latéral contient de nombreuses *glandes cérumineuses*, et leurs follicules, avec des *glandes sébacées* associées. Les glandes cérumineuses sont des glandes sudoripares (ou sudorifères) modifiées sécrétant le *cérumen* (cire), matériel visqueux contenant des substances protectrices dont l'enzyme lysozyme, bactéricide, et des

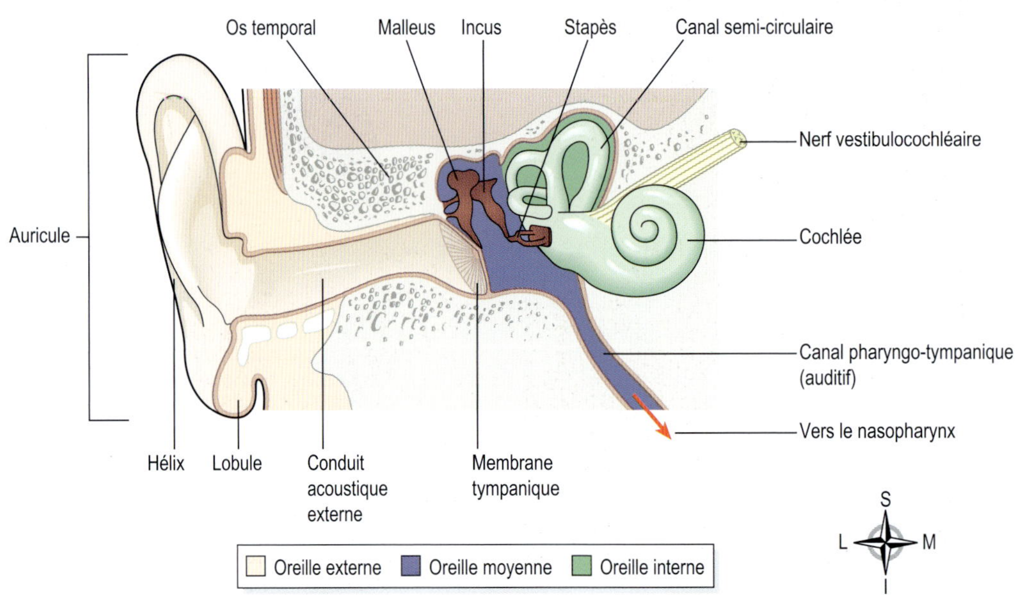

Figure 8.1 Les parties de l'oreille.

immunoglobulines. Le cérumen, les poils et la courbure du conduit auditif externe empêchent le matériel étranger, par exemple de la poussière, des insectes et des microbes, d'atteindre la membrane du tympan. Les mouvements de l'articulation temporomandibulaire pendant la mastication et la phonation massent le conduit cartilagineux, mobilisant la cire vers l'extérieur.

La membrane du tympan (fig. 8.2) sépare complètement le conduit auditif externe de l'oreille moyenne. De forme ovalaire, un peu plus large en haut, elle est formée par trois types de tissus : la couche externe est faite de peau sans poils, la couche moyenne de tissu fibreux, et la couche interne d'une muqueuse en continuité avec celle de l'oreille moyenne.

Oreille moyenne (caisse du tympan)

C'est une cavité de forme irrégulière remplie d'air, située dans la partie pétreuse de l'os temporal (fig. 8.1 et 8.3). La cavité, son contenu et les sacs d'air qui s'y ouvrent sont bordés par un épithélium simple pavimenteux, ou cuboïdal.

La *paroi latérale* (externe) de l'oreille moyenne est formée par la membrane du tympan.

Le *toit* et le *plancher* sont formés par l'os temporal.

La *paroi postérieure* est formée par l'os temporal, avec des orifices conduisant à l'*antre mastoïdien*, par lequel l'air passe dans les cellules aériques contenues dans le processus mastoïde.

La *paroi médiale* (interne) est une mince épaisseur d'os temporal, dans laquelle se situent deux orifices :

- la fenêtre du vestibule ;
- la fenêtre de la cochlée (voir fig. 8.6).

La fenêtre du vestibule est fermée par une partie d'un petit os appelé *stapès*, et la fenêtre de la cochlée par un fin feuillet de tissu fibreux.

L'air arrive dans la cavité par le *canal (conduit) pharyngo-tympanique* (*trompe auditive*), qui relie le nasopharynx et l'oreille moyenne. Long d'environ 4 cm, il est bordé par un épithélium cilié (NdT : épithélium pseudostratifié cilié). La présence d'air à la pression atmosphérique des deux côtés de la membrane tympanique est maintenue par le conduit pharyngo-tympanique ; elle permet à la membrane de vibrer quand une onde sonore vient la frapper. Le conduit pharyngo-tympanique est normalement fermé mais, quand la pression de part et d'autre de la membrane tympanique devient inégale, par exemple à haute altitude, elle est ouverte par la déglutition ou par le bâillement, et de l'air pénètre dans les oreilles, rendant à nouveau égales les pressions.

Chaîne des osselets (fig. 8.3)

Les os auditifs sont trois très petits os qui ne mesurent que quelques millimètres s'étendant à travers l'oreille moyenne, de la membrane tympanique à la fenêtre du vestibule (fig. 8.1). Ils forment une série d'articulations, étant mobilisables l'un sur l'autre et sur la paroi médiale de la caisse, au niveau de la fenêtre ovale. Les osselets sont maintenus en place par des ligaments et sont appelés en fonction de leur forme.

Malleus. C'est l'os latéral (externe), en forme de marteau. Son manche est en contact avec la membrane tympanique, et sa tête forme une articulation avec l'incus.

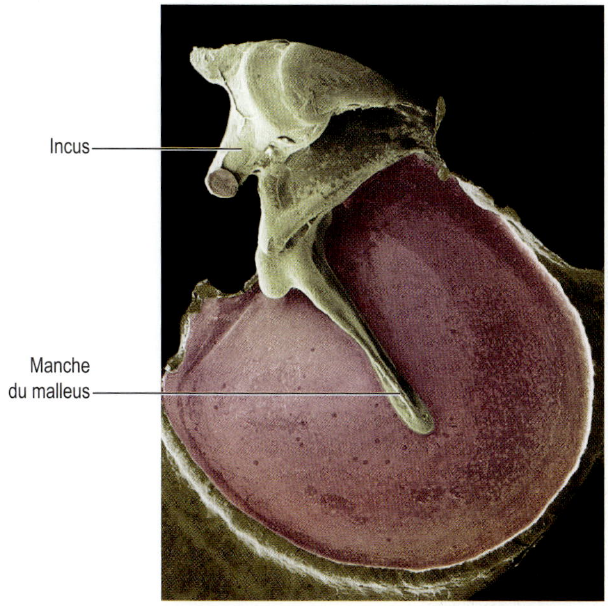

Figure 8.2 Membrane tympanique. Microscopie à balayage électronique en couleur montrant le malleus et l'incus.

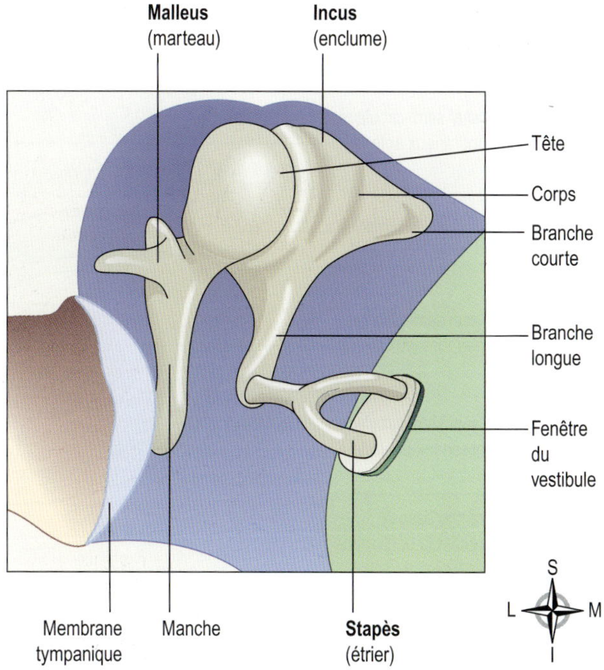

Figure 8.3 Chaîne des osselets auditifs.

Incus. C'est l'os moyen, en forme d'enclume. Son corps s'articule avec le malleus, son long prolongement (ou branche longue) s'articule avec le stapès ; il est stabilisé par son prolongement court (ou branche courte) fixé à la paroi postérieure de la caisse du tympan.

Stapès. C'est l'os médial (interne), en forme d'étrier. Sa tête s'articule avec l'incus, et sa platine s'insère dans la fenêtre du vestibule.

Oreille interne (fig. 8.4)

L'oreille interne, ou labyrinthe de l'oreille, contient les organes de l'audition et de l'équilibre. On lui décrit généralement deux parties, le *labyrinthe osseux* et le *labyrinthe membraneux* et elle est divisée en trois régions principales :

- le vestibule, qui contient l'utricule et le saccule ;
- les trois canaux semi-circulaires ;
- la cochlée.

Labyrinthe osseux. Il est délimité par le périoste. Dans le labyrinthe osseux, le labyrinthe membraneux est suspendu dans un liquide aqueux appelé *périlymphe*.

Labyrinthe membraneux. Il est rempli d'*endolymphe*.

Vestibule

C'est l'expansion la plus proche de l'oreille moyenne. Les fenêtres du vestibule et de la cochlée sont situées dans sa paroi latérale (externe). Le vestibule contient deux sacs membraneux, l'utricule et le saccule, qui sont importants pour l'équilibre (p. 210).

Canaux semi-circulaires

Il s'agit de trois conduits disposés de façon telle que chacun est dans l'un des plans de l'espace. Ils sont en continuité avec le vestibule et sont aussi importants pour l'équilibre (p. 210).

Cochlée

La cochlée ressemble à la coquille d'un escargot. Elle présente une base large en continuité avec le vestibule, un apex étroit, et elle s'enroule autour d'une colonne osseuse centrale.

Une section transversale de la cochlée (fig. 8.5) présente trois compartiments :

- la rampe vestibulaire ;
- la rampe médiane, ou *conduit cochléaire* ;
- la rampe tympanique.

Dans une section transversale, la cochlée osseuse présente deux compartiments contenant de la périlymphe : la rampe vestibulaire, qui naît à la fenêtre du vestibule, et la rampe tympanique, qui se termine à la fenêtre de la cochlée. Les deux compartiments sont en continuité, et la figure 8.6 montre les relations entre ces structures. Le conduit cochléaire est une partie du labyrinthe membraneux ; sa forme est triangulaire. Sur la *membrane basilaire*, située à la base du triangle (sur la paroi inférieure du conduit cochléaire), se trouvent des *cellules de soutien* et des *cellules ciliées cochléaires* contenant des récepteurs auditifs. Ces cellules forment l'*organe spiral* ou organe de Corti, organe sensoriel qui répond aux vibrations en initiant des influx nerveux perçus comme des sons dans le cerveau. Les *récepteurs auditifs* sont les dendrites des

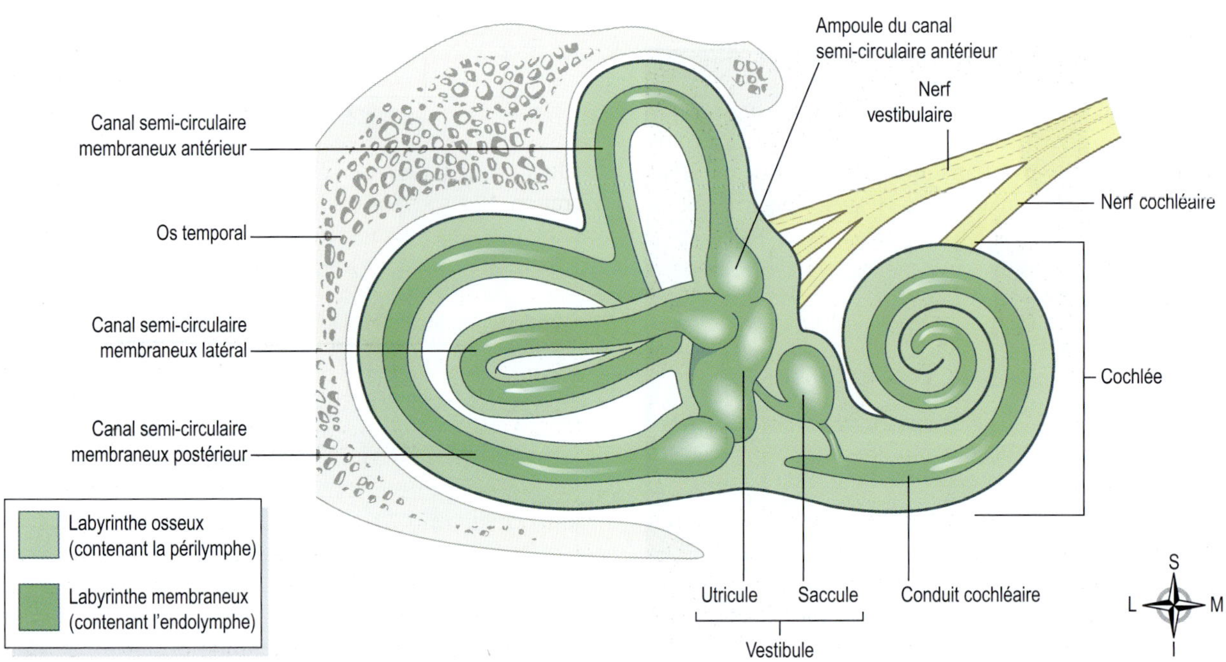

Figure 8.4 Oreille interne. Le labyrinthe membraneux dans le labyrinthe osseux.

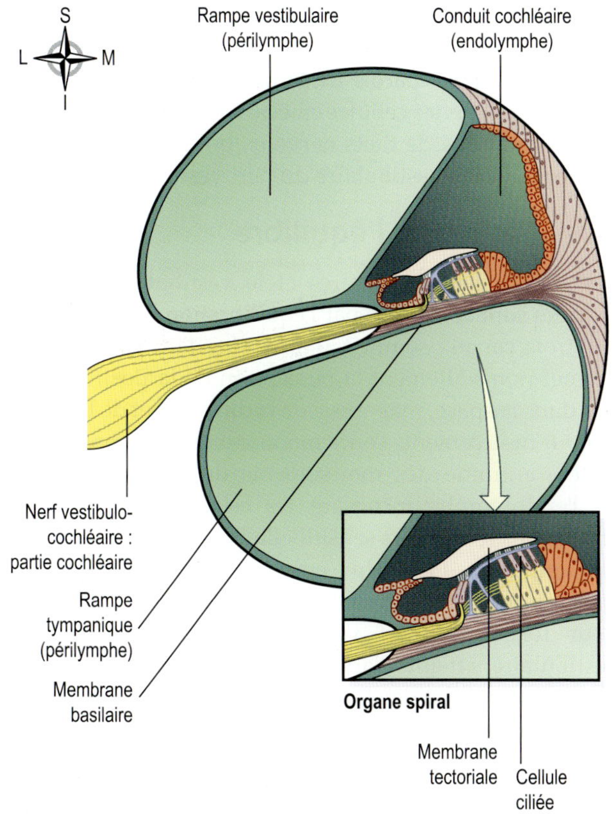

Figure 8.5 Coupe transversale de la cochlée, montrant l'organe spiral (de Corti).

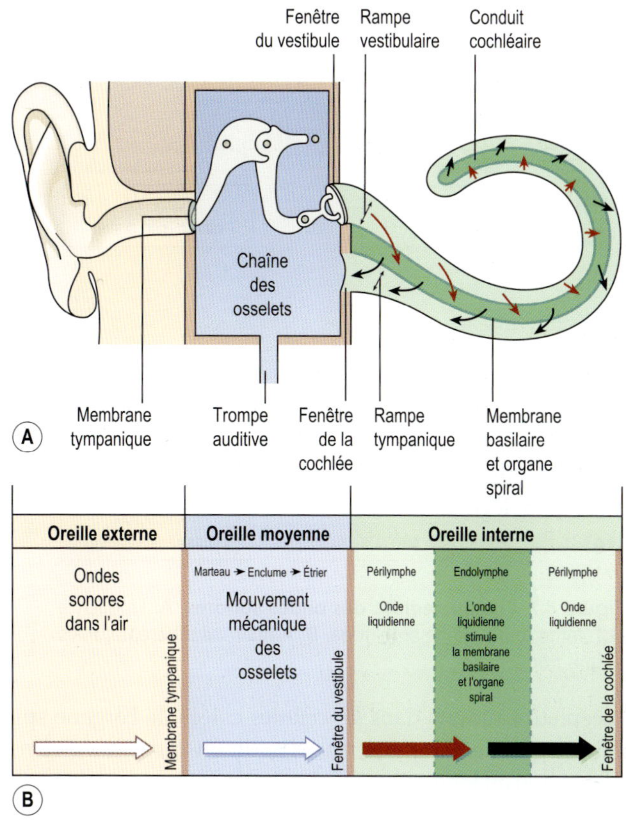

Figure 8.6 Transmission des ondes sonores. A. L'oreille, avec la cochlée non enroulée. **B.** Résumé de la transmission.

fibres nerveuses efférentes (sensitives), qui s'associent pour former la partie cochléaire (auditive) du nerf vestibulocochléaire (8e nerf crânien) ; celui-ci passe par un orifice de l'os temporal (NdT : méat acoustique interne, où passent également le nerf facial et l'artère labyrinthique) ; les fibres cochléaires atteignent les noyaux cochléaires du tronc cérébral, où elles s'articulent avec des fibres qui traversent la ligne médiane et qui s'articulent elles-mêmes dans le tubercule quadrijumeau inférieur avec des fibres allant au corps géniculé médial (interne), d'où partent les radiations auditives allant au cortex auditif du lobe temporal (voir fig. 7.20, p. 167) ; certaines fibres nées des noyaux cochléaires restent homolatérales, et par conséquent chaque cortex auditif reçoit des influx venant des deux organes de Corti (NdT : donc des deux oreilles).

Physiologie de l'audition

Chaque son produit des ondes sonores ou vibrations dans l'air, qui voyagent à la vitesse d'environ 332 mètres par seconde. Le pavillon de l'oreille, en raison de sa forme, concentre les ondes et les dirige dans le méat auditif externe, amenant ainsi la membrane tympanique à vibrer. Les vibrations de la membrane tympanique sont transmises et amplifiées dans l'oreille moyenne par la mobilisation des osselets (fig. 8.6). À l'extrémité médiale de la chaîne, la platine du stapès ainsi mobilisée présente des mouvements de va-et-vient dans la fenêtre du vestibule, qui entraînent des ondes liquidiennes dans la périlymphe de la rampe vestibulaire. Une partie de ces ondes est transmise le long de la rampe vestibulaire et de la rampe tympanique, mais la plus grande partie est transmise dans le conduit cochléaire. Il en résulte une onde correspondante dans l'endolymphe, entraînant la vibration de la membrane basilaire et la stimulation des récepteurs des cellules ciliées de l'organe spiral. Les influx nerveux ainsi générés gagnent le cerveau par la partie cochléaire (auditive) du nerf vestibulocochléaire (8e nerf crânien). L'onde liquidienne est finalement consommée dans l'oreille moyenne par la vibration de la membrane de la fenêtre de la cochlée. Le nerf vestibulocochléaire transmet des influx aux noyaux auditifs dans la médulla, où ils font synapse, avant d'être conduits à l'aire auditive dans le lobe temporal des hémisphères cérébraux (voir fig. 7.20, p. 167). Comme certaines fibres se croisent dans la médulla et que d'autres restent du même côté, les aires auditives droite et gauche des hémisphères cérébraux reçoivent des influx des deux oreilles.

Les ondes sonores ont des caractéristiques de *hauteur* et d'*intensité* (fig. 8.7). La hauteur est déterminée par la fréquence des ondes sonores, mesurée en Hertz (Hz). Les sons de différentes fréquences stimulent la membrane basilaire (fig. 8.6A) à différents endroits sur sa longueur, ce qui permet la discrimination de la hauteur.

L'intensité dépend de la magnitude des ondes sonores, mesurée en décibels (dB). Plus l'amplitude de l'onde créée dans l'endolymphe est grande, plus la stimulation des

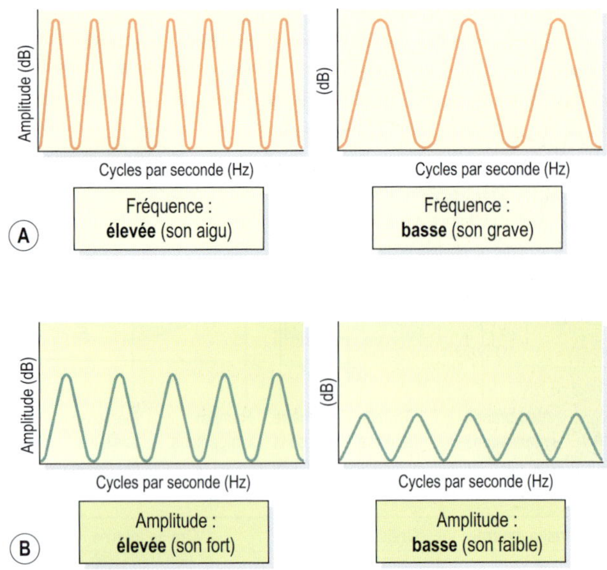

Figure 8.7 Comportement des ondes sonores. A. Fréquence différente, mais même amplitude. **B.** Amplitude différente, mais même fréquence.

récepteurs auditifs dans les cellules ciliées de l'organe spiral est grande, ce qui permet l'audition du volume. Une exposition au long cours à un bruit très intense entraîne une perte d'audition, en particulier s'il est prolongé, car il lèse les cellules ciliées de l'organe spiral (ou organe de Corti).

Équilibre et oreille

Objectif pédagogique

Après avoir étudié ce paragraphe, vous devriez être capable :

- de décrire la physiologie de l'équilibre.

Canaux semi-circulaires et vestibule (fig. 8.4)

Les canaux semi-circulaires n'ont pas de fonction auditive, bien qu'ils soient étroitement associés à la cochlée. Ils informent sur la position de la tête dans l'espace, contribuant au maintien de la posture et de l'équilibre.

Il y a trois canaux semi-circulaires, disposés chacun dans l'un des trois plans de l'espace. Ils sont situés au-dessus et en arrière du vestibule de l'oreille interne, dans lequel ils s'ouvrent.

Les canaux semi-circulaires, comme la cochlée, sont constitués par une cavité osseuse, contenant des sacs ou conduits membraneux séparés de la paroi osseuse par la périlymphe.

L'*utricule* est un sac membraneux faisant partie du vestibule, et les trois conduits semi-circulaires membraneux s'ouvrent dans l'utricule à leur extrémité dilatée, ou *ampoule*. Le *saccule* est une partie du vestibule, qui communique avec l'utricule et avec la cochlée.

De fines cellules épithéliales spécialisées présentant de minuscules prolongements, appelées *cellules ciliées,* sont présentes sur les parois de l'utricule, du saccule et des ampoules. Dans les cellules ciliées, il y a des récepteurs sur les terminaisons de filets nerveux, qui se groupent pour former la partie vestibulaire du nerf vestibulocochléaire.

Physiologie de l'équilibre

Les canaux semi-circulaires et le vestibule (utricule et saccule) sont concernés par l'équilibration. La disposition des trois canaux semi-circulaires (un dans chaque plan) permet non seulement la perception de la position de la tête dans l'espace, mais aussi de la direction et de la vitesse de tout mouvement. Toute modification de la position de la tête entraîne des mouvements de la périlymphe et de l'endolymphe incurvant les cellules ciliées, ce qui stimule les récepteurs sensitifs de l'utricule, du saccule et des ampoules. Les influx nerveux qui en résultent sont transmis au nerf vestibulaire, qui rejoint le nerf cochléaire pour former le nerf vestibulocochléaire. La branche vestibulaire atteint d'abord les *noyaux vestibulaires* du tronc cérébral, où ses fibres font relais avec des cellules nerveuses dont les axones gagnent le cervelet.

Le cervelet reçoit également des influx nerveux provenant des yeux et de propriocepteurs (récepteurs sensitifs) des muscles squelettiques et des articulations. Il coordonne les influx provenant du nerf vestibulaire, des yeux et des propriocepteurs. Les influx sont ensuite transmis aux hémisphères cérébraux et aux muscles squelettiques, ce qui rend possible la perception de la position du corps, et tout ajustement nécessaire pour le maintien de la position et de l'équilibre. Cela permet le maintien de la position verticale et la fixation des yeux sur un point donné indépendamment des mouvements de la tête (NdT : ces actions sont inconscientes, réflexes, assumées par des fibres parties des noyaux vestibulaires et allant à la moelle spinale par le faisceau vestibulospinal, aux noyaux des nerfs III, IV et VI innervant les muscles oculaires extrinsèques).

Vue et œil

Objectifs pédagogiques

Après avoir étudié ce paragraphe, vous devriez être capable :

- de décrire la structure macroscopique de l'œil;
- de décrire le chemin suivi par un influx nerveux allant de la rétine aux hémisphères cérébraux;
- de décrire comment la lumière entrant dans l'œil est focalisée sur la rétine;
- d'indiquer les fonctions des muscles oculaires extrinsèques;
- de décrire les fonctions des annexes de l'œil.

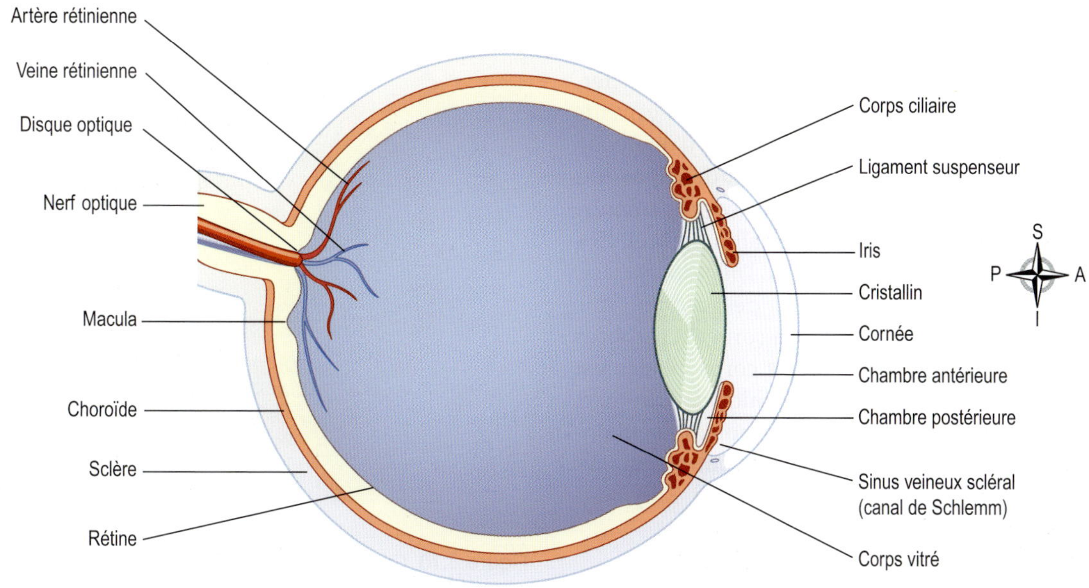

Figure 8.8 Coupe de l'œil.

L'œil est l'organe de la vision. Il est situé dans la cavité orbitaire, et d'où part le *nerf optique* (2e nerf crânien).

Il est presque sphérique, d'environ 2,5 cm de diamètre. L'espace entre l'œil et la cavité orbitaire est occupé par du tissu cellulograisseux. Les parois de l'orbite et la graisse protègent l'œil des traumatismes.

Les deux yeux sont structuralement séparés mais, contrairement aux oreilles, leurs activités sont coordonnées, si bien qu'ils fonctionnent normalement en paire. Il est possible de voir avec un seul œil (vision monoculaire), mais la vision tridimensionnelle est touchée quand un seul œil est utilisé, et en particulier l'appréciation des distances est altérée.

Structure (fig. 8.8)

Les parois de l'œil sont faites de trois couches tissulaires :

- la couche externe, fibreuse : sclère, et cornée ;
- la couche moyenne, vasculaire, ou *tractus uvéal* : choroïde, corps ciliaire et iris ;
- la couche interne, nerveuse : rétine.

Les structures à l'intérieur du globe oculaire comprennent le cristallin, l'humeur aqueuse et le corps vitré.

Sclère et cornée

La sclère, ou blanc de l'œil (ou sclérotique), forme la couche tissulaire la plus superficielle des faces postérieure et latérales du globe oculaire ; elle se continue en avant par la cornée. Il s'agit d'une membrane fibreuse ferme qui maintient la forme de l'œil, et sur laquelle s'attachent les *muscles oculaires extrinsèques* de l'œil (voir tableau 8.1, p. 218).

En avant, la sclère se prolonge par une membrane épithéliale claire, transparente, la cornée. Les rayons lumineux traversent la cornée pour atteindre la rétine. La cornée est convexe vers l'avant ; elle est impliquée dans la réfraction (inclinaison) des rayons lumineux destinée à les focaliser sur la rétine.

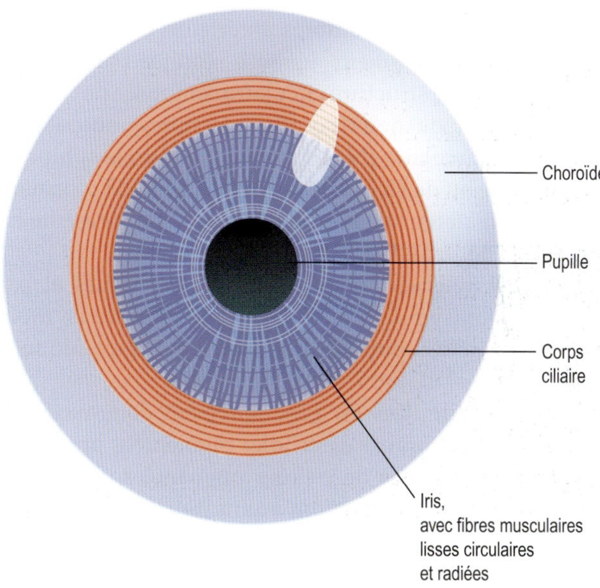

Figure 8.9 Choroïde, corps ciliaire et iris. Vue de face.

Choroïde (fig. 8.8 et 8.9)

La choroïde borde les cinq-sixièmes postérieurs de la surface interne de la sclère. Elle est très riche en vaisseaux sanguins, et sa couleur est brun chocolat foncé. La lumière entre dans l'œil par la pupille, stimule les terminaisons nerveuses de la rétine (p. 212), puis est absorbée par la choroïde.

Corps ciliaire

Le corps ciliaire est le prolongement antérieur circulaire de la choroïde ; il est constitué par le *muscle ciliaire* (fibres musculaires lisses) et par des cellules épithéliales sécrétrices. Étant donné que beaucoup de fibres musculaires lisses sont circulaires, le muscle ciliaire agit comme un sphincter. Le cristallin est attaché au corps ciliaire par des *ligaments suspenseurs* radiaires, semblables aux rayons d'une roue (fig. 8.10). La contraction et le relâchement des fibres du muscle ciliaire, qui sont attachées à ces ligaments, contrôlent la taille et l'épaisseur du cristallin. Les cellules épithéliales sécrètent un liquide aqueux, l'*humeur aqueuse*, dans le segment antérieur de l'œil, c'est-à-dire dans l'espace compris entre le cristallin et la cornée (chambres postérieure et antérieure) (fig. 8.8). Le corps ciliaire est innervé par des fibres parasympathiques du nerf oculomoteur (3e nerf crânien, nerf moteur oculaire commun). Sa stimulation entraîne la contraction du muscle ciliaire, et l'accommodation de l'œil (p. 216).

Iris

L'iris est l'anneau coloré, visible, à l'avant de l'œil, s'étendant en avant depuis le corps ciliaire, siégeant derrière la cornée et devant le cristallin. Il divise le *segment antérieur* de l'œil en chambres antérieure et postérieure, qui contiennent l'humeur aqueuse sécrétée par le corps ciliaire. C'est une structure circulaire composée de cellules pigmentées et de deux couches de fibres musculaires lisses, l'une circulaire (NdT : formant le muscle sphincter de la pupille ou de l'iris) et l'autre radiaire (NdT : formant le muscle dilatateur de la pupille) (fig. 8.9). Il présente en son centre un orifice, appelé *pupille*.

L'iris est innervé par des fibres sympathiques et par des fibres parasympathiques. La stimulation parasympathique contracte la pupille, la stimulation sympathique la dilate (voir 7.43 et fig. 7.44, p. 186 et 187).

La couleur de l'iris est génétiquement déterminée, et elle dépend du nombre de cellules pigmentées présentes. Les albinos n'ont pas de cellules pigmentées, et les personnes aux yeux bleus en ont moins que celles aux yeux bruns.

Cristallin (fig. 8.10)

Le cristallin est un corps circulaire biconvexe très élastique, siégeant immédiatement derrière la pupille. Il est fait de fibres encloses dans une capsule, et il est attaché au corps ciliaire par le ligament suspenseur. Son épaisseur est contrôlée par le muscle ciliaire, jouant par l'intermédiaire du ligament suspenseur. Le cristallin incline (réfracte) les rayons lumineux réfléchis par les objets devant l'œil. C'est la seule structure de l'œil capable de faire varier son pouvoir de réfraction, ce qu'il fait en modifiant son épaisseur.

Quand les fibres circulaires du muscle ciliaire se contractent, celui-ci allège la tension qu'il exerce sur le ligament suspenseur du cristallin, qui accroît ainsi son épaisseur (NdT : devenant donc plus convexe). Plus l'objet à regarder est proche, plus le cristallin devient épais (convexe) afin de permettre la focalisation (voir fig. 8.18) (NdT : c'est-à-dire la formation de l'image de l'objet sur la rétine).

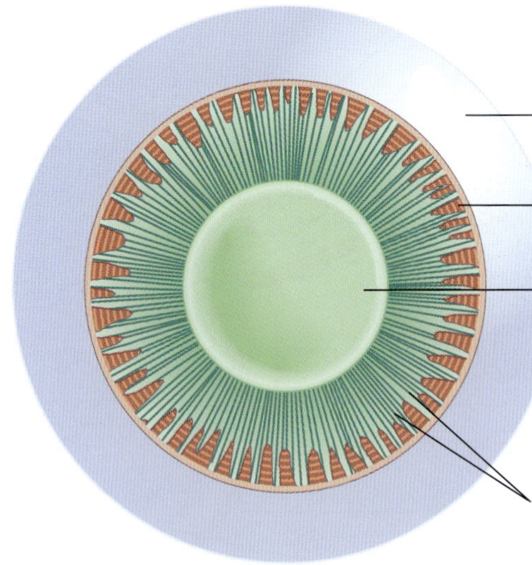

Figure 8.10 Cristallin et ligament suspenseur vus de face. L'iris a été enlevé.

Rétine

La rétine est la couche la plus profonde de la paroi de l'œil (fig. 8.8). C'est une structure extrêmement délicate, bien adaptée à la stimulation par les rayons lumineux. Elle est faite de plusieurs couches de corps cellulaires nerveux et de leurs axones, reposant sur une couche pigmentée de cellules épithéliales (ou épithélium pigmentaire). La couche hautement sensible à la lumière est celle des cellules sensorielles réceptrices, *bâtonnets* et *cônes*, lesquels contiennent des pigments photosensibles, qui convertissent la lumière en influx nerveux

La rétine borde environ les trois-quarts du globe oculaire ; elle est la plus épaisse en arrière, et elle s'amincit de plus en plus vers l'avant pour se terminer juste derrière le corps ciliaire. La *macula*, ou tache jaune (fig. 8.11A et 8.12), se trouve près du centre de la partie postérieure de la rétine. La *fovea centralis* est une petite dépression de la rétine située au centre de cette partie, ne comportant que des cônes (NdT : la fovea est située sur l'axe visuel de l'œil, l'acuité visuelle y est maximale). Vers la partie antérieure de la rétine, il y a moins de cônes que de bâtonnets.

Toutes les fibres nerveuses de la rétine convergent, pour former le nerf optique, vers une petite aire située à environ 0,5 cm du côté nasal de la macula. Cette aire est appelée *disque optique*, ou papille optique, ou tache aveugle, car elle est dépourvue de photorécepteurs.

Vascularisation de l'œil

L'œil reçoit du sang artériel par les *artères ciliaires* et par l'*artère centrale de la rétine*. Il s'agit de branches de l'artère ophtalmique, elle-même branche de l'artère carotide interne.

Le drainage veineux se fait par un certain nombre de veines, dont la *veine centrale de la rétine*, dont le sang se vide finalement dans un sinus veineux profond.

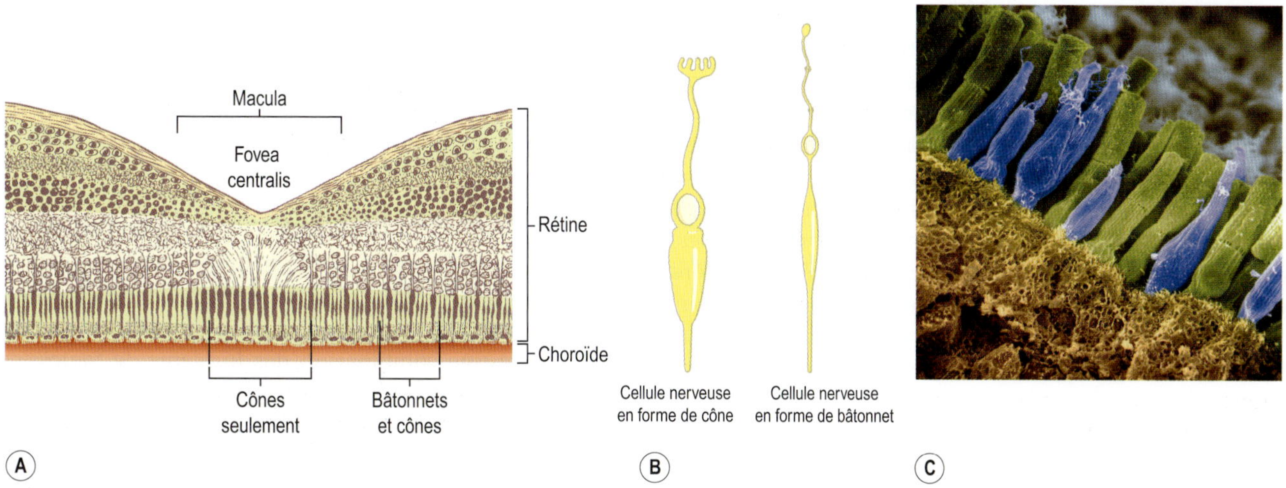

Figure 8.11 Rétine. A. Coupe agrandie. **B.** Cellules nerveuses sensibles à la lumière : bâtonnets et cônes. **C.** Microscopie à balayage électronique en couleur de bâtonnets (en vert) et de cônes (en bleu).

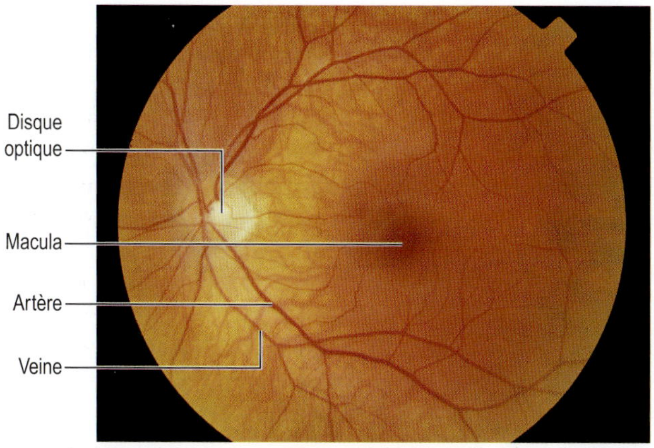

Figure 8.12 La rétine vue à travers la pupille avec un ophtalmoscope.

L'artère et la veine centrales de la rétine sont encloses dans le nerf optique, qui pénètre dans l'œil au niveau du disque optique (fig. 8.8).

Intérieur de l'œil

Le segment antérieur de l'œil, c'est-à-dire l'espace entre la cornée et le cristallin, est incomplètement divisé en chambres antérieure et postérieure par l'iris (fig. 8.8). Les deux chambres contiennent un liquide aqueux clair sécrété dans la chambre postérieure par les glandes ciliaires. Il circule devant le cristallin, allant dans la chambre antérieure en passant par la pupille; il retourne à la circulation veineuse par le *sinus veineux scléral* (canal de Schlemm), dans l'angle entre l'iris et la cornée (fig. 8.8). Comme la production et le drainage de l'humeur aqueuse sont égaux, la pression intraoculaire reste tout à fait constante, entre 1,3 et 2,6 kPa (10 à 20 mmHg). Le *glaucome* (p. 225) est caractérisé par l'élévation de cette pression. L'humeur aqueuse fournit les nutriments aux structures de la partie antérieure de l'œil ne recevant pas d'apport de sang, c'est-à-dire à la cornée, au cristallin et à sa capsule; elle en draine les déchets.

Le *corps vitré* est situé derrière le cristallin, remplissant le segment (cavité) postérieur du globe oculaire. C'est une substance molle, incolore, transparente, semblable à de la gelée, faite à 99 % d'eau, avec certains sels et des mucoprotéines. Il exerce une pression intraoculaire suffisante pour maintenir la rétine contre la choroïde et pour empêcher le globe oculaire de se collaber.

L'œil maintient sa forme en raison de la pression intraoculaire exercée par le corps vitré et le liquide aqueux. Elle reste identique tout au long de la vie.

Nerf optique (2ᵉ paire de nerfs crâniens)

(fig. 8.13)

Les fibres du nerf optique naissent dans la rétine. Elles convergent toutes pour former le nerf optique, à environ 0,5 cm du bord nasal de la macula au niveau du disque optique. Le nerf traverse la choroïde et la sclère pour se diriger en arrière et en dedans, dans la cavité orbitaire. Il en sort par le foramen optique de l'os sphénoïde, et se dirige en arrière et en dedans pour former avec son homologue de l'autre œil le *chiasma optique*.

Chiasma optique

Le chiasma optique est situé devant et immédiatement au-dessus de la glande pituitaire (hypophyse), située dans la fosse pituitaire de l'os sphénoïde (voir fig. 9.2, p. 231). Dans le chiasma optique, les fibres nerveuses du nerf optique qui proviennent du côté nasal de chaque rétine croisent la ligne médiane, pour passer du côté opposé. Les fibres issues du côté temporal ne croisent pas la ligne médiane, mais continuent du même côté en se dirigeant en arrière et latéralement. Ce croisement fournit à chaque hémisphère cérébral des influx sensoriels venant de chaque œil.

Tractus optique

C'est la voie suivie par les fibres optiques après le chiasma optique (fig. 8.13). Chaque tractus contient des fibres venant du côté nasal de la rétine de l'œil controlatéral, et des fibres venant du côté temporal de la rétine de l'œil homolatéral. Le tractus optique se dirige en arrière, pour faire synapse avec des cellules nerveuses du *corps géniculé latéral* appartenant au thalamus. De là, les fibres visuelles, qui constituent les *radiations optiques*, se dirigent en arrière et en dedans dans l'hémisphère cérébral homolatéral pour se terminer dans l'*aire visuelle* du cortex du lobe occipital (voir fig. 7.20, p. 167). D'autres neurones issus du corps géniculé latéral transmettent des influx nés de l'œil au cervelet où, avec des influx venant des canaux semi-circulaires de l'oreille interne et des influx venant des muscles squelettiques ainsi que des articulations, ils contribuent au maintien de la posture et de l'équilibre.

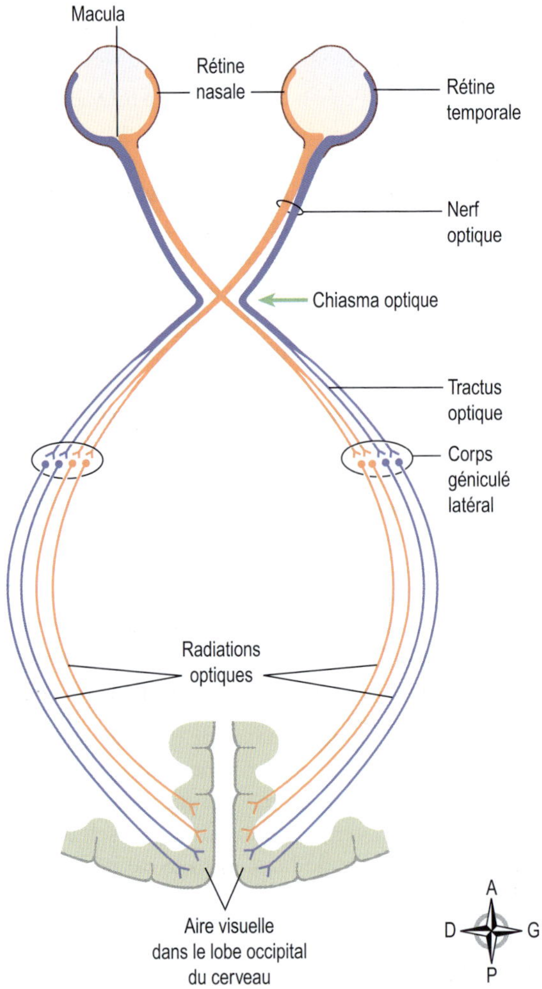

Figure 8.13 Les nerfs optiques et leur trajet.

Physiologie de la vision

Les ondes lumineuses se déplacent à la vitesse de 300 000 kilomètres à la seconde. Les objets situés dans le champ de vision réfléchissent la lumière dans les yeux. La lumière blanche est une combinaison des lumières de toutes les couleurs du spectre (arc-en-ciel), c'est-à-dire rouge, orange, jaune, vert, bleu, indigo et violet. Cela est mis en évidence en faisant passer la lumière blanche par un prisme de verre, qui réfracte les rayons des différentes couleurs de façon plus ou moins importante, en fonction de leur longueur d'onde (fig. 8.14). La lumière rouge a la longueur d'onde la plus grande, la lumière violette la plus courte.

Cet éventail de couleurs est le *spectre de la lumière visible*. Dans l'arc-en-ciel, la lumière blanche du soleil est réfractée par les gouttes d'eau agissant comme des prismes et des réflecteurs.

Spectre électromagnétique

Le spectre électromagnétique est large, mais seulement une petite partie est visible par l'œil humain (fig. 8.15).

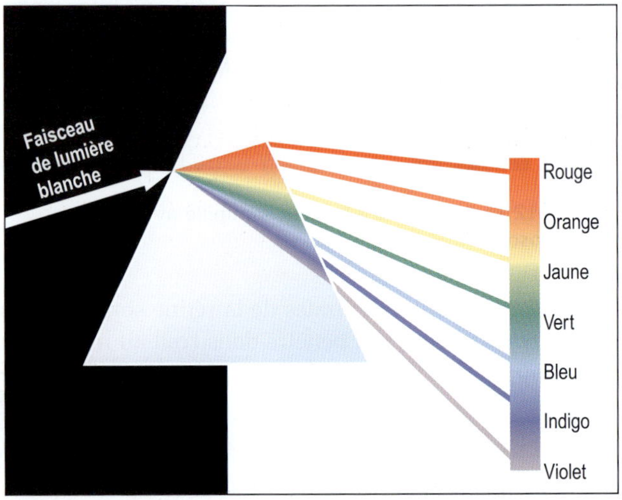

Figure 8.14 Réfraction. La lumière blanche dispersée en couleurs du spectre visible quand elle passe à travers un prisme.

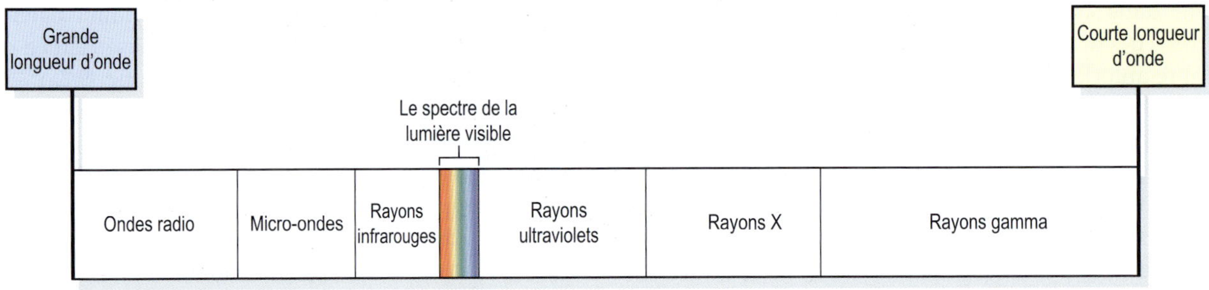

Figure 8.15 Spectre électromagnétique.

Au-delà de son extrémité longue, il y a des ondes infrarouges (chaleur), des micro-ondes et des ondes radio. Au-delà de son extrémité courte se situent les ultraviolets (UV), les rayons X et les rayons gamma. La lumière UV n'est pas visible normalement car elle est absorbée par un pigment jaune dans le cristallin. Après ablation du cristallin (pour cataracte), celui-ci est généralement remplacé par un cristallin artificiel afin d'éviter que l'exposition au long cours aux UV ne lèse la rétine.

Une couleur spécifique n'est perçue que si une longueur d'onde est réfléchie par l'objet et que toutes les autres sont absorbées; par exemple, un objet apparaît rouge lorsqu'il ne reflète que la lumière rouge. Les objets apparaissent blancs quand toutes les longueurs d'ondes sont réfléchies, noirs quand elles sont toutes absorbées.

Afin d'obtenir une vision nette, la lumière réfléchie par les objets dans le champ visuel est focalisée sur la rétine de chaque œil. Les processus impliqués dans la production d'une image nette sont la *réfraction des rayons lumineux*, la modification de la *taille des pupilles*, et l'*accommodation* (ajustement du cristallin pour la vision de près; voir p. 216).

Bien que ces processus puissent être considérés comme séparés, la vision efficace dépend de leur coordination.

Réfraction des rayons lumineux

Quand des rayons lumineux passent d'un milieu d'une certaine densité à un milieu de densité différente, ils sont inclinés; par exemple un prisme (fig. 8.14). Dans l'œil, le cristallin biconvexe incline et focalise les rayons lumineux (fig. 8.16). Le principe est utilisé pour focaliser la lumière sur la rétine. Avant d'atteindre la rétine, les rayons lumineux traversent successivement la conjonctive, la cornée, le liquide aqueux, le cristallin et le corps vitré. Toutefois, ces milieux sont plus denses que l'air et, à l'exception du cristallin, ils ont un pouvoir de réfraction constant, semblable à celui de l'eau.

Focalisation d'une image sur la rétine

Les rayons lumineux réfléchis par un objet sont inclinés (réfractés) par le cristallin lorsqu'ils pénètrent dans l'œil de la façon indiquée à la figure 8.16; mais l'image sur la rétine est en réalité à l'envers (fig. 8.17). Le cerveau s'y adapte précocement au cours de la vie, et les objets sont ainsi perçus dans « le bon sens ».

Une réfraction anormale dans l'œil est corrigée en utilisant des lentilles biconvexes ou biconcaves, montrées p. 227.

Cristallin

Le cristallin est une structure biconvexe élastique, transparente, suspendue derrière l'iris par le corps ciliaire auquel il est uni par le ligament suspenseur (fig. 8.10). C'est la seule structure de l'œil capable de modifier son pouvoir de réfraction. Les rayons lumineux pénétrant dans l'œil doivent être réfractés pour se focaliser sur la rétine. La lumière venue d'objets distants a besoin d'être moins réfractée et, quand l'objet se rapproche, la réfraction

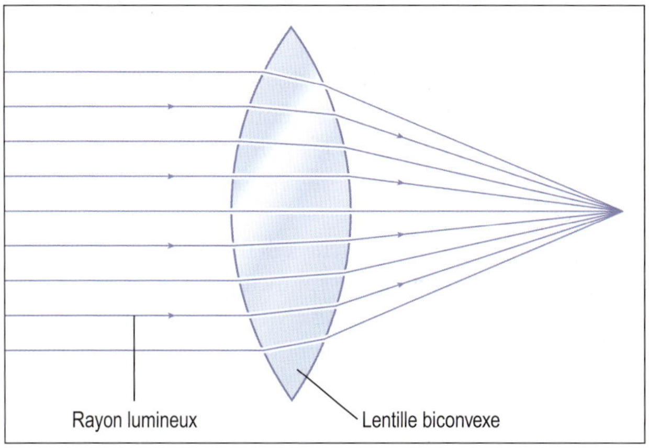

Figure 8.16 Réfraction des rayons lumineux traversant une lentille biconvexe.

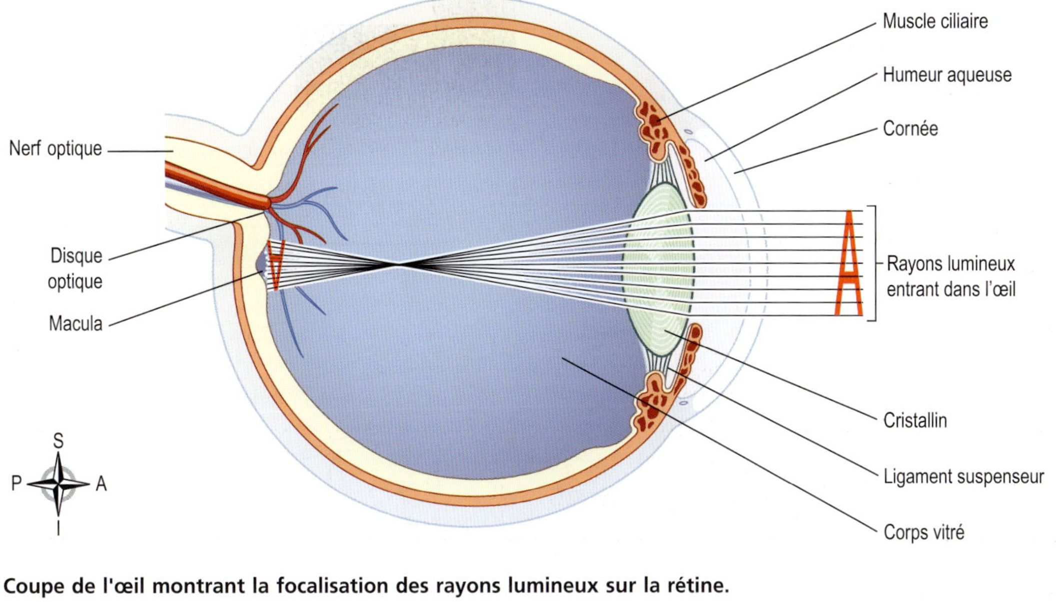

Figure 8.17 Coupe de l'œil montrant la focalisation des rayons lumineux sur la rétine.

nécessaire augmente. Pour focaliser sur la rétine les rayons lumineux provenant d'objets proches, le pouvoir de réfraction du cristallin doit augmenter, par l'accommodation. Pour y parvenir, le muscle ciliaire (un sphincter) se contracte, ce qui déplace le corps ciliaire en dedans vers le cristallin. Cela diminue la traction exercée sur les ligaments suspenseurs, et le cristallin peut ainsi bomber, ce qui accroît sa convexité et focalise sur la rétine les rayons lumineux (voir fig. 8.18B).

Pour focaliser sur la rétine les rayons lumineux provenant d'objets distants, le muscle ciliaire se relâche, ce qui accroît sa traction sur les ligaments suspenseurs. Le cristallin devient moins épais et cela focalise les rayons lumineux provenant d'objets distants sur la rétine (voir fig. 8.18A).

Taille des pupilles

La taille des pupilles contribue à une vision nette en contrôlant la quantité de lumière pénétrant dans l'œil. En lumière vive, les pupilles sont contractées. En lumière faible, elles sont dilatées.

Si les pupilles étaient dilatées en lumière vive, trop de lumière entrerait dans l'œil et léserait la rétine, sensible. Si en lumière faible les pupilles étaient contractées, trop peu de lumière entrerait dans l'œil pour activer les pigments sensibles à la lumière dans les bâtonnets et les cônes qui stimulent les terminaisons nerveuses dans la rétine, ce qui permet la vision.

L'iris comporte une couche de fibres lisses circulaires (NdT : constituant le muscle sphincter de la pupille) et une couche de fibres lisses radiaires (NdT : constituant le muscle dilatateur de la pupille). La contraction des fibres circulaires contracte la pupille, celle des fibres radiaires la dilate. La taille de la pupille est contrôlée par le système nerveux autonome. La stimulation sympathique dilate la pupille ; la stimulation parasympathique entraîne sa constriction.

Accommodation

Vision de près

Afin de se fixer sur des objets proches, c'est-à-dire à moins d'environ 6 mètres, l'accommodation est nécessaire, et l'œil doit faire les ajustements suivants :

- constriction des pupilles ;
- convergence ;
- modification du pouvoir de réfraction des cristallins.

Constriction des pupilles. Elle contribue à l'accommodation en réduisant la largeur du faisceau de lumière pénétrant dans l'œil, afin qu'il passe par la partie centrale courbe du cristallin (fig. 8.17). (NdT : il s'agit de la réaction pupillaire associée à l'accommodation–convergence, qui suit un chemin complexe de la rétine aux nerfs parasympathiques innervant le sphincter de la pupille.)

Convergence (mouvement des globes oculaires). Les rayons lumineux provenant d'objets proches pénètrent dans les deux yeux selon des angles différents et, pour que la vision soit nette, il faut qu'ils stimulent les aires correspondantes des deux rétines. Les muscles oculaires extrinsèques mobilisent les yeux et, pour obtenir une image nette, ils mobilisent les yeux pour que ceux-ci convergent sur l'objet regardé. (NdT : ce réflexe de fixation suit des voies mal connues, avec probablement comme versant

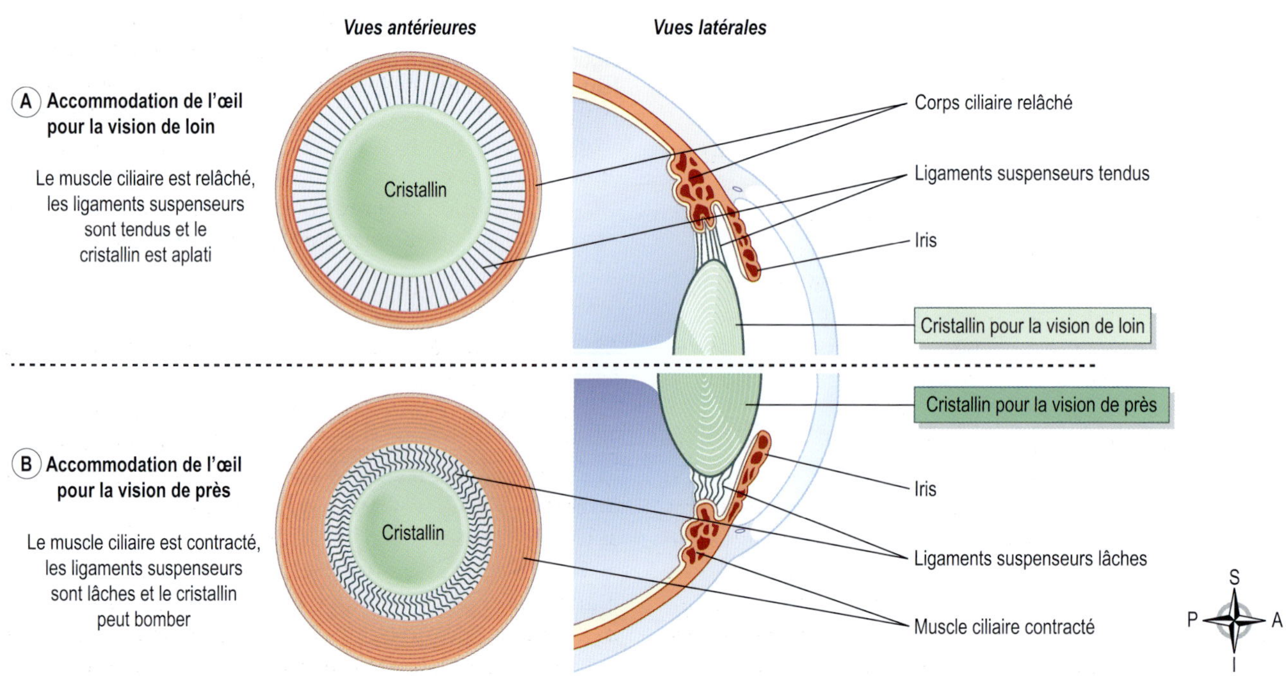

Figure 8.18 Accommodation : action du muscle ciliaire sur la forme du cristallin. A. Vision de loin. **B.** Vision de près.

afférent les voies optiques, comme centre le cortex visuel occipital, et comme versant efférent des fibres corticofuges allant aux tubercules quadrijumeaux antérieurs, puis la région prétectale, et finalement les noyaux oculomoteurs [III]). Quand le sujet mobilise volontairement ses yeux pour trouver un objet, il y a un mouvement de fixation volontaire sur l'objet, puis une convergence involontaire sur l'objet une fois qu'il a été trouvé. Plus l'objet est proche, plus la convergence est importante; par exemple, un individu fixant un objet près de son nez semble « croiser les yeux ». Si la convergence n'est pas complète, les yeux sont fixés sur des objets différents ou sur des points différents d'un même objet. Deux images sont alors perçues par le cerveau, ce qui peut conduire à une vision double ou *diplopie*. Si la convergence ne se fait pas, le cerveau tend à ignorer des influx provenant de l'œil qui ne converge pas (voir « Strabisme », p. 226).

Modification du pouvoir de réfraction du cristallin. Les modifications de l'épaisseur du cristallin visent à focaliser la lumière sur la rétine afin de permettre une vision nette de l'objet. L'importance de cette modification, ou accommodation, dépend de la distance entre l'objet regardé et les yeux; le cristallin est le plus épais pour la vision de près, le plus mince pour la vision de loin, c'est-à-dire à plus de 6 mètres (fig. 8.18). La vision d'objets proches fatigue les yeux plus rapidement que celle d'objets éloignés en raison de l'utilisation continue du muscle ciliaire. Avec le vieillissement, le cristallin perd son élasticité et se durcit, une affection appelée *presbytie* (p. 222).

Vision à distance

Les objets à plus de 6 mètres des yeux ont une image sur la rétine sans ajustement des cristallins ni convergence des yeux.

Fonctions de la rétine

La rétine est la partie sensible à la lumière de l'œil. Les cellules nerveuses sensibles à la lumière sont les bâtonnets et les cônes; leur distribution dans la rétine est montrée dans la figure 8.11A. Les rayons lumineux entraînent des modifications chimiques des pigments sensibles à la lumière dans ces cellules, et ils génèrent des influx conduits aux lobes occipitaux des hémisphères cérébraux en suivant les voies optiques (NdT : nerfs optiques, chiasma, tractus optiques, radiations optiques) (fig. 8.13).

Les *bâtonnets* sont bien plus sensibles à la lumière que les cônes (voir fig. 8.11), et ils sont donc sollicités en cas de lumière faible. La stimulation des bâtonnets entraîne une vision monochrome (en noir et blanc). Les bâtonnets sont nettement plus nombreux que les cônes dans la rétine, le rapport étant de 16 pour 1. Ils sont aussi plus nombreux vers la périphérie de la rétine. Le *pourpre visuel* (la *rhodopsine*) est un pigment sensible à la lumière présent seulement dans les bâtonnets. Il est blanchi (dégradé) par la lumière vive, et il est rapidement régénéré, si un apport adéquat de vitamine A est disponible.

Les *cônes* sont sensibles à la lumière et aux couleurs. Une lumière vive est requise pour les activer et procurer une vision des couleurs nette. Les longueurs d'onde différentes de la lumière visible stimulent les pigments sensibles à la lumière des cônes, entraînant la perception de couleurs différentes.

Cécité des couleurs. C'est une affection courante qui atteint davantage les hommes que les femmes. Bien que les personnes atteintes voient les couleurs, elles ne peuvent pas toujours les différencier, les pigments sensibles à la lumière (au rouge, vert, bleu) des cônes étant anormaux. Il existe différentes formes, mais la plus répandue est la cécité des couleurs rouge-vert (NdT : daltonisme), transmise par un gène récessif lié au sexe (voir fig. 17.11, p. 473). Les verts, oranges, rouges et bruns pâles paraissent tous de la même couleur et ne peuvent être distingués que par leur intensité.

Adaptation à l'obscurité. Quand elle est exposée à la lumière vive, la rhodopsine des bâtonnets sensibles est complètement dégradée. Cela n'a pas de conséquence sur la vision si la lumière est bonne, suffisante pour activer les cônes. Cependant, si l'individu se déplace dans l'obscurité, là où l'intensité de la lumière est insuffisante pour stimuler les cônes, une altération temporaire de la vue en résulte pendant que la rhodopsine régénère dans les bâtonnets : adaptation à l'obscurité. Quand la rhodopsine a régénéré, la vue redevient normale.

Il est plus facile de voir une étoile pâle dans le ciel nocturne si la tête est légèrement tournée, car la lumière de faible intensité est alors focalisée sur une aire de la rétine où la concentration en bâtonnets est la plus grande. Si le regard est porté directement sur l'étoile pâle, l'intensité de la lumière qu'elle envoie n'est pas suffisante pour stimuler les cônes, moins sensibles, situés dans l'aire de la macula. Dans la lumière faible du soir, les couleurs ne peuvent pas être distinguées car l'intensité lumineuse est insuffisante pour stimuler les pigments des cônes sensibles à la couleur.

La dégradation et la régénération des pigments visuels des cônes sont semblables à celles des bâtonnets.

Vision binoculaire

La vision binoculaire ou stéréoscopique favorise la vue tridimensionnelle, bien que chaque œil voie une scène d'un angle légèrement différent (fig. 8.19). Il y a un recouvrement au milieu, mais l'œil gauche voit plus sur la gauche que ce que peut voir l'autre œil, et inversement. Les images des deux yeux sont fusionnées dans les hémisphères cérébraux, si bien qu'une seule image est perçue.

La vision binoculaire fournit une bien meilleure évaluation d'un objet par rapport à un autre, par exemple de leur distance, de leur profondeur, de leur hauteur et de leur largeur. Les personnes ayant une vision monoculaire peuvent trouver difficile, par exemple, d'évaluer la vitesse et la distance d'un véhicule qui se rapproche.

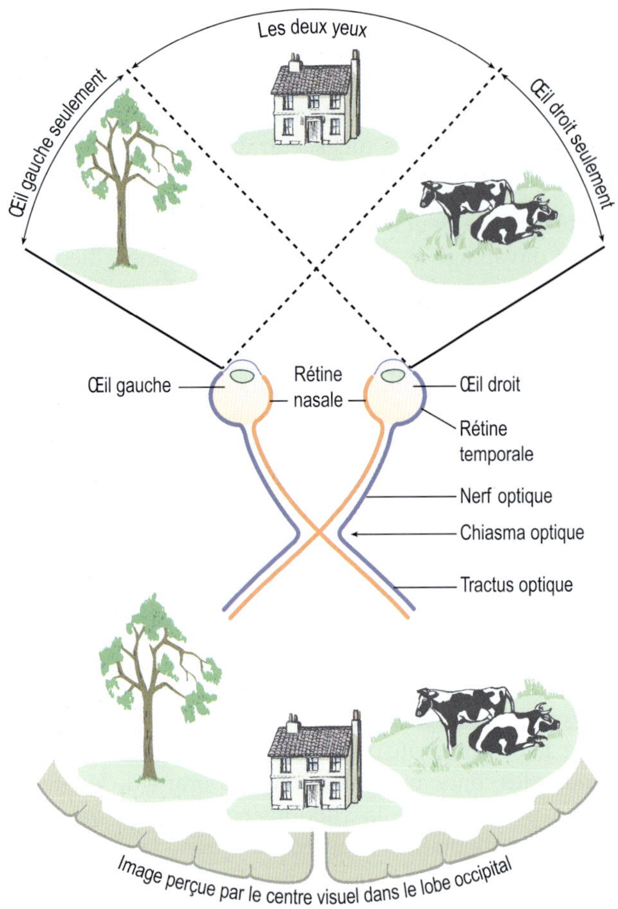

Figure 8.19 Parties du champ visuel monoculaire et binoculaire.

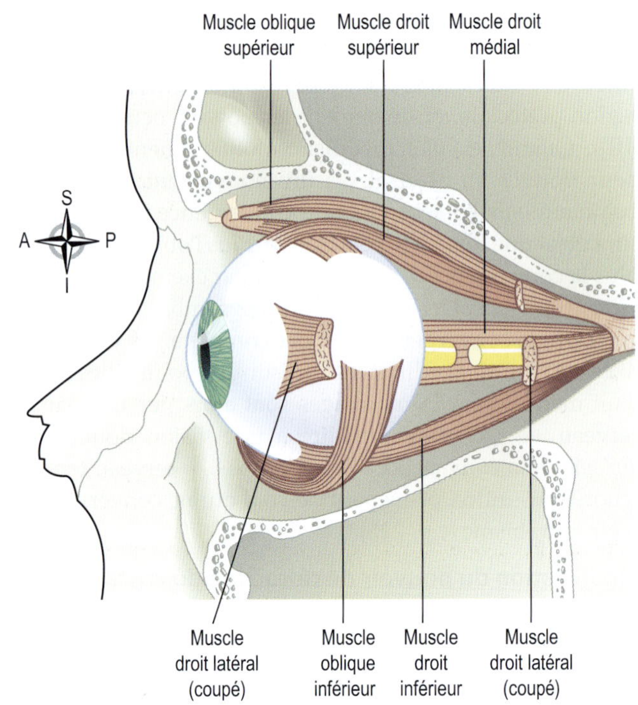

Figure 8.20 Muscles oculaires extrinsèques.

Muscles oculaires extrinsèques

Ces muscles incluent les muscles de la paupière et les muscles qui bougent les globes oculaires. Les globes oculaires sont mobilisés par six *muscles extrinsèques*, attachés par une extrémité au globe oculaire et par l'autre à la paroi de l'orbite. Il y a quatre muscles *droits* et deux muscles *obliques* (fig. 8.20).

Le mouvement des yeux pour regarder dans une direction particulière est sous le contrôle de la volonté, mais la coordination du mouvement, nécessaire à la convergence et à l'accommodation pour la vision de près ou de loin, est sous contrôle autonomique (involontaire). Les mouvements des yeux sous l'action de ces muscles sont indiqués dans le tableau 8.1.

Innervation des muscles oculaires

Le tableau 8.1 indique les nerfs qui innervent les muscles extrinsèques. Le *nerf oculomoteur* innerve les *muscles intrinsèques* de l'iris et du corps ciliaire homolatéraux.

Tableau 8.1 Muscles oculaires extrinsèques : leur action et leur innervation crânienne

Nom	Action	Innervation crânienne
Droit médial	Déplace le globe oculaire en dedans	Nerf oculomoteur (3e nerf crânien)
Droit latéral	Déplace le globe oculaire en dehors	Nerf abducens (6e nerf crânien)
Droit supérieur	Déplace le globe oculaire vers le haut	Nerf oculomoteur (3e nerf crânien)
Droit inférieur	Déplace le globe oculaire vers le bas	Nerf oculomoteur (3e nerf crânien)
Oblique supérieur	Déplace le globe oculaire en bas et en dehors	Nerf trochléaire (4e nerf crânien)
Oblique inférieur	Déplace le globe oculaire en haut et en dehors	Nerf oculomoteur (3e nerf crânien)

Annexes de l'œil

L'œil est un organe délicat, protégé par plusieurs structures (fig. 8.21) :

- les sourcils ;
- les paupières et les cils ;
- l'appareil lacrymal.

Sourcils

Les bords supraorbitaires de l'os frontal dessinent deux crêtes arquées. De nombreux poils (les sourcils) se projettent obliquement depuis la surface de la peau recouvrant ces crêtes. Ils protègent l'œil de la sueur, de la poussière et d'autres corps étrangers.

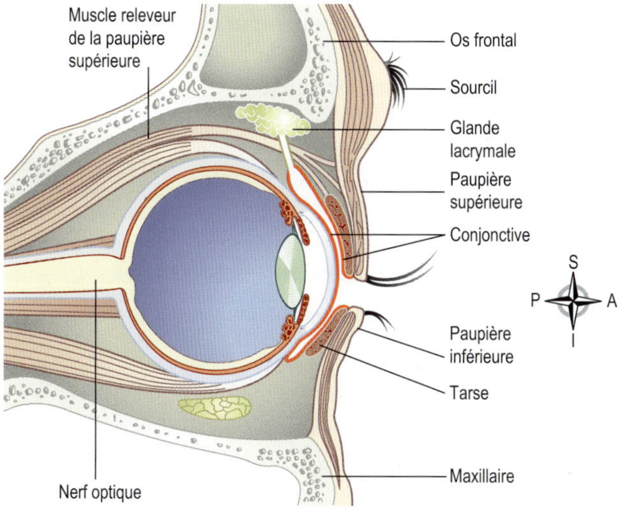

Figure 8.21 Coupe de l'œil et de ses structures annexes.

Paupières

Les paupières sont deux replis tissulaires mobilisables au-dessus et au-dessous de la face antérieure de chaque œil. Leur bord libre présente des poils courts et incurvés, les *cils*. Les couches de tissu formant les paupières sont :

- une fine couverture de peau ;
- une mince couche de tissu conjonctif sous-cutané (aréolaire lâche) ;
- deux muscles, l'*orbiculaire des paupières* et le *releveur de la paupière supérieure* ;
- un feuillet muni de tissu conjonctif dense, le *tarse*, plus important dans la paupière supérieure (tarse supérieur) que dans la paupière inférieure (tarse inférieur), qui soutient les autres structures ;
- une bordure membraneuse, la *conjonctive* (NdT : conjonctive palpébrale).

Conjonctive

C'est une fine membrane transparente bordant les paupières (NdT : conjonctive palpébrale) et la face antérieure du globe oculaire (NdT : conjonctive bulbaire) (fig. 8.21). La conjonctive palpébrale consiste en un épithélium cylindrique très vascularisé. La conjonctive bulbaire est un épithélium stratifié avasculaire, c'est-à-dire un épithélium sans vaisseaux sanguins. Quand les paupières sont closes, la conjonctive forme un sac fermé. Elle protège la délicate cornée et la face antérieure de l'œil. Quand des gouttes oculaires sont instillées, elles sont mises dans le sac conjonctival inférieur (NdT : espace virtuel situé entre la paupière inférieure et le globe oculaire). Les angles médial (interne) et latéral (externe) de l'œil, là où les paupières supérieure et inférieure se réunissent, sont appelés respectivement *canthus médial* et *canthus latéral*.

Bords palpébraux

De nombreuses *glandes sébacées* sont présentes le long du bord libre des paupières ; certaines ont un canal s'ouvrant dans le follicule pileux d'un cil, d'autres ont un canal s'ouvrant sur le bord palpébral entre les cils. Les *glandes tarsales* (glandes de Meibomius) sont des glandes sébacées modifiées, ayant chacune un canal s'ouvrant à la face profonde du bord libre de la paupière. Elles sécrètent un matériel huileux, étalé sur la conjonctive par le clignement des yeux, qui retarde l'évaporation du film lacrymal sous-jacent.

Fonctions

Les paupières et les cils protègent l'œil des agressions.

- Un réflexe de fermeture des paupières se produit quand la conjonctive ou les cils sont touchés, quand un objet vient près de l'œil, ou quand une lumière vive éclaire l'œil ; c'est appelé *réflexe conjonctival* ou *cornéen* (NdT : l'appellation réflexe cornéen est réservée au réflexe déclenché par l'attouchement de la conjonctive bulbaire ; la fermeture des yeux déclenchée par l'approche rapide d'un objet amené près de l'œil est appelé réflexe de clignement à la menace).
- Un clignement toutes les 3 à 7 secondes fait diffuser les larmes et les sécrétions huileuses sur la cornée, empêchant son dessèchement.

Quand le muscle orbiculaire de l'œil se contracte, les yeux se ferment. Quand le releveur de la paupière supérieure se contracte, la paupière supérieure se relève (voir fig. 16.58, p. 451).

Appareil lacrymal (fig. 8.22)

L'appareil lacrymal consiste, pour chaque œil, en des structures qui sécrètent les larmes et les drainent depuis l'avant du globe oculaire, soit :

- 1 glande lacrymale et ses conduits ;
- 2 canaux lacrymaux ;
- 1 sac lacrymal ;
- 1 canal lacrymonasal.

Les *glandes lacrymales* sont des glandes exocrines situées chacune dans un récessus de l'os frontal, à la face latérale de l'œil, juste derrière le rebord supra-orbitaire. Chaque glande a approximativement la taille et la forme d'une amande ; elle est faite de cellules épithéliales, sécrétoires. Les glandes sécrètent les *larmes*, faites d'eau, de sels minéraux, d'anticorps (immunoglobulines, voir Ch. 15) et de *lysozyme*, enzyme bactéricide.

Les larmes quittent la glande lacrymale par plusieurs petits conduits qui s'ouvrent dans le sac conjonctival, et elles forment un film sur la face antérieure de l'œil et sous les paupières ; elles sont drainées par deux petits orifices appelés *points lacrymaux*, situés à l'extrémité médiale du bord libre des paupières (un point lacrymal

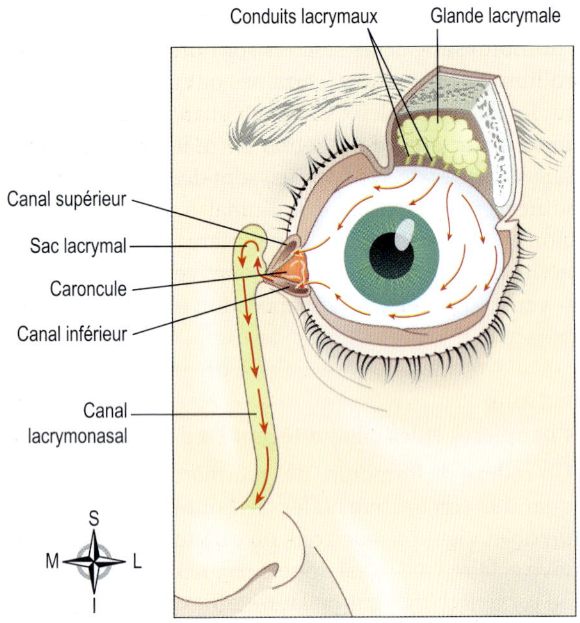

Figure 8.22 Appareil lacrymal. Les flèches indiquent la direction du flux des larmes.

par paupière), au niveau du canthus médial. Ces orifices sont ceux des canaux lacrymaux, séparés par un petit corps rouge, la *caroncule lacrymale*. Les canaux lacrymaux (NdT : de 1 mm de diamètre et de 8 mm de long) se rejoignent pour former un unique canal très court s'ouvrant dans le *sac lacrymal*, qui est l'extrémité supérieure élargie du *canal lacrymonasal*. Ce dernier est un canal d'environ 2 cm de long, allant du sac lacrymal à la cavité nasale dans laquelle il s'ouvre au niveau du méat nasal inférieur (au-dessous du cornet nasal inférieur). Le sac lacrymal et le canal lacrymonasal sont bordés par un épithélium cylindrique pseudostratifié cilié, contenant quelques cellules caliciformes. Normalement, le taux de sécrétion des larmes et le taux de leur drainage vont de pair. Quand un corps étranger ou un autre irritant pénètre dans l'œil, la sécrétion des larmes est grandement accrue, et les vaisseaux sanguins conjonctivaux se dilatent. La sécrétion des larmes est également accrue dans des états émotionnels, par exemple avec les pleurs et les rires.

Fonctions

Le liquide remplissant le sac conjonctival est un mélange de larmes et de sécrétion huileuse des glandes tarsales, qui est étalé sur la cornée par le clignement des yeux. Les fonctions de ce liquide comprennent :

- l'approvisionnement en oxygène et en nutriments de la conjonctive cornéenne avasculaire et le drainage des déchets ;
- l'évacuation par lavage des matériels irritants, par exemple de la poussière, du sable ;
- la prévention de l'infection microbienne par le lysozyme, enzyme bactéricide ;
- la prévention du dessèchement et du frottement de la conjonctive en retardant, par la sécrétion huileuse, l'évaporation du film lacrymal.

Olfaction

Objectif pédagogique

Après avoir étudié ce paragraphe, vous devriez être capable :

- de décrire la physiologie de l'olfaction.

Le sens de l'odorat ou *olfaction* siège dans la cavité nasale, qui représente aussi une voie de passage de l'air pour la respiration (Ch. 10).

Nerf olfactif (premier nerf crânien)

C'est le nerf sensoriel de l'odorat. Il naît par des *chémorécepteurs* (terminaisons nerveuses olfactives spécialisées) situé dans la muqueuse du toit de la cavité nasale, au-dessus du cornet nasal supérieur (fig. 8.23) (NdT : l'épithélium olfactif est le long du toit postérodorsal de chaque cavité nasale, mais il tapisse aussi de chaque côté une petite zone du septum nasal médial et une partie de chaque cornet nasal supérieur). De chaque côté du septum nasal médial, les filets olfactifs traversent la lame criblée de l'ethmoïde pour atteindre le *bulbe olfactif*, où chaque fibre fait synapse avec un deuxième neurone (NdT : cellule mitrale) (fig. 8.24). Les axones des deuxièmes neurones forment le *tractus olfactif*, et atteignent l'aire olfactive du lobe temporal de l'hémisphère cérébral homolatéral, où les influx sont interprétés et l'odeur perçue (NdT : les voies olfactives sont en fait bien plus complexes) (voir fig. 7.20, p. 167).

Physiologie de l'olfaction

L'odorat est en général bien moins développé chez les humains que chez les autres animaux. De nombreux animaux sécrètent des produits chimiques odoriférants appelés *phéromones*, jouant un rôle important dans la communication chimique intervenant, par exemple, dans le comportement territorial (NdT : défense du territoire), l'accouplement (attirance sexuelle) et le lien entre les mères et leurs nouveau-nés. Le rôle des phéromones dans la communication entre humains est inconnu.

Tous les matériels odorants libèrent des molécules volatiles transportées dans le nez avec l'air inhalé, et qui stimulent les chémorécepteurs olfactifs quand elles sont dissoutes dans le mucus.

L'air pénétrant dans le nez est réchauffé, et des courants de convection transportent des tourbillons d'air inspiré vers le toit des fosses nasales (NdT : il s'agit de courants « parasites », ou courants de Foucault). Le reni-

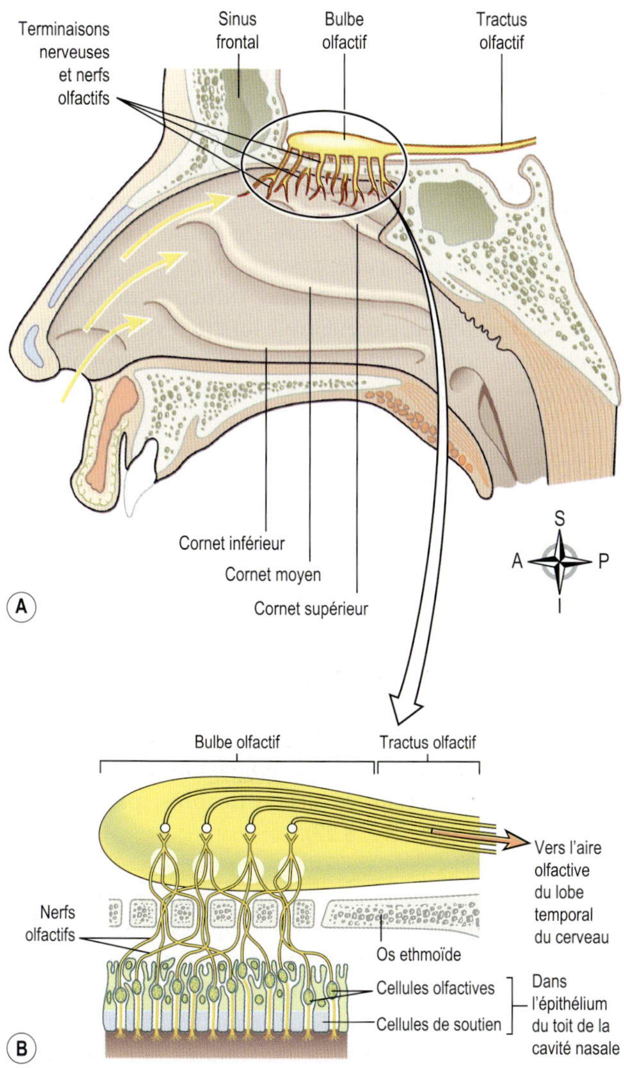

Figure 8.23 Le sens de l'odorat. A. Structures olfactives. **B.** Coupe agrandie de l'appareil olfactif dans le nez et à la face inférieure du cerveau.

flement concentre les molécules volatiles vers le toit du nez. Cela accroît le nombre de récepteurs olfactifs stimulés, et par conséquent la perception de l'odeur. L'odorat et le goût sont en lien étroit; l'odorat peut influencer l'appétit. Si les odeurs sont plaisantes, l'appétit peut être amélioré, et si elles sont déplaisantes, l'appétit être altéré. La vue d'un mets appétissant accroît la salivation et stimule le système digestif (voir Ch. 12). Le sens de l'odorat et le sens du goût sont étroitement reliés et l'odorat peut créer des souvenirs puissants de longue durée, en particulier ceux des odeurs particulières, par exemple ceux d'odeurs d'hôpital, d'aliments favoris ou peu prisés.

L'inflammation de la muqueuse nasale empêche les substances odorantes d'atteindre l'aire olfactive du nez, entraînant la perte de l'olfaction (*anosmie*). Le rhume commun en est la cause la plus fréquente.

Adaptation. Quand un individu a été exposé de façon continue à une odeur, la perception de cette odeur diminue et disparaît en quelques minutes lors d'une nouvelle exposition. Cette perte de perception ne concerne que cette odeur.

Goût

Objectif pédagogique

Après avoir étudié ce paragraphe, vous devriez être capable :

- de décrire la physiologie du goût.

Le sens du goût est étroitement relié au sens de l'odorat et, comme celui-ci, il implique une stimulation des chémorécepteurs par des substances chimiques dissoutes.

Les bourgeons du goût sont de petits corpuscules neurosensoriels situés dans l'épithélium du dos de la langue (NdT : au niveau des papilles fongiformes et des papilles caliciformes ou circumvallées; les papilles foliées en contiennent, mais leur accès est difficile pour les substances sapides), ainsi que dans l'épithélium de la langue.

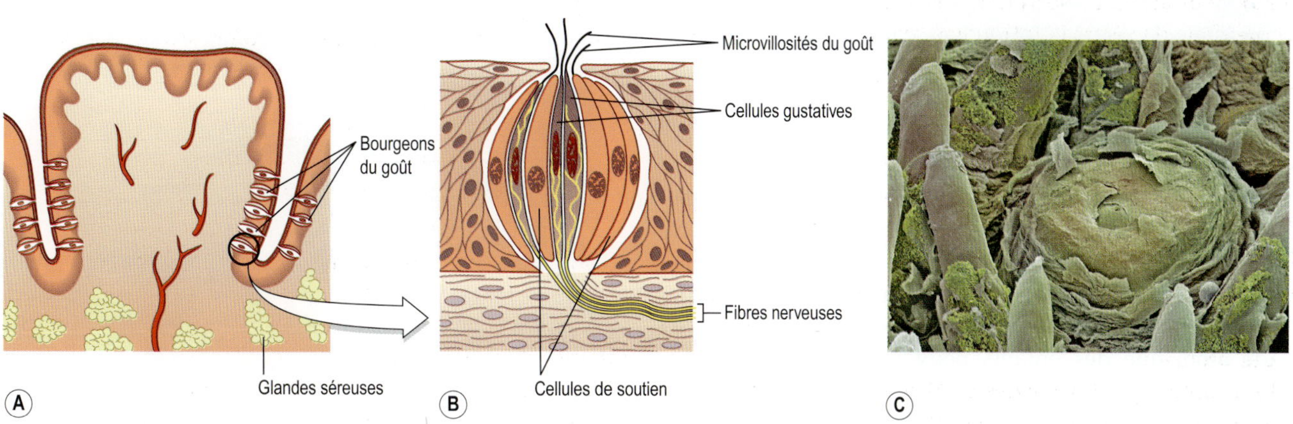

Figure 8.24 Structure des bourgeons du goût. A. Coupe d'une papille. **B.** Un bourgeon du goût très agrandi. **C.** Microscopie à balayage électronique en couleur d'un bourgeon du goût (au centre) sur la langue.

Ce sont de petites terminaisons nerveuses sensorielles des nerfs glossopharyngien, facial et vague (nerfs crâniens IX, VII et X) forment un plexus autour de chaque bourgeon du goût, envoyant des ramifications entre les cellules du bourgeon (fig. 8.24). Les récepteurs sensitifs sont très sensibles et stimulés par de petites quantités de substances chimiques pénétrant dans les pores sous forme dissoute dans la salive. Des influx nerveux sont générés et conduits par des fibres du IX, du VII et du X, faisant synapse dans le bulbe, d'où partent des fibres allant au thalamus. De ce dernier partent des fibres (dites de 3e ordre) allant à l'*aire du goût* du cortex du lobe pariétal, où le goût est perçu (voir fig. 7.20, p. 167).

Physiologie du goût

Quatre sensations fondamentales du goût (NdT : appelées saveurs) ont été décrites : le sucré, l'acide, l'amer et le salé. Cependant, d'autres ont été avancées, comme le métallique et l'umami (un goût japonais). La perception varie très largement et de nombreuses saveurs ne peuvent pas être facilement classées. L'ensemble des bourgeons du goût seraient stimulés par tous les « goûts ». Le goût est altéré quand la bouche est sèche, car les substances ne peuvent être goûtées qu'en solution.

Le goût est étroitement lié à l'odorat. Par exemple, lorsqu'une personne a un rhume, il est courant que la nourriture paraisse fade et peu attirante. De plus, le goût déclenche la salivation et la sécrétion du suc gastrique (voir Ch. 12). Il a aussi une fonction protectrice; par exemple, quand un aliment infect est mangé, un réflexe nauséeux ou de vomissement peut être déclenché.

Effets du vieillissement sur les sens

Objectif pédagogique

Après avoir étudié ce paragraphe, vous devriez être capable :

- de décrire les conséquences du vieillissement sur les sens.

Les changements auditifs et visuels font partie du processus normal du vieillissement et sont quasi généralisés; ils s'accompagnent souvent d'une diminution de l'odorat et du goût. Le nombre de récepteurs olfactifs diminue à partir de l'âge de 50 ans, ce qui réduit le goût. Les personnes âgées peuvent ainsi trouver leur nourriture fade alors que des enfants peuvent estimer que cette même nourriture est trop épicée. De la même manière, les personnes âgées peuvent ne pas sentir (percevoir) les odeurs faibles. Les effets des changements auditifs et visuels liés au vieillissement sont envisagés ici.

Presbyacousie

Cette forme d'altération de l'audition accompagne le processus du vieillissement et elle est donc fréquente chez les personnes âgées. Des modifications dégénératives des cellules sensorielles de l'organe spiral (de Corti)) entraînent une perte de l'audition neurosensorielle (p. 223). La perception des sons de haute fréquence est d'abord altérée, puis celle des sons de basse fréquence peut être également atteinte. Une difficulté de discrimination se développe, par exemple lorsqu'il s'agit de suivre une conversation, particulièrement dans un environnement bruyant.

Vision

La presbytie et la cataracte sont des conséquences courantes du vieillissement normal.

Presbytie

Les changements du cristallin liés au vieillissement entraînent une perte de l'accommodation, car le cristallin perd de son élasticité et devient plus ferme. Cela empêche la focalisation de la lumière sur la rétine et entraîne une vision floue. On obtient la correction grâce à des lunettes à verres convexes pour la vision de près, par exemple pour la lecture (voir fig. 8.27).

Cataracte

Une cataracte survient en cas d'opacité du cristallin (fig. 8.25). Des rayons lumineux faibles ne peuvent pas passer facilement au travers d'un cristallin transparent ou opacifié, et c'est la raison pour laquelle de nombreuses personnes âgées ont recours à une lumière plus forte pour lire ou connaissent des difficultés avec la vision nocturne. Il s'agit le plus souvent d'une affection liée au vieillissement due à l'exposition à des facteurs prédisposants tels que les rayons UV, les rayons X et le tabagisme. Il existe aussi d'autres causes importantes de cataracte (p. 226).

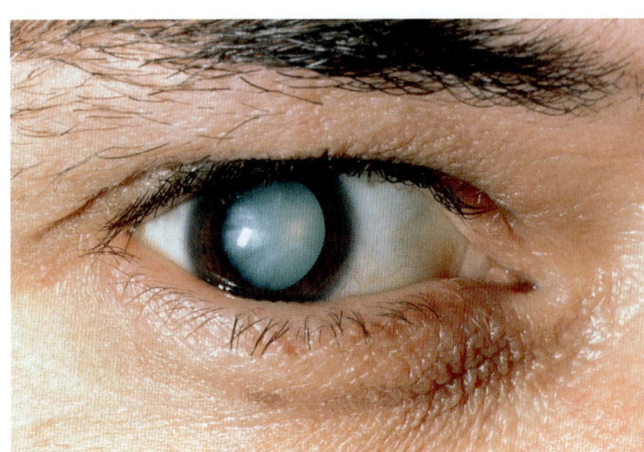

Figure 8.25 Cataracte.

Troubles de l'oreille

Objectifs pédagogiques

Après avoir étudié ce paragraphe, vous devriez être capable :

- de comparer et d'opposer les caractéristiques des surdités de transmission et de perception;
- de décrire les causes et les manifestations des maladies de l'oreille.

Perte d'audition

L'atteinte de l'audition peut être classée en deux catégories : *surdité de transmission*; *surdité de perception*, ou *neurosensorielle*. L'atteinte de l'audition peut être également *mixte*, associant dans une même oreille surdité de transmission et surdité neurosensorielle.

Surdité de transmission

Cette surdité est due à l'altération de la transmission des ondes sonores entre l'extérieur et la fenêtre du vestibule comprise, c'est-à-dire à une anomalie de l'oreille externe ou de l'oreille moyenne. (NdT : dans ce type, la conduction des sons par voie aérienne est perturbée, la conduction osseuse jusqu'à la cochlée est normale.) Des exemples fréquents en sont donnés dans l'encadré 8.1.

Otospongiose. Il s'agit d'une cause fréquente de surdité de transmission progressive chez de jeunes adultes, pouvant débuter par une oreille mais qui est le plus souvent bilatérale. Elle est habituellement héréditaire, touche plus souvent des femmes que des hommes, et s'aggrave souvent pendant la grossesse. De l'os anormal se développe autour de la platine du stapès, la fusionnant à la fenêtre du vestibule, réduisant ainsi la transmission des ondes sonores par la chaîne des osselets.

Encadré 8.1 Causes fréquentes de surdité

De transmission	Neurosensorielle
Otite moyenne aiguë	Cérumen ou corps étranger
Otite moyenne séreuse	Presbyacousie
Otite moyenne chronique	Exposition au long cours à un bruit intense
Barotraumatisme	Congénitale
Otospongiose	Maladie de Ménière
Otite externe	Médicaments ototoxiques, par exemple aminosides, diurétiques, cytotoxiques
Lésion de la membrane tympanique	Infections, par exemple : oreillons, zona, méningite, syphilis

Otite moyenne séreuse. Encore appelée otite moyenne sécrétoire, cette otite réalise une collection liquidienne (*épanchement*) dans la cavité de l'oreille moyenne. Ses causes comprennent :

- l'obstruction de la trompe auditive, par exemple par un œdème pharyngé, des végétations adénoïdes ou une tumeur du pharynx;
- le barotraumatisme (dû habituellement à la descente dans un avion chez un sujet enrhumé);
- l'otite moyenne aiguë non traitée.

L'air normalement présent dans la caisse du tympan est résorbé, et une pression négative se développe entraînant une rétraction de la membrane tympanique; puis du liquide des vaisseaux sanguins est attiré dans la cavité à basse pression, ce qui provoque une surdité de transmission.

Les adultes atteints se plaignent de perte d'audition due au blocage de la transmission auditive (habituellement indolore). L'atteinte auditive du jeune enfant peut se traduire par un retard du langage et/ou des troubles du développement. Une infection secondaire peut compliquer cette affection chez les adultes comme chez les enfants.

Surdité neurosensorielle

Il s'agit de la forme la plus courante de trouble de l'audition. Cette surdité est la conséquence d'un trouble des nerfs de l'oreille interne ou du système nerveux central, par exemple de la cochlée, de la branche cochléaire du nerf vestibulocochléaire, ou de l'aire auditive du cerveau. (NdT : dans ce type, la conduction aérienne des ondes sonores [par le conduit auditif externe, le tympan, l'oreille moyenne] et la conduction osseuse [conduction des vibrations sonores par l'os, jusqu'à la cochlée] sont toutes deux atteintes.) L'altération de l'audition due aux bruits est une cause de surdité neurosensorielle qui peut être la conséquence :

- d'un travail, par exemple dans le bâtiment, des usines ou l'industrie musicale;
- d'activités sociales, par exemple le fait d'écouter la musique trop fort au casque ou dans des boîtes de nuit.

D'autres causes sont énumérées dans l'encadré 8.1.

Les facteurs de risque de surdité congénitale comprennent des antécédents familiaux; des infections virales, rubéole en particulier (NdT : et infection à cytomégalovirus), pendant les premiers mois de la grossesse; l'hypoxie aiguë à la naissance.

Maladie de Ménière. Cette affection comporte une accumulation d'endolymphe entraînant une augmentation de la pression dans le labyrinthe membraneux, qui est distendu, avec destruction des cellules sensitives dans les ampoules et des cellules sensorielles dans la cochlée. Elle est habituellement unilatérale au début, mais les deux oreilles peuvent être atteintes ultérieurement. Sa cause est inconnue. La maladie de Ménière se traduit par des épisodes récidivants de *vertige* rotatoire violent avec nausées et vomissements, durant de quelques minutes à plusieurs heures. Les périodes de rémission durent de quelques jours à plusieurs mois, voire années. Entre les crises, le malade peut présenter en permanence des *acouphènes* (bourdonnement, tintement) dans l'oreille atteinte (NdT : ces acouphènes s'accentuent souvent avant ou pendant la crise vertigineuse). Une surdité de perception est présente pendant les crises, et une atteinte permanente de l'audition peut se développer progressivement sur des années, au fur et à mesure de la destruction de l'organe spiral (de Corti).

Presbyacousie. (Voir p. 222).

Infections de l'oreille

Otite externe

L'infection par *Staphylococcus aureus* est la cause habituelle de l'inflammation localisée (furoncle) du conduit auditif. Quand elle est plus diffuse, l'inflammation peut être due à l'exposition prolongée à des moisissures, à des bactéries ou à des champignons, ou à une réaction allergique, par exemple à un savon, à une laque pour cheveux ou à une teinture capillaire.

Otite moyenne aiguë

C'est l'inflammation de la caisse du tympan, due habituellement à la diffusion de microbes d'une infection respiratoire haute par l'intermédiaire de la trompe auditive. Elle est très fréquente chez l'enfant, accompagnée d'otalgie du côté atteint pouvant être sévère; l'infection primaire concerne parfois l'oreille externe, diffusant par une perforation de la membrane tympanique.

L'infection bactérienne entraîne la formation de pus, qui s'accumule et fait bomber vers l'extérieur la membrane tympanique. Celle-ci se perfore parfois spontanément, et du pus s'écoule de l'oreille moyenne (*otorrhée* purulente). L'infection peut s'étendre, entraînant une *mastoïdite*, ou une *labyrinthite* (voir ci-dessous). Comme la partie pétreuse de l'os temporal est mince, l'infection peut traverser l'os et entraîner une méningite (p. 196), un ou plusieurs abcès du cerveau.

Otite moyenne chronique

Cette affection comporte une perforation permanente de la membrane tympanique, succédant à une otite moyenne aiguë (en particulier si elle est récidivante, persistante ou non traitée), ou due à un traumatisme mécanique, ou à un effet de souffle (explosion). Pendant le processus de guérison, un épithélium stratifié provenant de l'oreille externe (NdT : passant par la perforation) se développe parfois dans l'oreille moyenne, formant un *cholestéatome*. Il s'agit d'une masse faite de cellules épithéliales desquamées (NdT : infiltrées par du cholestérol, d'où le nom) et de matériel purulent. Le développement du cholestéatome peut conduire à :

- la destruction de la chaîne des osselets, et de ce fait à une perte d'audition;
- l'érosion du toit de l'oreille moyenne, et à une méningite;
- l'extension de l'infection à l'oreille interne, pouvant entraîner une labyrinthite.

Labyrinthite

Cette complication d'une infection de l'oreille moyenne peut être due au développement d'une fistule depuis un cholestéatome (NdT : érosion d'une partie du labyrinthe osseux par le cholestéatome, le plus souvent au niveau du canal semi-circulaire externe). Elle s'accompagne de vertiges, de nausées, de vomissements et de nystagmus. Dans certains cas, l'organe spiral est détruit, entraînant une surdité nerveuse totale soudaine de l'oreille concernée.

Mal des transports

Cela se produit lorsque le cerveau reçoit des informations sensorielles conflictuelles. L'information visuelle reçue de l'œil ne correspond pas à celle issue des canaux semi-circulaires de l'oreille interne concernant la position du corps en relation avec l'environnement. Cela provoque chez certaines personnes des nausées et des vomissements. Ce trouble est habituellement associé au voyage, par exemple en voiture, en train ou en avion.

Troubles de l'œil

Objectif pédagogique

Après avoir étudié ce paragraphe, vous devriez être capable :

- de décrire les modifications anatomiques des maladies de l'œil et leurs effets.

Pathologies inflammatoires

Orgelet – Chalazion

L'orgelet est l'infection bactérienne aiguë et douloureuse des glandes sébacées annexées à un follicule ciliaire du bord palpébral (orgelet externe, ou furoncle de la paupière) ou rarement des glandes tarsales (NdT : orgelet interne). L'organisme le plus souvent en cause est *Staphylococcus aureus*. Le chalazion est une tuméfaction granulomateuse d'une glande tarsale succédant au blocage de son canal, le plus souvent par inflammation.

Blépharite

C'est l'inflammation chronique du bord libre des paupières, due habituellement à une infection bactérienne, par exemple staphylococcique; si des ulcérations surviennent (NdT : dues à l'ouverture d'une pustule développée dans un follicule ciliaire), la guérison par fibrose peut entraîner une déformation du bord libre palpébral, empêchant la fermeture complète de l'œil. La blépharite séborrhéique (sécrétion excessive des glandes sébacées) peut se compliquer de sécheresse de l'œil, de conjonctivite, voire de kératite sèche.

Conjonctivite

L'inflammation de la conjonctive peut être due à des irritants tels que la fumée, la poussière, le vent, le froid ou l'air sec, à des microbes ou à des antigènes. Elle peut être aiguë ou chronique (fig. 8.26). L'ulcération de la cornée (voir plus loin) en est une complication rare.

Infection. Elle est très contagieuse. Chez les adultes, elle est provoquée par des souches de staphylocoques, de streptocoques, de pneumocoques et d'*Haemophilus*.

Conjonctivite néonatale. Une maladie sexuellement transmissible chez la mère, dont une gonorrhée, une infection à *Chlamydia* et un herpès génital, peut infecter les yeux du nouveau-né, celui-ci passant par le canal génital lors de l'accouchement.

Conjonctivite allergique. Elle peut être une manifestation du rhume des foins, ou être due à une grande variété d'antigènes aéroportés, par exemple à la poussière, à des champignons, à des spores, à des squames d'animaux, à des cosmétiques, à des laques pour cheveux, à des savons. L'affection devient parfois chronique.

Trachome

Il s'agit d'une affection inflammatoire chronique due à *Chlamydia trachomatis*, souvent à l'origine de cécité dans les pays en développement. Le dépôt de tissu fibreux dans la conjonctive et la cornée entraîne des déformations palpébrales et des opacités cornéennes, les cils frottant contre la surface oculaire. Les microbes sont disséminés par une mauvaise hygiène, par exemple l'eau de lavage contaminée utilisée en commun, l'infection croisée entre la mère et l'enfant, des objets contaminés (serviettes, mouchoirs, etc.).

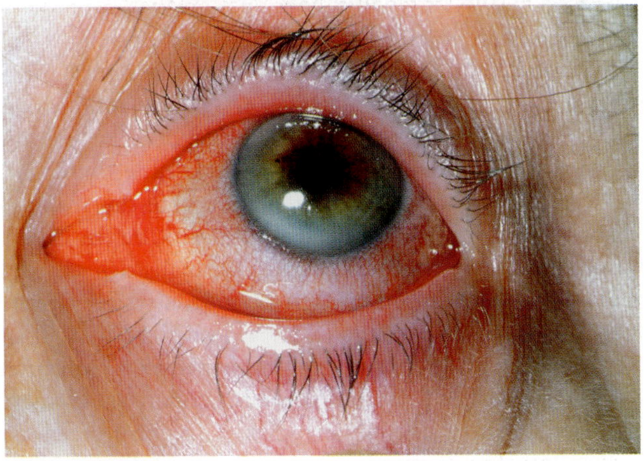

Figure 8.26 Conjonctivite.

Ulcère de cornée

C'est la nécrose localisée du tissu cornéen, due habituellement à une infection primaire de la cornée (*kératite*), à un traumatisme (abrasion, par exemple), ou à l'extension à la cornée d'une infection conjonctivale ou palpébrale. Les organismes le plus souvent en cause sont les staphylocoques, les streptocoques et les virus herpétiques. La phase aiguë se traduit par une douleur vive, une *injection* cornéenne (rougeur de la cornée), une photophobie et une lacrymation, qui interfèrent avec la vision. Dans les cas sévères, la guérison par fibrose d'une ulcération ou d'une perforation peut laisser une opacité de la cornée (NdT : appelée taie, ou leucome) nécessitant une greffe de la cornée.

Glaucome

Il s'agit d'un syndrome caractérisé par l'augmentation de la pression intraoculaire en raison de l'altération du drainage du liquide aqueux par le sinus veineux scléral (canal de Schlemm) à l'angle de l'iris et de la cornée, dans la chambre antérieure (fig. 8.8). Une pression intraoculaire élevée persistante peut léser le nerf optique par compression mécanique ou compression de sa circulation sanguine, entraînant une ischémie.

Les lésions du nerf optique altèrent la vision, altération dont l'importance va d'une certaine atteinte visuelle à la cécité complète.

Outre les glaucomes primaires décrits ci-dessous, un glaucome peut parfois être congénital ou secondaire à d'autres causes, par exemple une uvéite antérieure ou une tumeur.

Glaucomes primaires

Glaucome primaire à angle ouvert (GPAO). Une élévation progressive indolore de la pression intraoculaire est alors présente, avec perte progressive de la vision. La vision périphérique est perdue en premier, mais ce fait peut ne pas être noté tant que la vision centrale (*tunnellaire*) persiste. Avec les progrès de l'affection, l'atrophie du disque optique apparaît, conduisant à une cécité irréversible. L'atteinte est habituellement bilatérale; elle touche en général des sujets de plus de 40 ans. Sa cause est inconnue, mais des antécédents familiaux de glaucome sont parfois présents (NdT : on donne aussi comme facteurs de risque la myopie, le diabète, la corticothérapie).

Glaucome aigu à angle fermé. Il touche le plus souvent des sujets ayant dépassé 40 ans; il est habituellement unilatéral. Durant la vie, le cristallin augmente progressivement de taille, poussant l'iris vers l'avant. Quand, sous faible éclairage, la pupille se dilate, l'iris relâché saille encore plus en avant, et il peut venir au contact de la cornée et bloquer le sinus veineux scléral (canal de Schlemm), augmentant ainsi soudainement la pression intraoculaire. Le glaucome aigu se traduit par une douleur sévère, une photophobie, des céphalées, des nausées et une vision floue. La guérison spontanée est possible si l'iris répond à la lumière vive, contractant la pupille et relâchant la pression sur le canal de Schlemm. Après des crises aiguës répétées, la rétrocession peut devenir incomplète, et la vision est progressivement atteinte.

Glaucome chronique à angle fermé. La pression intraoculaire s'élève progressivement, sans symptômes. La vision périphérique se détériore ensuite, suivie de l'atrophie du disque optique, et de la cécité.

Strabisme

Dans la vision binoculaire normale, les yeux sont alignés en sorte que chaque œil voie la même image ; ainsi, les deux yeux envoient la même image au cerveau. Dans le strabisme, un seul œil est dirigé vers l'objet observé et l'autre diverge (il est dirigé ailleurs). Il en résulte que deux images différentes sont envoyées au cerveau, une venant de chaque œil, à la place d'une seule image intégrée. Le strabisme est dû à la faiblesse primaire d'un muscle oculaire extrinsèque, ou à l'atteinte du nerf innervant l'un de ces muscles, c'est-à-dire du III, du IV ou du VI. Dans la plupart des cas, l'image donnée par l'œil strabique est supprimée par le cerveau ; sinon, le patient voit double (*diplopie*).

Presbytie

(Voir p. 222.)

Cataracte

C'est opacification du cristallin. Celle-ci altère la vision, surtout si la lumière est faible ou dans la pénombre, les rayons lumineux faibles ne pouvant plus passer à travers le cristallin opacifié pour atteindre la rétine (voir fig. 8.25). Bien que cette affection soit essentiellement liée à l'âge (p. 222), elle peut aussi être congénitale ou secondaire à d'autres pathologies comme, les traumatismes oculaires, une uvéite, ou le diabète sucré.

La cataracte est la cause la plus fréquente d'altération de la vision dans le monde. Elle peut être unilatérale ou bilatérale. L'importance de l'atteinte visuelle dépend de la localisation et de l'étendue de l'opacification.

La *cataracte congénitale* peut être idiopathique, ou due à une maladie génétique, à une infection maternelle en début de grossesse, par exemple la rubéole. Un traitement précoce est nécessaire pour éviter la cécité.

Rétinopathies

Rétinopathies vasculaires

L'occlusion de l'artère ou de la veine centrale de la rétine entraîne une perte soudaine de la vision, indolore et unilatérale. L'*occlusion artérielle* est due habituellement à une embolie, par exemple plaque d'athérome, endocardite. L'*occlusion veineuse* est habituellement associée à une pression intraoculaire augmentée, par exemple dans le glaucome, le diabète sucré, l'hypertension artérielle, l'augmentation de la viscosité sanguine. La veine rétinienne devient distendue, et des hémorragies rétiniennes apparaissent.

Rétinopathie diabétique

Cette affection s'observe dans les diabètes sucrés de type 1 ou de type 2 (p. 251), et il s'agit de la cause de cécité la plus fréquente chez les sujets entre 30 et 65 ans dans les pays développés. Les modifications des vaisseaux sanguins rétiniens augmentent avec la gravité et la durée de l'hyperglycémie. Des microanévrismes capillaires se développent, et il peut apparaître plus tard une prolifération de vaisseaux sanguins. Des hémorragies, de la fibrose, un décollement de la rétine peuvent survenir et, avec le temps, entraîner une dégénérescence rétinienne et la perte de la vision.

Rétinopathie du prématuré

Cette affection touche des prématurés. Les facteurs de risque connus comprennent : la naissance avant 32 semaines de gestation, un poids de naissance inférieur à 1500 g, l'oxygénothérapie et une maladie grave. Il se produit un développement anormal de vaisseaux sanguins rétiniens et la formation de tissu fibrovasculaire dans le corps vitré, entraînant une atteinte de degré variable de la transmission de la lumière. Le pronostic dépend du niveau de gravité, et de nombreux cas guérissent spontanément. Dans les cas les plus sévères, des hémorragies dans le corps vitré, un décollement de la rétine et la cécité peuvent être aussi présents.

Décollement de la rétine

Cette affection indolore se produit quand une déchirure de la rétine, ou un trou dans celle-ci, permet à du liquide de s'accumuler entre les couches de cellules rétiniennes, ou entre la rétine et la choroïde. Le décollement est d'abord localisé mais, à mesure que le liquide se collecte, le décollement s'étend. Le patient présente des troubles visuels, souvent des taches devant les yeux, ou des éclairs lumineux dus à la stimulation anormale des cellules sensorielles, et une perte progressive de la vision, décrite parfois comme une ombre ou un rideau devant l'œil. La cause est inconnue dans de nombreux cas, mais l'affection peut être associée à un traumatisme oculaire ou crânien, à une tumeur, à des hémorragies, à la chirurgie de la cataracte quand la pression intraoculaire est diminuée, ou à une rétinopathie diabétique.

Rétinite pigmentaire

Il s'agit d'un syndrome héréditaire caractérisé par une dégénérescence de la rétine touchant principalement les bâtonnets, avec pigmentation. La baisse progressive de la vision périphérique, particulièrement en lumière faible, devient habituellement apparente au début de l'enfance, entraînant une vision tunnellaire (NdT : vision centrale) et finalement une cécité.

Tumeurs

Mélanome choroïdien malin

C'est la plus fréquente des tumeurs malignes de l'œil chez les adultes; elle survient le plus souvent entre 40 et 70 ans. La vision n'est pas atteinte sauf si la tumeur entraîne un décollement de la rétine ou un glaucome secondaire, habituellement à un stade avancé. La tumeur s'étend localement dans la choroïde; les métastases, par voie sanguine, se développent habituellement dans le foie.

Rétinoblastome

C'est la tumeur maligne la plus fréquente chez les enfants. Un petit nombre de cas sont familiaux. La tumeur est habituellement évidente avant l'âge de 4 ans; elle est habituellement unilatérale. Elle se traduit par un strabisme et par une augmentation de taille du globe oculaire. Avec la croissance tumorale, une altération de la vision se développe, et il est noté un reflet blanc dans la pupille. La tumeur s'étend localement au corps vitré; elle peut croître le long du nerf optique et envahir le cerveau.

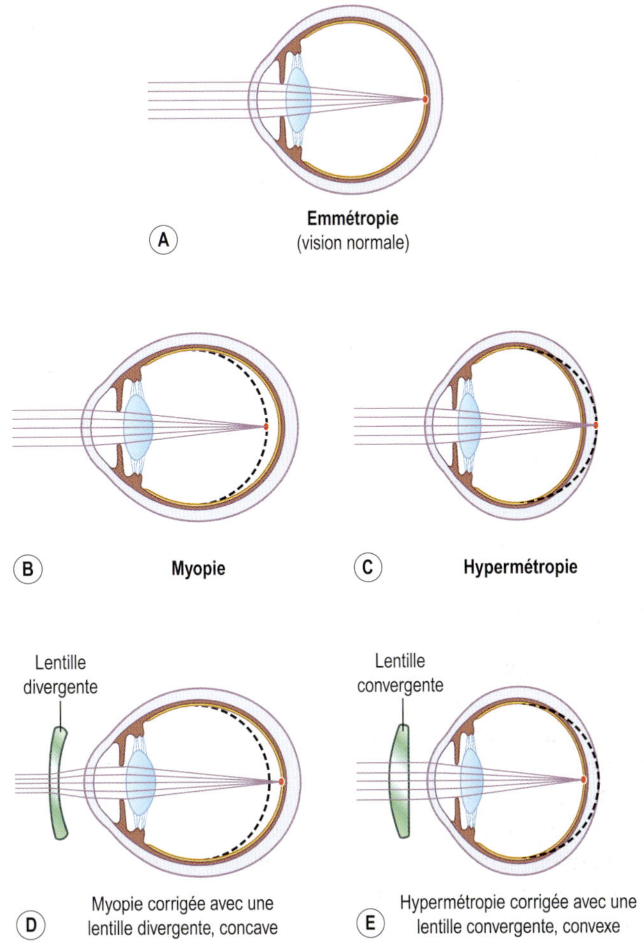

Figure 8.27 Troubles de la réfraction fréquents et lentilles correctrices. A. Œil normal. **B.** Myopie. **C.** Hypermétropie. **D.** Correction de la myopie. **E.** Correction de la presbytie.

Troubles de la réfraction

Objectif pédagogique

Après avoir étudié ce paragraphe, vous devriez être capable de :

- décrire les lentilles correctrices utilisées pour corriger les troubles de réfraction.

Dans l'œil *emmétrope*, normal, la lumière venant des objets proches ou distants est focalisée sur la rétine (fig. 8.27).

En cas de *myopie*, le globe oculaire est trop long, et les objets distants sont focalisés devant la rétine (fig. 8.27B). Les objets proches sont focalisés normalement, mais la vision de loin est floue. La correction est obtenue en utilisant une *lentille biconcave* (fig. 8.27D).

En cas d'*hypermétropie*, les rayons lumineux venant d'un objet proche convergent en arrière de la rétine car le globe oculaire est trop court (fig. 8.27C). Les objets distants sont focalisés normalement, mais la vision de près est floue. Une *lentille biconvexe* corrigera cette anomalie (fig. 8.27E).

L'*astigmatisme* correspond à une courbure anormale d'une partie de la cornée ou du cristallin. Cela entrave le trajet de la lumière à travers l'œil et empêche la focalisation de la lumière sur la rétine, provoquant une vision floue. La correction requiert des lentilles cylindriques. Une hypermétropie, une myopie et une presbytie peuvent coexister.

CHAPITRE 9

Système endocrinien

Le système endocrinien est fait de glandes largement distantes les unes des autres, sans connexions physiques (fig. 9.1). Les glandes endocrines sont des groupes de cellules sécrétrices, entourées par un réseau étendu de capillaires facilitant la diffusion des *hormones* (messagers chimiques) des cellules sécrétrices au sang circulant. Elles sont aussi appelées *glandes sans canaux* car les hormones sont sécrétées directement dans le sang, par lequel elles diffusent. Puis les hormones sont transportées par le sang à un autre organe (*organe* ou *tissu cible*), probablement tout à fait éloigné, dont elle influence la croissance cellulaire et le métabolisme.

L'homéostasie du milieu intérieur est maintenue en partie par le système nerveux autonome, et en partie par le système endocrinien. Le système nerveux autonome est impliqué dans des échanges rapides, alors que le contrôle endocrinien est principalement impliqué dans des ajustements plus lents et plus précis.

Bien que l'hypothalamus soit classé comme une partie du cerveau plutôt que comme une glande endocrine, il contrôle la glande pituitaire (hypophyse) et il a un effet indirect sur beaucoup d'autres glandes.

Les ovaires et les testicules sécrètent après la puberté les hormones du système de reproduction. Leurs fonctions sont décrites dans le chapitre 18. Le placenta, qui permet de nourrir le fœtus en développement durant la grossesse, a également une fonction endocrinienne, décrite au chapitre 5. En plus des principales glandes endocrines montrées dans la figure 9.1, beaucoup d'autres organes et tissus sécrètent aussi des hormones en tant que fonction secondaire. Par exemple, le tissu adipeux sécrète de la leptine (p. 303), impliquée dans la régulation de l'appétit; le cœur sécrète du peptide auriculaire natriurétique (ANP, p. 104), qui agit sur les reins. D'autres hormones ne circulent pas vers des organes, mais agissent localement, par exemple les prostaglandines.

Les glandes endocrines sont traitées dans les premières sections de ce chapitre. Certaines hormones locales sont brièvement passées en revue à la page 242. Les changements des fonctions endocriniennes accompagnant le vieillissement sont détaillés. Les problèmes qui se produisent en cas d'anomalies sont habituellement dus à l'hyper- ou à l'hypoactivité des glandes endocrines; ils sont expliqués dans les dernières sections de ce chapitre.

Vue d'ensemble de l'action hormonale

Quand une hormone atteint sa cellule cible, elle se lie à un *récepteur* spécifique, où elle agit comme un commutateur déclencheur des réactions chimiques ou métaboliques à l'intérieur de la cellule. Les récepteurs des hormones hydrosolubles sont situés sur la membrane cellulaire, ceux des hormones liposolubles sont situés à l'intérieur de la cellule. Des exemples en sont donnés dans l'encadré 9.1.

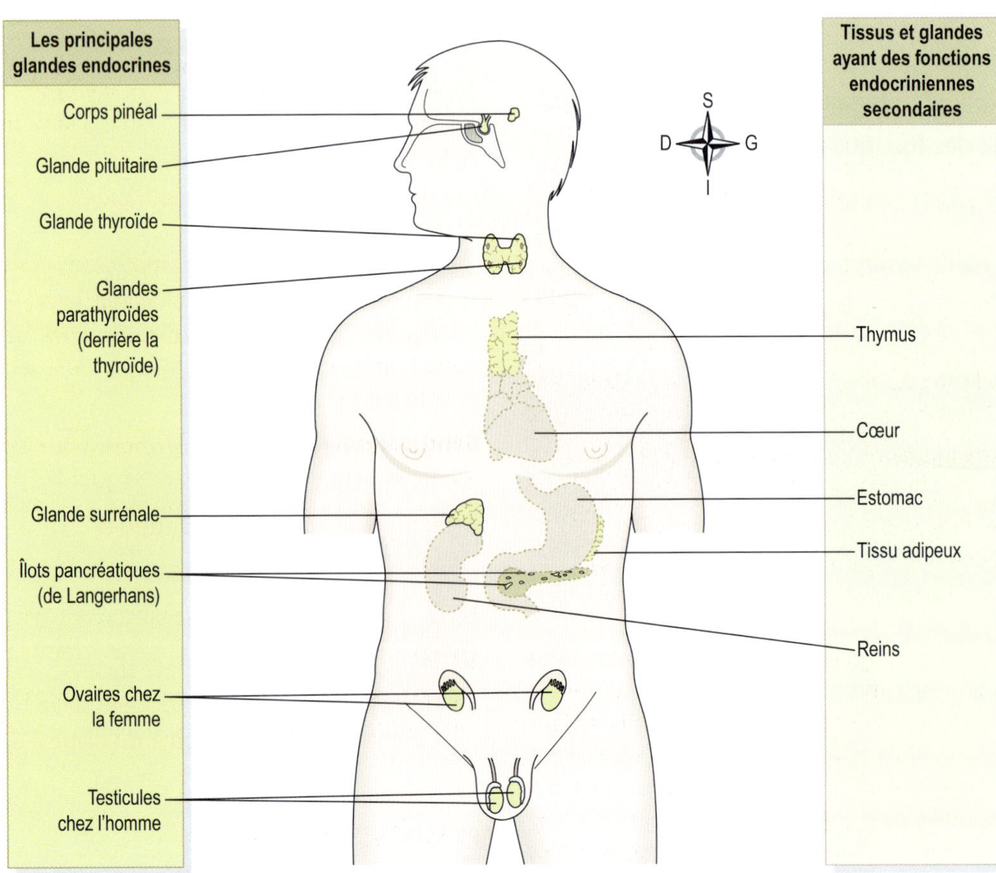

Figure 9.1 Siège des glandes endocrines.

Encadré 9.1 Exemples d'hormones liposolubles et hydrosolubles

Hormones liposolubles	Hormones hydrosolubles
Stéroïdes, par exemple : glucocorticoïdes, minéralocorticoïdes	Adrénaline, noradrénaline
Hormones thyroïdiennes	Insuline
	Glucagon

Le taux d'une hormone dans le sang est variable, et autorégulé à l'intérieur des limites de la normale. Une hormone est libérée en réponse à un stimulus spécifique, et habituellement son action inverse ou négative le stimulus par un *mécanisme de rétroaction négative* (voir p. 6) (ou de «rétrocontrôle» négatif). Cela peut être contrôlé soit indirectement par libération d'hormone par l'hypothalamus et l'antéhypophyse, ce qui est par exemple le cas des hormones stéroïdiennes et des hormones thyroïdiennes, soit directement par le taux sanguin du stimulus, ce qui est par exemple le cas de l'insuline et du glucagon, et déterminé par les taux de glucose plasmatique.

Un *mécanisme de rétroaction positive* a pour effet d'amplifier la libération de l'hormone jusqu'à ce qu'un processus particulier soit terminé et que le stimulus soit arrêté, ce qui est par exemple le cas de la libération d'ocytocine pendant le travail (p. 7), lors de l'accouchement.

Glande pituitaire et hypothalamus

Objectifs pédagogiques

Après avoir étudié ce paragraphe, vous devriez être capable :

- de décrire la structure de l'hypothalamus et de la glande pituitaire;
- d'expliquer l'influence de l'hypothalamus sur les lobes de la glande pituitaire;
- d'indiquer les actions des hormones sécrétées par les lobes antérieur et postérieur de la glande pituitaire.

La glande pituitaire (hypophyse) et l'hypothalamus agissent comme une unité contrôlant l'activité de la plupart des autres glandes endocrines. L'hypophyse siège dans la fosse hypophysaire de l'os sphénoïde, au-dessous de l'hypothalamus auquel elle est rattachée par une *tige* (fig. 9.2). De la taille d'un pois, pesant environ 500 mg, elle est faite de deux parties principales nées de types cellulaires différents. L'*antéhypophyse* (adénohypophyse) est une excroissance de l'épithélium glandulaire du

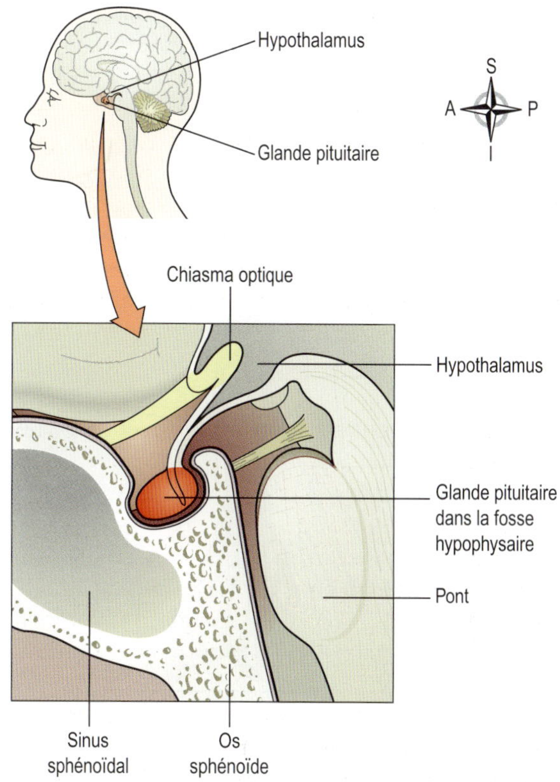

Figure 9.2 Coupe médiane montrant la position de la glande pituitaire et structures associées.

pharynx, et la *posthypophyse* (neurohypophyse) est un prolongement du tissu nerveux cérébral. Un réseau de fibres nerveuses est présent entre l'hypothalamus et la posthypophyse.

Vascularisation

Sang artériel. Il est amené par des branches de l'artère carotide interne. Le lobe antérieur est vascularisé indirectement par du sang ayant déjà traversé un lit capillaire dans l'hypothalamus, mais le lobe postérieur est vascularisé directement.

Sang veineux. Contenant les hormones issues des deux lobes, le sang veineux quitte la glande par des veines courtes, qui gagnent des sinus veineux entre les couches de la dure-mère.

Influence de l'hypothalamus sur la glande pituitaire

L'hypothalamus contrôle la libération des hormones des lobes antérieur et postérieur, mais de façon différente (voir ci-dessous).

Antéhypophyse

L'antéhypophyse est vascularisée indirectement par du sang artériel ayant déjà traversé un lit capillaire dans

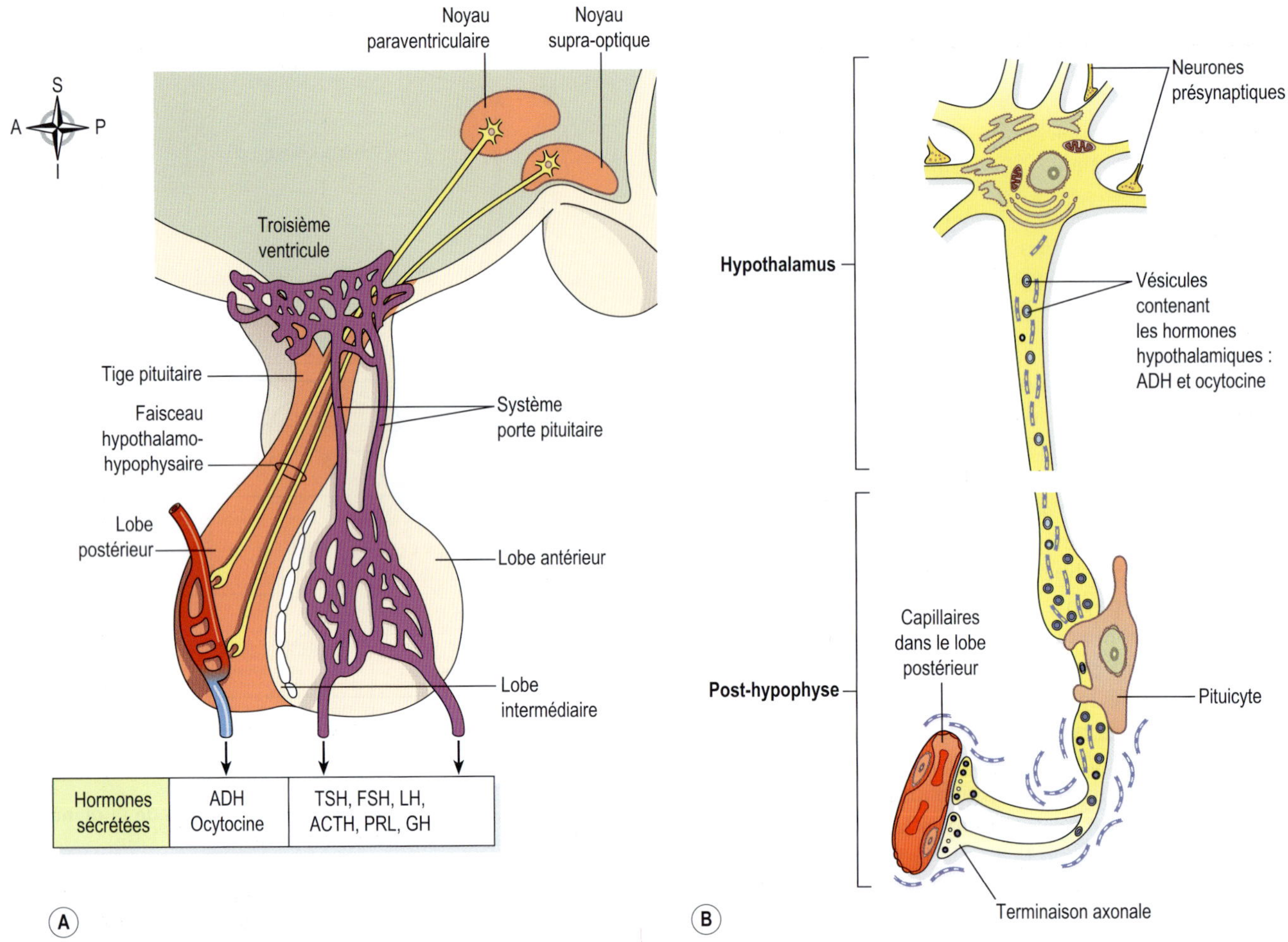

Figure 9.3 Glande pituitaire. A. Les lobes de la glande pituitaire et leurs relations avec l'hypothalamus. **B.** Synthèse et stockage de l'hormone antidiurétique (ADH) et de l'ocytocine.

l'hypothalamus (fig. 9.3A). Ce réseau de vaisseaux sanguins forme une partie du *système porte pituitaire*, qui transporte du sang de l'hypothalamus à l'antéhypophyse, où il entre dans des sinusoïdes à paroi fine, qui sont en contact étroit avec les cellules sécrétrices. En même temps qu'il fournit de l'oxygène et des nutriments, ce sang transporte des *hormones de libération* et des *hormones inhibitrices* sécrétées par l'*hypothalamus*. Ces hormones influencent spécifiquement la sécrétion et la libération d'autres hormones synthétisées dans l'antéhypophyse (tableau 9.1).

Certaines des hormones sécrétées par le lobe antérieur stimulent ou inhibent la sécrétion d'autres glandes endocrines (glandes cibles), alors que d'autres hormones ont un effet direct sur des tissus cibles. Le tableau 9.1 résume les principales relations entre les hormones de l'hypothalamus, de l'antéhypophyse, et des glandes ou des tissus cibles.

La sécrétion d'une hormone antéhypophysaire succède à la stimulation de la glande par une *hormone de libération* spécifique produite par l'hypothalamus et transportée à l'adénohypophyse par le système des vaisseaux portes (voir ci-dessus). L'ensemble du système est contrôlé par un *mécanisme de rétroaction négative* (Ch. 1). Cela étant, quand le taux de l'hormone dans le sang irriguant l'hypothalamus est bas, l'hormone de libération appropriée est produite, qui stimule la libération par l'antéhypophyse d'une *hormone trophique*. Celle-ci stimule à son tour la glande cible, qui produit et sécrète son hormone. Il en résulte une élévation du taux sanguin de cette hormone, qui inhibe la sécrétion du facteur de libération par l'hypothalamus (fig. 9.4).

Hormone de croissance (GH)

C'est l'hormone la plus abondante de celles sécrétées par l'antéhypophyse. Elle stimule la croissance et la division de la plupart des cellules corporelles, mais en particulier celles des os et celles des muscles squelettiques. La croissance corporelle en réponse à la sécrétion de GH est évidente durant l'enfance et l'adolescence ; ensuite, la sécrétion de GH maintient la masse des os et des muscles squelettiques. Elle contrôle aussi certains métabolismes dans de nombreux organes, par exemple le foie, l'intestin et le pancréas ; elle stimule la synthèse protéique, en particulier la croissance et la réparation tissulaires ; favorise le catabolisme des graisses ; et augmente le taux sanguin du glucose (voir Ch. 12).

Tableau 9.1 Hormones de l'hypothalamus, de l'antéhypophyse, et leurs tissus cibles

Hypothalamus	Antéhypophyse	Glande ou tissu cible
GHRH	GH	La plupart des tissus de nombreux organes
GHRIH	Inhibition de GH Inhibition de TSH	Glande thyroïde Îlots pancréatiques La plupart des tissus
TRH	TSH	Glande thyroïde
CRH	ACTH	Cortex surrénal
PRH	PRL	Sein
PIH	Inhibition de PRL	Sein
LRH ou GnRH	FSH	Ovaires et testicules
	LH	Ovaires et testicules
		Ovaires et testicules

GHRH = hormone libérant l'hormone de croissance
GH = hormone de croissance (somatotrophine)
GHRIH = hormone inhibant la libération de l'hormone de croissance (somatostatine)
TRH = hormone libérant la TSH
TSH = hormone stimulant la thyroïde
CRH = hormone libérant la corticotrophine (ACTH)
ACTH = hormone adrénocorticotrophique
PRH = hormone libérant la prolactine
PRL = prolactine (hormone lactogénique)
PIH = hormone inhibant la sécrétion de prolactine (dopamine)
LHRH = hormone libérant l'hormone lutéinisante
GnRH = hormone libérant les gonadotrophines
FSH = hormone stimulant le follicule
LH = hormone lutéinisante

Sa libération est stimulée par la GHRH (*growth hormone releasing hormone* : hormone libérant l'hormone de croissance) et inhibée par la GHRIH (*growth hormone release inhibiting hormone* : hormone inhibant la libération de l'hormone de croissance, aussi appelée *somatostatine*), qui sont toutes deux sécrétées par l'hypothalamus. La sécrétion du GH est la plus importante la nuit durant le sommeil; l'hypoglycémie, l'exercice et l'anxiété stimulent aussi sa libération. La sécrétion présente un pic à l'adolescence, puis diminue avec l'âge. La sécrétion de GH est contrôlée par un système de rétroaction négative; elle est inhibée quand son taux sanguin s'élève, et aussi quand de la GHRIH est libérée par l'hypothalamus. La GHRIH inhibe aussi la sécrétion de TSH et des sécrétions gastro-intestinales, par exemple du liquide gastrique, de la gastrine et de la cholécystokinine (voir Ch. 12).

Hormone stimulant la thyroïde (*thyroid stimulating hormone* [TSH])

La libération de cette hormone est stimulée par la TRH (*thyrotrophin releasing hormone :* hormone libérant la thyréostimuline) sécrétée par l'hypothalamus. La TSH

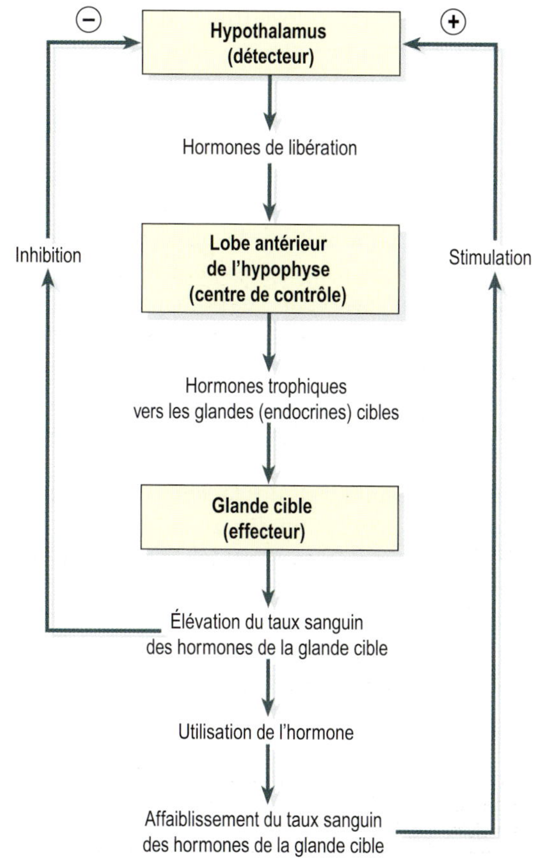

Figure 9.4 Régulation par rétroaction négative de la sécrétion d'hormones par le lobe antérieur de la glande pituitaire.

stimule la croissance et l'activité de la glande thyroïde, qui sécrète la *thyroxine* (T_4) et la *triiodothyronine* (T_3). La libération de ces deux formes est minimale tôt le matin, et maximale durant la nuit. Leur sécrétion est contrôlée par un mécanisme de rétroaction négative. Ainsi, quand le taux sanguin des hormones thyroïdiennes est élevé, la sécrétion de TSH diminue, et inversement (fig. 9.4).

Hormone adrénocorticotrophique (ACTH, corticotrophine)

La CRH (*corticotrophine releasing hormone* : hormone libérant la corticotrophine) hypothalamique stimule la synthèse et la libération d'ACTH par l'antéhypophyse. L'ACTH augmente la concentration du cholestérol et des stéroïdes dans la corticosurrénale, ainsi que la sécrétion d'hormones stéroïdiennes, en particulier du *cortisol*.

Le taux sanguin d'ACTH est maximal vers 8 h du matin, et tombe à sa valeur minimale vers minuit, encore que des taux élevés s'observent parfois à midi et à 18 h. Le rythme circadien est maintenu tout au long de la vie. Il est associé au rythme du sommeil, et les ajustements pour le modifier prennent plusieurs jours après par exemple des modifications de l'horaire du travail, un changement de fuseau horaire lors d'un voyage en avion.

La sécrétion est également contrôlée par un mécanisme de rétroaction négative, étant inhibée quand le taux sanguin d'ACTH s'élève (fig. 9.4). L'hypoglycémie, l'exercice et d'autres facteurs de stress tels que les émotions et la fièvre stimulent la sécrétion.

Prolactine

Cette hormone est sécrétée durant la grossesse pour préparer les seins à la *lactation* (production de lait) après l'accouchement. La sécrétion de prolactine est stimulée par la PRH (*prolactin releasing hormone :* hormone libérant la prolactine) sécrétée par l'hypothalamus, et elle est inhibée par la PIH (*prolactin inhibiting hormone :* hormone inhibant la sécrétion de prolactine, ou *dopamine*) ainsi que par l'élévation du taux sanguin de prolactine. Immédiatement après la naissance, la succion du sein stimule la sécrétion de prolactine, et la lactation. Le taux sanguin élevé qui en résulte est un facteur de réduction de l'incidence de la conception durant la lactation.

La prolactine, de même que les estrogènes, les corticoïdes, l'insuline et la thyroxine, est impliquée dans l'initiation et le maintien de la lactation. La sécrétion de prolactine est en relation avec le sommeil, s'élevant pendant toute période de sommeil, nocturne ou diurne.

Gonadotrophines

Juste avant la puberté, deux gonadotrophines (hormones sexuelles) sont sécrétées en quantités progressivement accrues par l'antéhypophyse en réponse à la LHRH (*luteinising hormone releasing hormone* : hormone libérant l'hormone lutéinisante), appelée aussi GnRH (*gonadotrophin releasing hormone* : hormone libérant la gonadotrophine). Les taux de sécrétion accrue de ces hormones au moment de la puberté permettent la maturité du fonctionnement des organes de la reproduction dans les deux sexes. Les hormones concernées sont :

- la FSH (*follicle stimulating hormone* : hormone stimulant le follicule);
- la LH (*luteinising hormone* : hormone lutéinisante).

Dans les deux sexes. La FSH stimule la production des gamètes (ovules ou spermatozoïdes) par les gonades.

Chez la femme. LH et FSH sont impliquées dans la sécrétion des *estrogènes* et de la *progestérone* durant le cycle menstruel (voir fig. 18.9 et 18.10, p. 484 et 485). Quand le taux sanguin d'estrogènes ou de progestérone s'élève, la sécrétion de LH ou de FSH est inhibée.

Chez l'homme. La LH, également appelée ICSH (*intersitial cell stimulating hormone* : hormone stimulant la cellule interstitielle), stimule la sécrétion de *testostérone* par les cellules interstitielles (voir Ch. 18).

Le tableau 9.2 résume les sécrétions hormonales de l'antéhypophyse.

Posthypophyse

La posthypophyse est formée de tissu nerveux, constituée de cellules nerveuses entourées de cellules de soutien appelées *pituicytes*. Ces neurones ont leur corps cellulaire dans les noyaux supraoptiques et paraventriculaires de l'hypothalamus, et leur axone est constitutif du *faisceau hypothalamo-hypophysaire* (fig. 9.3A). Les hormones posthypophysaires sont synthétisées dans le corps cellulaire des cellules nerveuses; elles sont transportées le long des axones, et stockées dans des vésicules situées dans les terminaisons axonales de la posthypophyse (fig. 9.3B).

Les influx nerveux provenant de l'hypothalamus déclenchent l'exocytose des vésicules, ce qui libère les hormones dans la circulation sanguine.

La structure de la posthypophyse et ses relations avec l'hypothalamus sont expliquées p. 231. L'*ocytocine* et l'*hormone antidiurétique* (ADH, ou vasopressine) sont des hormones libérées par les terminaisons axonales dans la posthypophyse (fig. 9.3B). Ces hormones agissent directement sur des tissus non endocriniens.

Ocytocine

L'ocytocine stimule deux cibles tissulaires pendant et après l'accouchement (naissance) : le muscle lisse utérin, et les cellules musculaires du sein en lactation.

Pendant l'accouchement, des quantités croissantes d'ocytocine sont libérées par la posthypophyse dans le

Tableau 9.2 Résumé des hormones sécrétées par l'antéhypophyse, et leurs fonctions

Hormone	Fonction
Hormone de croissance (GH)	Contrôle le métabolisme, favorise la croissance tissulaire, en particulier des os et des muscles
Hormone stimulant la thyroïde (TSH)	Stimule la croissance et l'activité de la glande thyroïde, et la sécrétion de T_3 et de T_4
Hormone adrénocorticotrophique (ACTH)	Stimule la sécrétion des glucocorticoïdes par le cortex surrénal
Prolactine (PRL)	Stimule la sécrétion du lait par les seins
Hormone stimulant le follicule (FSH)	Stimule la production du sperme dans les testicules; stimule la sécrétion des estrogènes par les ovaires, la maturation des follicules ovariens, l'ovulation
Hormone lutéinisante (LH)	Stimule la sécrétion de la testostérone par les testicules; stimule la sécrétion de progestérone par le corps jaune

courant sanguin en réponse à la stimulation croissante, par la tête du bébé qui les dilate progressivement, des récepteurs sensibles à l'étirement situés dans le col utérin. Des impulsions sont générées et voyagent vers le centre de contrôle dans l'hypothalamus, stimulant la posthypophyse à libérer plus d'ocytocine. Celle-ci stimule à son tour des contractions utérines plus puissantes, et un étirement du col utérin plus grand à mesure que la tête du bébé est poussée vers l'avant. C'est là un exemple de *mécanisme de rétroaction positive*, qui s'arrête peu après l'expulsion du bébé, la distension du col utérin étant grandement réduite (fig. 9.5).

Le processus d'éjection du lait maternel implique également un mécanisme de rétroaction positive. La succion du sein génère des impulsions sensitives transmises du sein à l'hypothalamus. Ces impulsions déclenchent la libération d'ocytocine par la posthypophyse. Lorsqu'elle atteint le sein allaitant, l'ocytocine stimule la contraction des conduits lactifères et des cellules myoépithéliales autour des cellules glandulaires, éjectant du lait. La succion inhibe aussi la libération de l'*hormone inhibant la sécrétion de prolactine* (PIH), prolongeant ainsi la sécrétion de prolactine et la lactation.

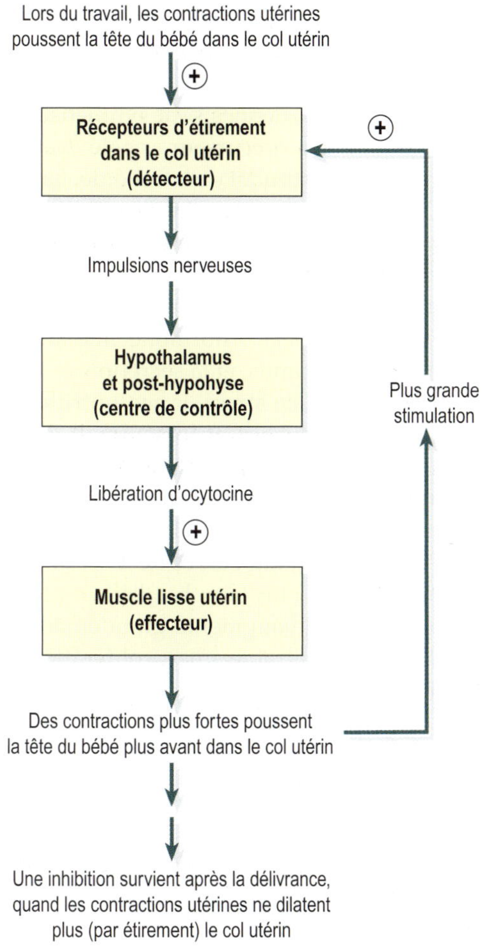

Figure 9.5 Régulation de la sécrétion d'ocytocine par un mécanisme de rétroaction positive.

Les taux d'ocytocine augmentent durant les rapports sexuels chez l'homme et la femme. Cela accroît la contraction du muscle lisse, qui est associée à la sécrétion glandulaire et à l'éjaculation chez l'homme. Chez la femme, la contraction du muscle lisse dans le vagin et l'utérus favorise le déplacement du sperme vers les trompes utérines. L'odeur de l'ocytocine pourrait être impliquée dans la reconnaissance sociale et l'attachement (entre une mère et un nouveau-né).

Hormone antidiurétique (ADH, vasopressine)

L'hormone antidiurétique a pour principal effet de réduire la diurèse (la diurèse est l'élimination d'urine). L'ADH agit sur les tubes contournés distaux et les tubes collecteurs des néphrons des reins (Ch. 13). Cela augmente leur perméabilité à l'eau et davantage de filtrat glomérulaire est réabsorbé. La sécrétion d'ADH est déterminée par la pression osmotique du sang circulant au niveau des *osmorécepteurs* de l'hypothalamus.

Quand la pression osmotique s'élève, comme cela s'observe par exemple en cas de déshydratation, la sécrétion d'ADH augmente. Davantage d'eau est par conséquent résorbée, et la quantité d'urine émise diminue. Cela signifie que l'organisme retient davantage d'eau, et l'élévation de la pression osmotique est alors annulée. Inversement, quand la pression osmotique du sang est basse, par exemple après ingestion d'une grande quantité de liquide, la sécrétion d'ADH diminue, moins d'eau est résorbée par le rein et plus d'urine est émise (fig. 9.6).

À haute concentration, par exemple après une perte de sang élevée, l'ADH détermine la contraction du muscle lisse, en particulier la vasoconstriction des petites artères.

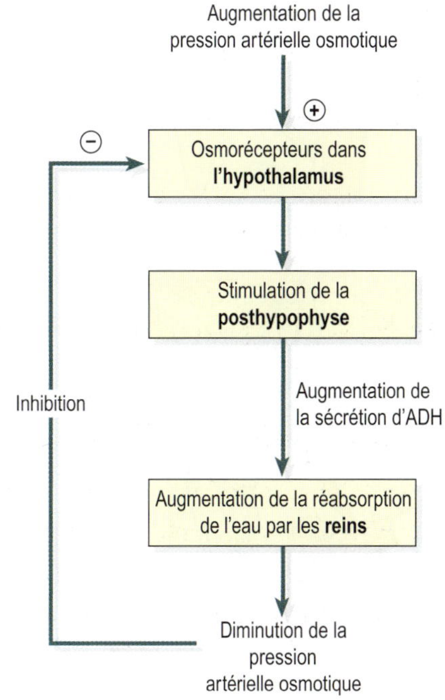

Figure 9.6 Régulation par rétroaction négative de la sécrétion de l'hormone antidiurétique (ADH).

Il en résulte une élévation de la pression artérielle systémique (*effet presseur* de l'ADH); l'autre nom de l'ADH, celui de vasopressine, traduit bien cet effet.

Glande thyroïde (fig. 9.7)

Objectifs pédagogiques

Après avoir étudié ce paragraphe, vous devriez être capable :

- de décrire la position de la glande thyroïde et des structures voisines d'elle;
- de décrire la structure microscopique de la glande thyroïde;
- d'indiquer les actions des hormones thyroïdiennes;
- d'expliquer comment les taux sanguins des hormones thyroïdiennes T_3 et T_4 sont régulés.

La glande thyroïde est située dans le cou, devant le larynx et la trachée, à hauteur des 5e, 6e et 7e vertèbres cervicales et de la 1re vertèbre thoracique. Il s'agit d'une glande hautement vascularisée, pesant environ 25 g, entourée d'une capsule fibreuse. Elle a la forme d'un papillon, avec deux *lobes*, un de chaque côté du cartilage thyroïde et des anneaux cartilagineux supérieurs de la trachée. Ces lobes sont réunis par un *isthme* étroit, siégeant devant la trachée.

Les lobes, grossièrement en forme de cône, ont environ 5 cm de long et 3 cm de large.

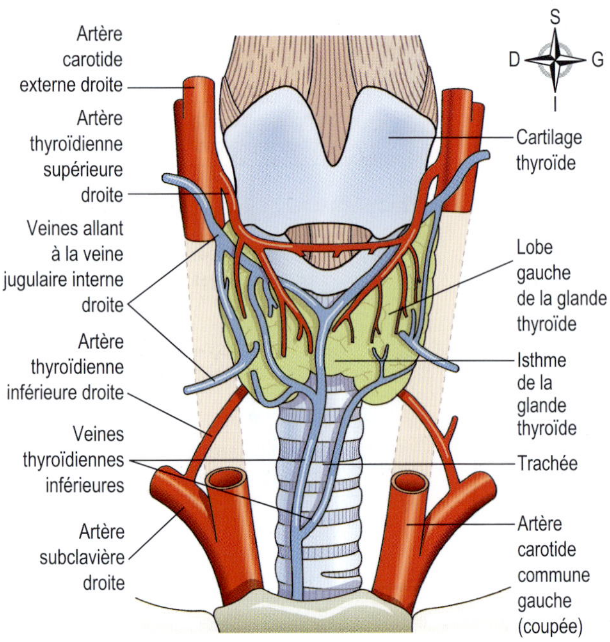

Figure 9.7 Siège de la glande thyroïde et structures voisines. Vue antérieure.

La *vascularisation artérielle* de la glande est le fait des artères thyroïdiennes supérieure et inférieure, de chaque côté. L'artère thyroïdienne supérieure est une collatérale de l'artère carotide externe, et l'artère thyroïdienne inférieure est une collatérale de l'artère subclavière.

Le *retour veineux* se fait par les veines thyroïdiennes, qui se drainent dans les veines jugulaires internes.

Le nerf laryngé récurrent passe de chaque côté près du lobe thyroïdien et, surtout à droite, il est proche de l'artère thyroïdienne inférieure (voir fig. 9.10).

La glande est faite de follicules globalement sphériques composés d'épithélium cubique (voir fig. 9.9). Ceux-ci sécrètent et stockent la *colloïde*, matériel protéique gluant. Entre les follicules, d'autres cellules isolées ou en petits groupements sont présentes : les *cellules parafolliculaires*, appelées aussi cellules C, qui sécrètent une hormone, la *calcitonine*.

Thyroxine et triiodothyronine

L'iode est essentiel pour la formation des hormones thyroïdiennes, la thyroxine (T_4) et la triiodothyronine (T_3), numérotées ainsi car ces molécules contiennent quatre et trois atomes de l'élément iode respectivement. Les principales sources de l'iode sont les fruits de mer, les légumes ayant poussé sur un sol riche en iode, et le sel de table iodé. La glande thyroïde prélève sélectivement l'iode du sang, processus appelé *piégeage de l'iode*.

Les hormones thyroïdiennes sont synthétisées sous la forme d'un volumineux précurseur appelé *thyroglobuline*, qui est le principal constituant de la colloïde. La libération de T_3 et de T_4 dans le sang est stimulée par la TSH (*thyroid stimulating hormone* : hormone stimulant la thyroïde) sécrétée par l'antéhypophyse.

La sécrétion de la TSH est stimulée par la TRH (*thyrotrophin releasing hormone* : hormone libérant la TSH) sécrétée par l'hypothalamus, et la sécrétion de la TRH est stimulée par l'exercice, le stress, la malnutrition, le taux plasmatique bas du glucose et le sommeil. Le taux de sécrétion de la TSH dépend du taux plasmatique de T_3 et de T_4, car ce sont ces hormones qui contrôlent la sensibilité de l'antéhypophyse à la TRH. Par le mécanisme de rétroaction négative, un taux élevé de T_3 et de T_4 abaisse la sécrétion de la TSH; un taux bas l'élève (fig. 9.8). Le déficit d'apport en iode augmente grandement la sécrétion de TSH, ce qui entraîne une prolifération des cellules thyroïdiennes et un grossissement de la glande (goitre, voir fig. 9.16). La sécrétion de T_3 et de T_4 débute vers le troisième mois de la vie fœtale, et elle augmente à la puberté, ainsi que chez les femmes en âge de procréer, en particulier durant la grossesse. Par ailleurs, elle reste tout à fait constante tout au long de la vie. Parmi les deux hormones thyroïdiennes, la T_4 est bien plus abondante. Cependant, elle est moins puissante que la T_3, celle-ci étant plus importante sur le plan physiologique. La majeure partie de la T_4 est convertie en T_3 à l'intérieur de cellules cibles.

Les hormones thyroïdiennes pénètrent dans les noyaux cellulaires et contrôlent l'expression de gènes, c'est-à-dire qu'elles augmentent ou diminuent la synthèse de protéines. Elles stimulent les effets d'autres hormones, par exemple de l'adrénaline et de la noradrénaline.

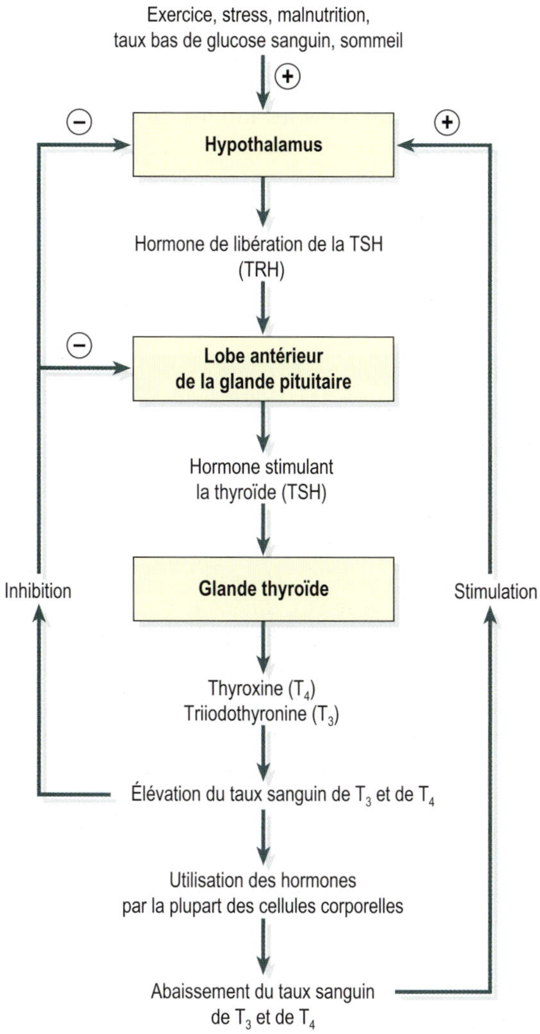

Figure 9.8 Régulation de la sécrétion de la thyroxine (T_4) et de la triiodothyronine (T_3) par mécanisme de rétroaction négative.

T_3 et T_4 interviennent dans la plupart des cellules corporelles :

- en accroissant le métabolisme de base et la production de chaleur ;
- en contrôlant le métabolisme des hydrates de carbone, des protéines et des graisses.

T_3 et T_4 sont nécessaires à la croissance et au développement normaux, en particulier du squelette et du système nerveux. La plupart des autres organes et systèmes sont également influencés par les hormones thyroïdiennes. Les effets physiologiques de T_3 et de T_4 sur le cœur, les muscles squelettiques, la peau, les systèmes digestif et de reproduction sont les plus nets quand la glande thyroïde est hyper- ou hypo-active. Ces effets peuvent être profonds durant l'enfance (tableau 9.3).

Calcitonine

Cette hormone est sécrétée par les cellules parafolliculaires, ou cellules C, de la thyroïde (fig. 9.9). Elle abaisse le taux de calcium (Ca^{2+}) sanguin quand celui-ci est élevé en agissant sur :

- les cellules osseuses, favorisant le stockage de calcium ;
- les tubules rénaux, inhibant la réabsorption du calcium.

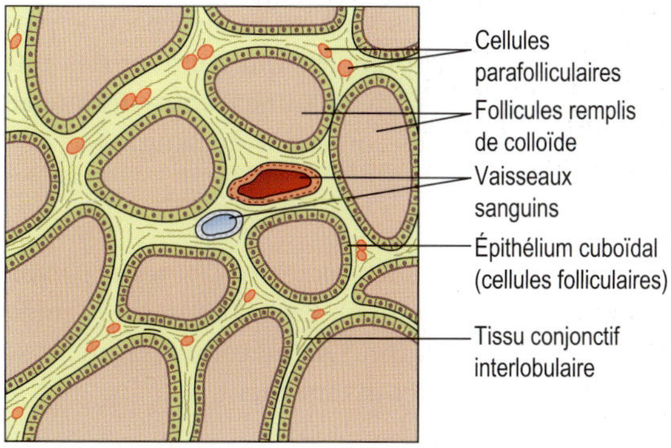

Figure 9.9 La structure microscopique de la glande thyroïde.

Tableau 9.3 Effets fréquents d'une sécrétion anormale d'hormones thyroïdiennes

Hyperthyroïdie : sécrétion accrue de T_3 et de T_4	Hypothyroïdie : sécrétion diminuée de T_3 et de T_4
Augmentation du métabolisme basal	Baisse du métabolisme basal
Perte de poids, bon appétit	Gain de poids, anorexie
Anxiété, agitation physique, excitabilité mentale	Dépression, psychose, ralentissement mental, léthargie
Perte de la pilosité	Peau sèche, poils fragiles
Tachycardie, palpitations, fibrillation auriculaire	Bradycardie
Peau chaude en sueur, intolérance à la chaleur	Peau froide sèche, tendance à l'hypothermie
Diarrhée	Constipation
Exophtalmie dans la maladie de Basedow	

Ses effets sont opposés à ceux de l'hormone parathyroïdienne (PTH, parathormone), hormone sécrétée par les glandes parathyroïdes. La libération de la calcitonine est stimulée par l'augmentation du taux de calcium sanguin.

Cette hormone est importante pendant l'enfance, quand les os présentent d'importantes modifications de taille et de forme.

Glandes parathyroïdes

Objectifs pédagogiques

Après avoir étudié ce paragraphe, vous devriez être capable :

- de décrire la position et l'aspect macroscopique des parathyroïdes;
- d'indiquer les fonctions de l'hormone parathyroïdienne et de la calcitonine;
- d'expliquer comment les taux sanguins de l'hormone parathyroïdienne et de la calcitonine sont contrôlés.

Il y a quatre petites glandes parathyroïdes, chacune pesant environ 50 mg. Deux d'entre elles sont enchâssées dans la face postérieure de chaque lobe de la glande thyroïde (fig. 9.10). Elles sont entourées chacune par une fine capsule de tissu conjonctif qui contient des cellules sphériques, disposées en colonnes entre lesquelles se trouvent des sinusoïdes contenant du sang.

Fonction

Les glandes parathyroïdes sécrètent l'*hormone parathyroïdienne* (PTH, parathormone). La sécrétion est régulée par le taux du calcium sanguin. Quand celui-ci chute, la sécrétion de PTH s'accroît, et inversement.

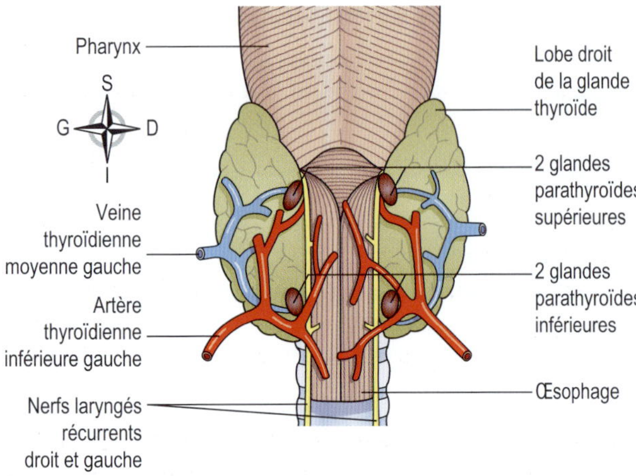

Figure 9.10 Position des glandes parathyroïdes et structures voisines vues par derrière.

La principale fonction de la PTH est d'accroître le taux du calcium sanguin quand il est bas. Cela est obtenu en augmentant la quantité de calcium absorbée dans l'intestin grêle et celle réabsorbée dans le tubule rénal. Si cela est insuffisant, la PTH stimule les ostéoclastes (cellules détruisant l'os), et de ce fait la libération dans le sang de calcium par l'os.

La parathormone et la calcitonine thyroïdienne agissent de façon complémentaire pour maintenir le taux du calcium sanguin dans les limites de la normale. Cela est nécessaire à :

- la contraction musculaire;
- la transmission de l'influx nerveux;
- la coagulation sanguine;
- l'action normale de nombreuses enzymes.

Glandes surrénales

Objectifs pédagogiques

Après avoir étudié ce paragraphe, vous devriez être capable :

- de décrire la structure des glandes surrénales;
- d'indiquer les actions de chacun des trois groupes d'hormones surrénaliennes;
- d'expliquer comment le taux sanguin des glucocorticoïdes est contrôlé;
- de décrire les effets de l'adrénaline et de la noradrénaline;
- d'indiquer comment les surrénales répondent au stress.

Les deux glandes surrénales sont situées au pôle supérieur de chaque rein, incluses dans le fascia rénal (fig. 9.1). Elles ont environ 4 cm de long et 3 cm d'épaisseur.

Les glandes reçoivent du *sang artériel* par des collatérales de l'aorte abdominale et des artères rénales.

Le *retour veineux* se fait par les veines surrénales. La glande droite se draine dans la veine cave inférieure, la gauche dans la veine rénale gauche.

Chaque glande comporte deux parties, dont la structure et les fonctions sont différentes. Le *cortex* est la partie extérieure, la *médullaire* la partie intérieure. Le cortex surrénal est indispensable à la vie, la médullaire ne l'est pas.

Corticosurrénale

La corticosurrénale produit trois groupes d'hormones stéroïdiennes à partir du cholestérol. Elles sont appelées collectivement *adrénocorticoïdes* (corticostéroïdes, corticoïdes). Ce sont :

- les glucocorticoïdes ;
- les minéralocorticoïdes ;
- des hormones sexuelles (des androgènes).

Les hormones de chaque groupe ont des actions caractéristiques distinctes mais, en raison de leur similitude structurale, leurs actions peuvent se chevaucher.

Glucocorticoïdes

Le *cortisol* (hydrocortisone) est le principal glucocorticoïde, mais de petites quantités de *corticostérone* et de *cortisone* sont aussi produites. On les appelle communément « corticoïdes ». Ils sont essentiels à la vie, car ils contrôlent le métabolisme et les réponses au stress (voir fig. 9.13). Leur sécrétion est contrôlée par un mécanisme de rétroaction négative impliquant l'hypothalamus et l'antéhypophyse. Elle est stimulée par l'ACTH sécrétée par l'antéhypophyse, et par le stress (fig. 9.11). La sécrétion de cortisol présente des pics de variations circadiennes marqués entre 4 heures et 8 heures du matin, le taux le plus bas étant entre minuit et 3 heures du matin. Quand le rythme du sommeil et de la veille est modifié, par exemple en cas de travail de nuit, il faut plusieurs jours pour que la sécrétion d'ACTH/cortisol se réajuste (voir

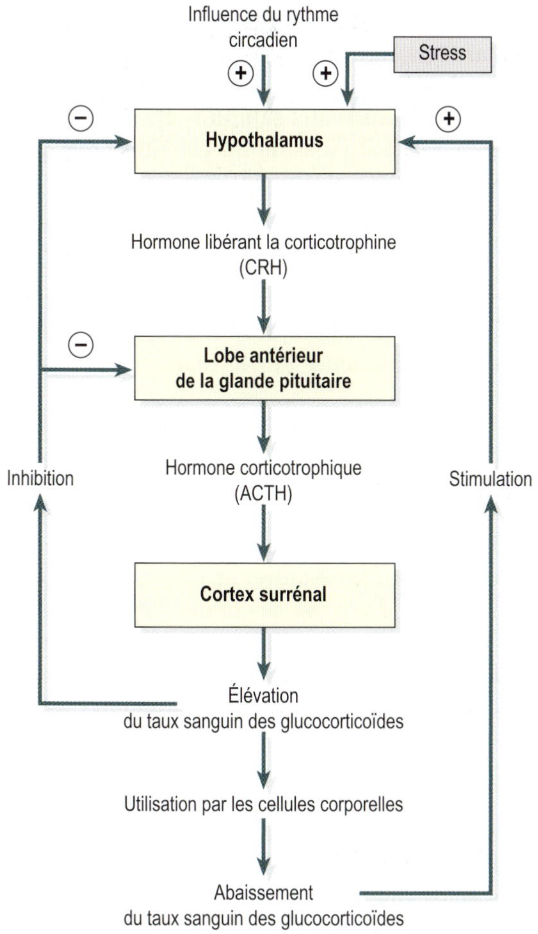

Figure 9.11 Régulation de la sécrétion des glucocorticoïdes par mécanisme de rétroaction négative.

p. 233). La sécrétion de glucocorticoïdes augmente en réaction au stress (fig. 9.11), y compris une infection et une intervention chirurgicale.

Les glucocorticoïdes ont de nombreux effets métaboliques, généralement en rapport avec le catabolisme (rupture) protéique et graisseux qui permet que le glucose et d'autres substances soient disponibles. Ces effets comprennent :

- l'hyperglycémie (élévation du taux du glucose sanguin) due à la rupture du glycogène et à la *néoglucogenèse* (formation de sucre à partir, par exemple, de protéines) ;
- la *lipolyse* (dégradation des triglycérides en acides gras et glycérol pour produire de l'énergie), qui augmente le taux d'acides gras circulants ;
- la stimulation du catabolisme des protéines, libérant des acides aminés et augmentant les taux sanguins. Les acides aminés sont ensuite utilisés pour la synthèse d'autres protéines, par exemple des enzymes, ou pour la production d'énergie (Ch. 12) ;
- la stimulation de la réabsorption de sodium et d'eau dans le tubule rénal (effet minéralocorticoïde, discret).

Du fait d'une pathologie ou d'un traitement, les glucocorticoïdes en quantité élevée ont aussi d'autres effets :

- actions anti-inflammatoires ;
- dépression de la réponse immunitaire ;
- retard de la guérison des plaies.

Quand des corticoïdes sont administrés pour le traitement d'affections communes, comme l'asthme, les taux circulants élevés exercent un effet de rétroaction négative sur l'hypothalamus et la glande pituitaire, et peuvent complètement supprimer la sécrétion naturelle de CRH et d'ACTH, respectivement.

Minéralocorticoïdes (aldostérone)

L'*aldostérone* est le principal minéralocorticoïde. Elle intervient dans le maintien de l'équilibre de l'eau et des électrolytes. Malgré un mécanisme de rétroaction négative, elle stimule la réabsorption du sodium (Na^+) et l'excrétion du potassium (K^+) par le tubule rénal. La réabsorption du sodium s'accompagne de rétention d'eau, et l'aldostérone est par conséquent impliquée dans la régulation du volume sanguin, et aussi dans celle de la pression artérielle.

Le taux du potassium sanguin contrôle la sécrétion d'aldostérone par la corticosurrénale. Quand le taux du potassium sanguin s'élève, davantage d'aldostérone est sécrété (fig. 9.12). Un taux bas de potassium sanguin a l'effet inverse. L'*angiotensine* (voir plus loin) stimule aussi la libération d'aldostérone.

Système rénine–angiotensine–aldostérone. Quand le flux sanguin rénal est diminué, ou quand le taux du sodium sanguin est abaissé, une enzyme, la *rénine*, est sécrétée par le rein. La rénine convertit l'*angiotensinogène*,

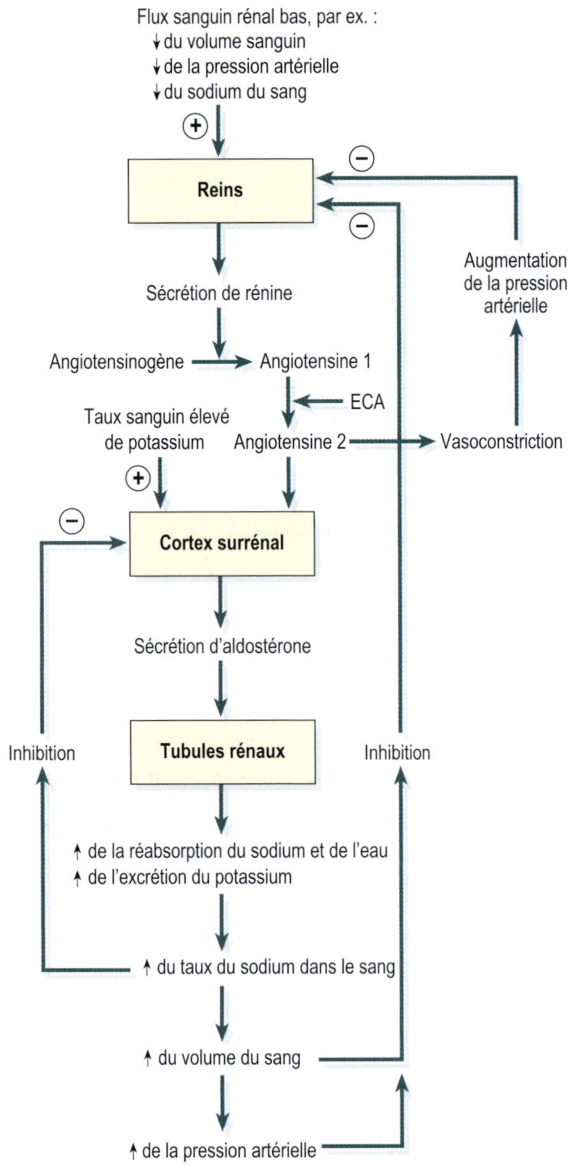

Figure 9.12 Régulation de la sécrétion d'aldostérone par mécanisme de rétroaction négative.

protéine plasmatique produite par le foie, en *angiotensine 1*. L'enzyme de conversion de l'angiotensine (ECA), formée en petite quantité dans les poumons, le tubule rénal proximal et d'autres tissus, convertit l'angiotensine 1 en *angiotensine 2*, qui stimule la sécrétion d'aldostérone. L'angiotensine 2 entraîne une vasoconstriction, et élève ainsi la pression artérielle, ce qui clôt la boucle de rétroaction négative (fig. 9.12).

Hormones sexuelles

Les hormones sexuelles sécrétées par la corticosurrénale sont principalement des *androgènes* (hormones sexuelles mâles), mais les quantités produites sont insignifiantes comparées à celles sécrétées par les testicules en fin de puberté et à l'âge adulte (voir Ch. 18).

Médullosurrénale

La médullaire est entièrement entourée par la corticosurrénale. Elle se développe à partir du tissu nerveux de l'embryon, et elle appartient au système nerveux sympathique (Ch. 7). Quand elle est stimulée par une innervation sympathique importante, les glandes sécrétant les hormones *adrénaline* (80 %) et *noradrénaline* (20 %).

Adrénaline et noradrénaline

La noradrénaline est le neurotransmetteur postganglionnaire du système nerveux sympathique, qui fait partie du système nerveux autonome (voir fig. 7.43, p. 186). De l'adrénaline et une certaine quantité de noradrénaline sont sécrétées dans le sang par la médullaire pendant la stimulation du système nerveux sympathique (voir fig. 7.44, p. 187). L'action de ces hormones prolonge et augmente la stimulation du système nerveux sympathique. Ces deux hormones sont structuralement très voisines, ce qui explique leurs effets similaires. Toutes deux potentialisent la réponse à la stimulation initiale du sympathique en :

- accroissant la fréquence cardiaque ;
- augmentant la pression artérielle ;
- orientant le sang vers les organes essentiels, dont le cœur, le cerveau et le muscle, résultat obtenu en dilatant leurs vaisseaux sanguins et en rétrécissant les vaisseaux d'organes moins essentiels tels que la peau ;
- accélérant le métabolisme ;
- dilatant les pupilles.

L'adrénaline a les effets les plus importants sur le cœur et les processus métaboliques, alors que la noradrénaline a le plus d'influence sur le diamètre des vaisseaux sanguins.

Réponse au stress

Quand l'organisme est soumis à un stress, l'homéostasie est perturbée. Pour la restaurer et, dans certains cas, pour maintenir la vie, des réponses immédiates et éventuellement à plus long terme sont nécessaires. L'exercice, le jeûne, la peur, les modifications de la température, l'infection et les situations émotionnelles sont responsables de stress.

La *réponse immédiate* est dite parfois préparatrice au combat ou à la fuite (p. 188). Elle est médiée par le système nerveux sympathique, et ses principaux éléments sont indiqués dans la figure 9.13.

À *plus long terme*, l'ACTH sécrétée par l'antéhypophyse stimule la libération de glucocorticoïdes et de minéralocorticoïdes par le cortex surrénal, ce qui provoque une réponse au stress plus durable (fig. 9.13).

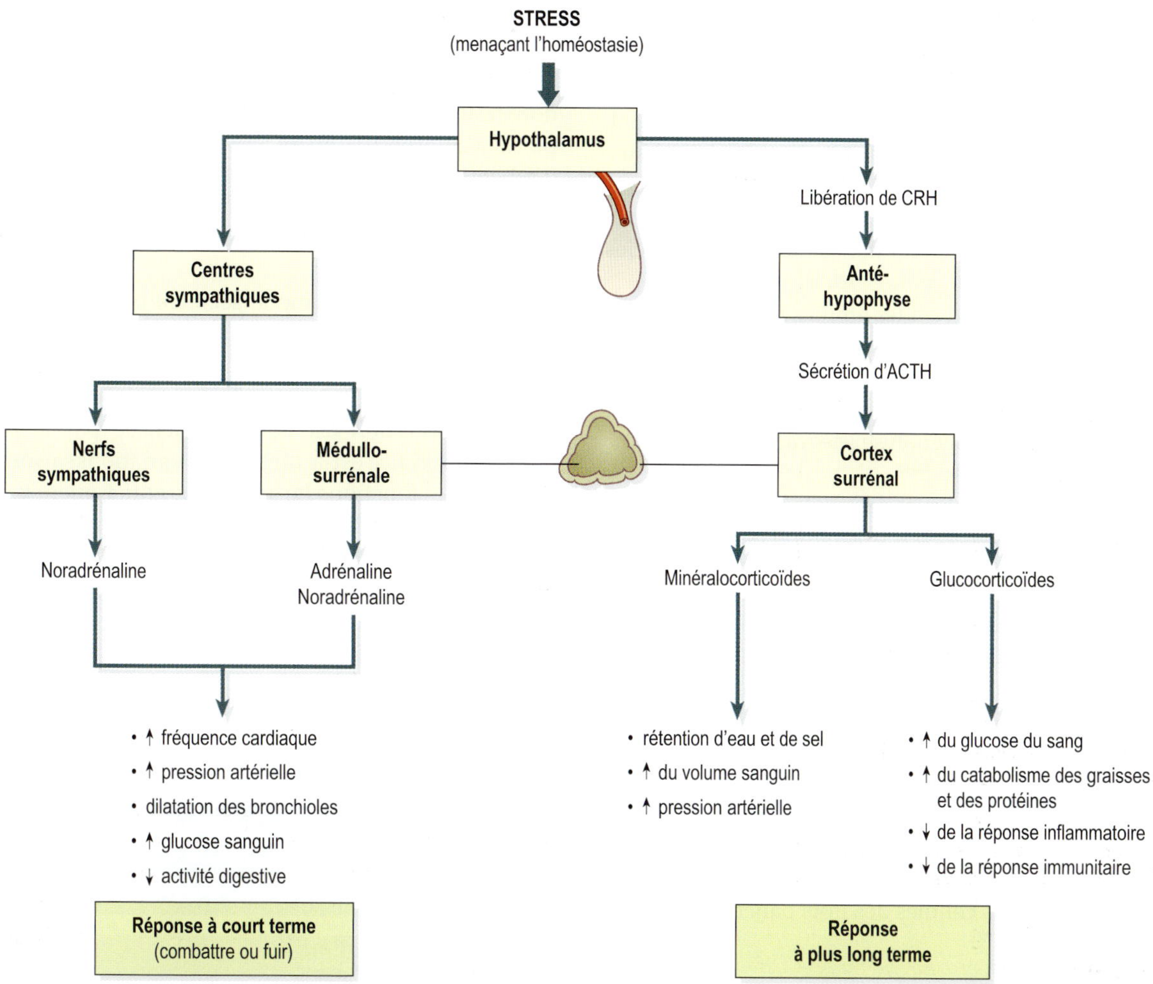

Figure 9.13 Réponses à des stress menaçant l'homéostasie. ACTH = hormone adrénocorticotrophique. CRH = hormone libérant la corticotrophine.

Îlots pancréatiques

Objectifs pédagogiques

Après avoir étudié ce paragraphe, vous devriez être capable :

- d'énumérer les hormones sécrétées par le pancréas endocrine;
- de décrire les actions de l'insuline et du glucagon;
- d'expliquer comment le taux sanguin du glucose est contrôlé.

La structure du pancréas est décrite au chapitre 12. Le pancréas endocrine est composé d'amas de cellules appelés îlots pancréatiques (îlots de Langerhans) irrégulièrement distribués dans toute la glande. Les hormones pancréatiques sont sécrétées directement dans le courant sanguin, et elles circulent dans l'ensemble du corps. C'est en opposition avec le pancréas exocrine et ses canaux associés (p. 328).

Les îlots pancréatiques comprennent trois principaux types cellulaires :

- les cellules α (alpha), qui sécrètent le *glucagon*;
- les cellules β (bêta), les plus nombreuses, qui sécrètent l'*insuline*;
- les cellules δ (delta), qui sécrètent la *somatostatine* (GHRIH, p. 233 et 241).

Le taux de glucose dans le sang (glycémie) est normalement entre 3,5 et 8 mmol/litre (63 à 144 mg/100 ml). La glycémie est contrôlée principalement par l'insuline et le glucagon, aux actions antagonistes :

- le glucagon élève la glycémie;
- l'insuline abaisse la glycémie.

Insuline

L'insuline est un polypeptide constitué de 50 acides aminés environ. Sa principale fonction est d'abaisser le taux sanguin des nutriments absorbés, non seulement le glucose, mais aussi les acides aminés et les acides gras. Ces effets sont décrits comme anaboliques, c'est-à-dire qu'ils favorisent le stockage des nutriments. Quand les nutriments, en particulier le glucose, dépassent les besoins immédiats, l'insuline déclenche leur mise en réserve :

- en agissant sur les membranes cellulaires et en stimulant la prise de glucose par les cellules du muscle et du tissu conjonctif, glucose dont elle accroît l'utilisation ;
- en augmentant la conversion du glucose en glycogène (glycogenèse), en particulier dans le foie et les muscles squelettiques ;
- en accélérant la prise d'acides aminés par les cellules, et la synthèse de protéines ;
- en favorisant la synthèse d'acides gras et le stockage de graisses dans le tissu adipeux (lipogenèse) ;
- en diminuant la glycogénolyse (dégradation du glycogène en glucose) ;
- en entravant le catabolisme des protéines et des graisses, et la *néoglucogenèse* (formation de sucre à partir par exemple de protéines).

La sécrétion d'insuline est stimulée par l'élévation des taux sanguins de glucose (glycémie), par exemple après un repas et, à un moindre degré, par la stimulation parasympathique, et par l'élévation d'acides aminés et des taux d'acides gras, ainsi que par des hormones gastro-intestinales, par exemple la gastrine, la sécrétine et la cholécystokinine. Sa sécrétion est abaissée par la stimulation du sympathique, le glucagon, l'adrénaline, le cortisol et la somatostatine (GHRIH) qui est sécrétée par l'hypothalamus et des cellules des îlots pancréatiques.

Glucagon

Le glucagon élève la glycémie en stimulant :

- la conversion du glycogène en glucose dans le foie et les muscles squelettiques (glycogénolyse) ;
- la néoglucogenèse.

La sécrétion du glucagon est stimulée par une glycémie basse et par l'exercice, et diminuée par la somatostatine et l'insuline.

Somatostatine (GHRIH)

Cette hormone, produite également par l'hypothalamus, inhibe la sécrétion à la fois de l'insuline et du glucagon, en plus d'inhiber la sécrétion de GH à partir de l'antéhypohyse (p. 231).

Corps pinéal (glande pinéale)

Objectifs pédagogiques

Après avoir étudié ce paragraphe, vous devriez être capable :

- d'établir la situation de la glande pinéale ;
- d'indiquer les actions de la mélatonine.

Le corps pinéal (NdT : glande pinéale, ou épiphyse) est un petit corps rattaché au toit du troisième ventricule, avec lequel il est connecté par une courte tige contenant des nerfs dont beaucoup se terminent dans l'hypothalamus. Le corps pinéal a environ 10 mm de long ; sa couleur est brun rouge ; il est entouré par une capsule. La glande tend à s'atrophier après la puberté, et peut se calcifier en fin de vie.

Mélatonine

C'est la principale hormone sécrétée par le corps pinéal. Sa sécrétion est contrôlée par la lumière du jour et la pénombre ; son niveau fluctue sur chaque période de 24 heures, étant le plus élevé la nuit et le plus bas vers midi. Sa sécrétion est aussi influencée par le nombre d'heures de jour, c'est-à-dire par les variations saisonnières. Bien que ses fonctions ne soient pas entièrement connues, on considère que la mélatonine intervient :

- dans la coordination des rythmes circadien et diurne de nombreux tissus, possiblement en agissant sur l'hypothalamus
- dans l'inhibition de la croissance et du développement des organes sexuels avant la puberté, possiblement en prévenant la synthèse ou la libération des gonadotrophines.

Organes ayant des fonctions endocriniennes secondaires

Objectif pédagogique

Après avoir étudié ce paragraphe, vous devriez être capable :

- d'indiquer les fonctions de quelques autres hormones.

En plus des glandes ayant une fonction endocrinienne principale décrites ci-dessus, beaucoup d'autres organes et tissus sécrètent des hormones en tant que fonction secondaire (voir fig. 9.1). Des exemples de tels organes et des hormones qu'ils sécrètent sont indiqués dans le tableau 9.4.

Hormones locales

Objectif pédagogique

Après avoir étudié ce paragraphe, vous devriez être capable :

- d'indiquer les actions des hormones locales.

Un certain nombre de tissus corporels, qui ne sont pas décrits habituellement comme glandes endocrines, sécrètent des substances agissant à proximité des tissus (localement). Certaines d'entre elles sont décrites ci-après.

Tableau 9.4 Organes ayant des fonctions endocriniennes secondaires

Organe	Hormone	Site d'action	Fonction
Rein	Érythropoïétine	Moelle osseuse rouge	Stimulation de la production de globules rouges (Ch. 4)
Tractus gastro-intestinal			
Muqueuse gastrique	Gastrine	Glandes gastriques	Stimule la sécrétion de suc gastrique (Ch. 12)
Muqueuse intestinale	Sécrétine	Estomac et pancréas	Stimule la sécrétion de suc gastrique, ralentit la vidange de l'estomac (Ch. 12)
Muqueuse intestinale	Cholécystokinine (CCK)	Vessie et pancréas	Stimule la libération de bile et de suc pancréatique (Ch. 12)
Tissu adipeux	Leptine	Hypothalamus et autres tissus	Fournit la sensation d'être rempli («satiété») après avoir mangé (Ch. 11); nécessaire pour la synthèse de la GnRH et de la gonadotrophine (Ch. 18)
Ovaires et testicules	Inhibine	Antéhypophyse	Inhibe la sécrétion de FSH
Cœur (atriums)	Peptide natriurétique auriculaire (ANP)	Tubules rénaux	Diminue la réabsorption de sodium et d'eau dans les tubules rénaux (Ch. 13)
Placenta	hCG	Ovaire	Stimule la sécrétion d'estrogène et de progestérone durant la grossesse (Ch. 5)
Thymus	Thymosine	Globules blancs (lymphocytes T)	Développement des lymphocytes T (Ch. 15)

Histamine

Cette hormone est synthétisée et stockée par les mastocytes dans les tissus, et par les basophiles dans le sang. Elle est libérée lors des réponses inflammatoires, en particulier celles dues à une allergie, augmentant la perméabilité et le calibre des capillaires. Elle agit aussi en tant que neurotransmetteur, entraînant la contraction des muscles lisses des bronches et du tractus alimentaire, et elle stimule la sécrétion du suc gastrique.

Sérotonine (5-hydroxytryptamine, 5-HT)

Cette hormone est présente dans les plaquettes, dans le cerveau et dans la paroi intestinale. Elle stimule la sécrétion intestinale et la contraction du muscle lisse de l'intestin; son rôle dans l'homéostasie (coagulation sanguine) est souligné dans le chapitre 4. Elle constitue un neurotransmetteur dans le SNC et est connue pour influencer l'humeur.

Prostaglandines (PG)

Il s'agit de substances lipidiques présentes dans la plupart des tissus. Elles agissent sur les cellules proches, mais leurs actions durent peu car elles sont rapidement métabolisées. Elles ont un large éventail d'effets physiologiques puissants, incluant :

- la réponse inflammatoire;
- la potentialisation de la douleur;
- la fièvre;
- la régulation de la pression artérielle;
- la coagulation sanguine;
- la contraction de l'utérus lors du travail de l'accouchement.

Les *leucotriènes*, impliqués dans la réponse inflammatoire, et les *thromboxanes*, par exemple le thromboxane A_2, puissant agrégant plaquettaire, sont des composés qui leur sont chimiquement semblables. Toutes ces substances actives sont présentes seulement en petites quantités, car elles sont rapidement dégradées.

Les effets du vieillissement sur la fonction endocrinienne

Objectif pédagogique

Après avoir étudié ce paragraphe, vous devriez être capable :

- de décrire les effets du vieillissement sur le système endocrinien.

Corticosurrénale

L'ostéoporose due au déficit en estrogène chez les femmes postménopausées est détaillée dans le chapitre 16. La diminution de la sécrétion d'androgènes chez les femmes après la ménopause peut s'accompagner de changements tels qu'une augmentation des poils sur le visage et un amincissement des cheveux.

Îlots pancréatiques

Dans les îlots pancréatiques, la fonction des cellules β décline avec l'âge. Cela prédispose au diabète de type 2 (p. 251), surtout lorsque c'est associé au gain de poids à partir de l'âge de 50 ans.

Les troubles endocriniens sont souvent dus à des *tumeurs* ou à des *maladies auto-immunes*, dont les effets sont habituellement :

- une hypersécrétion (surproduction) hormonale ;
- une hyposécrétion (sous-production) hormonale.

Les effets des nombreuses pathologies décrites dans cette section peuvent donc facilement être reliés à une anomalie sous-jacente.

Affections de la glande pituitaire

Objectifs pédagogiques

Après avoir étudié ce paragraphe, vous devriez être capable :

- d'énumérer les causes des maladies de ce paragraphe ;
- d'établir la relation entre les affections touchant l'antéhypophyse et les actions des hormones impliquées ;
- d'établir la relation entre les caractéristiques du diabète insipide et la sécrétion anormale d'hormone antidiurétique.

Hypersécrétion des hormones antéhypophysaires

Gigantisme et acromégalie

Leur cause principale est l'hypersécrétion prolongée d'hormone de croissance (GH), habituellement par une tumeur pituitaire sécrétant cette hormone. Ces affections ne sont qu'occasionnellement dues à un excès d'hormone libérant l'hormone de croissance (GHRH) sécrétée par l'hypothalamus. En grossissant, la tumeur peut comprimer des structures voisines et entraîner une hyposécrétion d'autres hormones de l'anté- comme de la posthypophyse ; des lésions du nerf optique, responsables de troubles de la vision.

Les effets d'un excès de GH comprennent :

- une croissance osseuse excessive
- l'augmentation de la taille d'organes internes ;
- la formation d'un excès de tissu conjonctif ;
- l'augmentation de la taille du cœur et une élévation de la pression artérielle ;
- la réduction de la tolérance au glucose et la prédisposition au diabète sucré.

Gigantisme. Le gigantisme survient quand l'excès de GH se produit alors que les cartilages épiphysaires des os longs sont encore en activité, c'est-à-dire pendant l'enfance, avant que l'ossification osseuse soit terminée. Il est principalement apparent aux membres, et les malades peuvent atteindre une taille de 2,1 à 2,4 mètres, alors que les proportions corporelles restent normales (fig. 9.14).

Acromégalie. L'acromégalie signifie « grosses extrémités » et elle survient chez les adultes quand l'excès de GH est présent alors que l'ossification est terminée. Les os deviennent anormalement épais en raison de l'ossification périostée, et les tissus mous sont hypertrophiés. Les modifications se traduisent principalement par des traits du visage grossiers (en particulier une grosseur excessive de la mâchoire inférieure), une grosse langue, des mains et des pieds excessivement grands (fig. 9.15).

Hyperprolactinémie

Cette pathologie est due à une tumeur sécrétant de grandes quantités de prolactine. Elle se traduit par une *galactorrhée* (sécrétion de lait inappropriée), une *aménorrhée*

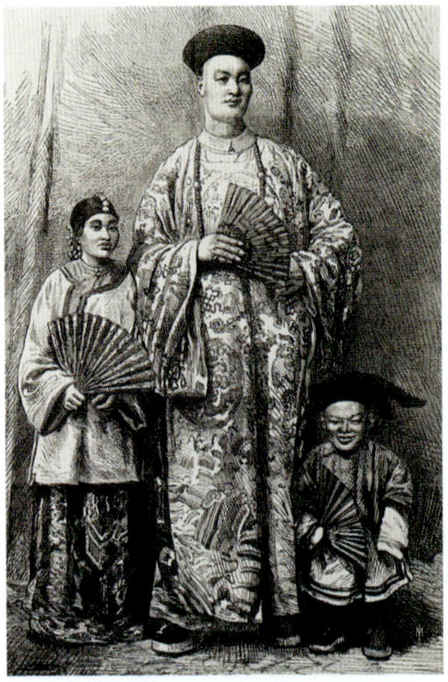

Figure 9.14 Gravure ancienne montrant les effets de la sécrétion normale et de la sécrétion anormale de l'hormone de croissance. De gauche à droite : taille normale, gigantisme (2,30 m) et nanisme (0,9 m).

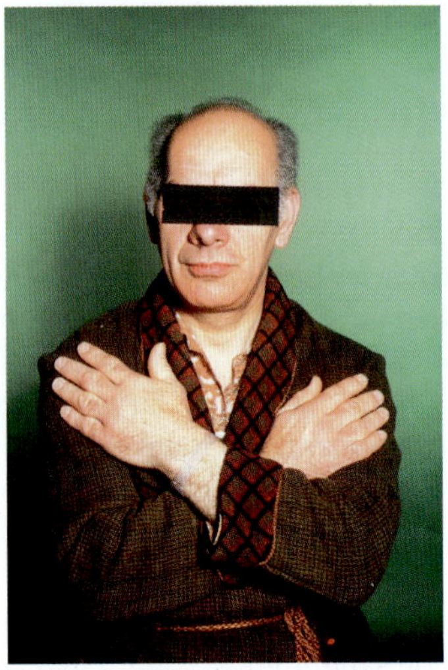

Figure 9.15 Caractéristiques faciales et grandes mains dans l'acromégalie.

(absence de menstruation) et une stérilité chez la femme, par une impuissance chez l'homme.

Hyposécrétion d'hormones antéhypophysaires

Le nombre d'hormones impliquées et l'importance de leur déficit sont variables. Le *panhypopituitarisme* est le défaut de sécrétion de toutes les hormones de l'antéhypophyse. Les causes d'hyposécrétion incluent :

- des tumeurs de l'hypothalamus ou de l'hypophyse
- des traumatismes, ayant habituellement entraîné une fracture de la base du crâne, et des interventions neurochirurgicales
- la compression par une tumeur voisine de la glande pituitaire, par exemple par un gliome, un méningiome
- une infection, par exemple une méningite, une encéphalite, la syphilis
- une nécrose ischémique
- l'irradiation par des radiations ionisantes, l'utilisation de médicaments cytotoxiques.

Nécrose ischémique

La *maladie de Simmonds* (NdT : encore appelée cachexie hypophysaire) est un hypofonctionnement de l'antéhypophyse, touchant rarement aussi la posthypophyse. La distribution de la vascularisation artérielle fait que la glande n'est qu'inhabituellement sensible à une chute de la pression artérielle systémique. Un choc hypotensif sévère peut entraîner une nécrose ischémique de la glande. Les effets incluent une stimulation déficiente des glandes cibles, et par conséquent un hypofonctionnement de la totalité ou d'une partie des glandes thyroïde, corticosurrénale, gonadiques. Le résultat dépend de l'étendue de la nécrose pituitaire et du déficit hormonal. Dans les cas sévères, le déficit en glucocorticoïdes peut menacer la vie ou être mortel. Quand cette affection se produit lors d'une hémorragie maternelle sévère pendant ou après l'accouchement, elle est appelée *syndrome de Sheehan* ; elle entraîne également un défaut de lactation, précédant ses autres effets.

Nanisme hypophysaire (syndrome de Lorain-Lévi)

Ce syndrome est dû à un déficit sévère en GH, avec possiblement un déficit associé en d'autres hormones, pendant l'enfance. Le malade est de petite taille mais bien proportionné, et son développement mental n'est pas atteint. La puberté est retardée, et des épisodes d'hypoglycémie peuvent s'observer. L'affection pourrait être due à une anomalie génétique ou à une tumeur.

Syndrome de Fröhlich

Dans le syndrome de Fröhlich (ou de Babinski-Fröhlich), dû à un panhypopituitarisme, les principales manifestations sont celles du déficit en GH, FSH et LH. Chez l'enfant, elle se traduit par une petite taille, un défaut de développement sexuel, une obésité avec distribution de la graisse de type féminin, et un retard du développement mental. Chez l'adulte, l'obésité et la stérilité en sont les principales manifestations. Le syndrome peut être dû à une tumeur de l'antéhypophyse et/ou de l'hypothalamus, mais dans la plupart des cas la cause reste inconnue.

Affections de la posthypophyse

Diabète insipide

Cette affection relativement rare est due habituellement à un déficit en ADH secondaire à une lésion de l'hypothalamus due, par exemple, à un traumatisme, à une tumeur, ou à une encéphalite (NdT : il s'agit du diabète insipide *central*). Le diabète insipide *néphrogénique*, plus rare, est dû à la résistance du tubule rénal à l'ADH. La réabsorption de l'eau par le tubule rénal est déficiente, ce qui entraîne une excrétion en quantité excessive d'une urine diluée, dépassant souvent 10 litres par jour et entraînant une déshydratation avec soif extrême (polydipsie). L'équilibre hydrique est perturbé, sauf si l'ingestion liquidienne est suffisamment accrue pour compenser les pertes.

Affections de la glande thyroïde

Objectif pédagogique

Après avoir étudié ce paragraphe, vous devriez être capable :

- de comparer et d'opposer les effets de l'hyperthyroïdie et de l'hypothyroïdie, en les rapportant aux actions de T_3 et de T_4.

Ces affections sont de trois sortes :

- sécrétion anormale des hormones thyroïdiennes (T_3 et T_4) entraînant hyperthyroïdie ou hypothyroïdie ;
- goitre, ou augmentation de la taille de la glande ;
- tumeur.

Les anomalies décrites dans cette partie sont celles ayant un effet général, non sur une glande cible spécifique. La sécrétion anormale d'hormones stimulantes est envisagée aux troubles de leur glande cible.

Hyperthyroïdie

Ce syndrome, appelé également *thyrotoxicose*, apparaît quand les tissus sont exposés à des quantités excessives de T_3 et de T_4. Les principaux effets sont dus à l'accélération du métabolisme (voir tableau 9.3).

Chez les adultes âgés, l'insuffisance cardiaque constitue une autre conséquence courante, le cœur vieillissant devant davantage travailler pour fournir plus de sang et de nutriments aux corps cellulaires hyperactifs. Les principales causes sont :

- la maladie de Basedow ;
- le goitre nodulaire toxique ;
- l'adénome toxique (tumeur bénigne, p. 247).

Maladie de Basedow

Appelée parfois *goitre exophtalmique*, cette affection est responsable de 75 % des cas d'hyperthyroïdie. Elle touche plus de femmes que d'hommes ; elle peut apparaître à n'importe quel âge mais est plus fréquente entre 30 et 50 ans. Il s'agit d'une maladie auto-immune, dans laquelle un anticorps a une action simulant celle de la TSH, ce qui entraîne :

- une augmentation de la sécrétion de T_3 et de T_4, et des signes d'hyperthyroïdie (voir tableau 9.3) ;
- un goitre (visible augmentation de volume de la glande, voir fig. 9.16), l'anticorps stimulant la croissance thyroïdienne ;
- une exophtalmie dans de nombreux cas.

Exophtalmie. Il s'agit d'une protrusion des globes oculaires qui donne l'aspect d'un regard fixe, due au dépôt en excès de graisse et de tissu conjonctif derrière les globes oculaires (fig. 9.17) ; elle est fréquente lors de la maladie de Basedow. Le traitement efficace de l'hyperthyroïdie ne réduit pas complètement l'exophtalmie, même s'il peut la diminuer au bout de 2 à 3 ans. Dans les cas sévères, les paupières se rétractent et peuvent ne pas complètement recouvrir les globes oculaires durant le clignement et le sommeil, ce qui entraîne le dessèchement de la conjonctive (NdT : et de la cornée) et favorise l'infection. Elle ne s'observe pas dans les autres formes d'hyperthyroïdie.

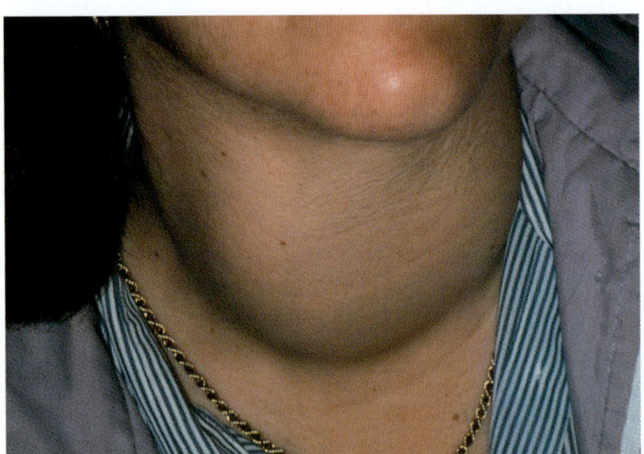

Figure 9.16 Augmentation de la glande thyroïde dans le goitre simple.

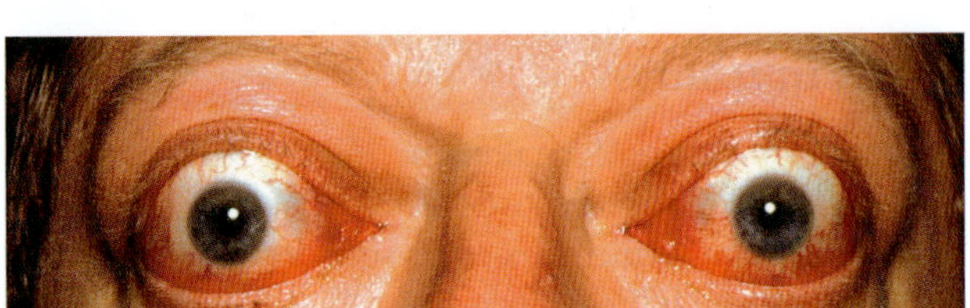

Figure 9.17 Yeux anormalement exorbités dans l'exophtalmie.

Goitre nodulaire toxique

Dans cette affection, un ou deux nodules d'une glande déjà goitreuse (voir fig. 9.16) deviennent actifs et sécrètent un excès de T_3 et T_4, entraînant les effets de l'hyperthyroïdie (tableau 9.3). Elle touche plus souvent des femmes que des hommes, après l'âge moyen de la vie. Cette affection atteignant des sujets plus âgés que ceux touchés par la maladie de Basedow, des troubles du rythme cardiaque et l'insuffisance cardiaque y sont plus fréquents. Il n'y a pas d'exophtalmie.

Hypothyroïdie

Cette affection s'observe surtout chez des personnes âgées, et il touche cinq fois plus de femmes que d'hommes. Le défaut en T_3 et T_4 des adultes entraîne un ralentissement du métabolisme, et d'autres effets mentionnés dans le tableau 9.3. Des mucopolysaccharides peuvent s'accumuler dans le tissu sous-cutané, entraînant des gonflements (œdème ne prenant pas le godet), en particulier celui du visage, des mains et des paupières (myxœdème). Ses causes les plus fréquentes sont la thyroïdite auto-immune, le défaut sévère en iode (voir « Goitre »), et les traitements, par exemple l'utilisation de médicaments antithyroïdiens, l'exérèse chirurgicale de tissu thyroïdien, ou le traitement par radiations ionisantes.

Thyroïdite auto-immune. La *maladie d'Hashimoto* est la cause d'hypothyroïdie la plus fréquente. Elle touche plus souvent la femme que l'homme et, comme la maladie de Basedow, il s'agit d'une maladie auto-immune spécifique d'organe. Des autoanticorps réagissant avec la thyroglobuline et les cellules thyroïdiennes se développent, empêchant la synthèse et la sécrétion d'hormones thyroïdiennes, d'où l'hypothyroïdie. Un goitre est parfois présent.

Hypothyroïdie congénitale. Cette affection correspond à une déficience marquée ou à l'absence d'hormones thyroïdiennes qui devient patente quelques semaines ou quelques mois après la naissance. L'hypothyroïdie est endémique dans certaines régions du monde où l'alimentation est fortement déficitaire en iode, si bien que la quantité d'iode pour la synthèse de T_3 et de T_4 est insuffisante. L'absence d'hormone thyroïdienne entraîne une profonde altération de la croissance et un retard du développement mental. Sauf si le traitement a été débuté tôt dans la vie, l'altération mentale est définitive, et la personne a des membres courts de façon disproportionnée par rapport au tronc, une grosse langue protruse, une peau épaisse sèche, une musculature abdominale peu développée et, souvent, une hernie ombilicale.

Goitre simple

Le goitre simple est une augmentation globale du volume de la thyroïde sans signes d'hyperthyroïdie (NdT : ni d'hypothyroïdie, le goitre est euthyroïdien). Il est provoqué par un défaut relatif de T_3 et de T_4 ; ces faibles taux stimulent la sécrétion de TSH, ce qui entraîne une hyperplasie de la glande thyroïde (fig. 9.16). Parfois, le tissu extrathyroïdien est en mesure de maintenir des taux hormonaux normaux ; autrement, une hypothyroïdie se développe. Les causes sont :

- une insuffisance d'iode permanente. Dans certaines régions du monde, où l'alimentation est déficitaire en iode, il s'agit d'une affection courante appelée *goitre endémique* ;
- une anomalie génétique, affectant la synthèse de T_3 et de T_4 ;
- iatrogéniques, par exemple l'utilisation de médicaments antithyroïdiens, l'exérèse chirurgicale de tissu thyroïdien.

La glande de taille accrue peut entraîner des signes de compression, en particulier si elle est anormalement basse, rétrosternale. Les structures pouvant être comprimées sont l'œsophage, d'où la dysphagie, la trachée, d'où la dyspnée, le nerf laryngé récurrent, d'où la raucité de la voix. (NdT : ce goitre peut devenir multinodulaire.)

Tumeurs de la glande thyroïde

Les tumeurs malignes sont rares.

Tumeurs bénignes

Les adénomes simples sont fréquents, devenant parfois kystiques. L'adénome est parfois sécrétant, et une hyperthyroïdie se développe. Ces tumeurs peuvent devenir cancéreuses, en particulier chez les sujets âgés.

Affections des glandes parathyroïdes

Objectif pédagogique

Après avoir étudié ce paragraphe, vous devriez être capable :

- d'expliquer comment les maladies étudiées ici sont liées à une sécrétion anormale d'hormone parathyroïdienne.

Hyperparathyroïdie

Cette affection est caractérisée par un taux sanguin de calcium élevé (hypercalcémie) et elle est habituellement due à une tumeur parathyroïdienne bénigne (NdT : adénome) qui sécrète des taux élevés de parathormone (PTH). Cela entraîne la libération de calcium osseux avec une augmentation du taux sanguin de calcium. Les effets peuvent être les suivants :

- une polyurie et une polydipsie ;
- la formation de calculs rénaux ;
- une anorexie et une constipation ;
- une faiblesse musculaire ;
- une fatigue générale.

Hypoparathyroïdie

Le déficit en hormone parathyroïdienne (PTH) entraîne une hypocalcémie, c'est-à-dire un taux anormalement bas du calcium sanguin. L'hypoparathyroïdie est bien moins fréquente que l'hyperparathyroïdie. Ce déficit réduit la libération du calcium par l'os, la réabsorption tubulaire du calcium, l'absorption du calcium dans l'intestin grêle.

L'hypocalcémie peut se traduire par :

- une *tétanie* (fig. 9.18) ;
- une anxiété ;
- des paresthésies ;
- une épilepsie généralisée (grand mal) ;
- parfois, une cataracte (opacité du cristallin ; voir fig. 8.25, p. 222) et des ongles fragiles.

Les causes d'hypoparathyroïdie comprennent des lésions des parathyroïdes, ou leur exérèse lors d'une thyroïdectomie, l'irradiation, le développement d'autoanticorps contre la PTH et les cellules parathyroïdiennes, et des anomalies congénitales.

Tétanie

La tétanie est due à l'hypocalcémie, car le taux sanguin de calcium accroît l'excitabilité des nerfs périphériques. Elle se traduit par des spasmes forts et douloureux des muscles squelettiques, entraînant les aspects classiques

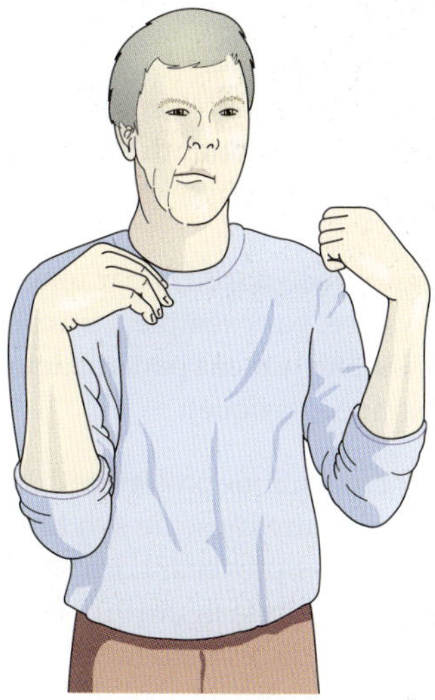

Figure 9.18 Positions caractéristiques lors des spasmes tétaniques.

de « main d'accoucheur » (NdT : pouce en adduction, articulations entre les phalanges et les métacarpiens en flexion, doigts en extension), tandis que le poignet est en flexion, l'avant-bras en flexion et pronation, coude au corps (fig. 9.18), ainsi que des modifications des pieds (NdT : pied en extension, orteils crispés en flexion, plante du pied creusée en hyperflexion). Chez l'enfant, il peut aussi être noté un spasme laryngé, des convulsions.

Hypocalcémie

Outre l'hypoparathyroïdie, l'hypocalcémie peut être associée à :

- l'insuffisance rénale chronique, quand l'élimination urinaire du calcium est anormalement élevée ;
- la carence en vitamine D, en apport alimentaire de calcium ;
- l'alcalose métabolique ou respiratoire ;
- la pancréatite aiguë.

Affections de la corticosurrénale

Objectifs pédagogiques

Après avoir étudié ce paragraphe, vous devriez être capable :

- de relier les manifestations du syndrome de Cushing aux actions physiologiques des adrénocorticoïdes;
- de relier les manifestations de la maladie d'Addison aux actions physiologiques des adrénocorticoïdes.

Hypersécrétion de glucocorticoïdes (syndrome de Cushing)

Le cortisol est la principale hormone glucocorticoïde sécrétée par le cortex surrénalien. Les causes d'hypersécrétion incluent :

- des tumeurs surrénales sécrétantes ;
- l'hypersécrétion d'hormone adrénocorticotrophique (ACTH) par l'antéhypophyse (NdT : maladie de Cushing) ;
- la sécrétion anormale d'ACTH par une tumeur non hypophysaire, par exemple par un carcinome bronchique, ou une tumeur pancréatique (NdT : syndrome paranéoplasique).

L'utilisation thérapeutique prolongée d'ACTH ou de glucocorticoïde est une autre cause de syndrome de Cushing, les taux sanguins élevés provenant des médicaments. Tous les éléments illustrés dans la figure 9.19 peuvent constituer des effets indésirables de ces traitements.

L'hypersécrétion de cortisol accentue ses effets physiologiques (fig. 9.19). Ceux-ci comprennent :

- une adiposité typiquement faciale (*visage « en pleine lune »*), du cou et de l'abdomen ;
- un hypercatabolisme protéique, entraînant l'amincissement de la peau (NdT : traduite par des vergetures typiquement pourpres, des ecchymoses faciles) et une atrophie musculaire, touchant en particulier les membres ;
- une diminution de la synthèse protéique ;
- une inhibition de la sécrétion de l'hormone de croissance, empêchant la croissance normale chez l'enfant ;
- une ostéoporose (p. 458), et une cyphose si les corps vertébraux sont concernés ;
- des fractures pathologiques en raison de la déperdition de calcium osseux ;
- une néoglucogenèse excessive entraînant une hyperglycémie et une glycosurie qui peuvent précipiter un diabète sucré (p. 250) ;
- une atrophie du tissu lymphoïde et une dépression de la réponse immunitaire ;
- une susceptibilité aux infections, due à la réduction de la réponse fébrile, à la diminution des réponses immunitaire et inflammatoire ;
- une altération de la production de collagène, entraînant une fragilité capillaire, une cataracte et des vergetures ;
- une insomnie, une hyperexcitabilité, une euphorie, une dépression ou une psychose ;
- une hypertension artérielle due à la rétention de sel et d'eau ;
- des troubles des règles ;
- la formation de calculs rénaux ;
- des ulcères gastroduodénaux.

Hyposécrétion de glucocorticoïdes

La sécrétion insuffisante de cortisol entraîne une néoglucogenèse diminuée, un taux sanguin de glucose bas, une faiblesse musculaire et une pâleur. Elle peut être primaire, c'est-à-dire due à une maladie du cortex surrénal, ou secondaire à un déficit en ACTH sécrétée par l'antéhypophyse. Le déficit primaire comporte aussi une hyposécrétion d'aldostérone (voir plus loin), alors que dans le déficit secondaire la sécrétion de l'aldostérone n'est pas atteinte habituellement, car la sécrétion d'aldostérone est contrôlée par le système rénine-angiotensine-aldostérone (p. 239).

Hypersécrétion de minéralocorticoïdes

L'excès d'aldostérone affecte la fonction rénale, ce qui a des conséquences ailleurs :

- la réabsorption excessive de chlorure de sodium et d'eau, d'où l'accroissement du volume sanguin et l'hypertension artérielle ;
- l'excrétion excessive de potassium, entraînant une *hypokaliémie*, responsable d'arythmies cardiaques, de syncope, d'alcalose, de faiblesse musculaire.

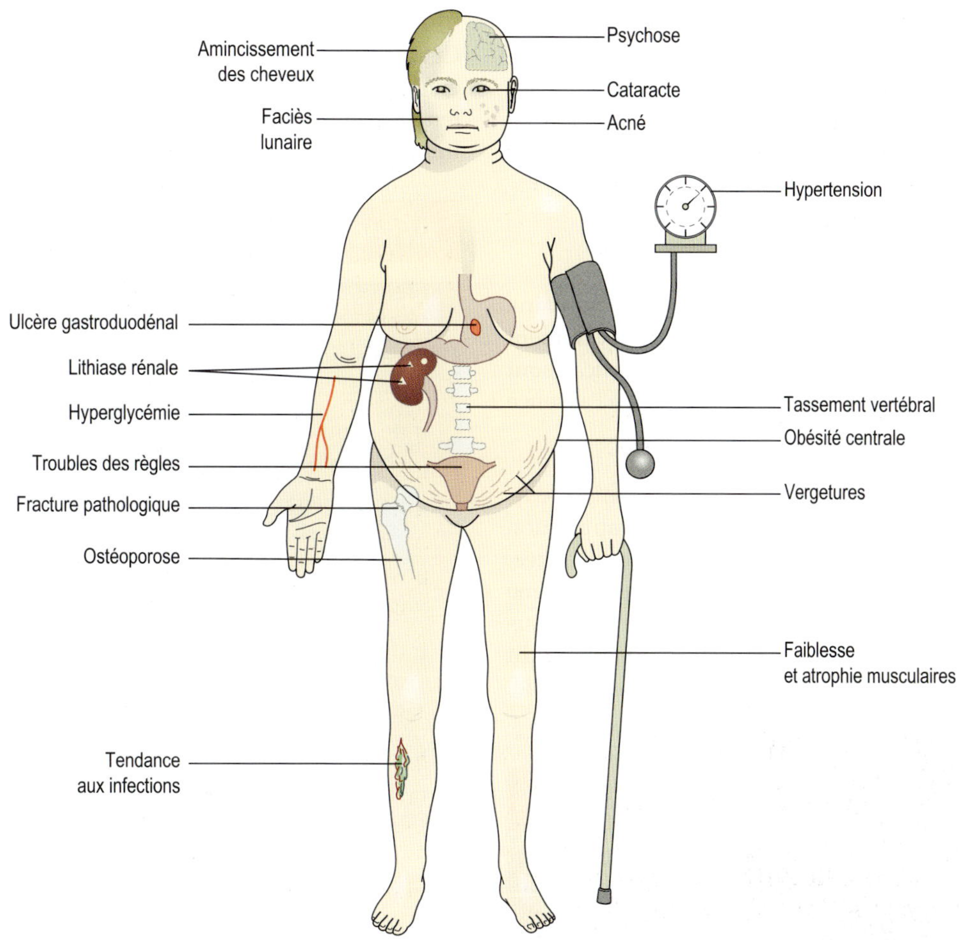

Figure 9.19 Manifestations systémiques du syndrome de Cushing.

L'*hyperaldostéronisme primaire* est dû à la sécrétion excessive de minéralocorticoïdes indépendamment du système rénine–angiotensine–aldostérone. Cette hypersécrétion est habituellement due à une tumeur ne touchant qu'une surrénale.

L'*hyperaldostéronisme secondaire* est dû à la surstimulation de glandes normales par des taux excessivement élevés de rénine et d'angiotensine, eux-mêmes dus à une faible perfusion rénale ou à un taux bas de sodium sanguin.

Hyposécrétion de minéralocorticoïdes

L'hypoaldostéronisme entraîne l'incapacité des reins de réguler l'excrétion de sodium, de potassium et d'eau, conduisant :

- à un déficit du sodium sanguin (hyponatrémie) et à un excès de potassium dans le sang (hyperkaliémie) ;
- à une déshydratation, à un volume sanguin circulant bas (hypovolémie) et à une pression artérielle basse.

La sécrétion des autres hormones corticosurrénales est habituellement diminuée, comme c'est le cas dans la maladie d'Addison.

Insuffisance surrénale chronique (maladie d'Addison)

Cette maladie est due à la destruction de la corticosurrénale qui entraîne l'hyposécrétion d'hormones glucocorticoïdes et minéralocorticoïdes. Ses causes les plus fréquentes sont le développement d'autoanticorps contre les cellules corticales, des métastases (tumeurs secondaires) et des infections. Une maladie auto-immune d'autres glandes peut s'associer à la maladie d'Addison, par exemple le diabète sucré, une thyrotoxicose et une hypoparathyroïdie. Les manifestations les plus importantes sont :

- la faiblesse et l'atrophie musculaires ;
- des troubles digestifs, par exemple des vomissements, de la diarrhée, une anorexie ;
- l'hyperpigmentation de la peau, en particulier celle des aires exposées ;
- l'apathie et la fatigue ;

- l'hypoglycémie ;
- la confusion ;
- des troubles menstruels et la perte de la pilosité corporelle chez la femme ;
- des anomalies électrolytiques, dont l'hyponatrémie, l'hypochlorémie et l'hyperkaliémie ;
- la déshydratation chronique, le volume sanguin circulant bas et l'hypotension.

Les surrénales ont une considérable réserve tissulaire, et la maladie d'Addison n'est habituellement sévèrement débilitante que si plus de 90 % du tissu cortical sont détruits ; toutefois, cette affection est mortelle en l'absence de traitement.

Insuffisance surrénale aiguë (crises addisoniennes)

Cette insuffisance est caractérisée par l'apparition soudaine de nausées, de vomissements, de diarrhée, d'hypotension, d'anomalies électrolytiques (hyponatrémie et hypercalcémie) et, dans les cas sévères d'un collapsus circulatoire. Elle est déclenchée, chez un individu présentant une insuffisance corticosurrénale chronique, par un stress, par exemple une infection aiguë.

Affections de la médullosurrénale

Objectif pédagogique

Après avoir étudié ce paragraphe, vous devriez être capable :

- d'expliquer comment les maladies de ce paragraphe sont liées à la sécrétion excessive d'adrénaline et de noradrénaline.

Tumeurs

Les tumeurs sécrétrices d'hormone sont les principaux problèmes. Les effets de l'excès d'adrénaline et de noradrénaline incluent les anomalies suivantes :

- hypertension artérielle ;
- perte de poids ;
- nervosité ;
- céphalées ;
- hypersudation, alternances de congestion et de blancheur cutanées ;
- hyperglycémie avec glycosurie ;
- constipation.

Phéochromocytome

Il s'agit habituellement d'une *tumeur bénigne*, touchant une glande ou les deux. La sécrétion hormonale peut être élevée en permanence ou par poussées elle est souvent précipitée par une augmentation de la pression intra-abdominale, par exemple lors de la toux ou de la défécation.

Neuroblastome

Cette *tumeur maligne* rare touche des nourrissons et des enfants. Les tumeurs qui apparaissent tôt dans la vie tendent à être hautement malignes, mais une régression tumorale spontanée est possible.

Affections des îlots pancréatiques

Objectifs pédagogiques

Après avoir étudié ce paragraphe, vous devriez être capable :

- de comparer et d'opposer le mode de début et les caractéristiques des types 1 et 2 de diabète sucré ;
- de faire état des causes fréquentes de diabète secondaire ;
- de faire la liaison entre les symptômes et les signes du diabète sucré et le déficit de sécrétion de l'insuline ;
- d'expliquer comment les causes et les effets des affections suivantes surviennent : acidocétose diabétique et coma hypoglycémique ;
- de décrire les complications à long terme du diabète sucré.

Diabète sucré

Le diabète sucré est le trouble endocrinien le plus courant. Le signe principal est l'hyperglycémie qui s'accompagne d'anomalies d'importance variable du métabolisme des hydrates de carbone et de celui des graisses. Le diabète sucré est dû à l'absence complète de l'hormone insuline, à son déficit relatif ou à une résistance à celle-ci. L'encadré 9.2 indique la classification du diabète. Le *diabète sucré*

Encadré 9.2 Classification du diabète sucré

Primaire

Diabète sucré de type 1

Diabète sucré de type 2

Secondaire

Dû à d'autres situations, par exemple :

- pancréatite aiguë ou chronique (p. 355)
- certains médicaments, par exemple les corticoïdes
- d'autres troubles endocriniens impliquant des hormones qui augmentent les taux de glucose plasmatique, par exemple l'hormone de croissance, les hormones thyroïdiennes, le cortisol (syndrome de Cushing, p. 248)

Diabète gestationnel

Il se développe durant la grossesse et peut disparaître après l'accouchement mais ressurgit plus tard. Il est associé à la naissance de bébés pesant plus lourd que la normale ou à des bébés mort-nés, et à des décès survenant rapidement après la naissance.

primaire est classé en type 1 ou 2. Dans le *diabète sucré secondaire*, le trouble est dû à d'autres pathologies. Le *diabète gestationnel* se développe durant la grossesse. L'incidence du type 1 et surtout du type 2 augmente rapidement dans le monde entier. Le tableau 9.5 indique quelques caractéristiques des diabètes de types 1 et 2.

Diabète sucré de type 1

Auparavant appelé diabète sucré insulinodépendant, ce diabète touche principalement des enfants et des adultes jeunes. Son début est habituellement soudain et peut menacer le pronostic vital. Il existe un déficit important ou une absence de sécrétion d'insuline du fait de la destruction des cellules β des îlots pancréatiques. Un traitement par injection d'insuline est nécessaire. Il existe habituellement un mécanisme auto-immun détruisant les cellules β des îlots. Une prédisposition génétique et des facteurs environnementaux, dont les infections virales, sont aussi en cause.

Diabète sucré de type 2

Auparavant appelé diabète sucré non insulinodépendant, c'est la forme de diabète la plus fréquente, responsable d'environ 90 % des cas. Les causes sont multifactorielles et les facteurs prédisposants incluent :

- l'obésité ;
- la sédentarité ;
- le vieillissement : l'affection touche surtout la population d'âge moyen et âgée ;
- les facteurs génétiques.

Tableau 9.5 Caractéristiques des diabètes sucrés de types 1 et 2

	Diabète de type 1	Diabète de type 2
Âge de survenue	Habituellement durant l'enfance	Âge adulte et chez les personnes âgées
Poids lors de la survenue	Normal ou faible	Obèse
Survenue des symptômes	En quelques semaines	En quelques mois/années
Cause(s) principale(s)	Auto-immune	Obésité, manque d'exercice
Besoins en insuline	100 % des cas	Jusqu'à 20 % des cas
Cétonurie	Oui	Non
Complications au moment du diagnostic	Non	Jusqu'à 25 %
Antécédents familiaux	Rares	Fréquents

Sa survenue est progressive, souvent sur plusieurs années, et il demeure souvent non détecté jusqu'à ce que des signes soient repérés lors d'un examen de routine ou jusqu'à la survenue d'une complication. La sécrétion d'insuline peut être au-dessous ou au-dessus de la normale. Un déficit de glucose dans les cellules corporelles survient malgré une hyperglycémie et un taux élevé d'insuline. Cela pourrait être dû à l'insulinorésistance, c'est-à-dire des modifications des membranes cellulaires, avec blocage des mouvements du glucose vers l'intérieur des cellules, mouvements liés à l'insuline. Le traitement repose sur la mise en place d'un régime et/ou des médicaments, bien que des injections d'insuline soient parfois requises.

Physiopathologie du diabète sucré

Taux élevé du glucose sanguin

Après ingestion d'hydrates de carbone, la glycémie reste élevée parce que :

- les cellules sont incapables de prendre et d'utiliser le glucose du flux sanguin, malgré des taux plasmatiques élevés ;
- la conversion du glucose en glycogène dans le foie et les muscles est diminuée ;
- une néoglucogenèse à partir de protéines est présente, en réponse au déficit intracellulaire en glucose.

Glycosurie et polyurie

La concentration du glucose dans le filtrat glomérulaire est la même que dans le sang et, bien que le diabète élève le seuil rénal du glucose (NdT : c'est-à-dire le taux de glucose sanguin à partir duquel apparaît une glycosurie), il n'est pas entièrement réabsorbé par le tubule rénal. Le glucose restant dans le filtrat augmente la pression osmotique de celui-ci, la réabsorption tubulaire de l'eau est diminuée et le volume d'urine est augmenté (polyurie). Cela entraîne un déséquilibre électrolytique et l'excrétion d'une urine de densité élevée. La polyurie entraîne la déshydratation, une soif importante (polydipsie) et l'élévation de l'apport hydrique.

Perte de poids

Les cellules sont principalement privées de glucose car, en l'absence d'insuline, elles sont incapables de l'extraire du flux sanguin, ce qui entraîne une altération du métabolisme énergétique, car les cellules doivent utiliser d'autres voies pour produire l'énergie dont elles ont besoin. Il s'ensuit une perte de poids due :

- à la néoglucogenèse à partir d'acides aminés et de protéines corporelles, entraînant une atrophie tissulaire, des lésions tissulaires et une nouvelle augmentation du glucose sanguin ;
- un catabolisme accru des graisses, libérant une partie de leur énergie et produisant en excès des acides cétoniques.

C'est très fréquent dans le diabète de type 1 et cela se produit parfois dans le diabète de type 2.

Cétose et acidocétose

Cela affecte presque toujours les personnes atteintes du diabète de type 1.

En l'absence d'insuline pour promouvoir le métabolisme normal du glucose intracellulaire, des sources alternatives d'énergie doivent être utilisées, ce qui entraîne une augmentation de la dégradation de graisse (voir fig. 12.43, p. 339). Cela provoque une production excessive de corps cétoniques faiblement acides, pouvant être utilisés pour le métabolisme par le foie. Les systèmes de tampon normaux maintiennent l'équilibre du pH tant que les taux de corps cétoniques ne sont pas trop excessifs. La *cétose* se développe alors que les corps cétoniques s'accumulent. L'excrétion des cétones intervient via l'urine (cétonurie) et/ou les poumons, l'haleine ayant alors une odeur caractéristique d'acétone (ou de pomme verte).

L'acidocétose se développe en raison de l'augmentation des besoins en insuline ou de l'accroissement de la résistance à l'insuline du fait d'un stress surajouté, tel que la grossesse, une infection, un infarctus du myocarde, ou un accident cérébrovasculaire. Elle peut se produire en raison d'injections insuffisantes d'insuline durant une période de besoins accrus. Une acidocétose sévère dangereuse peut se développer sans perte de connaissance. Lorsque l'acidose s'aggrave et noie les systèmes tampon compensateurs, le contrôle de l'équilibre acidobasique est perdu ; le taux de pH sanguin chute et l'*acidocétose* survient. En l'absence de traitement, les conséquences sont :

- une augmentation de l'acidose (↓ pH sanguin) en raison de l'accumulation des cétoacides ;
- une augmentation de l'hyperglycémie ;
- une hyperventilation, les poumons excrétant des ions hydrogène comme du CO_2 en excès ;
- une acidification de l'urine – résultante de l'action tampon des reins ;
- une polyurie comme le seuil rénal est dépassé ;
- une déshydratation et une hypovolémie (↓ pression artérielle et du pouls) provoquées par la polyurie ;
- des troubles de l'équilibre électrolytique accompagnant une perte liquidienne, une hyponatrémie (↓ sodium plasmatique) et une hypokaliémie (↓ potassium plasmatique) ;
- une confusion, le coma et la mort.

Complications aiguës du diabète sucré

Acidocétose diabétique

Les effets et les conséquences de l'acidocétose diabétique sont décrits ci-dessus.

Coma hypoglycémique

Le coma hypoglycémique s'observe quand l'insuline est administrée à une dose trop importante pour l'apport alimentaire et/ou pour les dépenses d'énergie. L'hypoglycémie est d'installation soudaine et peut être due :

- à un surdosage accidentel en insuline ;
- au retard de l'alimentation après l'administration d'insuline ;
- à la prise d'alcool l'estomac vide ;
- à un effort intense.

Comme les neurones dépendent, pour leurs besoins en énergie, plus du glucose que les autres cellules, la privation de glucose perturbe la fonction neurale, conduisant au coma et, s'il est prolongé, à des lésions cérébrales irréversibles.

Les symptômes et signes fréquents d'hypoglycémie incluent la somnolence, la confusion mentale, des difficultés d'élocution, des sueurs, un tremblement, une anxiété et un pouls rapide. En l'absence de traitement, cela peut rapidement progresser vers un coma. Le traitement permet généralement une récupération rapide. La plupart des personnes peuvent facilement reconnaître les symptômes de l'hypoglycémie et entreprendre les actions qui conviennent.

Complications à long terme du diabète sucré

Les complications augmentent avec la sévérité et la durée de l'hyperglycémie. Elles représentent des causes importantes de morbidité (mauvaise santé) et de mortalité chez les patients atteints de diabète de types 1 et 2.

Troubles cardiovasculaires

Le diabète sucré représente un important facteur de risque cardiovasculaire. Des anomalies des vaisseaux sanguins (angiopathies) surviennent même quand la maladie est bien contrôlée.

Macroangiopathie diabétique. Les lésions les plus fréquentes sont l'athérome et la calcification de la média des artères musculaires de gros calibre. Dans le diabète de type 1, ces modifications peuvent survenir à un âge relativement jeune. Les conséquences les plus fréquentes sont sérieuses et souvent mortelles :

- une cardiopathie ischémique, c'est-à-dire une angine de poitrine et un infarctus du myocarde (p. 135) ;
- un accident vasculaire cérébral (p. 194) ;
- une maladie vasculaire périphérique.

Microangiopathie diabétique. Cette pathologie affecte les petits vaisseaux sanguins. La membrane basale épithéliale des artérioles, des capillaires et parfois des veinules est épaissie. Ces modifications peuvent entraîner :

- une maladie vasculaire périphérique évoluant vers la gangrène et le « pied diabétique » ;
- une rétinopathie diabétique et une altération de la vision (voir p. 226) ;

- une néphropathie diabétique et une insuffisance rénale chronique (voir p. 378);
- une neuropathie périphérique entraînant des déficits sensitifs et une faiblesse motrice (voir p. 188), en particulier quand la myélinisation est défectueuse.

Infection

Le diabète prédispose à l'infection, en particulier par des bactéries et des champignons, possiblement en raison d'une dépression de la phagocytose liée au défaut de glucose intracellulaire. L'infection peut entraîner :

- des furoncles et des anthrax;
- une candidose vaginale (muguet, p. 342);
- une pyélonéphrite (p. 377);
- un pied diabétique.

Insuffisance rénale

L'insuffisance rénale est due à la néphropathie diabétique (p. 377). Elle participe à la surmortalité au cours de cette maladie.

Altération visuelle et cécité

La rétinopathie diabétique (p. 226) est la cause de cécité la plus fréquente chez les adultes âgés de 30 à 65 ans dans les pays développés. Le diabète augmente aussi le risque de développement précoce de cataracte (p. 222) et d'autres troubles visuels.

Pied diabétique

De nombreux facteurs accompagnant le diabète contribuent au développement du pied diabétique. La maladie des gros et petits vaisseaux sanguins altère la vascularisation vers les membres et autour d'eux. En cas de neuropathie périphérique, la sensation est réduite. Une petite blessure au pied peut passer inaperçue, en particulier en cas de vision altérée. Dans le cadre du diabète, la cicatrisation est plus lente et les blessures s'aggravent facilement, par exemple avec le frottement des chaussures, et s'infectent souvent. Un ulcère peut se former (fig. 9.20) et le processus de cicatrisation est très long, voire n'intervient pas. Dans les cas graves, la région lésée s'ulcère et grossit; elle peut devenir gangreneuse, parfois à un point tel qu'il est nécessaire d'amputer.

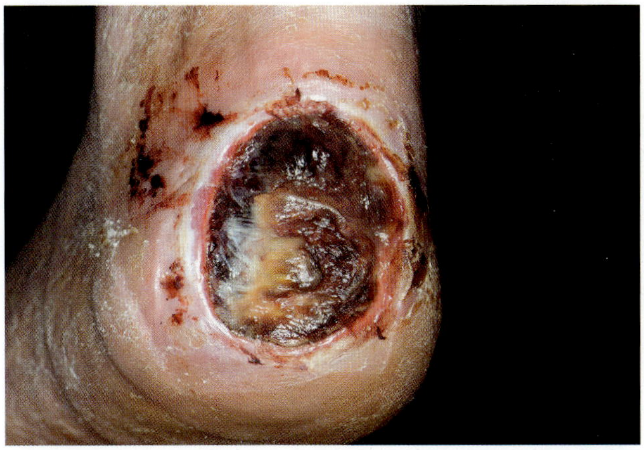

Figure 9.20 Pied diabétique. Gros ulcère du talon.

SECTION 3

Prise d'éléments bruts et élimination des déchets

10 CHAPITRE

Système respiratoire

Ce chapitre décrit la structure et les fonctions du système respiratoire.

Les cellules corporelles ont besoin d'énergie pour toutes leurs activités chimiques. La plus grande partie de cette énergie provient de réactions chimiques ne se produisant qu'en présence d'oxygène (O_2). Le principal produit de déchet de ces réactions est le dioxyde de carbone (CO_2). Le système respiratoire fournit la voie suivie par l'oxygène atmosphérique pour pénétrer dans le corps, et la voie d'excrétion du dioxyde de carbone.

L'état de l'air atmosphérique pénétrant dans l'organisme varie considérablement en fonction de l'environnement extérieur ; par exemple, il peut être sec ou humide, chaud ou froid, et transporter des quantités variables de polluants, de particules de poussière ou de saletés. Au fur et à mesure de son déplacement dans les conduits aériens l'amenant aux poumons, l'air respiré est réchauffé ou refroidi pour atteindre la température corporelle, saturé en vapeur d'eau, et « nettoyé » des particules de poussière, qui adhèrent au mucus revêtant les membranes épithéliales. Le sang fournit le système de transport d'O_2 et de CO_2 des poumons aux cellules corporelles. L'échange de gaz entre le sang et les poumons est appelé *respiration externe*, celui entre le sang et les cellules est appelé *respiration interne*. Les organes du système respiratoire sont :

- le nez ;
- le pharynx ;
- le larynx ;
- la trachée ;
- les bronches ;
- les bronchioles ;
- les deux poumons, et la plèvre qui recouvre chacun d'eux ;
- les muscles respiratoires, qui sont les muscles intercostaux et le diaphragme.

Les organes du système respiratoire et leurs structures associées sont illustrés dans la figure 10.1.

Nez et cavité nasale

Objectifs pédagogiques

Après avoir étudié ce paragraphe, vous devriez être capable :

- de localiser les cavités nasales ;
- d'établir le lien entre la structure des cavités nasales et leur fonction dans la respiration ;
- d'indiquer la physiologie de l'olfaction.

Situation et structure

La cavité nasale est la première des voies respiratoires ; il s'agit d'une grande cavité irrégulière divisée en deux cavités égales par un *septum* (cloison). La partie postérieure, osseuse, du septum est formée par la lame perpendiculaire de l'ethmoïde et le vomer. En avant, la cloison est faite d'un cartilage hyalin (NdT : le cartilage septal) (fig. 10.2).

Le *toit* est formé par la lame criblée de l'os ethmoïde, l'os sphénoïde (avec le sinus sphénoïdal) en arrière, l'os frontal (avec le sinus frontal) et les os nasaux en avant.

Le *plancher* est constitué par le toit de la cavité buccale, fait du palais dur en avant (comportant lui-même en avant le processus palatin de l'os maxillaire, en arrière

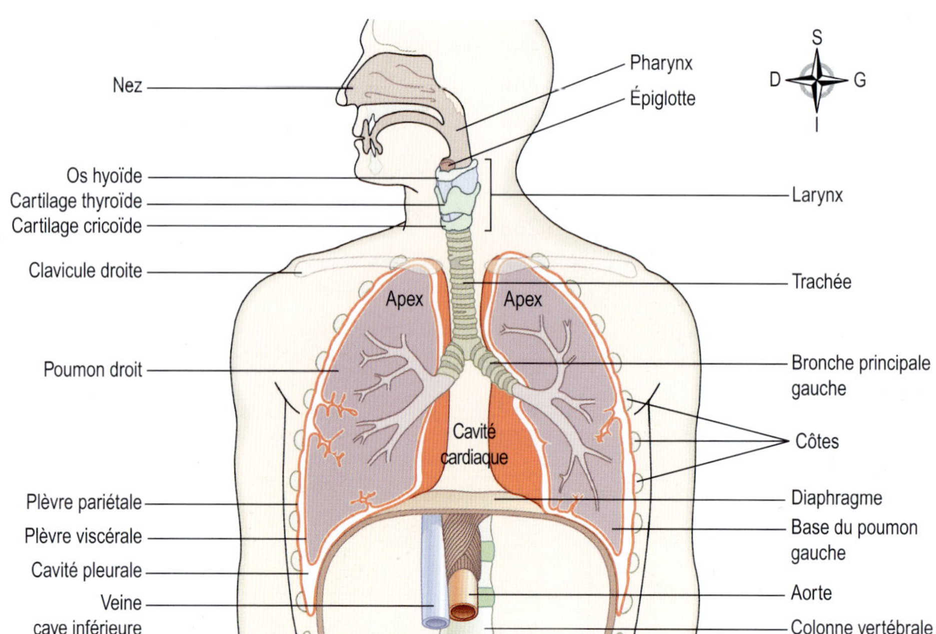

Figure 10.1 Les structures associées au système de la respiration.

la lame horizontale de l'os palatin) et du palais mou en arrière (fait de muscles non soumis à la volonté).

La *paroi médiale* est représentée par le septum nasal.

Les *parois latérales* sont constituées par le maxillaire, l'ethmoïde et le cornet nasal inférieur (fig. 10.3).

La *paroi postérieure* est formée par la paroi postérieure du pharynx.

Muqueuse de la cavité nasale

La cavité nasale est bordée par un *épithélium cylindrique cilié* (muqueuse ciliée, voir fig. 10.12, muqueuse respiratoire) très vascularisé, qui contient des cellules caliciformes sécrétant du mucus (p. 265). Cet épithélium s'unit à la peau au niveau des narines, et il s'étend en arrière dans la partie nasale du pharynx (nasopharynx).

Orifices de la cavité nasale

Les *orifices narinaires antérieurs* sont, en avant, les ouvertures de la cavité nasale vers l'extérieur. Ils présentent des poils.

Les *orifices narinaires postérieurs* (NdT : les *choanes*), en arrière, font communiquer la cavité nasale avec le pharynx (NdT : plus précisément avec le nasopharynx).

Les *sinus paranasaux* sont des cavités dans des os de la face et du crâne, qui contiennent de l'air. Ils communiquent avec la cavité nasale par de très petites ouvertures. Ils sont bordés par une muqueuse en continuité avec celle de la cavité nasale. Les principaux sont :

- le sinus maxillaire dans chaque partie latérale ;
- les deux sinus frontaux et le sinus sphénoïdal dans le toit (fig. 10.3) ;
- le sinus ethmoïdal à la partie supérieure de chaque paroi latérale.

Les sinus jouent un rôle dans la phonation (NdT : ils servent de résonateurs) (p. 261) et ils allègent le crâne. Le *canal lacrymonasal* va, de chaque côté, du sac lacrymal à la cavité nasale, où il s'ouvre par un orifice situé au-dessous de l'implantation du cornet nasal inférieur (p. 220). Il draine les larmes.

Fonction respiratoire du nez

Le nez est la première des voies respiratoires suivies par l'air inspiré. Dans la cavité nasale, l'air est réchauffé, humidifié et filtré.

Les trois *cornets*, saillants (fig. 10.3 et 10.4), accroissent la surface muqueuse, et ils entraînent des turbulences faisant que l'air inspiré est en contact avec la totalité de la surface de la cavité nasale. L'étendue de cette surface maximise le réchauffement, l'humidification et la filtration de l'air.

Réchauffement. La vascularisation considérable de la muqueuse favorise le réchauffement rapide du flux aérien lors de son passage. Celle-ci explique aussi l'importance de la perte de sang quand un saignement nasal (épistaxis) se produit.

Filtration et nettoyage. Les poils des orifices narinaires piègent de grosses particules. Les petites particules telles que la poussière et les bactéries adhèrent au mucus. Celui-ci protège l'épithélium sous-jacent de l'irritation, et il empêche son dessèchement. Les battements synchronisés des cils transportent le mucus vers la gorge, où il est dégluti ou expectoré (toussé).

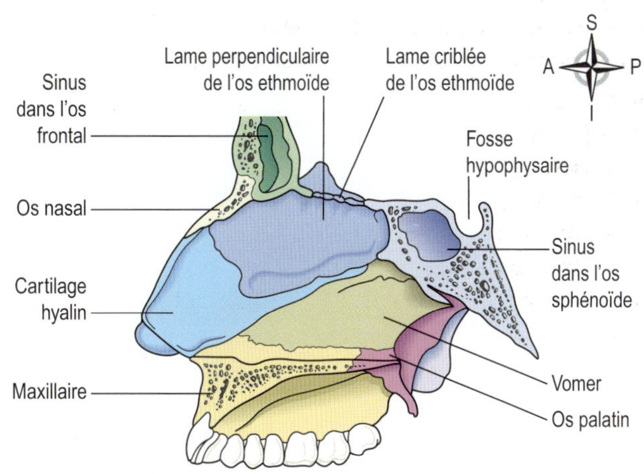

Figure 10.2 **Structures formant le septum nasal.**

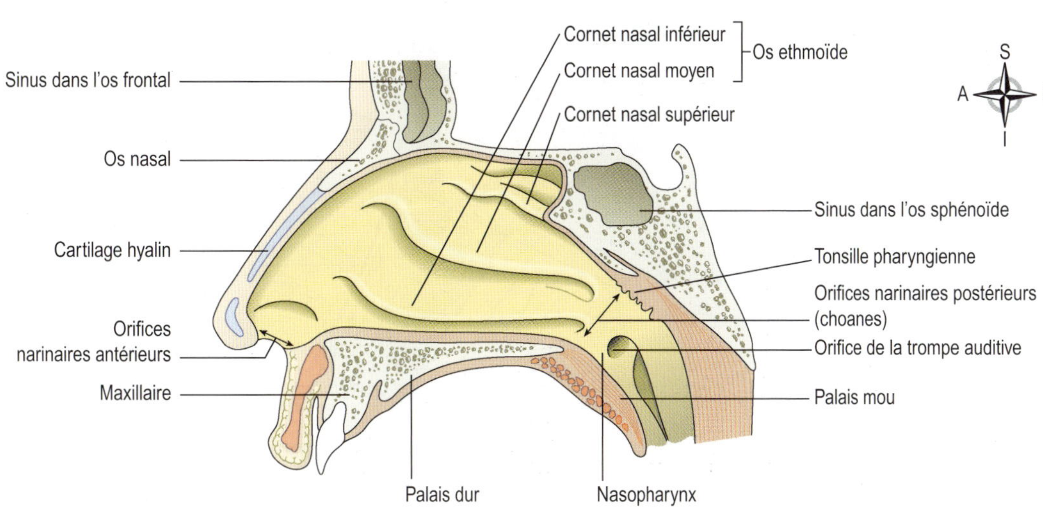

Figure 10.3 **Paroi latérale de la cavité nasale droite.**

Humidification. Elle se produit quand l'air passe sur la muqueuse humide, et qu'il devient saturé en vapeur d'eau. L'irritation de la muqueuse nasale entraîne l'*éternuement*, phénomène réflexe expulsant de force un irritant.

Sens de l'odorat

Le nez est l'organe de l'odorat (*olfaction*). Des récepteurs spécialisés localisés dans le toit de la cavité nasale, au niveau de la lame criblée de l'ethmoïde et du cornet nasal supérieur, détectent l'odeur (fig. 10.4 et 8.23A). Ces récepteurs sont stimulés par des substances chimiques libérées par des matériels odoriférants. Les signaux nerveux qui en résultent sont transportés par les *nerfs olfactifs*, et ils atteignent le cerveau, où la sensation d'odeur est perçue (p. 220).

Pharynx

Objectifs pédagogiques

Après avoir étudié ce paragraphe, vous devriez être capable :

- de localiser le pharynx;
- d'indiquer la relation entre la structure du pharynx et ses fonctions.

Situation

Le pharynx (gorge) est un conduit long de 12 à 14 cm. Il débute aux choanes, et passe derrière la bouche et le larynx au niveau de la 6e vertèbre cervicale; à ce niveau, il devient l'œsophage.

Structures limitant le pharynx

En haut – la face inférieure de la base du crâne.
En bas – le pharynx se continue par l'œsophage.
En avant – la paroi du pharynx est incomplète, car des orifices le font communiquer avec le nez, la bouche et le larynx.
En arrière – du tissu aréolaire du muscle non soumis à la volonté, et le corps des six premières vertèbres cervicales.

Afin de le décrire, le pharynx est divisé en trois parties : le *nasopharynx*, l'*oropharynx* et le *laryngopharynx*.

Nasopharynx

La partie supérieure du pharynx (NdT : encore appelée rhinopharynx, cavum) est située derrière le nez, au-dessus du niveau du palais mou (NdT : voile du palais). Chaque paroi latérale présente l'orifice de la *trompe auditive* (p. 207), conduisant à l'oreille moyenne (NdT : caisse du tympan) homolatérale. La paroi postérieure présente les *tonsilles* (amygdales) *pharyngiennes* (adénoïdes), faites de tissu lymphoïde. Elles sont surtout importantes chez

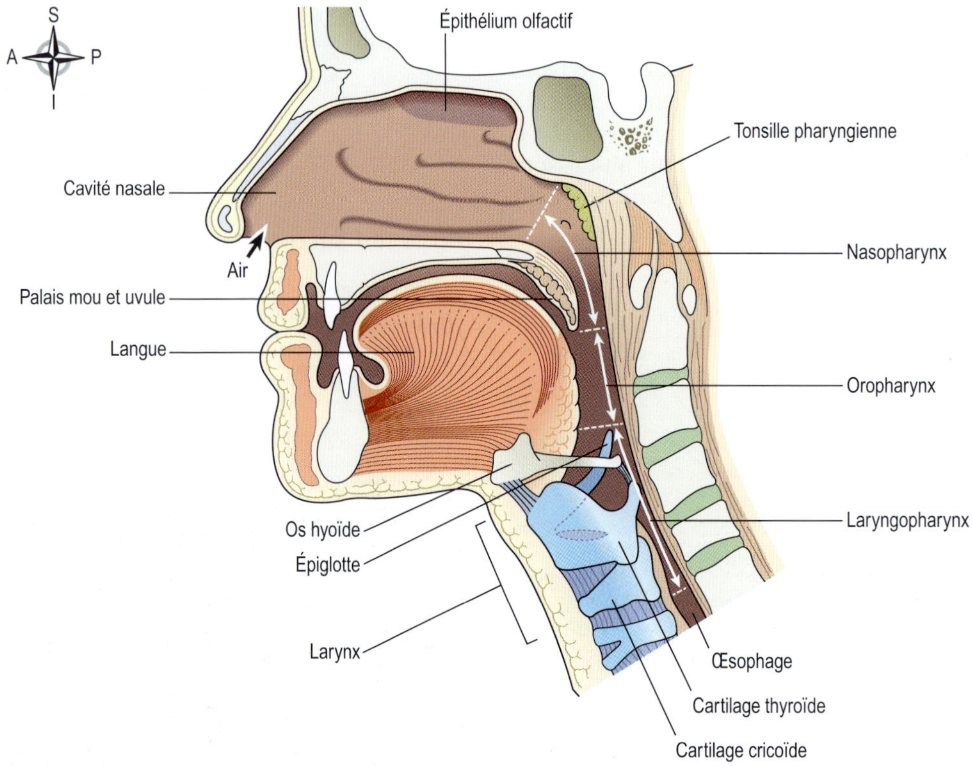

Figure 10.4 Voie aérienne du nez au larynx.

l'enfant jusqu'à l'âge d'environ 7 ans, puis elles s'atrophient progressivement.

Oropharynx

La partie orale du pharynx siège derrière la bouche, et va de la hauteur du palais mou jusqu'au niveau de la partie supérieure du corps de la troisième vertèbre cervicale. Chaque partie latérale du pharynx se continue avec le palais mou et forme deux replis (NdT : appelés autrefois piliers de l'amygdale). Entre chaque paire de replis se trouve une collection de tissu lymphoïde appelé *tonsille palatine* (NdT : ou amygdale).

Durant la déglutition, le palais mou et l'*uvule* (NdT : ou luette) sont poussés vers l'avant, ce qui ferme la cavité nasale et évite que de la nourriture ou des liquides pénètrent.

Laryngopharynx

La partie laryngée du pharynx va de l'oropharynx en haut à l'œsophage en bas, le larynx siégeant en avant.

Structure

Les parois du pharynx contiennent plusieurs types de tissus.

Muqueuse

Elle varie légèrement suivant la région. Dans le nasopharynx, elle est en continuité avec celle du nez, et elle est faite d'un épithélium cylindrique cilié dans l'oropharynx et le laryngopharynx, c'est un épithélium pavimenteux stratifié résistant, en continuité avec la muqueuse de la bouche et de l'œsophage. La muqueuse protège les tissus sous-jacents de l'action abrasive des aliments qui passent à travers durant la déglutition.

Sous-muqueuse

La couche de tissu sous l'épithélium (sous-muqueuse) est riche en tissu lymphoïde associé aux muqueuses (*mucosa-associated lymphoid tissue* [MALT], p. 147), impliqué dans la protection contre l'infection. Les tonsilles sont des masses de MALT qui font saillie à travers l'épithélium. Une certaine quantité de tissu glandulaire est aussi retrouvée à cet endroit.

Muscle lisse

Les muscles pharyngiens permettent de maintenir le pharynx constamment ouvert afin qu'il n'y ait pas d'interférence avec la respiration. Parfois au cours du sommeil, et particulièrement en cas de prise de sédatifs ou d'alcool, le tonus de ces muscles est diminué, et l'ouverture à travers le pharynx peut devenir partiellement ou complètement obstruée. Cela contribue au ronflement et aux réveils périodiques, ce qui perturbe le sommeil.

Les muscles constricteurs ferment le pharynx durant la déglutition, poussant la nourriture et les liquides dans l'œsophage.

Vascularisation et innervation

Le sang est amené au pharynx par plusieurs branches de l'artère faciale. Le retour veineux se fait dans les veines faciales et jugulaires internes.

L'innervation vient du plexus pharyngien et comprend des filets sympathiques et parasympathiques. Les filets parasympathiques viennent des nerfs *vagues* et *glossopharyngiens*. Les filets sympathiques viennent du *ganglion cervical supérieur* (p. 186) de chaque côté.

Fonctions

Voie de passage de l'air et des aliments

Le pharynx est impliqué à la fois dans le système respiratoire et dans le système digestif : l'air passe par les parties nasale et orale, et les aliments par les parties orale et pharyngée.

Réchauffement et humidification

L'air continue à être réchauffé et humidifié quand il passe vers les poumons, de la même façon que lors de son passage par le nez.

Audition

La trompe auditive, allant du nasopharynx à l'oreille moyenne, permet à l'air de pénétrer dans l'oreille moyenne. Ainsi, l'air dans l'oreille moyenne est à la même pression que dans l'oreille externe, ce qui protège la *membrane tympanique* (p. 206) de tout changement de pression atmosphérique.

Protection

Le tissu lymphatique des tonsilles pharyngées et palatines produit des anticorps en réponse à des antigènes avalés ou inhalés (Ch. 15). Les tonsilles sont surtout volumineuses chez les enfants, et elles tendent à être atrophiques chez les adultes.

Phonation

Le pharynx intervient dans la phonation en agissant comme chambre de résonance pour les sons venus du larynx, il contribue (avec les sinus paranasaux) à donner à la voix ses caractéristiques individuelles.

Larynx

Objectifs pédagogiques

Après avoir étudié ce paragraphe, vous devriez être capable :

- de décrire la structure et les fonctions du larynx;
- d'indiquer la physiologie de la phonation.

Situation

Le larynx relie le laryngopharynx et la trachée (fig. 10.1 et 10.4). Il siège en avant du laryngopharynx, au niveau des 3e, 4e, 5e et 6e vertèbres cervicales. Sa taille est peu différente dans les deux sexes jusqu'à la puberté. Ensuite, il devient plus volumineux dans le sexe masculin que dans le sexe féminin, ce qui explique la saillie de la pomme d'Adam chez l'homme, et sa voix plus grave.

Structures limitant le larynx

En haut – l'os hyoïde et la base de la langue.
En bas – le larynx est en continuité avec la trachée.
En avant – les muscles attachés à l'os hyoïde et les muscles du cou.
En arrière – le laryngopharynx, la 3e à la 6e vertèbres cervicales.
Latéralement – les lobes de la glande thyroïde.

Structure

Cartilages

Le larynx est composé de plusieurs cartilages de forme irrégulière attachés l'un à l'autre par des ligaments et des membranes. Les principaux cartilages sont :

- 1 cartilage thyroïde } cartilage hyalin
- 1 cartilage cricoïde } cartilage hyalin
- 2 cartilages aryténoïdes } cartilage hyalin
- 1 épiglotte – fibrocartilage élastique

Il y a plusieurs ligaments rattachant les cartilages les uns aux autres et à l'os hyoïde (fig. 10.5, 10.6 et 10.8).

Cartilage thyroïde (fig. 10.5 et 10.6). C'est le plus saillant des cartilages du larynx. Fait de cartilage hyalin, il est situé en avant du cou. Sa paroi antérieure se projette dans les tissus mous à l'avant de la gorge, formant la *proéminence laryngée*, ou pomme d'Adam, laquelle est facilement palpable et souvent visible chez les hommes. La paroi antérieure est partiellement divisée par l'*incisure thyroïdienne supérieure*. Le cartilage thyroïde est incomplet en arrière, et il est relié par des ligaments à l'os hyoïde au-dessus et le cartilage cricoïde en dessous.

La partie supérieure du cartilage thyroïde est bordée, comme le larynx, par un épithélium pavimenteux stratifié, alors que sa partie inférieure est bordée, comme la trachée, par un épithélium cylindrique cilié. De nombreux muscles s'attachent sur sa face extérieure.

Le cartilage thyroïde forme la plus grande partie des parois antérieure et latérales du larynx.

Cartilage cricoïde (fig. 10.7). Il siège au-dessous du cartilage thyroïde, et il est fait également de cartilage hyalin. En forme de bague chevalière, il encercle complètement le larynx, avec sa partie étroite en avant et sa partie large

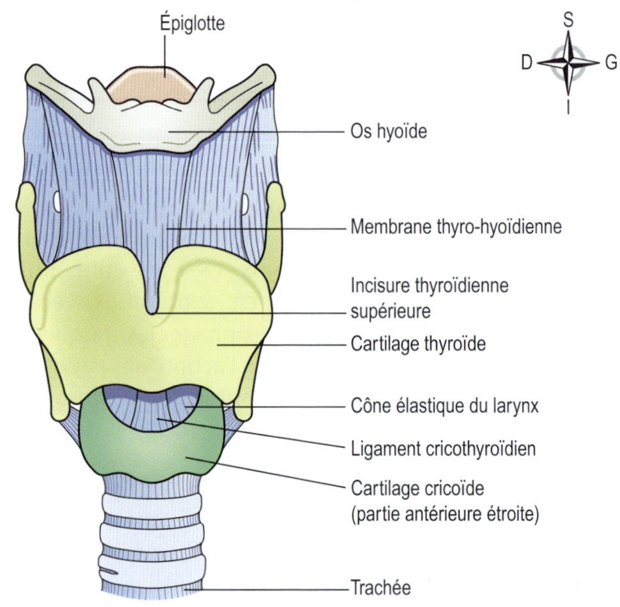

Figure 10.6 Larynx – vu par devant.

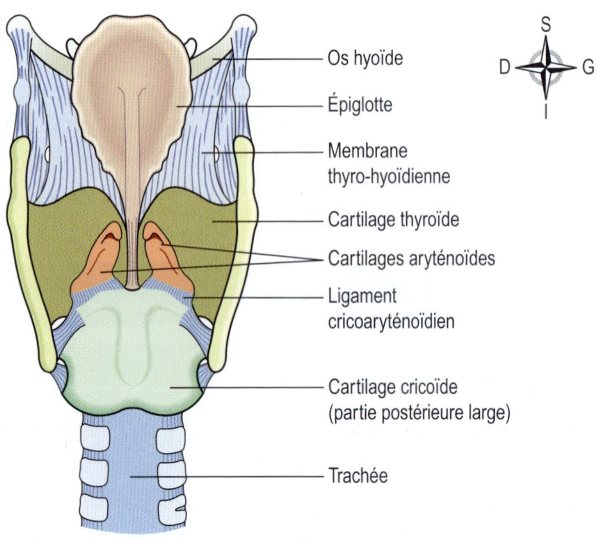

Figure 10.5 Larynx – vu par derrière.

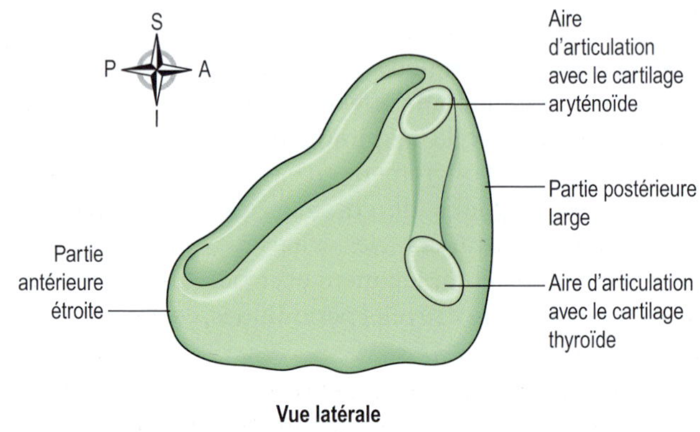

Figure 10.7 Cartilage cricoïde.

en arrière. La partie large postérieure s'articule avec le cartilage aryténoïde, et avec le cartilage thyroïde. Il est bordé par un épithélium cylindrique cilié, et des muscles ainsi que des ligaments se fixent sur sa face extérieure (fig. 10.7). Le bord inférieur du cartilage cricoïde marque la fin des voies respiratoires supérieures (ou hautes).

Cartilages aryténoïdes. Ce sont deux cartilages hyalins grossièrement pyramidaux, situés au sommet de la partie large du cartilage cricoïde formant une partie de la paroi postérieure du larynx (fig. 10.5). Les cordes vocales, ainsi que des muscles, s'y attachent; ils sont bordés par un épithélium cylindrique cilié.

Épiglotte (fig. 10.4, 10.5, 10.6 et 10.8). C'est un cartilage fibroélastique en forme de feuille attaché à un pédoncule cartilagineux souple à la face interne de la paroi antérieure du cartilage thyroïde, immédiatement au-dessous de l'incisure thyroïdienne supérieure. Elle s'élève obliquement vers le haut, derrière la langue et le corps de l'os hyoïde. Elle est recouverte par un épithélium pavimenteux stratifié. Si le larynx est comparé à une boîte, alors l'épiglotte fonctionne comme son couvercle; il ferme le larynx pendant la déglutition, protégeant les poumons de l'inhalation accidentelle d'un corps étranger.

Vascularisation et innervation

Le sang est amené au larynx de chaque côté par les artères laryngées supérieure et inférieure, et il est drainé par les veines thyroïdiennes qui vont à la veine jugulaire interne homolatérale.

L'innervation parasympathique vient des nerfs laryngé supérieur et laryngé récurrent, branches du vague de chaque côté. L'innervation sympathique est assurée par des nerfs venus du ganglion cervical supérieur de chaque côté. Ces nerfs vont aux muscles du larynx, et leurs fibres sensitives innervent la muqueuse laryngée.

Intérieur du larynx (fig. 10.8)

Les *cordes vocales* apparaissent comme deux replis pâles de la muqueuse, avec des bords libres en forme de corde, s'étirant à travers l'ouverture laryngée. Elles vont de la paroi interne de la proéminence laryngée en avant au cartilage aryténoïde homolatéral en arrière (NdT : chaque corde est faite du muscle thyro-aryténoïdien et du ligament vocal élastique au bord interne de la corde, recouverts tous deux par la muqueuse).

Quand les muscles contrôlant les cordes vocales sont relâchés, les cordes vocales délimitent un orifice permettant le passage de l'air dans le larynx; les cordes vocales sont alors dites en *abduction* (ouvertes, fig. 10.9A). La vibration des cordes vocales dans cette position produit une voix grave. Quand les muscles contrôlant les cordes vocales se contractent, celles-ci sont étroitement rapprochées, en *adduction* (fermées, fig. 10.9B). Quand les cordes vocales sont tendues à ce degré et qu'elles vibrent au passage de l'air venant des poumons, le son produit est de tonalité aiguë. La hauteur de la voix est déterminée par la tension appliquée aux cordes vocales par les muscles appropriés. Quand elles ne sont pas utilisées, les cordes vocales sont en adduction. L'espace entre les cordes vocales est appelé la *glotte*.

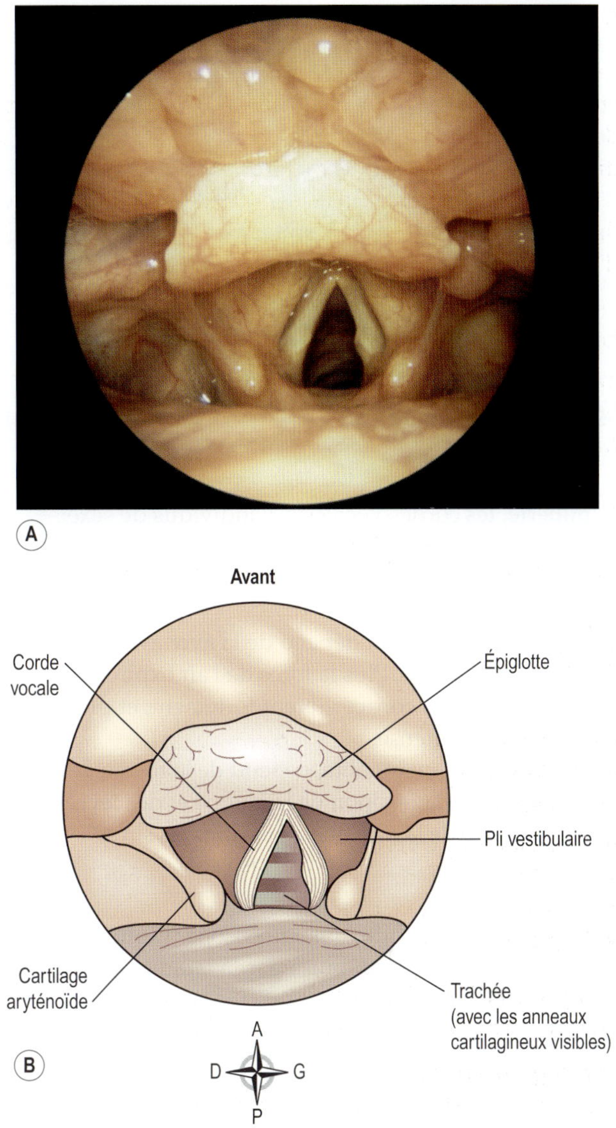

Figure 10.8 Cordes vocales. A. Image bronchoscopique des cordes vocales ouvertes (en abduction). **B.** Schéma des cordes vocales montrant les principales structures.

Fonctions

Production de sons. Les sons ont des caractéristiques de *hauteur*, de *volume* et de *résonance*.

- La hauteur de la voix dépend de la *longueur* et du degré de *rapprochement* des cordes vocales. Des cordes plus courtes produisent des sons plus aigus. À la

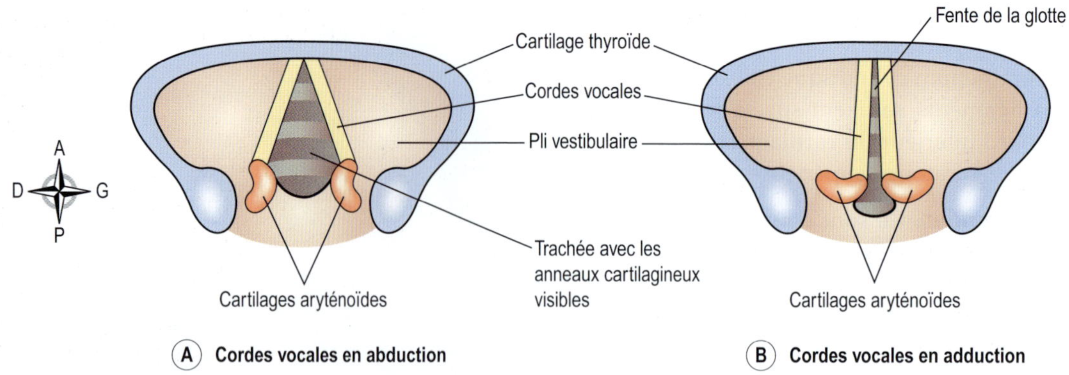

Figure 10.9 Positions extrêmes des cordes vocales. A. En abduction (ouvertes). **B.** En adduction (fermées).

puberté, les cordes vocales des individus de sexe masculin commencent à s'allonger, d'où la hauteur de la voix masculine plus basse que celle de la voix féminine.

- Le volume de la voix dépend de la *force* avec laquelle les cordes vibrent. Plus la force de l'air expiré est grande, plus les cordes vibrent fortement, et plus le son émis est intense.
- La résonance, ou tonalité, dépend de la forme de la bouche, de la position de la langue et des lèvres, des muscles de la face et de l'air dans les sinus paranasaux.

Parole. Elle est produite quand les sons produits par les cordes vocales sont manipulés par la langue, les joues et les lèvres.

Protection des voies respiratoires inférieures. Pendant la déglutition (p. 317), le larynx s'élève, fermant son passage avec le pharynx. De plus, l'épiglotte basculée ferme le larynx. Cela permet que la nourriture passe dans l'œsophage et non dans la trachée.

Voie de passage de l'air. Le larynx relie le pharynx, au-dessus, et la trachée, au-dessous.

Humidification, filtrage et réchauffement. Ces processus se poursuivent quand l'air inspiré traverse le larynx.

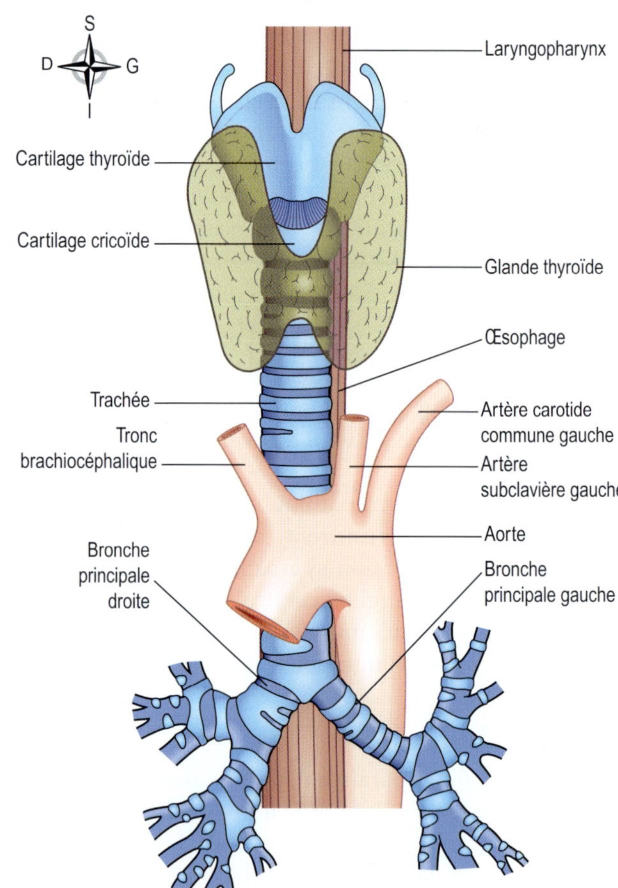

Figure 10.10 La trachée et certaines des structures voisines.

Trachée

Objectifs pédagogiques

Après avoir étudié ce paragraphe, vous devriez être capable :

- de décrire la situation de la trachée;
- d'indiquer la structure de la trachée;
- d'expliquer le rôle de la trachée dans la respiration.

Situation

La trachée fait suite au larynx et descend jusqu'à la hauteur de la 6e vertèbre thoracique environ, où la *carina* se divise en deux bronches principales (ou bronches souches), droite et gauche, pour le poumon correspondant. Longue d'environ 10 à 11 cm, elle siège principalement dans le plan médian, devant l'œsophage (fig. 10.10).

Structures en rapport avec la trachée

En haut – le larynx.
En bas – les bronches principales droite et gauche.
En avant – à sa partie haute : l'isthme de la glande thyroïde.
– à sa partie basse : l'arc aortique et le sternum.
En arrière – l'œsophage sépare la trachée de la colonne vertébrale.
Latéralement – les poumons et les lobes de la glande thyroïde.

Structure

La paroi de la trachée est composée de trois couches de tissu, et est maintenue ouverte par 16 à 20 anneaux incomplets (en forme de C) de cartilage hyalin situés l'un au-dessus de l'autre. Les cartilages sont incomplets en arrière, à l'endroit où la trachée est contre l'œsophage (fig. 10.11). Les cartilages sont enchâssés dans un feuillet de muscle lisse et de tissu conjonctif, qui forme aussi la paroi postérieure de la trachée, là où les anneaux sont incomplets.

Les trois couches de tissus « revêtent » les cartilages de la trachée.

- La couche externe contient du tissu fibreux et élastique, et entoure les cartilages.
- La couche moyenne est celle des cartilages, avec des bandes de muscle lisse entourant en hélice la trachée. Elle comporte aussi du tissu aréolaire contenant des vaisseaux sanguins, des vaisseaux lymphatiques, et des nerfs du système nerveux autonome. Les bords libres des cartilages incomplets sont reliés par le muscle trachéal, qui favorise l'ajustement du diamètre de la trachée.
- La couche interne est un épithélium cylindrique cilié, contenant des cellules caliciformes sécrétant du mucus (fig. 10.12).

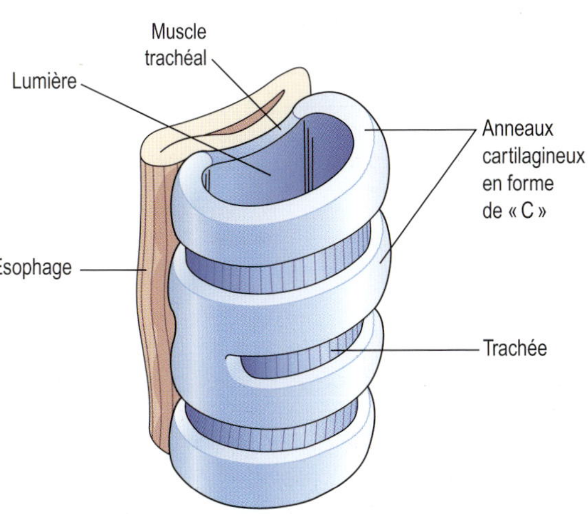

Figure 10.11 Rapports entre la trachée et l'œsophage.

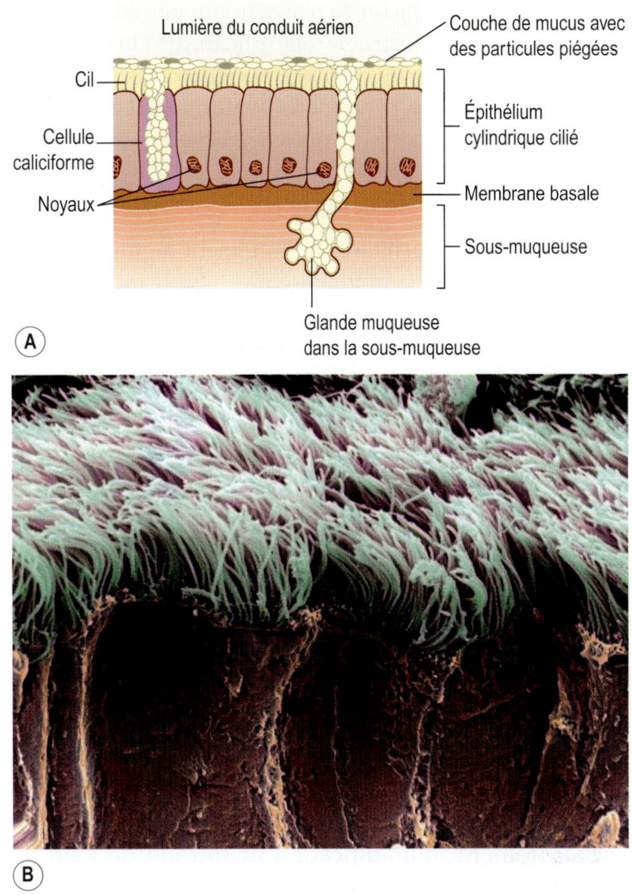

Figure 10.12 Cellules bordant la trachée. A. Muqueuse ciliée. **B.** Microscopie à balayage électronique en couleur de cils bronchiques.

Vascularisation sanguine, innervation, drainage lymphatique

L'apport de sang artériel se fait essentiellement par les artères thyroïdienne inférieure et bronchiques de chaque côté, et le retour veineux est assuré par les veines thyroïdiennes inférieures allant aux veines brachiocéphaliques.

L'innervation parasympathique se fait par des nerfs laryngés récurrents et d'autres branches du vague de chaque côté. Les fibres sympathiques viennent de ganglions sympathiques de chaque côté. La stimulation parasympathique contracte la trachée, et la sympathique la dilate.

La lymphe des voies respiratoires hautes est drainée à travers des nœuds lymphatiques situés autour de la trachée et dans la carina, partie inférieure de la trachée qui se divise en deux bronches principales.

Fonctions

Soutien et liberté. Les cartilages trachéaux maintiennent la trachée constamment ouverte (libre), mais les bandes de tissu mou situées entre les cartilages favorisent la souplesse ; de cette façon, la tête et le cou peuvent bouger librement, sans obstruer ou plicaturer la trachée. L'absence en arrière de cartilage permet à l'œsophage de se dilater sans gêne pendant la déglutition. La contraction ou le relâchement du muscle trachéal, qui relie les bords libres des cartilages en forme de C, permet de réguler le diamètre de la trachée.

Tapis roulant mucociliaire. Le battement régulier et synchronisé des cils de la muqueuse propulse le mucus et les particules étrangères qui y adhèrent vers le larynx, où ils sont déglutis ou expectorés (fig. 10.12B).

Réflexe de toux. Les terminaisons nerveuses dans le larynx, la trachée et les bronches sont sensibles à l'irritation, générant des influx nerveux conduits par les nerfs vagues jusqu'au centre respiratoire du tronc cérébral (p. 171). La réponse motrice réflexe est une inspiration profonde suivie par la fermeture de la glotte (NdT : la glotte est la partie moyenne rétrécie du larynx, comprenant notamment les cartilages aryténoïdes et les cordes vocales). Les muscles de la paroi abdominale et les muscles respiratoires se contractent alors, ce qui entraîne une augmentation soudaine et rapide de la pression dans les poumons. Puis la glotte s'ouvre, et de l'air est expulsé par la bouche avec du mucus et/ou du matériel étranger.

Réchauffement, humidification et filtrage de l'air. Ils se poursuivent comme dans le nez, encore que, normalement, l'air soit saturé en vapeur d'eau à la température corporelle quand il atteint la trachée.

Poumons

Objectifs pédagogiques

Après avoir étudié ce paragraphe, vous devriez être capable :

- de nommer le passage d'air de l'arbre bronchique par ordre décroissant de taille ;
- de décrire la structure et les changements de fonctions des différents niveaux des voies aériennes ;
- de décrire le siège et l'aspect macroscopique des poumons ;
- d'identifier les fonctions de la plèvre ;
- de décrire la vascularisation pulmonaire.

Situation et structures voisines
(fig. 10.13)

Il y a deux poumons, un de chaque côté de la cavité thoracique. En forme de cône, on leur décrit un *apex*, une *base*, une *surface (face) costale* et une *surface (face) médiale*.

Apex. Il est arrondi et fait saillie dans la racine du cou, à environ 25 mm au-dessus du tiers moyen de la clavicule. Les structures voisines sont la première côte, les vaisseaux sanguins et les nerfs de la racine du cou.

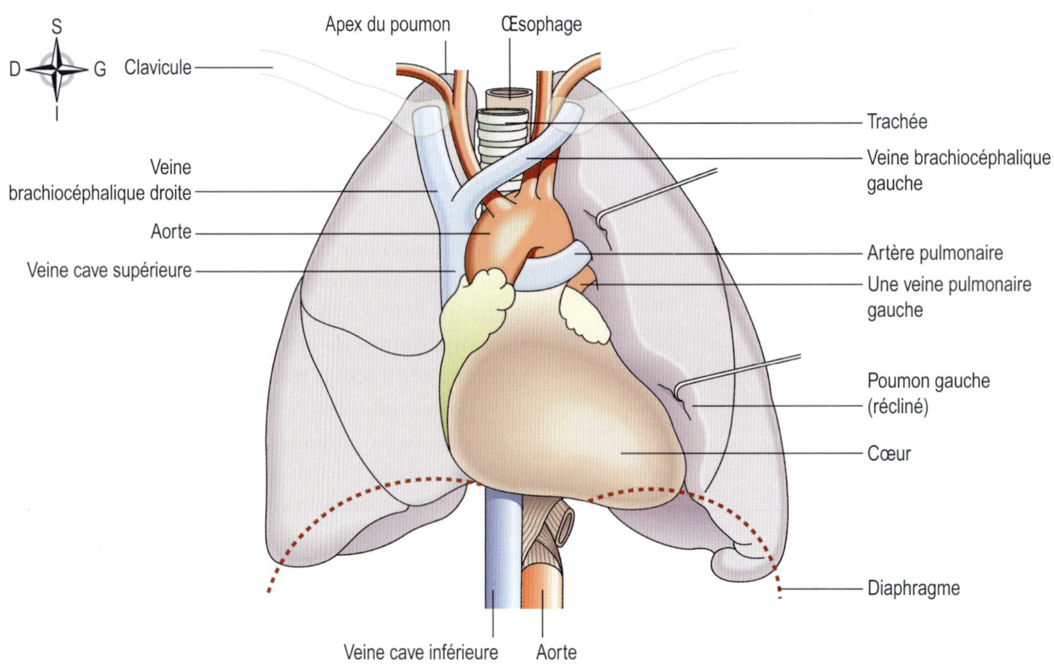

Figure 10.13 Organes en rapport avec les poumons.

Base. De forme concave et semi-lunaire, elle repose sur la face thoracique du diaphragme.

Face costale. C'est la face extérieure du poumon qui repose directement contre les cartilages costaux, les côtes et les muscles intercostaux.

Face médiale. La face médiale de chaque poumon est située l'une en face de l'autre directement à travers l'espace entre les poumons, le *médiastin*. De forme concave, chacune présente une aire grossièrement triangulaire appelée *hile*, située à la hauteur des 5e, 6e et 7e vertèbres thoraciques. La bronche principale, l'artère pulmonaire irriguant le poumon et les deux veines pulmonaires qui le drainent, l'artère et les veines bronchiques, des lymphatiques et des nerfs entrent dans le poumon et en sortent au niveau du hile (fig. 10.14).

Le *médiastin* contient le cœur, les gros vaisseaux, la trachée, les bronches principales droite et gauche, des nœuds et des vaisseaux lymphatiques, et des nerfs.

Le poumon droit est divisé en trois lobes distincts : supérieur, moyen et inférieur. Le poumon gauche est plus petit car le cœur est situé à gauche du plan médian. Il est divisé en seulement deux lobes : supérieur et inférieur. Les divisions entre les lobes sont appelées *scissures*.

Plèvre et cavité pleurale

La plèvre est un sac fermé fait d'une membrane séreuse contenant une petite quantité de liquide séreux. Chaque poumon est logé dans un tel sac, si bien que celui-ci présente deux feuillets : l'un adhère au poumon (plèvre viscérale) et l'autre à la paroi thoracique (plèvre pariétale) (fig. 10.1 et 10.15).

Plèvre viscérale

La plèvre viscérale adhère au poumon, recouvrant chaque lobe en passant en pont au-dessus des scissures qui séparent les lobes.

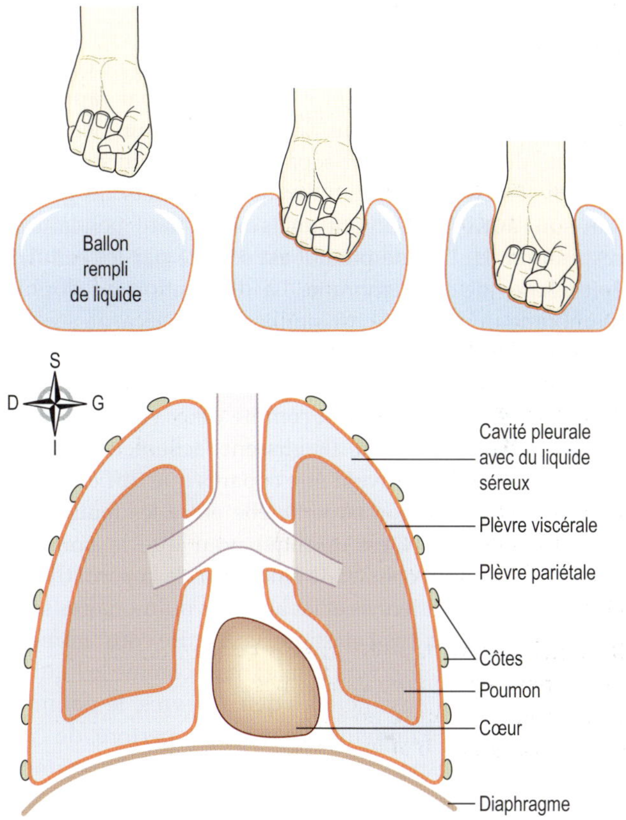

Figure 10.15 Rapports de la plèvre et des poumons.

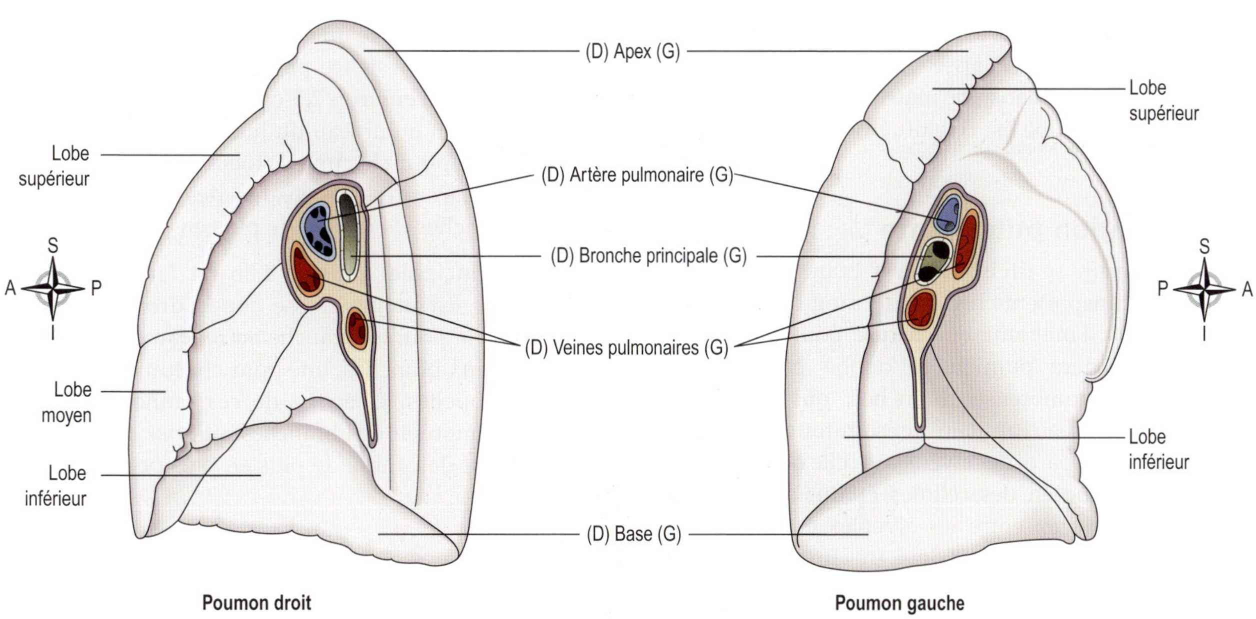

Figure 10.14 Lobes des poumons et vaisseaux/voies aériennes de chaque lobe – vues médiales.

Plèvre pariétale

La plèvre pariétale adhère à la face interne de la paroi thoracique et à la face thoracique du diaphragme. Dans le médiastin, elle n'est pas attachée à d'autres structures, et elle est en continuité avec la plèvre viscérale au niveau des bords du hile.

Cavité pleurale

Il s'agit d'un espace seulement potentiel et qui ne contient pas d'air; donc, la pression y est négative par rapport à la pression atmosphérique. Chez le sujet sain, les deux feuillets de la plèvre sont séparés par un mince film de liquide séreux qui permet aux deux feuillets de glisser l'un sur l'autre, empêchant qu'ils ne frottent pendant la respiration. Le liquide pleural est sécrété par les cellules épithéliales de la membrane. La disposition en double membrane de la plèvre est similaire au péricarde séreux du cœur (p. 91).

Les deux feuillets de la plèvre, ainsi que le liquide pleural entre eux, se comportent comme deux verres séparés par un mince film d'eau. Ils glissent facilement l'un sur l'autre, mais ils ne peuvent être séparés que difficilement en raison de la tension superficielle entre les feuillets et le liquide pleural. C'est essentiel pour que le poumon demeure gonflé au contact de l'intérieur de la paroi thoracique. Les voies aériennes et les alvéoles pulmonaires sont enchâssés dans du tissu élastique, qui attire constamment les tissus pulmonaires vers le hile; mais comme le liquide pleural maintient ensemble les deux plèvres, le poumon demeure dilaté. Si un feuillet pleural est perforé, de l'air est aspiré vers l'espace pleural, et une partie du poumon sous-jacent ou l'ensemble du poumon se collabe.

Intérieur des poumons

Les poumons sont composés de bronches et de conduits aériens plus petits, d'alvéoles, de tissu conjonctif, de vaisseaux sanguins, de vaisseaux lymphatiques et de nerfs, tous enchâssés dans une matrice de tissu conjonctif élastique. Chaque lobe est constitué d'un grand nombre de lobules.

Vascularisation pulmonaire (fig. 10.16)

L'*artère pulmonaire* se divise en deux branches, droite et gauche, qui transportent chacune du sang désoxygéné à un poumon. À l'intérieur de chaque poumon, chaque branche de l'artère pulmonaire donne par divisions successives de nombreuses branches, qui aboutissent finalement à un réseau capillaire dense autour des alvéoles (voir fig. 10.18). La paroi des alvéoles et celle des capillaires consistent chacune en des cellules épithéliales aplaties. Les échanges de gaz entre les alvéoles et le sang des capillaires se font à travers ces deux très fines membranes (ensemble, elles sont appelées la *membrane respiratoire*). Les capillaires pulmonaires fusionnent en un réseau de veinules pulmonaires, qui forme lui-même *deux veines*

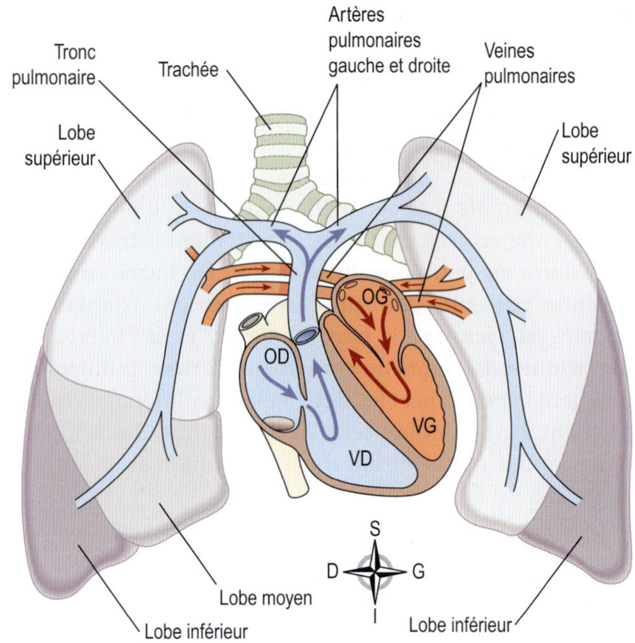

Figure 10.16 Le flux de sang entre le cœur et les poumons.

pulmonaires qui véhiculent du *sang oxygéné* de chaque poumon vers l'atrium gauche du cœur. Les innombrables capillaires et vaisseaux sanguins des poumons sont environnés par du tissu conjonctif.

La vascularisation des voies respiratoires, le drainage lymphatique et l'innervation sont décrits ci-après.

Bronches et bronchioles

Les deux bronches principales résultent de la division de la trachée, à peu près à la hauteur de la 5e vertèbre thoracique (fig. 10.17).

Bronche principale droite. Elle est plus grosse, plus courte et plus verticale que la gauche, et elle risque donc davantage d'être obstruée par un corps étranger inhalé. Elle est longue d'environ 2,5 cm. Après être entrée dans le poumon droit au niveau du hile, elle se divise en trois branches, une pour chacun des lobes pulmonaires droits. Chacune d'elles présente ensuite des divisions successives en branches de calibre de plus en plus petit.

Bronche principale gauche. Elle est longue d'environ 5 cm, et elle est moins grosse que la droite. Après être entrée dans le poumon gauche au niveau du hile, elle se divise en deux branches, une pour chacun des lobes pulmonaires gauches. Chacune de ces branches se divise dans le poumon en des branches qui, par divisions successives, sont de calibre de plus en plus petit.

Structure

Les parois des bronches comportent les trois mêmes couches de tissu que la trachée. Elles sont bordées par un épithélium cylindrique cilié. Des divisions successives conduisent à des *bronchioles* (fig. 10.17), des *bronchioles terminales*, des *bronchioles respiratoires*, et des *conduits (canaux) alvéolaires* aboutissant aux *alvéoles*. Les passages plus larges sont appelés *voies aériennes de conduction*, car leur fonction est d'apporter de l'air dans les poumons; leurs parois sont trop épaisses pour permettre l'échange gazeux.

Modifications structurelles dans les passages bronchiques

Alors que les bronches se divisent et deviennent progressivement plus petites, leur structure change pour s'adapter à leur fonction.

Cartilage. Étant donné que du cartilage rigide entraverait l'expansion du tissu pulmonaire et l'échange gazeux, il n'est présent, pour fournir un soutien, que dans les conduits aériens les plus volumineux. Les bronches contiennent des anneaux cartilagineux, telle la trachée, mais comme les conduits se divisent, ces anneaux deviennent des lames bien plus petites, et au niveau bronchiolaire, aucun cartilage n'est présent dans les parois des conduits.

Muscle lisse. Le cartilage disparaît des conduits aériens et il est remplacé par du muscle lisse. Ainsi, le diamètre des conduits aériens peut augmenter ou diminuer suivant l'influence du système nerveux autonome, ce qui régule le flux aérien dans chaque poumon.

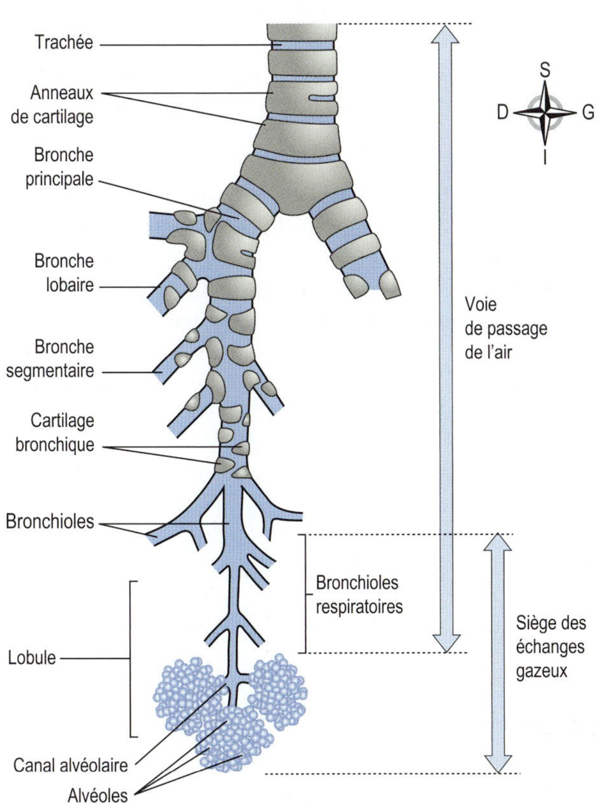

Figure 10.17 Voies aériennes inférieures.

Épithélium. L'épithélium cilié est progressivement remplacé par de l'épithélium non cilié, et les cellules caliciformes disparaissent.

Vascularisation, innervation, drainage lymphatique

La vascularisation artérielle des parois bronchiques et des conduits aériens plus petits se fait par des branches des artères bronchiques droites et gauches, et le retour veineux est assuré principalement par les veines bronchiques. Celles-ci se drainent à droite dans la veine azygos, à gauche dans la veine intercostale supérieure (voir fig. 5.29, p. 110).

Le nerf vague (parasympathique) stimule la contraction des muscles lisses de l'arbre bronchique, entraînant une bronchoconstriction, alors que la stimulation sympathique entraîne une bronchodilatation (voir ci-dessous).

La lymphe des parois des conduits aériens est drainée dans un réseau de vaisseaux lymphatiques. Elle passe par les nœuds lymphatiques situés autour de la trachée et de l'artère bronchique, gagne le conduit thoracique à gauche, le conduit lymphatique droit de l'autre côté.

Fonctions

Contrôle de l'entrée de l'air. Le diamètre des conduits aériens peut être modifié par la contraction ou le relâchement des muscles lisses de leur paroi, régulant ainsi la vitesse et le flux aérien vers et dans les poumons. Ces modifications sont contrôlées par le système nerveux autonome : la stimulation parasympathique est constrictrice, celle sympathique est dilatatrice (p. 189).

Les fonctions suivantes se poursuivent comme dans les voies aériennes supérieures :

- réchauffement et humidification de l'air;
- soutien et liberté de la voie aérienne;
- enlèvement des particules;
- réflexe de toux.

Bronchioles respiratoires et alvéoles pulmonaires

Structure

Dans chaque lobe, le tissu pulmonaire se divise en fins feuillets de tissu conjonctif à l'intérieur des *lobules*. Chaque lobule reçoit de l'air par une bronchiole terminale, qui se divise en bronchioles, en canaux alvéolaires et en un grand nombre d'alvéoles (sacs alvéolaires). Il existe environ 150 millions d'alvéoles dans le poumon adulte. C'est dans ces structures que se produit le processus d'échange gazeux. Les voies aériennes se divisant progressivement et devenant de plus en plus petites, leurs parois deviennent de plus en plus fines, jusqu'à ce

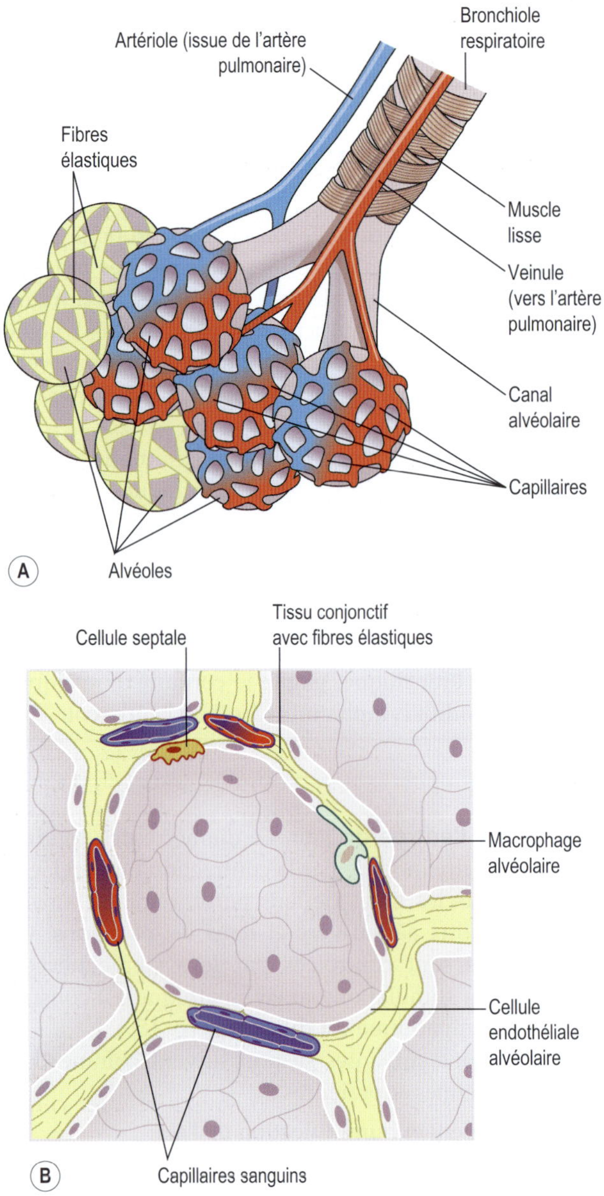

Figure 10.18 Les alvéoles et leur réseau capillaire. A. Groupe d'alvéoles intactes. **B.** Coupe d'une alvéole.

que le muscle et le tissu conjonctif disparaissent, laissant une unique couche de cellules épithéliales pavimenteuses au niveau des canaux alvéolaires et des alvéoles. Ces conduits respiratoires distaux sont constitués par un réseau lâche de tissu conjonctif élastique dans lequel sont enchâssés des macrophages, des fibroblastes, des nerfs, des vaisseaux sanguins et des vaisseaux lymphatiques. Les alvéoles sont entourées par un réseau dense de capillaires (fig. 10.18). Les échanges gazeux dans le poumon (respiration externe) se produisent à travers une membrane composée de la membrane alvéolaire et de la membrane capillaire étroitement fusionnées. C'est ce que l'on appelle la *membrane respiratoire*.

À l'examen microscopique, les grands espaces aériens sont clairement visibles, et le tissu pulmonaire sain a l'aspect d'un nid d'abeilles (fig. 10.19).

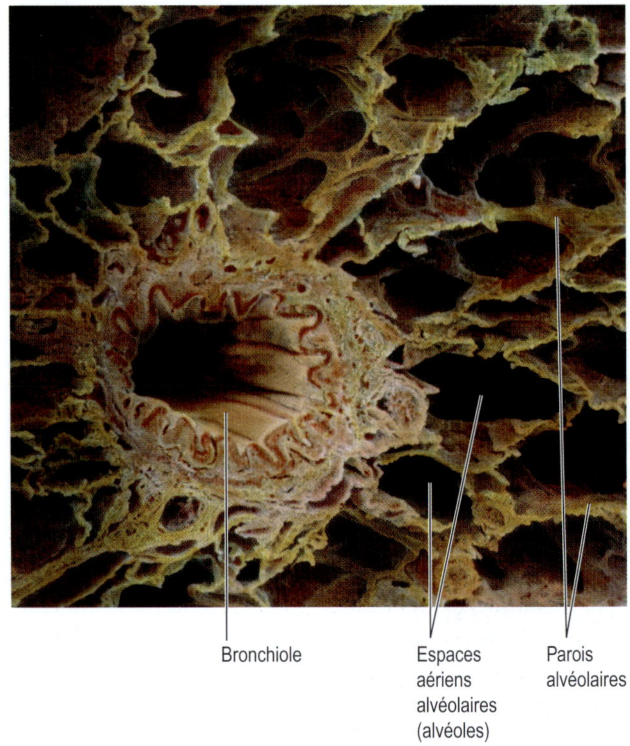

Figure 10.19 Microscopie à balayage électronique en couleur d'alvéoles pulmonaires et d'une bronchiole.

Entre les cellules pavimenteuses se trouvent les cellules *septales* qui sécrètent le *surfactant*, liquide phospholipidique empêchant le dessèchement des alvéoles. En outre, le surfactant abaisse la tension superficielle du liquide tapissant les parois alvéolaires et empêche ainsi le collapsus alvéolaire pendant l'expiration. La sécrétion de surfactant dans les conduits aériens distaux et les alvéoles commence vers la 35e semaine de la vie fœtale. Sa présence chez le nouveau-né permet l'expansion des poumons et l'établissement de la respiration immédiatement après la naissance. Il peut être en quantité insuffisante dans les poumons immatures des prématurés, qui présentent alors des difficultés dans l'établissement de la respiration.

Innervation des bronchioles

La stimulation parasympathique issues du nerf vague provoque la bronchoconstriction. L'absence de cartilage de soutien implique que les petites voies aériennes peuvent être complètement fermées par la contraction de leur muscle lisse. La stimulation sympathique relâche le muscle lisse bronchiolaire (bronchodilatation).

Fonctions

Respiration externe. (Voir p. 275)

Défense contre l'infection. À ce niveau, l'épithélium cilié, les cellules caliciformes et le mucus ne sont plus présents, car leur présence empêcherait l'échange gazeux et favoriserait l'infection. Au moment où l'air inspiré atteint les alvéoles, il est habituellement pur. La défense repose sur des cellules protectrices présentes dans le tissu pulmonaire. Celles-ci comprennent des lymphocytes et des plasmocytes, qui produisent des anticorps et des phagocytes dont des macrophages alvéolaires. Ces cellules sont les plus actives dans les conduits distaux, où l'épithélium cilié a été remplacé par des cellules pavimenteuses (plates).

Réchauffement et humidification. Ils se poursuivent comme dans les voies aériennes supérieures. L'inhalation d'air sec ou d'air inadéquatement humidifié pendant une certaine période de temps irrite la muqueuse et facilite l'installation d'une infection.

Respiration

Objectifs pédagogiques

Après avoir étudié ce paragraphe, vous devriez être capable :

- de décrire l'action des principaux muscles impliqués dans la respiration;
- de comparer et d'opposer les phénomènes mécaniques se produisant pendant l'inspiration et l'expiration;
- de définir la compliance, l'élasticité et la résistance au flux aérien;
- de décrire les principaux volumes et les principales capacités pulmonaires;
- de comparer les processus de respiration externe et de respiration interne, en utilisant le concept de diffusion des gaz;
- de décrire le transport d'O_2 et celui de CO_2 dans le sang;
- d'expliquer les principaux mécanismes de contrôle de la respiration.

Le terme «respiration» renvoie aux échanges gazeux entre les cellules de l'organisme et l'environnement. Cela implique deux principaux processus.

Respiration (ventilation pulmonaire). C'est le mouvement d'air à l'intérieur et hors des poumons.

Échanges gazeux. Ils ont lieu :

- dans les poumons : *respiration externe*;
- dans les tissus : *respiration interne*.

Toutes deux seront abordées plus loin dans cette section.

Respiration

La respiration apporte de l'air aux alvéoles, et élimine le dioxyde de carbone.

Muscles de la respiration

L'expansion du thorax pendant l'inspiration est la conséquence d'une activité musculaire en partie volontaire et en partie involontaire. Les principaux muscles de la respiration normale, tranquille, sont les *muscles intercostaux externes* et le *diaphragme*.

Muscles intercostaux

Il y a 11 paires de muscles intercostaux occupant les espaces entre les 12 paires de côtes. Ils sont disposés en deux couches, les muscles intercostaux externes et internes (fig. 10.20).

Muscles intercostaux externes. Ils se dirigent en avant et en bas depuis le bord inférieur de la côte limitant en haut l'espace intercostal jusqu'au bord supérieur de la côte limitant en bas cet espace. Ils sont impliqués dans l'inspiration.

Muscles intercostaux internes. Ils se dirigent en bas et en arrière depuis le bord inférieur de la côte limitant en haut l'espace intercostal jusqu'au bord supérieur de la côte au-dessous, croisant à angle droit les fibres du muscle intercostal externe. Les muscles intercostaux internes sont utilisés quand l'expiration devient active, comme lors de l'effort.

La première côte est fixée. Par conséquent, quand les muscles intercostaux externes se contractent, ils tirent les autres côtes vers la première côte. La cage thoracique bouge en tant qu'unité vers l'extérieur et vers le haut, allongeant la cavité thoracique. Les muscles intercostaux sont innervés par les *nerfs intercostaux*.

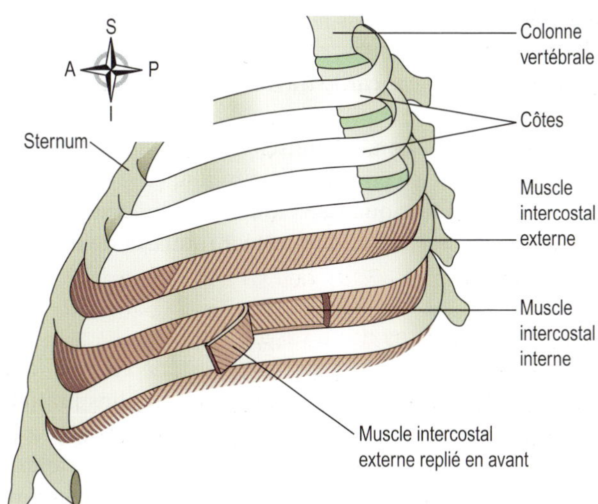

Figure 10.20 Muscles intercostaux et os du thorax.

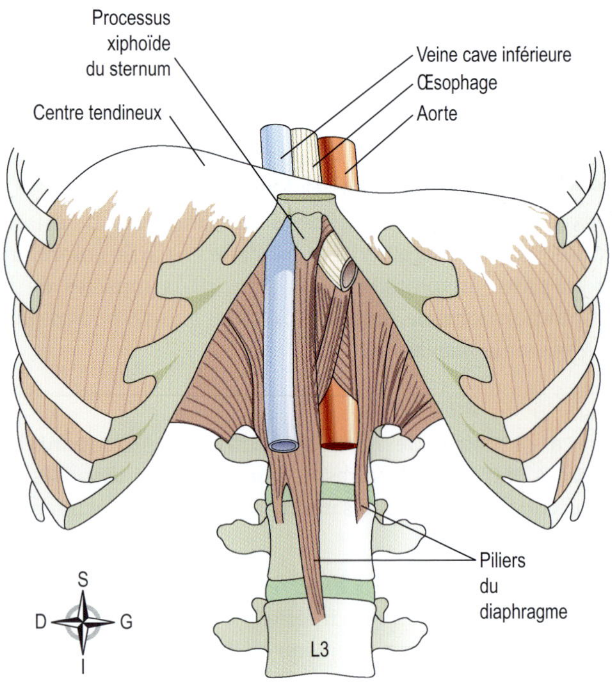

Figure 10.21 Diaphragme.

Diaphragme

Le diaphragme est une structure musculaire en forme de dôme séparant les cavités thoracique et abdominale. Il forme le plancher de la cavité thoracique, le toit de la cavité abdominale; il est fait d'un centre tendineux d'où irradient des fibres musculaires allant s'attacher aux côtes inférieures et au sternum, ainsi qu'à la colonne vertébrale. Quand le diaphragme est relâché, le centre tendineux est au niveau de la 8e vertèbre thoracique (fig. 10.21). Quand il se contracte, les fibres musculaires se raccourcissent et le centre tendineux s'abaisse au niveau de la 9e vertèbre thoracique, allongeant la cavité thoracique. Cela abaisse la pression dans la cavité thoracique et élève celle dans les cavités abdominale et pelvienne. Le diaphragme est innervé par les deux *nerfs phréniques.*

La respiration au repos, calme est parfois appelée *respiration diaphragmatique* car le travail est effectué à 75 % par le diaphragme.

Durant l'inspiration, les muscles intercostaux externes et le diaphragme se contractent simultanément, accroissant la cavité thoracique dans toutes les directions, c'est-à-dire d'arrière en avant, d'un côté à l'autre et de haut en bas (fig. 10.22).

Muscles accessoires de la respiration (fig. 10.22A)

Lorsqu'un effort respiratoire accru est nécessaire, des muscles supplémentaires sont utilisés. L'inspiration forcée est assistée par les muscles *sternocléidomastoïdiens* (p. 451) et les muscles *scalènes*, qui relient les vertèbres cervicales aux deux premières côtes, et augmentent l'expansion de la cage thoracique. L'expiration forcée est soutenue par l'activité des muscles intercostaux internes et parfois par les muscles abdominaux, qui augmentent la pression dans le thorax en comprimant le contenu abdominal.

Cycle respiratoire

La fréquence respiratoire moyenne est de 12 à 15 respirations par minute. Chaque respiration comporte trois phases : inspiration, expiration et pause.

La plèvre viscérale adhère au poumon, la plèvre pariétale à la paroi interne du thorax et au diaphragme. Entre elles, un mince film pleural est présent (p. 268).

La respiration dépend des modifications de pression et de volume dans la cavité thoracique. Elle suit le principe physique sous-jacent que l'augmentation de volume d'un récipient diminue la pression à l'intérieur, et que la diminution de volume d'un récipient augmente la pression à l'intérieur. Comme l'air se déplace d'une zone de haute pression à une zone de basse pression, la modification de la pression à l'intérieur des poumons détermine la direction du flux aérien.

Inspiration

La contraction simultanée des muscles intercostaux externes et du diaphragme dilate le thorax. Étant donné que la plèvre pariétale adhère solidement au diaphragme et à l'intérieur de la cage thoracique, elle est tirée vers l'extérieur en même temps qu'eux. Cela tire aussi la plèvre viscérale vers l'extérieur, car les deux plèvres sont solidarisées par la fine couche de liquide pleural. La plèvre viscérale adhérant solidement au poumon, le tissu pulmonaire est tiré vers le haut et vers l'extérieur avec les côtes, et vers le bas avec le diaphragme. Cela dilate les poumons, et la pression dans les alvéoles ainsi que dans les conduits aériens baisse, attirant l'air dans les poumons pour tenter d'égaliser la pression atmosphérique et celle de l'air alvéolaire.

Le processus de l'inspiration est *actif*, car il requiert de l'énergie pour la contraction musculaire. La pression négative créée dans la cavité thoracique aide le retour veineux au cœur, d'où son appellation *pompe respiratoire*.

Au repos, une inspiration dure environ 2 secondes.

Expiration

Le relâchement des muscles intercostaux externes et du diaphragme entraîne un mouvement des côtes en bas et en dedans (fig. 10.22) et un retour élastique des poumons. Quand cela se produit, la pression dans les poumons augmente, et de l'air est expulsé des voies respiratoires. À la fin de l'expiration, le poumon contient encore une certaine quantité d'air, et une plèvre intacte l'empêche de se collaber complètement. Ce processus est *passif*, car il ne nécessite aucune dépense d'énergie.

Au repos, une inspiration dure environ 3 secondes, et après l'expiration, il se produit une pause avant que le cycle suivant débute.

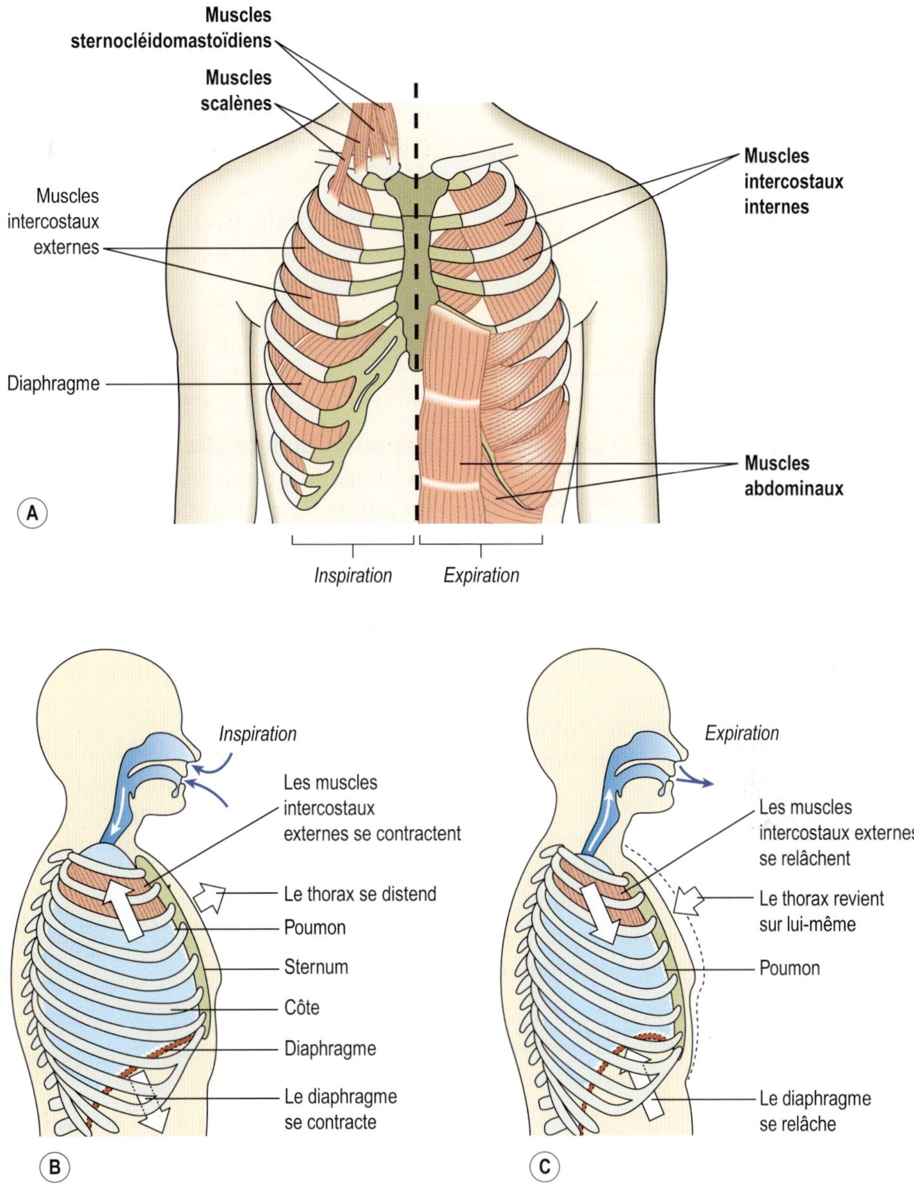

Figure 10.22 Modifications de la taille du thorax pendant la respiration. A. Muscles impliqués dans la respiration (les muscles accessoires sont en gras). **B, C.** Modifications du volume thoracique.

Variables physiologiques affectant la respiration

Élasticité. L'élasticité est la capacité qu'a le poumon de revenir à sa forme normale après chaque cycle respiratoire. La perte de l'élasticité (par exemple dans l'emphysème, p. 281) du tissu conjonctif pulmonaire entraîne une expiration forcée et un effort d'inspiration accru.

Compliance. C'est l'extensibilité des poumons, c'est-à-dire de l'effort requis pour remplir d'air les alvéoles. Le poumon sain est très compliant, et se remplit avec très peu d'effort. Quand la compliance est basse, l'effort nécessaire pour remplir d'air les poumons est plus grand que normalement, comme cela s'observe quand une insuffisance en surfactant est présente. Noter que la compliance et l'élasticité sont des forces opposées.

Résistance au flux aérien. Quand elle est augmentée, par exemple en cas de bronchoconstriction, un effort respiratoire accru est nécessaire pour remplir d'air les poumons.

Volumes et capacités pulmonaires

(fig. 10.23)

Dans la respiration normale tranquille, il y a environ 15 cycles respiratoires complets par minute. Les poumons et les conduits aériens ne sont jamais vides d'air et, comme les échanges de gaz ne se produisent qu'à travers les

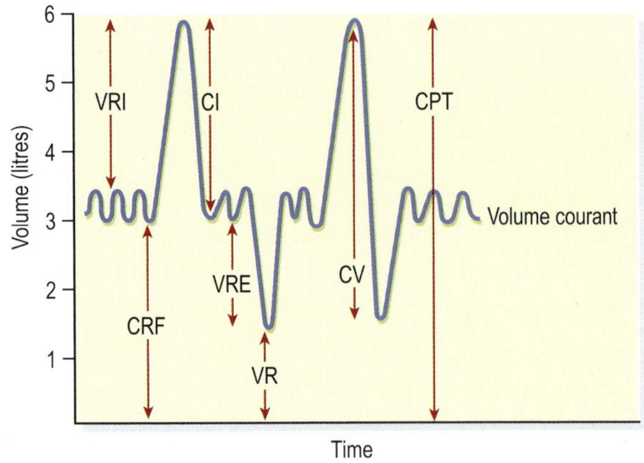

Figure 10.23 Volumes et capacités pulmonaires. CI = capacité inspiratoire CPT = capacité pulmonaire totale CRF = capacité résiduelle fonctionnelle CV = capacité vitale VR = volume résiduel VRE = volume de réserve expiratoire VRI = volume de réserve inspiratoire.

parois des canaux alvéolaires et des alvéoles, la capacité restante des conduits respiratoires est appelée *espace mort anatomique* (d'environ 150 ml).

Volume courant (VC). C'est le volume d'air entrant et sortant des poumons à chaque cycle de respiration normale (d'environ 500 ml au repos).

Volume de réserve inspiratoire (VRI). C'est le volume d'air supplémentaire pouvant être inhalé dans les poumons par une inspiration maximale (NdT : volume en plus de celui inhalé par une inspiration normale tranquille il est en moyenne de 1,9 litre chez la femme, de 2,4 litres chez l'homme).

Capacité inspiratoire (CI). C'est la quantité d'air pouvant être inspirée par un effort inspiratoire maximal. Il est la somme du volume courant (500 ml) et du volume de réserve inspiratoire.

Capacité résiduelle fonctionnelle (CRF). C'est la quantité d'air restant dans les conduits aériens et les alvéoles à la fin d'une expiration tranquille. L'air courant se mélange à cet air, entraînant des modifications relativement petites dans la composition de l'air alvéolaire. Comme du sang traverse de façon continue les capillaires pulmonaires, les échanges gazeux ne sont pas interrompus entre les mouvements respiratoires, ce qui évite des différences d'un instant sur l'autre dans la concentration des gaz du sang. Le volume résiduel fonctionnel empêche aussi le collapsus des alvéoles à l'expiration.

Volume de réserve expiratoire (VRE). C'est le plus grand volume d'air pouvant être encore expulsé des poumons par une expiration maximale après une expiration normale (NdT : volume d'air mobilisé par une expiration forcée *en plus* du volume d'air mobilisé par une expiration normale il est en moyenne de 0,750 litre chez la femme, de 1,500 litre chez l'homme).

Volume résiduel (VR). C'est le volume d'air restant dans les poumons après une expiration forcée. Il ne peut pas être directement mesuré (NdT : il est mesuré indirectement par l'étude de la dilution d'un gaz neutre contenu dans un circuit spirographique fermé ; il est en moyenne de 1,350 litre chez la femme, de 1,450 litre chez l'homme).

Capacité vitale (CV). C'est la quantité maximale d'air pouvant entrer et sortir des poumons :

$$CV = VC + VRI + VRE$$

(NdT : elle est en moyenne de 3,150 litres chez la femme, de 4,5 litres chez l'homme.)

Capacité pulmonaire totale (CPT). C'est la quantité maximale d'air que les poumons peuvent contenir. Chez un adulte de constitution moyenne, elle correspond normalement à 6 litres environ. La capacité pulmonaire totale représente la somme de la capacité vitale et du volume résiduel. Elle ne peut pas être directement mesurée au cours de tests cliniques car, même après une expiration forcée, le volume résiduel de l'air reste dans les poumons.

Ventilation alvéolaire (VA). C'est le volume d'air qui entre dans les alvéoles pulmonaires et qui en sort à chaque minute. Il est égal au volume courant moins l'espace mort anatomique, le tout multiplié par la fréquence respiratoire.

$$\begin{aligned}\text{Ventilation alvéolaire} &= (\text{VC} - \text{espace mort anatomique}) \times \\ &\quad \text{fréquence respiratoire} \\ &= (500 - 150)\ \text{ml} \times 15\ \text{par minute} \\ &= 5{,}25\ \text{litres par minute}\end{aligned}$$

Les tests fonctionnels respiratoires sont effectués pour explorer la fonction respiratoire ils sont fondés sur les paramètres précités. Le résultat de ces tests peut aider au diagnostic et à la prise en charge des troubles respiratoires.

Échanges gazeux

Si la respiration implique les processus alternatifs de l'inspiration et de l'expiration, l'échange gazeux à la membrane respiratoire et dans les tissus est quant à lui un processus continu. La diffusion de l'oxygène et du dioxyde de carbone dépend des différences de pression, par exemple entre l'air atmosphérique et le sang, ou entre le sang et les tissus.

Composition de l'air

La pression atmosphérique au niveau de la mer est de 101,3 kilopascals (kPa) ou 760 mmHg. En s'élevant au-dessus du niveau de la mer, la pression atmosphérique diminue progressivement et, à 5500 mètres d'altitude, soit environ aux deux tiers de la hauteur du Mont Everest (8850 mètres), elle est d'environ la moitié. Dans l'eau, la pression augmente d'environ 1 atmosphère par 100 mètres au-dessous du niveau de l'eau.

L'air est un mélange de gaz : azote, oxygène, dioxyde de carbone, vapeur d'eau et gaz inertes en petites quantités. Le pourcentage de chacun dans l'air inspiré et l'air expiré est indiqué dans le tableau 10.1. Chaque gaz du mélange exerce une partie de la pression totale proportionnelle à sa concentration, appelée *pression partielle* de ce gaz (tableau 10.2). C'est désigné par exemple par PO_2, PCO_2.

Air alvéolaire

La composition de l'air alvéolaire est tout à fait constante, et elle est différente de celle de l'air atmosphérique. Il est saturé en vapeur d'eau, et il contient plus de dioxyde de carbone et moins d'oxygène. La saturation en vapeur d'eau fournit 6,3 kPa (47 mmHg), réduisant ainsi la pression partielle de tous les autres gaz présents. Les échanges gazeux entre les alvéoles et le courant sanguin (*respiration externe*) est un processus continu car les alvéoles ne sont jamais vides, et il est donc indépendant du cycle respiratoire. À chaque inspiration, une partie seulement des gaz alvéolaires est échangée.

Diffusion des gaz

Des échanges de gaz se produisent quand il existe une différence de pression partielle à travers des membranes semi-perméables. Les gaz se déplacent par diffusion, de la concentration la plus élevée à celle la plus basse, jusqu'à ce qu'un équilibre soit établi (p. 29). L'azote atmosphérique n'est pas utilisé par l'organisme, si bien que sa pression partielle reste inchangée, la même dans l'air inspiré et dans l'air expiré, dans l'air alvéolaire et dans le sang.

Ces principes régissent la diffusion des gaz dans les alvéoles et à l'extérieur de ceux-ci à travers la membrane respiratoire (*respiration externe*) et à travers les membranes capillaires dans les tissus (*respiration interne*).

Tableau 10.1 Composition de l'air inspiré et expiré

	% de l'air inspiré	% de l'air expiré
Oxygène	21	16
Dioxyde de carbone	0,04	4
Azote et gaz rares	78	78
Vapeur d'eau	Variable	Saturé

Respiration externe (fig. 10.24A)

Il s'agit d'un échange de gaz par diffusion entre les alvéoles pulmonaires et le sang dans les capillaires alvéolaires à travers la membrane respiratoire. Chaque paroi alvéolaire est épaisse d'une cellule, et elle est entourée par un réseau de très fins capillaires (dont les parois ont aussi une cellule d'épaisseur). La surface totale de la membrane respiratoire pour les échanges gazeux pulmonaires est presque l'équivalent de la surface d'un terrain de tennis. Le sang désoxygéné arrivant aux poumons dans l'artère pulmonaire vient de tous les tissus actifs du corps ; il contient un taux élevé de CO_2 et un taux bas d'O_2. Le dioxyde de carbone diffuse, le long d'un gradient de concentration descendant, du sang désoxygéné à l'air dans les alvéoles, jusqu'à ce qu'un équilibre avec l'air alvéolaire soit atteint. Par le même processus, l'oxygène diffuse des alvéoles dans le sang. Le flux de sang dans les capillaires, relativement lent, accroît le temps disponible pour que la diffusion se produise. Quand du sang quitte les capillaires alvéolaires, les concentrations d'oxygène et de dioxyde de carbone sont en équilibre avec celles de l'air alvéolaire.

Respiration interne (fig. 10.24B)

Il s'agit d'un échange de gaz par diffusion entre le sang des capillaires et les cellules corporelles. L'échange gazeux ne se produit pas à travers la paroi des artères transportant le sang du cœur aux tissus, car cette paroi est trop épaisse. La PO_2 du sang arrivant dans le lit capillaire tissulaire est par conséquent la même que celle du sang quittant les poumons. Le sang arrivant dans les tissus a été épuré de

Tableau 10.2 Pression partielle des gaz

	Air alvéolaire		Sang désoxygéné		Sang oxygéné	
Gaz	kPa	mmHg	kPa	mmHg	kPa	mmHg
Oxygène	13,3	100	5,3	40	13,3	100
Dioxyde de carbone	5,3	40	5,8	44	5,3	40
Azote	76,4	573	76,4	573	76,4	573
Vapeur d'eau	6,3	47				
Total	101,3	760				

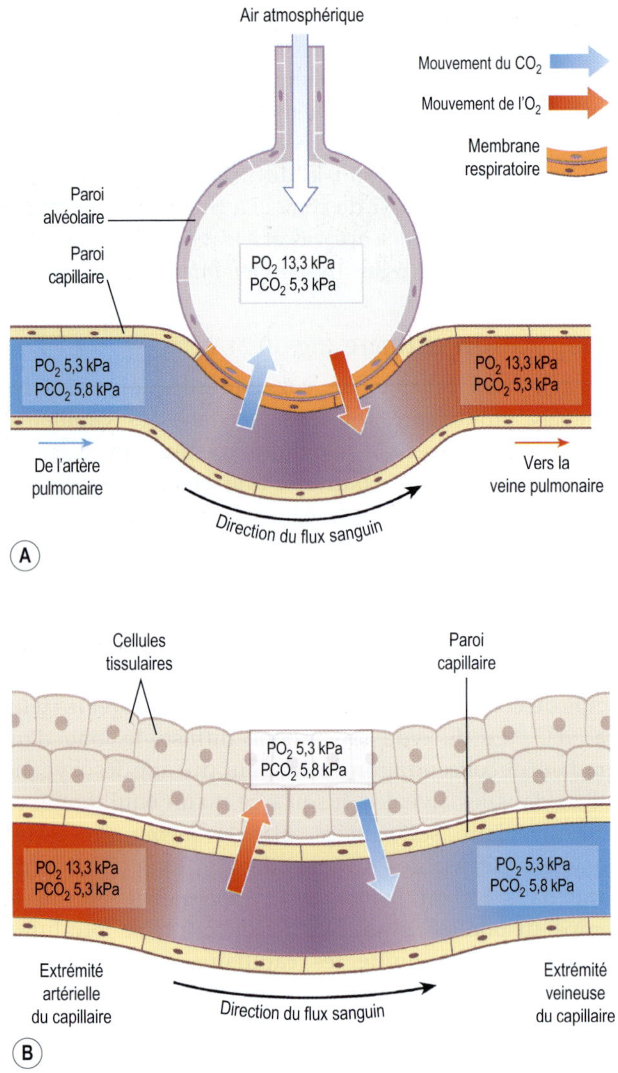

Figure 10.24 Respiration. A. Respiration externe. **B.** Respiration interne.

son CO_2 et saturé en O_2 pendant son passage dans les poumons, et il a par conséquent une PO_2 plus élevée et une PCO_2 plus basse que dans les tissus. Cela crée des gradients de concentration entre les capillaires sanguins et les tissus, et de ce fait des échanges gazeux se produisent. L'O_2 du courant sanguin diffuse à travers la paroi des capillaires dans les tissus. Le CO_2 diffuse des cellules dans le liquide extracellulaire, et de là dans le courant sanguin qu'il gagne vers l'extrémité veineuse du capillaire.

La figure 10.25 synthétise les processus de respiration interne et externe.

Transport des gaz dans le courant sanguin

L'oxygène et le dioxyde de carbone sont transportés dans le sang de différentes manières.

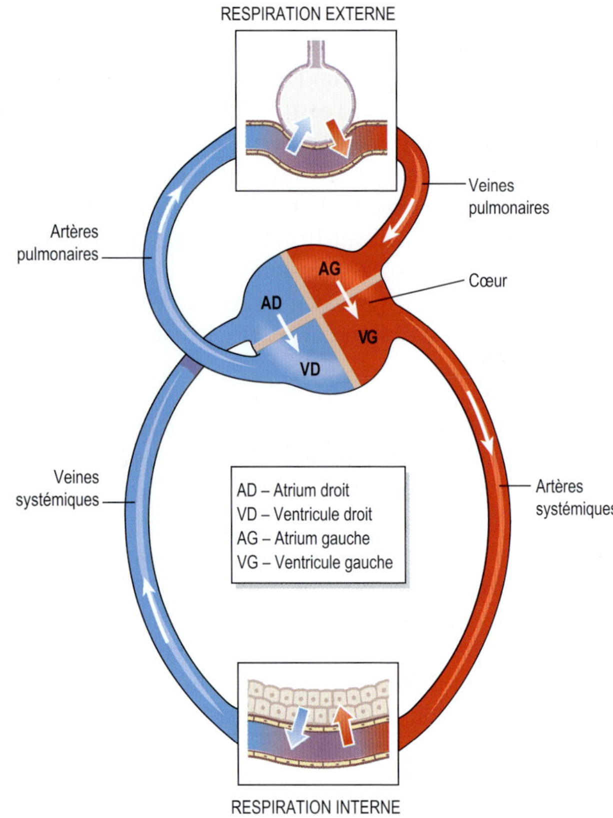

Figure 10.25 Respiration externe et respiration interne. Résumé.

Oxygène

L'oxygène est transporté dans le sang :

- en combinaison chimique avec l'hémoglobine (voir fig. 4.6, p. 70), sous forme d'*oxyhémoglobine* (98,5 %) ;
- en solution dans l'eau plasmatique (1,5 %).

L'oxyhémoglobine est instable et, dans certaines conditions, elle se dissocie facilement en libérant de l'oxygène. Les facteurs qui accroissent la dissociation comprennent de faibles taux d'O_2, un pH bas et l'augmentation de la température corporelle (voir Ch. 4). La production de dioxyde de carbone et de chaleur est accrue dans les tissus actifs, ce qui conduit à une libération accrue d'oxygène à ce niveau. De cette façon, l'oxygène est disponible dans les tissus qui en ont le plus besoin. Alors que l'oxyhémoglobine est d'un rouge brillant, le sang désoxygéné est de couleur bleu pourpre.

Dioxyde de carbone

Le dioxyde de carbone est l'un des produits de déchet du métabolisme. Il est excrété par les poumons il est transporté de trois façons :

- en majeure partie sous forme d'ion bicarbonate (HCO_3^-) dans le plasma (70 %) ;
- en partie dans les érythrocytes, en combinaison faible avec l'hémoglobine, sous forme de *carboxyhémoglobine* (23 %) ;
- en partie en solution dans le plasma (7 %).

Les taux de dioxyde de carbone doivent être étroitement contrôlés, car un excès comme un déficit peuvent conduire à une importante altération de l'équilibre acidobasique. Un taux de CO_2 suffisant est essentiel pour le système de tampon bicarbonate qui protège contre une chute du pH corporel. À l'inverse, un taux excessif de CO_2 réduit le pH sanguin, car il se dissout dans l'eau corporelle pour former de l'acide carbonique.

Régulation de l'air et du flux sanguin dans le poumon

Durant la respiration tranquille, seule une petite portion de la capacité pulmonaire totale est ventilée à chaque respiration. Cela signifie que seule une fraction de l'ensemble des alvéoles est ventilée, habituellement dans les lobes supérieurs, et qu'une grande partie du reste du poumon est temporairement collabée. Les conduits aériens qui fournissent de l'air aux alvéoles non utilisées sont fermés, le flux aérien étant ainsi dirigé vers les alvéoles fonctionnelles. De plus, les artérioles pulmonaires apportant du sang aux alvéoles ventilées sont dilatées afin d'optimiser l'échange gazeux, et le flux sanguin (perfusion) vers les alvéoles non fonctionnelles est réduit.

Quand les besoins respiratoires sont accrus, par exemple durant l'effort, le volume courant augmenté dilate d'autres alvéoles, et le flux sanguin est redistribué pour les perfuser également. De cette façon, le flux aérien (ventilation) et le flux sanguin (perfusion) coïncident pour optimiser les possibilités d'échange gazeux.

Contrôle de la respiration

Le contrôle efficace de la respiration permet au corps de réguler les gaz du sang dans le cadre d'une grande variété de conditions physiologiques, environnementales et pathologiques; il est normalement involontaire. Le contrôle volontaire est exercé pendant des activités telles que la parole et le chant, mais il est annulé si le CO_2 sanguin s'élève (hypercapnie).

Centre respiratoire

Le centre respiratoire est formé par des groupes de nerfs bulbaires, le *centre du rythme respiratoire*, contrôlant la fréquence et la profondeur de la respiration (fig. 10.26). La décharge régulière de *neurones inspiratoires* dans ce centre fixe la fréquence et la profondeur de la respiration. L'activité du centre du rythme respiratoire est ajustée par les nerfs situés dans le pont (le *centre pneumotaxique* et le *centre apneustique*), en réponse aux influx issus d'autres parties du cerveau.

Les influx moteurs quittant le centre respiratoire passent par les *nerfs phréniques* et les *nerfs intercostaux*, et atteignent respectivement le diaphragme et les muscles intercostaux pour stimuler la respiration.

Chémorécepteurs

Ce sont des récepteurs qui répondent aux modifications de la pression partielle d'oxygène et à celles du dioxyde de carbone dans le sang et le liquide cérébrospinal. Ils sont centraux et périphériques.

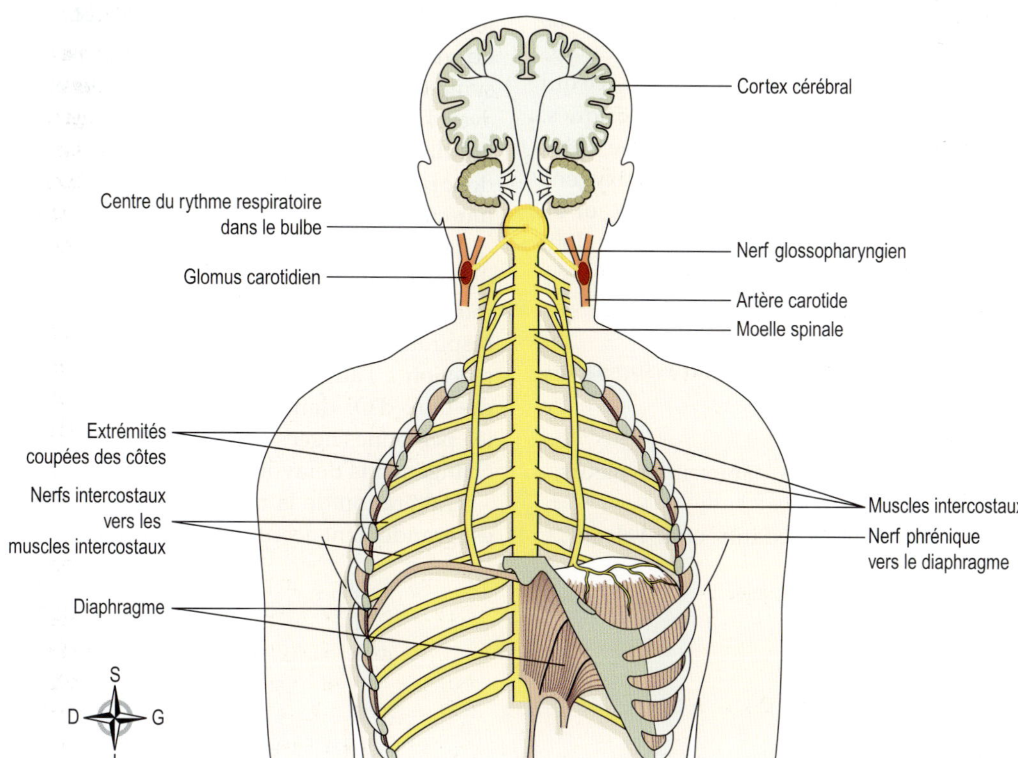

Figure 10.26 Certaines des structures impliquées dans le contrôle de la respiration.

Chémorécepteurs centraux. Ils sont situés sur la surface du bulbe, baignés par le liquide cérébrospinal. Quand la PCO_2 artérielle s'élève (hypercapnie), même légèrement, les chémorécepteurs centraux répondent en stimulant le centre respiratoire, accroissant la ventilation pulmonaire et abaissant ainsi la PCO_2 artérielle. La sensibilité des chémorécepteurs centraux à l'élévation de la PCO_2 artérielle est le plus important facteur dans le maintien du contrôle des gaz du sang chez le sujet sain. Une petite baisse de la PO_2 (hypoxémie) a le même effet, encore que moins prononcé, mais une réduction substantielle a un effet dépresseur.

Chémorécepteurs périphériques. Ils sont situés dans l'arc aortique et dans les glomus carotidiens (fig. 10.26). Ils réagissent aux changements des taux de CO_2 et d'O_2 dans le sang, mais ils sont bien plus sensibles au CO_2 qu'à l'O_2. Une augmentation même légère des taux de CO_2 active ces récepteurs, en déclenchant des influx nerveux vers le centre respiratoire via les *nerfs glossopharyngiens* et *vagues*. Cela stimule une augmentation immédiate de la fréquence et de l'amplitude des mouvements respiratoires. Une élévation de l'acidité du sang (baisse du pH, élévation de $[H^+]$) stimule aussi les chémorécepteurs périphériques, entraînant une ventilation accrue, une excrétion de CO_2 augmentée et une élévation du pH sanguin. Les chémorécepteurs participent également à la régulation de la pression artérielle (p. 102).

Exercice et respiration

L'exercice physique augmente à la fois la vitesse et la profondeur de la respiration afin de répondre aux besoins en oxygène accrus des muscles soumis à l'effort. Ces derniers produisent de plus grandes quantités de CO_2, ce qui stimule les chémorécepteurs centraux et périphériques. L'effort respiratoire plus important persiste même après l'arrêt de l'effort, afin de fournir suffisamment d'oxygène pour combler la « dette en oxygène ». Il s'agit surtout de l'oxygène nécessaire pour éliminer les déchets, dont l'acide lactique.

Autres facteurs influençant la respiration

La respiration peut être modifiée par les centres supérieurs du cerveau sous l'influence :

- de la parole, du chant ;
- de manifestations émotionnelles, par exemple pleurs, rires ;
- de médicaments, par exemple sédatifs, et de l'alcool ;
- du sommeil.

La température corporelle influence la respiration. L'accélération de la respiration lors de la fièvre est due à l'augmentation du métabolisme, alors qu'en cas d'hypothermie, la respiration comme le métabolisme sont ralentis. Des modifications temporaires de la respiration surviennent lors de la déglutition, de l'éternuement et de la toux.

Le *réflexe de Hering-Breuer* empêche la surdistension pulmonaire par de l'air. Les récepteurs sensibles à l'étirement du poumon, liés au centre respiratoire par le nerf vague, inhibent la respiration quand le volume pulmonaire approche le maximum.

Vieillissement et système respiratoire

Objectif pédagogique

Après avoir étudié ce paragraphe, vous devriez être capable :

- de décrire les principales conséquences du vieillissement sur la structure et la fonction respiratoires.

Les performances respiratoires déclinent à partir de l'âge de 25 ans. La perte de tissu élastique dans les poumons augmente la probabilité que les petites voies aériennes se collabent durant l'expiration et diminue le volume pulmonaire fonctionnel. Des degrés variables d'emphysème (p. 281) sont normaux chez les personnes âgées, habituellement sans symptômes. En général, le cartilage devient moins flexible avec l'âge et il existe un risque accru de modifications arthritiques des articulations. La cage thoracique devient donc plus rigide et, parallèlement à la réduction de la fonction musculaire en lien avec l'âge, cela réduit la ventilation minute.

Le risque d'infections respiratoires augmente en raison du déclin immunitaire et de la perte de production de mucus dans les voies aériennes liés à l'âge. Les réflexes respiratoires qui augmentent les efforts respiratoires en réaction à l'augmentation du taux de CO_2 et à la baisse du taux d'O_2 dans le sang deviennent moins efficaces ; les personnes âgées peuvent donc moins bien réagir aux changements défavorables des gaz du sang.

L'altération de la respiration chez les personnes âgées est grandement accrue chez les fumeurs.

Affections des voies respiratoires supérieures

Objectif pédagogique

Après avoir étudié ce paragraphe, vous devriez être capable :

- de décrire les affections inflammatoires et les infections des voies respiratoires supérieures courantes.

Maladies infectieuses et/ou inflammatoires

L'inflammation des voies aériennes supérieures peut être due à l'inhalation de gaz irritants, tels que la fumée de cigarette et les polluants aériens, mais elle est due le plus souvent à l'infection. Les infections sont habituellement virales, et celles-ci diminuent la résistance des voies respiratoires aux autres infections. Cela permet à des bactéries d'envahir les tissus. Ces infections ne mettent en jeu la vie que si elles s'étendent dans les poumons ou à d'autres organes, ou que si les voies aériennes sont bloquées par le gonflement inflammatoire et un exsudat.

Les substances pathogènes sont disséminées habituellement par des gouttelettes salivaires ou venant des voies respiratoires, par des équipements ou des vêtements contaminés. Si elle ne guérit pas complètement, l'infection aiguë peut devenir chronique.

Les infections virales provoquent une inflammation aiguë des muqueuses, entraînant une congestion tissulaire et un exsudat profus de liquide aqueux. L'infection bactérienne secondaire peut entraîner un écoulement purulent surtout chez les personnes vulnérables, comme les enfants et les personnes âgées.

Les infections virales sont souvent sévères et parfois mortelles chez les nourrissons, les jeunes enfants et les personnes âgées.

Rhume commun et grippe

Le rhume commun (coryza) est habituellement dû à des rhinovirus, et il est une infection très contagieuse, généralement sans gravité, caractérisée principalement par un écoulement nasal (rhinorrhée), des éternuements, une pharyngite et parfois une fièvre légère. Il évolue habituellement en quelques jours vers la guérison. La grippe est due à divers groupes de virus produisant des symptômes bien plus sévères que ceux du rhume, dont une température très élevée et des douleurs musculaires la guérison complète peut demander plusieurs semaines, et la surinfection bactérienne est plus fréquente que lors du rhume commun. Chez les adultes sains, la plupart des souches du virus de la grippe sont incapacitantes, mais rarement mortelles, à moins que l'infection ne s'étende aux poumons.

Sinusite

La sinusite est habituellement due à la diffusion de virus du nez et du pharynx à la muqueuse bordant les sinus paranasaux. L'infection virale primaire est habituellement suivie d'une surinfection bactérienne. La muqueuse congestionnée peut bloquer les orifices entre le nez et les sinus, empêchant le drainage des sécrétions sinusiennes mucopurulentes. Les symptômes comprennent une douleur faciale et une céphalée. En cas d'atteintes répétées, ou si la guérison n'est pas complète, l'infection peut devenir chronique.

Tonsillite (amygdalite)

Des virus et *Streptococcus pyogenes* sont les responsables habituels de l'inflammation des tonsilles palatines, des piliers des amygdales et des parois du pharynx (fig. 10.27). Une infection sévère peut évoluer vers la suppuration et la formation d'abcès (*phlegmon amygdalien*). L'infection s'étend parfois au cou, provoquant une cellulite. Après une amygdalite aiguë, la tuméfaction amygdalienne régresse et les tonsilles redeviennent de taille normale, mais des infections répétées peuvent entraîner une inflammation chronique, une fibrose et une hypertrophie permanente. Des anticorps développés lors d'une infection amygdalienne à *Streptococcus pyogenes* peuvent être associés au développement d'un rhumatisme articulaire aigu (p. 461) et d'une glomérulonéphrite (p. 375). Les infections répétées des tonsilles pharyngiennes (adénoïdes, fig. 10.3) peuvent les rendre hypertrophiées et fibreuses, et entraîner une obstruction des voies aériennes, en particulier chez les enfants.

Pharyngite, laryngite et trachéite

Le pharynx, le larynx et la trachée peuvent s'infecter suite à d'autres infections des voies respiratoires supérieures, par exemple le rhume commun ou une amygdalite.

La *laryngite aiguë sous-glottique* (faux *croup* des enfants) peut compliquer une infection respiratoire plus haut située; la voie aérienne est obstruée par un gonflement inflammatoire, entraînant une dyspnée laryngée.

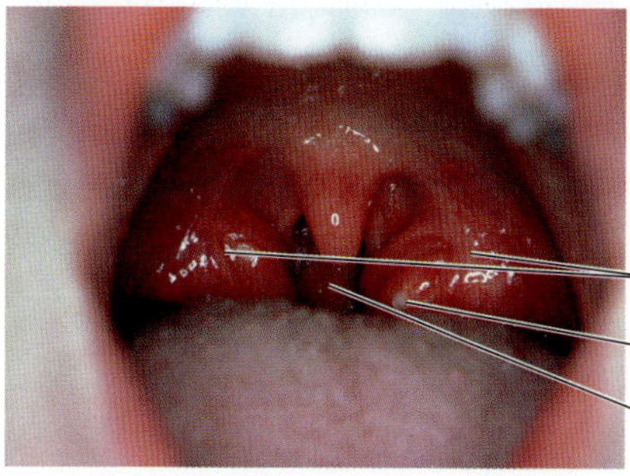

Figure 10.27 Tonsillite streptococcique.

Diphtérie

L'infection pharyngée due à *Corynebacterium diphtheriae* peut s'étendre au nasopharynx et à la trachée. Une fausse membrane épaisse recouvre les tonsilles palatines, et elle peut obstruer la voie aérienne. Les microbes produisent des exotoxines puissantes qui peuvent léser le myocarde, le système nerveux, plus rarement d'autres systèmes. Dans les pays où la vaccination antidiphtérique est faite sur une large échelle, la diphtérie est rare.

Rhume des foins (rhinite allergique)

Dans cette affection, une hypersensibilité immédiate (*atopie*) (p. 280) se développe contre des protéines étrangères (antigéniques), par exemple celles du pollen des graminées, des squames d'animaux familiers, des plumes d'oreiller. L'inflammation aiguë de la muqueuse nasale et de la conjonctive entraîne une *rhinorrhée* (écoulement aqueux excessif venant du nez), une rougeur oculaire et une production excessive de larmes. L'hypersensibilité atopique tend à être familiale, mais aucun facteur génétique unique n'a encore été identifié ; plusieurs gènes sont probablement impliqués. D'autres formes d'hypersensibilité atopique incluent l'asthme débutant dans l'enfance (voir plus loin), l'eczéma (p. 396) du nourrisson et du jeune enfant et les allergies alimentaires.

Affections pulmonaires obstructives

Objectifs pédagogiques

Après avoir étudié ce paragraphe, vous devriez être capable :

- de comparer les causes et l'anatomie pathologique des bronchites chroniques et aiguës ;
- d'indiquer les pathologies des principales formes d'emphysème ;
- de discuter les causes et la physiopathologie de l'asthme ;
- d'expliquer les principales anomalies physiologiques des bronchectasies.

Les affections pulmonaires obstructives sont caractérisées par le blocage du flux aérien dans les voies aériennes. L'obstruction peut être aiguë ou chronique.

Bronchite

Bronchite aiguë

Il s'agit habituellement d'une surinfection bactérienne des bronches. Elle est généralement précédée par un rhume commun ou par une grippe ; elle peut compliquer aussi une rougeole ou une coqueluche chez l'enfant. L'infection virale réduit les mécanismes de défense normaux, permettant aux bactéries déjà présentes dans les voies respiratoires de se multiplier. L'infection peut s'étendre vers le bas, entraînant une bronchiolite et/ou une bronchopneumonie, en particulier chez les enfants et les adultes débilités, ou bien chez des personnes âgées.

Bronchite chronique

C'est une affection courante, le sujet s'affaiblissant de plus en plus avec la progression de la maladie. La bronchite chronique est définie cliniquement par la présence de toux avec expectoration pendant 3 mois deux années consécutives. Il s'agit d'une maladie inflammatoire progressive, résultant d'une irritation prolongée de l'épithélium bronchique, souvent aggravée par l'humidité ou le froid.

Cette affection est souvent la conséquence d'un tabagisme, mais elle peut aussi suivre des épisodes de bronchite aiguë (fréquemment due à *Haemophilus influenzae* ou *Streptococcus pneumoniae*) et l'exposition chronique à des irritants aériens comme dans les nuages de pollution des villes ou les gaz d'échappement, ou à des polluants industriels.

Elle se développe surtout chez des hommes d'âge moyen, grands fumeurs, avec parfois des antécédents familiaux de bronchite chronique. Les crises aiguës sont fréquentes et souvent associées à une infection. Les modifications des bronches comprennent les suivantes.

Augmentation du nombre et de la taille des glandes muqueuses. L'augmentation du volume des muqueuses peut bloquer les petits conduits aériens, et surpasser le tapis roulant mucociliaire, conduisant à la réduction de la clairance, à une toux persistante et à l'infection.

Œdème et autres modifications inflammatoires. Ils provoquent un gonflement de la paroi des conduits aériens, rétrécissant les voies de passage et réduisant le flux aérien.

Réduction du nombre de cellules ciliées. L'épithélium cilié est progressivement détruit et remplacé par un type d'épithélium différent, dépourvu de cils. Cela peut précéder des changements néoplasiques (cancéreux). L'efficacité ciliaire étant réduite, le problème de l'accumulation de mucus s'aggrave, ce qui augmente encore le risque d'infection.

Fibrose des voies aériennes. Les modifications inflammatoires conduisent à une fibrose et à une rigidification des parois des conduits aériens, réduisant encore le flux aérien.

Difficulté respiratoire (dyspnée). Elle s'aggrave avec l'exercice physique et augmente l'effort nécessaire à la respiration.

La ventilation pulmonaire devient gravement altérée, ce qui entraîne une difficulté respiratoire et conduit à une hypoxie, une hypertension artérielle pulmonaire et une défaillance cardiaque droite. Lorsque l'insuffisance respiratoire se développe, la PO_2 du sang artériel baisse (*hypoxémie*) et la PCO_2 du sang artériel s'élève (*hypercapnie*). Quand l'affection devient encore plus sévère, le centre respiratoire bulbaire répond à l'hypoxémie plutôt qu'à l'hypercapnie. Aux stades avancés, les modifications inflammatoires commencent à affecter les bronchioles et les alvéoles elles-mêmes, et un emphysème se développe (voir ci-dessous). Le terme de *bronchopneumopathie chronique obstructive* est parfois utilisé pour décrire cette situation.

Emphysème (fig. 10.28, 10.29)

Emphysème pulmonaire

L'emphysème pulmonaire (souvent appelé simplement « emphysème ») se développe habituellement du fait d'affections inflammatoires au long cours, ou de l'irritation des voies aériennes, par exemple chez les fumeurs ou les mineurs. Parfois, il peut être dû au déficit congénital,

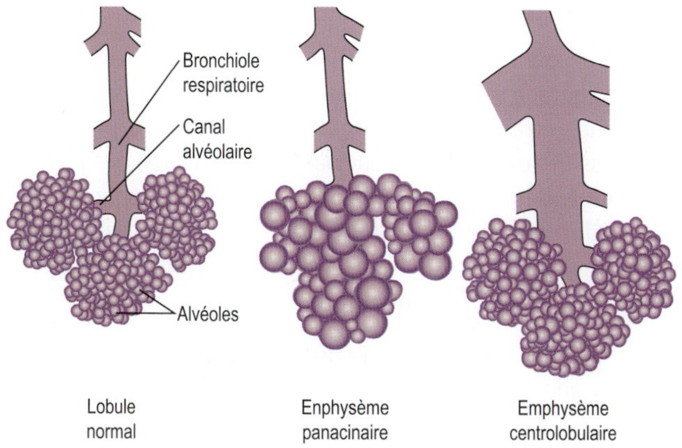

Figure 10.28 Emphysème.

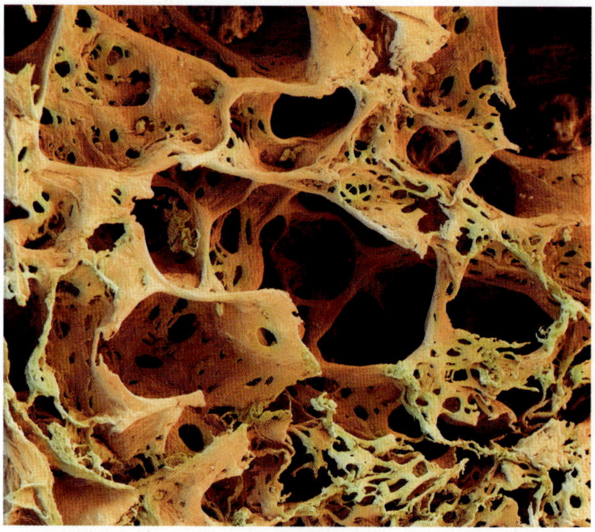

Figure 10.29 Microscopie à balayage électronique en couleur de tissu pulmonaire avec emphysème.

dans le poumon, d'une enzyme antiprotéolytique, l'α_1-antitrypsine. Ces affections entraînent une destruction progressive du tissu élastique de soutien dans les poumons, ceux-ci se dilatant progressivement (thorax en tonneau). De plus, il existe une distension irréversible des bronchioles respiratoires, des conduits alvéolaires et des alvéoles, ce qui réduit la surface disponible pour les échanges gazeux.

À l'examen microscopique, le tissu pulmonaire est rempli de grosses cavités irrégulières créées par la destruction des parois alvéolaires (fig. 10.29, et comparer avec fig. 10.19). Il existe deux principaux types d'emphysème pulmonaire, et les deux sont présents habituellement.

Emphysème panacinaire

Les parois entre des alvéoles adjacentes ont disparu, les canaux alvéolaires sont dilatés, et le tissu élastique interstitiel a disparu. Les poumons sont distendus, et leur capacité est augmentée. Comme le volume d'air de chaque mouvement respiratoire reste inchangé, il constitue une plus petite proportion du volume total d'air présent dans les alvéoles distendues, réduisant la pression partielle d'oxygène. Cela réduit le gradient de concentration d'O_2 à travers la membrane alvéolaire, ce qui par conséquent diminue la diffusion de l'O_2 du sang. Les alvéoles fusionnées réduisent la surface disponible pour les échanges gazeux. Dans les premiers stades de la maladie, les taux normaux d'O_2 et de CO_2 du sang artériel sont maintenus au repos par l'hyperventilation. Avec la progression de la maladie, l'association de ces modifications peut entraîner une hypoxie, une hypertension artérielle pulmonaire, et finalement une défaillance cardiaque droite.

Emphysème centrolobulaire

La dilatation irréversible des bronchioles respiratoires alimentant les lobules caractérise cette forme. Quand l'air inspiré atteint la région dilatée, sa pression baisse, ce qui entraîne une réduction de la pression de l'air alvéolaire, une baisse de l'efficacité de la ventilation et une réduction de la pression partielle d'oxygène. Avec la progression de la maladie, l'hypoxie qui en résulte entraîne une hypertension artérielle pulmonaire, responsable d'une défaillance cardiaque droite.

Emphysème interstitiel

L'emphysème interstitiel est la présence d'air dans les tissus interstitiels thoraciques ; l'air peut venir :

- de l'extérieur, du fait d'un traumatisme avec par exemple fracture de côtes, ou d'une plaie par arme blanche ;
- de l'intérieur, en cas de rupture alvéolaire dans la cavité pleurale, par exemple lors d'une crise d'asthme, d'une bronchiolite, d'un accès de toux au cours de la coqueluche.

L'air dans les tissus se déplace habituellement vers les tissus mous du cou, où il est progressivement résorbé sans entraîner de dommages. Une grande quantité d'air dans le médiastin peut cependant limiter les battements du cœur.

Il est important d'établir la distinction entre l'emphysème interstitiel et le pneumothorax (p. 289), où l'air est piégé entre les feuillets de la plèvre.

Asthme (fig. 10.30)

L'asthme est une maladie inflammatoire des voies aériennes courante, associée à des épisodes d'hyperréactivité, réversible, du muscle lisse du conduit aérien. La muqueuse et les couches musculaires des bronches deviennent épaissies et les glandes muqueuses agrandies, rétrécissant le flux aérien dans les voies respiratoires inférieures. Les parois gonflent et s'épaississent, avec un exsudat inflammatoire et un afflux de cellules inflammatoires, particulièrement d'éosinophiles. Pendant une crise d'asthme, le spasme de la musculature bronchique (*bronchospasme*) rétrécit la voie aérienne, et il se produit une sécrétion excessive d'un mucus épais, gluant, qui rétrécit encore plus la voie aérienne. Seule l'expiration partielle est réalisée, si bien que les poumons deviennent distendus par de l'air et qu'il y a une dyspnée sévère avec des sifflements respiratoires (*wheezing*). La durée des crises va habituellement de quelques minutes à quelques heures. Dans les crises sévères aiguës, les bronches peuvent être obstruées par des bouchons de mucus, ce qui bloque le flux aérien et entraîne une insuffisance respiratoire aiguë avec hypoxie, et possiblement la mort.

Les facteurs non spécifiques susceptibles de déclencher une crise d'asthme comprennent les suivants :

- exposition à l'air froid ;
- consommation de cigarettes ;
- pollution de l'air ;
- infection des voies respiratoires supérieures ;
- stress émotionnel ;
- exercice vigoureux.

Il existe deux catégories cliniques d'asthme qui, généralement, se traduisent par des symptômes identiques et qui sont traitées de la même façon. Les différences importantes concernent l'âge typique de début et le rôle de l'allergie. L'asthme, quelle que soit son étiologie, peut habituellement être bien contrôlé par l'inhalation d'anti-inflammatoires et des produits bronchodilatateurs, permettant aux sujets de vivre normalement.

Asthme atopique (débutant dans l'enfance, asthme extrinsèque)

Ce type touche des enfants et des adultes jeunes ayant une hypersensibilité atopique (de type I) (p. 410) à des protéines étrangères, par exemple à celles du pollen, de la poussière de maison contenant des acariens, des plumes d'oreiller, des squames animales, des champignons. Des antécédents d'eczéma infantile ou d'allergie alimentaire sont fréquents, et des membres de la famille proche ont souvent eux-mêmes une allergie.

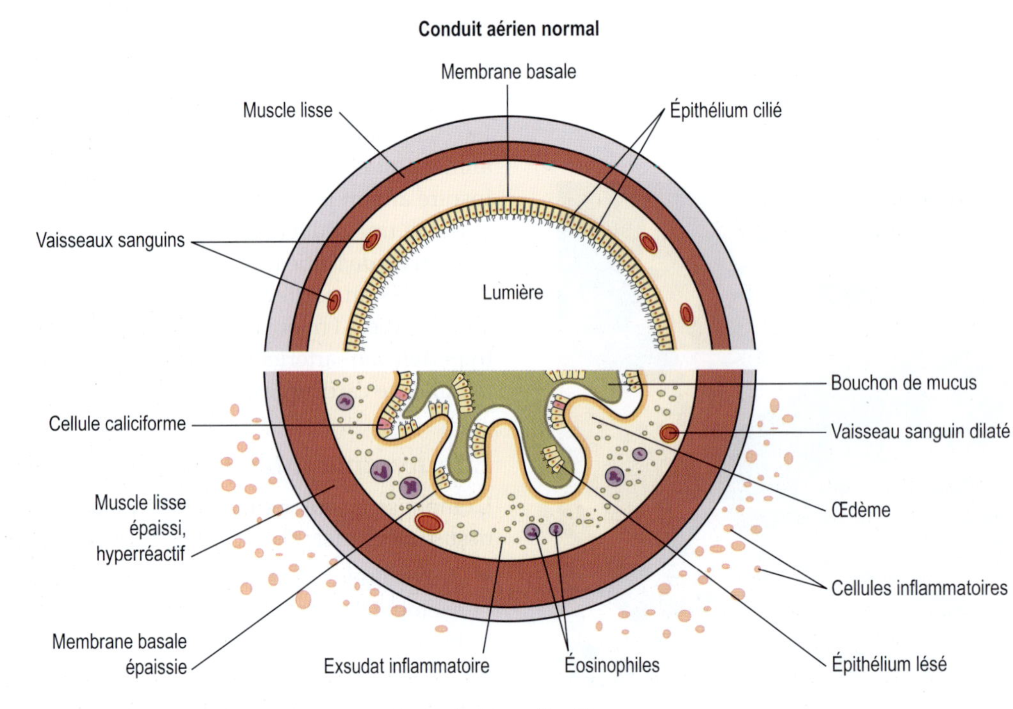

Figure 10.30 Coupe transversale de la paroi d'un conduit aérien dans l'asthme.

Comme dans le rhume des foins, des antigènes (allergènes) sont inhalés et absorbés par la muqueuse bronchique. Ils stimulent la production d'anticorps IgE, qui se lient à la surface des mastocytes et des basophiles présents autour des vaisseaux sanguins de la muqueuse bronchique. Quand l'antigène est à nouveau rencontré, la réaction antigène/anticorps entraîne la libération d'histamine et de substances apparentées, qui stimulent la sécrétion de mucus et la contraction du muscle bronchique. Les crises tendent à devenir moins fréquentes et moins sévères avec l'âge.

Asthme non atopique (débutant à l'âge adulte, asthme intrinsèque)

Ce type survient plus tardivement, à l'âge adulte, et il n'y a pas d'antécédents de réactions allergiques pendant l'enfance. Il peut exister une inflammation chronique des voies aériennes supérieures, par exemple une bronchite chronique, des polypes nasaux. Les autres facteurs déclenchants comprennent l'exercice et l'exposition professionnelle, par exemple l'inhalation de vapeurs de peinture. L'aspirine déclenche une réaction asthmatique chez certaines personnes. Avec le temps, les crises tendent à devenir plus sévères, et il peut y avoir des lésions pulmonaires irréversibles. Finalement, l'altération de la ventilation pulmonaire entraîne une hypoxie, une hypertension artérielle pulmonaire et une défaillance cardiaque droite.

Bronchectasies

Il s'agit d'une dilatation anormale permanente des bronches et des bronchioles. Il existe une infection bactérienne bronchique chronique, et parfois des antécédents de bronchiolite et de bronchopneumopathie datant de l'enfance, d'une mucoviscidose ou d'une tumeur bronchique. Les bronches deviennent obstruées par du mucus, du pus et un exsudat inflammatoire; les alvéoles en aval du blocage se collabent au fur et à mesure de la résorption de l'air qu'elles contiennent. Le tissu élastique interstitiel dégénère, et il est remplacé par du tissu fibreux qui relie les bronches à la plèvre pariétale. La pression de l'air inspiré dans ces bronches lésées entraîne la dilatation bronchique en amont du blocage. La toux sévère persistante visant à enlever l'abondant mucus purulent entraîne une augmentation intermittente de la pression dans les bronches bloquées, amenant de nouvelles dilatations.

Le lobe pulmonaire inférieur est habituellement atteint. Si un vaisseau sanguin est érodé, il peut survenir une hémoptysie, ou une pyohémie avec formation d'abcès à distance, souvent dans le cerveau. Une fibrose pulmonaire progressive entraîne une hypoxie, une hypertension artérielle pulmonaire puis une défaillance cardiaque droite.

Mucoviscidose

Il s'agit de l'une des maladies génétiques les plus fréquentes (p. 475); elle touche un nouveau-né sur 2500. On estime que presque 5 % de la population sont porteurs du gène récessif anormal; celui-ci doit être présent chez les deux parents pour que la maladie se déclare.

Les sécrétions de toutes les glandes exocrines ont une viscosité anormalement importante, mais les plus atteintes sont celles des poumons, du pancréas, des intestins, des voies biliaires et, chez l'homme, du système reproducteur. Les glandes sudorifères sécrètent des quantités anormalement élevées de sel lors d'une hypersudation. Dans le pancréas, du mucus très visqueux est sécrété par les parois des canaux et entraîne une obstruction, une lésion des cellules parenchymateuses, la formation de kystes et un déficit de sécrétion des enzymes. Chez le nouveau-né, l'occlusion intestinale peut être provoquée par un bouchon de méconium (selles du fœtus) et du mucus visqueux, entraînant une perforation de la paroi du tube digestif et une péritonite méconiale, souvent mortelle. Dans les cas moins sévères, la digestion des protéines et des graisses peut être altérée, entraînant une malabsorption, une stéatorrhée et un défaut de développement chez les enfants. Chez les enfants plus âgés, les conséquences fréquentes sont les suivantes :

- la digestion de la nourriture et l'absorption des nutriments sont altérées;
- les conduits biliaires intrahépatiques peuvent être obstrués, entraînant une cirrhose;
- une bronchite chronique, des bronchectasies et une pneumonie peuvent se développer.

L'espérance de vie des personnes est d'environ 50 ans; les principaux traitements proposés visent à maintenir une fonction respiratoire efficace et à éviter les infections. La maladie pulmonaire et la maladie cardiaque chroniques sont des complications fréquentes.

Affections pulmonaires restrictives

Objectifs pédagogiques

Après avoir étudié ce paragraphe, vous devriez être capable :

- de décrire les principales pneumoconioses;
- d'indiquer les principales causes et conséquences des maladies pulmonaires dues à des produits chimiques.

Les affections pulmonaires restrictives sont caractérisées par une augmentation de la rigidité (faible compliance) du tissu pulmonaire, ce qui rend la distension du poumon plus difficile et accroît le travail de la respiration. Une maladie restrictive chronique est souvent associée à une fibrose progressive due à l'inflammation pulmonaire répétée et continue.

Pneumoconiose

Ce groupe de maladies pulmonaires est dû à l'exposition prolongée à des poussières inhalées, laquelle déclenche une inflammation généralisée et une fibrose progressive des tissus pulmonaires. L'inhalation de polluants dans le contexte professionnel constituait une cause importante de maladie pulmonaire avant l'introduction de la législation qui a limité l'exposition des travailleurs à ceux-ci. Pour qu'une maladie survienne, les particules doivent être si petites qu'elles sont transportées dans l'air inspiré au niveau des bronchioles respiratoires et des alvéoles, où elles ne peuvent être nettoyées que par phagocytose. Les particules plus grosses sont piégées par le mucus plus haut dans les voies respiratoires, et expulsées par l'action ciliaire et la toux. Le risque augmente avec la durée et la concentration de l'exposition, ainsi que chez les fumeurs.

Pneumoconiose du mineur

L'inhalation de poussières de charbon sur une longue période entraîne des degrés variables d'altération respiratoire. Beaucoup de mineurs ne développent pas de maladie ou seulement à un degré léger, mais d'autres sont atteints d'une fibrose massive progressive qui entraîne finalement la mort. Les poussières inhalées s'accumulent dans les poumons et sont phagocytées par les macrophages, qui s'amassent autour des voies aériennes et provoquent des degrés variables de fibrose. Si la fibrose demeure cantonnée à ces petits amas de macrophages et qu'il n'existe pas de réduction importante de la fonction pulmonaire, l'affection est appelée *pneumoconiose du mineur simple*; celle-ci ne progressera probablement plus une fois que l'exposition aux poussières aura cessé. Pour des raisons qui restent peu claires, les changements fibreux des poumons progressent bien plus chez certaines personnes, avec la formation de gros nodules fibreux denses, la destruction et la cavitation du tissu pulmonaire ainsi qu'une altération respiratoire potentiellement mortelle.

Silicose

La silicose peut être due à la longue exposition à des poussières contenant des composés de silice. Les industries à haut risque sont les carrières de granit, les mines de charbon, la maçonnerie de pierre et le travail du sable aux explosifs, le travail du verre et la poterie.

Les particules de silice inhalées s'accumulent dans les alvéoles et sont ingérées par des macrophages, la silice étant toxique pour ces cellules. La réaction inflammatoire, déclenchée à la mort des macrophages, entraîne une fibrose importante.

La silicose semble prédisposer au développement d'une tuberculose, qui rapidement évolue vers une bronchopneumonie et possiblement une tuberculose miliaire. La destruction progressive du parenchyme pulmonaire entraîne une réduction progressive de la fonction pulmonaire, une hypertension artérielle pulmonaire, conduisant à la défaillance cardiaque droite.

Asbestose

L'asbestose, due à l'inhalation de fibres d'amiante, se développe après 10 à 20 ans d'exposition, parfois après seulement 2 ans. Les mineurs d'amiante et les personnes fabriquant ou utilisant des matériels contenant de l'amiante courent un risque. Il existe différentes formes d'amiante, mais l'amiante bleue est associée à la maladie la plus grave.

En dépit de leur grande taille, les particules pénètrent jusqu'au niveau des bronchioles respiratoires et des alvéoles. Des macrophages s'accumulent dans les alvéoles, et les fibres courtes sont ingérées par eux. Les grosses fibres forment des *corps d'asbeste*, consistant en des fibres entourées de macrophages, de matériel protéique et de dépôts de fer. Leur présence dans l'expectoration indique l'exposition à l'amiante, mais pas nécessairement que le patient est atteint par la maladie, l'asbestose. Les macrophages ayant englobé des fibres sortent des alvéoles, s'accumulent autour des bronchioles respiratoires et des vaisseaux sanguins, stimulant la formation de tissu fibreux. Le parenchyme pulmonaire est progressivement détruit, et une dyspnée, une hypoxie chronique, une hypertension artérielle pulmonaire conduisant à la défaillance cardiaque droite se développent. Le lien entre l'amiante inhalée et la fibrose pulmonaire n'est pas clair. Il se pourrait que l'amiante stimule des macrophages, qui sécrètent alors des enzymes déclenchant la fibrose, ou qu'elle stimule une réaction immunitaire responsable de la fibrose. L'amiante est impliquée dans le développement de mésothéliomes (p. 288).

Alvéolite allergique extrinsèque

Ce groupe d'affections est dû à l'inhalation de poussières organiques, dont celles indiquées dans le tableau 10.3. Les contaminants agissent comme des antigènes, entraînant

Tableau 10.3 Affections dues à des contaminants inhalés

Maladie	Contaminant
Poumon de fermier	Foin moisi
Bagassose	Canne à sucre moisie
Poumon des éleveurs d'oiseaux	Fientes ou plumes d'oiseaux
Poumon des travailleurs du malt	Orge moisi
Byssinose	Fibres de coton

une réaction d'hypersensibilité de type III dans les parois des alvéoles.

Initialement, l'allergie entraîne une bronchiolite, une dyspnée, de la toux, l'accumulation de cellules inflammatoires et la formation de granulome (collections de macrophages). Si l'exposition est brève, la réponse inflammatoire peut s'arrêter, mais en cas d'expositions répétées, une fibrose pulmonaire se développe.

Toxines pulmonaires

Une maladie pulmonaire peut être déclenchée par diverses toxines et divers médicaments, dont les suivants.

Paraquat. Ce désherbant provoque un œdème pulmonaire, une fibrose pulmonaire irréversible et des lésions rénales. Son ingestion peut être mortelle.

Médicaments. Le mécanisme et la gravité des lésions pulmonaires provoquées par des médicaments varient en fonction du médicament et de l'état général du patient. Certains anticancéreux, dont la bléomycine et le méthotrexate, peuvent déclencher une fibrose progressive. D'autres médicaments courants, dont les inhibiteurs de l'enzyme de conversion (utilisés dans l'hypertension artérielle et d'autres pathologies cardiovasculaires), la phénytoïne (un anticonvulsivant) et l'hydralazine (utilisée dans l'hypertension artérielle) peuvent aussi avoir des effets pulmonaires indésirables.

Apport d'oxygène à haute concentration. Les bébés prématurés peuvent nécessiter un apport en oxygène avant que leur fonction pulmonaire arrive à maturation, mais les concentrations élevées utilisées peuvent entraîner des lésions fibreuses permanentes des poumons, de même que des lésions rétiniennes (p. 227). Les personnes qui nécessitent, quel que soit leur âge, de hautes concentrations d'oxygène peuvent aussi développer une fibrose pulmonaire.

Infections pulmonaires

Objectif pédagogique

Après avoir étudié ce paragraphe, vous devriez être capable :

- de décrire les causes et les effets d'une infection pulmonaire, dont la pneumonie, l'abcès et la tuberculose.

Pneumonie (fig. 10.31)

La pneumonie correspond à une infection des alvéoles. Elle apparaît quand un mécanisme de défense pulmonaire n'empêche pas des microbes inhalés ou véhiculés par le sang d'atteindre et de coloniser les poumons. Les facteurs prédisposants comprennent les suivants.

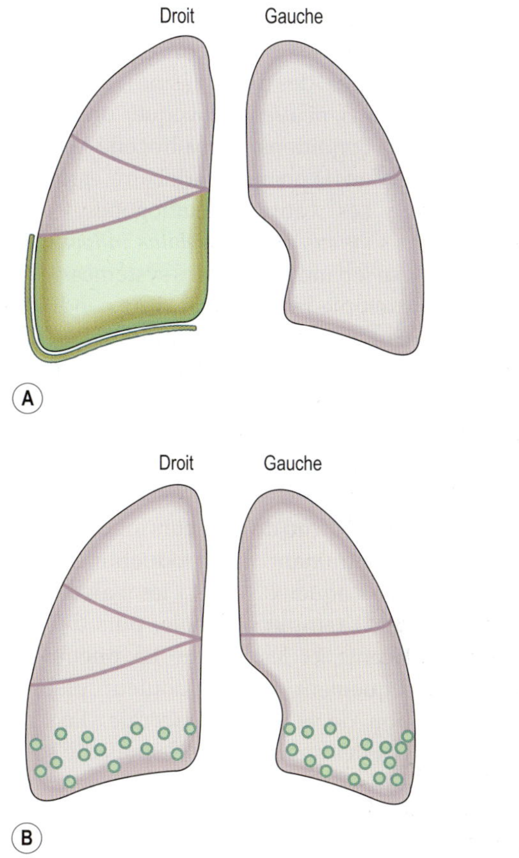

Figure 10.31 Distribution du tissu infecté. A. Dans la pneumonie lobaire. **B.** Dans la bronchopneumonie.

Altération de la toux. Une toux efficace contribue à l'enlèvement du mucus infecté, mais la toux est diminuée si l'individu est inconscient, ou s'il existe des lésions dans les muscles respiratoires ou les nerfs qui les innervent, ou en cas de toux douloureuse ; par la suite, les sécrétions respiratoires peuvent s'accumuler et s'infecter.

Lésions de l'épithélium bordant les voies respiratoires. Le mécanisme ciliaire peut être altéré, ou l'épithélium être lésé par exemple par le tabagisme, l'inhalation de gaz toxiques, une infection.

Phagocytose alvéolaire altérée. Une dépression de l'activité des macrophages peut être due au tabagisme, à l'alcool, à l'anoxie, à la toxicité de l'oxygène.

Hospitalisation. Surtout lorsqu'une ventilation mécanique assistée est nécessaire.

Autres facteurs. Le risque de pneumonie est accru dans :

- les âges extrêmes de la vie ;
- la leucopénie ;
- les maladies chroniques, par exemple insuffisance cardiaque, cancer, insuffisance rénale chronique, alcoolisme ;
- la suppression de l'immunité, due par exemple à des radiations ionisantes, des corticoïdes
- une hypothermie.

Micro-organismes responsables

Une grande variété de micro-organismes, dont des bactéries, des virus, des mycoplasmes, des protozoaires et des champignons, peuvent provoquer une pneumopathie sous certaines conditions. Le pathogène le plus fréquent, en particulier dans la pneumonie lobaire, est le *Streptococcus pneumoniae*. Les autres pathogènes comprennent *Staphylococcus aureus* et *Haemophilus influenzae*. *Legionella pneumophila* se répand à travers les systèmes de distribution d'eau, par exemple les systèmes d'air conditionné, et est transmis par l'inhalation de gouttelettes. *Klebsiella pneumoniae* et *Pseudomonas aeruginosa* sont des causes courantes de pneumonie acquise à l'hôpital.

Pneumonie lobaire (fig. 10.31A)

C'est l'infection d'un ou de plusieurs lobes par *Streptococcus pneumoniae*, entraînant la production d'un exsudat inflammatoire aqueux dans les alvéoles. Celui-ci s'accumule et il remplit le lobule, puis diffuse dans les lobules adjacents, et les infecte. La pneumonie lobaire débute brusquement, et une douleur pleurale traduit l'inflammation de la plèvre viscérale. En l'absence de traitement par des antibiotiques, la maladie suit son cours et guérit en 2 à 3 semaines. Cette forme de pneumonie est plus fréquente chez de jeunes adultes auparavant sains.

Bronchopneumonie (fig. 10.31B)

L'infection s'étend des bronches aux bronchioles terminales et aux alvéoles. Tandis que ces structures deviennent inflammatoires, un exsudat fibrineux s'accumule, et il se produit un afflux de leucocytes. De petits foyers de condensation (alvéoles remplis de liquide) se développent. La régression est souvent incomplète, avec fibrose. Des bronchectasies sont fréquentes, à l'origine d'infections aiguës ultérieures, d'une fibrose pulmonaire et d'une destruction progressive du parenchyme pulmonaire. Les bronchopneumonies s'observent surtout chez des nourrissons et des personnes âgées; la mort est fréquente, en particulier quand l'affection complique une maladie débilitante. Les facteurs de prédisposition comprennent les suivants :

- affaiblissement, par exemple cancer, urémie, hémorragie cérébrale, défaillance cardiaque congestive, malnutrition, hypothermie;
- maladie pulmonaire, par exemple bronchectasie, mucoviscidose ou infection virale aiguë;
- anesthésie générale, qui déprime l'activité respiratoire et l'activité ciliaire;
- inhalation du contenu gastrique (*pneumonie d'inhalation*), lors par exemple d'une perte de conscience, d'un sommeil très profond, d'une ingestion excessive d'alcool, d'un surdosage médicamenteux;
- inhalation de matériel infecté provenant des sinus paranasaux ou des voies respiratoires supérieures.

Abcès du poumon

Il s'agit d'une suppuration et d'une nécrose localisées dans le parenchyme pulmonaire.

Sources de l'infection

Un abcès peut se développer à partir d'une infection locale :

- si une pneumonie n'est pas traitée de manière inappropriée;
- à la suite d'un traumatisme, par exemple lors d'une fracture de côte, d'une plaie par arme blanche, ou d'une intervention chirurgicale;
- ou à partir de structures adjacentes, par exemple l'œsophage, le rachis ou un abcès sous-phrénique.

Parfois, un abcès pulmonaire se développe lorsque du matériel infecté circulant dans le flux sanguin, un *embole septique*, parvient au poumon et s'y loge. Un tel matériel est habituellement issu d'une thrombophlébite (p. 129) ou d'une endocardite infectieuse (p. 135).

Évolution

La guérison d'un abcès du poumon peut être complète, ou on peut observer par exemple :

- une suppuration chronique;
- des embolies septiques dans d'autres parties du corps, par exemple dans le cerveau, entraînant un abcès cérébral et/ou une méningite;
- l'extension d'un abcès sous-pleural à la plèvre, avec empyème et parfois formation d'une fistule bronchopleurale;
- l'érosion d'un vaisseau sanguin pulmonaire, entraînant une hémorragie.

Tuberculose

La tuberculose est un problème de santé majeur dans le monde, particulièrement dans les pays à faibles revenus qui ne peuvent pas s'offrir des programmes de prévention ou des traitements efficaces, ainsi que dans les pays où le VIH est répandu. Cette infection est due à l'une des deux mycobactéries suivantes. La principale est *Mycobacterium tuberculosis*. Les humains en sont les principaux hôtes. Les microbes se répandent par l'inhalation ou par l'intermédiaire de gouttelettes aériennes infectées venant des voies aériennes d'un individu présentant une tuberculose active, ou par inhalation de poussière contaminée par des crachats infectés. Moins fréquemment, en raison de la pasteurisation du lait dans les pays développés, la tuberculose peut être provoquée par *Mycobacterium bovis*, à partir des vaches.

Tuberculose pulmonaire

Tuberculose primaire

L'infection initiale atteint habituellement l'apex du poumon. Des cellules inflammatoires, dont des macrophages et des lymphocytes, sont recrutées pour la défense, séparant les lésions infectées en *foyers de Ghon* (NdT : « chancre d'inoculation »). Les centres des foyers de Ghon sont remplis de matériel nécrosé semblable à du fromage, qui peut contenir un nombre important de bactéries actives ayant survécu à l'intérieur des macrophages. Si l'infection se répand aux nœuds lymphatiques régionaux, les foyers de Ghon et ces nœuds infectés sont appelés *complexe primaire*. À ce stade, la maladie aura probablement entraîné de la fièvre et des signes cliniques. Chez la grande majorité des personnes, elle ne progresse pas davantage, bien que des complexes primaires calcifiés soient clairement identifiables sur une radiographie. L'exposition à la bactérie entraîne la *sensibilisation*, ce qui conduit à une importante réaction immune médiée par les cellules T (p. 405) si l'infection est réactivée.

Tuberculose secondaire

La tuberculose secondaire est habituellement due à la réactivation de la maladie à partir de bactéries latentes survivant à la phase primaire. Elle peut survenir des décennies après l'exposition initiale en réaction à des facteurs comme le stress, le vieillissement, une immunodépression ou la malnutrition. L'infection peut alors bien plus progresser que cela n'était le cas au stade primaire, avec une destruction et une cavitation importantes des tissus pulmonaires. Les symptômes comprennent de la fièvre, de la toux, un malaise, une hémoptysie, une perte de poids et des sueurs nocturnes. Près de la moitié des patients atteints de tuberculose secondaire développent une tuberculose non pulmonaire.

Tuberculose non pulmonaire

La tuberculose primaire affecte rarement des tissus autres que pulmonaires, mais une atteinte non pulmonaire est très fréquente dans la tuberculose secondaire. Une tuberculose ayant beaucoup disséminé est presque toujours mortelle en l'absence de traitement adéquat.

Tuberculose miliaire

La transmission par voie sanguine à partir des poumons entraîne une importante dissémination des bacilles dans les tissus corporels, et des foyers d'infection peuvent se loger dans n'importe quel organe, dont la moelle osseuse, le foie, la rate, les reins et le SNC. De nombreux très petits nodules se développent dans les poumons ; à la radiographie, ils ressemblent à des graines de millet épars (d'où « miliaire »). Un traitement rapide est essentiel pour éviter la propagation.

Tuberculose ganglionnaire

C'est le deuxième site d'infection le plus fréquent après les poumons. Les nœuds (ou ganglions) lymphatiques du médiastin, du cou, des aisselles et de l'aine sont les plus susceptibles d'être atteints. L'infection provoque un gonflement et une nécrose centrale du nœud. Elle est habituellement indolore.

Tuberculose articulaire et osseuse

Les articulations intervertébrales, de la hanche et du genou sont les plus fréquemment atteintes ; chez les enfants, c'est généralement la conséquence de la tuberculose primaire. L'infection du disque intervertébral ou de la membrane synoviale d'une articulation synoviale est suivie de la destruction massive du cartilage et de l'os adjacent ; celle-ci peut progresser en ostéomyélite tuberculeuse.

Autres tissus atteints

Le péricarde, la peau et le tractus gastro-intestinal peuvent tous être atteints. Une personne sur cinq ayant une maladie non pulmonaire développe une infection du SNC, laquelle nécessite un traitement en urgence. Si celle-ci n'est pas mortelle, elle provoque des lésions neurologiques permanentes chez les survivants.

Tumeurs du poumon

Objectif pédagogique

Après avoir étudié ce paragraphe, vous devriez être capable :

- de décrire la pathologie des tumeurs pulmonaires courantes.

Carcinome bronchique

Le carcinome bronchique primaire est une affection maligne fréquente. La très grande majorité des cas (jusqu'à 90 %) surviennent chez les fumeurs ou ceux qui inhalent la fumée de cigarette d'autres personnes (tabagisme passif). Les autres facteurs de risque comprennent les poussières diffusées par voie aérienne et la présence d'une fibrose pulmonaire. La tumeur primaire a généralement métastasé au moment du diagnostic, et le pronostic de ce type de cancer est donc habituellement très mauvais.

La tumeur se développe habituellement dans une grosse bronche, formant une masse friable se projetant dans la lumière bronchique et l'obstruant parfois complètement. Du mucus, qui ne peut être normalement évacué hors de la bronche obstruée, se collecte alors, prédisposant à l'infection. En grossissant, la tumeur peut éroder un vaisseau sanguin et entraîner ainsi une hémoptysie.

Extension du carcinome bronchique

Cette extension ne suit pas un schéma ou une séquence particuliers. L'extension se fait par infiltration locale des tissus et par transport de fragments tumoraux dans les vaisseaux sanguins ou les vaisseaux lymphatiques. Si des vaisseaux tumoraux sanguins ou lymphatiques sont érodés, des fragments peuvent diffuser alors que la tumeur est tout à fait petite. Une tumeur métastatique peut donc donner des symptômes avant que la tumeur primaire pulmonaire ait été détectée.

Extension locale. Elle peut se faire dans le poumon ou aux structures médiastinales, par exemple aux vaisseaux sanguins, aux nerfs, à l'œsophage.

Extension lymphatique. Des fragments tumoraux diffusent par des vaisseaux lymphatiques à des nœuds lymphatiques successifs, dans lesquels ils peuvent provoquer des tumeurs métastatiques. Des fragments peuvent entrer dans la lymphe drainant une tumeur, ou passer dans un plus gros vaisseau dont la paroi a été érodée par une tumeur en croissance.

Extension par voie sanguine. Les cellules tumorales pénètrent dans le sang habituellement quand un vaisseau sanguin est érodé par l'extension de la tumeur. Les métastases siègent le plus souvent dans le foie, le cerveau, les glandes surrénales, les os et les reins.

Mésothéliome pleural

La majorité des cas de cette tumeur pleurale maligne sont dus à l'exposition antérieure à la poussière d'amiante chez par exemple des travailleurs de l'amiante, des personnes vivant près des mines d'amiante ou d'usines en utilisant. Le tabagisme augmente le risque de développer un mésothéliome chez les personnes exposées à l'amiante. Le mésothéliome se développe après une durée d'exposition à l'amiante extrêmement variable, allant de 3 mois à 60 ans; il est habituellement dû à des fibres d'amiante bleue (crocidolite). La tumeur atteint les deux feuillets de la plèvre et, en croissant, elle oblitère la cavité pleurale, comprimant le poumon. Des métastases par voie lymphatique et/ou sanguine sont fréquentes, au niveau des nœuds lymphatiques hilaires et mésentériques, de l'autre poumon, du foie, de la thyroïde et des glandes surrénales, des os, des muscles squelettiques et du cerveau. Le pronostic est habituellement très mauvais.

Collapsus pulmonaire (fig. 10.32)

Objectifs pédagogiques

Après avoir étudié ce paragraphe, vous devriez être capable :

- d'énumérer les principales causes de collapsus pulmonaire;
- de décrire les effets du collapsus pulmonaire.

Les conséquences cliniques du collapsus (*atélectasie*) de la totalité ou d'une partie du poumon dépendent de l'étendue du poumon concernée. Des parties pulmonaires tout à fait importantes peuvent être atteintes sans symptômes évidents. Il existe quatre principales causes de collapsus pulmonaire :

- l'obstruction d'une voie aérienne (collapsus par résorption d'air);
- altération de la fonction du surfactant;
- compression pulmonaire;
- hypoventilation alvéolaire.

Obstruction d'une voie aérienne (collapsus par résorption d'air, fig. 10.32A)

La quantité de poumon atteinte dépend du calibre de la voie aérienne obstruée. En aval de l'obstruction, de l'air est piégé dans les alvéoles pulmonaires qui dépendent du conduit obstrué; cet air est résorbé, et le poumon se collabe dans le territoire de l'obstruction. Les sécrétions qui se sont collectées en aval de l'obstruction peuvent s'infecter, conduisant à la formation d'abcès. À court terme, l'obstruction est habituellement suivie par la réaération du

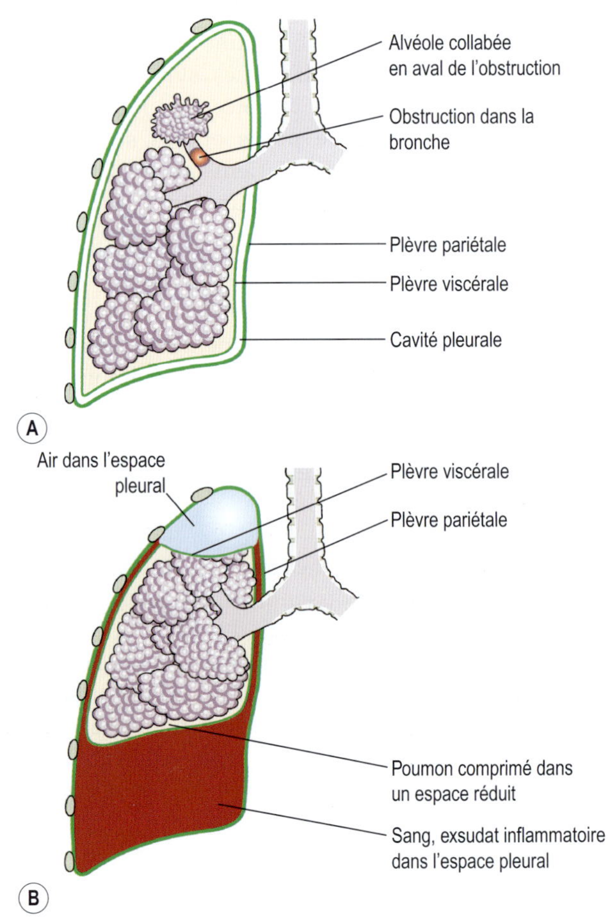

Figure 10.32 Collapsus d'un poumon. A. Collapsus par résorption. **B.** Collapsus par pression.

poumon, sans effets nocifs durables. Une obstruction prolongée entraîne une fibrose progressive du territoire collabé en permanence. Une obstruction soudaine peut être due à l'inhalation d'un corps étranger (habituellement dans la bronche principale droite, qui est plus large et dont l'angle est plus prononcé que la gauche), à un bouchon de mucus formé lors d'une crise d'asthme ou au cours d'une bronchite chronique. Une obstruction progressive peut être due à une tumeur endobronchique, ou à la compression d'une bronche, par exemple par des nœuds lymphatiques médiastinaux hypertrophiés, un anévrisme aortique.

Fonction du surfactant altérée

Les prématurés, nés avant la 34ᵉ semaine de gestation, sont incapables de mettre leurs poumons en expansion par leurs propres efforts respiratoires, car leurs poumons sont trop immatures pour produire du surfactant (p. 270). Ces bébés ont besoin d'être ventilés mécaniquement jusqu'à ce que leurs poumons produisent du surfactant. Cette affection est appelée *maladie respiratoire du nouveau-né* (NdT : ou maladie des membranes hyalines).

Lors du *syndrome de détresse respiratoire de l'adulte* (SDRA), la dilution du surfactant par le liquide collecté dans les alvéoles (œdème pulmonaire) entraîne une atélectasie. Ces patients sont presque toujours déjà sévèrement malades, et le collapsus de parties substantielles des poumons contribue à un taux de mortalité d'environ un tiers.

Collapsus par pression

Quand de l'air ou un liquide pénètre dans la cavité pleurale, la pression qui y était négative devient positive, empêchant l'expansion pulmonaire. Du liquide s'accumule dans les bases pulmonaires, alors que des collections d'air sont souvent retrouvées vers les apex (fig. 10.32B). Le collapsus ne touche habituellement qu'un seul poumon, et il peut être partiel ou complet. Les voies aériennes ne sont pas obstruées.

Pneumothorax

Dans cette affection, la cavité pleurale contient de l'air. Le pneumothorax peut être spontané ou traumatique.

Pneumothorax spontané. Il peut être primaire ou secondaire. Le *pneumothorax spontané primaire* (NdT : dit aussi primitif, idiopathique) est de cause inconnue (NdT : il est dû en fait à la rupture dans la plèvre d'une bulle sous-pleurale ou « bleb ») et récidive souvent ; il touche des sujets en bonne santé, habituellement des hommes entre 20 et 40 ans. Le *pneumothorax spontané secondaire* est dû à la pénétration d'air dans la cavité pleurale du fait de la rupture de la plèvre viscérale lors d'une maladie pulmonaire, par exemple lors de l'emphysème, de l'asthme, de la tuberculose, du cancer bronchique.

Pneumothorax traumatique. Il est dû à un traumatisme pénétrant qui perce la plèvre, par exemple à une fracture de côtes, à une plaie par arme blanche, à une intervention de chirurgie thoracique.

Pneumothorax suffocant (fig. 10.33). Il apparaît quand un clapet ou une valve unidirectionnelle est présent entre le poumon et la cavité pleurale. L'air qui pénètre dans la cavité pleurale pendant l'inspiration ne peut pas en sortir pendant l'expiration, et s'accumule de façon continue. La pression intrapleurale s'élève de façon importante (« pneumothorax sous tension »), le médiastin est dévié vers le côté opposé, et l'autre poumon est comprimé ; il en résulte une détresse respiratoire sévère, mortelle en l'absence de traitement d'urgence.

Hémothorax

Il s'agit de la présence de sang dans la cavité pleurale. Il peut être dû :

- à un traumatisme thoracique pénétrant impliquant des vaisseaux sanguins ;
- à la rupture d'un anévrisme aortique ;
- à l'érosion d'un vaisseau sanguin par une tumeur maligne.

Épanchement pleural liquidien

Il s'agit de la présence en excès d'un liquide dans la cavité pleurale ; il peut être dû à :

- une pression hydrostatique accrue, lors par exemple d'une défaillance cardiaque (p. 133), d'une augmentation de volume du sang circulant ;
- une augmentation de la perméabilité capillaire par inflammation locale, lors par exemple d'une pneumonie, d'une tuberculose pulmonaire, d'un cancer bronchique, d'un mésothéliome pleural ;
- la baisse de la pression osmotique du plasma, par exemple lors d'un syndrome néphrotique (p. 376), d'une cirrhose (p. 357) ;
- l'altération du drainage lymphatique, par exemple lors d'une tumeur maligne atteignant la plèvre.

Des adhérences fibreuses entre les deux feuillets pleuraux peuvent se former lors d'un hémothorax ou d'un épanchement pleural inflammatoire, limitant l'expansion pulmonaire.

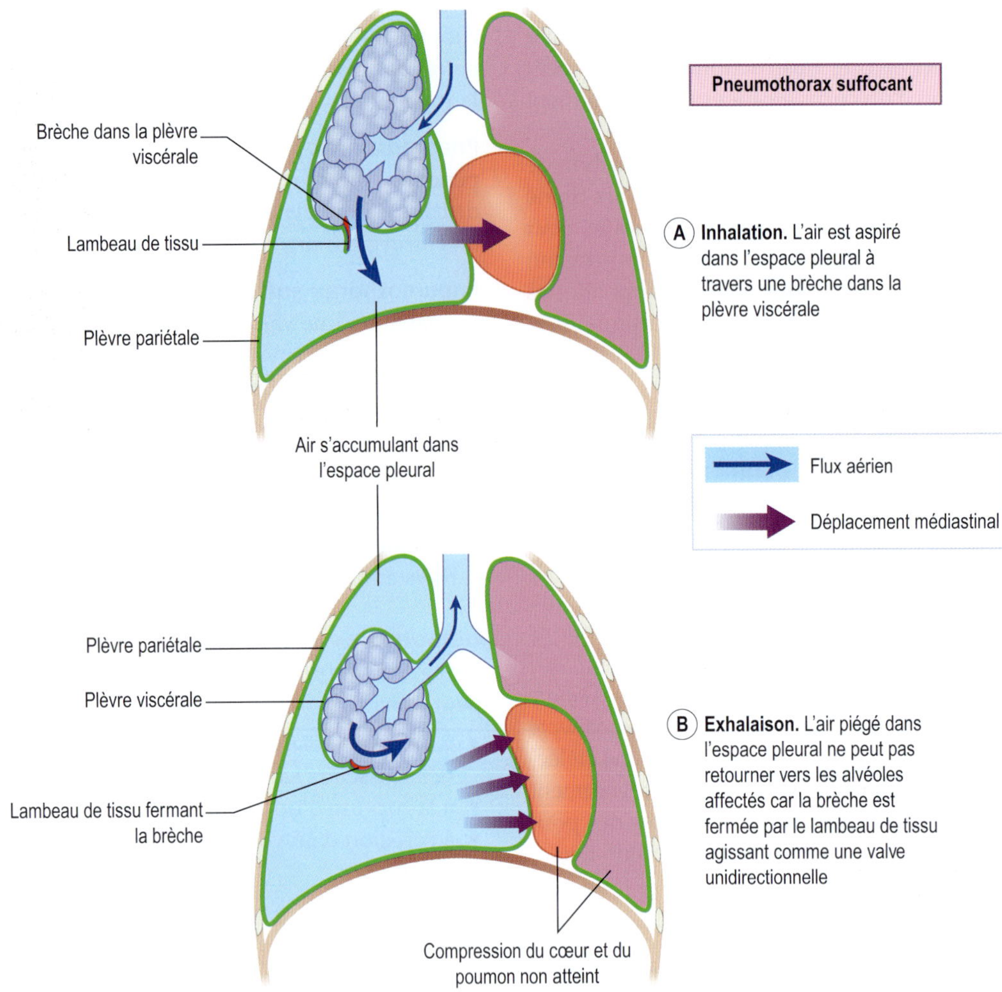

Figure 10.33 Pneumothorax suffocant.

Hypoventilation alvéolaire

Chez l'individu normal au repos, respirant tranquillement, il y a toujours des lobules pulmonaires atélectasiques en raison du volume courant bas. Ces lobules présentent facilement une réexpansion lors de l'inspiration suivante. Des causes non physiologiques d'atélectasie par hypoventilation comprennent un collapsus postopératoire, particulièrement après une intervention sur le thorax ou la partie supérieure de l'abdomen, lorsque la douleur limite l'expansion thoracique. Cela prédispose aux infections respiratoires, car du mucus se collecte dans les voies aériennes hypoventilées, et il n'est pas expectoré.

CHAPITRE 11

Introduction à la nutrition

Avant d'étudier le système digestif, il est nécessaire de connaître les besoins nutritionnels de l'organisme, c'est-à-dire les constituants alimentaires et leurs fonctions. La nourriture apporte des nutriments, certains allant servir à fournir de l'énergie, d'autres étant nécessaires pour le maintien de la santé, par exemple pour la croissance et le métabolisme cellulaire. Ces substances sont les suivantes :

- hydrates de carbone ;
- protéines ;
- graisses ;
- vitamines ;
- sels minéraux, éléments traces (oligoéléments) et eau.

De nombreux aliments contiennent une combinaison de nutriments ; par exemple, les pommes de terre et le pain contiennent principalement des hydrates de carbone, mais tous deux contiennent aussi des protéines et certaines vitamines. Les *fibres*, ou plus exactement les *polysaccharides non amidonnés*, sont un matériel non digestible. Bien qu'ils ne soient ni des nutriments, ni une source d'énergie, et bien qu'ils ne soient pas essentiels pour le métabolisme cellulaire, les polysaccharides non amidonnés sont importants pour le régime alimentaire car ils ont de nombreux effets bénéfiques sur le corps.

Le *régime alimentaire* est la sélection d'aliments ingérés par un individu. Un *régime alimentaire équilibré* est nécessaire à la santé. Il fournit les quantités appropriées de tous les nutriments, en proportions adéquates, nécessaires aux besoins des cellules corporelles. Un *nutriment essentiel* est une substance ne pouvant être produite par l'organisme, et qui doit donc faire partie du régime alimentaire.

Les premières sections de ce chapitre détaillent le régime alimentaire équilibré et ses composantes. La nutrition et ses conséquences sur les personnes âgées sont aussi abordées.

De nombreux problèmes de santé sont dus à un mauvais régime alimentaire. Dans les pays développés, l'obésité est de plus en plus fréquente, tandis que dans d'autres pays la malnutrition est répandue. La dernière section du chapitre traite de certaines conséquences de la malnutrition.

Régime alimentaire équilibré

Objectifs pédagogiques

Après avoir étudié ce paragraphe, vous devriez être capable :

- d'énumérer les groupes d'aliments constituant un régime alimentaire équilibré ;
- de calculer l'indice de masse corporelle d'après le poids et la taille d'un individu.

Un régime alimentaire équilibré contient des proportions adéquates de tous les nutriments nécessaires à la santé ; il est normalement réalisé en mangeant divers aliments, à l'exception du lait maternel. En effet, aucun aliment ne contient à lui seul les proportions correctes de tous les nutriments essentiels. Si un nutriment quelconque est mangé excessivement, ou s'il est en quantité insuffisante, la santé peut en pâtir. Par exemple, un régime alimentaire hautement calorique peut conduire à l'obésité, un régime alimentaire déficient en fer à l'anémie.

Un régime alimentaire équilibré est important pour maintenir un poids corporel sain ; il peut être évalué en calculant l'*indice de masse corporelle* (IMC) (encadré 11.1).

L'alimentation saine, c'est-à-dire le fait de manger de manière équilibrée, nécessite certaines connaissances, de même qu'une programmation. Un point important est la quantité d'énergie requise. Elle doit répondre aux besoins individuels. Les besoins énergétiques quotidiens dépendent de plusieurs facteurs dont le métabolisme de base (p. 335), l'âge, le sexe et le niveau d'activité. Les hydrates de carbone alimentaires, les graisses et les protéines constituent les principales sources d'énergie, et la graisse est la forme la plus concentrée. L'énergie alimentaire est exprimée en joules ou kilojoules (kJ), bien que les anciens termes de calories et de kilocalories (kcal ou cal) soient encore utilisés.

Cette section est fondée sur les recommandations de la British Nutrition Foundation (2013). Les recommandations concernant l'apport alimentaire quotidien font un tri au sein des groupes d'aliments, entre des aliments d'origine semblable et de même valeur nutritive. Il s'agit de veiller à ce que, à partir de l'âge de 2 ans, une certaine proportion d'aliments de chaque groupe soient mangés chaque jour (fig. 11.1). Si ce plan est suivi, le régime alimentaire qui en résulte a toute chance d'être bien équilibré. Les cinq groupes alimentaires sont les suivants :

- pain, riz, pommes de terre et pâtes ;
- fruits et légumes ;
- lait et produits laitiers ;
- viande, poisson, œufs, haricots ;
- aliments et boissons riches en graisses et/ou sucres.

Encadré 11.1 Indice de masse corporelle

Calcul

$$\text{Indice de masse corporelle (IMC)} = \frac{\text{poids (kilos)}}{\text{taille (m}^2\text{)}}$$

Interprétation de l'IMC

<16 Insuffisance pondérale sévère

16–19 Insuffisance pondérale

20–25 Limites normales

26–30 Surpoids

31–40 Obésité

>41 Obésité sévère

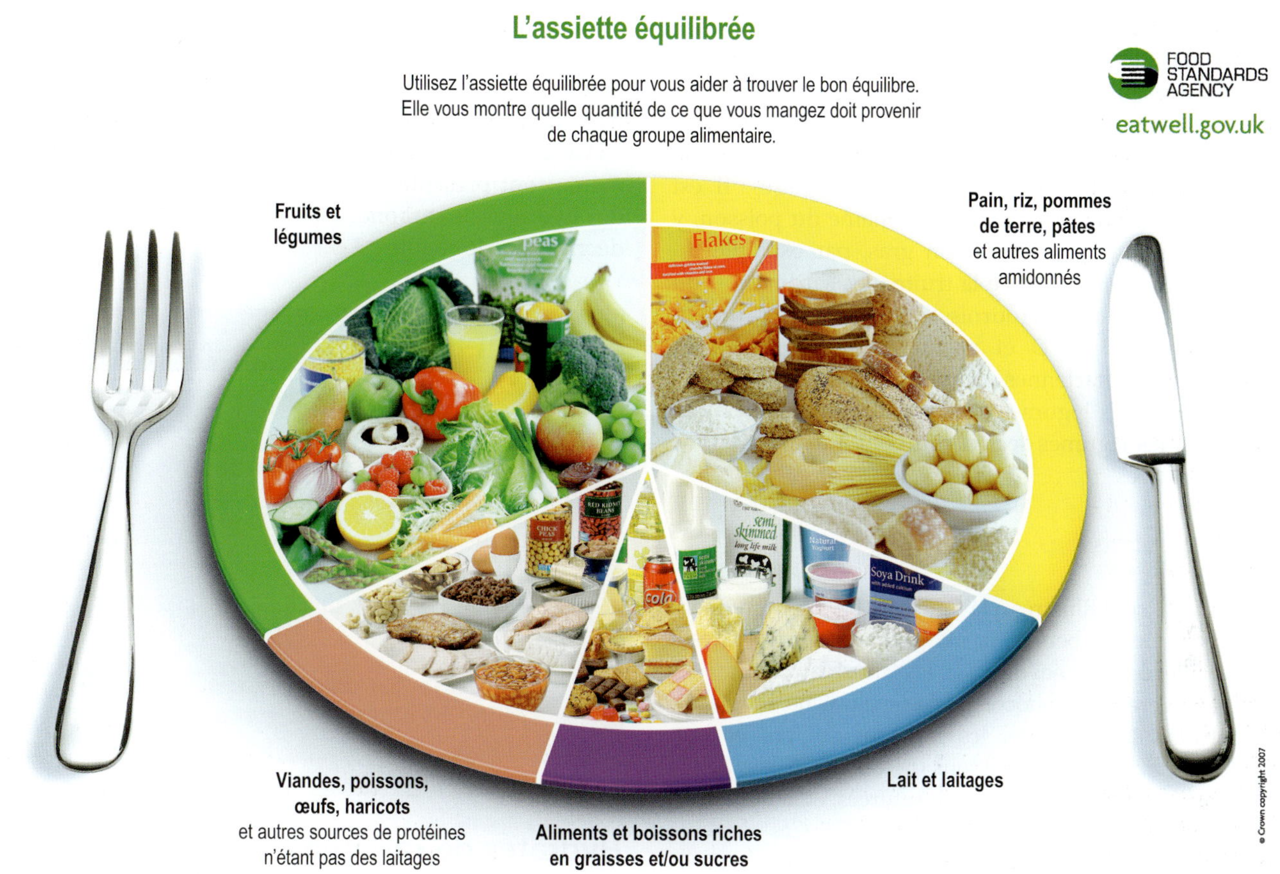

Figure 11.1 L'assiette équilibrée. Les principaux groupes alimentaires et leurs proportions recommandées dans un régime équilibré. *Reproduit avec l'autorisation de Food Standards Agency (Royaume-Uni).*

Les deux premiers groupes ci-dessus devraient former les deux tiers du régime alimentaire, les autres groupes en formant le reste, avec seulement des quantités limitées d'aliments et de liquides riches en graisses et/ou sucres.

Pain, riz, pommes de terre et pâtes

La British Nutrition Foundation recommande que ce groupe constitue un tiers du régime alimentaire et que chaque repas soit centré sur l'un des aliments de ce groupe. Les pommes de terre, l'igname, les bananes plantains et les patates douces sont classés comme « hydrates de carbone amidonnés » ; ils sont donc envisagés dans ce groupe plutôt que dans celui des fruits et légumes. Les autres aliments de ce groupe comprennent les céréales du petit déjeuner, le riz et les nouilles. Ces aliments contiennent des hydrates de carbone et des fibres, qui libèrent de façon soutenue de l'énergie, ainsi que des fibres. Certains contiennent aussi du fer et des vitamines du groupe B, dont l'acide folique (p. 298).

Fruits et légumes

Les aliments de ce groupe comprennent des produits frais, congelés ou en conserve, les jus composés à 100 % de fruits ou de légumes, et les *smoothies* composés de fruits purs. Ces aliments fournissent des hydrates de carbone, des fibres, de la vitamine C, de l'acide folique et des fibres. Il est recommandé d'en manger chaque jour au moins cinq portions.

> Une portion = une pomme, une orange ou une banane de taille moyenne ; trois cuillérées à soupe de légumes cuits, un bol de salade mixte ; 150 ml de jus de fruits ou de smoothie.

Lait et laitages

Les aliments de ce groupe fournissent des protéines et des minéraux, dont le calcium et le zinc ; certains sont aussi une source de vitamines A, B_2 et B_{12}. Ils comprennent le lait, le fromage, le fromage frais et les yaourts, et contiennent souvent de très grandes quantités de graisse. L'apport devrait donc se limiter à trois portions par jour.

> Une portion = 200 ml de lait, 150 g de yaourt, ou 30 g de fromage

Viandes, poissons, œufs, haricots

En plus des aliments montrés à la figure 11.1, ce groupe comprend les produits à base de viande, comme le bacon, les saucisses, les hamburgers, le salami et le pâté. Des quantités modérées sont recommandées car nombre de ces aliments contiennent beaucoup de graisses. Il est indiqué de manger deux fois par semaine du poisson, y compris une portion de poisson gras, par exemple du saumon, du maquereau, de la truite, des sardines ou du thon frais. Ces aliments fournissent des protéines, du fer, des vitamines B et D et parfois des minéraux. Des alternatives végétariennes comprennent le tofu, les noix, les haricots et les légumes secs, comme les lentilles. Les haricots et les légumes secs constituent aussi une bonne source de fibres.

Aliments et boissons riches en graisses et/ou sucres

Ces aliments sont illustrés à la figure 11.1. Ils comprennent aussi les huiles, le beurre, la margarine (dont les pâtes à tartiner allégées), la mayonnaise, les fritures, y compris les chips, les sucreries, le chocolat, la crème fraîche, les glaces, les gâteaux, la confiture, les boissons sucrées et non alcoolisées, mais pas les boissons diététiques. Les graisses sont classées comme saturées et insaturées, et la différence entre celles-ci est expliquée à la page 296. Ces aliments riches en énergie ont peu d'intérêt nutritionnel, et ils doivent être utilisés avec parcimonie, si ce n'est pas du tout.

Recommandations supplémentaires

La British Nutrition Foundation fait d'autres recommandations spécifiques concernant l'apport en *sel* (p. 299) et en *liquide* (1,5 à 2 litres par jour). Cela comprend l'eau, le thé, le café, les citronnades ou orangeades et les jus de fruit. L'apport en *alcool* ne devrait pas dépasser 3 à 4 unités par jour chez les hommes et 2 à 3 unités par jour chez les femmes.

> Une unité d'alcool = 125 ml (un petit verre) de vin ;
> 300 ml (un demi) d'une bière à teneur en alcool normale ou de cidre ; 25 ml d'alcool fort

Groupes de personnes ayant des besoins alimentaires spécifiques

Certains groupes d'individus peuvent avoir besoin d'un régime alimentaire s'écartant des principes soulignés ci-dessus. Par exemple, les femmes enceintes ou qui allaitent ont des besoins énergétiques accrus pour la croissance du fœtus ou la production de lait. Les femmes qui ont leurs règles ont besoin d'un apport alimentaire en fer plus élevé que celles non réglées, afin de compenser le fer perdu avec le sang des règles. Les nourrissons et les enfants ont des besoins énergétiques plus élevés que les adultes, car ils grandissent et ont des métabolismes relativement plus rapides. Des affections gastro-intestinales comportent une intolérance à certains aliments limitant le choix diététique personnel, comme c'est le cas de la maladie cœliaque (p. 354).

La digestion, l'absorption et l'utilisation des nutriments sont présentées dans le chapitre 12. La structure des hydrates de carbone, des protéines et des graisses est décrite dans le chapitre 2.

Nutriments

Objectifs pédagogiques

Après avoir étudié ce paragraphe, vous devriez être capable :

- de décrire les fonctions des hydrates de carbone, des protéines et des graisses;
- de décrire les sources et les fonctions des vitamines hydro- et liposolubles;
- d'énumérer les sources et les fonctions des minéraux, des éléments trace et de l'eau.

Hydrates de carbone

Les hydrates de carbone, principalement les sucres et les amidons, sont présents dans une grande variété d'aliments, par exemple le sucre, la confiture, les céréales, le pain, les biscuits, les pâtes, les aliments minute, les fruits et légumes. Chimiquement, ils sont faits de carbone, d'hydrogène et d'oxygène, l'hydrogène et l'oxygène étant en mêmes proportions que dans l'eau. Les hydrates de carbone sont classés en fonction de la complexité des substances chimiques dont ils sont formés.

Monosaccharides

Les hydrates de carbone sont digérés dans le tube digestif et ils sont absorbés sous forme de monosaccharides. Le glucose (voir fig. 2.7, p. 26), le fructose et le galactose en sont des exemples. Ceux-ci sont, chimiquement, la forme la plus simple des hydrates de carbone.

Disaccharides

Les disaccharides consistent en deux molécules monosaccharidiques combinées chimiquement; il s'agit par exemple du saccharose (voir fig. 2.7, p. 26), du maltose et du lactose.

Polysaccharides

Les polysaccharides consistent en molécules complexes faites d'un grand nombre de monosaccharides combinés chimiquement; par exemple les amidons, le glycogène et la cellulose.

Tous les polysaccharides ne sont pas digérés par les êtres humains ; par exemple, la cellulose et d'autres substances présentes dans les légumes, les fruits et certaines céréales traversent le tube digestif presque inchangées (voir « Polysaccharides non amidonnés », p. 300).

Fonctions des hydrates de carbone digestibles

Ces fonctions comprennent :

- la formation d'énergie et de chaleur rapidement disponibles ; la dégradation des monosaccharides, de préférence en présence d'oxygène, libère de l'énergie calorique et chimique pour le travail métabolique – le glucose est la principale molécule utilisée par les cellules corporelles ;
- l'épargne des protéines ; c'est-à-dire que si l'apport alimentaire en hydrates de carbone est adéquat, il n'est pas nécessaire d'utiliser des protéines pour fournir de l'énergie et de la chaleur ; elles sont alors utilisées pour leur principal objectif, soit former de nouvelles protéines corporelles ou les remplacer ;
- la fourniture d'une réserve d'énergie quand les hydrates de carbone sont ingérés en quantité dépassant les besoins corporels, car ils sont convertis :
  - en glycogène – en tant que réserve d'énergie à court terme dans le foie et les muscles squelettiques (voir p. 336) ;
  - en graisses et stockées dans le tissu adipeux, par exemple sous la peau.

Protéines (aliments azotés)

Durant la digestion, les protéines sont dissociées en leurs acides aminés constitutifs, et c'est sous cette forme qu'elles sont absorbées dans la circulation sanguine. Un apport constant en acides aminés est nécessaire pour former de nouvelles protéines, par exemple des protéines structurales, des enzymes et certaines hormones.

Acides aminés

Les acides aminés (voir fig. 2.8, p. 27) sont faits de carbone, d'hydrogène, d'oxygène et d'azote. Certains contiennent des minéraux tels que le fer, le cuivre, le zinc, l'iode, le soufre et le phosphate. Ils sont divisés en deux catégories, les acides aminés *essentiels* et les acides aminés *non essentiels*.

Les *acides aminés essentiels* ne peuvent pas être synthétisés par l'organisme, et ils doivent donc être amenés par l'alimentation. Les *acides aminés non essentiels* sont ceux que l'organisme peut synthétiser. Les acides aminés essentiels et non essentiels sont indiqués dans l'encadré 11.2.

Encadré 11.2 Acides aminés essentiels et non essentiels

Acides aminés essentiels	Acides aminés non essentiels
Histidine	Acide aspartique
Isoleucine	Acide glutamique
Leucine	Alanine
Lysine	Arginine
Méthionine	Asparagine
Phénylalanine	Cystéine
Thréonine	Cystine
Tryptophane	Glutamine
Valine	Glycine
	Hydroxyproline
	Proline
	Sérine
	Tyrosine

Bilan azoté

Les acides aminés en excès sont dégradés. Le groupe amine ($\sim NH_2$) est converti en déchets azotés et excrété par les reins. Le reste de la molécule est converti soit en glucose soit en corps cétonique (voir acidocétose, Ch. 12), en fonction de l'acide aminé. Le *bilan azoté de l'organisme est négatif* quand l'apport en acides aminés ne comble pas les besoins corporels. Cette situation peut se présenter soit quand l'apport en protéines est inadéquat, par exemple en cas de déficit en, ou d'absence d'acides aminés dans le régime alimentaire, soit quand les besoins protéiques sont accrus, par exemple lors des poussées de croissance et à la suite d'un traumatisme ou d'une intervention chirurgicale.

Valeur biologique des protéines

La valeur nutritive d'une protéine (sa *valeur biologique*) est mesurée selon la façon dont elle répond aux besoins nutritionnels du corps. Une protéine de haute valeur biologique est habituellement d'origine animale, facilement digestible, contenant tous les acides aminés essentiels dans les proportions requises à la santé corporelle. Une alimentation équilibrée, amenant tous les acides aminés requis, peut être obtenue en mangeant une catégorie d'aliments contenant des protéines de faible valeur biologique, à condition que les déficits en acides aminés d'une quelconque de ses protéines constitutives soient compensés par une autre protéine. Un régime végétarien équilibré consiste essentiellement en protéines de faible valeur biologique, c'est-à-dire des légumes, des céréales et des légumineuses (NdT : légumes dont le fruit est une gousse, comme le haricot). Quand des protéines de différentes sources végétales sont combinées, elles se complètent et fournissent des valeurs biologiques plus élevées que si la source végétale est unique. Grâce à cette action complémentaire, la valeur biologique des régimes végétariens peut être similaire à ceux fondés sur des protéines animales.

Fonctions des protéines

Les acides aminés sont utilisés pour :

- la croissance et l'entretien des cellules et des tissus du corps ;

- la synthèse d'enzymes, de protéines plasmatiques, d'anticorps (immunoglobulines) et de certaines hormones;
- la fourniture d'énergie. Normalement fonction secondaire, elle devient importante si l'alimentation n'apporte pas assez d'hydrates de carbone et si les réserves de graisses sont épuisées.

Quand une protéine est ingérée en quantité dépassant les besoins, sa partie azotée est détachée, c'est-à-dire qu'elle est désaminée, puis excrétée par les reins. Le reste de la protéine est converti en lipides, stockés dans les dépôts de graisses, c'est-à-dire dans les cellules adipeuses (adipocytes) du tissu adipeux (p. 42).

Graisses

Les graisses sont faites de carbone, d'hydrogène et d'oxygène mais, à la différence des hydrates de carbone, l'hydrogène et l'oxygène ne sont pas dans les mêmes proportions que dans l'eau. Il existe plusieurs groupes de graisses et de lipides importants dans la nutrition.

Graisses (triglycérides)

Communément appelées « graisses », les molécules de triglycérides consistent en trois molécules d'acides gras liées à une molécule de glycérol (voir fig. 2.9, p. 28). En fonction du type des acides gras et de leurs quantités relatives, les graisses sont classées comme *saturées* ou *insaturées*. En général, les graisses saturées sont solides à température ambiante et sont issues de sources animales, tandis que les graisses insaturées sont des huiles, habituellement dérivées de légumes ou de plantes. Un apport élevé en graisses saturées peut prédisposer à une maladie coronarienne (Ch. 5).

Les acides linoléique, linolénique et arachidonique sont des acides gras essentiels, ne pouvant pas être synthétisés par l'organisme en quantités suffisantes. Ils sont nécessaires pour la synthèse des prostaglandines, des phospholipides et des leucotriènes. Ces acides gras sont retrouvés dans les poissons gras.

Cholestérol

À la différence d'autres lipides dont les molécules sont composées de chaînes d'atomes, cette molécule contient quatre anneaux, qui lui donnent sa structure stéroïdienne caractéristique. Elle peut être synthétisée par le corps (environ 20 %), le reste provenant des graisses saturées du régime alimentaire, car elle constitue un composant des produits laitiers entiers, des viandes grasses et du jaune d'œuf. Le cholestérol est nécessaire à la synthèse des hormones stéroïdiennes, par exemple les glucocorticoïdes et les minéralocorticoïdes (Ch. 9), et il est un composant important des membranes cellulaires.

Le cholestérol est transporté dans le sang combiné avec des protéines, formant des *lipoprotéines*. Deux exemples en sont :

- les *lipoprotéines de faible densité* (*low-density lipoprotein* [LDL]) : elles transportent le cholestérol depuis le foie vers les cellules. Des taux excessifs de LDL dans le sang sont dangereux pour la santé, car les LDL peuvent se former dans les parois artérielles, et entraîner une athérosclérose. Le LDL est parfois appelé « mauvais cholestérol » ;
- les *lipoprotéines de haute densité* (*high-density lipoprotein* [HDL]) : elles transportent le cholestérol des cellules vers le foie, où elles sont soit dégradées, soit excrétées. On les appelle parfois « bon cholestérol », et des taux élevés de HDL ont un effet cardioprotecteur.

Des taux élevés de cholestérol dans le sang sont associés à un risque accru d'athérosclérose (p. 127), d'hypertension artérielle (p. 138) et de diabète sucré (p. 250).

Fonctions des graisses

Ces fonctions comprennent :

- la fourniture d'une source d'énergie chimique et de chaleur;
- le soutien de certains organes, par exemple des reins, des yeux;
- le transport et le stockage des vitamines liposolubles : A, D, E, K;
- la constitution des gaines de myéline (p. 156) et du sébum (p. 389);
- la formation des hormones stéroïdiennes à partir du cholestérol;
- le stockage de l'énergie sous forme de graisse du tissu adipeux sous-cutané et dans le mésentère, quand l'apport alimentaire dépasse les besoins;
- l'isolation thermique, la graisse sous-cutanée réduisant la perte de chaleur par la peau;
- le sentiment de satiété, la durée de vidange de l'estomac étant allongée après avoir mangé des aliments riches en graisse, ce qui retarde le retour de la sensation de faim.

Lorsque le corps stocke trop de graisse, il est important de ne pas trop manger car cela va conduire au surpoids ou à l'obésité (p. 302).

Vitamines

- Les vitamines sont des composés chimiques nécessaires en très petites quantités, jouant un rôle essentiel dans le métabolisme. Comme la plupart d'entre elles ne peuvent pas être produites par le corps, elles représentent une partie essentielle du régime alimentaire; une carence peut entraîner une maladie carentielle. Elles sont retrouvées dans des aliments très divers, et divisées en deux groupes : les vitamines liposolubles : A, D, E et K;
- les vitamines hydrosolubles : complexes B et C.

Les apports journaliers nécessaires pour les adultes sont indiqués page 508.

Vitamines liposolubles

La bile est nécessaire pour l'absorption de ces vitamines dans l'intestin grêle. La présence d'huiles minérales dans l'intestin et la malabsorption altèrent leur absorption.

Vitamine A (rétinol)

Cette vitamine est présente dans des aliments tels que la crème, le jaune d'œuf, le foie, l'huile de poisson, le lait, le fromage et le beurre. Elle est absente des graisses et des huiles végétales, mais elle est ajoutée à la margarine pendant sa fabrication. Elle peut être synthétisée dans l'organisme à partir de certains carotènes, dont les principales sources alimentaires sont les légumes verts, les fruits de couleur orange (par exemple mangues, abricots) et les carottes.

Les rôles principaux de la vitamine A dans l'organisme sont :

- la génération de la rhodopsine (pourpre visuel), pigment rétinien sensible à la lumière (Ch. 8) ;
- la croissance et la différenciation cellulaires ; cela est particulièrement important pour les cellules à croissance rapide, telles que les cellules épithéliales recouvrant les surfaces corporelles tant internes qu'externes ;
- le développement de l'immunité et la défense contre l'infection ;
- le développement de la croissance, par exemple osseuse.

Le premier signe de carence en vitamine A est la cécité nocturne (NdT : héméralopie ; ou plus précisément hespéranopie, affaiblissement considérable de la vision quand la lumière diminue) due à la formation d'un pigment rétinien anormal. La carence se traduit aussi par la xérophtalmie, qui est la sécheresse de la conjonctive bulbaire s'étendant à la cornée, s'accompagnant d'atrophie conjonctivale et de plaques blanches d'épithélium conjonctival épaissi (NdT : taches de Bitot), entraînant la perte de la vision par épaississement de la cornée, qui peut s'ulcérer et se perforer (NdT : kératomalacie). C'est une cause fréquente de cécité dans les pays en voie de développement. L'atrophie et la kératinisation d'autres tissus épithéliaux entraînent une incidence croissante d'infections de l'oreille, des appareils respiratoire, génito-urinaire, digestif. L'immunité est compromise et le développement osseux peut être anormal et retardé.

Vitamine D

La vitamine D est présente principalement dans les graisses animales, amenées par les œufs, le beurre, le fromage, les huiles de foie de poisson. Les humains peuvent synthétiser cette vitamine par l'action des rayons ultraviolets du soleil sur une forme de cholestérol dans la peau (7-déhydrocholestérol).

La vitamine D augmente l'absorption intestinale du calcium et du phosphate et stimule leur rétention par les reins. Elle favorise par conséquent la calcification des os et des dents.

Sa carence est responsable du *rachitisme* chez l'enfant, de l'*ostéomalacie* chez l'adulte (p. 458), par altération de l'absorption intestinale et de l'utilisation osseuse du calcium et du phosphate. Son stockage dans les graisses et le muscle est tel que le déficit peut ne devenir apparent qu'après plusieurs années de carence.

Vitamine E

Aussi appelée *tocophérol*, cette vitamine est présente dans les noix, le jaune d'œuf, le germe de blé, les céréales entières, le lait et le beurre.

La vitamine E est un antioxydant, qui par conséquent protège les constituants corporels tels que les lipides membranaires de la destruction par des réactions oxydatives dues à ses radicaux libres. Récemment, il a été montré que la vitamine E fournit une protection contre la maladie coronarienne.

Le déficit de cette vitamine est rare en raison de sa présence dans de nombreux aliments ; il ne s'observe habituellement que chez des nouveau-nés prématurés, et lors des affections comportant un déficit de l'absorption intestinale des graisses, par exemple la mucoviscidose.

Vitamine K

Les sources de vitamine K sont le foie, certaines huiles végétales et les légumes verts à feuilles. Elle est synthétisée dans le côlon par des bactéries intestinales, et des quantités significatives sont absorbées à ce niveau. Une petite quantité est stockée dans le foie.

La vitamine K est nécessaire à la synthèse hépatique de la prothrombine, des facteurs VII, IX et X, qui sont tous essentiels pour la coagulation du sang (p. 75). Leur déficit entrave par conséquent la coagulation normale du sang. Ce déficit peut s'observer chez l'adulte en cas d'obstacle à l'écoulement de la bile, d'atteinte hépatique sévère, de malabsorption lors d'affections telles que la *maladie cœliaque*. Les prématurés peuvent recevoir de la vitamine K pour éviter la maladie hémorragique du nouveau-né (p. 84). En effet, leur intestin est stérile, et il faut plusieurs semaines pour qu'il soit colonisé par des bactéries produisant de la vitamine K, ce qui favorise une coagulation sanguine normale.

Vitamines hydrosolubles

Les vitamines hydrosolubles sont éliminées par les urines ; les réserves en sont donc habituellement limitées.

Complexe vitaminique B

Il s'agit d'un groupe de vitamines hydrosolubles qui favorisent l'activité d'enzymes impliquées dans le catabolisme des nutriments, pour libérer de l'énergie.

Vitamine B_1 (thiamine). Cette vitamine est présente dans les noix, la levure, le jaune d'œuf, le foie, les légumes, la viande et le germe des céréales. Elle est rapidement détruite par la chaleur. La thiamine est essentielle pour la libération aérobie complète d'énergie par les hydrates de carbone. Si elle est absente ou déficitaire, les acides pyruvique et lactique s'accumulent, ce qui peut entraîner l'accumulation de liquide tissulaire (œdème) et la défaillance cardiaque. La thiamine est également importante pour le fonctionnement du système nerveux en raison de la dépendance de ce dernier vis-à-vis du glucose comme source d'énergie.

Sa carence entraîne le *béribéri*, observé essentiellement dans les régions où le riz poli est le principal constituant de l'alimentation. Le béribéri comporte les troubles suivants :

- amyotrophie sévère;
- arrêt de la croissance chez les enfants;
- polynévrite, traduisant la dégénérescence des fibres motrices et sensitives (NdT : polynévrite sensitivomotrice), et atteinte de certains nerfs autonomiques;
- sensibilité aux infections.

En l'absence de traitement, la mort survient par défaillance cardiaque ou infection microbienne sévère (NdT : l'atteinte cardiaque s'observe aussi isolément, sans polynévrite, réalisant une myocardite; une atteinte cérébrale peut s'observer aussi).

La principale cause de carence en thiamine dans les pays développés est l'alcoolisme, lors duquel l'apport alimentaire est habituellement pauvre. Cela affecte le système nerveux central et entraîne des troubles neurologiques, habituellement irréversibles, comprennent une perte de la mémoire, une ataxie et des troubles visuels (NdT : encéphalopathie de Gayet-Wernicke).

Vitamine B_2 (riboflavine). La riboflavine est présente dans la levure, les légumes verts, le lait, le foie, les œufs, le fromage et les œufs de poisson. Seules de petites quantités sont stockées dans l'organisme; elle est détruite par la lumière et les alcalins. Elle est impliquée dans le métabolisme des hydrates de carbone et dans celui des protéines, en particulier au niveau de l'œil et de la peau. Son déficit entraîne une peau craquelée, en particulier autour de la bouche (stomatite angulaire, ou perlèche) (NdT : on observe aussi une dermite séborrhéique du visage, prédominant aux ailes du nez; une atteinte de la muqueuse de la langue, qui est « rouge magenta » avec atrophie des papilles), et une inflammation de la langue (glossite).

Vitamine B_3 (niacine). Cette vitamine est présente dans le foie, le fromage, la levure, les céréales entières, les œufs et les produits laitiers; en outre, l'organisme peut la synthétiser à partir d'un acide aminé, le tryptophane. Elle est essentielle à la libération d'énergie depuis les hydrates de carbone dans les cellules. Elle inhibe la production du cholestérol, et contribue au catabolisme des graisses. Sa carence est rare et s'observe principalement dans les régions où le maïs est le principal constituant de l'alimentation, car la niacine du maïs est une forme inutilisable.

La *pellagre* se développe au bout de 6 à 8 semaines de déficit sévère. Elle se caractérise par les anomalies suivantes :

- dermatite – rougeur de la peau exposée à la lumière;
- délire et démence.

Vitamine B_6 (pyridoxine). Cette vitamine stable est présente dans le jaune d'œuf, les pois, les haricots, le soja, la levure, la volaille, les poissons à chair blanche et les cacahuètes. Le déficit alimentaire est très rare. La vitamine B_6 intervient dans le métabolisme des acides aminés, dont la synthèse des acides aminés non essentiels, et d'importantes molécules telles que l'hème et les acides nucléiques.

Vitamine B_{12} (cyanocobalamine). C'est un groupe de composés contenant du cobalt. Il est présent dans presque tous les aliments d'origine animale, et est détruit par la chaleur.

La vitamine B_{12} joue un rôle essentiel dans la synthèse de l'ADN, et son déficit entraîne une anémie mégaloblastique (p. 78), corrigée par l'apport de vitamine B_{12}. Cependant, cette vitamine est également requise pour la formation et le maintien de la myéline, substance lipidique entourant et protégeant certains nerfs. Son déficit entraîne donc des dommages irréversibles tels qu'une neuropathie périphérique et/ou une dégénérescence de la moelle, et cela atteint habituellement les personnes âgées. La présence de facteur intrinsèque sécrété par l'estomac est nécessaire à l'absorption intestinale de la vitamine B_{12}, et la carence en vitamine B_{12} est habituellement liée au déficit en facteur intrinsèque.

Acide folique. Il est présent dans le foie, les légumes verts à feuilles frais, le riz complet, les haricots, les noix et le lait. Il est synthétisé dans le côlon par des bactéries intestinales, et l'on considère que des quantités significatives d'acide folique ainsi synthétisées sont absorbées. Comme seule une petite quantité est stockée dans l'organisme, le déficit devient rapidement apparent. Comme la vitamine B_{12}, l'acide folique est nécessaire à la synthèse de l'ADN et, quand il manque, la mitose (division cellulaire) est altérée. Cela se manifeste en particulier dans les cellules à division rapide telles que celles du sang, et le déficit en folate entraîne par conséquent une anémie mégaloblastique (p. 78) réversible par apport de folate. L'acide folique joue un rôle dans le développement du tube neural embryonnaire, qui devient plus tard la moelle spinale et le crâne. Le déficit à la conception et au début de la grossesse est associé au spina bifida (p. 202).

Acide pantothénique. Il est présent dans de nombreux aliments, et il intervient dans la production d'énergie par les hydrates de carbone du métabolisme. Aucune maladie carentielle n'est connue. Il est détruit par une forte chaleur et par le gel.

Biotine. Elle est présente dans une grande quantité d'aliments, dont la levure, le jaune d'œuf, le foie, le rein et les tomates; elle est synthétisée par des bactéries dans l'intestin. Elle intervient dans le métabolisme des hydrates de carbone, des lipides et de certains acides aminés. Sa carence est très rare.

Vitamine C (acide ascorbique)

Cette vitamine est présente dans les fruits frais, en particulier les graines de cassis, les oranges, les pamplemousses et les citrons, ainsi que dans le cynorrhodon et les légumes verts. La vitamine est très soluble dans l'eau; elle est facilement détruite par la chaleur, le vieillissement, le coupage, le salage et le séchage. Ces processus pourraient prédisposer au développement du *scorbut*. Une carence devient apparente en 4 à 6 mois.

La vitamine C intervient dans le métabolisme protéique, en particulier dans le dépôt de fibres collagènes dans le tissu conjonctif. La vitamine C, comme la vitamine E, est un antioxydant, protégeant des molécules corporelles des réactions oxydantes nuisibles dues aux radicaux libres. Quand le scorbut altère la production de collagène, cela entraîne une fragilité des vaisseaux sanguins, un retard à la cicatrisation des plaies et une mauvaise réparation osseuse. Les gencives deviennent tuméfiées, et les dents se déchaussent. Les effets systémiques comprennent une fatigue, une faiblesse ainsi que des douleurs articulaires et musculaires.

Minéraux, éléments traces et eau

Minéraux et éléments traces

Les minéraux sont des substances anorganiques requises en petites quantités pour le fonctionnement cellulaire normal. Certains minéraux comme le calcium, le phosphate, le sodium et le potassium sont nécessaires en plus grande quantité que les autres. Ceux requis en très petites quantités sont appelés éléments traces ou minéraux traces, par exemple le fer, l'iode, le zinc, le cuivre, le cobalt, le sélénium et le fluorure. Les principaux minéraux et éléments traces sont indiqués ci-après.

Calcium

Le calcium est présent dans le lait, le fromage, les œufs, les légumes verts et certains poissons, par exemple les sardines. Un apport adéquat doit être obtenu par un régime alimentaire normal, bien équilibré; les besoins sont plus élevés chez la femme enceinte et les enfants. C'est le plus abondant des minéraux, et 99 % du calcium (environ 1 kg chez les adultes) sont présents dans les os et les dents, dont il est un composant structural essentiel. Le calcium est également impliqué dans la coagulation du sang et la fonction nerveuse et musculaire. Une carence en calcium provoque le *rachitisme* chez les enfants et l'*ostéomalacie* chez les adultes (p. 458).

Phosphate

Les sources de phosphate comprennent le lait et les produits laitiers, la viande rouge, le poisson, la volaille, le pain et le riz. Si l'apport alimentaire en calcium est suffisant, la carence en phosphate est improbable.

Il est associé au calcium et à la vitamine D dans le durcissement des os et des dents; 85 % du phosphate corporel sont présents dans ces sites. Les phosphates sont des parties essentielles des acides nucléiques (ADN et ARN, voir Ch. 17), des membranes cellulaires et des molécules d'énergie stockées dans les cellules, telles que l'adénosine triphosphate (ATP, fig. 2.10, p. 28).

Sodium

Le sodium est présent dans la plupart des aliments, en particulier dans les produits alimentaires transformés. Il est aussi fréquemment ajouté sous forme de sel de cuisine et de sel de table. L'apport quotidien de chlorure de sodium dépasse généralement les recommandations, et l'excès est normalement éliminé par l'urine. L'excès de sodium est associé à l'hypertension artérielle (p. 138), qui est un facteur de risque de maladie cardiaque ischémique (p. 134) et d'accident vasculaire cérébral (p. 194). L'apport quotidien en sel (chlorure de sodium) chez les adultes ne devrait pas dépasser 6 g. En pratique, le contenu en sodium des aliments est habituellement indiqué sur les étiquettes; pour le convertir en sel, le contenu en sodium doit être multiplié par 2,5.

C'est le *cation extracellulaire* le plus abondant; il est essentiel à la contraction musculaire et à la transmission de l'influx nerveux.

Potassium

Cette substance est largement répartie dans tous les aliments, en particulier dans les fruits et les légumes. La prise quotidienne dépasse habituellement les besoins en potassium.

C'est le *cation intracellulaire* le plus abondant, et il est intervient dans la contraction musculaire ainsi que la transmission de l'influx nerveux.

Fer

Le fer est un corps soluble présent dans le foie, la viande rouge, les légumes secs, les noix, les œufs, les fruits secs, le pain complet et les légumes verts à feuilles. Chez les adultes normaux, le corps perd environ 1 mg de fer chaque jour. Le régime alimentaire normal en amène chaque jour davantage, c'est-à-dire 9 à 15 mg, mais seulement 5 à 15 % de la quantité ingérée sont absorbés. Le fer est nécessaire à la formation de l'hémoglobine des globules rouges du sang. Il est également nécessaire au métabolisme des hydrates de carbone, à la synthèse de certaines hormones et de neurotransmetteurs. Les règles et la grossesse accroissent les besoins en fer, et il en est de même des poussées de croissance.

La carence en fer est relativement fréquente, et elle entraîne une anémie (p. 71) si les réserves en fer sont épuisées. L'anémie par carence en fer peut être due aussi à un saignement chronique, par exemple celui d'un ulcère gastroduodénal (NdT : ou d'hémorroïdes).

Iode

L'iode est présent dans les fruits de mer et dans les légumes cultivés sur un sol riche en iode. Dans les parties du monde où le sol est pauvre en iode, de très petites quantités doivent être ajoutées au sel de table pour prévenir le *goitre* (p. 246).

Il est nécessaire à la formation de la *thyroxine* et de la *triiodothyronine*, hormones sécrétées par la thyroïde (p. 236) qui régulent le métabolisme ainsi que le développement physique et mental.

Eau

L'eau est le composant le plus abondant du corps humain, constituant environ 60 % du poids du corps chez l'adulte (voir fig. 2.14, p. 31).

Une grande quantité d'eau est perdue chaque jour par l'urine, la sueur et les selles. Normalement, ces pertes sont équilibrées par la prise d'aliments et la satisfaction de la soif. Les besoins en eau sont accrus après l'effort et par température ambiante élevée. Une déshydratation aux conséquences parfois sérieuses s'observe si l'apport en eau ne compense pas les pertes. L'équilibre hydrique est finement contrôlé par l'action des hormones sur les tubules rénaux (Ch. 13).

Fonctions de l'eau

Ces fonctions incluent :

- la fourniture de l'environnement humide nécessaire à toutes les cellules corporelles vivantes, par exemple pour les réactions métaboliques ;
- l'humidification des aliments pour la déglutition (voir « Fonctions de la salive », p. 315) ;
- la régulation de la température corporelle en tant que constituant de la sueur qui, sécrétée sur la peau, s'évapore et refroidit la surface du corps (Ch. 14) ;
- le fait d'être le constituant majeur du sang et du liquide tissulaire, transportant certaines substances dans l'ensemble du corps, et favorisant les échanges entre le sang, le liquide tissulaire et les cellules corporelles ;
- la dilution des produits de déchet et des toxines ;
- la fourniture du milieu d'élimination des produits de déchet, par exemple de l'urine et des fèces.

Polysaccharides non amidonnés

Objectif pédagogique

Après avoir étudié ce paragraphe, vous devriez être capable :

- de décrire les sources et les fonctions des polysaccharides non amidonnés.

Le terme de polysaccharides non amidonnés est le terme correct servant à désigner les fibres alimentaires, mais ce dernier terme est toujours d'usage courant. Il s'agit de la partie non digestible de l'alimentation ; elle est composée de son, de cellulose et d'autres polysaccharides retrouvés dans les fruits et légumes et les céréales. Les fibres alimentaires sont en partie digérées par des microbes dans le gros intestin, avec formation de gaz. Le besoin quotidien en fibres est d'au moins 18 g, avec au moins 5 fruits et légumes par jour.

Fonctions des fibres alimentaires

Les fibres alimentaires :

- fournissent le volume de l'alimentation et contribuent ainsi à satisfaire l'appétit ;
- stimulent le péristaltisme (voir p. 309), qui empêche la constipation ;
- attirent l'eau, augmentant le volume et la mollesse des selles et empêchant la constipation ;
- préviennent certains désordres gastro-intestinaux, par exemple le cancer colorectal et la diverticulose colique (p. 351).

Nutrition et vieillissement

Objectif pédagogique

Après avoir étudié ce paragraphe, vous devriez être capable :

- de décrire les facteurs qui altèrent le régime alimentaire et la nutrition chez les personnes âgées.

L'importance d'une bonne nutrition pour la santé et le bien-être tout au long de la vie est bien établie. La relation entre la nutrition, le régime alimentaire et le vieillissement est complexe, de nombreuses maladies étant provoquées par un mauvais régime alimentaire; par exemple, l'athérosclérose prédispose à la maladie coronarienne (p. 133). Une bonne nutrition durant l'enfance et au début de la vie adulte peut significativement réduire le risque de survenue de problèmes durant la vieillesse; par exemple, le risque d'ostéoporose (p. 458) peut être grandement réduit par des apports adéquats en calcium, phosphate et vitamine D.

Les sens de l'odorat et du goût déclinent avec l'âge (Ch. 8), ce qui peut diminuer l'appétit et le plaisir de manger.

Le métabolisme de base (p. 335) diminue progressivement à partir de l'âge de 40 à 50 ans. C'est principalement dû à la réduction de la masse musculaire et à l'augmentation correspondante de graisse corporelle. Le métabolisme de base est plus élevé chez les personnes ayant une masse musculaire plus développée, car le muscle est plus actif sur le plan métabolique que le tissu adipeux (graisse). L'activité physique diminue généralement avec l'âge, ce qui réduit davantage encore le métabolisme de base chez les personnes âgées.

Les recommandations diététiques pour les personnes âgées sont les mêmes que pour les autres adultes, bien que les besoins énergétiques diminuent progressivement avec la chute du métabolisme de base, en particulier en cas d'activité physique limitée. Comme pour les autres groupes d'âge, il est important que les personnes âgées aient un régime alimentaire équilibré, avec des fibres et des vitamines en quantité suffisante.

Les troubles nutritionnels chez les personnes âgées

La malnutrition et l'obésité sont toutes deux prévalentes chez les personnes âgées, de même que les troubles détaillés ci-dessous. La malnutrition est davantage présente chez les personnes vivant en institution, tandis que le surpoids et l'obésité tendent à prédominer chez celles vivant à domicile.

Malnutrition

Un poids inférieur à la normale (indice de masse corporelle [IMC] < 18,5) prédispose à des problèmes de santé, par exemple le développement d'escarres de décubitus, qui guérissent plus lentement chez les personnes âgées. L'anorexie et la perte de poids deviennent de plus en plus courantes chez les personnes âgées ainsi que la malnutrition protéino-énergétique (p. 302). La malnutrition dans les établissements d'hébergement est traitée ci-après.

Obésité

Il est fréquent que la masse corporelle augmente entre 40 et 65 ans. C'est généralement attribué à la diminution de l'activité physique et du métabolisme de base plutôt qu'à l'augmentation des apports alimentaires. Le surpoids est défini comme un IMC supérieur à 25, et l'obésité comme un IMC supérieur à 30 (voir encadré 11.1). Après l'âge de 65 ans, une perte de poids intervient généralement, en lien avec des apports alimentaires moindres ; il se produit aussi une diminution de la masse musculaire et une augmentation du risque de malnutrition. Le surpoids ou l'obésité à tout âge entraîne de nombreux risques pour la santé (voir p. 302), par exemple le diabète de type 2 (p. 251). Chez les personnes âgées, l'obésité est associée à un déclin du métabolisme de base, ainsi qu'à une diminution de la sécrétion d'hormones et de la réaction à celles-ci, ce qui s'accompagne souvent d'un mode de vie plus sédentaire.

Carence en vitamines

Certaines carences vitaminiques deviennent plus fréquentes chez les personnes âgées. Le déficit en vitamine D (p. 297) est lié à la vie en institution d'hébergement, à l'origine asiatique ou africaine, ou à la vie recluse. Les personnes qui ont tendance à couvrir leur peau sont aussi vulnérables en raison de l'exposition limitée à la lumière du soleil. La British Nutrition Foundation (2009) recommande de maintenir les apports en vitamine D en mangeant régulièrement des poissons gras et des céréales fortifiées, et que les personnes de plus de 65 ans prennent des suppléments vitaminiques (10 µg par jour). La carence en vitamine B_{12}, peut-être due à la diminution de l'absorption du facteur intrinsèque, est aussi plus courante chez les personnes âgées et peut entraîner une anémie pernicieuse (p. 78).

Constipation

La constipation devient plus courante en raison de la diminution avec l'âge du tonus musculaire et de l'activité péristaltique du côlon. C'est exacerbé par des apports moindres en liquides et/ou en fibres, une diminution de l'activité physique et de la mobilité. La prédisposition à la constipation est plus importante en cas de difficultés pour mener à bien des activités en lien avec la nutrition, par exemple des problèmes de mobilité qui empêchent de faire les courses, une altération des fonctions cognitives, ou la perte de la dextérité manuelle nécessaire à la préparation et à l'absorption des aliments et des boissons.

Troubles de la nutrition

Objectif pédagogique

Après avoir étudié ce paragraphe, vous devriez être capable :

- de décrire les principales conséquences de la malnutrition et de l'obésité.

L'importance de la nutrition pour la santé est de plus en plus reconnue comme essentielle, et la maladie modifie souvent les besoins nutritionnels.

Malnutrition protéino-énergétique

C'est la conséquence d'une ingestion insuffisante de protéines, d'hydrates de carbone et de graisses. Elle survient lors de périodes de sous-alimentation, ou bien lorsque l'apport alimentaire est insuffisant pour couvrir des besoins accrus, par exemple en cas de traumatisme, de fièvre ou de maladie. La malnutrition est relativement rare dans les pays développés, sauf lorsqu'il existe une pathologie ou un état sous-jacent, par exemple un sepsis, un traumatisme, une intervention chirurgicale ou une comorbidité. La malnutrition est liée à la pauvreté et est généralement la conséquence d'un régime alimentaire mal équilibré. De nombreuses personnes âgées accueillies en institutions d'hébergement ou hospitalisées ont des signes de malnutrition qui s'aggravent souvent durant le séjour. Une anorexie (perte d'appétit), quelle qu'en soit la cause, peut conduire à la malnutrition. Les personnes atteintes d'un cancer à un stade avancé ou d'une maladie chronique peuvent manquer d'appétit, ce qui s'accompagne d'une perte de poids importante et d'une fonte musculaire, un symptôme de *cachexie* (p. 60).

Si l'apport alimentaire est inadéquat, il n'est pas rare qu'une carence vitaminique soit aussi présente. La malnutrition réduit les moyens de lutte contre une autre maladie et l'infection. Le degré de malnutrition peut être évalué en mesurant l'indice de masse corporelle (voir encadré 11.1)

Les nourrissons et les jeunes enfants y sont particulièrement exposés car leurs besoins en nutriments sont élevés pour assurer leur croissance et leur développement. Dans les pays en développement où il existe de longues périodes de privation de nourriture, les deux pathologies suivantes sont retrouvées chez les enfants de moins de 5 ans.

Kwashiorkor

Il s'agit d'une malnutrition accompagnée d'un œdème qui survient généralement à l'arrêt de l'allaitement. La survenue de cette pathologie est souvent précipitée par la rougeole et une gastro-entérite. Des lésions hépatiques importantes réduisent significativement la production de protéines plasmatiques, ce qui entraîne une ascite et des œdèmes des membres inférieurs masquant l'émaciation (fig. 11.2A).

La croissance s'arrête, le poids chute, la peau et les cheveux se dépigmentent, le patient est indifférent, apathique et irritable. Les personnes atteintes sont vulnérables à l'infection, et la récupération d'un traumatisme et d'une infection est plus longue.

Marasme

La malnutrition accompagnée d'une importante fonte musculaire se caractérise par une émaciation due au catabolisme du muscle et de la graisse (fig. 11.2B). La croissance est retardée, la peau devient ridée en raison de l'absence de graisse sous-cutanée, la pilosité est perdue.

Malabsorption

Ses causes varient largement, allant de problèmes à court terme tels que les infections gastro-intestinales (p. 348) à des affections chroniques telles que la mucoviscidose (p. 283). La malabsorption peut concerner spécifiquement un nutriment, par exemple la vitamine B_{12} dans l'anémie pernicieuse (p. 78), ou tout un spectre de nutriments, comme dans la sprue tropicale (p. 354).

Obésité

Dans les pays développés, c'est un trouble nutritionnel toujours plus fréquent, bien qu'il soit aussi retrouvé dans certains pays en développement. L'Organisation mondiale de la santé (OMS) définit l'obésité comme un indice de

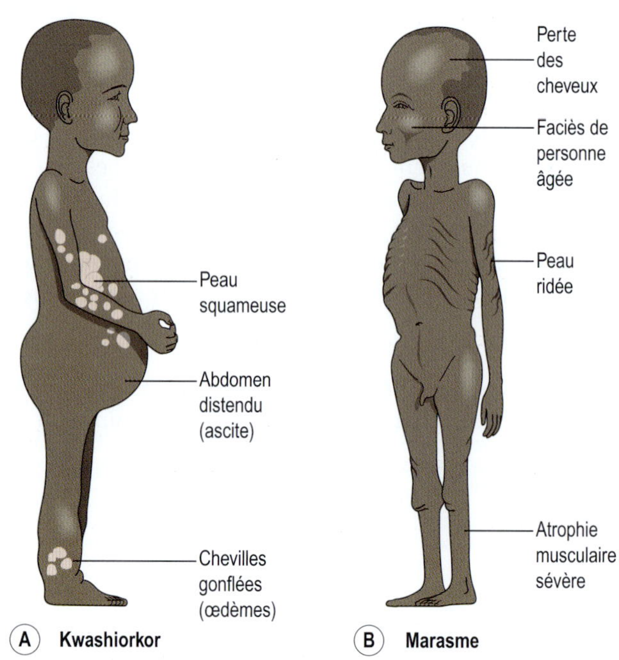

Figure 11.2 Manifestations de la malnutrition protéino-énergétique.

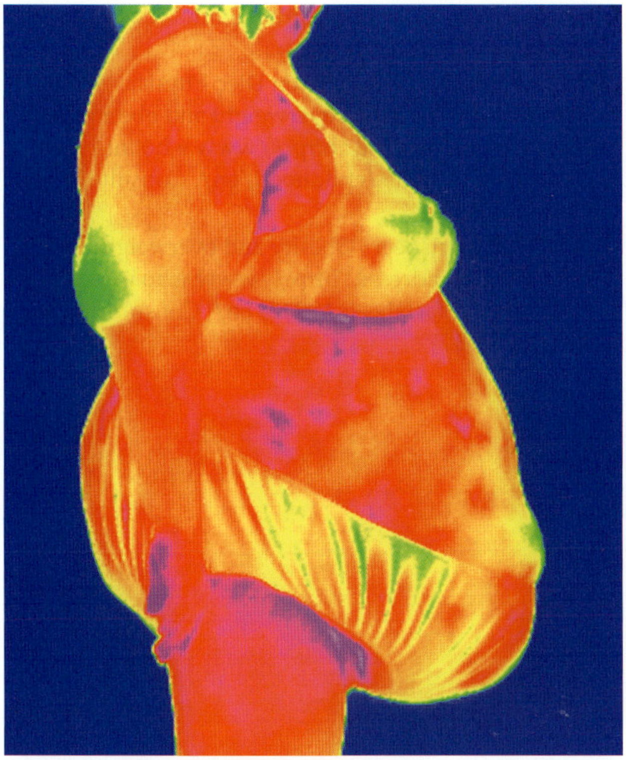

Figure 11.3 **Femme obèse (thermographie).**

Encadré 11.3 Pathologies pour lesquelles l'obésité est un facteur de risque

Maladies cardiovasculaires, par exemple l'hypertension (p. 138), la maladie ischémique cardiaque (p. 135)
Diabète de type 2 (p. 251)
Certains cancers
Lithiase biliaire (p. 358)
Arthrose (p. 461)
Varices (p. 129)
Augmentation du risque de complications postopératoires

masse corporelle supérieur à 29,9 (voir encadré 11.1). Elle survient quand l'apport énergétique excède les dépenses énergétiques, par exemple chez des individus physiquement inactifs dont l'apport alimentaire dépasse leurs besoins énergétiques quotidiens.

L'obésité (fig. 11.3) est un problème de santé toujours plus important dans le monde. Elle atteint des personnes de tout âge et prédispose à de nombreuses autres pathologies (encadré 11.3). Dans le monde, environ 33 % des adultes sont obèses et 10 % sont en surpoids (voir les définitions dans l'encadré 11.1). Il y a plus de 40 millions d'enfants de moins de 5 ans obèses dans le monde, parmi lesquels 75 % vivent dans les régions urbaines des pays développés (OMS, 2013). L'obésité chez les enfants représente une préoccupation majeure, surtout dans les pays en développement (où la malnutrition peut aussi être importante) ; en effet, il s'agit d'une maladie pouvant être évitée qui risque probablement d'être encore présente à l'âge adulte, avec son cortège de risques associés, en particulier le diabète et les maladies cardiovasculaires.

L'hormone *leptine* est associée à l'obésité. Elle a plusieurs fonctions, dont le contrôle de l'appétit. Après un repas, cette hormone est libérée par le tissu adipeux et elle agit sur l'hypothalamus, ce qui entraîne la sensation de satiété. Dans l'obésité, il existe habituellement des taux élevés de leptine dans le sang et le mécanisme de rétroaction négative, qui supprime habituellement la sensation d'avoir faim, ne fonctionne plus normalement.

Une autre fonction de la leptine est de participer à la synthèse de la GnRH et des gonadotrophines au moment de la puberté (Ch. 18). Elle est sécrétée par le tissu adipeux et ses taux sont faibles chez les personnes minces, ce qui explique pourquoi :

- les filles minces avec peu de graisse corporelle atteignent la puberté plus tard que leurs pairs de poids normal ;
- les femmes très minces ont des difficultés de conception ;
- les règles s'arrêtent chez les femmes ayant peu de graisse corporelle.

L'obésité prédispose :

- à des maladies cardiovasculaires, par exemple à la maladie ischémique du cœur (p. 135), à l'hypertension artérielle (p. 138) ;
- au diabète sucré de type 2 (p. 251) ;
- à certains cancers ;
- aux hernies (p. 352) ;
- à la lithiase biliaire (p. 358) ;
- aux varices (p. 129) ;
- à l'arthrose (p. 461) ;
- à des complications postopératoires.

Affections ayant des implications sur le régime alimentaire

En plus des troubles nutritionnels, il existe de nombreuses affections qui requièrent des modifications du régime alimentaire. Certaines sont énumérées à l'encadré 11.4.

Encadré 11.4 Affections qui nécessitent des modifications du régime alimentaire

Obésité	Insuffisance rénale aiguë (p. 378)
Malnutrition	Insuffisance rénale chronique (p. 376)
Diabète sucré (p. 250)	Insuffisance hépatique (p. 357)
Maladie diverticulaire (p. 351)	Intolérance au lactose
Maladie cœliaque (p. 354)	
Phénylcétonurie (p. 475)	

Lectures complémentaires

British Nutrition Foundation. Nutrition science. Disponible à l'adresse : http://www.nutrition.org.uk/nutritionscience. Consulté le 13 mars 2013.

British Nutrition Foundation. The Eatwell plate. Disponible à l'adresse : http://www.food.gov.uk/multimedia/pdfs/publication/eatwellplate0210.pdf. Consulté le 31 mars 2013.

WHO 2009 Global database on body mass index. Disponible à l'adresse : http://www.who.int/bmi/index.jsp?introPage=intro_3.html. Consulté le 4 novembre 2013.

WHO (2010). Global Strategy on Diet, Physical Activity and Health : childhood overweight and obesity. Disponible à l'adresse : http://www.who.int/dietphysicalactivity/childhood/en/. Consulté le 31 mars 2013.

WHO (2013). Factsheet : Obesity and overweight. Disponible à l'adresse : http://www.who.int/mediacentre/factsheets/fs311/en/. Consulté le 31 mars 2013.

CHAPITRE 12

Système digestif

L'appellation système digestif désigne le *tube digestif*, ses *organes annexes* et divers *processus digestifs* se produisant pour préparer l'absorption des aliments ingérés. Le canal (ou conduit) alimentaire débute par la bouche, traverse le thorax, l'abdomen et le pelvis, et se termine à l'anus (fig. 12.1). Il a une structure générale, modifiée à différents niveaux pour permettre les processus survenant à chacun d'eux (fig. 12.2). Les processus digestifs décomposent progressivement les aliments ingérés jusqu'à ce que leurs produits puissent être absorbés. Par exemple, la viande, même cuite, est chimiquement trop complexe pour être absorbée dans le tube digestif. La digestion libère ses constituants : acides aminés, sels minéraux, graisses et vitamines. Les *enzymes* digestives (p. 28) responsables de ces changements sont sécrétées par des glandes spécialisées dont certaines siègent dans la paroi, et d'autres en dehors de celui-ci, mais qui ont des canaux les conduisant au tube digestif.

Après absorption, les nutriments fournissent les matériaux bruts pour la production de nouvelles cellules, d'hormones et d'enzymes. L'énergie nécessaire à ces processus et à d'autres ainsi qu'à l'élimination des déchets est générée par les produits de la digestion.

Les activités du système digestif peuvent être regroupées sous cinq principales rubriques.

Ingestion. C'est le processus de prise d'aliments dans le tractus alimentaire.

Propulsion. Elle mélange et mobilise le contenu du tube digestif le long de celui-ci.

Digestion. Elle comporte :

- la *rupture mécanique* des aliments, par exemple par la mastication ;
- la *digestion chimique* des aliments en petites molécules par des enzymes présentes dans les sécrétions produites par les glandes et par les organes annexes du système digestif.

Absorption. C'est le processus par lequel les substances alimentaires digérées traversent la paroi de certains organes du tube digestif pour passer dans des capillaires sanguins et des vaisseaux lymphatiques les amenant à circuler dans l'organisme.

Élimination. Les substances alimentaires ayant été ingérées mais qui ne peuvent pas être digérées et absorbées sont excrétées du tube digestif sous forme de *fèces* (selles) par le processus de *défécation*.

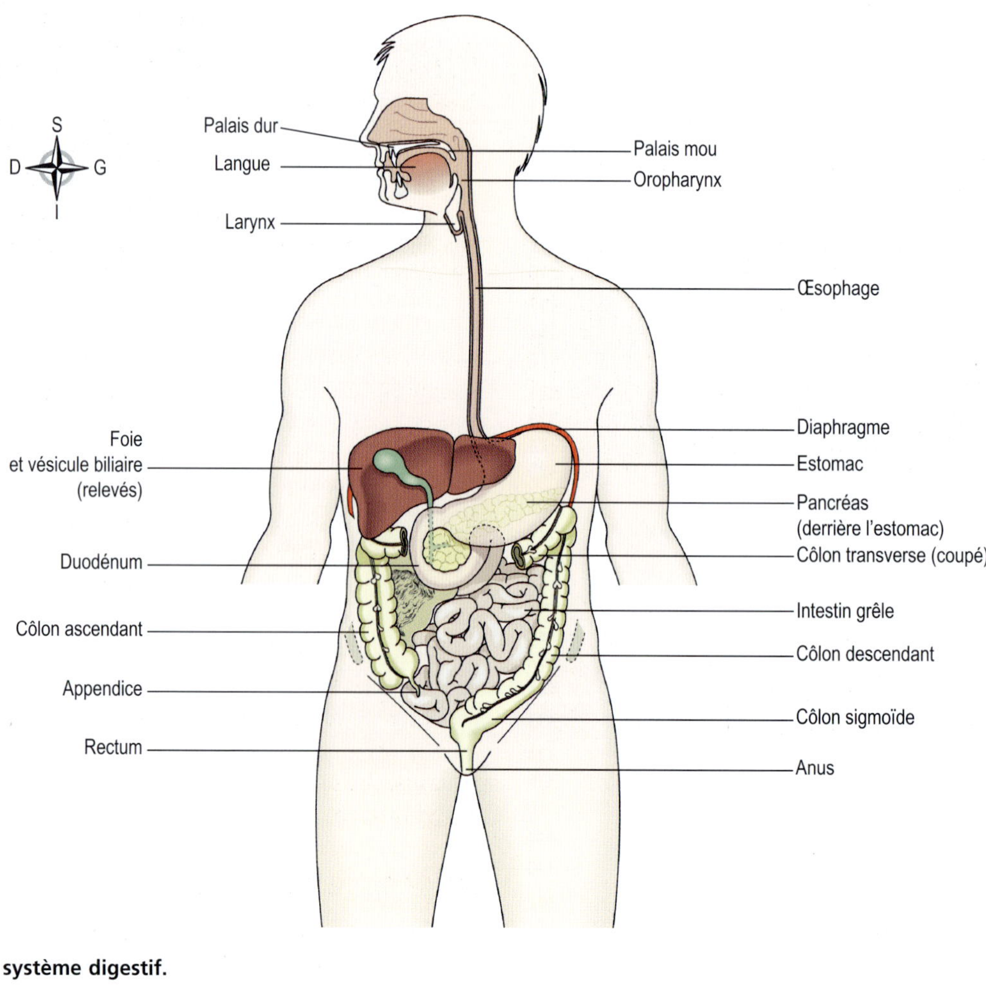

Figure 12.1 Le système digestif.

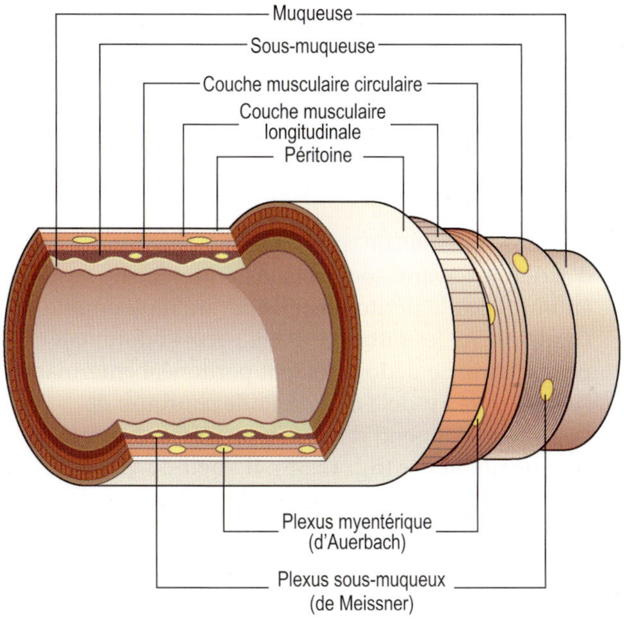

Figure 12.2 Structure générale du tube digestif.

La destinée des nutriments absorbés et la façon dont ils sont utilisés par le corps ainsi que les effets du vieillissement sur le système digestif sont décrits dans ce chapitre. La dernière section aborde les troubles du système digestif.

Organes du système digestif (Fig. 12.1)

Objectifs pédagogiques

Après avoir étudié ce paragraphe, vous devriez être capable :

- d'identifier les principaux organes du tube digestif;
- d'énumérer les organes annexes de la digestion.

Tube digestif

Connu aussi sous le nom de tractus gastro-intestinal, il s'agit d'un long tube par lequel passent les aliments. Il commence à la bouche et se termine à l'anus. Les divers organes qu'il abrite ont différentes fonctions, bien qu'ils soient structuralement très similaires. Ces parties sont :

- la bouche;
- le pharynx;
- l'œsophage;
- l'estomac;
- l'intestin grêle;
- le gros intestin (côlon);
- le rectum et le canal anal.

Organes annexes

Diverses sécrétions sont déversées dans le tractus alimentaire, certaines par les glandes de la muqueuse de ces organes, par exemple le suc gastrique sécrété par les glandes de la muqueuse bordant l'estomac, et d'autres par des glandes situées en dehors du tractus. Ces dernières sont les glandes annexes de la digestion, et leur sécrétion passe par des canaux pour entrer dans le tractus. Il s'agit :

- de trois paires de glandes salivaires;
- du pancréas;
- du foie et des voies biliaires.

Les organes et les glandes sont liés physiologiquement aussi bien qu'anatomiquement en ce que la digestion et l'absorption se produisent par stades, chaque stade étant dépendant du ou des stades précédents.

Structure de base du tube digestif (Fig. 12.2)

Objectifs pédagogiques

Après avoir étudié ce paragraphe, vous devriez être capable :

- de décrire la disposition du péritoine;
- d'expliquer la fonction des muscles lisses des parois du tube digestif;
- d'indiquer les structures de la muqueuse alimentaire;
- de donner l'innervation et la vascularisation du tube digestif.

Les couches de la paroi du tube digestif ont un aspect semblable depuis l'œsophage. Cette structure de base ne s'applique pas si évidemment à la bouche et au pharynx, envisagés plus loin dans ce chapitre.

Dans les divers organes depuis l'œsophage, des modifications de la structure de base sont présentes, associées à des fonctions spécifiques. La structure de base est décrite ici, et toute modification de structure et de fonction sera vue au paragraphe approprié.

Les parois du tractus alimentaire sont formées par quatre couches tissulaires :

- l'adventice, ou séreuse – couverture externe;
- la couche musculaire;
- la couche sous-muqueuse;
- la bordure muqueuse.

Adventice ou séreuse

C'est la couche la plus superficielle. Dans le thorax, elle est faite de *tissu fibreux lâche*; dans l'abdomen, les organes sont recouverts par une membrane séreuse appelée *péritoine*.

Péritoine

C'est la plus grande séreuse de l'organisme (fig. 12.3A). Il s'agit d'un sac fermé contenant une petite quantité de liquide séreux, situé dans la cavité abdominale. Il est richement vascularisé par des vaisseaux sanguins et des vaisseaux lymphatiques, et il contient de nombreux nœuds lymphatiques. Il fournit une barrière physique à l'extension de l'infection, et il peut isoler un foyer infectieux tel qu'une appendicite, empêchant l'atteinte d'autres structures abdominales. Il a deux feuillets :

- le *péritoine pariétal*, qui tapisse la paroi de la cavité abdominale ;
- le *péritoine viscéral*, qui recouvre les organes (viscères) contenus dans les cavités abdominale et pelvienne.

Le péritoine pariétal borde la paroi abdominale antérieure.

Les deux feuillets du péritoine sont en contact, et le frottement entre eux est évité par la présence de liquide séreux sécrété par les cellules péritonéales ; de ce fait, la cavité péritonéale n'est qu'une cavité potentielle. Une disposition semblable s'observe au niveau de la plèvre (p. 267), membrane entourant chaque poumon. Chez l'homme, la cavité est entièrement close ; chez la femme, les trompes utérines s'ouvrent dans la cavité, et les ovaires sont les seules structures à l'intérieur d'elle (Ch. 18).

La disposition du péritoine est telle que les organes sont invaginés (repliés sur eux-mêmes et formant une poche) dans le sac fermé, si bien qu'ils ne sont que partiellement recouverts par le péritoine viscéral ; ils sont bien attachés à l'intérieur de la cavité abdominale. De ce fait :

- les organes pelviens ne sont recouverts qu'à leur face supérieure ;
- l'estomac et l'intestin, profondément invaginés d'arrière en avant, sont presque entièrement entourés par le péritoine et ils ont un repli double (le *mésentère*) les rattachant à la paroi abdominale postérieure. Le dédoublement péritonéal enfermant l'estomac va au-delà de la grande courbure de l'estomac, et il pend devant les organes abdominaux comme un tablier (fig. 12.3B). Il s'agit du *grand omentum* (anciennement : grand épiploon), qui stocke des graisses, et qui fournit à la fois une isolation et une réserve d'énergie à long terme ;
- le pancréas, la rate, le rein et les glandes surrénales sont invaginés d'arrière en avant, mais seule leur face antérieure est recouverte, et ils sont de ce fait *rétropéritonéaux* (situés à l'arrière du péritoine) ;
- le foie est invaginé de haut en bas, et il est presque complètement recouvert de péritoine, qui le rattache à la face inférieure du diaphragme ;
- les principaux vaisseaux sanguins et nerfs passent près de la paroi abdominale postérieure, et ils envoient aux organes des collatérales situées entre deux replis péritonéaux.

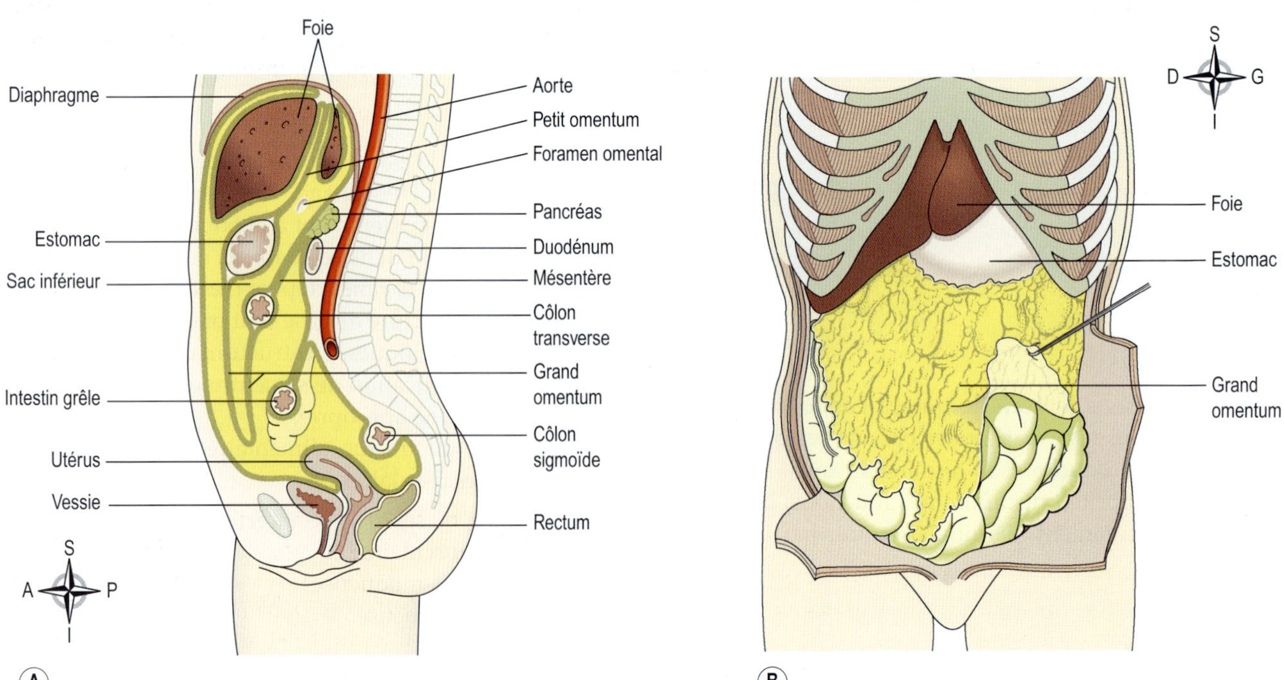

Figure 12.3 A. La cavité péritonéale (en jaune), les organes abdominaux du système digestif, et les organes pelviens. B. Le grand omentum.

Couche musculaire

Sauf exception, cette couche est faite de deux couches de *muscle lisse (non soumis à la volonté)*. Les fibres musculaires de la couche externe sont disposées longitudinalement, celles de la couche interne sont circulaires. Entre ces deux couches musculaires se situent des vaisseaux sanguins, des vaisseaux lymphatiques et un plexus (réseau) de nerfs sympathiques et parasympathiques appelé *plexus myentérique* (fig. 12.2). Ces nerfs sont destinés au muscle lisse et aux vaisseaux sanguins adjacents.

La contraction et le relâchement de ces couches musculaires se produisent par vagues, qui poussent plus avant le contenu du tractus. Ce type de contraction du muscle lisse est appelé *péristaltisme* (fig. 12.4) et il est sous l'influence des nerfs sympathiques et parasympathiques. La contraction musculaire mélange aussi les aliments et les sucs digestifs. Le mouvement plus avant du contenu du tractus est contrôlé à divers endroits par des *sphincters*, qui sont d'épais anneaux musculaires circulaires. La contraction des sphincters régule le mouvement vers l'avant. Ils agissent aussi comme valves, empêchant le retour en arrière du contenu du tractus. Ce contrôle donne à la digestion et à l'absorption le temps nécessaire à leur production.

Sous-muqueuse

Cette couche consiste en du tissu conjonctif aréolaire contenant du collagène et un certain nombre de fibres élastiques; celui-ci relie la couche musculaire à la muqueuse. Des plexus de vaisseaux sanguins et de nerfs, des vaisseaux lymphatiques et une quantité variable de tissu lymphoïde sont situés dans cette couche. Les vaisseaux sanguins sont des artérioles, des veinules et des capillaires. Les plexus nerveux sont les *plexus sous-muqueux* (fig. 12.2), faits de fibres sympathiques et parasympathiques allant à la bordure muqueuse.

Muqueuse

La muqueuse comporte trois couches tissulaires :

- la *membrane muqueuse*, formée par un épithélium cylindrique, qui est la couche la plus interne; elle a trois principales fonctions : *protection, sécrétion* et *absorption*;
- la *lamina propria* (anciennement : chorion), faite d'un tissu conjonctif lâche qui soutient les vaisseaux sanguins nourrissant la couche épithéliale interne, et d'une quantité variable de tissu lymphoïde ayant une fonction de protection contre les microbes;
- la *muscularis mucosae*, mince couche externe de muscle lisse encore appelée musculaire muqueuse, qui va aux invaginations de la couche muqueuse, par exemple aux glandes gastriques (p. 319), aux villosités (p. 322).

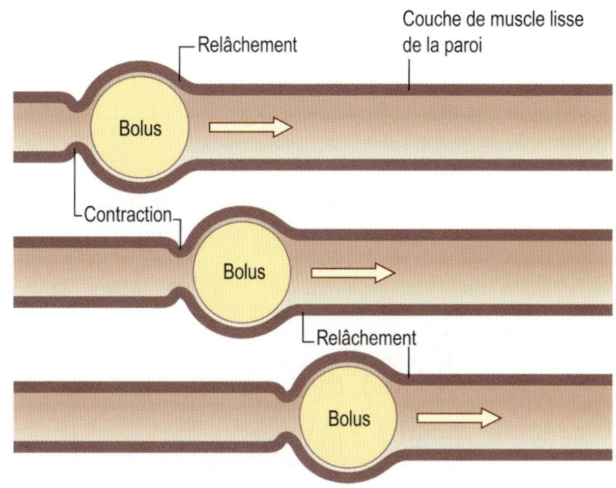

Figure 12.4 Mobilisation d'un bolus par le péristaltisme.

Membrane muqueuse

Dans les parties du tractus sujettes à une grande usure naturelle ou à des lésions mécaniques, cette couche consiste en un *épithélium pavimenteux stratifié* avec des glandes à mucus juste au-dessous de la surface. Dans les régions où les aliments sont déjà mous et humides et où la sécrétion des sucs digestifs ainsi que l'absorption se produisent, la membrane muqueuse est faite de *cellules épithéliales cylindriques* entremêlées de cellules caliciformes sécrétant du mucus (fig. 12.5). Le mucus lubrifie les parois du tractus et fournit une barrière physique qui les protège des effets nuisibles des enzymes digestives. Au-dessous de la surface des régions bordées par un épithélium cylindrique, il y a des groupements de cellules spécialisées, ou glandes, qui déversent leur sécrétion dans la lumière du tractus. Les sécrétions comprennent :

- la *salive*, venant des glandes salivaires;
- le *suc gastrique*, venant des glandes gastriques;
- le *suc intestinal*, venant des glandes intestinales;
- le *suc pancréatique*, venant du pancréas;
- la *bile*, venant du foie.

Il s'agit de *sucs digestifs*, contenant des enzymes qui rompent chimiquement les aliments. Une quantité variable de tissu lymphoïde est située sous la bordure épithéliale; celui-ci protège contre les microbes ingérés.

Innervation

Le tube digestif et ses organes accessoires reçoivent des nerfs des deux parties du système nerveux autonome, c'est-à-dire sympathique et parasympathique (fig. 12.6). Leurs actions sont généralement antagonistes à tout moment, et l'un peut avoir à un moment donné une plus grande influence que l'autre, suivant les besoins corporels. Pour ce qui est de la digestion, il s'agit normalement d'une activité accrue du système nerveux parasympathique.

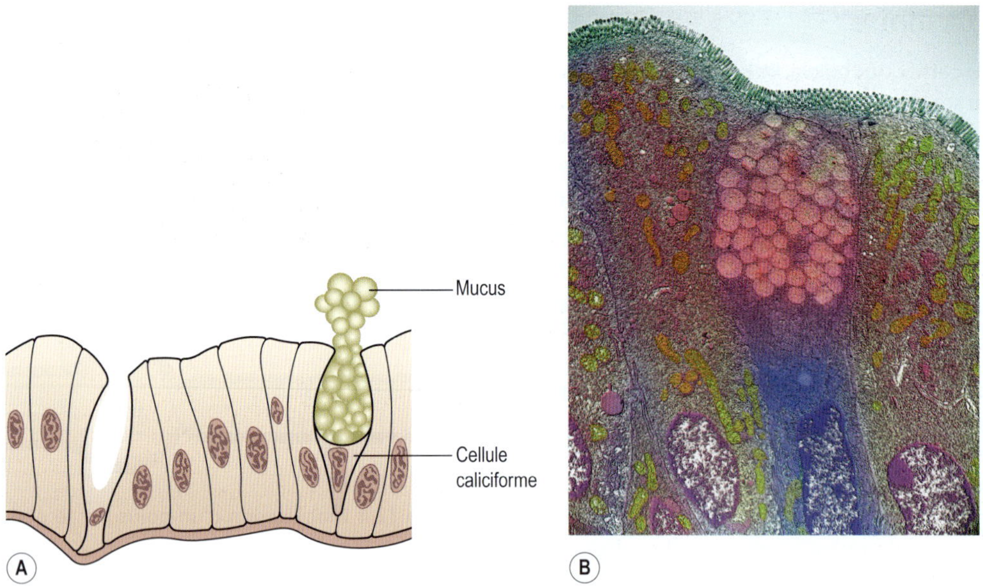

Figure 12.5 Épithélium cylindrique avec des cellules caliciformes. A. Schéma. **B.** Microscopie à balayage électronique en couleur d'une coupe de cellule caliciforme (en rose et en bleu) de l'intestin grêle.

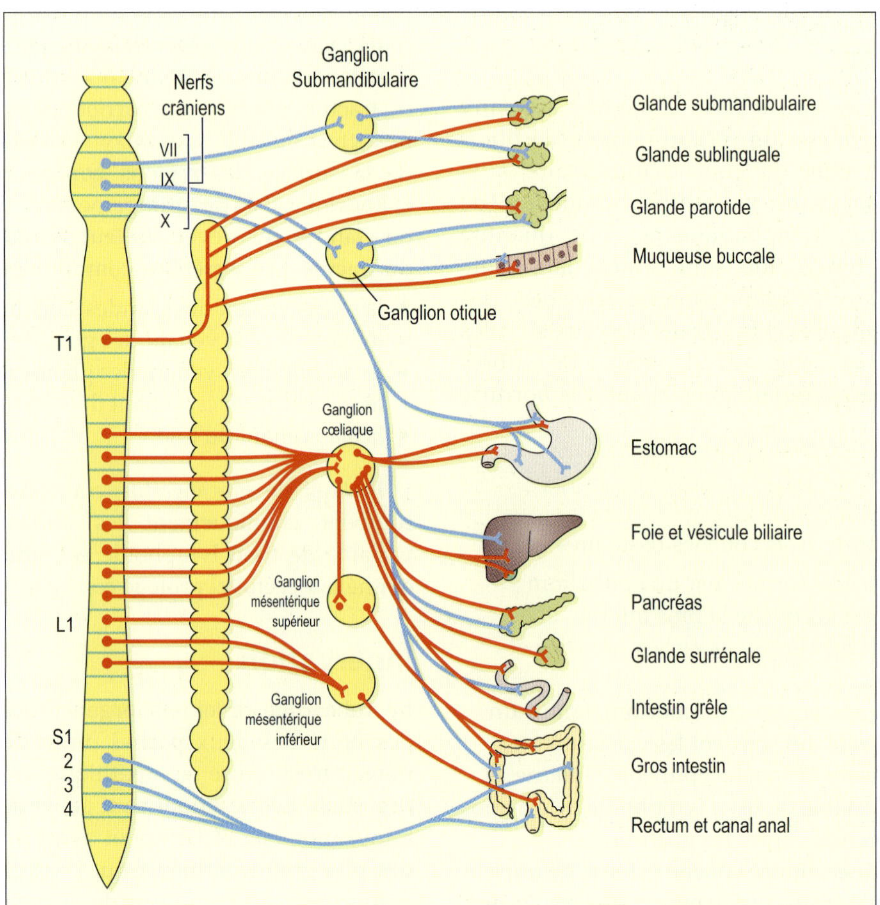

Figure 12.6 Innervation du système digestif par le système nerveux autonome. Parasympathique en bleu, sympathique en rouge.

Innervation parasympathique. Cette innervation de la plus grande partie du tube digestif et de ses organes accessoires est fournie par une paire de nerfs crâniens, les *nerfs vagues*. La partie la plus distale du tractus est innervée par les nerfs sacraux. Les effets de la stimulation parasympathique sur le système digestif incluent :

- une augmentation de l'activité musculaire, en particulier du péristaltisme, à travers l'activité accrue du plexus myentérique;
- une augmentation de la sécrétion glandulaire, à travers l'activité accrue du plexus sous-muqueux (voir fig. 12.2).

Innervation sympathique. Elle est fournie par de nombreux nerfs émergeant de la moelle spinale thoracique et lombale. Ceux-ci forment des plexus (ganglions) dans le thorax, l'abdomen et le pelvis, d'où partent des nerfs allant aux organes du tractus alimentaire. Les effets de la stimulation sympathique sur le système digestif incluent :

- une diminution de l'activité musculaire, en particulier du péristaltisme, en raison de la stimulation moindre du plexus myentérique;
- une diminution de la sécrétion glandulaire, étant donné que la stimulation du plexus sous-muqueux est réduite.

Bouche (Fig. 12.7)

Objectifs pédagogiques

Après avoir étudié ce paragraphe, vous devriez être capable :

- d'énumérer les principales structures voisines de la bouche;
- de décrire la structure de la bouche;
- de décrire la structure et les fonctions de la langue;
- de décrire la structure et les fonctions des dents;
- d'indiquer la disposition de la première et de la seconde dentition.

La bouche, ou cavité orale, est limitée par des muscles et des os.

En avant	– par les lèvres.
En arrière	– elle est en continuité avec l'oropharynx.
Latéralement	– par les muscles des joues.
En haut	– par le palais dur osseux et le palais mou musculaire.
En bas	– par la langue et les tissus mous du plancher de la bouche.

La cavité orale est bordée par une *membrane muqueuse* faite d'un épithélium pavimenteux stratifié contenant de petites glandes sécrétant du mucus.

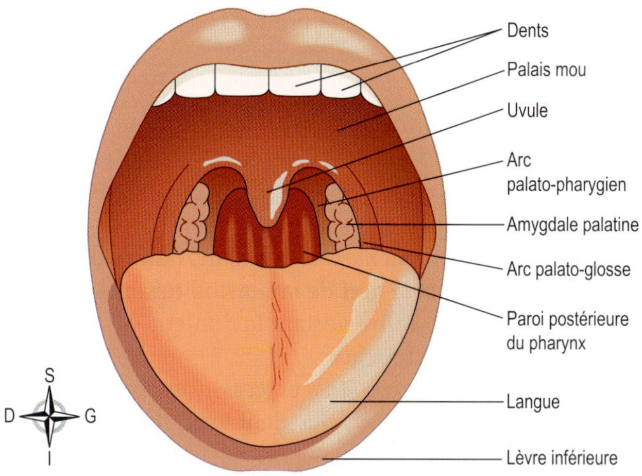

Figure 12.7 **Structures vues la bouche grande ouverte.**

La partie de la bouche entre les gencives et les joues est le *vestibule*, le reste de la cavité est la cavité orale propre. La membrane muqueuse bordant les joues et les lèvres se réfléchit sur les gencives, ou *rebords alvéolaires*, et elle est en continuité avec la peau de la face.

Le *palais* forme le toit de la bouche; il est divisé en *palais dur* en avant et *palais mou* en arrière (voir fig. 12.1). Les os formant le palais dur sont les os maxillaire et palatin. Le palais mou (ou voile du palais) est musculaire; il s'incurve en arrière depuis l'extrémité postérieure du palais dur, et il s'unit latéralement aux parois du pharynx.

L'*uvule* (ou luette) est un repli musculaire incurvé recouvert d'une membrane muqueuse, pendant du milieu du bord libre du palais mou. Quatre replis de membrane muqueuse naissent de l'extrémité supérieure de l'uvule; deux se dirigent en bas pour former de chaque côté des arcs membraneux. Le repli postérieur de chaque côté constitue l'*arc palatopharyngien*, le repli antérieur forme de chaque côté l'*arc palatoglosse*. Un amas de tissu lymphoïde appelé *amygdale* (*tonsille*) *palatine* est situé de chaque côté entre ces deux arcs (NdT : appelés ainsi piliers de l'amygdale).

Langue

La langue est composée de muscle volontaire. Elle est attachée par sa base à l'*os hyoïde* (voir fig. 10.4, p. 260), et un repli de la membrane muqueuse recouvrant sa face inférieure, appelé *frein de la langue*, la rattache au plancher de la bouche (fig. 12.8). Sa surface supérieure consiste en un épithélium pavimenteux stratifié, avec de nombreuses *papilles* (petites projections). Beaucoup d'entre elles contiennent les récepteurs sensitifs (terminaisons nerveuses spécialisées) pour le sens du goût, dans les *bourgeons du goût* (voir fig. 8.24, p. 221).

Vascularisation

L'*artère linguale* amène de chaque côté la plus grande partie du sang artériel de la langue. Le drainage veineux se fait de chaque côté par la *veine linguale*, qui rejoint la *veine jugulaire interne* homolatérale.

Innervation

Les nerfs impliqués sont, de chaque côté :

- le *nerf hypoglosse* (nerf crânien XII), qui innerve le tissu musculaire strié (soumis à la volonté) ;
- la *branche linguale du nerf mandibulaire*, issue du nerf crânien V, qui est le nerf de la sensibilité somatique (ordinaire), c'est-à-dire vectant la douleur, la température et le toucher ;
- des branches des *nerfs facial* et *glossopharyngien* (nerfs crâniens VII et IX), qui véhiculent le goût.

Fonctions de la langue

La langue joue un rôle important dans :

- la mastication ;
- la déglutition ;
- la phonation (p. 261) ;
- le goût (p. 222).

Les terminaisons nerveuses du goût sont présentes dans les papilles, et largement distribuées dans l'épithélium de la langue, du palais mou, du pharynx et de l'épiglotte.

Dents

Les dents sont enchâssées dans les alvéoles des rebords alvéolaires de la mandibule et du maxillaire (fig. 12.9). Chaque personne naît avec deux jeux, ou *dentition*, les *dents temporaires* ou *déciduales* (ou dents de lait), et les *dents permanentes* (fig. 12.10). Les dents des deux jeux sont présentes à la naissance, sous forme immature, dans la mandibule et le maxillaire.

Il y a 20 dents temporaires, 10 par mâchoire. Elles commencent à sortir (« éruption dentaire ») vers l'âge de 6 mois, et elles sont toutes présentes après l'âge de 24 mois (tableau 12.1).

Les dents permanentes commencent à remplacer les dents temporaires dans la 6e année de vie, et cette dentition (NdT : la denture) qui comporte 32 dents est habituellement complète vers l'âge de 21 ans.

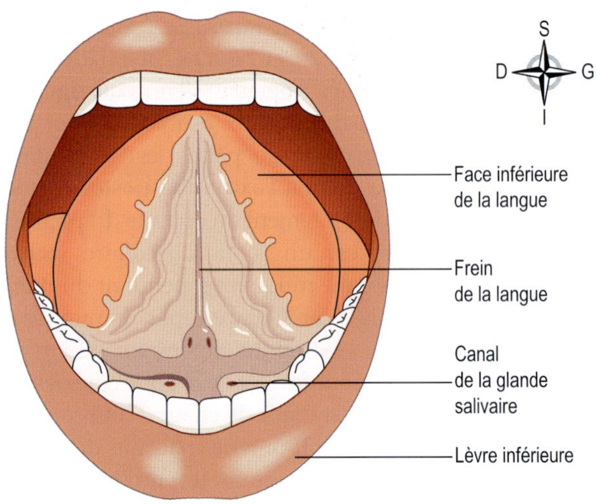

Figure 12.8 Face inférieure de la langue.

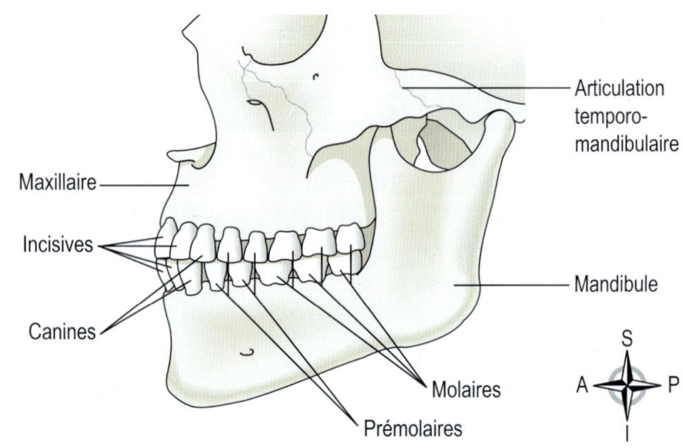

Figure 12.9 Les dents permanentes et les os de la mâchoire.

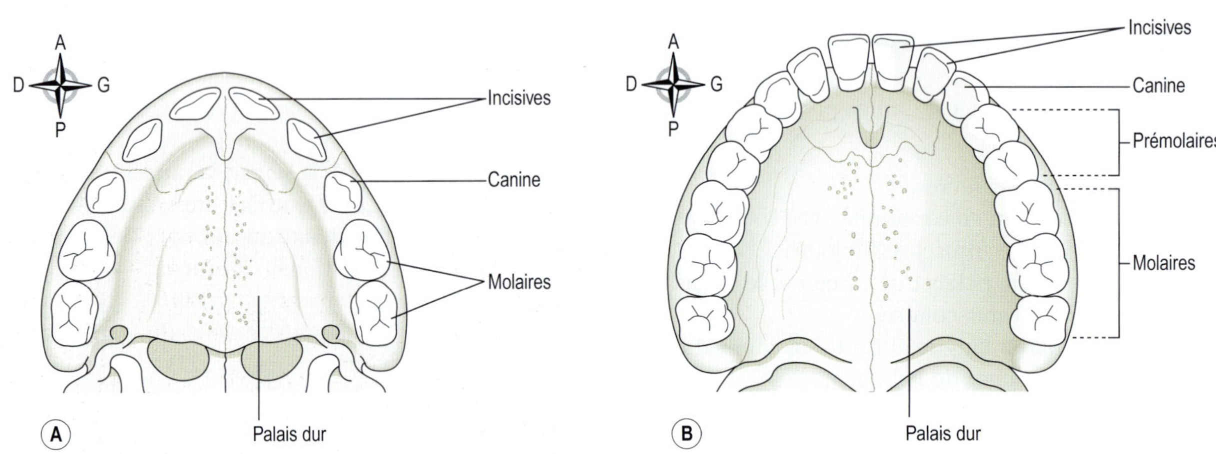

Figure 12.10 Le toit de la bouche. A. Les dents déciduales – vue par en dessous. **B.** Les dents permanentes – vue par en dessous.

Tableau 12.1 Dents déciduales et dents permanentes

Mandibule	Molaires	Prémolaires	Canine	Incisives	Incisives	Canine	Prémolaires	Molaires
Dents déciduales								
Supérieures	2	–	1	2	2	1	–	2
Inférieures	2	–	1	2	2	1	–	2
Dents permanentes								
Supérieures	3	2	1	2	2	1	2	3
Inférieures	3	2	1	2	2	1	2	3

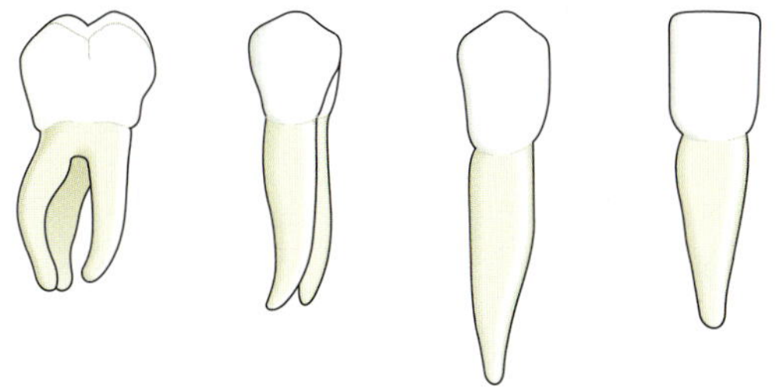

Figure 12.11 La forme des dents permanentes.

Fonctions des dents

Suivant leurs fonctions, les dents ont des formes différentes. Les *incisives* et les *canines* sont les dents qui coupent, utilisées pour mordre les aliments, alors que les *prémolaires* et les *molaires*, qui ont une large surface plate, sont utilisées pour broyer ou mâcher les aliments (fig. 12.11).

Structure d'une dent (fig. 12.12)

Bien que les dents aient des formes distinctes, leur structure est identique, comportant :

- la *couronne*, partie faisant saillie hors de la gencive ;
- la *racine*, enchâssée dans l'os ;
- le *col*, région légèrement rétrécie à l'union de la couronne et de la racine.

La *cavité pulpaire*, au centre de la dent, contient des vaisseaux sanguins, des vaisseaux lymphatiques et des nerfs ; elle est entourée par une substance dure semblable à de l'ivoire appelée *dentine*. L'*émail* est une mince couche de substance très dure à l'extérieur de la dentine de la couronne. La racine de la dent est par ailleurs recouverte d'une substance semblable à de l'os appelée *cément*, qui fixe la dent dans son alvéole. Les vaisseaux sanguins et les nerfs passent dans la dent par un petit orifice situé à l'apex de chaque racine.

Vascularisation

La plus grande partie de l'apport de sang aux dents se fait par des branches de l'*artère maxillaire* de chaque côté. Le drainage veineux est assuré par des veines se déversant dans les *veines jugulaires internes*.

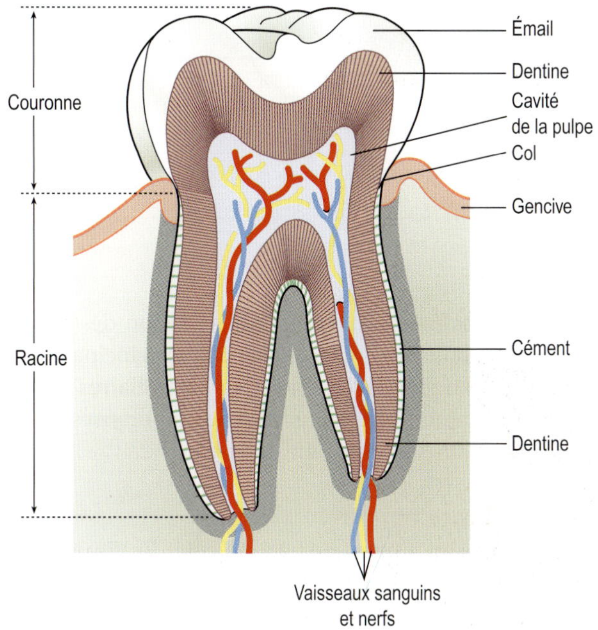

Figure 12.12 Coupe d'une dent.

Innervation

L'innervation des dents supérieures se fait par des branches du *nerf maxillaire* de chaque côté, celle des dents inférieures par des branches du *nerf mandibulaire* de chaque côté. Ces deux nerfs sont des branches de division du *nerf trijumeau* (nerf crânien V) (voir fig. 7.41, p. 184).

Glandes salivaires (Fig. 12.13)

Objectifs pédagogiques

Après avoir étudié ce paragraphe, vous devriez être capable :

- de décrire la structure et la fonction des principales glandes salivaires ;
- d'expliquer le rôle de la salive dans la digestion.

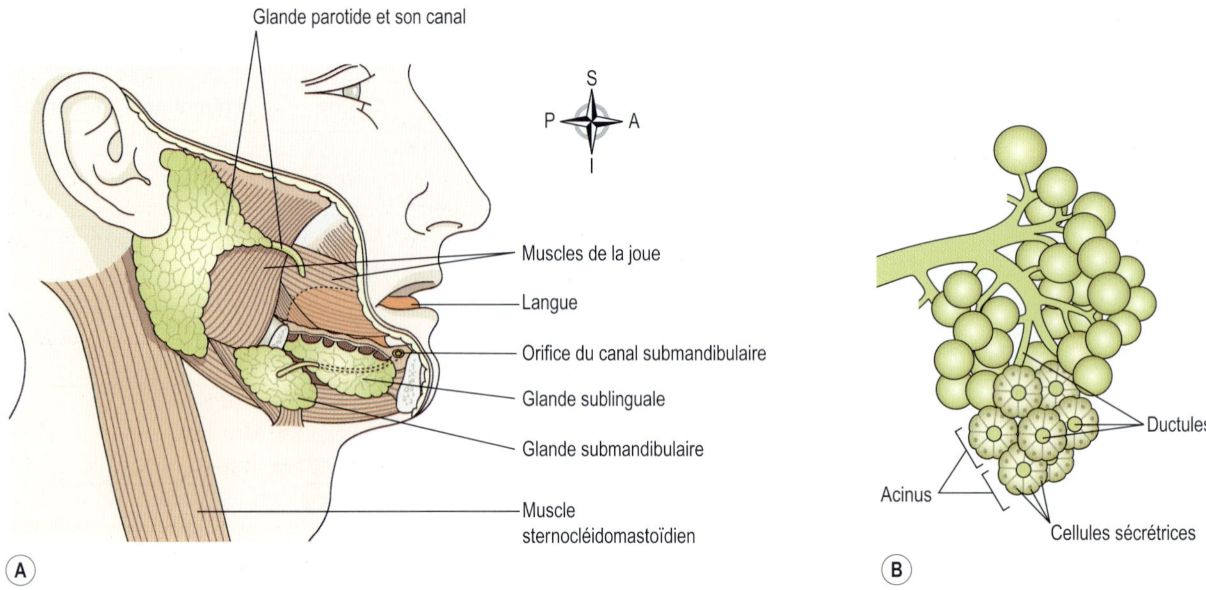

Figure 12.13 Glandes salivaires. A. Position des glandes salivaires. **B.** Partie de la glande agrandie.

Les glandes salivaires libèrent leur sécrétion des canaux qui vont à la bouche. Il y en a trois paires principales : les glandes parotides, les glandes submaxillaires et les glandes sublinguales. Il existe aussi de nombreuses petites glandes salivaires tout autour de la bouche.

Glandes parotides

Ces glandes sont situées de chaque côté du visage, juste au-dessous du méat acoustique externe (voir fig. 8.1, p. 206). Chaque glande a un *conduit parotidien* (anciennement : canal de Sténon) s'ouvrant dans la bouche au niveau de la deuxième molaire supérieure.

Glandes submandibulaires

Ces glandes siègent, de chaque côté de la face, au-dessous de l'angle de la mandibule. Chaque *canal submandibulaire* (anciennement : canal de Wharton) s'ouvre dans le plancher de la bouche sur le côté du frein de la langue.

Glandes sublinguales

Ces glandes siègent sous la membrane muqueuse du plancher de la bouche, chacune devant la glande submandibulaire homolatérale. Elles ont de nombreux petits canaux excréteurs s'ouvrant dans le plancher de la bouche.

Structure des glandes salivaires

Les glandes sont entourées par une *capsule fibreuse*. Elles sont constituées chacune par un certain nombre de *lobules* faits de petits acinus bordés de *cellules sécrétrices* (fig. 12.13B). Les sécrétions sont déversées dans des ductules, qui se rejoignent pour former des canaux plus gros allant à la bouche.

Vascularisation

Le sang artériel est amené par des branches diverses de l'artère carotide externe de chaque côté; le drainage veineux se fait dans les veines jugulaires externes.

Composition de la salive

La salive est la combinaison des sécrétions des glandes salivaires et de petites glandes à mucus de la bordure de la muqueuse orale. Environ 1,5 litre de salive est produit chaque jour; elle est faite :

- d'eau;
- de sels minéraux;
- d'amylase salivaire, une enzyme digestive;
- de mucus;
- de substance antimicrobiennes; d'immunoglobulines et de l'enzyme lysozyme.

Sécrétion de la salive

La sécrétion de la salive est contrôlée par le système nerveux autonome. La stimulation parasympathique entraîne la sécrétion profuse de salive aqueuse avec relativement peu d'enzymes et d'autres substances organiques. La stimulation sympathique entraîne la sécrétion d'une petite quantité de salive riche en matériel inorganique, en particulier celle des glandes submandibulaires. La sécrétion réflexe se produit quand des aliments sont dans la bouche, et le réflexe peut devenir facilement *conditionné*, si bien que la vue, l'odeur ou même la pensée d'aliments peuvent stimuler la sécrétion de salive.

Fonctions de la salive

Digestion chimique des polysaccharides

La salive contient de l'*amylase*, enzyme qui commence la scission de sucres complexes, y compris d'amidons, aboutissant à un disaccharide, le maltose. Le pH optimal pour l'action de l'amylase salivaire est de 6,8 (légèrement acide). Le pH salivaire va de 5,8 à 7,4 selon l'importance du flux; plus la sécrétion est importante, plus le pH est élevé. L'action de l'enzyme se poursuit pendant la déglutition, et elle s'arrête dans l'estomac où le suc gastrique, dont le pH est très fortement acide (1,5 à 1,8), dégrade l'amylase.

Lubrification des aliments

Du fait du contenu en eau élevé, les aliments secs pénétrant dans la bouche sont humidifiés et lubrifiés par la salive avant de former un bolus prêt à être dégluti.

Nettoyage et lubrification de la bouche

Un flux adéquat de salive est nécessaire pour nettoyer la bouche et garder ses tissus souples, humides et flexibles. Cela contribue à éviter les lésions de la membrane muqueuse par des produits alimentaires rugueux ou abrasifs.

Défense non spécifique

Le lysozyme et des immunoglobulines combattent les microbes invasifs.

Goût

Les bourgeons du goût ne sont stimulés que par des substances en solution. Les aliments secs ne stimulent donc le sens du goût qu'après s'être étroitement mélangés à de la salive. Les sens du goût et de l'odorat sont étroitement liés, et impliqués dans le plaisir ou le déplaisir de manger (voir Ch. 8).

Pharynx

Objectif pédagogique

Après avoir étudié ce paragraphe, vous devriez être capable :

- de décrire la structure du pharynx.

Le pharynx est divisé, afin de le décrire, en trois parties : le nasopharynx, l'oropharynx et le laryngopharynx (voir p. 261). Le nasopharynx est important dans la respiration. L'oropharynx et le laryngopharynx sont des passages communs aux systèmes respiratoire et digestif. Les aliments passent de la cavité orale dans le pharynx, puis dans l'œsophage sous-jacent avec lequel il est en continuité. Les parois du pharynx sont faites de trois couches tissulaires.

La *membrane bordante* (la muqueuse) est un épithélium pavimenteux stratifié, en continuité avec celle de la bouche d'un côté, et celle de l'œsophage de l'autre. Le tissu épithélial stratifié fournit une muqueuse bien adaptée à l'usure de l'ingestion d'aliments.

La *couche moyenne* est faite de tissu conjonctif, devenant plus fine à son extrémité inférieure, contenant des vaisseaux sanguins et lymphatiques et des nerfs.

La *couche externe* est faite des muscles constricteurs, non soumis à la volonté, impliqués dans la déglutition. Quand des aliments atteignent le pharynx, la déglutition n'est plus sous le contrôle de la volonté.

Vascularisation

L'apport de sang au pharynx se fait par plusieurs branches de l'artère faciale de chaque côté. Le drainage veineux se fait dans les veines faciales et les veines jugulaires internes.

Innervation

L'innervation vient du plexus pharyngien, et elle est faite de nerfs parasympathiques et sympathiques. L'innervation parasympathique vient essentiellement par les nerfs glossopharyngien et vague de chaque côté, et l'innervation sympathique est issue des nœuds cervicaux de chaque côté.

Œsophage (Fig. 12.14)

Objectifs pédagogiques

Après avoir étudié ce paragraphe, vous devriez être capable :

- de décrire la localisation de l'œsophage;
- d'indiquer la structure de l'œsophage;
- d'expliquer le mécanisme impliqué dans la déglutition et dans la route prise par un bolus alimentaire.

L'œsophage est long d'environ 25 cm, et son diamètre est d'environ 2 cm; il est situé dans le plan médian du thorax, devant la colonne vertébrale, derrière la trachée et le cœur. Il est en continuité avec le pharynx sus-jacent, et il rejoint l'estomac juste au-dessous du diaphragme. Il passe entre des fibres musculaires du diaphragme (NdT : délimitant le hiatus œsophagien) en arrière du centre tendineux de ce muscle, à la hauteur de la 10e vertèbre thoracique. Immédiatement après avoir traversé le diaphragme, il s'incurve avant de rejoindre l'estomac. L'angle aigu qu'il

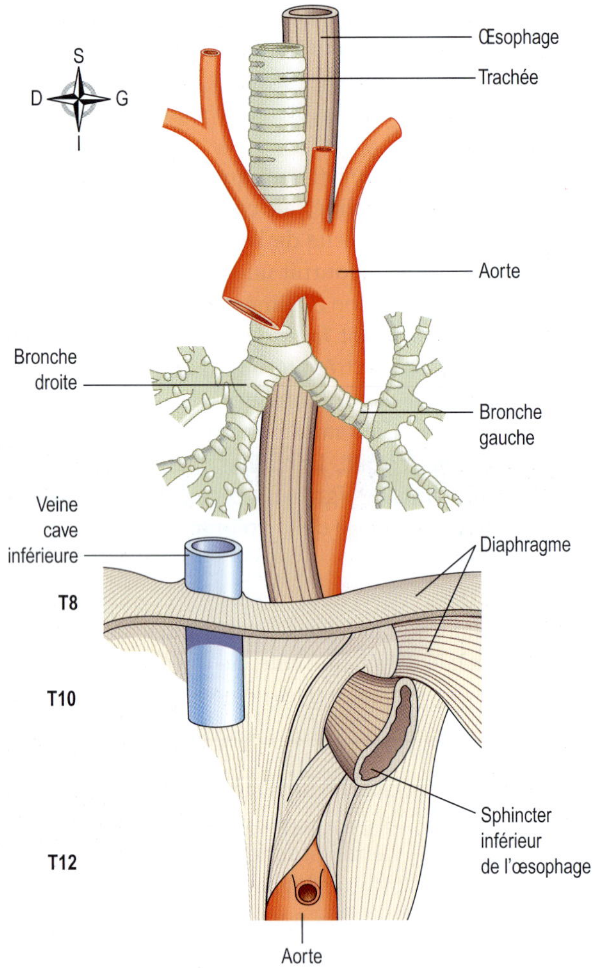

Figure 12.14 L'œsophage et certaines structures voisines.

forme avec l'estomac est considéré comme l'un des facteurs empêchant la régurgitation du contenu gastrique dans l'œsophage. Les extrémités supérieure et inférieure de l'œsophage sont fermées par des sphincters. Le *sphincter cricopharyngien*, ou *sphincter supérieur de l'œsophage*, empêche l'entrée de l'air dans l'œsophage pendant l'inspiration, ainsi que l'aspiration du contenu œsophagien. Le *sphincter inférieur de l'œsophage*, empêche le reflux du contenu gastrique acide dans l'œsophage. Il n'y a pas à ce niveau (NdT : appelé cardia) d'épaississement du muscle circulaire, et ce sphincter est seulement physiologique, c'est-à-dire que cette région agit comme un sphincter sans la présence des caractéristiques anatomiques d'un sphincter. Quand la pression intra-abdominale s'élève, par exemple pendant l'inspiration ou la défécation, le tonus du muscle au niveau du sphincter inférieur augmente. Il s'y ajoute un effet de striction par les fibres musculaires du diaphragme contracté lors de l'inspiration.

Structure de l'œsophage

Il y a quatre couches tissulaires, comme le montre la figure 12.2. L'œsophage étant presque entièrement dans le thorax, la couverture externe, l'adventice, est faite de *tissu fibreux élastique*, qui attache l'œsophage aux structures qui l'entourent. Le tiers proximal est bordé par un épithélium pavimenteux stratifié, le tiers distal par un épithélium cylindrique. Le tiers moyen est bordé par un mélange des deux.

Vascularisation

Artérielle. La région thoracique est vascularisée principalement par les artères œsophagiennes, branches de l'aorte thoracique. La région abdominale est irriguée par les artères phréniques antérieures et par l'artère gastrique gauche, branche de l'artère cœliaque.

Drainage veineux. Le drainage veineux de la région thoracique se fait dans les veines azygos et hémiazygos. La partie abdominale se draine dans la veine gastrique gauche. Il existe un plexus veineux à l'extrémité distale de l'œsophage, qui réunit les drainages veineux vers le haut et vers le bas, c'est-à-dire les circulations générale et portale.

Fonctions de la bouche, du pharynx et de l'œsophage

Formation d'un bolus

Quand des aliments sont mis en bouche, ils sont mâchés (mastiqués) par les dents, mobilisés dans la bouche par la langue et les muscles des joues (fig. 12.15). Ils sont mélangés à de la salive et transformés en une masse molle ou bol alimentaire prête à être déglutie. Le temps pendant lequel les aliments restent dans la bouche dépend dans une grande mesure de la consistance de ces derniers Certains aliments doivent être mâchés plus longtemps que d'autres avant que l'individu sente que la masse est prête pour la déglutition.

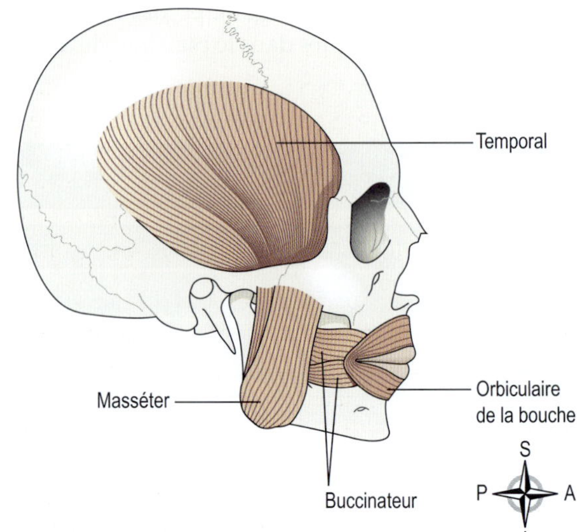

Figure 12.15 Muscles de la mastication.

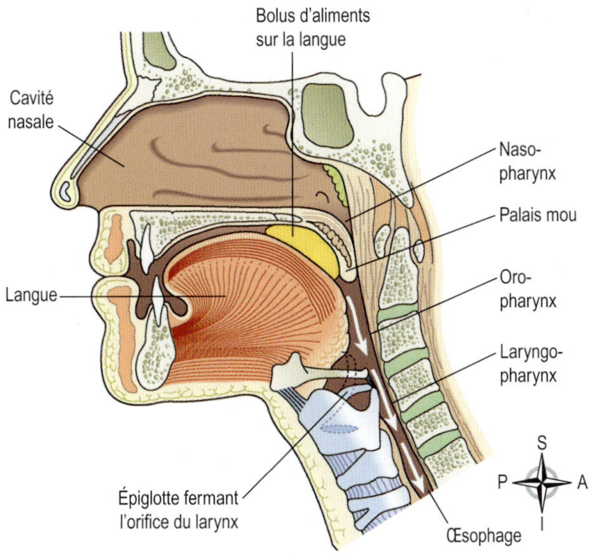

Figure 12.16 Coupe de la face et du cou montrant la situation de structures pendant la déglutition.

Déglutition (fig. 12.16)

La déglutition se fait en trois étapes après la fin de la mastication et la formation du bolus. Elle est initiée volontairement, mais terminée par une action réflexe (involontaire).

1. **Phase orale.** La bouche est fermée, et la contraction volontaire des muscles de la langue et des joues pousse le bolus vers l'arrière, dans le pharynx.
2. **Phase pharyngienne.** Les muscles du pharynx sont stimulés par voie réflexe, réflexe initié dans les parois de l'oropharynx et coordonné par le centre de la déglutition dans le bulbe. La contraction involontaire de ces muscles propulse le bolus vers le bas, dans l'œsophage. Toutes les autres voies que pourrait prendre le bolus sont fermées. Le palais mou s'est en effet élevé et il a fermé le nasopharynx; la langue et les replis pharyngiens bloquent le retour en arrière dans la bouche; le larynx s'est déplacé en haut et en avant, si bien que son orifice est fermé par l'épiglotte, empêchant l'entrée dans la voie aérienne (trachée).
3. **Phase œsophagienne.** La présence du bolus dans le pharynx stimule la formation d'une onde péristaltique, qui propulse le bolus jusqu'à l'estomac, en passant par l'œsophage.

Les ondes péristaltiques le long de l'œsophage ne se produisent qu'après la déglutition (voir fig. 12.4). Par ailleurs, les parois sont relâchées. En avant de l'onde péristaltique, le sphincter inférieur de l'œsophage gardant l'entrée de l'estomac se relâche afin de permettre au bolus descendant d'entrer dans l'estomac. Habituellement, la constriction de ce sphincter empêche le reflux gastrique acide dans l'œsophage. D'autres facteurs de prévention de ce reflux sont :

- l'attache de l'estomac au diaphragme par le péritoine;
- l'angle aigu formé par la position de l'œsophage à l'endroit où il pénètre dans le fundus de l'estomac, c'est-à-dire d'un angle cardio-œsophagien (NdT : incisure cardiale) aigu (voir fig. 12.18);
- l'augmentation du tonus du sphincter inférieur de l'œsophage quand la pression intra-abdominale augmente, et l'effet de striction des fibres musculaires diaphragmatiques à ce niveau.

Les parois de l'œsophage sont lubrifiées par du mucus, qui facilite le passage du bolus pendant la contraction péristaltique de la paroi musculaire.

Estomac

Objectifs pédagogiques

Après avoir étudié ce paragraphe, vous devriez être capable :

- de décrire la localisation de l'estomac, avec référence aux structures avoisinantes;
- d'expliquer la signification des couches de la paroi gastrique;
- de discuter les fonctions digestives de l'estomac.

L'estomac est la portion dilatée, en forme de J, du tractus alimentaire; il est situé dans les régions épigastrique, ombilicale et hypocondriale gauche de la cavité abdominale.

Organes en rapport avec l'estomac (fig. 12.17)

En avant – le lobe gauche du foie et la paroi abdominale antérieure.
En arrière – l'aorte abdominale, le pancréas, la rate, le rein et la surrénale gauches.
En haut – le diaphragme, l'œsophage et le lobe gauche du foie.
En bas – le côlon transverse et l'intestin grêle.
À gauche – le diaphragme et la rate.
À droite – le foie et le duodénum.

Structure de l'estomac (fig. 12.18)

L'estomac est en continuité avec l'œsophage au niveau du sphincter inférieur de l'œsophage, et avec le duodénum au niveau du sphincter pylorique. Il a deux courbures. La *petite courbure* est courte, siège sur la face postérieure de l'estomac, et elle est la continuation vers le bas de la paroi postérieure de l'œsophage. Juste avant le sphincter pylorique, elle s'incurve vers la droite et le haut pour réaliser la forme de J. Là où l'œsophage rejoint l'estomac,

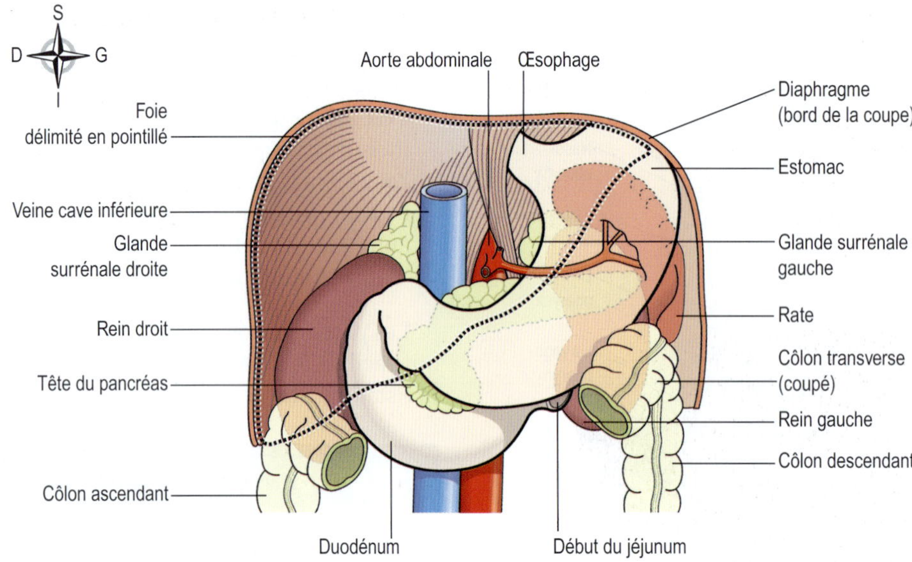

Figure 12.17 L'estomac et les structures voisines.

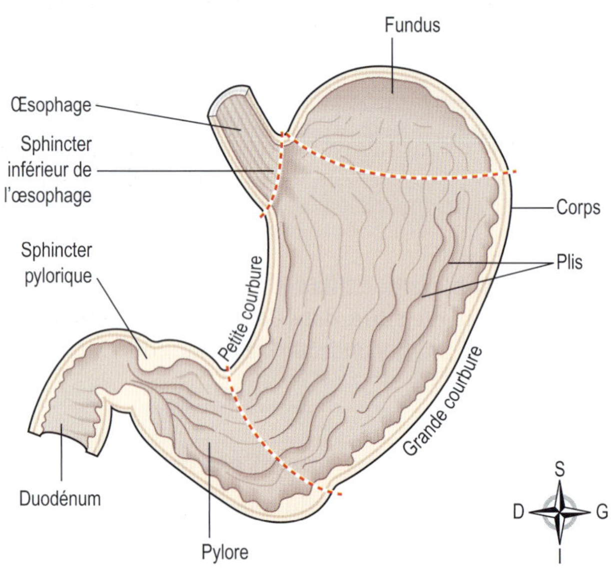

Figure 12.18 Coupe longitudinale de l'estomac.

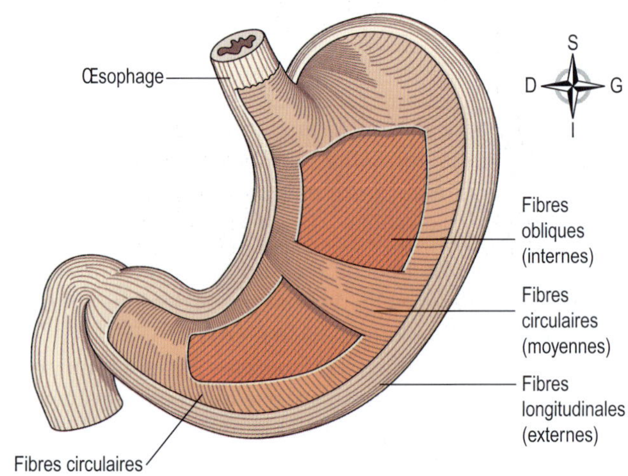

Figure 12.19 Les fibres musculaires de la paroi de l'estomac. Les coupes ont été enlevées pour montrer les trois couches.

la région antérieure forme un angle aigu vers le haut puis s'incurve vers le bas, formant la *grande courbure*, qui se dirige ensuite vers la droite et un peu vers le haut pour atteindre le sphincter pylorique.

L'estomac est divisé en trois régions : le fundus, le corps et le pylore. À l'extrémité distale du pylore se situe le sphincter pylorique, gardant l'orifice entre l'estomac et le duodénum. Quand l'estomac est inactif, le sphincter pylorique est relâché et ouvert ; quand l'estomac contient des aliments, le sphincter est fermé (NdT : sauf pendant l'évacuation des aliments vers le duodénum).

Parois de l'estomac

Les quatre couches tissulaires qui constituent la structure de base du tube digestif (voir fig. 12.2) sont présentes dans l'estomac, avec cependant quelques modifications.

Couche musculaire (fig. 12.19). Elle est faite de trois couches de fibres musculaires lisses :

- une couche externe de fibres longitudinales ;
- une couche moyenne de fibres circulaires ;
- une couche interne de fibres obliques.

L'estomac est différent des autres parties du tractus alimentaire, car il a trois couches au lieu de deux.

Cette disposition permet le mouvement de brassage caractéristique de l'activité gastrique, ainsi que le mouvement péristaltique. Le muscle circulaire est le plus fort entre le pylore et le sphincter pylorique.

Muqueuse. Quand l'estomac est vide, la membrane muqueuse qui le borde présente des plis longitudinaux, qui disparaissent quand l'estomac est plein, sa surface prenant alors un aspect lisse, velouté. De nombreuses *glandes gastriques* sont situées sous la surface, dans la membrane muqueuse, et s'ouvrent en elle (fig. 12.20).

Elles sont faites de cellules spécialisées sécrétant le *suc gastrique* dans l'estomac.

Vascularisation. La vascularisation artérielle de l'estomac est assurée par l'artère gastrique gauche, une branche de l'artère cœliaque, l'artère gastrique droite et les artères gastro-épiploïques. Le drainage veineux se fait par des veines du même nom dans la veine porte. Les figures 5.38 et 5.40 (p. 115 et 116) montrent ces vaisseaux.

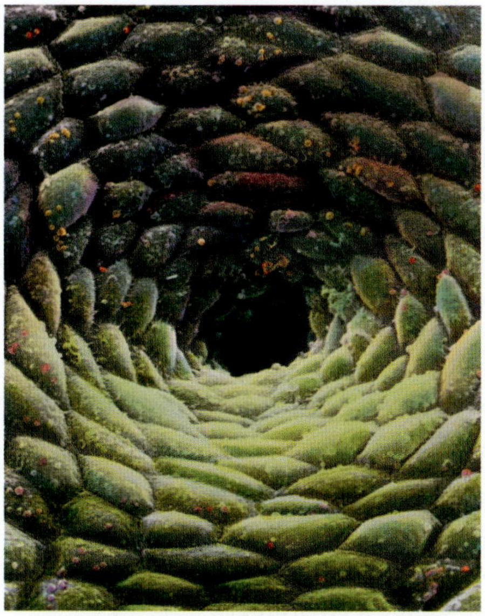

Figure 12.20 Microscopie à balayage électronique en couleur de la muqueuse qui borde l'estomac montrant l'entrée d'une glande gastrique.

Suc gastrique et fonctions de l'estomac

La taille de l'estomac varie avec le volume des aliments qu'il contient, qui peut être de 1,5 litre ou plus chez l'adulte. Quand un repas est pris, les aliments s'accumulent dans l'estomac en couches, la dernière partie du repas restant dans le fundus pendant quelque temps. Le mélange des aliments et du suc gastrique se produit progressivement, et un certain temps s'écoule avant que les aliments soient assez acidifiés pour arrêter l'action de l'amylase salivaire.

Le muscle gastrique génère un mouvement de brassage qui rompt le bolus et le mélange au suc gastrique, et en ondes péristaltiques qui propulsent le contenu gastrique vers le pylore. Le sphincter pylorique se ferme quand l'estomac est actif. Une contraction péristaltique forte du pylore expulse de force de petites giclées du *chyme*, c'est-à-dire le contenu gastrique, devenu suffisamment liquide, dans le duodénum, à travers le sphincter pylorique. La stimulation parasympathique accroît la motilité de l'estomac et la sécrétion de sucs gastriques ; la stimulation sympathique a l'effet inverse.

Suc gastrique

Environ 2 litres de suc gastrique sont sécrétés chaque jour par des glandes particulières situées dans la muqueuse (fig. 12.21). Il est fait :

- d'eau ;
- de sels minéraux ;
- de mucus, sécrété par les cellules muqueuses du col situées dans les glandes et à la surface gastrique ;

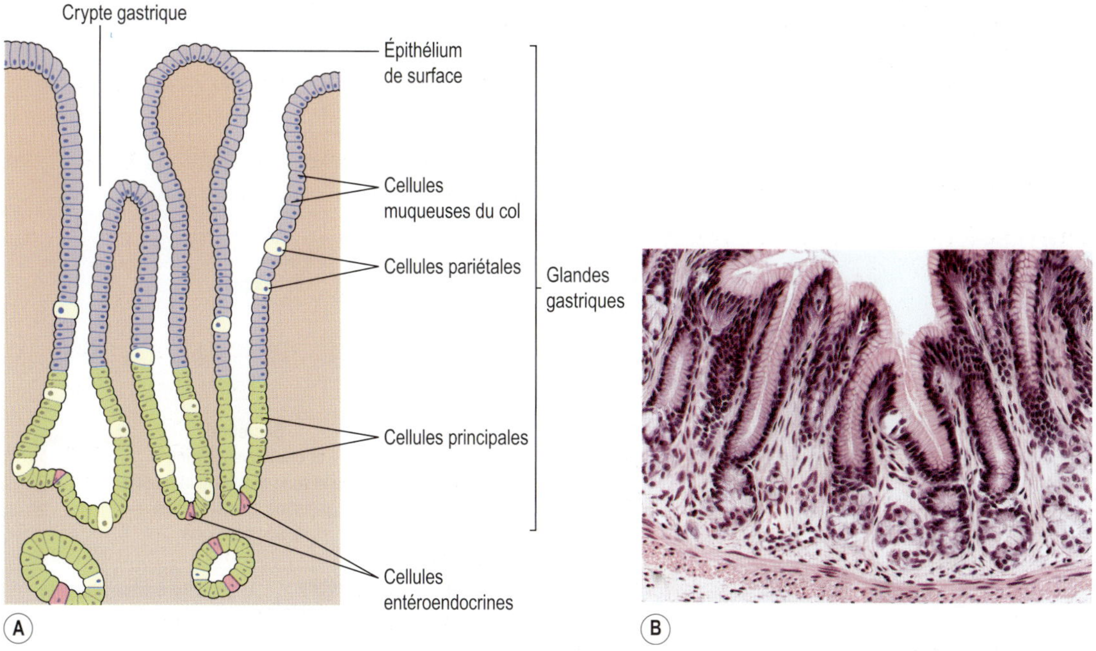

Figure 12.21 Structure de la muqueuse gastrique montrant les glandes gastriques. A. Schéma. **B.** Coupe avec coloration de la région pylorique de l'estomac (grossissement × 150).

- d'acide chlorhydrique
- de facteur intrinsèque;

} sécrétés par les *cellules pariétales*, situées dans les glandes gastriques

- de précurseurs inactifs d'enzymes : pepsinogènes sécrétés par les *cellules principales*, situées dans les glandes.

Fonctions du suc gastrique

- L'*eau* continue à rendre plus liquides les aliments déglutis.
- L'*acide chlorhydrique* :
  - acidifie les aliments et arrête l'action de l'amylase salivaire;
  - tue les microbes ingérés;
  - fournit l'environnement acide nécessaire à l'action des pepsines.
- Les *pepsinogènes* sont activés en *pepsines* par l'acide chlorhydrique et par les pepsines déjà présentes dans l'estomac. Ces enzymes commencent la digestion des protéines, les scindant en des molécules plus petites. Les pepsines sont les plus actives à un pH très bas, entre 1,5 et 3,5.
- Le *facteur intrinsèque* (une protéine) est nécessaire à l'absorption de la vitamine B_{12} dans l'iléon. (Un déficit entraîne une anémie pernicieuse; voir p. 78.)
- Le *mucus* prévient l'atteinte traumatique de la paroi gastrique en lubrifiant le contenu gastrique. Il empêche l'agression chimique de la paroi en agissant comme une barrière entre la paroi gastrique et le suc gastrique corrosif. En effet, l'acide chlorhydrique est présent à une concentration potentiellement dommageable, et les pepsines digéreraient les tissus gastriques.

Sécrétion du suc gastrique

Une petite quantité de suc gastrique est toujours présente dans l'estomac, même quand il ne contient pas d'aliments. Cela est appelé *suc de jeûne*. La sécrétion atteint son maximum environ 1 heure après le repas, puis redescend au niveau du jeûne après environ 4 heures.

La sécrétion du suc gastrique passe par trois phases (fig. 12.22).

1. **Phase céphalique.** Ce flux de suc survient avant que les aliments atteignent l'estomac; il est dû à la stimulation réflexe des nerfs vagues (parasympathiques), initiée par la vue, l'odeur ou le goût des aliments. Quand les nerfs vagues ont été sectionnés (vagotomie), cette phase de sécrétion gastrique ne se produit pas. La stimulation sympathique (par exemple au cours des états émotionnels, inhibe aussi l'activité gastrique).
2. **Phase gastrique.** Quand elles sont stimulées par la présence d'aliments, les *cellules entéro-endocrines* situées dans le pylore (fig. 12.21) et dans le duodénum sécrètent la *gastrine*, hormone qui passe directement dans le sang circulant. La gastrine, en circulant avec le sang qui vascularise l'estomac, stimule les glandes gastriques à produire plus de suc gastrique. De cette façon, la sécrétion de suc digestif se poursuit après la terminaison du repas et la fin de la phase céphalique. La sécrétion de gastrine s'arrête quand le pH dans le pylore tombe à environ 1,5.
3. **Phase intestinale.** Quand le contenu de l'estomac partiellement digéré atteint l'intestin grêle, deux hormones, la *sécrétine* et la *cholécystokinine* sont produites par les cellules endocrines de la muqueuse intestinale. Elles ralentissent la sécrétion de suc gastrique et diminuent la motilité gastrique. En ralentissant la vidange de l'estomac, le chyme dans le

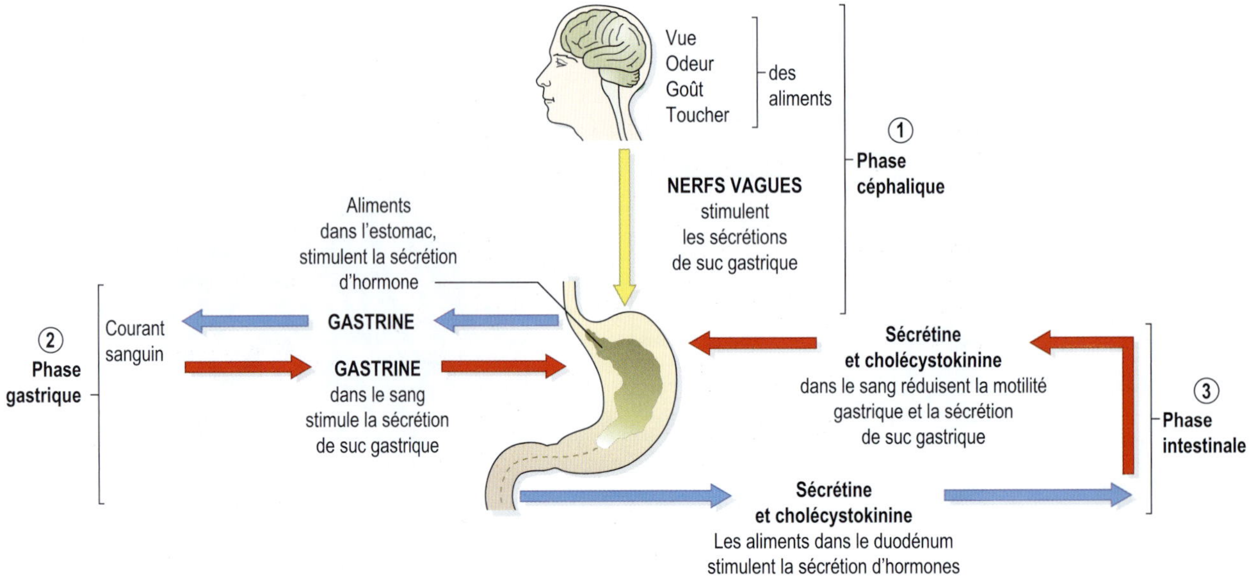

Figure 12.22 Les trois phases de la sécrétion du suc gastrique.

duodénum devient plus intimement mélangé avec la bile et le suc pancréatique. Cette phase de la sécrétion gastrique est plus marquée quand le repas a une teneur élevée en graisses.

La vitesse avec laquelle l'estomac se vide dépend en grande partie du type d'aliment ingéré. Un repas d'hydrates de carbone quitte l'estomac en 2 à 3 heures; un repas protéique reste plus longtemps, et un repas de graisses encore plus.

Fonctions de l'estomac

Ces fonctions comprennent :

- le stockage temporaire, donnant aux enzymes digestives, les pepsines, le temps d'agir;
- la digestion chimique par les pepsines, qui dégradent les protéines en polypeptides;
- la rupture mécanique des aliments par l'activité des trois couches de muscle lisse permettant à l'estomac de brasser les aliments, et la liquéfaction du contenu gastrique en chyme grâce au suc gastrique. La motilité et la sécrétion gastriques sont augmentées par la stimulation nerveuse parasympathique;
- la limitation de l'absorption d'eau, d'alcool et de certains médicaments liposolubles;
- la défense non spécifique contre les microbes, assumée par l'acide chlorhydrique du suc gastrique. Des vomissements (voir tableau 12.4) peuvent être une réponse à l'ingestion d'irritants gastriques, par exemple des microbes ou des produits chimiques;
- la préparation du fer à son absorption - l'acidité de l'estomac solubilise les sels de fer, essentiels pour l'absorption de fer dans l'intestin grêle;
- la production et la sécrétion de facteur intrinsèque nécessaire à l'absorption de la vitamine B_{12} dans l'iléon terminal;
- la régulation du passage du contenu gastrique dans le duodénum. Quand le chyme est suffisamment acidifié et liquéfié, le pylore force, en se contractant, de petits jets de contenu gastrique à gagner le duodénum en traversant le sphincter pylorique. Normalement, le sphincter est fermé, ce qui empêche le reflux du chyme dans l'estomac;
- la sécrétion de l'hormone gastrine (voir ci-dessus).

Intestin grêle (Fig. 12.23 et 12.24)

Objectifs pédagogiques

Après avoir étudié ce paragraphe, vous devriez être capable :

- de décrire la localisation de l'intestin grêle, avec référence aux structures l'entourant;
- d'esquisser une villosité, en nommant les parties qui la composent;
- de discuter les fonctions digestives de l'intestin grêle et de ses sécrétions;
- d'expliquer comment les nutriments sont absorbés dans l'intestin grêle.

L'intestin grêle est en continuité avec l'estomac au niveau du sphincter pylorique. Il fait 2,5 cm de diamètre et un peu plus de 5 mètres de long. Il rejoint le gros intestin au

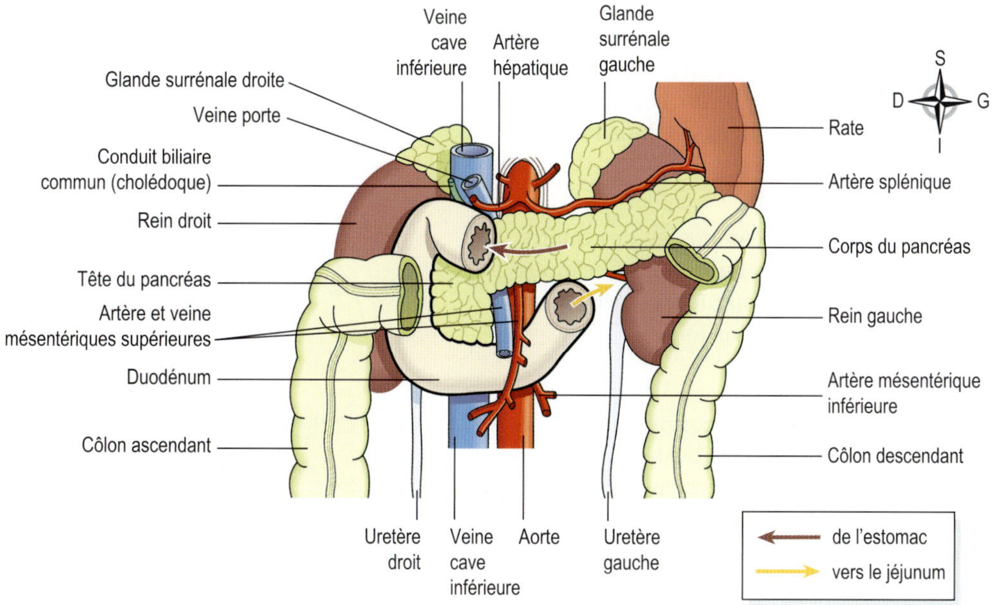

Figure 12.23 Le duodénum et les structures voisines.

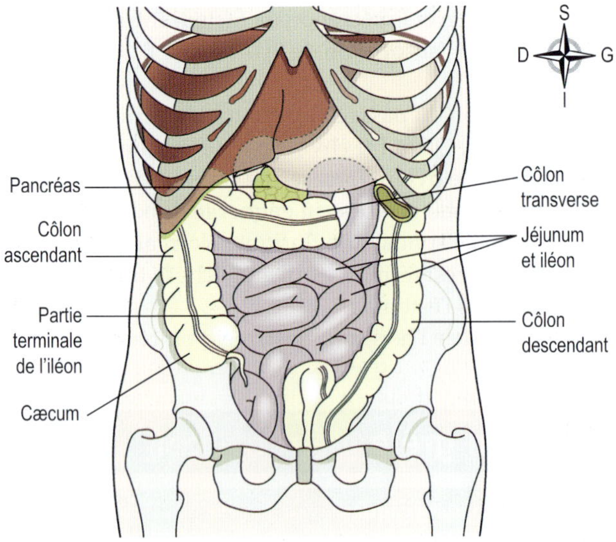

Figure 12.24 Le jéjunum et l'iléon, et les structures voisines.

niveau de la *valve iléocæcale*. Il siège dans la cavité abdominale, entouré par le gros intestin. Dans l'intestin grêle, la digestion des aliments se termine et l'absorption de la plus grande partie des nutriments a lieu.

L'intestin grêle comprend trois parties en continuité.

Duodénum. Le duodénum, d'environ 25 cm de long, s'enroule autour de la tête du pancréas. Les sécrétions de la vésicule biliaire et du pancréas se mêlent dans une structure commune, l'ampoule hépatopancréatique (ampoule de Vater), et pénètrent dans le duodénum au niveau de la *papille duodénale*. Celle-ci est réglée par un anneau de muscle lisse, le sphincter hépatopancréatique (d'Oddi) (voir fig. 12.38).

Jéjunum. Il constitue la partie moyenne de l'intestin grêle, long d'environ 2 mètres.

Iléon. L'iléon, ou partie terminale d'environ 3 mètres de long, se termine à la valve iléocæcale (anciennement : valvule de Bauhin), qui contrôle le flux de matériel allant de l'iléon au *cæcum*, première partie du côlon, et qui empêche la régurgitation du contenu cæcal dans l'iléon.

Structure de l'intestin grêle

Les parois de l'intestin grêle sont composées des quatre couches tissulaires montrées dans la figure 12.2. Certaines modifications du péritoine et de la muqueuse (membrane muqueuse bordante) sont décrites plus loin.

Péritoine

Le *mésentère*, une double couche de péritoine, rattache le jéjunum et l'iléon à la paroi abdominale postérieure (voir fig. 12.3A). Cette attache est tout à fait courte par rapport à la longueur de l'intestin grêle, qui affecte par conséquent une forme en éventail. Les gros vaisseaux sanguins et les nerfs siègent contre la paroi abdominale postérieure, et les branches allant à l'intestin grêle passent entre les deux feuillets du mésentère.

Muqueuse

La surface de la muqueuse de l'intestin grêle est grandement accrue par la présence de replis circulaires permanents, les villosités et les microvillosités.

Les *plis circulaires permanents*, contrairement aux plis longitudinaux de l'estomac, ne disparaissent pas quand l'intestin grêle est distendu (fig. 12.25). Ils favorisent le brassage du chyme quand il passe à leur niveau.

Les *villosités* sont de petites projections en forme de doigt de la muqueuse à l'intérieur de la lumière intestinale, d'environ 0,5 à 1 mm de long (fig. 12.26). Leurs parois sont faites de cellules épithéliales cylindriques, ou *entérocytes*, avec de minuscules *microvillosités* (1 µm de long) sur leur bord libre. Des *cellules caliciformes* (voir aussi fig. 12.5) sécrétant le mucus sont dispersées entre les entérocytes. Ces cellules épithéliales englobent un réseau de capillaires sanguins et lymphatiques. Les capillaires lymphatiques (chylifères) sont dits *lactéaux* car les graisses absorbées donnent à la lymphe un aspect laiteux. L'absorption et certains stades terminaux de la digestion se produisent dans les entérocytes, avant que les produits absorbés passent dans les capillaires sanguins et lymphatiques.

Les *glandes intestinales* (anciennement : glandes de Lieberkühn) sont des glandes tubulaires à tube unique situées entre les villosités. Les cellules épithéliales des glandes migrent vers le haut pour former les parois des villosités, remplaçant celles du sommet des villosités ayant desquamé, gommées par le passage du contenu intestinal. L'épithélium est entièrement remplacé tous les 3 à 5 jours. Pendant leur migration, les cellules épithéliales synthétisent des enzymes digestives qui se logent dans les microvillosités et, avec le suc intestinal, elles achèvent la digestion chimique des hydrates de carbone, des protéines et des graisses.

De nombreux *nœuds lymphatiques* sont présents dans la sous-muqueuse à intervalles irréguliers, tout au long de

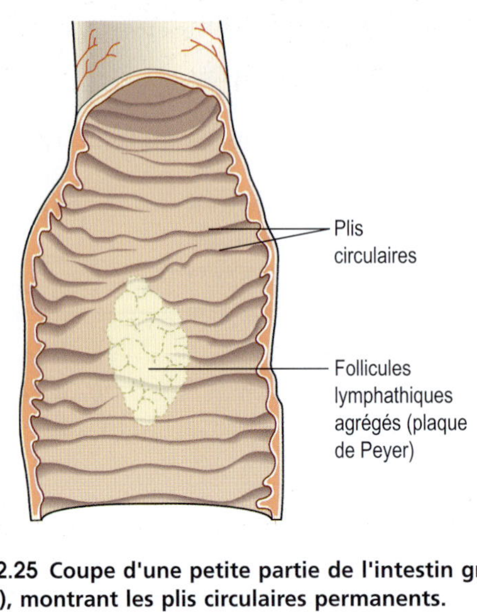

Figure 12.25 Coupe d'une petite partie de l'intestin grêle (ouverte), montrant les plis circulaires permanents.

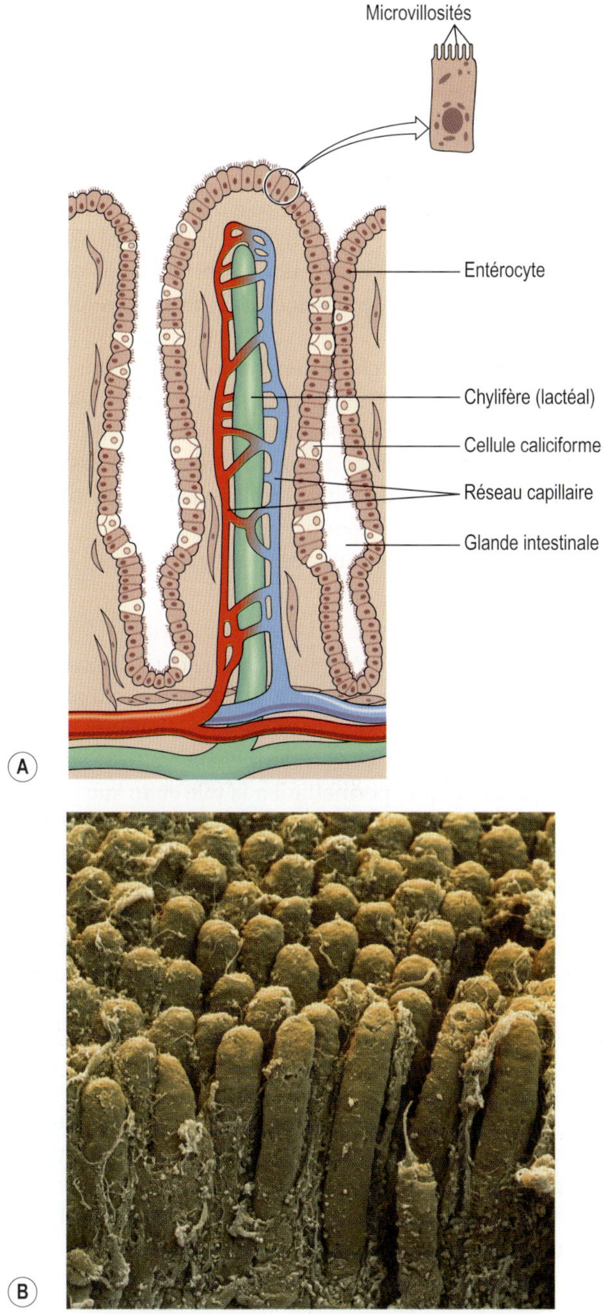

Figure 12.26 Villosités. A. Schéma très agrandi d'une villosité entière de l'intestin grêle. **B.** Microscopie à balayage électronique en couleur montrant de nombreuses villosités.

l'intestin grêle. Les plus petits sont appelés *follicules lymphatiques solitaires*; environ 20 à 30 nœuds plus gros, situés vers l'extrémité distale de l'iléon, sont appelés *follicules lymphatiques agrégés* (plaques de Peyer; fig. 12.25). Ce tissu lymphoïde, auquel s'associent des cellules particulières (NdT : cellules M, situées dans la muqueuse au-dessus des plaques de Peyer étendues dans la sous-muqueuse; elles prélèvent des antigènes dans la lumière intestinale et les transportent à des macrophages, qui présentent ces antigènes aux lymphocytes des plaques de Peyer afin de produire des anticorps), est donc stratégiquement situé pour neutraliser les antigènes ingérés (Ch. 15).

Vascularisation

L'*artère mésentérique supérieure* vascularise la totalité de l'intestin grêle; le drainage veineux se fait par la *veine mésentérique supérieure*, qui s'unit à d'autres veines (NdT : à la veine splénique, qui reçoit la veine mésentérique inférieure) pour former la veine (tronc) porte (voir fig. 5.40 et 5.41, p. 116). La veine porte contient une forte concentration de nutriments absorbés, et ce sang passe à travers le foie avant d'entrer dans les veines hépatiques et, finalement, dans la veine cave inférieure (voir fig. 12.36).

Suc intestinal

Environ 1500 ml de suc intestinal sont sécrétés chaque jour par les glandes de l'intestin grêle. Il est légèrement alcalin et composé d'eau, de mucus et de sels minéraux.

Fonctions de l'intestin grêle

Ces fonctions sont :

- la propulsion de son contenu vers l'avant par péristaltisme, augmentée par stimulation parasympathique;
- la sécrétion de suc intestinal, aussi augmentée par stimulation parasympathique;
- l'achèvement de la digestion chimique des hydrates de carbone, des protéines et des graisses dans les entérocytes des villosités;
- la protection contre l'infection par des microbes ayant survécu à l'action antimicrobienne de l'acide chlorhydrique gastrique, protection grâce aux follicules lymphatiques solitaires et agrégés;
- la sécrétion hormonale de cholécystokinine (CCK) et de sécrétine;
- l'absorption de nutriments.

Digestion chimique dans l'intestin grêle

Quand le chyme acide passe dans l'intestin grêle, il y est mélangé au *suc pancréatique*, à la *bile* et au *suc intestinal*, et il est en contact avec les entérocytes des villosités. La digestion de tous les nutriments se termine :

- les hydrates de carbone sont scindés en monosaccharides;
- les protéines sont divisées en acides aminés;
- les graisses sont scindées en acides gras et glycérol.

Suc pancréatique

Le suc pancréatique est sécrété par le pancréas exocrine (p. 328) et il pénètre dans le duodénum par la papille duodénale. Il est composé :

- d'eau ;
- de sels minéraux ;
- d'enzymes :
  - amylase ;
  - lipase ;
  - des nucléases qui digèrent l'ADN et l'ARN.
- de précurseurs inactifs d'enzymes :
  - trypsinogène ;
  - chymotrypsinogène.

Le suc pancréatique est alcalin (pH 8) car il contient des quantités notables d'ions bicarbonate, qui sont alcalins en solution. Quand le contenu gastrique acide pénètre dans le duodénum, il y est mélangé au suc pancréatique et à la bile, et son pH s'élève entre 6 et 8. C'est le pH auquel les enzymes pancréatiques, l'amylase et la lipase, sont les plus efficaces.

Fonctions

Digestion des protéines. Le trypsinogène et le chymotrypsinogène sont des précurseurs inactifs d'enzymes, activés par l'*entérokinase*, une enzyme des microvillosités qui les convertit en enzymes protéolytiques actives, la *trypsine* et la *chymotrypsine*. Ces enzymes convertissent les polypeptides en tripeptides, dipeptides et acides aminés. Il est important qu'elles soient produites sous forme de précurseurs inactifs, et qu'elles ne soient activées qu'en arrivant dans le duodénum, car sinon elles digéreraient le pancréas.

Digestion des hydrates de carbone. L'*amylase pancréatique* convertit tous les polysaccharides digestibles (amidons) ayant échappé à la transformation en disaccharides par l'amylase salivaire.

Digestion des graisses. La *lipase* convertit les graisses en acides gras et glycérol. Les *sels biliaires* aident l'action de la lipase en émulsionnant les graisses, c'est-à-dire en réduisant la taille des globules de graisse, augmentant ainsi la surface exposée à l'action de la lipase.

Contrôle de la sécrétion

La sécrétion du suc pancréatique est stimulée par la sécrétine et la CCK produites par des cellules endocrines situées dans les parois du duodénum. La présence dans le duodénum d'un matériel acide venant de l'estomac stimule la production de ces hormones (voir fig. 12.22).

Bile

La bile, sécrétée par le foie, ne peut pas entrer dans le duodénum quand le sphincter hépatopancréatique est fermé ; de ce fait, elle gagne la vésicule biliaire en passant par le *canal* (ou *conduit*) *hépatique* puis le *canal* (ou *conduit*) *cystique*, et elle y est emmagasinée (voir fig. 12.38).

La bile a un pH d'environ 8 ; entre 500 et 1000 ml de bile sont sécrétés chaque jour. Elle consiste en :

- eau ;
- sels minéraux ;
- mucus ;
- sels biliaires ;
- pigments biliaires, bilirubine principalement ;
- cholestérol.

Fonctions

Les fonctions de la bile sont expliquées plus en détail p. 332. En résumé, celles-ci sont les suivantes :

- émulsification des graisses dans l'intestin grêle – sels biliaires ;
- le fait de rendre le cholestérol et les acides gras solubles, ce qui permet leur absorption avec les vitamines liposolubles – sels biliaires ;
- excrétion de *bilirubine* (un produit de déchet issu du catabolisme de l'hémoglobine), la majeure partie étant convertie en *stercobiline*.
- La stercobiline colore et désodorise les selles.

Libération de bile par la vésicule biliaire

Après un repas, les hormones sécrétine et CCK sont sécrétées par le duodénum pendant la phase intestinale de la sécrétion du suc gastrique (p. 320). Elle stimule la contraction de la vésicule biliaire et le relâchement du sphincter hépatopancréatique, permettant à la bile et au suc pancréatique d'entrer ensemble, à travers les papilles duodénales, dans le duodénum. La sécrétion est plus marquée si le chyme entrant dans le duodénum contient une forte proportion de graisses.

Sécrétions intestinales

Les principaux constituants des sécrétions intestinales sont l'eau, le mucus et les sels minéraux.

La plupart des enzymes digestives dans l'intestin grêle sont contenues dans les entérocytes de l'épithélium des parois villositaires. La digestion des hydrates de carbone, des protéines et des graisses se termine par le contact direct entre ces nutriments et les microvillosités, et à l'intérieur des entérocytes.

Digestion chimique par les entérocytes

Le suc intestinal alcalin (pH 7,8 à 8) contribue à élever le pH du contenu intestinal à 6,5–7,5. Les enzymes qui achèvent la digestion chimique des aliments à la surface des entérocytes sont :

- les peptidases ;
- la lipase ;
- la saccharase, la maltase et la lactase.

Les *peptidases* comme la trypsine dégradent les polypeptides en de plus petits peptides et en acides aminés. Les peptidases sont sécrétés sous une forme inactive par le pancréas (pour éviter qu'ils le digèrent) et sont activés par l'*entérokinase* dans le duodénum.

Le stade final de la dégradation de tous les peptides en acides aminés a lieu à la surface des entérocytes.

La *lipase* achève la digestion des graisses émulsifiées en *acides gras* et en *glycérol* dans l'intestin.

La *saccharase*, la *maltase* et la *lactase* terminent la digestion des hydrates de carbone en convertissant, à la surface des entérocytes, des disaccharides tels que le saccharose, le maltose et le lactose en monosaccharides.

Contrôle de la sécrétion

La stimulation mécanique des glandes intestinales par le chyme est considérée comme le principal stimulus de la sécrétion du suc intestinal, bien que la sécrétine puisse être aussi impliquée.

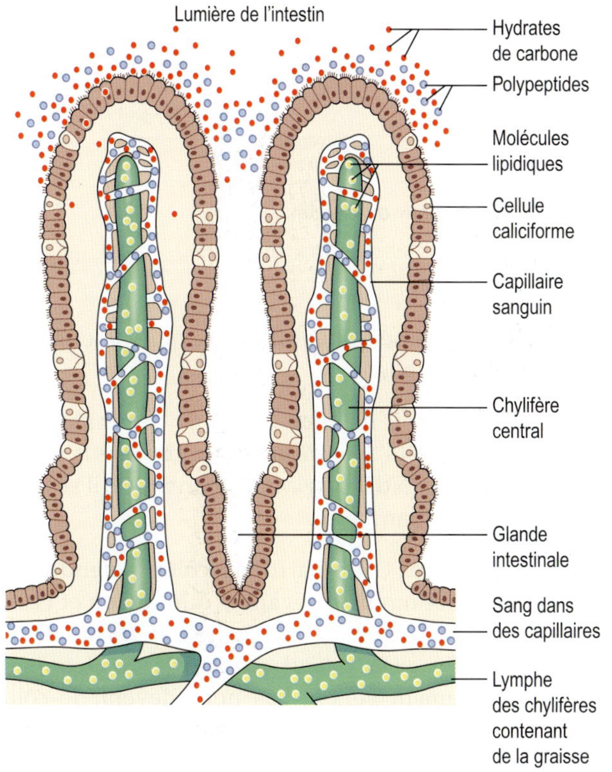

Figure 12.27 Absorption les villosités des nutriments.

Absorption des nutriments (fig. 12.27)

L'absorption des nutriments dans l'intestin grêle par les entérocytes se produit selon plusieurs processus, dont la diffusion, l'osmose, la diffusion facilitée et le transport actif. L'eau se déplaçant par osmose, de petites substances liposolubles, par exemple les acides gras et le glycérol, peuvent diffuser à travers les membranes cellulaires, tandis que d'autres sont généralement transportées à l'intérieur des villosités par d'autres mécanismes.

Les monosaccharides et les acides aminés passent dans les capillaires sanguins des villosités. Les acides gras et le glycérol entrent dans les chylifères (vaisseaux lymphatiques lactéaux), où ils sont transportés par les vaisseaux lymphatiques et pénètrent dans la circulation au niveau du conduit thoracique (Ch. 6).

Un petit nombre de protéines sont absorbées inchangées, comme les anticorps présents dans le lait maternel et les vaccins oraux, comme le vaccin antipoliomyélitique.

D'autres nutriments, tels que les vitamines hydrosolubles, les sels minéraux et l'eau, sont également absorbés dans l'intestin grêle, gagnant les capillaires sanguins. Les vitamines liposolubles passent dans les chylifères avec les acides gras et le glycérol. La vitamine B_{12} liée au facteur intrinsèque gastrique est internalisée dans l'entérocyte de l'iléon terminal en se séparant du facteur intrinsèque, et elle est activement absorbée à ce niveau.

La surface de l'intestin grêle où l'absorption se produit est accrue considérablement par les plis circulaires de la membrane muqueuse, et par le très grand nombre de villosités et de microvillosités présentes (fig. 12.26). Il a été calculé que cette surface est d'environ cinq fois celle de la totalité de la surface corporelle.

De grandes quantités de liquide entrent chaque jour dans le tractus alimentaire (fig. 12.28). Parmi eux, seulement 1 500 ml ne sont pas absorbés par l'intestin grêle et passent dans le gros intestin.

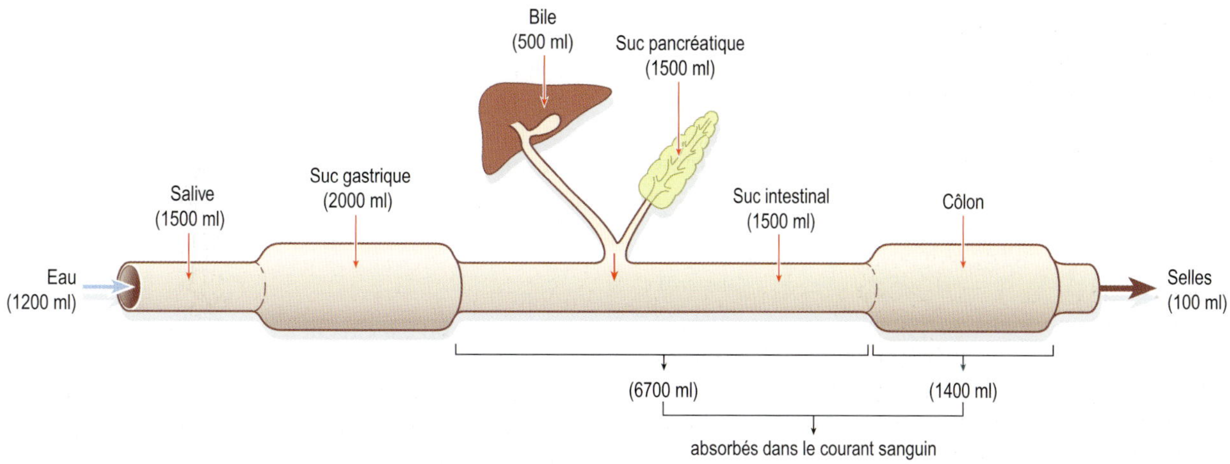

Figure 12.28 Volume moyen des liquides ingérés, sécrétés, absorbés et éliminés quotidiennement dans/par le tractus gastro-intestinal.

Gros intestin, rectum et canal anal

Objectifs pédagogiques

Après avoir étudié ce paragraphe, vous devriez être capable :

- d'identifier les différentes parties du gros intestin;
- de décrire la structure et les fonctions du gros intestin, du rectum et du canal anal.

Le gros intestin, long d'environ 1,5 mètre, débute par le *cæcum*, dans la fosse iliaque droite, et se termine au *rectum* suivi par le *canal anal*, dans le pelvis. Sa lumière, environ 6,5 cm de diamètre, est plus grande que celle de l'intestin grêle. Il forme un arc autour de l'intestin grêle enroulé (fig. 12.29).

Afin de le décrire, le gros intestin est divisé en cæcum, côlon, côlon sigmoïde, rectum et canal anal.

Cæcum

C'est la première partie du gros intestin (fig. 12.30). Il s'agit d'une région dilatée ayant une extrémité inférieure aveugle, se continuant en haut par le côlon ascendant. Juste au-dessous de la jonction des deux, la *valve iléocæcale* le fait communiquer avec l'iléon. L'*appendice vermiforme* est un fin tube fermé à son extrémité distale, partant du cæcum. Il fait 8 à 9 cm de long environ, et il possède la même structure que les parois du gros intestin, mais avec plus de tissu lymphoïde. L'appendice n'a pas de fonction digestive, mais il peut provoquer des problèmes importants lorsqu'il devient inflammatoire (*appendicite*, p. 347).

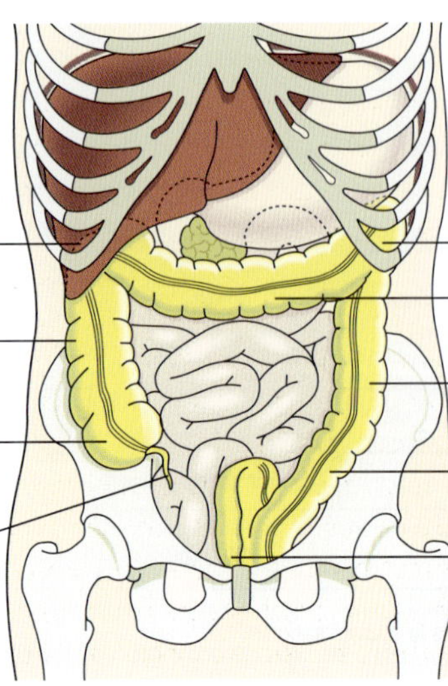

Figure 12.29 **Les parties du gros intestin et leur situation.**

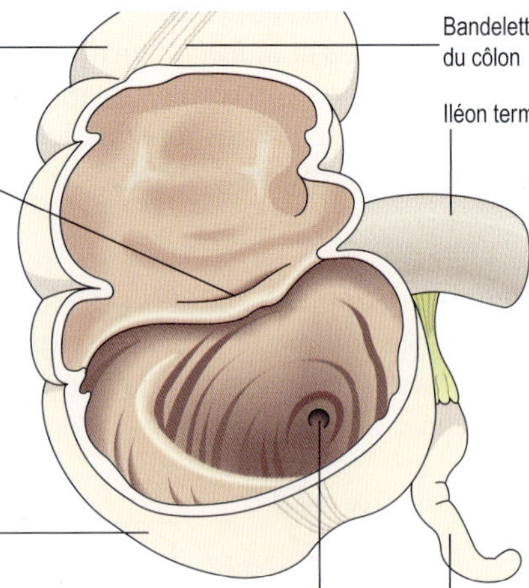

Figure 12.30 **Intérieur du cæcum.**

Côlon

Le côlon est composé de quatre parties qui ont les mêmes structure et fonctions.

Côlon ascendant. Il remonte depuis le cæcum jusqu'au niveau du foie, où il s'incurve brusquement vers la gauche à l'*angle hépatique* (NdT : *angle colique droit*), où il se continue par le côlon transverse.

Côlon transverse. Cette partie du côlon s'étend à travers la cavité abdominale devant le duodénum et l'estomac, jusqu'à la région splénique où il forme l'*angle splénique* (NdT : *angle colique gauche*); là, le côlon s'incurve brusquement vers le bas pour devenir le côlon descendant.

Côlon descendant. Il descend du côté gauche de la cavité abdominale, puis s'incurve vers la ligne médiane. Au niveau de la crête iliaque, il est appelé côlon sigmoïde.

Côlon sigmoïde. Cette partie, en forme de S dans le pelvis, descend ensuite pour se continuer par le rectum.

Rectum

C'est une partie dilatée du gros intestin longue d'environ 13 cm. Il fait suite au côlon sigmoïde, et se termine au canal anal.

Canal anal

Long d'environ 3,8 cm chez l'adulte, le canal anal va du rectum à l'orifice anal. Deux sphincters contrôlent sa terminaison, l'anus. Le *sphincter anal interne*, fait de fibres musculaires lisses, est innervé par le système nerveux autonome; le *sphincter anal externe*, fait de muscle squelettique, est sous le contrôle de la volonté (fig. 12.31).

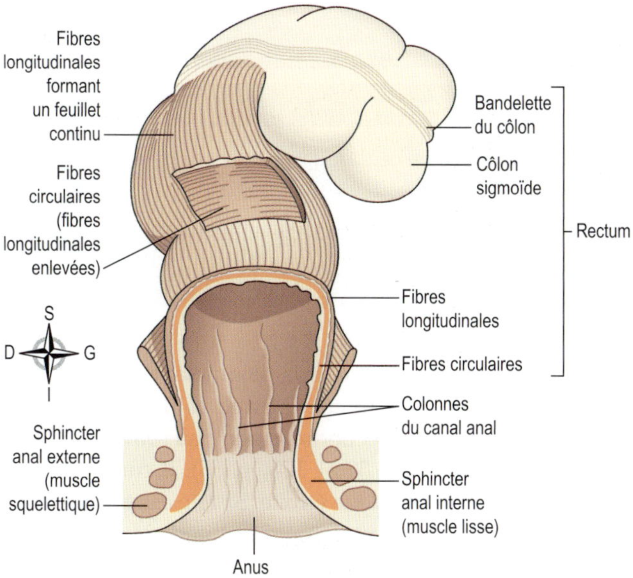

Figure 12.31 Disposition des fibres musculaires du côlon, du rectum et de l'anus. Des coupes ont été enlevées pour montrer les couches.

Structure

Les quatre couches tissulaires décrites dans les structures de base du tractus gastro-intestinal (voir fig. 12.2) sont présentes dans le cæcum, le côlon, le rectum et le canal anal. La disposition des fibres musculaires longitudinales est cependant différente dans le cæcum et le côlon. Elles ne forment pas une couche continue lisse de tissu, mais elles sont réunies en trois bandes régulièrement espacées appelées *taeniae coli* (NdT : bandelettes du côlon). Elles s'arrêtent à la jonction du côlon sigmoïde et du rectum (NdT : où les bandelettes s'étalent et s'unissent pour former la couche musculaire longitudinale du rectum). Comme ces bandelettes de tissu musculaire sont légèrement plus courtes que la longueur totale du cæcum et du côlon, elles donnent à cet organe un aspect sacculaire ou froncé (fig. 12.31).

Les fibres musculaires longitudinales s'étendent comme dans la structure de base, et elles entourent complètement le rectum et le canal anal. Les sphincters de l'anus sont formés par l'épaississement de la couche musculaire circulaire.

La couche sous-muqueuse contient plus de tissu lymphoïde que n'importe quelle autre partie du tractus alimentaire, fournissant une défense non spécifique contre l'invasion par des microbes résidents ou d'autres potentiellement nuisibles.

Un grand nombre de cellules caliciformes sécrétant du mucus (voir fig. 12.5B) sont présentes dans la muqueuse du côlon et du rectum, à l'intérieur de glandes tubulaires simples. Elles manquent au-delà de la jonction du rectum et du canal anal.

La membrane bordant le canal anal est un épithélium pavimenteux stratifié, en continuité avec la membrane muqueuse bordant le rectum au-dessus, et qui fusionne avec la peau au-delà du sphincter anal externe. Dans la partie haute du canal anal, la muqueuse forme 6 à 10 plis verticaux, les *colonnes anales*. Chaque colonne contient une branche terminale de l'artère et de la veine rectales supérieures.

Vascularisation

L'irrigation artérielle se fait principalement par les artères mésentériques supérieure et inférieure (voir fig. 5.39, p. 115). L'*artère mésentérique supérieure* vascularise le cæcum, le côlon ascendant et la plus grande partie du côlon transverse. L'*artère mésentérique inférieure* vascularise le reste du côlon et la partie proximale du rectum. La partie distale du rectum et l'anus sont vascularisés par les *artères rectales moyenne* et *inférieure*, branches des artères iliaques internes.

Le drainage veineux est assuré principalement par les *veines mésentériques supérieure* et *inférieure*, qui drainent le sang des régions vascularisées par les artères du même nom. Ces veines rejoignent les veines splénique et gastrique pour former la veine porte (voir fig. 5.41, p. 116). Les veines drainant la partie distale du rectum et le canal anal rejoignent les *veines iliaques internes*, ce qui signifie que le sang de cette région retourne directement à la veine cave inférieure, court-circuitant la circulation portale.

Fonctions du gros intestin, du rectum et du canal anal

Absorption

Le contenu de l'iléon qui atteint le cæcum en passant par la valve iléocæcale est liquide, bien qu'une grande quantité d'eau ait été absorbée dans l'intestin grêle. L'absorption de l'eau, par osmose, se poursuit dans le gros intestin jusqu'à ce que les selles soient devenues semi-solides. Des sels minéraux, des vitamines et certains médicaments sont absorbés, et passent dans les capillaires sanguins.

Activité microbienne

Le gros intestin est fortement colonisé par certains types de bactéries, qui synthétisent la vitamine K et l'acide folique. Elles comprennent *Escherichia coli, Enterobacter aerogenes, Streptococcus faecalis* et *Clostridium perfringens*. Ces microbes sont des *commensaux*, c'est-à-dire normalement sans danger, des humains. Toutefois, ils peuvent devenir pathogènes s'ils sont transférés à une autre partie du corps; par exemple *E. coli* entraîne une cystite s'il atteint la vessie.

Les gaz intestinaux consistent en certains constituants de l'air, principalement en azote, avalés avec des aliments et des boissons. De l'hydrogène, du dioxyde de carbone et du méthane sont produits par la fermentation bactérienne de nutriments non absorbés, en particulier d'hydrates de carbone. Les gaz produits sont émis par l'anus (*flatulences*).

Mouvement de masse

Le gros intestin ne présente pas le péristaltisme des autres parties du tractus digestif. Une onde péristaltique puissante ne se produit qu'à intervalles espacés (au nombre d'environ deux par heure) et chemine le long du côlon transverse, poussant son contenu dans les côlons descendant et sigmoïde. Cela est appelé *« mouvement de masse »*, souvent déclenché par l'entrée d'aliments dans l'estomac. Cette association du stimulus et de sa réponse est appelée *réflexe gastrocolique*.

Défécation

Le rectum est habituellement vide, mais quand un mouvement de masse pousse le contenu du côlon sigmoïde dans le rectum, les terminaisons nerveuses dans les parois de celui-ci sont stimulées par étirement. Chez le nourrisson, la défécation se fait par action réflexe (involontaire). Cependant, vers l'âge de 2 à 3 ans, les enfants développent un contrôle volontaire de la défécation. En pratique, le contrôle de cette défécation volontaire veut dire que le cerveau peut inhiber le réflexe jusqu'au moment convenant à la défécation. Le sphincter anal externe est contrôlé consciemment par l'intermédiaire du *nerf pudendal* (*nerf honteux*). Ainsi, la défécation implique la contraction involontaire du muscle du rectum et le relâchement involontaire du sphincter anal interne. La contraction des muscles de la paroi abdominale et l'abaissement du diaphragme lors de sa contraction augmentent la pression abdominale (manœuvre de Valsalva), et aident ainsi au processus de défécation. Quand la défécation est volontairement ajournée, le sentiment de plénitude rectale et le besoin de déféquer tendent à disparaître, jusqu'à ce que le mouvement de masse suivant survienne, initiant à nouveau le réflexe de défécation. La suppression volontaire répétée du réflexe peut conduire à la constipation (selles dures, p. 301), plus d'eau étant absorbée.

Constituants des fèces. Les fèces sont une masse brune semi-solide. La couleur brune est due à la stercobiline (voir p. 332 et fig. 12.37).

Bien qu'une absorption d'eau se produise dans l'intestin grêle et le gros intestin, l'eau constitue encore 60 à 70 % environ du poids des fèces. Le reste consiste en :

- fibres (plantes cellulaires et matériel animal indigestibles);
- microbes morts et vivants;
- cellules épithéliales venant des parois du tractus;
- acides gras;
- mucus sécrété par la bordure épithéliale du gros intestin.

Le mucus contribue à lubrifier les fèces, et une quantité adéquate de polysaccharides non amidonnés (fibres, et anciennement appelé ballast intestinal) permet au contenu du gros intestin d'avoir un volume suffisant pour stimuler la défécation.

Pancréas (Fig. 12.32)

Objectif pédagogique

Après avoir étudié ce paragraphe, vous devriez être capable :

- de différencier les structures et les fonctions du pancréas exocrine et du pancréas endocrine.

Le pancréas est une glande gris pâle pesant environ 60 g, longue d'environ 12 à 15 cm. Il est situé dans les régions épigastrique et de l'hypocondre gauche, au sein de la cavité abdominale (voir fig. 3.37 et 3.38, p. 55). Il comporte une tête, un corps, et une queue étroite. Sa tête est entourée par le duodénum, le corps est derrière l'estomac, la queue siège devant le rein gauche et va jusqu'à la rate. L'aorte abdominale et la veine cave inférieure sont derrière la glande.

Le pancréas est une glande à la fois exocrine et endocrine.

Pancréas exocrine

Le pancréas exocrine est fait d'un grand nombre de *lobules*, constitués chacun par de petits acinus dont les parois sont faites de cellules sécrétrices (NdT : chaque acinus comprend 40 à 50 cellules acineuses placées autour de la petite lumière de l'acinus). Chaque acinus est drainé par un fin canal (canal intercalaire), dont plusieurs se réunissent pour former un canal intralobulaire; plusieurs de ces derniers forment un canal interlobulaire, et ces canaux interlobulaires rejoignent le *canal pancréatique* (anciennement : canal de Wirsung) qui parcourt toute la longueur de la glande pour s'ouvrir dans le duodénum. Juste avant de pénétrer dans le duodénum, le canal pancréatique se réunit avec le *canal biliaire commun* (NdT : *conduit cholédoque*) pour former un canal commun

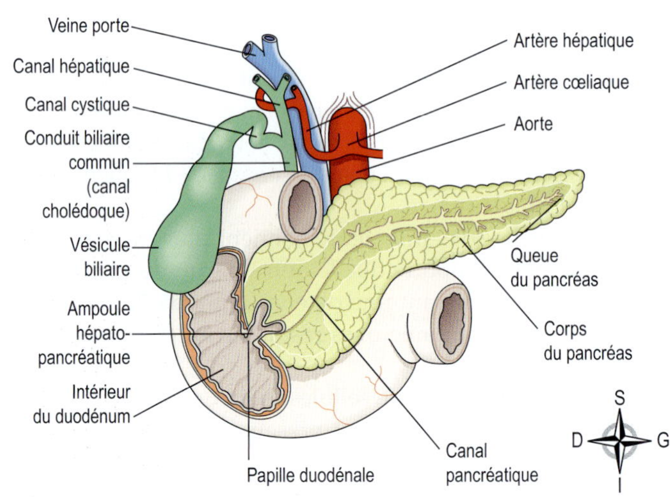

Figure 12.32 Le pancréas, en relation avec le duodénum et les voies biliaires. Une partie de la paroi antérieure du duodénum a été enlevée.

s'ouvrant dans le duodénum au niveau de l'ampoule hépatopancréatique. L'ouverture de l'ampoule dans le duodénum est contrôlée par le sphincter hépatopancréatique (d'Oddi) au niveau de la papille duodénale.

Le pancréas exocrine produit le *suc pancréatique*, qui contient des enzymes, certaines sous forme de précurseurs inactifs, digérant des hydrates de carbone, des protéines et des graisses (p. 323). Comme dans le tractus alimentaire, la stimulation parasympathique augmente la sécrétion de sucs pancréatiques, et la stimulation sympathique la diminue.

Pancréas endocrine

Des groupes de cellules spécialisées, appelés îlots pancréatiques (de Langerhans), sont distribués dans toute la glande. Les îlots n'ont pas de canaux excréteurs, et leur sécrétion passe directement dans le sang (sécrétion hormonale). Le pancréas endocrine sécrète l'insuline et le glucagon, hormones principalement impliquées dans le contrôle du taux de glucose du sang (glycémie) (voir Ch. 9).

Vascularisation

Le sang artériel est amené au pancréas par les artères splénique et mésentérique supérieure; le retour veineux se fait par les veines de même nom, qui s'unissent à d'autres veines et forment la veine porte.

Foie

Objectifs pédagogiques

Après avoir étudié ce paragraphe, vous devriez être capable :

- de décrire la localisation du foie dans la cavité abdominale;
- de décrire la structure du lobule hépatique;
- d'indiquer les fonctions du foie.

Le foie est la glande la plus volumineuse de l'organisme, pesant entre 1 et 2,3 kg. Il est situé dans la partie supérieure de la cavité abdominale, occupant la plus grande partie de l'hypocondre droit, une partie de la région épigastrique, et s'étendant dans l'hypocondre gauche. Ses faces antérieure et supérieure sont lisses et incurvées afin de s'adapter à la face inférieure du diaphragme (fig. 12.33); sa face inféropostérieure est irrégulière (fig. 12.34).

Organes en rapport avec le foie

En haut et en avant – diaphragme et paroi abdominale antérieure.

En bas – estomac, conduits biliaires, duodénum, angle droit du côlon, rein et glande surrénale droits.

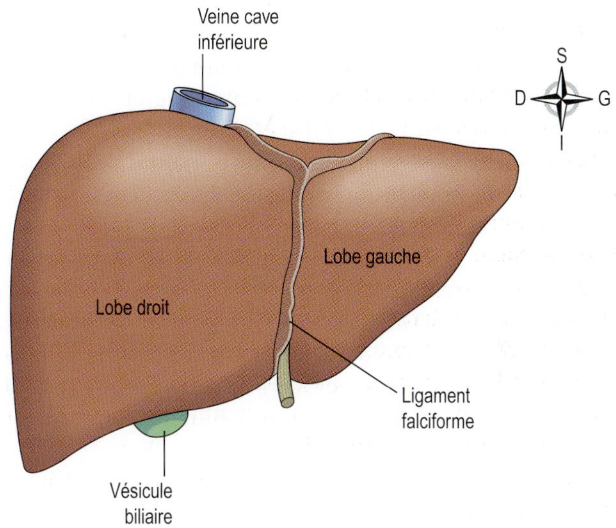

Figure 12.33 Le foie : vue antérieure.

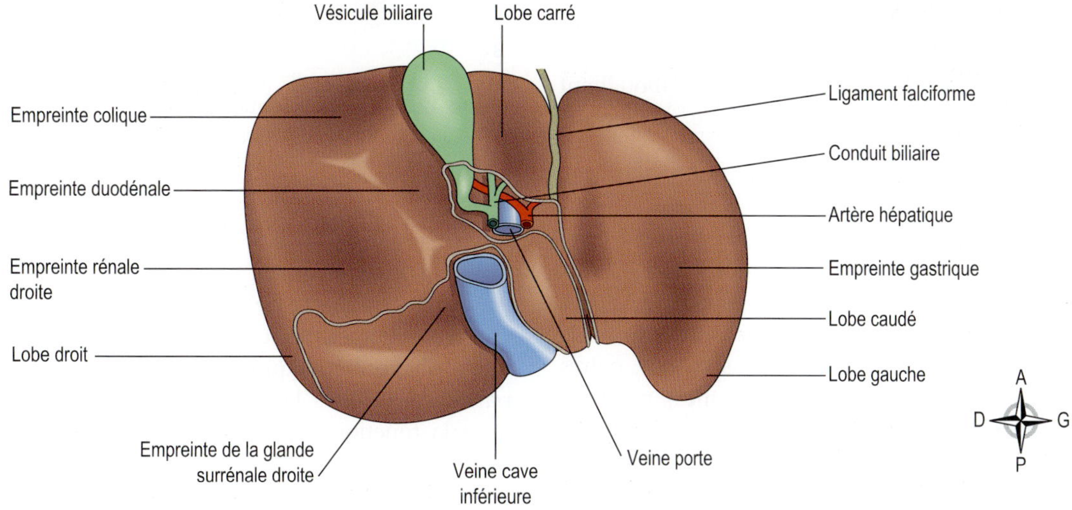

Figure 12.34 Le foie. Vue inférieure (relevé pour montrer sa face inféropostérieure).

En arrière – œsophage, veine cave inférieure, aorte, vésicule biliaire, colonne vertébrale et diaphragme.
Latéralement – côtes inférieures et diaphragme.

Le foie est entouré par une fine capsule inélastique (NdT : capsule fibreuse du foie), et incomplètement recouvert par une couche de péritoine. Des plis péritonéaux forment des ligaments rattachant le foie à la face inférieure du diaphragme. Le foie est maintenu en position en partie par ces ligaments, et en partie par la pression des organes dans la cavité abdominale.

Le foie a quatre lobes. Le *lobe droit*, le plus volumineux, et le *lobe gauche*, plus petit et en forme de coin, sont les plus évidents. Les deux autres, le *lobe caudé* et le *lobe carré*, sont à sa face inféropostérieure (fig. 12.34).

Scissure porte (hile du foie)

C'est le nom donné à la région de la face inféropostérieure (viscérale) du foie où diverses structures entrent dans le foie ou en sortent.

La *veine porte* y pénètre, transportant du sang de l'estomac, de la rate, du pancréas, de l'intestin grêle et du gros intestin.

L'*artère hépatique* y pénètre, transportant du sang artériel. C'est une branche de l'artère cœliaque, née elle-même de l'aorte abdominale.

Des *fibres nerveuses*, sympathiques et parasympathiques, pénètrent là.

Les *canaux hépatiques droit* et *gauche* la quittent, transportant de la bile du foie vers la vésicule biliaire (par le canal cystique) et vers le duodénum (par le canal hépatique, puis le conduit biliaire commun ou cholédoque).

Des *vaisseaux lymphatiques* quittent le foie, drainant de la lymphe vers des nœuds abdominaux et thoraciques.

Vascularisation (voir fig. 5.38 et 5.40)

L'artère hépatique et la veine porte amènent du sang au foie (voir fig. 12.36). Les veines hépatiques, en nombre variable, quittent la face postérieure du foie et s'abouchent aussitôt dans la veine cave inférieure, juste au-dessous du diaphragme.

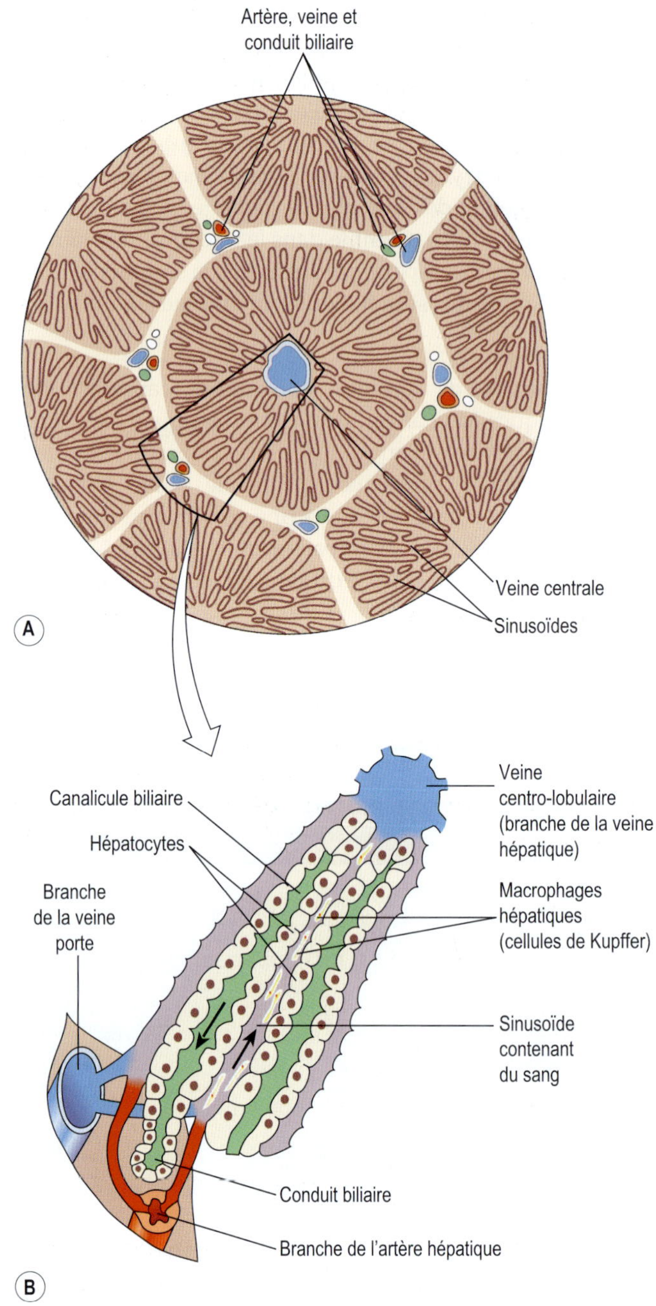

Figure 12.35 Lobule hépatique. A. Une coupe transversale agrandie d'un lobule hépatique. **B.** Direction du flux sanguin et de la bile dans le lobule hépatique.

Structure

Les lobes du foie sont faits de minuscules *lobules* fonctionnels, à peine visibles à l'œil nu (fig. 12.35A). Ces lobules, de forme hexagonale à la coupe, sont formés de cellules cubiques, les *hépatocytes*, disposées par paires dans des colonnes (NdT : lames hépatiques) irradiant d'une veine centrale. Entre deux paires de colonnes de cellules se situent des *sinusoïdes* (vaisseaux sanguins à parois incomplètes, voir Ch. 5) contenant un mélange de sang provenant de très fines branches de la veine porte et de l'artère hépatique (fig. 12.35B). Cette disposition permet au sang artériel et au sang veineux portal (avec une concentration élevée de nutriments) de se mélanger et de venir en contact étroit avec les cellules hépatiques. Des macrophages hépatiques (cellules de Kupffer) se trouvent parmi les cellules bordant les sinusoïdes, macrophages dont la fonction est d'ingérer et de détruire les cellules vieillies et les particules étrangères présentes dans le sang traversant le foie.

Le sang des sinusoïdes se draine dans la *veine centrale* du lobule ou *veine centrolobulaire*. Les veines centrolobulaires se réunissent pour former de plus grosses veines, qui de proche en proche aboutissent aux veines hépatiques ; celles-ci quittent le foie pour atteindre la veine cave inférieure juste au-dessous du diaphragme. La figure 12.36 montre le système du flux sanguin par le foie. L'une des fonctions du foie est de sécréter la *bile*. Dans la figure 12.35B, il est montré des *canalicules biliaires* entre des colonnes de cellules hépatiques. Cela veut dire que chaque colonne d'hépatocytes a un sinusoïde d'un côté et un canalicule biliaire de l'autre. Des canalicules se réunissent pour former un canal biliaire plus gros et, de réunion en réunion, les *canaux hépatiques droit* et *gauche* drainant la bile se trouvent formés.

Du tissu lymphoïde et un réseau de vaisseaux lymphatiques sont présents dans chaque lobule.

Fonctions du foie

Le foie est un organe extrêmement actif qui a de nombreuses fonctions importantes décrites ci-après.

Métabolisme des hydrates de carbone

Le foie a un rôle important dans le maintien du taux de glucose sanguin. Après un repas, quand le taux augmente, le glucose est converti en glycogène, qui est stocké, sous l'influence de l'hormone insuline. Plus tard, lorsque le taux de glucose chute, l'hormone glucagon convertit le glycogène en glucose, maintenant la glycémie dans les étroites limites de la normale (voir fig. 12.39).

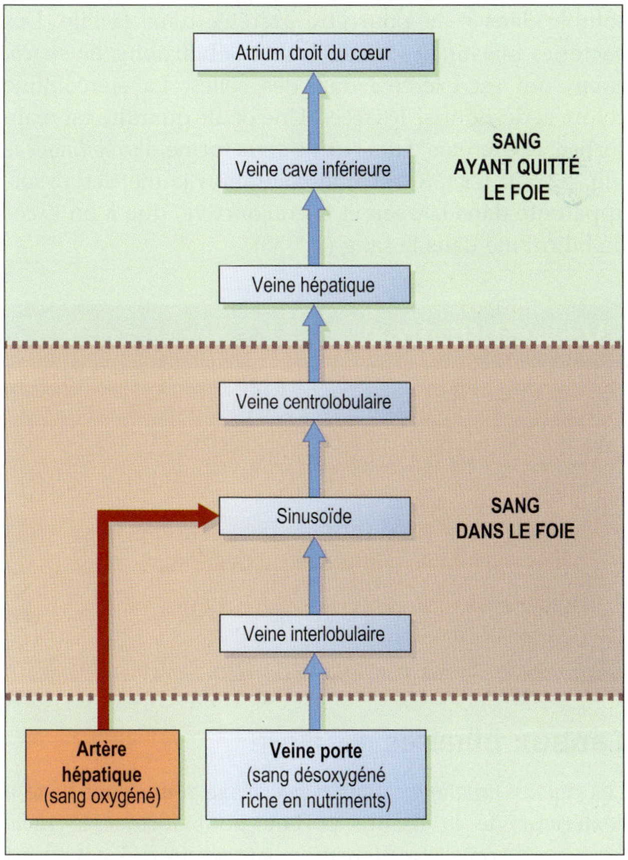

Figure 12.36 Schéma du flux sanguin à travers le foie.

Métabolisme des graisses

Les graisses de réserve peuvent être converties en une forme utilisable par les tissus pour fournir de l'énergie (voir fig. 12.44).

Métabolisme des protéines

Désamination d'acides aminés. Ce processus :

- enlève la partie azotée des acides aminés non nécessaires à la formation de protéines nouvelles ; de l'*urée* est formée à partir de cette partie azotée, et excrétée dans l'urine ;
- scinde les acides nucléiques (matériel génétique, par exemple ADN, voir p. 466) des cellules corporelles usées pour former de l'*acide urique*, qui est excrété dans l'urine.

Transamination. Elle enlève la partie azotée d'acides aminés et la transfère à d'autres molécules d'hydrate de carbone pour synthétiser de nouveaux acides aminés non essentiels (voir fig. 12.42).

Synthèse des protéines plasmatiques. Celles-ci sont formées à partir des acides aminés et comprennent les albumines, les globulines et les facteurs de coagulation (p. 66).

Lyse d'érythrocytes et défense contre les microbes

C'est le fait de macrophages hépatiques phagocytaires (cellules de Kupffer), dans les sinusoïdes, bien que la lyse des globules rouges se produise aussi dans la rate et la moelle osseuse.

Détoxification des médicaments et des substances toxiques

Il s'agit notamment de l'éthanol (alcool), des produits de déchet et des toxines microbiennes. Certains médicaments sont considérablement inactivés par le foie et ne sont pas très efficaces lorsqu'ils sont administrés oralement, par exemple le trinitrate de glycéryle. Cela est dû au fait qu'après l'absorption dans le tractus alimentaire, ils circulent dans le sang jusqu'au foie où ils sont fortement métabolisés ; ainsi, les taux dans le sang quittant le foie et pénétrant dans la circulation systémique ne sont pas suffisants pour parvenir à des effets thérapeutiques. C'est ce que l'on appelle le *métabolisme de premier passage*.

Inactivation d'hormones

Il s'agit de l'insuline, du glucagon, du cortisol, de l'aldostérone, des hormones thyroïdiennes et de celles sexuelles.

Production de chaleur

Le foie utilise une quantité considérable d'énergie, possède un taux métabolique élevé, et produit donc une grande quantité de chaleur. C'est le principal producteur de chaleur de l'organisme.

Sécrétion de bile

Les hépatocytes synthétisent les constituants de la bile à partir de matériaux fournis par le sang mêlé, sang artériel et sang veineux portal, contenu dans les sinusoïdes. Il s'agit des sels biliaires, des pigments biliaires et du cholestérol (voir ci-dessous).

Stockage

Les substances mises en réserve dans le foie comprennent :

- le glycogène (voir p. 336) ;
- les vitamines liposolubles A, D, E, K ;
- du fer, du cuivre ;
- certaines vitamines hydrosolubles, par exemple la vitamine B_{12}.

Composition de la bile

Entre 500 et 1000 ml de bile sont sécrétés chaque jour par le foie. La bile est faite :

- d'eau ;
- de sels minéraux ;
- de mucus ;
- de pigments biliaires, bilirubine surtout ;
- des sels biliaires ;
- de cholestérol.

Fonctions de la bile

Digestion des graisses. Les acides biliaires *cholique* et *chénodésoxycholique* sont synthétisés par les hépatocytes à partir du cholestérol, puis sécrétés dans la bile sous forme de sels de sodium ou de potassium. Ces sels émulsifient les graisses dans l'intestin grêle, aidant à leur digestion. Les acides gras sont insolubles dans l'eau, ce qui rend très difficile leur absorption à travers la paroi intestinale. Les sels biliaires rendent le cholestérol et les acides gras plus hydrosolubles, ce qui facilite leur absorption ainsi que celle des vitamines liposolubles (vitamines A, D, E et K).

Dans l'iléon terminal, la plus grande partie des sels biliaires est réabsorbée et retourne au foie par la veine porte. Cette *circulation entérohépatique*, ou recyclage des sels biliaires, permet à de grandes quantités de sels biliaires d'entrer dans l'intestin grêle chaque jour à partir d'un pool relativement petit d'acides biliaires (fig. 12.37).

Excrétion de la bilirubine. La *bilirubine* est un des produits de l'hémolyse des érythrocytes par les macrophages hépatiques (cellules de Kupffer) et par d'autres macrophages dans la rate et la moelle osseuse. La bilirubine est insoluble dans l'eau, et elle est transportée dans le sang sous forme liée à la protéine plasmatique albumine. Dans les hépatocytes, elle est conjuguée à (combinée avec)

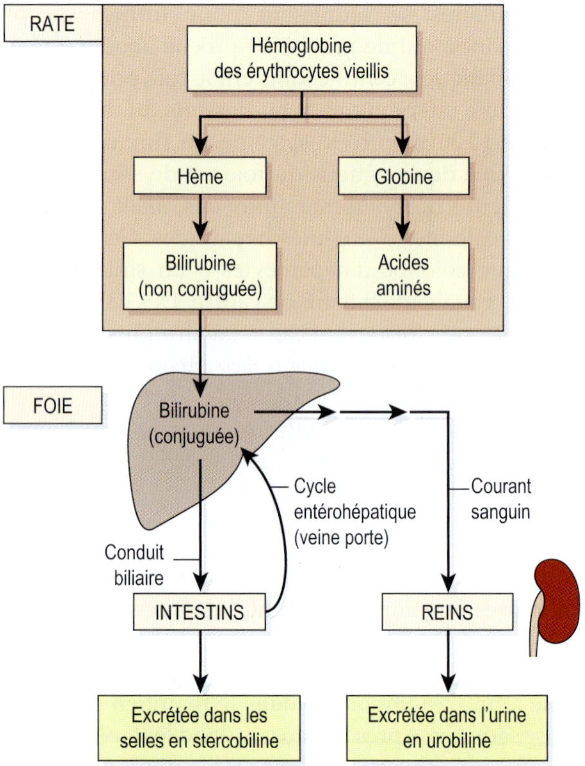

Figure 12.37 Destinée de la bilirubine depuis la destruction des érythrocytes vieillis.

l'acide glucuronique ; cette forme devient suffisamment soluble dans l'eau pour être excrétée dans la bile. Des bactéries intestinales transforment la bilirubine en *stercobiline*, qui est excrétée dans les selles. La stercobiline colore et désodorise les fèces. Une petite quantité est réabsorbée, et excrétée dans l'urine sous forme d'*urobilinogène* (fig. 12.37). L'ictère est une coloration jaune des tissus, apparente dans la peau et la conjonctive, due à un excès de bilirubine dans le sang (p. 358).

Voies biliaires

Objectifs pédagogiques

Après avoir étudié ce paragraphe, vous devriez être capable :

- de décrire le trajet suivi par la bile du foie vers la vésicule biliaire, puis vers le duodénum ;
- d'indiquer la structure et les fonctions de la vésicule.

Canaux biliaires (fig. 12.38)

Les *canaux hépatiques droit et gauche* se réunissent juste à l'extérieur de la fissure portale pour former le *canal hépatique*. Après être descendu sur environ 3 cm, il est rejoint par le *canal cystique* venant de la vésicule biliaire.

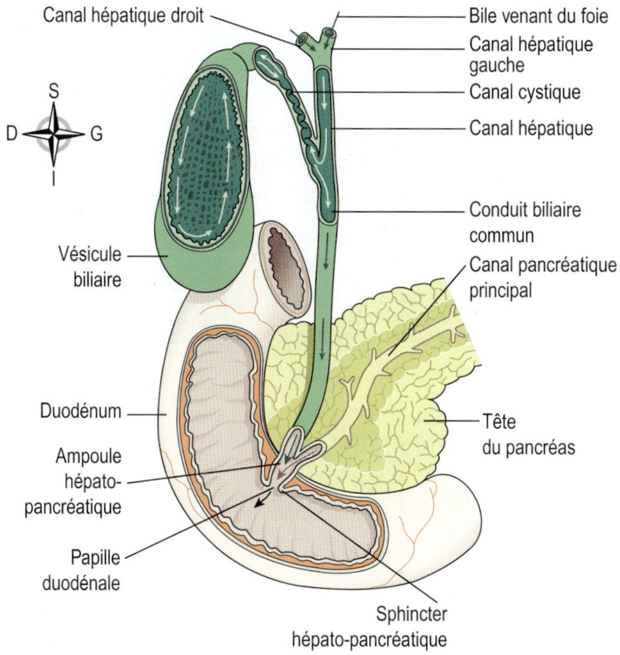

Figure 12.38 Direction du flux de bile du foie au duodénum.

Les canaux hépatique et cystique forment ainsi le *canal biliaire commun* (NdT : ou canal cholédoque), qui passe derrière la tête du pancréas pour être rejoint par le canal pancréatique principal, s'abouchant de façon variable dans l'ampoule hépatopancréatique (NdT : soit abouchement séparé des deux canaux; soit abouchement par un canal commun formé par leur réunion, conduit pouvant être court ou relativement long). Cette ampoule dans la paroi duodénale fait saillie dans la lumière du duodénum, lumière dans laquelle elle s'ouvre par un petit orifice au niveau de la papille duodénale; elle est entourée par des fibres circulaires lisses (encerclant donc les deux canaux ou le canal unique qu'ils forment), formant le sphincter hépatopancréatique (d'Oddi). Le canal biliaire commun est long d'environ 7,5 cm (NdT : longueur en fait très variable, fonction du siège haut ou bas de la réunion des canaux cystique et hépatique), et son calibre est d'environ 6 mm.

Structure

La paroi des canaux biliaires a les mêmes couches tissulaires que celles de la structure de base du tube digestif (voir fig. 12.2). Dans le canal cystique, la membrane muqueuse bordante présente des plis circulaires irréguliers, jouant le rôle de *valve spirale*. La bile traverse le canal cystique dans deux sens, une fois vers la vésicule biliaire puis à nouveau, quand elle est expulsée, de la vésicule biliaire vers le canal biliaire commun (canal cholédoque) et de là dans le duodénum.

Vésicule biliaire

La vésicule biliaire est un sac en forme de poire attaché à la face inféropostérieure du foie par du tissu conjonctif. Elle a un fond (*fundus*), ou extrémité distale, dilatée, un *corps*, ou partie principale, et un *col*, qui se prolonge par le canal cystique.

Structure

La paroi de la vésicule biliaire a les mêmes couches tissulaires que celles de la structure de base du tube digestif, avec certaines modifications cependant.

Péritoine. Il ne recouvre que sa surface inférieure car la surface supérieure de la vésicule biliaire est en contact direct avec le foie, et elle est maintenue en place par le péritoine viscéral qui recouvre le foie.

Couche musculaire. Il existe une couche supplémentaire de fibres musculaires obliques.

Membrane muqueuse. Elle présente de petits replis quand la vésicule est vide, qui disparaissent quand elle est distendue par de la bile.

Vascularisation

L'*artère cystique*, branche de l'artère hépatique, vascularise la vésicule biliaire. Le sang est drainé par la *veine cystique*, qui rejoint la veine porte.

Fonctions de la vésicule biliaire

Ces fonctions sont les suivantes :

- réservoir pour la bile;
- concentration de la bile jusqu'à 10 à 15 fois celle de la bile sortant du foie, par absorption d'eau au niveau de la paroi de la vésicule;
- libération de bile mise en réserve.

Quand la paroi musculaire de la vésicule se contracte, de la bile passe des conduits biliaires jusqu'au duodénum. La contraction est stimulée parla *cholécystokinine* (CCK), hormone sécrétée par le duodénum, et la présence du chyme gras et acide dans le duodénum.

Le relâchement du sphincter hépatopancréatique (d'Oddi) est dû à la CCK, et il constitue une réponse réflexe à la contraction de la vésicule biliaire.

Résumé de la digestion et de l'absorption des nutriments

Objectifs pédagogiques

Après avoir étudié ce paragraphe, vous devriez être capable :

- d'énumérer les principales enzymes digestives, le site de leur action, leurs substrats et leurs produits;
- de décrire les sites d'absorption des principaux groupes de nutriments.

Le tableau 12.2 résume les processus digestifs les plus importants des principaux groupes de nutriments, les endroits où ces processus ont lieu, et les enzymes impliquées.

Métabolisme

Objectifs pédagogiques

Après avoir étudié ce paragraphe, vous devriez être capable :

- de discuter les principes généraux du métabolisme, dont l'anabolisme, le catabolisme, les unités d'énergie et le taux métabolique;
- de comparer et d'opposer les niveaux métaboliques des principales sources d'énergie corporelles (hydrates de carbone, protéines, graisses);
- de décrire en termes simples les voies métaboliques principales : glycolyse, cycle de Krebs, phosphorylation oxydative.

Tableau 12.2 Résumé montrant les sites de digestion et d'absorption des nutriments

			Intestin grêle		
	Bouche	**Estomac**	**Digestion**	**Absorption**	**Gros intestin**
Hydrates de carbone	*Amylase salivaire :* amidons cuits en disaccharides	*L'acide chlorhydrique* dénature et arrête l'action de l'amylase salivaire	*Amylase pancréatique :* amidons cuits en disaccharides *Saccharase, maltase, lactase* (dans les entérocytes) : disaccharides en monosaccharides (glucose surtout)	Dans les capillaires sanguins des villosités	–
Protéines		*Acide chlorhydrique :* pepsinogène en pepsine *Pepsine :* protéines en polypeptides	*Entérokinase* (dans les entérocytes) : chymotrypsinogène et trypsinogène (du pancréas) en chymotrypsine et trypsine *Chymotrypsine* et *trypsine* : polypeptides en di- et tripeptides *Peptidases* (dans les entérocytes) : di- et tripeptides en acides aminés	Dans les capillaires sanguins des villosités	–
Graisses	–	–	*Bile* (du foie) : les sels biliaires émulsifient les graisses *Lipase pancréatique :* graisses en acides gras et glycérol *Lipases* (dans les entérocytes) : graisses en acides gras et glycérol	Dans les chylifères des villosités	–
Eau	–	Petites quantités absorbées		La plus grande partie est absorbée là	Le reste est absorbé là
Vitamines	–	Sécrétion du facteur intrinsèque pour l'absorption de la vitamine B_{12}	–	Vitamines hydrosolubles absorbées dans les capillaires; celles liposolubles dans les chylifères des villosités	Des bactéries synthétisent de la vitamine K dans le côlon; absorbée là

Le métabolisme est l'ensemble des réactions chimiques se produisant dans le corps, utilisant des nutriments pour :

- fournir de l'énergie par oxydation chimique de ces nutriments ;
- synthétiser ou remplacer des substances corporelles.

Deux types de processus sont impliqués.

$$\text{grosses molécules} \underset{\text{anabolisme}}{\overset{\text{catabolisme}}{\rightleftharpoons}} \text{petites molécules}$$

Catabolisme Ce processus scinde de grosses molécules en molécules plus petites, en libérant de l'*énergie chimique* mise en réserve sous forme d'adénosine triphosphate (ATP), ainsi que de la *chaleur*. La chaleur générée maintient la température corporelle centrale au niveau optimal pour l'activité chimique (36,8 °C). L'excès de chaleur produite est principalement perdu par la peau (Ch. 14).

Anabolisme. Il s'agit de la production, ou synthèse, de grosses molécules à partir de molécules plus petites; celle-ci requiert de l'énergie, fournie habituellement par l'ATP.

Les voies métaboliques

L'anabolisme et le catabolisme impliquent habituellement des séries de réactions chimiques appelées *voies métaboliques*. Celles-ci permettent par de « petites étapes » le transfert d'énergie contrôlé, efficace et progressif de l'ATP, plutôt que de grandes « explosions » intracellulaires. Les voies métaboliques (voir ci-dessous) sont commutées (ouvertes ou fermées) par des hormones, fournissant le contrôle du métabolisme et faisant face aux besoins individuels.

Les deux processus catabolique et anabolique sont continuels dans toutes les cellules. Des tissus très actifs, tels que le muscle ou le foie, ont besoin d'un apport énergétique adéquat pour faire face à leurs besoins.

Énergie

L'énergie produite dans le corps peut être mesurée et exprimée en unités de travail (*joules*) ou en unités de chaleur (*kilocalories*).

Une kilocalorie (kcal) est la quantité de chaleur requise pour élever de 1 degré Celsius (1 °C) la température de 1 litre d'eau. Chaque jour, le métabolisme corporel global produit environ 3 millions de kilocalories.

$$1\,\text{kcal} = 4184\,\text{joules}\,(\text{J}) = 4{,}184\,\text{kilojoules}\,(\text{kJ})$$

La valeur nutritionnelle des hydrates de carbone, des protéines et des graisses amenés par l'alimentation peut être exprimée en *kilojoules par gramme*, ou en kcal par gramme.

1 gramme d'hydrate de carbone procure 17 kilojoules (4 kcal)
1 gramme de protéine procure 17 kilojoules (4 kcal)
1 gramme de graisse procure 38 kilojoules (9 kcal)

Des exemples d'aliments fournissant ces nutriments sont donnés au chapitre 11.

Équilibre énergétique

L'équilibre énergétique est important car il détermine les changements de poids. Le poids corporel reste constant quand l'apport d'énergie est égal à l'énergie dépensée. Quand l'apport dépasse les besoins, le poids corporel augmente. Inversement, le poids corporel baisse si l'apport nutritif ne fait pas face aux besoins énergétiques.

Niveau métabolique

Le niveau métabolique est le niveau auquel de l'énergie est libérée dans les cellules par les molécules servant de combustibles. Comme la plupart des processus impliqués requièrent de l'oxygène et produisent du dioxyde de carbone comme déchet, le niveau métabolique peut être apprécié en mesurant la prise d'oxygène ou l'élimination de dioxyde de carbone.

Le *niveau métabolique basal* (NMB) est le niveau du métabolisme d'un individu au repos dans un environnement thermique neutre (ne faisant ni perdre ni gagner de la chaleur), à jeun depuis au moins 12 heures. Dans ces conditions, la libération d'énergie est suffisante pour n'avoir à faire face qu'aux seuls besoins des organes vitaux, c'est-à-dire du cœur, des poumons, du système nerveux et des reins (NdT : et aussi du foie). Certains des nombreux facteurs influençant le niveau métabolique sont indiqués dans le tableau 12.3. Il importe que le sujet soit à jeun, car la prise d'aliments, en particulier de protéines, entraîne l'élévation du niveau métabolique.

Voies métaboliques centrales

Une grande partie de l'effort métabolique des cellules est impliquée dans la production d'énergie afin d'alimenter les activités cellulaires. Certaines voies fréquentes jouent un rôle essentiel dans cette fonction. Les molécules combustibles entrent dans les voies centrales productrices d'énergie, et passent par une série d'étapes durant lesquelles une série de molécules intermédiaires sont formées et de l'énergie libérée pendant que ces molécules combustibles sont chimiquement scindées. Le résultat final de ces processus est la production d'énergie, ainsi que la formation de dioxyde de carbone et d'eau (appelée *eau métabolique*). Une grande partie de cette énergie est mise en réserve sous forme d'ATP, mais une partie est perdue sous forme de chaleur. Le dioxyde de carbone est éliminé par les poumons et l'eau en excès par les urines.

Tableau 12.3 Facteurs affectant le niveau métabolique

Facteur	Effet sur le niveau métabolique
Âge	Baisse progressivement avec l'âge
Sexe	Plus élevé chez l'homme que chez la femme
Taille, poids	Relativement plus élevé chez les personnes plus grandes
Grossesse, règles, allaitement	Augmenté
Ingestion d'aliments	Augmenté
Activité musculaire, exercice physique	Augmenté
Température corporelle élevée (fièvre)	Augmenté
Excès d'hormones thyroïdiennes	Augmenté
Jeûne	Abaissé
États émotionnels	Augmenté

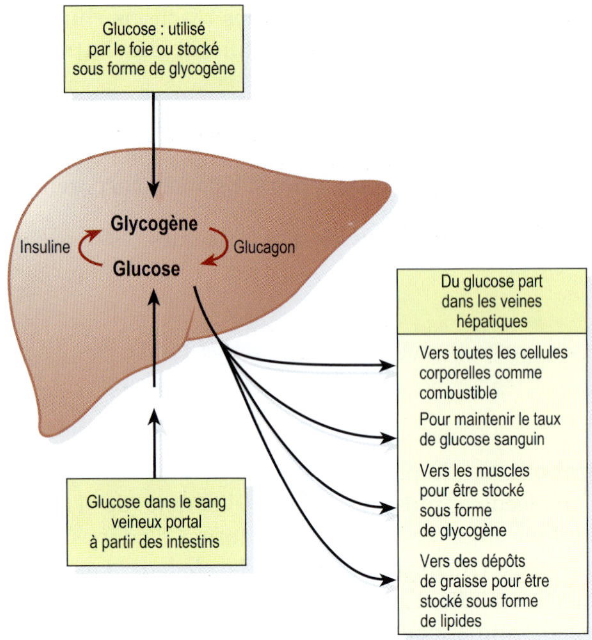

Figure 12.39 Résumé des sources, de la distribution et de l'utilisation du glucose.

Le glucose est la molécule combustible préférée mais, quand il n'est pas disponible, il peut être remplacé par des acides aminés, des acides gras, le glycérol et parfois des acides nucléiques. Chacun d'eux peut entrer dans les voies centrales de production d'énergie et être converti en énergie, dioxyde de carbone et eau. Il y a trois voies métaboliques centrales (voir fig. 12.44) :

- la glycolyse ;
- le cycle de l'acide citrique, ou cycle de Krebs ;
- la phosphorylation oxydative.

Des produits de la glycolyse entrent dans le cycle de l'acide citrique, et des produits du cycle de l'acide citrique subissent la phosphorylation oxydative. Le destin des différentes molécules combustibles entrant dans les voies métaboliques centrales est vu dans les paragraphes suivants.

Métabolisme des hydrates de carbone

Les érythrocytes et les neurones n'utilisent comme combustible que le glucose et, par conséquent, le maintien du taux du glucose sanguin est nécessaire pour fournir une source constante d'énergie à ces cellules. La plupart des autres cellules peuvent aussi utiliser d'autres combustibles.

Les hydrates de carbone digérés, principalement le glucose, passent dans les capillaires sanguins des villosités de l'intestin grêle. Ils sont transportés au foie par la circulation portale, où ils sont utilisés de façon variable (fig. 12.39).

- Du glucose peut être oxydé pour fournir l'énergie chimique, sous forme d'ATP, nécessaire à l'activité métabolique considérable siégeant dans le foie (p. 331).
- Une partie du glucose peut rester dans le sang pour maintenir normale la glycémie, à environ 3,5–8 millimoles par litre (mmol/l) (63 à 144 mg/100 ml).
- Du glucose, s'il est en plus grande quantité qu'il n'en est besoin pour les processus précités, peut être converti par l'hormone *insuline* en un polysaccharide insoluble, le *glycogène*, dans le foie et les muscles squelettiques. La formation de glycogène à l'intérieur des cellules est une façon de stocker des hydrates de carbone sans modifier l'équilibre osmotique. Avant qu'il puisse être utilisé pour maintenir la glycémie ou pour fournir de l'ATP, le glycogène doit être scindé en ses unités de glucose constitutives. Le glycogène hépatique constitue une réserve de glucose utilisée par les activités du foie et pour maintenir le taux de glucose du sang dans les limites de la normale. Le glycogène musculaire fournit le glucose nécessaire à l'activité musculaire. Le *glucagon*, l'*adrénaline* et la *thyroxine* sont les principales hormones intervenant dans la scission du glycogène en glucose (NdT : ces hormones tendent donc à élever la glycémie, elles sont dites hyperglycémiantes). Ces processus peuvent être résumés ainsi :

$$\text{glucose} \underset{\text{glucagon}}{\overset{\text{insuline}}{\rightleftharpoons}} \text{glycogène}$$

- Les hydrates de carbone en excès sur ce qui est nécessaire pour maintenir normale la glycémie et suffisant le taux de glycogène tissulaire est converti en graisses, mises en réserve dans des dépôts adipeux.

Toutes les cellules de l'organisme ont besoin d'énergie pour réaliser leurs processus métaboliques, dont la multiplication cellulaire de remplacement des cellules usées, la contraction musculaire, et les sécrétions produites par les glandes. L'oxydation des hydrates de carbone et des graisses fournit plus d'énergie que celle nécessaire à l'organisme. Quand les réserves en glycogène sont basses et que plus de glucose est nécessaire, l'organisme peut synthétiser du glucose à partir de sources autres que des hydrates de carbone, par exemple à partir d'acides aminés, du glycérol. Cela est appelé *néoglucogenèse* (formation de sucre nouveau).

Hydrates de carbone et libération d'énergie

(fig. 12.40)

Du glucose est catabolisé dans l'organisme en libérant de l'énergie, du dioxyde de carbone et de l'eau métabolique. Le catabolisme du glucose se produit dans une série d'étapes avec, à chacune d'elles, peu d'énergie libérée. Le nombre total de molécules d'ATP pouvant être générées par le catabolisme complet d'une molécule de glucose est de 38 mais, pour que cela soit obtenu, le processus doit se produire en présence d'oxygène (en aérobiose). En l'absence d'oxygène (anaérobiose), ce nombre est beaucoup plus faible et le processus est par conséquent significativement moins efficace.

Respiration aérobie (catabolisme). Le catabolisme aérobie du glucose ne se produit que si l'apport d'oxygène est adéquat; c'est le processus par lequel de l'énergie est libérée pendant un exercice prolongé, faisable. Quand l'exercice devient très intense, les besoins énergétiques des muscles exigent un apport en oxygène dépassant les possibilités, et le catabolisme se fait alors en anaérobiose. De tels niveaux d'activité ne peuvent être maintenus que pendant de courtes périodes, en raison de l'accumulation de déchets (acide lactique principalement) et de l'efficacité réduite du processus de production d'énergie.

Le premier stade du catabolisme du glucose est la *glycolyse*; il s'agit d'un processus anaérobie siégeant dans le cytoplasme de la cellule. Par un certain nombre d'étapes intermédiaires, une molécule de glucose est alors convertie en deux molécules d'acide pyruvique avec production nette de deux molécules d'ATP. Le reste de la considérable réserve d'énergie enfermée dans la molécule de glucose d'origine n'est libéré que s'il y a assez d'oxygène pour permettre aux molécules d'acide pyruvique d'entrer dans le *cycle de l'acide citrique* (fig. 12.40). Celui-ci a lieu dans les mitochondries de la cellule, et il dépend de l'oxygène. Pour deux molécules d'acide pyruvique entrant dans le cycle de l'acide citrique, deux nouvelles molécules d'ATP sont formées. Cela est encore loin du maximum de 38 molécules d'ATP pouvant être formées. Les 34 molécules d'ATP restantes viennent du troisième processus producteur d'énergie, la *phosphorylation oxydative*, processus dépendant des atomes d'hydrogène libérés pendant les stades initiaux du catabolisme du glucose. La phosphorylation oxydative, comme le cycle de l'acide citrique, ne se produit qu'en présence d'oxygène, et elle a lieu dans les mitochondries.

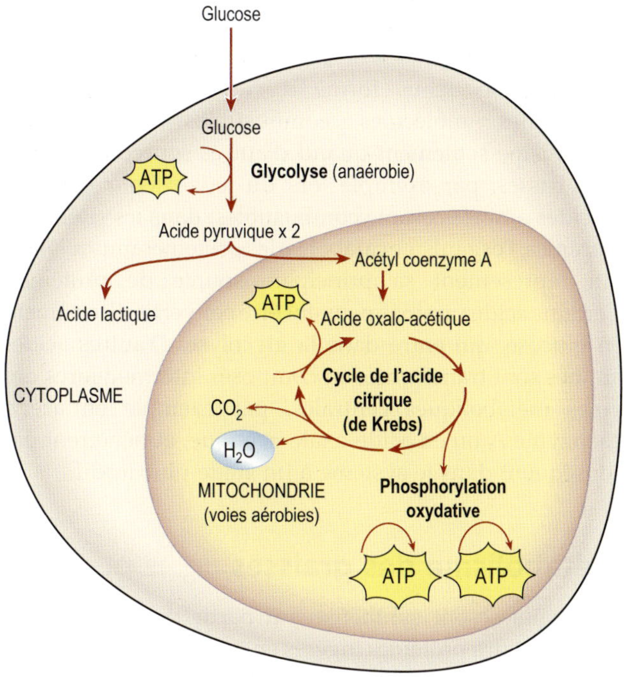

Figure 12.40 Oxydation du glucose.

Catabolisme anaérobie. Quand le taux d'oxygène dans la cellule est bas, la molécule de glucose subit encore la glycolyse, et elle se scinde en deux molécules d'acide pyruvique, car la glycolyse est un processus anaérobie. Cependant, l'acide pyruvique n'entre pas dans le cycle de l'acide citrique ou ne subit pas la phosphorylation oxydative; en revanche, en anaérobiose, il est converti en acide lactique. La production d'acide lactique détermine des douleurs et des crampes au niveau des muscles hyperactifs. Quand le niveau d'oxygène est restauré, l'acide lactique est reconverti en acide pyruvique, qui peut alors entrer dans le cycle d'acide citrique.

Destin des produits terminaux du métabolisme des hydrates de carbone

Acide lactique. Une partie de l'acide lactique produit par le catabolisme anaérobie du glucose peut être oxydée dans les cellules en dioxyde de carbone et en eau, mais elle doit être d'abord transformée en acide pyruvique. Si l'oxydation complète ne se produit pas, de l'acide lactique gagne le foie par le sang circulant, où il est converti en glucose, et il peut alors suivre n'importe quelle des voies ouvertes au glucose (fig. 12.39).

Dioxyde de carbone. Il est excrété sous forme de gaz par les poumons.

Eau métabolique. Elle s'ajoute à la quantité considérable d'eau déjà présente dans le corps ; l'excès est excrété par les reins sous forme d'urine.

Métabolisme des protéines

Les protéines alimentaires comportent un certain nombre d'acides aminés. Environ 20 acides aminés sont dits *essentiels* car l'organisme ne peut pas les synthétiser. Les autres sont dits acides aminés *non essentiels*, car ils peuvent être synthétisés dans de nombreux tissus. Les enzymes impliquées dans ce processus sont appelées *transaminases*. La digestion scinde les protéines alimentaires en leurs acides aminés constitutifs, rendant ainsi possible leur transfert dans les capillaires sanguins des villosités de la paroi de l'intestin grêle. Les acides aminés ayant gagné la circulation portale sont amenés au foie, d'où ils passent dans la circulation générale, étant ainsi rendus disponibles à toutes les cellules et à tous les tissus de l'organisme. Les différentes cellules choisissent, parmi les acides aminés disponibles, ceux qui leur sont nécessaires pour construire ou réparer leur type spécifique de tissu, et pour synthétiser leurs sécrétions, par exemple des anticorps, des enzymes ou des hormones.

Les acides aminés non utilisés pour construire ou réparer des tissus corporels ne peuvent pas être employés, et ils sont dégradés dans le foie (voir « Désamination », ci-après).

Pool des acides aminés (fig. 12.41)

Un petit pool d'acides aminés est maintenu dans l'organisme. C'est souvent de là que les différentes cellules corporelles tirent les acides aminés dont elles ont besoin pour synthétiser leurs propres matériels, c'est-à-dire de nouvelles cellules ou des composants cellulaires, des enzymes, des hormones ou des protéines plasmatiques.

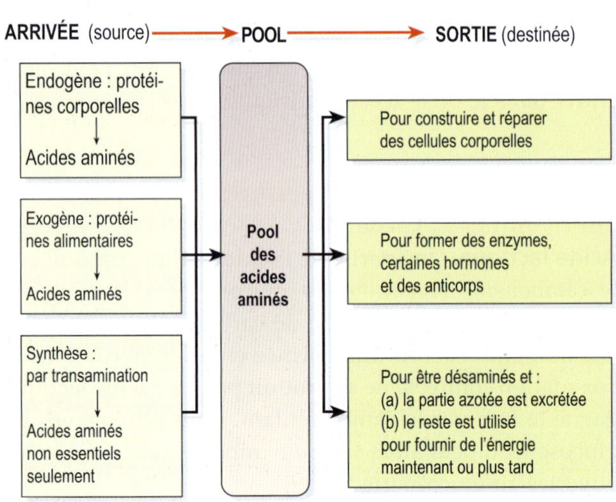

Figure 12.41 Sources et utilisation des acides aminés dans le corps.

Sources d'acides aminés

Exogènes. Ce sont les protéines amenées par les fibres alimentaires.

Endogènes. Ce sont les protéines corporelles, dont le catabolisme libère des acides aminés. Chez l'adulte, environ 80 à 100 g de protéines sont catabolisés et remplacés chaque jour. L'ensemble de la muqueuse intestinale est renouvelé à peu près tous les 5 jours.

Perte d'acides aminés

Désamination. Les acides aminés dont l'organisme n'a pas besoin sont désaminés (ou dégradés), principalement dans le foie. Leur *partie azotée*, ou groupement aminé (NH_2), est convertie en ammoniac (NH_3), puis est combinée avec le dioxyde de carbone, formant l'*urée*, excrétée par les reins. Le reste est utilisé pour fournir de l'énergie, comme le glucose par la néoglucogenèse, ou stockée en tant que graisse, si sa quantité excède celle des besoins immédiats.

Excrétion. Les selles contiennent une quantité considérable de protéines constitutives des cellules ayant desquamé de l'épithélium intestinal.

Les acides aminés endogènes et exogènes sont mélangés dans le pool, et l'organisme est dit en *équilibre azoté* quand les acides aminés sont enlevés du pool au même rythme que ceux qui y arrivent. Contrairement aux hydrates de carbone, l'organisme n'est pas capable de stocker des acides aminés, hormis ceux du pool, relativement peu important. La figure 12.42 schématise le sort des acides aminés dans l'organisme.

Acides aminés et libération d'énergie (voir fig. 12.44)

Les protéines, sous forme d'acides aminés, sont de potentielles molécules combustibles utilisées par l'organisme seulement quand d'autres sources d'énergie sont basses, par exemple lors du jeûne. Pour disposer d'acides aminés comme combustibles, dans les situations extrêmes, l'organisme catabolise les protéines musculaires, qui représentent sa principale source de protéines. Certains acides aminés peuvent être convertis directement en glucose, qui entre dans la glycolyse. D'autres acides aminés sont transformés en composés intermédiaires des voies métaboliques centrales, par exemple en acétyl coenzyme A ou en acide oxalo-acétique, et pénètrent par conséquent dans le système à un stade plus tardif.

Métabolisme des graisses (fig. 12.43)

Les graisses sont synthétisées à partir des hydrates de carbone et des protéines ingérés en quantités dépassant les besoins, et stockées dans des dépôts adipeux, par exemple sous la peau, dans l'omentum ou autour des reins.

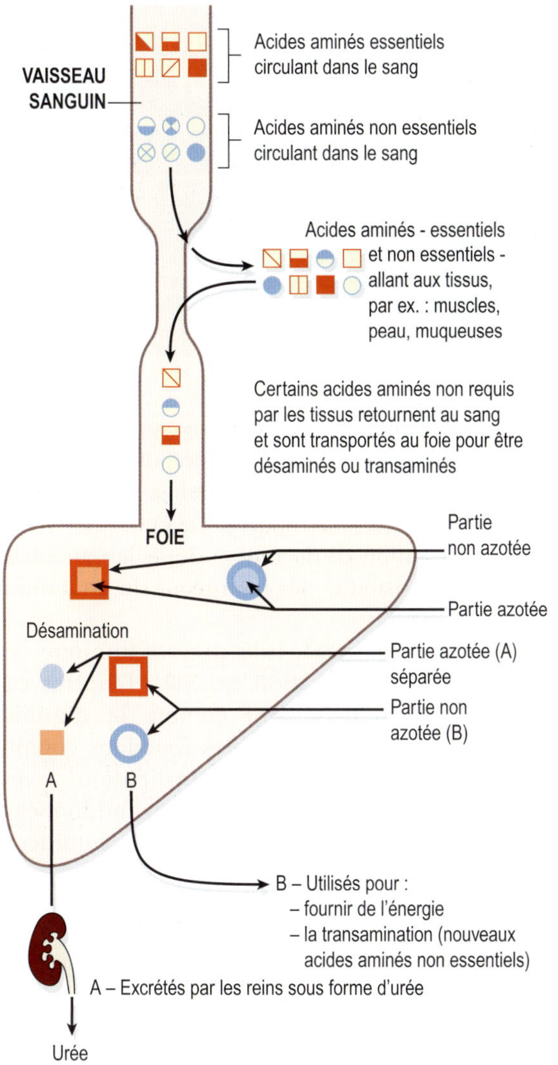

Figure 12.42 La destinée des acides aminés dans le corps.

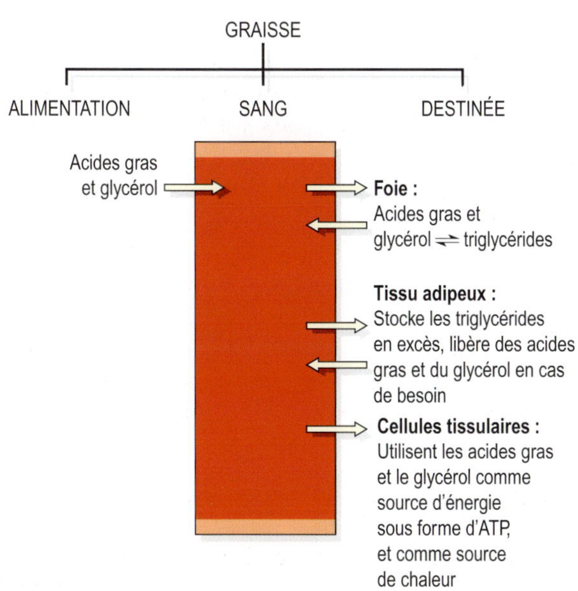

Figure 12.43 Sources, distribution et utilisation des graisses dans l'organisme.

Les graisses alimentaires digérées sont absorbées sous forme d'acides gras et de glycérol passant dans les chylifères lactéaux, et gagnant finalement, via la citerne du chyle et le conduit thoracique du système lymphatique (Ch. 6), la circulation sanguine générale ; par cette voie, ils atteignent le foie. Les acides gras et le glycérol du sang circulant sont utilisés par les cellules pour fournir de l'énergie et pour synthétiser certaines de leurs sécrétions. Dans le foie, certains acides gras et le glycérol sont utilisés pour produire de l'énergie et de la chaleur, alors que d'autres sont recombinés pour former des *triglycérides*, qui sont la forme de stockage des graisses. Un triglycéride est fait de trois molécules d'acide gras combinées avec une molécule de glycérol (fig. 2.9, p. 28). En cas de besoin, les triglycérides sont reconvertis en acides gras et glycérol, et utilisés pour fournir de l'énergie chimique, de la chaleur, du dioxyde de carbone et de l'eau.

Acides gras et libération d'énergie

Quand les tissus corporels manquent de glucose, comme dans le jeûne prolongé, les régimes basses calories ou l'exercice vigoureux, l'organisme utilise d'autres sources d'énergie, principalement les graisses stockées. Les acides gras peuvent être convertis en acétyl coenzyme A, et entrer dans la voie de production d'énergie sous cette forme. Une des conséquences de cela est l'accumulation de *corps cétoniques*, produits dans le foie à partir de l'acétyl coenzyme A quand son niveau est trop élevé pour entrer en totalité dans le cycle de l'acide citrique (voir fig. 12.44). Les corps cétoniques passent alors dans le sang, et ils peuvent être utilisés par d'autres tissus corporels, dont le cerveau (qui est habituellement dépendant du glucose pour son énergie) comme source de combustible. Cependant, à de fortes concentrations, les corps cétoniques sont toxiques, en particulier pour le cerveau. Les corps cétoniques comprennent de l'acétone et des acides organiques faibles. Les taux sont normalement bas, car ils sont utilisés dès qu'ils sont produits. Quand la production excède les besoins, lors des situations évoquées ci-dessus, les taux augmentent, entraînant une *acidocétose*. L'acidocétose est associée à l'acidose, qui peut entraîner le coma voire la mort si elle est sévère. L'excrétion des corps cétoniques en excès se fait via :

- l'urine (cétonurie) ;
- les poumons, donnant à l'haleine une odeur sucrée caractéristique (pomme verte) ;

Dans l'acidocétose, une compensation est nécessaire pour maintenir l'équilibre acidobasique. C'est ce à quoi servent les systèmes tampons qui excrètent le surcroît d'acide (ions hydrogène) par les poumons, à travers l'hyperventilation, ou par les reins. En situation normale, l'acidocétose s'autolimite, et la production de corps cétoniques s'arrête à la fin du jeûne ou de l'exercice. L'acidocétose est associée à un diabète sucré de type 1 non contrôlé (voir p. 251).

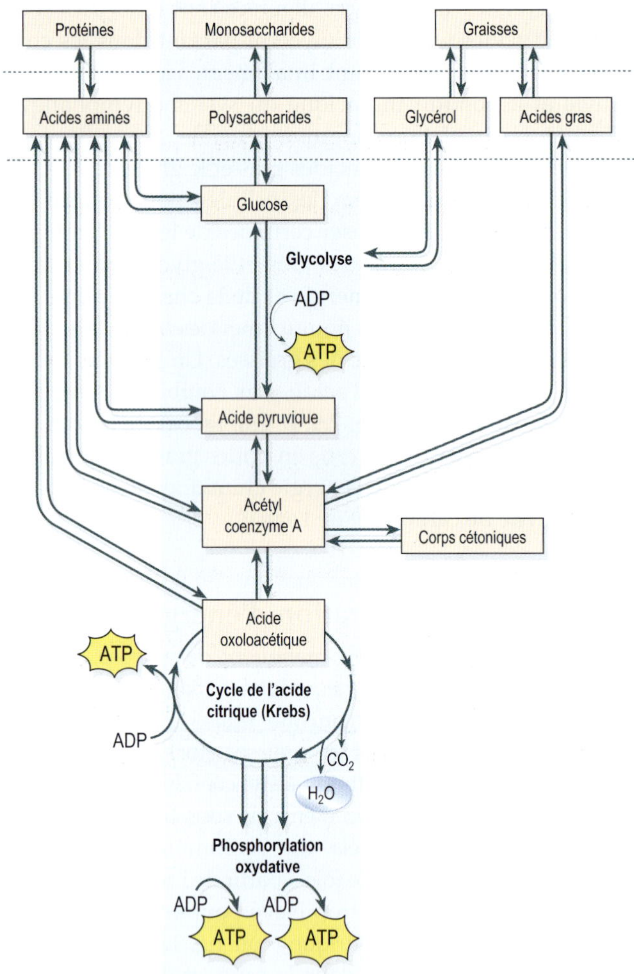

Figure 12.44 Résumé de la destinée des trois principales sources d'énergie dans les voies métaboliques centrales.

Glycérol et libération d'énergie (fig. 12.44)

L'organisme convertit le glycérol provenant de la dégradation des graisses en l'un des composés intermédiaires produits pendant la glycolyse, et c'est sous cette forme qu'il entre dans les voies métaboliques centrales.

Effets du vieillissement sur le système digestif

Objectif pédagogique

Après avoir étudié ce paragraphe, vous devriez être capable :

- de décrire les effets du vieillissement sur le système digestif.

La perte de nombreuses dents, par exemple à cause d'une maladie parodontale, peut entraîner des difficultés de mastication, lesquelles provoquent à leur tour une restriction des choix alimentaires. Cela peut être exacerbé par une diminution de la masse de la langue et de la salivation. La sensibilité des bourgeons du goût diminue avec l'âge (p. 222).

Le péristaltisme dans le tube digestif diminue, ce qui prédispose à la constipation (p. 341). D'autres caractéristiques du vieillissement comme la diminution de la mobilité ou l'altération des fonctions cognitives peuvent aussi contribuer à la constipation, à moins que l'apport en polysaccharides non amidonnés soit augmenté, et qu'un apport adéquat en liquides soit maintenu.

La masse hépatique diminue avec l'âge. Cela s'accompagne d'un déclin variable de sa capacité de réserve, ce qui peut altérer le métabolisme, dont la dégradation des médicaments, pouvant mener à la toxicité.

Chez les personnes âgées, il existe une réduction de la masse musculosquelettique ainsi que de la réponse aux hormones, dont l'adrénaline, la noradrénaline et les hormones thyroïdiennes, contribuant à un faible métabolisme de base. L'activité physique limitée ou l'inactivité peut aussi réduire le métabolisme de base. Une réduction de celui-ci qui n'est pas accompagnée d'une diminution de l'apport alimentaire prédispose à l'obésité et à ses conséquences (p. 302).

Tableau 12.4 Signes et symptômes courants des troubles gastro-intestinaux

Signe/symptôme	**Définition et description**
Anorexie	Perte d'appétit qui empêche ou réduit beaucoup l'alimentation. Si elle est sévère et continue, elle s'accompagne de perte de poids
Constipation	Passage de selles moins fréquent que la normale et/ou passage difficile. La fréquence normale varie beaucoup d'un individu à l'autre, allant de 3 fois par jour à 3 fois par semaine
Diarrhée	Passage inhabituellement fréquent de selles molles ou liquides. Normalement, la plupart des liquides sont réabsorbés dans le tractus gastro-intestinal (voir fig. 12.28). Une diarrhée survient quand la réabsorption d'eau par les intestins est réduite et/ou quand la motilité est diminuée
Douleur abdominale	Cela est dû à l'étirement du muscle lisse ou aux capsules des organes. La localisation est décrite en se référant aux régions de l'abdomen (voir fig. 3.38)
Dysphagie	Difficulté de déglutition
Hématémèse	Vomissement de sang, soit frais, soit en partie digéré (décrit comme en « grains de café »)
Méléna	Sang dans les fèces. De très petites quantités seulement sont retrouvées par recherche de sang occulte dans les selles
Nausée	Sensation de malaise, qui précède habituellement des vomissements. Elle peut s'accompagner d'hypersalivation et de tachycardie
Vomissement	Un réflexe (involontaire) au cours duquel se produit une éjection forcée du contenu de l'estomac par la bouche. Les vomissements suivent la stimulation, par exemple, du pharynx, de l'œsophage, de l'estomac ou du centre du vomissement dans le bulbe, par exemple par des médicaments. Ils sont coordonnés par le bulbe. La glotte se ferme, le diaphragme se contracte, le sphincter œsophagien supérieur se relâche; des mouvements importants de péristaltisme inverse dans l'estomac expulse ensuite son contenu vers le haut. S'ils sont sévères, les conséquences comprennent des troubles de l'équilibre liquidien, électrolytique et acidobasique (alcalose métabolique, du H^+ est perdu en excès)

Cette section passe en revue les troubles du système digestif. Le tableau 12.4 énumère certains signes et symptômes courants de troubles gastro-intestinaux.

Objectifs pédagogiques

Après avoir étudié ce paragraphe, vous devriez être capable :

- de discuter les principales affections inflammatoires et infectieuses de la bouche;
- d'indiquer le siège et les effets du carcinome spinocellulaire buccal;
- de distinguer fente labiale et fente palatine, en incluant la description des anomalies anatomiques impliquées.

Maladies de la bouche

Affections inflammatoires et infectieuses

Un traumatisme peut être infligé aux tissus intra- et péribuccaux par des aliments et d'autres substances prises dans la bouche, si elles sont corrosives, abrasives, ou bien excessivement chaudes ou froides. La bouche contient un grand nombre et une grande variété de micro-organismes, normalement non pathogènes. L'action antibactérienne de la salive permet de limiter leur développement, mais la présence de plaque dentaire et de résidus alimentaires, en particulier de sucres, dans la bouche peut favoriser l'infection. L'inflammation de la bouche est appelée *stomatite*, et l'inflammation des gencives, *gingivite*.

Muguet (candidose buccale)

Cette infection fongique aiguë est due à une levure, *Candida albicans*, qui survient quand le microbe se développe sous forme de plaques blanches sur la langue et la muqueuse orale. Chez l'adulte, elle touche essentiellement des personnes débilitées et celles dont l'immunité est diminuée du fait par exemple d'un traitement par corticoïdes ou médicaments cytotoxiques, et celles sous antibiothérapie. Chez les enfants, elle atteint surtout des nourrissons nourris au biberon. Un *muguet chronique* peut se développer, touchant le palais chez les personnes portant un appareil dentaire. Le champignon survit dans les fins sillons de la face supérieure de l'appareil et réinfecte de façon répétée la muqueuse orale. Ce champignon peut aussi être à l'origine d'infections sexuellement transmissibles (p. 495).

Gingivite

Il s'agit d'une inflammation des gencives, qui peut être aiguë ou, bien plus souvent, chronique. La gingivite chronique est une affection inflammatoire courante qui survient en réaction à l'accumulation de plaque bactérienne sur les dents. Elle provoque un saignement des gencives et détruit progressivement les tissus qui soutiennent les dents, lesquels finissent par se détacher et peuvent tomber.

Ulcérations aphteuses récidivantes

Il s'agit d'une affection fréquente, dans laquelle des ulcérations très douloureuses apparaissent de manière isolée ou en éruption dans la bouche. La cause en est inconnue.

Infections virales

Ces infections sont généralement provoquées par un type d'herpès simplex virus, le HSV-1.

Gingivostomatite herpétique aiguë. L'inflammation de la bouche et des gencives est due au virus herpès simplex, et c'est l'infection virale de la bouche la plus fréquente. Elle est caractérisée par des ulcérations buccales diffuses, très douloureuses.

Herpès récurrent ou secondaire (boutons de fièvre). Ces lésions dues au virus herpès simplex siègent autour du nez et sur les lèvres. Après une première atteinte, le virus reste dormant dans des nerfs de la région. Les poussées ultérieures, habituellement de même siège, sont déclenchées par divers stimulus, dont l'exposition aux rayons UV et l'altération de la réponse immunitaire, par exemple dans le vieillissement.

Tumeurs de la bouche

Carcinome spinocellulaire

C'est la plus fréquente des tumeurs malignes de la bouche (NdT : appelée aussi carcinome épidermoïde, ou pavimenteux, ou malpighien). Elle atteint principalement les personnes âgées et son pronostic est mauvais. Il siège habituellement sur le plancher de la bouche ou sur un bord de la langue. Il s'ulcère souvent, et il s'étend précocement aux tissus avoisinants ainsi qu'aux nœuds lymphatiques cervicaux, auquel cas le pronostic est mauvais.

Troubles congénitaux

Fente palatine et fente labiale (bec de lièvre)

Pendant le développement embryonnaire, le palais dur se développe en deux moitiés séparées (droite et gauche); il en est ainsi également de la lèvre supérieure en avant jusqu'à l'uvule en arrière. Avant la naissance, normalement, ces deux moitiés se réunissent sur la ligne médiane (fig. 12.45A). Si la fusion est incomplète, une fente apparaît, pouvant être minime ou substantielle. La *fente labiale* (fig. 12.45B) peut aller d'une petite encoche sur la lèvre supérieure, à une affection plus importante avec fente complète en un ou deux endroits et atteinte du nez. En cas de *fente palatine*, une fente est présente entre les deux moitiés du palais, faisant communiquer la bouche et la cavité nasale (fig. 12.45C). Les facteurs contributifs comprennent des anomalies génétiques, l'exposition à des facteurs nocifs durant la vie fœtale, entre 7 et 10 semaines de gestation, facteurs tels que l'hypoxie, certains médicaments, une mauvaise nutrition.

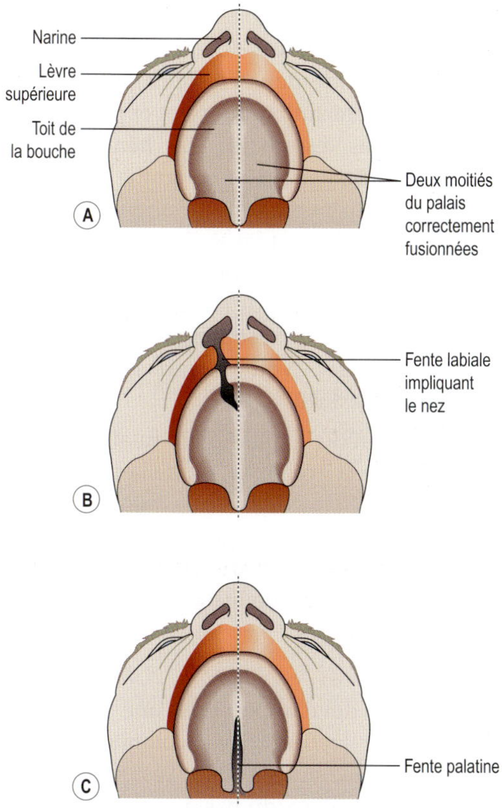

Figure 12.45 Fente labiale et fente palatine. A. Palais dur normal. **B.** Fente labiale. **C.** Fente palatine.

L'alimentation solide et liquide et le développement de la parole ne sont pas normaux jusqu'à ce que la fente ait été réparée chirurgicalement.

Caries

Une carie débute par une décoloration et se poursuit avec la formation de cavités (caries). Cela se produit lorsque des bactéries présentes en plaques sur les dents agissent sur les sucres, formant de l'acide, ce qui finit par détruire les parties dures des dents. Cette affection peut être évitée grâce à une bonne hygiène buccale.

Maladies du pharynx

Voir « Tonsillite » et « Diphtérie » (p. 279 et 280).

Maladies des glandes salivaires

Objectifs pédagogiques

Après avoir étudié ce paragraphe, vous devriez être capable :

- d'indiquer la physiopathologie des oreillons;
- de décrire les tumeurs des glandes salivaires les plus fréquentes.

Oreillons

C'est une affection inflammatoire aiguë des glandes salivaires, en particulier des parotides. Elle est due au virus ourlien, appartenant au même groupe que les virus para-influenza (NdT : groupe des virus paramyxoviridae). Le virus est transmis par des gouttelettes salivaires infectées. Il se multiplie ailleurs dans le corps avant d'atteindre les glandes salivaires. Le virus est le plus infectieux 1 à 2 jours avant et 5 jours après l'apparition des symptômes. Le virus peut toucher aussi :

- le cerveau, donnant une méningite (voir Ch. 7) ou une méningo-encéphalite;
- le testicule, entraînant après la puberté une orchite (inflammation testiculaire) avec parfois une atrophie glandulaire et une stérilité.

Dans les pays développés, les enfants sont habituellement vaccinés contre les oreillons dans leurs années préscolaires.

Tumeurs des glandes salivaires

Adénomes salivaires

Ces tumeurs bénignes touchent le plus souvent la parotide. Ce sont les tumeurs des glandes salivaires les plus courantes. Une seconde tumeur peut se développer dans la même glande plusieurs années après l'ablation de la première, une transformation maligne se produisant parfois.

Carcinomes

Ces tumeurs malignes touchent le plus souvent les parotides. Certaines formes ont tendance à infiltrer des nerfs de tissus avoisinants, entraînant des douleurs sévères. L'extension se fait aux nœuds lymphatiques cervicaux.

Maladies de l'œsophage

Objectifs pédagogiques

Après avoir étudié ce paragraphe, vous devriez être capable :

- d'expliquer comment des varices œsophagiennes se développent;
- de discuter les principales affections inflammatoires de l'œsophage;
- de décrire les principales tumeurs de l'œsophage;
- de définir l'atrésie de l'œsophage et la fistule œsotrachéale.

Varices œsophagiennes (fig. 12.46)

Lors d'affections telles que la cirrhose (p. 357) ou la thrombose veineuse portale, il existe un obstacle à la circulation veineuse portale, et il se développe en amont de l'obstacle une hypertension portale. Celle-ci entraîne le développement des anastomoses entre le système veineux portal et le système veineux général, dérivant vers ce dernier du sang portal (shunt porto-cave). Cinquante pour cent du sang portal, voire plus, peuvent être dérivés vers les veines anastomotiques, entraînant également une hypertension dans ces veines. Une voie suivie par le sang dérivé est celle des veines de l'œsophage distal, qui deviennent distendues et affaiblies par le volume de sang anormalement important qu'elles contiennent. Des *varices* (dilatations localisées des veines) se développent dans les régions les plus faibles de la paroi vasculaire, et bombent vers l'extérieur du vaisseau, dans la lumière de l'œsophage; ayant une paroi fine et fragile, ces varices sont facilement érodées ou traumatisées par des aliments avalés. Le saignement peut être léger mais chronique, conduisant à une anémie par carence en fer (p. 77); cependant, leur rupture soudaine peut entraîner une hémorragie menaçant la vie.

Affections inflammatoires et infectieuses

Œsophagite aiguë

Cette affection survient après l'ingestion de matériaux caustiques, ou bien chez des personnes immunodéprimées affectées par des infections fongiques sévères, typiquement une candidose (p. 342), ou par des infections, par exemple dues au virus herpès simplex. Une *dysphagie* (difficulté de déglutition) est habituellement présente. Après un traumatisme important, la guérison entraîne souvent une fibrose, et une sténose de l'œsophage risque de se développer par la suite, le tissu fibreux se rétrécissant.

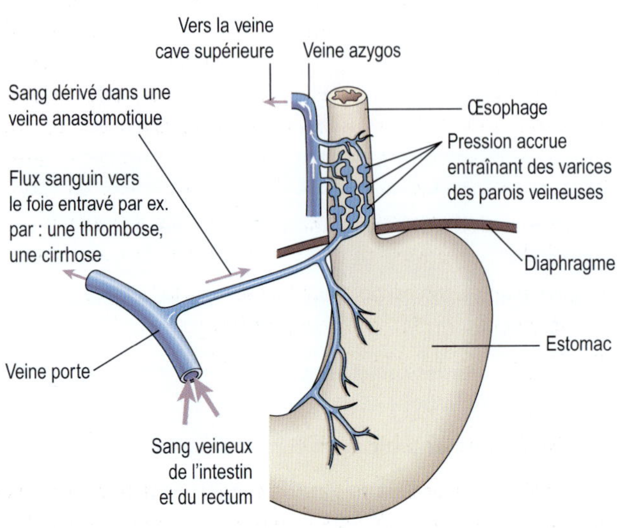

Figure 12.46 Varices œsophagiennes.

Reflux gastro-œsophagien (RGO)

Cette affection fréquente est due au reflux persistant du liquide gastrique acide dans l'œsophage, entraînant des irritations, des lésions inflammatoires et parfois un ulcère douloureux du bas œsophage. Des hémorragies apparaissent quand des vaisseaux sanguins de l'œsophage sont érodés. Un reflux persistant entraîne une inflammation chronique et, si la lésion est importante, la guérison se fait au prix d'une fibrose. La rétraction du tissu fibreux mature peut provoquer une sténose de l'œsophage. Cette affection est parfois à l'origine d'un œsophage de Barrett (NdT : ou endobrachyœsophage; voir ci-après). Le reflux du contenu gastrique est dû :

- à l'augmentation de la pression intra-abdominale lors, par exemple, de la grossesse, ou de la constipation en cas d'obésité;
- au taux bas de sécrétion de gastrine, réduisant l'action du sphincter inférieur de l'œsophage;
- à la présence d'une hernie hiatale (p. 352).

Œsophage de Barrett

Cette affection se développe après une longue période d'œsophagite par reflux. Des colonnes de cellules ressemblant à celles situées dans l'estomac remplacent l'épithélium pavimenteux du bas œsophage. Il s'agit d'un état précancéreux ayant un risque accru de devenir malin par la suite.

Achalasie

Ce problème peut survenir à tout âge, mais il est plus fréquent autour de la cinquantaine. Le péristaltisme du bas œsophage est altéré et le sphincter œsophagien inférieur ne peut pas se relâcher au moment de la déglutition, ce qui entraîne une *dysphagie* (difficulté de déglutition), une régurgitation du contenu gastrique et une pneumonie d'inhalation. L'œsophage devient dilaté et la couche musculaire s'hypertrophie. L'innervation autonomique du muscle œsophagien est anormale, mais la cause de cette anomalie est inconnue.

Tumeurs de l'œsophage

Les tumeurs bénignes sont rares, ne représentant que 5 % des tumeurs de l'œsophage.

Tumeurs malignes

Les tumeurs malignes touchent le plus souvent des hommes. Elles sont plus fréquentes dans le bas œsophage, mais peuvent apparaître à n'importe quel niveau. Les deux types de tumeur décrits ci-après tendent à commencer sous la forme d'un ulcère qui s'étend autour de sa circonférence, ce qui provoque une sténose, entraînant une dysphagie. Au moment du diagnostic, une propagation locale s'est habituellement produite et le pronostic est très mauvais.

L'incidence de l'*épithéliome spinocellulaire* varie beaucoup dans le monde. Il est associé à la consommation d'alcool au long cours et au tabagisme. D'autres facteurs prédisposants seraient l'obésité, la consommation trop peu importante de fruits et légumes et la mastication de noix de bétel ou de tabac à chiquer.

L'*adénocarcinome* se développe à partir d'un œsophage de Barrett (voir ci-dessus).

Anomalies congénitales

Les anomalies congénitales de l'œsophage les plus fréquentes sont :

- l'*atrésie congénitale de l'œsophage*, dans laquelle la lumière de l'œsophage est interrompue dans son trajet thoracique (NdT : dans plus de 90 % des cas, le segment œsophagien supérieur a une extrémité inférieure borgne, le segment œsophagien inférieur communique à son extrémité supérieure avec la trachée par un court trajet fistuleux) ;
- la *fistule trachéo-œsophagienne congénitale sans atrésie*, traduite par le passage dans la trachée du lait ou du contenu gastrique régurgité.

Une seule anomalie ou les deux peuvent être présentes. Les causes de ces anomalies sont inconnues.

Affections de l'estomac

Objectifs pédagogiques

Après avoir étudié ce paragraphe, vous devriez être capable :

- de comparer les principales caractéristiques des gastrites aiguës et chroniques;
- de discuter la physiopathologie de la maladie ulcéreuse;
- de décrire les principales tumeurs de l'estomac, et leurs conséquences;
- de définir l'appellation sténose du pylore congénitale

Gastrite

L'inflammation de l'estomac peut être aiguë ou chronique.

Gastrite aiguë

Cette affection est habituellement une réaction à des substances irritantes ou à l'alcool. Les médicaments les plus souvent en cause sont les anti-inflammatoires non stéroïdiens, y compris l'aspirine, même à de faibles doses; mais bien d'autres médicaments peuvent aussi être impliqués. D'autres causes comprennent la réponse initiale à l'infection à *Helicobacter pylori* (voir ci-dessous) et un stress physiologique important, par exemple les brûlures étendues et la défaillance polyviscérale.

Il existe différents degrés de gravité. Les cas modérés peuvent être asymptomatiques ou présenter des nausées et des vomissements, associés à des modifications inflammatoires de la muqueuse gastrique. Des érosions peuvent aussi se produire; elles sont caractérisées par une perte tissulaire affectant les couches superficielles de la muqueuse gastrique. Dans les cas plus graves, il existe des érosions multiples pouvant être suivies d'une hémorragie menaçant le pronostic vital. Celle-ci est accompagnée d'une *hématémèse* (vomissement de sang frais ou noir « marc de café », la digestion du sang ayant eu le temps de se produire) et/ou d'un *méléna* (selles noires contenant du sang), particulièrement chez les personnes âgées.

Le pronostic dépend de l'importance des lésions. Dans de nombreux cas, la guérison est sans problème avec suppression de la cause. En cas de lésions tissulaires étendues, la guérison par fibrose peut réduire l'élasticité et le péristaltisme de l'estomac.

Gastrite chronique

La gastrite chronique est une forme moins sévère, mais de longue durée. Elle est habituellement associée à *Helicobacter pylori*, mais est parfois due à une maladie auto-immune ou à une blessure chimique. Elle s'observe surtout chez des personnes déjà âgées.

Gastrite à *Helicobacter*. *Helicobacter pylori* est une bactérie qui survit dans la muqueuse gastrique et qui est fréquemment associé à diverses affections gastriques, en particulier à la gastrite chronique et à la maladie ulcéreuse.

Gastrite auto-immune. Il s'agit d'une maladie progressive. Les lésions inflammatoires destructrices débutant à la surface de la membrane muqueuse peuvent s'étendre pour toucher toute l'épaisseur de la muqueuse, dont les glandes gastriques. Quand ce stade est atteint, la sécrétion des enzymes digestives, de l'acide chlorhydrique et du facteur intrinsèque est réduite de façon marquée. Les antigènes sont les cellules pariétales gastriques et le facteur intrinsèque qu'elles sécrètent. Quand ces cellules sont détruites du fait de cette affection auto-immune, l'inflammation disparaît. Les causes initiales du processus auto-immun sont inconnues, mais il existe une prédisposition familiale à ce processus, et une association à des troubles thyroïdiens. Les conséquences secondaires comprennent :

- une anémie pernicieuse par absence de facteur intrinsèque (NdT : anémie de Biermer) (p. 78);
- un risque accru de cancer de l'estomac.

Ulcère gastroduodénal

Les ulcérations affectent toute l'épaisseur de la muqueuse gastrique (fig. 12.47). L'ulcère gastroduodénal est dû à la perte de l'équilibre normal entre l'action corrosive du suc

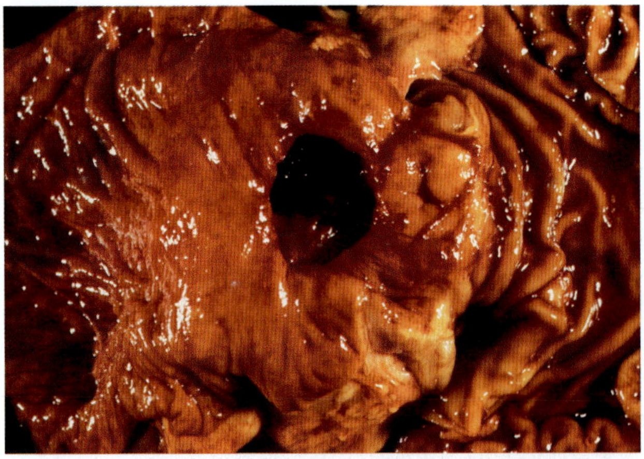

Figure 12.47 Important ulcère gastroduodénal.

gastrique et l'effet protecteur du mucus sur les cellules épithéliales gastriques. Il peut être considéré comme une extension des lésions gastriques de la gastrite aiguë. L'estomac et les premiers centimètres du duodénum sont les sièges les plus fréquents des ulcères. Ils touchent plus rarement l'œsophage, ou l'anastomose entre l'estomac et l'intestin grêle après gastrectomie. L'incidence des ulcères gastroduodénaux est plus élevée chez les hommes que chez les femmes et augmente avec l'âge. Les causes sous-jacentes ne sont pas connues, mais il existe une forte association avec l'infection à *H. pylori*. *H. pylori*, certains médicaments, par exemple les anti-inflammatoires non stéroïdiens (AINS), et le tabagisme altéreraient les défenses de la muqueuse gastrique chez certaines personnes. Cependant, *H. pylori* est présent chez de nombreuses personnes qui n'ont aucun signe d'ulcère gastroduodénal.

Si la protection de la muqueuse gastrique est altérée, l'épithélium peut être exposé à l'acide gastrique, entraînant les lésions cellulaires initiales conduisant à l'ulcération. Les principaux mécanismes protecteurs sont un bon apport sanguin, une sécrétion de mucus adéquate et un remplacement cellulaire efficace.

Apport sanguin. La réduction du flux sanguin et l'ischémie, qui en est la conséquence, peuvent être dues au tabagisme et au stress physique ou mental important. En situation de stress, l'activité sympathique entraîne la constriction des vaisseaux sanguins allant au tractus alimentaire.

Sécrétion de mucus. La composition et la quantité de mucus peuvent être altérées, par exemple par :

- l'usage régulier et prolongé d'aspirine ou d'autres médicaments anti-inflammatoires ;
- le reflux d'acides et de sels biliaires ;
- une gastrite chronique.

Remplacement des cellules épithéliales. Le remplacement des cellules gastriques et intestinales suit normalement un cycle rapide. Celui-ci peut être réduit par :

- des taux élevés d'hormones stéroïdiennes, par exemple en réponse au stress ou en cas d'usage de celles-ci comme médicaments ;
- une gastrite chronique ;
- la radiothérapie et les médicaments cytotoxiques.

Ulcères gastroduodénaux aigus

Ces lésions peuvent être uniques ou multiples. Elles siègent en des sites variables de l'estomac, et dans les premiers centimètres du duodénum. Leur développement est souvent associé à une gastrite aiguë, un stress majeur, par exemple à une maladie sévère, un état de choc, des brûlures graves, des troubles émotionnels importants, une intervention chirurgicale majeure. La guérison sans formation de tissu fibreux est habituelle si la cause du stress est supprimée ; mais une hémorragie, pouvant être une urgence vitale, peut constituer une complication.

Ulcères gastroduodénaux chroniques

Ces ulcères sont deux à trois fois plus courants dans le duodénum que dans l'estomac. Dans la majorité des cas, l'ulcère est unique, au niveau du pylore ou du duodénum. *H. pylori* est retrouvé dans 90 % des cas d'ulcères duodénaux, et 70 % des cas d'ulcères gastroduodénaux. Les ulcères gastriques restants sont presque tous dus aux AINS. Le tabagisme prédispose aux ulcères gastroduodénaux et retarde la guérison. La cicatrisation se fait par formation de tissu fibreux, dont la rétractation ultérieure peut entraîner :

- une sténose de la lumière de l'estomac ;
- une obstruction de la vidange gastrique ou une sténose du pylore ;
- l'adhérence à des structures adjacentes, par exemple au pancréas, au foie, au côlon transverse.

Complications des ulcères gastroduodénaux

Hémorragies. Quand une artère majeure est érodée, une hémorragie sévère et possiblement mortelle peut survenir, entraînant un état de choc (p. 124), une hématémèse et/ou un méléna.

Perforation. Quand un ulcère érode toute l'épaisseur de la paroi de l'estomac ou du duodénum, le contenu de ceux-ci passe dans la cavité péritonéale et entraîne une péritonite (p. 348).

Du pus peut se collecter sous le diaphragme, formant un *abcès sous-phrénique* (fig. 12.48), et l'infection peut s'étendre à la cavité pleurale à travers le diaphragme.

Anémie. Une hémorragie faible persistante émanant d'un ulcère peut conduire au développement d'une anémie par carence en fer (p. 77).

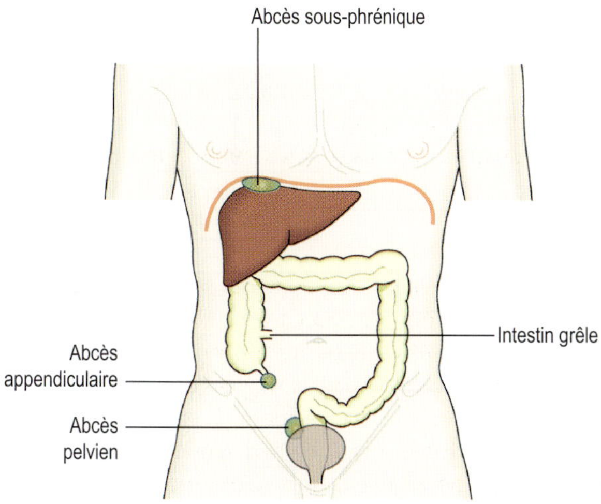

Figure 12.48 Formation d'abcès; complication de l'appendicite.

Sténose pylorique. Du tissu fibreux formé lors de la guérison d'un ulcère du pylore peut, en se rétractant, rétrécir l'orifice pylorique, entraînant un obstacle permanent à l'évacuation gastrique, traduit par des vomissements.

Tumeur maligne. C'est souvent associé à une gastrite chronique due à *H. pylori*.

Tumeurs de l'estomac

Les tumeurs gastriques bénignes sont rares.

Tumeurs malignes

Ces tumeurs sont fréquentes et elles atteignent plus souvent les hommes que les femmes et l'incidence augmente fortement après l'âge de 50 ans. Les causes ne sont pas encore établies, mais un lien fort semble exister avec une infection à *H. pylori* dans 60 à 70 % des cas. Le tabagisme, l'alcool et des régimes riches en sel, en aliments fumés et marinés ont aussi été mis en cause. En s'accroissant progressivement, la tumeur envahit et détruit progressivement le tissu adjacent, et peut provoquer une achlorhydrie (réduction de la sécrétion d'acide chlorhydrique par l'estomac), voire une anémie pernicieuse (par déficit en facteur intrinsèque). Comme la tumeur grossit, la surface peut s'ulcérer et s'infecter, particulièrement en cas d'achlorhydrie.

Dans cette affection, le pronostic est mauvais car, avant que le diagnostic ne soit posé, une extension tumorale s'est souvent déjà produite. L'extension locale se produit au niveau des organes voisins, par exemple l'œsophage, le duodénum et le pancréas et la cavité péritonéale. La transmission sanguine intervient par la veine hépatique porte qui va vers le foie, où des cellules tumorales peuvent se loger, entraînant des métastases. L'extension lymphatique est aussi courante, initialement aux nœuds lymphatiques proches, puis à des nœuds plus à distance.

Sténose du pylore congénitale

Le fait initial serait la contraction spasmodique du sphincter pylorique, entravant l'évacuation de l'estomac. Pour lutter contre cet obstacle, une hypertrophie du muscle pylorique se développe, entraînant une obstruction du pylore 2 à 3 semaines après la naissance. La cause est inconnue, mais l'affection est parfois familiale, et touche le plus souvent des garçons.

Maladies de l'intestin

Objectifs pédagogiques

Après avoir étudié ce paragraphe, vous devriez être capable :

- de décrire l'appendicite et ses conséquences;
- de discuter la principale maladie infectieuse de l'intestin;
- de comparer et d'opposer les caractéristiques de la maladie de Crohn et de la rectocolite hémorragique;
- de distinguer la diverticulite de la diverticulose;
- de décrire les principales tumeurs de l'intestin;
- de décrire les anomalies présentes dans les hernies, le volvulus et l'invagination intestinaux;
- d'énumérer les principales causes d'occlusion intestinale.
- de comparer les causes et le pronostic des malabsorptions primaires et secondaires.

Les maladies de l'intestin grêle et du gros intestin seront décrites ensemble, car elles ont des caractères communs, et des affections les touchent toutes les deux.

Appendicite

La lumière de l'appendice est très petite, et il y a peu de place pour qu'il puisse se tuméfier quand il est enflammé. La cause initiale de l'inflammation n'est pas toujours claire. L'infection microbienne est souvent surajoutée à l'obstruction de la lumière appendiculaire, par exemple par des matières fécales dures (coprolithe appendiculaire), l'angulation de l'appendice, un corps étranger. Un exsudat inflammatoire, avec de la fibrine et des phagocytes, entraîne une tuméfaction de la muqueuse, et son ulcération. Au stade initial, la douleur de l'appendicite est habituellement localisée dans la partie centrale de l'abdomen. Au bout de quelques heures, la douleur se localise dans la fosse iliaque droite. Dans les cas légers, l'inflammation régresse, et la guérison se produit. Dans les cas plus sévères, une infection microbienne se développe, entraînant la formation d'une suppuration, d'un abcès, et d'une nouvelle congestion. La pression croissante à l'intérieur de l'appendice entraîne l'occlusion des veines, puis des artères, et une ischémie se développe, suivie de gangrène et de rupture.

Complications de l'appendicite

Péritonite. Le péritoine devient le siège d'une inflammation aiguë, les vaisseaux sanguins se dilatent, et du liquide péritonéal est sécrété en excès. Elle constitue une complication de l'appendicite quand :

- des microbes diffusent depuis la paroi de l'appendice et infectent le péritoine ;
- un abcès de l'appendice (fig. 12.48) se rompt, permettant à du pus de pénétrer dans le péritoine ;
- l'appendice devient gangreneux et se rompt, libérant son contenu dans la cavité péritonéale.

Formation d'abcès. Les abcès les plus fréquents sont :

- l'abcès sous-phrénique, entre le foie et le diaphragme, à partir duquel l'infection peut s'étendre vers le haut, à la plèvre, au péricarde, et aux structures du médiastin ;
- l'abcès pelvien, à partir duquel l'infection peut s'étendre aux structures adjacentes (fig. 12.48).

Adhérences. Quand la guérison se produit, du tissu cicatriciel fibreux (adhérences) se forme, et sa rétraction ultérieure peut entraîner :

- la striction ou l'obstruction de l'intestin
- la limitation des mouvements d'une anse intestinale, qui peut tourner sur elle-même à partir de l'adhérence, entraînant un type d'occlusion intestinale appelé *volvulus* (p. 353).

Infections gastro-intestinales (fig. 12.49)

L'incidence des maladies évoquées ci-après est très variable, mais celles-ci représentent une importante cause de morbidité et de mortalité dans le monde. Des mesures de santé publique, telles que l'accès à une eau potable pure et sûre, la mise en place d'égouts efficaces et de bonnes pratiques d'hygiène alimentaire, réduisent grandement le risque de propagation de ces maladies, beaucoup d'entre elles étant très contagieuses. Comme la transmission est souvent orofécale, un lavage des mains méticuleux après avoir déféqué, serré des mains et touché tout objet potentiellement contaminé est essentiel, en particulier dans les établissements de santé. La contamination de l'eau potable provoque des maladies diarrhéiques, qui représentent la principale cause de mortalité infantile dans les pays en voie de développement.

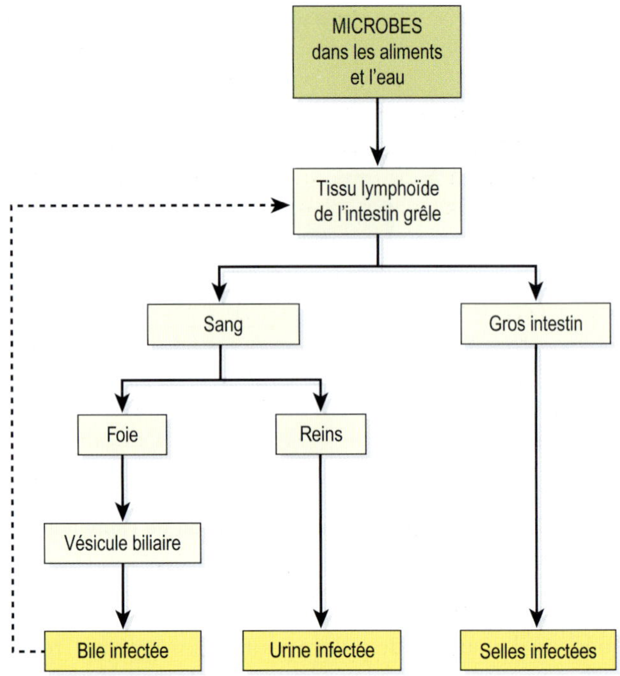

Figure 12.49 Les voies d'excrétion des microbes dans la fièvre typhoïde et paratyphoïde.

Fièvres typhoïde et paratyphoïde (entérique)

Les fièvres typhoïde et paratyphoïde sont dues à *Salmonella typhi* et *S. paratyphi A* ou *B*, respectivement. Toutes deux sont courantes dans certains pays tropicaux et toutes deux sont transmises par voie orofécale, à partir d'aliments, d'eau ou d'objets contaminés par des individus atteints par la maladie ou porteurs (voir ci-dessous).

L'incubation dure 10 à 14 jours, période durant laquelle les microbes envahissent le tissu lymphoïde de l'intestin grêle, en particulier les plaques de Peyer. Les microbes passent ensuite dans les vaisseaux sanguins et atteignent le foie, la rate et la vésicule biliaire. Une période septicémique (maladie fébrile) suit, accompagnée de malaise, de céphalées, de vertiges et de douleurs des membres. La rate s'hypertrophie (splénomégalie) et, classiquement, des taches rouges apparaissent sur la peau, en particulier sur le thorax et le dos.

En l'absence de traitement, 2 semaines après le début, une maladie d'intensité sévère, souvent mortelle, est fréquente. Les complications dues à la propagation microbienne durant la phase bactériémique comprennent une pneumonie, une méningite et une cholécystite typhique, lors de laquelle les microbes se multiplient dans la vésicule biliaire et sont sécrétés dans la bile, réinfectant l'intestin (fig. 12.49). Les toxines bactériennes peuvent provoquer des troubles cardiaques (myocardite, Ch. 5) et rénaux (néphrite, Ch. 13). Dans l'intestin, des ulcérations peuvent éroder la paroi d'un vaisseau sanguin, entraînant une hémorragie, ou perforer la paroi intestinale, entraînant une péritonite aiguë.

Quelques individus (jusqu'à 5 %) peuvent devenir porteurs en cas d'infection de la vésicule biliaire asymptomatique mais chronique. Une libération continue de microbes dans la bile pendant des mois ou des années après la guérison conduit à l'infection des fèces; bien moins souvent, le système urinaire est aussi atteint, les microbes étant libérés dans l'urine. Les porteurs peuvent transmettre l'infection à d'autres personnes par le contact avec leurs fèces ou leur urine contaminés.

Autres infections à salmonelles

Salmonella typhimurium et *S. enteritidis* sont les salmonelles de ce groupe le plus souvent en cause. En général, les effets sont confinés au tractus gastro-intestinal, contrairement aux infections citées ci-dessus. En plus des humains, elles ont pour hôtes des animaux domestiques et des oiseaux. Les microbes peuvent être présents dans la viande, la volaille, les œufs et le lait, entraînant une infection si la cuisson ne permet pas la stérilisation complète des aliments. Des souris et des rats portent aussi les micro-organismes, et ils peuvent contaminer des aliments avant ou après leur cuisson.

La période d'incubation est de 12 à 72 heures. L'entérite est habituellement de courte durée, et accompagnée d'une douleur abdominale aiguë et de diarrhée, entraînant une déshydratation et un déséquilibre électrolytique. Il y a parfois des vomissements. Chez les enfants et les personnes âgées débilitées, l'infection peut être sévère, voire fatale.

Intoxication alimentaire à *Escherichia coli* (*E. coli*)

Les sources habituelles de ces micro-organismes sont la viande insuffisamment cuite, et le lait non pasteurisé; la cuisson adéquate et la pasteurisation tuent *E. coli*. La sévérité de la maladie dépend du type d'*E. coli* responsable; certains types sont plus virulents que d'autres et des épidémies d'intoxication alimentaire à *E. coli* peuvent comporter des cas mortels, en particulier chez des jeunes enfants et des personnes âgées.

Intoxication alimentaire staphylococcique

Après avoir mangé des aliments contaminés, *Staphylococcus aureus* produit des toxines qui entraînent une gastro-entérite aiguë (plutôt que ce ne soit la bactérie en elle-même qui déclenche l'affection). Bien que la cuisson tue la bactérie, les toxines peuvent résister aux hautes températures.

Il y a habituellement une inflammation intestinale aiguë de courte durée, avec vomissements violents 2 à 4 heures après l'ingestion, pouvant entraîner une déshydratation et des troubles électrolytiques. La diarrhée peut ne pas être importante. La guérison complète dans les 24 heures est habituelle.

Intoxication alimentaire à *Clostridium perfringens*

Ces bactéries, bien que normalement présentes dans l'intestin des humains et des animaux, entraînent une intoxication alimentaire quand ils sont ingérés en grandes quantités. La viande peut être contaminée à toutes les étapes de son circuit, depuis l'abattage jusqu'à la consommation. Les épidémies d'intoxication alimentaire s'observent lors des cuissons à grande échelle, par exemple dans des institutions. Le lent refroidissement après la cuisson et/ou le lent réchauffement favorisent la multiplication microbienne. Lorsqu'elles atteignent les intestins, les bactéries libèrent une toxine qui provoque diarrhée et douleur abdominale. La maladie guérit en général spontanément.

Diarrhée associée aux antibiotiques

Le microbe *Clostridium difficile* est déjà présent dans le gros intestin, mais après une antibiothérapie, beaucoup d'autres bactéries commensales de l'intestin meurent. Cela permet à *C. difficile* de prendre le dessus et de se multiplier; il produit des toxines qui lèsent la muqueuse du gros intestin et entraînent une diarrhée aiguë. Une inflammation importante du gros intestin (colite), souvent mortelle chez les personnes âgées et affaiblies, peut constituer une complication.

Intoxication alimentaire à *Campylobacter*

Ces bacilles à Gram négatif sont une cause fréquente de gastro-entérite avec fièvre, douleurs abdominales aiguës et parfois hémorragies intestinales. La maladie touche principalement des adultes jeunes et des enfants avant l'âge de 5 ans. Les bactéries sont présentes dans l'intestin des oiseaux et des animaux; elles sont transmises par de la volaille ou de la viande insuffisamment cuites. Ils peuvent être transmis aussi par de l'eau, du lait. Les animaux de compagnie, tels que les chats et les chiens, peuvent être à l'origine de l'infection. Il existe une association avec le syndrome de Guillain-Barré (Ch. 7).

Choléra

Le choléra est dû à *Vibrio cholerae*, transmis par de l'eau, des fèces, des vomissures, des aliments, les mains et des objets usuels contaminés. Les humains en sont les seuls hôtes connus. Chez certaines personnes infectées, appelées porteurs infracliniques, aucun symptôme ne se manifeste, mais celles-ci peuvent transmettre l'affection, l'infection demeurant latente. La bactérie produit une très puissante toxine, qui stimule la sécrétion des glandes intestinales, produisant de grandes quantités d'eau, de bicarbonate et de chlorure. Il en résulte une diarrhée persistante avec déshydratation sévère et déséquilibre électrolytique, pouvant conduire à la mort par choc hypovolémique.

Dysenterie

Dysenterie bacillaire. Cette infection du gros intestin est due à des bactéries du groupe *Shigella*. Sa sévérité dépend du micro-organisme en cause. Il s'agit habituellement, dans les pays développés, d'une infection relativement légère due à *Shigella sonnei*. *Shigella dysenteriae* est à l'origine du type d'infection le plus grave, celui-ci survenant surtout dans les pays en développement. Les enfants et les adultes âgés débilités sont particulièrement exposés. Les humains sont les seuls hôtes; les micro-organismes sont transmis par contamination fécale des aliments, de l'eau, des boissons, les mains et des objets usuels.

La muqueuse intestinale devient inflammatoire, ulcérée et œdémateuse, avec hypersécrétion de mucus. Dans les infections sévères, la diarrhée aiguë contenant du sang et du mucus abondant entraîne une déshydratation, un déséquilibre électrolytique et une anémie. La guérison amène le retour à une muqueuse normale.

Amibiase (dysenterie amibienne). La maladie est due au protozoaire *Entamoeba histolytica*. Les humains sont les seuls hôtes connus; l'infection se transmet par des aliments, de l'eau, les mains et des objets usuels, ayant été contaminés par des selles infectées. Bien que de nombreuses personnes infectées ne développent pas de symptômes, elles peuvent devenir des porteurs asymptomatiques.

Les amibes se développent, se divisent, et envahissent les cellules de la muqueuse, entraînant une inflammation du côlon (colite). En l'absence de traitement, l'affection devient fréquemment chronique, avec une diarrhée légère intermittente et une douleur abdominale. Cela peut progresser vers des ulcérations du côlon, accompagnées d'une diarrhée persistante et débilitante, contenant du mucus et du sang. Les complications, rares, comprennent une hémorragie sévère à partir des ulcères et des abcès hépatiques.

Gastro-entérite virale

Des virus comme le *Rotavirus* et le *Norovirus* sont connus pour provoquer des vomissements et/ou des diarrhées.

Rotavirus. Il est la principale cause de diarrhée chez les jeunes enfants. Il est facilement propagé dans les établissements de santé.

Norovirus. Aussi appelé « grippe intestinale », le *Norovirus* est responsable d'épidémies qui surviennent fréquemment en hiver; il est à l'origine d'une entérite brève et spontanément résolutive, avec les vomissements pour principal symptôme. La maladie, surtout fréquente en hiver, se répand rapidement au sein des familles, des structures accueillant des enfants et des établissements de santé. La transmission intervient par voie fécale-orale mais aussi par voie aérienne.

Maladie inflammatoire de l'intestin

Les maladies inflammatoires de l'intestin incluent la maladie de Crohn et la rectocolite hémorragique. Le tableau 12.5 établit la comparaison de leurs principales caractéristiques, mais il n'est pas toujours possible de distinguer ces affections dans la pratique. Leur étiologie est inconnue, mais toutes deux seraient déclenchées par des facteurs environnementaux et immunitaires chez des individus prédisposés génétiquement. Les deux maladies ont classiquement une évolution avec récidives et rémissions.

Maladie de Crohn

Cette affection inflammatoire chronique du tractus alimentaire touche habituellement des adultes jeunes. L'iléon terminal et le rectum sont les plus souvent atteints, mais la maladie peut concerner n'importe quelle partie du tractus. Il existe des aires inflammatoires bien limitées avec œdème et épaississement de la paroi intestinale entraînant une obstruction partielle de la lumière intestinale, appelées parfois *lésions par sauts*. Des périodes de rémission s'observent, de durée variable. Les principaux symptômes sont la diarrhée, une douleur abdominale et une perte de poids. Les complications comprennent :

- des infections secondaires, survenant quand les aires inflammatoires s'ulcèrent;
- des adhérences fibreuses et une obstruction intestinale qui en est la conséquence, dues au processus de guérison;

Tableau 12.5 Comparaison des principales caractéristiques de la maladie de Crohn et de la rectocolite hémorragique

	Maladie de Crohn	Rectocolite hémorragique
Incidence	Habituellement entre les âges de 20 et 40 ans (moyenne 26 ans); les deux sexes sont atteints également; les fumeurs courent un plus grand risque	Habituellement entre les âges de 20 et de 40 ans (moyenne 34 ans); la maladie touche plus souvent des femmes que des hommes; le tabagisme n'est pas un facteur de risque
Principales localisations des lésions	N'importe où dans le tractus digestif, de la bouche à l'anus; souvent l'iléon terminal	Atteinte constante du rectum, avec extension variable dans le côlon
Tissus atteints	Toute l'épaisseur de la paroi, enflammée et épaissie; ulcérations et fistules sont fréquentes	Seule la muqueuse est atteinte
Nature des lésions	Lésions « par sauts », c'est-à-dire avec des atteintes séparées par des aires de tissu normal; ulcérations et fistules sont fréquentes	Lésions d'un seul tenant; la muqueuse est rouge, inflammatoire
Pronostic	Dans les cas sévères, la chirurgie peut être efficace, mais les rechutes sont très fréquentes; risque de cancer légèrement augmenté	L'exérèse chirurgicale de tout le côlon amène la guérison; risque de cancer significativement augmenté

- des fistules entre des lésions intestinales et des structures adjacentes, par exemple des anses intestinales, la surface de la peau (p. 394) ;
- des fistules périanales, des fissures et des acrochordons ;
- une anémie mégaloblastique due à la malabsorption de la vitamine B_{12} et de l'acide folique ;
- le cancer de l'intestin grêle ou du côlon.

Rectocolite hémorragique

La rectocolite hémorragique est une maladie inflammatoire chronique de la muqueuse du côlon et du rectum, qui peut s'ulcérer et s'infecter. Elle touche habituellement des adultes jeunes, et elle débute dans le rectum. De là, elle peut s'étendre en proximal et toucher une proportion variable du côlon, parfois sa totalité. Le principal symptôme est une diarrhée sanglante. Il y a des périodes de rémission durant des semaines, des mois ou des années. Les individus peuvent développer d'autres maladies systémiques affectant, par exemple, les articulations (spondylarthrite ankylosante, p. 460), la peau et le foie. Un cancer se développe parfois, après une longue évolution.

Le *mégacôlon toxique* est une complication aiguë, où le côlon perd son tonus musculaire et se dilate. Il existe un risque élevé de déséquilibre électrolytique, de perforation et de choc hypovolémique, pouvant être mortel en l'absence de traitement.

Maladie diverticulaire

Les diverticules sont de petites poches de muqueuse colique qui font saillie dans la cavité péritonéale à travers les fibres musculaires lisses du côlon, entre les bandelettes coliques (fig. 12.50). Leur paroi consiste en une membrane muqueuse recouverte par le péritoine viscéral. Ils se produisent aux points les plus faibles de la paroi intestinale, c'est-à-dire là où les vaisseaux sanguins pénètrent, le plus souvent dans le côlon sigmoïde.

Les causes de la *diverticulose* (présence de diverticules) ne sont pas connues, mais elle est associée à un régime alimentaire pauvre en fibres. Dans les pays occidentaux, la diverticulose est tout à fait fréquente après l'âge de 50 ans, mais elle est souvent asymptomatique.

Une *diverticulite* est la conséquence d'une diverticulose et se produit quand des selles s'incarcèrent dans des diverticules, dont la paroi devient inflammatoire et œdémateuse lorsque la surinfection du diverticule se produit. Cela réduit l'apport sanguin, entraînant une douleur abdominale ischémique. Le diverticule se rompt parfois, entraînant une péritonite (p. 348).

Tumeurs de l'intestin grêle et du côlon

Les tumeurs bénignes ou malignes de l'intestin grêle sont rares, en particulier par rapport à celles de l'estomac, du gros intestin et du rectum.

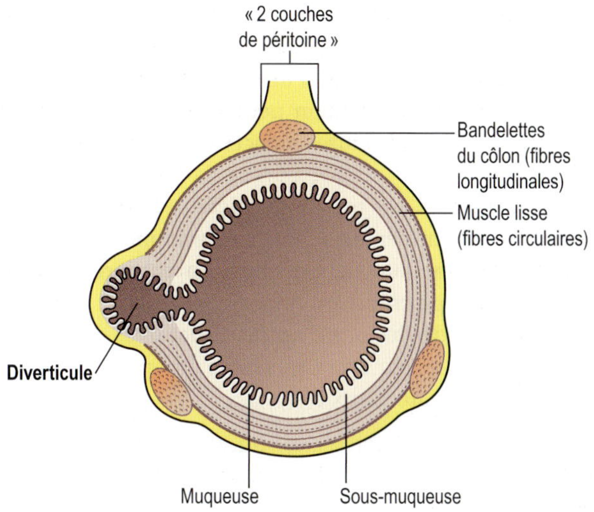

Figure 12.50 Maladie diverticulaire. Coupe transversale du côlon montrant un diverticule.

Tumeurs bénignes

Les néoplasmes bénins peuvent former une masse à base large, ou un polype, c'est-à-dire développer un pédicule. Parfois, les tumeurs pédiculées tournent sur elles-mêmes, entraînant une ischémie responsable de nécrose et parfois de gangrène. Des modifications malignes peuvent survenir sous forme d'adénomes, principalement retrouvés dans le gros intestin. L'incidence est élevée dans les pays développés.

Cancer colorectal

C'est le siège le plus fréquent des cancers du tractus alimentaire dans les pays occidentaux. Au Royaume-Uni, c'est la deuxième cause de mortalité par cancer après le cancer du poumon. Le régime alimentaire est considéré comme le facteur causal le plus important du cancer colorectal. La maladie est pratiquement inconnue dans les pays où le régime alimentaire est riche en fibres et pauvre en graisses, alors que la maladie est fréquente dans les pays occidentaux où des quantités importantes de viande rouge, de graisse animale saturée et des fibres en quantité insuffisante sont ingérées. Le déplacement lent du contenu intestinal pourrait entraîner la conversion de substances, inconnues, en agents cancérogènes. Des facteurs génétiques sont aussi impliqués. Les maladies prédisposant à ce cancer sont la rectocolite hémorragique, et certaines tumeurs bénignes (habituellement adénomes).

Les tumeurs sont des adénocarcinomes, environ la moitié naissant dans le rectum, un tiers dans le côlon sigmoïde, et le reste ailleurs dans le côlon. La tumeur peut être :

- une masse molle polypoïde, se projetant dans la lumière du côlon ou du rectum, avec tendance à s'ulcérer, s'infecter et saigner ;
- une masse fibreuse dure encerclant le côlon, entraînant une réduction de la lumière du côlon et, finalement, une obstruction.

L'*extension locale* des tumeurs malignes intestinales est précoce, mais elle peut ne pas être évidente jusqu'à la survenue d'une ulcération et d'une hémorragie sévères, ou d'une occlusion. L'extension peut se faire vers la cavité péritonéale et les structures adjacentes, à travers la paroi intestinale.

Les métastases par *voie lymphatique* se font aux nœuds lymphatiques mésentériques, au péritoine, à d'autres organes abdominaux ou pelviens. La compression par des nœuds hypertrophiés peut entraîner une occlusion intestinale, ou des lésions d'autres structures.

Les métastases par *voie sanguine* se font principalement au foie, au cerveau et aux os.

Hernies

Une hernie est une protrusion d'un organe ou d'une partie d'un organe à travers un point faible ou un orifice dans les structures adjacentes. En ce qui concerne celles qui affectent le système digestif, une partie de l'intestin fait saillie à travers un point faible de la musculature de la paroi abdominale antérieure, ou à travers un orifice préexistant (fig. 12.51A). Elle est due à des augmentations intermittentes répétées de la pression intra-abdominale, le plus souvent chez des hommes qui professionnellement portent des poids lourds. Les possibilités d'évolution comprennent :

- une réduction spontanée, l'anse intestinale réintégrant sa place normale quand la pression intra-abdominale redevient normale;
- une réduction manuelle, en appliquant une pression douce sur la tuméfaction abdominale;
- étranglement herniaire (fig. 12.51B), quand la réduction est impossible et que le drainage veineux de l'anse intestinale herniée est altéré, entraînant congestion, ischémie et gangrène. Il y a en outre une occlusion intestinale (p. 353).

Siège des hernies (fig. 12.51A)

Hernie inguinale. Le point faible est le canal inguinal, qui contient le cordon spermatique chez l'homme, le ligament rond chez la femme. La hernie s'observe le plus souvent chez l'homme.

Hernie fémorale. Le point faible est le canal fémoral faisant communiquer le pelvis et la cuisse, où passent l'artère fémorale, la veine fémorale et des vaisseaux lymphatiques.

Hernie ombilicale. Le point faible est l'ombilic, où les vaisseaux sanguins ombilicaux venus du placenta atteignent le fœtus avant la naissance.

Hernie au niveau d'une incision. Elle est due à l'étirement répété du tissu fibreux (cicatriciel) formé après cicatrisation d'une plaie chirurgicale.

Hernie hiatale. C'est la protrusion d'une partie du fundus de l'estomac à travers l'orifice œsophagien du diaphragme (fig. 12.51C). Elle est souvent asymptomatique, l'irritation de l'œsophage ne se produisant qu'en cas de reflux de suc

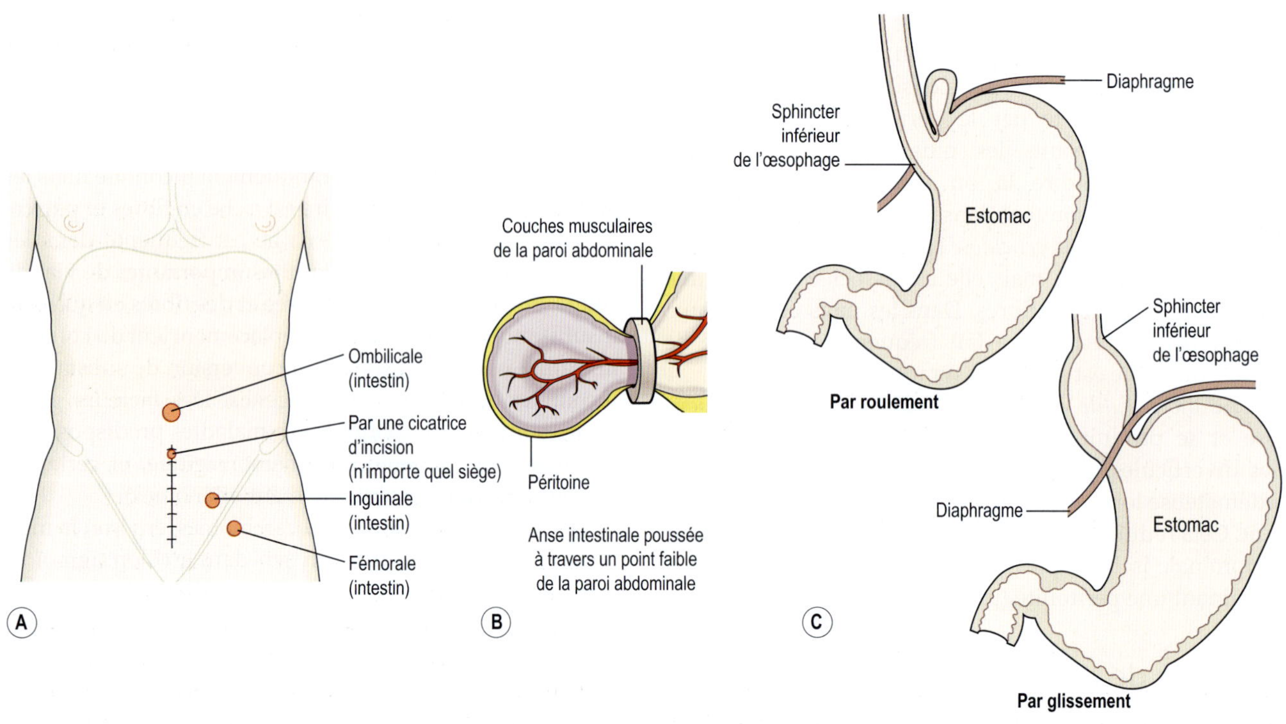

Figure 12.51 Hernies. A. Sites fréquents des hernies. **B.** Formation d'une hernie étranglée. **C.** Hernies hiatales.

gastrique, en particulier quand le patient est couché à plat ou se penche en avant. Il peut en résulter une œsophagite, une fibrose avec sténose du bas œsophage entraînant une dysphagie. Il n'y a pas d'étranglement herniaire.

Hernie hiatale par roulement. Un orifice anormalement large dans le diaphragme permet à une poche de l'estomac de rouler vers le haut dans le thorax, à côté de l'œsophage. Elle est associée à l'obésité, et à une pression intra-abdominale accrue.

Hernie hiatale par glissement. Une partie de l'estomac est poussée vers le haut dans le thorax. L'anomalie peut être due à la rétraction du tissu fibreux formé pendant la guérison d'une lésion œsophagienne antérieure. Le mouvement de glissement de l'estomac dans l'orifice (hiatus) œsophagien du diaphragme est dû au raccourcissement de l'œsophage pendant la contraction musculaire durant la déglutition.

Hernie péritonéale. Une anse intestinale peut se hernier à travers le foramen omental ou épiploïque (anciennement : de Winslow, fig. 12.3A), orifice dans le petit omentum qui sépare le grand et le petit sacs péritonéaux (NdT : le foramen omental fait communiquer l'arrière-cavité des épiploons avec la grande cavité péritonéale).

Hernie diaphragmatique congénitale. La formation inachevée du diaphragme, habituellement du côté gauche, fait que les organes abdominaux comme l'estomac et les anses intestinales peuvent se déplacer dans la cavité thoracique, empêchant le développement normal des poumons du fœtus.

Volvulus

Un volvulus se produit quand une anse intestinale tourne sur elle-même, ce qui obstrue sa lumière. Il s'accompagne généralement d'un étranglement, avec une interruption de la circulation du sang, entraînant une ischémie intestinale. Il se produit dans les parties de l'intestin rattachées à la paroi abdominale postérieure par le mésentère, un long feuillet double de péritoine viscéral. Son siège le plus fréquent chez l'adulte est le côlon sigmoïde, l'intestin grêle chez l'enfant. Ses facteurs de prédisposition sont :

- un mésentère anormalement long;
- un chargement important en selles du côlon sigmoïde;
- une légère torsion d'une anse intestinale, entraînant l'accumulation de gaz et de selles favorisant la torsion ultérieure;
- des adhérences dues à une intervention chirurgicale ou à une péritonite.

Invagination intestinale aiguë

Dans cette affection, une partie de l'intestin est invaginée dans elle-même, entraînant une occlusion intestinale (fig. 12.52). Elle s'observe surtout chez le nourrisson, quand une partie de l'iléon franchit la valve iléocæcale et s'invagine dans le cæcum. La muqueuse sus-jacente fait saillie dans la lumière intestinale, créant une obstruction partielle, et de ce fait une élévation de la pression dans l'intestin en amont de la tuméfaction. Il se développe un puissant péristaltisme pour surmonter l'obstruction partielle. Cela pousse la partie gonflée de l'intestin dans la lumière de la partie intestinale immédiatement en aval d'elle, créant l'invagination. La pression dans les veines de la partie invaginée est accrue, entraînant une congestion, une aggravation de la tuméfaction, une ischémie et possiblement une gangrène. Une occlusion intestinale complète peut se produire. Chez l'adulte, une tumeur bombant dans la lumière intestinale, par exemple un polype, ainsi qu'un fort péristaltisme peuvent être la cause.

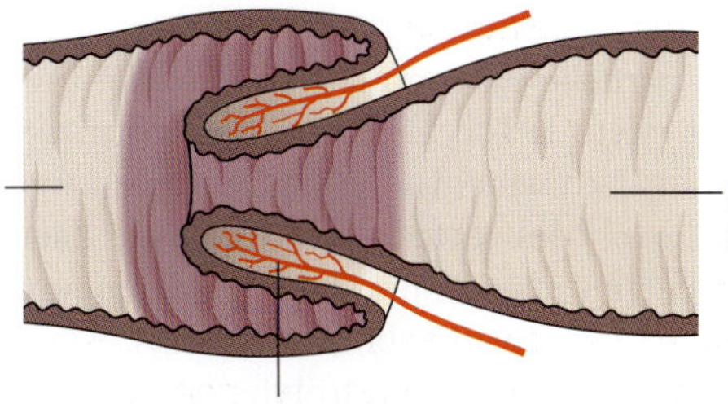

Figure 12.52 Invagination.

Occlusion intestinale

Il ne s'agit pas d'une maladie en tant que telle mais de la conséquence de nombreuses autres pathologies. Le résumé qui suit met en évidence les effets et les principales causes d'occlusion.

Causes mécaniques d'occlusion

Ces fonctions comprennent :

- la compression ou l'obstruction de l'intestin, lors par exemple d'une hernie étranglée, d'une invagination, d'un volvulus, d'adhérences péritonéales; une occlusion partielle (rétrécissement de la lumière) peut devenir soudainement complète;
- la sténose et l'épaississement de la paroi intestinale, par exemple lors de la diverticulose, de la maladie de Crohn, des tumeurs malignes;
- il y a habituellement une évolution progressive, de l'occlusion partielle à l'occlusion complète;
- des causes physiques, l'obstruction étant due, par exemple, à un volumineux calcul biliaire ou à une tumeur poussant dans la lumière intestinale;
- la compression externe de l'intestin, par exemple par une volumineuse tumeur d'un quelconque organe pelvien ou abdominal tel qu'un utérus fibromateux; ce type risque surtout de se produire dans l'espace confiné de la cavité pelvienne.

Causes neurologiques d'occlusion

Une perte partielle ou complète de l'activité péristaltique produit les effets de l'occlusion. L'*iléus paralytique* en est la forme la plus fréquente. Les mécanismes en cause ne sont pas clairs, mais des facteurs prédisposants bien connus comprennent une intervention chirurgicale importante avec une manipulation considérable des intestins, et la péritonite.

La sécrétion d'eau et d'électrolytes persiste, bien que la mobilité intestinale soit perdue et l'absorption intestinale altérée. Il en résulte une distension intestinale et un déséquilibre électrolytique, conduisant à un choc hypovolémique. La croissance et la multiplication des microbes intestinaux peuvent aussi se produire.

Causes vasculaires d'occlusion

Quand la vascularisation d'un segment intestinal est interrompue, l'ischémie est suivie d'infarctus et de gangrène. L'intestin lésé n'est plus fonctionnel. Les causes peuvent être :

- les modifications athéromateuses des parois des vaisseaux sanguins, avec thrombose (p. 125);
- l'embolie (p. 125);
- l'obstruction mécanique de l'intestin, lors par exemple d'une hernie étranglée (p. 352).

Effets d'une occlusion intestinale

Les symptômes comprennent une douleur abdominale, des vomissements et une constipation. Lorsque le tractus gastro-intestinal supérieur est atteint, les vomissements peuvent être profus; ceux-ci peuvent être absents dans l'occlusion du bas intestin. Il n'existe pas de bruits intestinaux ni de gaz, le péristaltisme ayant cessé. En l'absence de traitement, quelle que soit l'étiologie, cette affection est mortelle.

Malabsorption

L'altération de l'absorption de nutriments et d'eau dans l'intestin n'est pas en elle-même une maladie. Elle est la conséquence de modifications anormales dans :

- les villosités de l'intestin grêle, par exemple maladie cœliaque, sprue tropicale (voir ci-après);
- la digestion des aliments;
- et/ou l'absorption ou le transport des nutriments dans l'intestin grêle.

Les situations ou affections intestinales qui altèrent la digestion normale et/ou l'absorption et le transport sont notamment :

- la résection étendue de l'intestin grêle;
- le syndrome de l'anse borgne, où se produit une prolifération microbienne dans un cul-de-sac intestinal après une intervention chirurgicale;
- une obstruction lymphatique du fait de l'atteinte ou de l'absence de nœuds lymphatiques (à la suite d'une exérèse chirurgicale).

Maladie cœliaque

Cette affection est la principale cause de malabsorption dans les pays occidentaux. Elle est due à une réaction auto-immune anormale, génétiquement déterminée, au *gluten*, protéine présente dans la farine de blé, l'orge et le seigle (NdT : mais aussi dans bien d'autres aliments). Quand le gluten est supprimé de l'alimentation, les symptômes disparaissent complètement. Une atrophie villositaire importante est présente, en particulier dans le jéjunum, avec émission de selles abondantes et pâteuses, pâles et graisseuses (stéatorrhée).

La fonction des cellules T peut être altérée, entraînant des réactions immunitaires anormales à d'autres antigènes également. L'atrophie de la rate est fréquente, un lymphome malin de l'intestin grêle étant une conséquence encore plus rare. D'autres affections auto-immunes sont parfois aussi présentes. La maladie s'observe surtout chez l'enfant après le sevrage, mais elle peut survenir à tout âge.

Sprue tropicale

Cette maladie est endémique dans les pays subtropicaux et tropicaux, sauf en Afrique. Après avoir visité une région d'endémie, la plupart des voyageurs atteints de sprue guérissent; d'autres peuvent ne pas développer de symptômes jusqu'à des mois voire des années plus tard.

Cette maladie comporte une atrophie villositaire partielle avec malabsorption, diarrhée chronique, degré variable de perte de poids, et anémie pernicieuse due au défaut d'absorption de la vitamine B_{12} et de l'acide folique. Sa cause est inconnue; la pullulation bactérienne dans l'intestin grêle pourrait en être un facteur étiologique.

Maladies du pancréas

Objectifs pédagogiques

Après avoir étudié ce paragraphe, vous devriez être capable :

- de comparer et d'opposer les causes et les effets des pancréatites aiguës et chroniques;
- d'indiquer les principales tumeurs pancréatiques, et leurs conséquences.

Pancréatite

Les enzymes protéolytiques produites par le pancréas sont sécrétées sous une forme inactive, et elles ne sont pas activées avant qu'elles n'atteignent l'intestin grêle; cela protège le pancréas de la digestion par ses propres enzymes. Si ces précurseurs d'enzymes sont activés alors qu'ils sont encore dans le pancréas, il en résulte une pancréatite.

Pancréatite aiguë

La sévérité de la maladie est directement liée à la quantité de tissu pancréatique détruite. Dans les formes légères, plus fréquentes, seules des cellules proches des canaux sont détruites. La récupération est habituellement totale.

Dans les formes sévères, les lésions sont étendues, avec nécrose et hémorragies. La pancréatite se complique souvent d'infection, de suppuration et de thrombose veineuse locale. Les enzymes pancréatiques, l'amylase en particulier, passent dans la circulation sanguine systémique et elles déterminent des lésions semblables dans d'autres structures. La mortalité des cas sévères est élevée.

Les causes des pancréatites aiguës ne sont pas claires, mais la lithiase biliaire et la consommation excessive d'alcool sont des facteurs favorisants. D'autres affections associées comprennent :

- le cancer du pancréas (voir ci-dessous) ;
- des infections virales, notamment les oreillons ;
- la transplantation rénale et hépatique ;
- l'hypercalcémie ;
- l'hypothermie sévère ;
- la prise de médicaments, par exemple de corticoïdes, de certains agents cytotoxiques.

Pancréatite chronique

La pancréatite chronique est due à des poussées répétées de pancréatite aiguë, ou elle peut s'installer progressivement sans manifestations antérieures de maladie pancréatique. Cette forme est associée à des changements structurels irréversibles. Elle est plus fréquente chez les hommes et elle est souvent associée à la fibrose et à la distorsion des principaux canaux pancréatiques. Il existe une malabsorption lorsque les sécrétions pancréatiques diminuent, et un diabète sucré (p. 250) survient quand les cellules β des îlots sont sévèrement lésées.

Les petits canaux des acinus sont obstrués par du matériel protéique sécrété par les cellules acineuses. Cela conduit finalement à la formation de kystes encapsulés, qui constituent une caractéristique de la pancréatite aiguë et chronique.

La principale étiologie dans les pays occidentaux est la consommation excessive d'alcool. Dans les pays en voie de développement, des facteurs liés au régime alimentaire et à la malnutrition ont été évoqués. La pancréatite chronique est aussi associée à la mucoviscidose.

Mucoviscidose

(Voir p. 283.)

Tumeurs du pancréas

Les tumeurs bénignes du pancréas sont très rares.

Tumeurs malignes

Les tumeurs malignes sont relativement fréquentes, et touchent plus les hommes que les femmes. Il existe une association avec le tabagisme, la consommation excessive d'alcool, l'usage d'aspirine et des comorbidités, par exemple le diabète sucré et la pancréatite chronique.

Elles atteignent le plus souvent la tête du pancréas, bloquant le flux de bile et de suc pancréatique vers le duodénum en comprimant les canaux excréteurs respectifs. Un ictère, parfois accompagné de démangeaisons, se développe habituellement. La perte de poids est la conséquence de l'atteinte de la digestion et de l'absorption de graisses, mais l'anorexie et les effets métaboliques de la tumeur peuvent aussi être en cause. Les tumeurs du corps et de la queue du pancréas se révèlent rarement avant un stade avancé.

Quel que soit le siège, des métastases sont souvent reconnues avant la tumeur primaire, et le pronostic est généralement mauvais.

Maladies du foie

Objectifs pédagogiques

Après avoir étudié ce paragraphe, vous devriez être capable :

- de comparer et d'opposer les causes, les formes et les effets des hépatites chroniques et aiguës ;
- de décrire les principales affections non inflammatoires du foie ;
- de discuter les causes et les conséquences de l'insuffisance hépatique ;
- de décrire les principales tumeurs du foie.

La capacité de régénération du foie est considérable, et ses lésions sont donc habituellement étendues avant qu'elles soient évidentes. Les effets d'une maladie ou d'agents toxiques se voient quand :

- la régénération des hépatocytes (cellules hépatiques) ne suit pas le rythme des lésions, conduisant à une insuffisance hépatique ;
- les cellules lésées sont remplacées progressivement par du tissu fibreux, entraînant une hypertension portale.

Ces deux conditions sont présentes dans la plupart des maladies du foie.

Hépatite aiguë

Des aires de nécrose se développent tandis que des groupes d'hépatocytes meurent ; l'évolution dépend de la taille et du nombre de ces aires. Ces lésions ont des étiologies diverses dont :

- des infections virales ;
- la prise de substances toxiques ;
- des troubles circulatoires.

Hépatites virales

Les infections virales constituent la cause la plus fréquente des lésions hépatiques aiguës, et différents types sont connus. Ces types se distinguent sérologiquement, c'est-à-dire par le type d'anticorps qu'ils font apparaître, combattant l'infection. La gravité de la maladie qu'ils déterminent est extrêmement variable, mais le processus est le même. Les virus pénètrent dans les cellules hépatiques, et y entraînent des lésions dégénératives. Une réaction inflammatoire s'ensuit, avec production d'un exsudat contenant des lymphocytes, des plasmocytes et des granulocytes. Il se produit une hyperplasie des macrophages hépatiques (cellules de Kupffer) des parois des sinusoïdes.

Avec la mort des cellules, des aires nécrotiques de tailles variées se développent, des phagocytes enlèvent le matériel nécrotique, et les lobules se collabent. L'architecture de base du lobule (fig. 12.35) devient perturbée, et les vaisseaux sanguins deviennent tortueux. Ces modifications interfèrent avec la circulation du sang dans les hépatocytes restants, et l'hypoxie qui en résulte aggrave les lésions locales. Du tissu fibreux se développe dans les aires lésées, et des hépatocytes adjacents à ces aires prolifèrent. Les effets de ces changements sur le fonctionnement global du foie dépendent de la taille des aires nécrotiques, de la quantité de tissu fibreux formé, de l'étendue de la distorsion des vaisseaux sanguins et des conduits biliaires intrahépatiques.

Hépatite A

Ce type d'hépatite survient souvent sous forme d'épidémies partout dans le monde. Il touche principalement les enfants, et entraîne une maladie en règle bénigne, bien qu'elle soit souvent asymptomatique. L'infection est transmise par voie orofécale, par exemple par les mains, les aliments, l'eau et des objets courants contaminés par des selles infectées. Les virus sont excrétés dans les selles pendant une période allant de 7 à 14 jours avant le début des symptômes cliniques à environ 7 jours après. Les symptômes peuvent consister en un malaise général, suivi d'une période d'ictère (p. 358), avec une urine foncée et des selles pâles. Des anticorps se développent, laissant une immunité après la guérison. La maladie peut être infraclinique, mais il n'y a pas de porteurs chroniques de virus (NdT : du moins au-delà de 2 à 3 semaines).

Hépatite B

L'infection s'observe à tout âge, mais le plus souvent chez des adultes. La période d'incubation est de 50 à 180 jours. Le virus pénètre dans le sang, transmis par du sang ou des produits sanguins contaminés. Les sujets les plus exposés sont ceux en contact avec du sang ou des produits du sang dans le cadre de leur travail, soit les personnels de santé. Le virus se transmet aussi par des liquides corporels, c'est-à-dire la salive, le sperme, les sécrétions vaginales, et aussi de la mère au fœtus (transmission verticale). Les toxicomanes par voie intraveineuse et les hommes ayant des relations sexuelles avec d'autres hommes sont aussi à risque. Des anticorps se développent, et l'immunité persiste après guérison. L'infection provoque une maladie habituellement sévère, durant 2 à 6 semaines, suivie souvent par une convalescence prolongée. Les porteurs peuvent avoir eu ou non une maladie clinique. Le virus du type B peut déterminer une nécrose hépatique massive et la mort. Dans les cas moins sévères, la guérison peut être complète. Une hépatite chronique (voir ci-après) peut cependant se développer, lors de laquelle des virus vivants continuent à circuler dans le sang et dans d'autres liquides corporels. L'affection prédispose aussi à la cirrhose (voir ci-dessous) et au cancer du foie.

Hépatite D. Le virus ne contient pas d'ARN et ne peut se répliquer qu'en présence du virus de l'hépatite B. Il touche le plus souvent les usagers de drogues par voie intraveineuse déjà atteints par l'hépatite B, mais aussi d'autres personnes ayant l'hépatite B.

Hépatite C

Le virus est transmis par le sang et les produits du sang, ce qui est en cause dans l'infection de nombre de patients hémophiles. Dans nombre de pays où les donneurs de sang sont dorénavant dépistés pour ce virus, cette voie de transmission est aujourd'hui rare. L'hépatite C est prévalente chez les toxicomanes par voie intraveineuse. L'infection est très souvent asymptomatique, et il existe des porteurs sains. Le diagnostic est souvent posé tardivement, alors qu'une cirrhose (voir p. 357) ou une insuffisance hépatique chronique s'est déclarée.

Substances toxiques

De nombreux produits subissent des transformations chimiques dans le foie avant d'être excrétés dans la bile ou par des organes autres que le foie. Ils peuvent léser les cellules hépatiques dans leur forme d'origine, ou par des produits des divers stades de leur métabolisme hépatique. Certaines substances entraînent toujours des lésions hépatiques (toxicité prévisible), alors que d'autres ne le font que si une hypersensibilité aux doses normales se développe (toxicité imprévisible). Dans les deux cas, l'importance des lésions dépend de l'importance de la dose et/ou de la durée de l'exposition (encadré 12.1).

Troubles circulatoires

Les hépatocytes intensément actifs sont particulièrement vulnérables à l'hypoxie, qui est habituellement due à un apport de sang altéré en raison :

- d'une fibrose du foie succédant à son inflammation ;
- de la compression de la veine porte, de l'artère ou de la veine hépatiques par une tumeur ;

Encadré 12.1 Certaines substances hépatotoxiques

Groupe prévisible (toxicité liée à la dose)	Groupe non prévisible (idiosyncrasie individuelle)
Alcool	Phénothiazines
Chloroforme	Halothane
Tétracyclines	Méthyldopa
Médicaments cytotoxiques	Indométacine
Stéroïdes anabolisants	Chlorpropamide
Paracétamol	Thiouracile
Certains champignons	Sulfamides

- d'une défaillance circulatoire générale et d'un choc ;
- d'une congestion veineuse due à une insuffisance cardiaque droite, aiguë ou chronique (Ch. 5).

Hépatite chronique

L'hépatite chronique est définie comme toute forme d'hépatite qui persiste plus de 6 mois. Elle peut être due à des virus, à l'alcool ou à des médicaments, mais la cause reste parfois inconnue.

Une inflammation légère, persistante, peut succéder à une hépatite aiguë virale. Il y a habituellement peu ou pas de fibrose.

Il peut exister une inflammation progressive continue avec nécrose cellulaire et formation de tissu fibreux, qui peut conduire à la cirrhose. Il existe alors une distorsion des vaisseaux sanguins intrahépatiques, et une hypoxie entraînant de nouvelles lésions. Cette affection est liée habituellement aux virus hépatiques B et C, à certaines formes d'auto-immunité, et à des réactions imprévisibles (idiosyncrasiques) à des produits toxiques.

Cirrhose du foie

C'est la conséquence d'une lésion de longue durée due à une grande variété d'agents. Les causes les plus fréquentes sont :

- la consommation excessive d'alcool ;
- les infections à virus hépatiques B ou C ;
- l'obstruction récurrente des voies biliaires ou à une inflammation chronique.

Les lésions hépatiques chroniques entraînent une inflammation, une nécrose et, avec le temps, le tissu affecté est remplacé par du tissu fibreux. Les hépatocytes adjacents aux aires lésées sont hyperplasiques, dans une tentative de compenser les cellules détruites. La structure normale des lobules hépatiques devient de plus en plus anormale, habituellement sur plusieurs années, ce qui interfère avec le flux sanguin. Cela entraîne une hypertension portale avec ses conséquences (p. 344) ainsi qu'une altération de la fonction cellulaire hépatique.

Une insuffisance hépatique survient quand la régénération cellulaire est incapable de compenser la destruction cellulaire ; il existe un risque accru de cancer du foie.

Insuffisance hépatique

L'insuffisance hépatique se produit quand la fonction hépatique est très altérée. Elle peut être aiguë ou chronique, et peut être la conséquence d'un grand nombre d'affections :

- hépatite virale aiguë ;
- nécrose étendue due à des toxiques, par exemple à une overdose de drogue, à des produits chimiques hépatotoxiques, à des médicaments ;
- cirrhose du foie.

L'insuffisance hépatique a des répercussions sévères sur d'autres fonctions du corps.

Encéphalopathie hépatique

Cette affection est caractérisée par une apathie, une désorientation, une confusion et une rigidité musculaire évoluant vers le coma. Les cellules atteintes sont les astrocytes dans le cerveau. Plusieurs facteurs peuvent être impliqués dans sa survenue :

- des métabolites bactériens azotés absorbés dans le côlon, normalement détoxifiés dans le foie, qui atteignent le cerveau par voie sanguine ;
- d'autres métabolites, normalement présents seulement à l'état de traces, par exemple l'ammoniac, qui peuvent s'élever à des concentrations toxiques et modifier la perméabilité des vaisseaux sanguins cérébraux ainsi que l'efficacité de la barrière sang–cerveau ;
- l'hypoxie et le déséquilibre électrolytique.

Troubles de la coagulation sanguine

Le foie ne peut plus synthétiser des quantités suffisantes de facteurs de la coagulation du sang, c'est-à-dire la prothrombine, le fibrinogène, et les facteurs II, V, VII, IX et X. Un purpura et des hémorragies viscérales peuvent se produire.

Oligurie et insuffisance rénale

L'hypertension portale peut entraîner des varices œsophagiennes (p. 344). Si celles-ci se rompent, le saignement qui en résulte peut entraîner une chute de la pression artérielle suffisante pour réduire le flux sanguin rénal, provoquant une oligurie progressive et une insuffisance rénale (p. 376).

Œdèmes et ascite

Ils peuvent être dus à l'un ou l'autre des deux facteurs suivants :

- l'hypertension portale, qui élève la pression capillaire hydrostatique dans les organes drainés par les veines dont la veine porte est tributaire (voir fig. 5.40, p. 116);
- la baisse de la production d'albumine sérique et de facteurs de coagulation, entraînant une baisse de la pression osmotique du plasma.

Ces deux modifications réunies entraînent le déplacement excessif de liquide vers les espaces interstitiels, où il entraîne un *œdème* (p. 131), le liquide ne pouvant pas sortir du tissu. Du liquide peut s'accumuler aussi dans la cavité péritonéale, déterminant une *ascite* pouvant être importante.

Ictère

Les facteurs suivants peuvent entraîner l'ictère (ou jaunisse) :

- incapacité des hépatocytes de conjuguer et d'excréter la bilirubine;
- obstruction au déplacement de la bile dans les conduits biliaires intrahépatiques en raison de la présence de tissu fibreux ayant perturbé l'architecture des lobules du foie.

Tumeurs du foie

Les tumeurs bénignes du foie sont très rares.

Tumeurs malignes

Le cancer du foie est souvent associé à une cirrhose (NdT : qui le précède dans le temps), mais les liens entre les deux affections ne sont pas clairs. La cirrhose et le cancer pourraient être dus à des mêmes agents, ou l'action carcinogène d'un agent pourrait être déclenchée par la cirrhose. Le cancer se développe parfois après une hépatite B et C. Les métastases siègent le plus souvent dans les nœuds lymphatiques abdominaux, le péritoine et les poumons.

Les cancers secondaires (métastases) du foie sont plus fréquents que les tumeurs hépatiques primaires. L'extension se produit habituellement à partir de tumeurs primaires de siège gastro-intestinal, pulmonaire ou mammaire. Les métastases tendent à grossir rapidement, et elles sont souvent la cause de la mort.

Maladies de la vésicule biliaire et des canaux biliaires

Objectifs pédagogiques

Après avoir étudié ce paragraphe, vous devriez être capable :

- de décrire les causes et les conséquences de la lithiase biliaire;
- de comparer et d'opposer les cholécystites aiguës et chroniques;
- d'indiquer brièvement les sites fréquents et les conséquences des tumeurs des voies biliaires;
- de discuter les principales causes et les principaux effets de la jaunisse.

Lithiase biliaire (cholélithiase)

Les calculs biliaires sont des dépôts de constituants de la bile, de cholestérol le plus souvent. Beaucoup de petits calculs, un unique gros calcul, ou des calculs plus gros peuvent se former, sans nécessairement entraîner de symptômes. Les facteurs prédisposants sont les suivants :

- modifications dans la composition de la bile affectant la solubilité de ses constituants;
- taux élevé de cholestérol dans le sang;
- diabète sucré;
- sexe féminin;
- obésité;
- grossesses multiples de femmes jeunes, en particulier quand elles sont accompagnées d'obésité.

Cholécystite

La cholécystite est habituellement associée à la présence de lithiase biliaire.

Cholécystite aiguë

Il s'agit d'une inflammation aiguë de la vésicule biliaire, généralement associée à des calculs. Elle se produit quand un calcul se bloque dans le conduit cystique (fig. 12.53), habituellement après un repas gras. Les fortes contractions péristaltiques du muscle lisse de la paroi du conduit cystique, survenant dans une tentative pour mobiliser le calcul, entraînent une colique hépatique, une douleur intense dans l'épigastre ou l'hypochondre droit. Cela ne provoque pas d'ictère, car la bile venant du foie passe alors directement dans le duodénum. La bile ne peut pas sortir de la vésicule biliaire et il s'ensuit une réaction inflammatoire. Cela peut se compliquer d'une infection bactérienne et d'une distension de la vésicule biliaire, avec le risque d'une perforation et d'une péritonite.

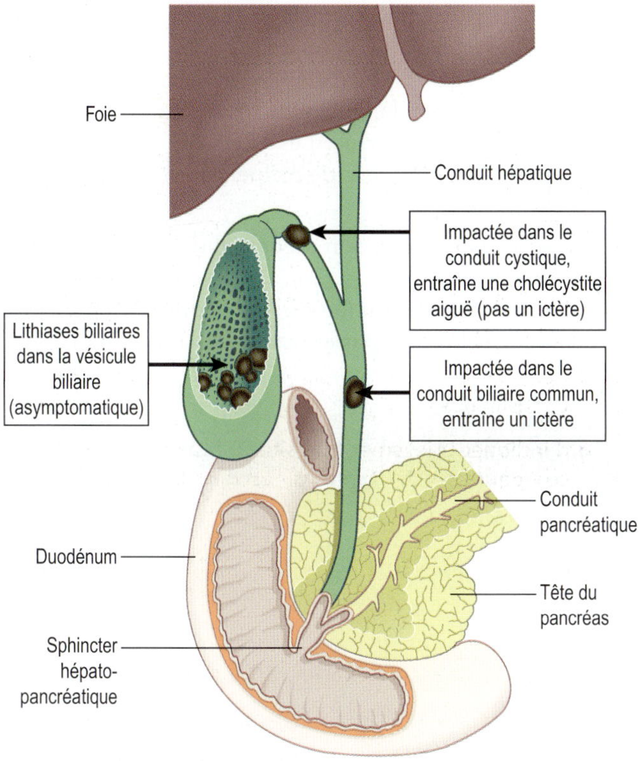

Figure 12.53 Les effets de lithiases biliaires de sièges différents.

Cholécystite chronique

Le début est habituellement insidieux ; il succède parfois à des poussées de cholécystite aiguë. Une lithiase vésiculaire est habituellement présente, génératrice parfois de colique hépatique. Une surinfection avec suppuration peut se développer. En l'absence de traitement, une ulcération des tissus entre la vésicule biliaire et le duodénum ou le côlon peut se produire, avec formation d'une fistule et, ultérieurement, d'adhérences fibreuses. Cette affection est associée au cancer de la vésicule biliaire.

Cholangite

C'est une inflammation des conduits biliaires due à une infection bactérienne qui s'accompagne classiquement de douleurs abdominales, de fièvre et d'un ictère (le flux de bile dans le duodénum étant bloqué). L'infection secondaire peut s'étendre vers la partie supérieure de l'arbre biliaire, dans le foie (*cholangite ascendante*), ce qui provoque des abcès hépatiques.

Tumeurs des voies biliaires

Les tumeurs bénignes sont rares.

Tumeurs malignes

Les tumeurs malignes sont relativement rares, et des calculs sont presque toujours présents. L'extension locale au foie, au pancréas et à d'autres organes adjacents est fréquente. La dissémination par voies lymphatique et sanguine entraîne des métastases diffuses. Une extension tumorale s'est souvent déjà produite au moment du diagnostic et, par conséquent, le pronostic est mauvais.

Ictère (jaunisse)

Ce n'est pas en soi-même une maladie, mais le jaunissement de la peau et des muqueuses traduit une anomalie du métabolisme et/ou de l'excrétion de la bilirubine. La bilirubine, provenant de la dégradation de l'hémoglobine, est normalement conjuguée dans le foie et excrétée dans la bile (fig. 12.37). La conjugaison rend la bilirubine soluble dans l'eau et stimule grandement son extraction du sang ; c'est une étape essentielle de son excrétion (NdT : la bilirubine est conjuguée essentiellement à l'acide glucuronique : glucuroconjugaison de la bilirubine).

La bilirubine non conjuguée, qui est liposoluble, a un effet toxique sur les cellules cérébrales. Cependant, elle ne franchit pas la barrière sang-cerveau, sauf si son taux plasmatique dépasse 340 µmol/l ; quand elle le fait, elle produit des lésions neurologiques responsables de crises d'épilepsie et de retard mental. Le taux sérique de la bilirubine doit être entre 40 et 50 µmol/l pour qu'apparaisse la coloration jaune de la peau et des conjonctives (taux normal : 3 à 13 µmol/l). Un ictère s'accompagne souvent d'un *prurit* (démangeaison), dû aux effets irritants des sels biliaires sur la peau.

Un ictère apparaît quand il existe une anomalie du taux de bilirubine. Ses différents types sont envisagés ci-après.

Types d'ictère

Quel que soit le stade auquel le traitement de la bilirubine est atteint, le résultat est finalement l'élévation du taux sanguin de la bilirubine.

Ictère préhépatique

Cet ictère est dû à une hémolyse excessive (hyperhémolyse) des globules rouges (voir fig. 12.37) ce qui entraîne un excès de production de bilirubine. Comme la bilirubine en excès n'est pas conjuguée, elle ne peut pas être excrétée dans l'urine, dont la couleur reste donc normale.

L'ictère physiologique du nouveau-né est fréquent, en particulier chez les prématurés, chez qui l'hémolyse normalement élevée s'associe à un raccourcissement du système enzymatique de conjugaison de la bilirubine dans les hépatocytes, le foie étant encore immature.

Ictère intrahépatique

C'est la conséquence d'une altération du foie par, par exemple :

- une infection virale (p. 356) ;
- des substances toxiques, telles que des médicaments ;
- l'amibiase (dysenterie amibienne) (p. 350) ;
- la cirrhose (p. 357).

La bilirubine en excès s'accumule dans le foie. Comme c'est principalement sous sa forme conjuguée, elle est hydrosoluble et excrétée dans l'urine, celle-ci étant alors foncée.

Ictère posthépatique

L'obstruction au flux de bile dans les conduits biliaires peut être due à :

- des calculs biliaires dans le conduit biliaire commun (fig. 12.53) ;
- une tumeur de la tête du pancréas ;
- la fibrose des conduits biliaires après cholangite, ou une lésion due au passage de calculs.

Dans ce cas aussi, la bilirubine est conjuguée, et elle est donc excrétée dans l'urine. Les effets de l'augmentation du taux de bilirubine sérique incluent :

- un prurit (démangeaisons) ;
- des selles pâles en raison du défaut de stercobiline (p. 332) ;
- des urines foncées du fait de l'excès de bilirubine conjuguée éliminée par les reins.

CHAPITRE 13

Système urinaire

Le système urinaire est l'un des systèmes excréteurs de l'organisme. Il comporte les structures suivantes :

- 2 *reins*, qui sécrètent l'urine ;
- 2 *uretères*, qui transportent l'urine des reins à la vessie ;
- 1 *vessie*, qui collecte et stocke l'urine ;
- 1 *urètre*, par lequel l'urine passe de la vessie vers l'extérieur.

La figure 13.1 donne une vue d'ensemble du système urinaire.

Le système urinaire joue un rôle vital dans le maintien de l'homéostasie de l'eau et des électrolytes dans le corps. Les reins produisent de l'urine, qui contient des produits de déchet métaboliques dont les composés azotés que sont l'urée et l'acide urique, des ions en excès et certains médicaments.

Les principales fonctions des reins sont :

- la formation de l'urine, qui maintient l'équilibre hydrique, électrolytique et acidobasique ;
- l'excrétion de déchets ;
- la production et la sécrétion de l'érythropoïétine, hormone qui stimule la formation des globules rouges (p. 68) ;
- la production et la sécrétion de rénine, enzyme importante dans le contrôle de la pression artérielle (p. 239).

L'urine est emmagasinée dans la vessie, et excrétée par le processus de la *miction*.

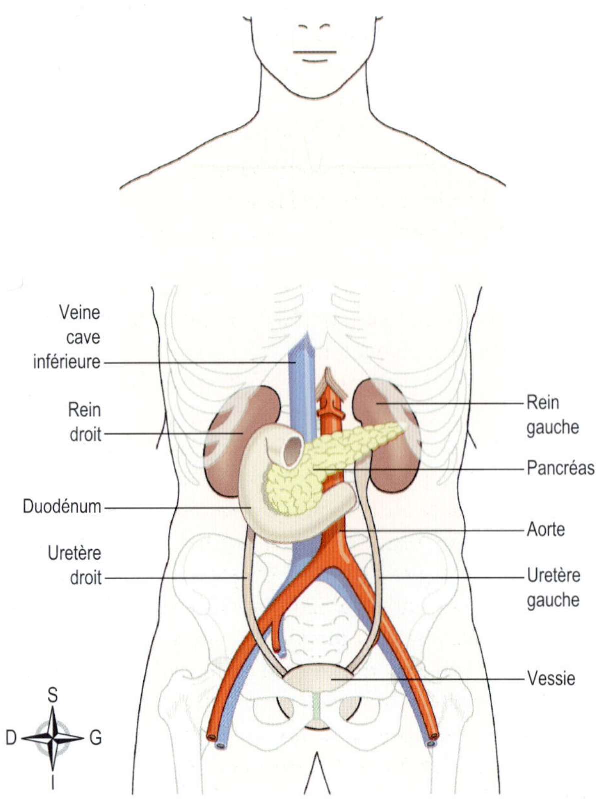

Figure 13.1 Les parties du système urinaire (sauf l'urètre) et certaines structures voisines.

Les premières sections de ce chapitre portent sur les structures et les fonctions des organes du système urinaire et sur les effets du vieillissement sur la fonction rénale. Dans la dernière section sont envisagées les conséquences sur le plan corporel du fonctionnement anormal de diverses parties du système urinaire.

Reins

Objectifs pédagogiques

Après avoir étudié ce paragraphe, vous devriez être capable :

- d'identifier les organes voisins des reins ;
- d'indiquer la structure macroscopique des reins ;
- de décrire la structure d'un néphron ;
- d'expliquer les processus impliqués dans la formation de l'urine ;
- d'expliquer comment l'équilibre de l'eau et des électrolytes est maintenu.

Les reins (fig. 13.2) siègent sur la paroi abdominale postérieure, un de chaque côté de la colonne vertébrale, derrière le péritoine et au-dessous du diaphragme. Ils vont du niveau de la 12e vertèbre thoracique à celui de la 3e vertèbre lombale, recevant une certaine protection de la part de la partie inférieure de la cage thoracique. Le rein droit est habituellement légèrement plus bas que le rein gauche, probablement en raison de l'important espace occupé par le foie.

Les reins sont des organes en forme de haricot, d'environ 11 cm de long et 6 cm de large, pesant autour de 150 g. Ils sont englobés dans une masse de graisse, qui les maintient en place. Une gaine de tissu fibroconjonctif, le *fascia rénal*, entoure le rein et la graisse périrénale.

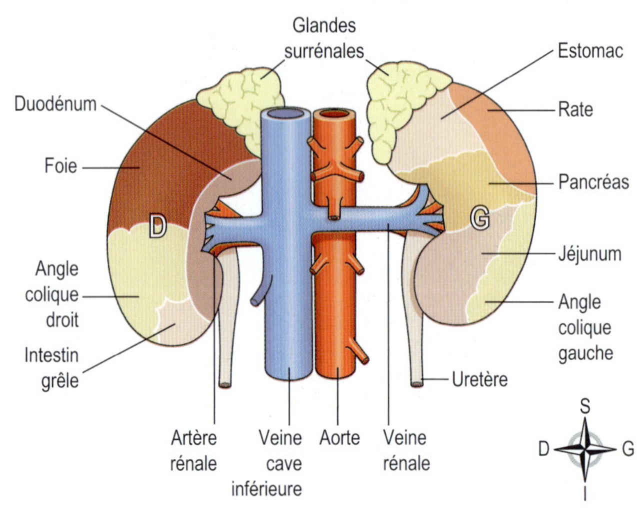

Figure 13.2 Vue antérieure des reins, montrant les aires de contact avec des structures voisines.

Organes voisins des reins (fig. 13.1 et 13.2)

Siégeant de part et d'autre de la colonne vertébrale, les reins contractent des rapports avec des structures différentes.

Rein droit

En haut – la glande surrénale droite.
En avant – le lobe droit du foie, le duodénum et l'angle colique droit (hépatique).
En arrière – le diaphragme et des muscles de la paroi postérieure de l'abdomen.

Rein gauche

En haut – la glande surrénale gauche.
En avant – la rate, l'estomac, le pancréas, le jéjunum et l'angle colique gauche (splénique).
En arrière – le diaphragme et des muscles de la paroi postérieure de l'abdomen.

Structure macroscopique du rein

Trois aires tissulaires peuvent être distinguées sur une coupe longitudinale du rein vue à l'œil nu (fig. 13.3) :

- une *capsule fibreuse*, externe, entourant le rein ;
- le *cortex*, couche tissulaire rouge-brun immédiatement au-dessous de la capsule et extérieure aux pyramides ;
- la *médullaire*, couche la plus interne, présentant des stries pâles coniques, les *pyramides rénales*.

Le *hile* est le bord médial concave du rein par où passent le sang et les vaisseaux lymphatiques rénaux, l'uretère et des nerfs.

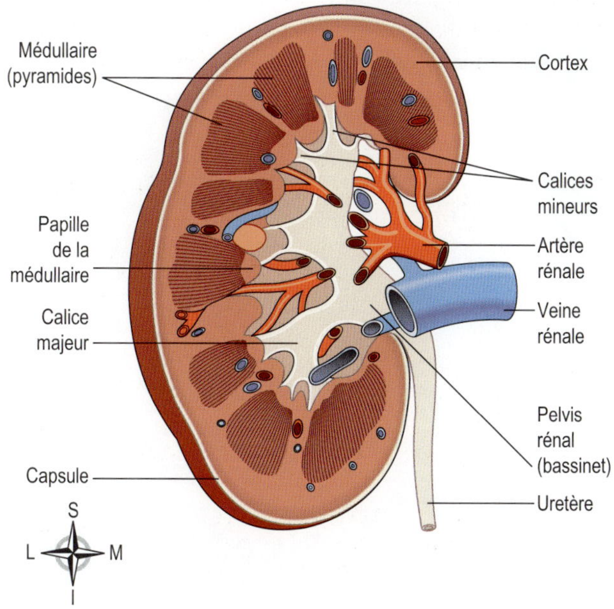

Figure 13.3 Coupe longitudinale du rein droit.

L'urine formée dans le rein passe par une *papille* rénale située au sommet d'une pyramide, dans un calice mineur (fig. 13.3). Plusieurs calices mineurs fusionnent en un calice majeur, et deux ou trois calices majeurs se combinent pour former le *pelvis rénal*, une structure en forme d'entonnoir qui se rétrécit lorsqu'elle sort du rein en tant qu'uretère. Les parois des calices et du pelvis rénal sont bordées par un épithélium transitionnel et contiennent du muscle lisse. Le péristaltisme, la contraction intrinsèque du muscle lisse, propulse l'urine à travers les calices, le pelvis rénal et l'uretère, pour gagner la vessie.

Structure microscopique du rein

Le rein contient environ 1 à 2 millions d'unités fonctionnelles, les *néphrons*, et un bien plus petit nombre de *tubules (tubes) collecteurs*. Les tubules collecteurs transportent l'urine dans les pyramides jusqu'aux calices, donnant aux pyramides leur aspect strié (fig. 13.3). Les tubules collecteurs sont soutenus par du tissu conjonctif, contenant des vaisseaux sanguins, des nerfs et des vaisseaux lymphatiques.

Néphron (fig. 13.4)

Le néphron est un tube fermé à une extrémité, qui s'unit à un tubule collecteur à l'autre extrémité. L'extrémité fermée, ou aveugle, est indentée afin de former la *capsule glomérulaire* (capsule de Bowman) en forme de coupe, qui entoure presque complètement un minuscule réseau de capillaires artériels, le *glomérule*. Celui-ci ressemble à une touffe de cheveux bouclés et il est représenté à la figure 13.5. Le reste du néphron, faisant suite à la capsule glomérulaire, long d'environ 3 cm, comprend trois parties :

- le tubule (tube) contourné proximal ;
- l'anse médullaire (anse de Henlé) ;
- le tubule contourné distal conduisant au tubule collecteur.

Des tubules collecteurs se réunissent pour former un conduit de plus gros calibre (NdT : le canal collecteur) qui se vide dans un calice mineur.

Les reins reçoivent environ 20 % du débit cardiaque. Après être entrée dans le rein au niveau du hile, l'artère rénale se divise en artères plus petites, donnant des artérioles. Dans le cortex, une artériole – l'*artériole afférente* – pénètre dans la capsule glomérulaire, où elle se divise en une masse de minuscules capillaires formant le glomérule. Les *cellules mésangiales* du tissu conjonctif phagocytaire se situent entre ces anses capillaires ; elles appartiennent au système de défense des monocytes-macrophages (p. 74). Le vaisseau sanguin quittant le glomérule est l'*artériole efférente*. L'artériole afférente a un diamètre plus grand que l'artériole efférente, ce qui augmente la pression à l'intérieur du glomérule et assure la filtration à travers les parois capillaires glomérulaires (fig. 13.6). L'artériole efférente se divise en un second réseau capillaire péritubulaire (c'est-à-dire entourant les tubules), qui s'enroule autour du

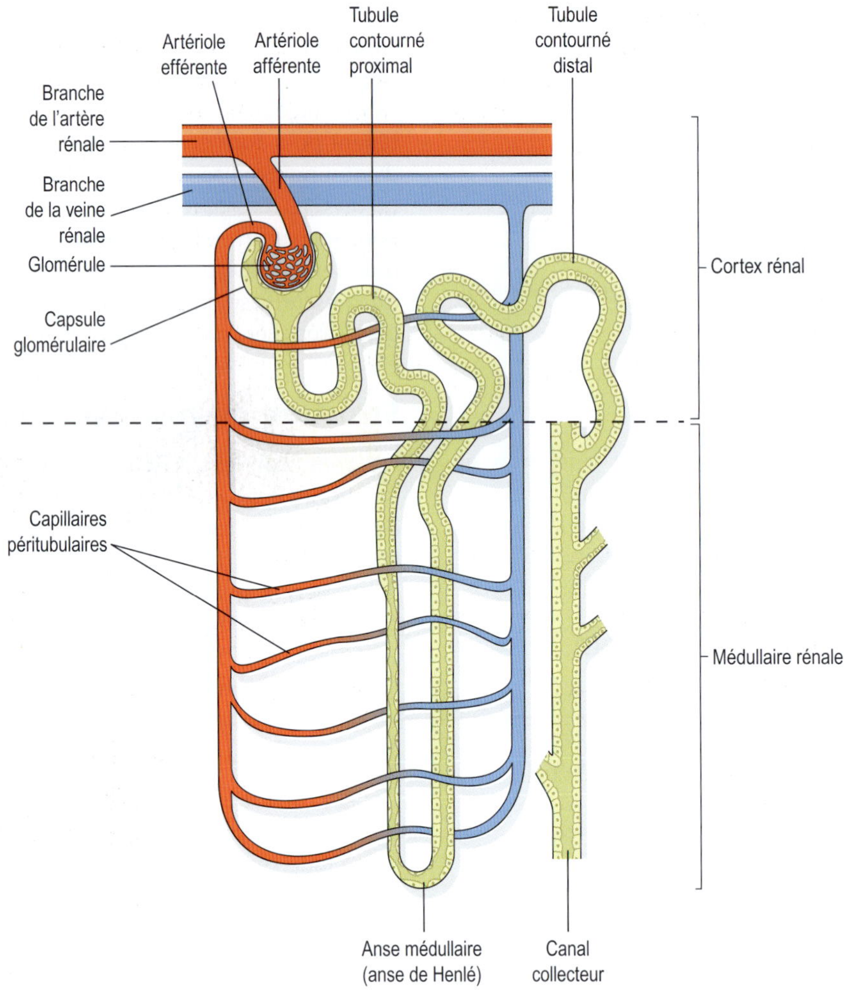

Figure 13.4 Un néphron et les vaisseaux sanguins associés.

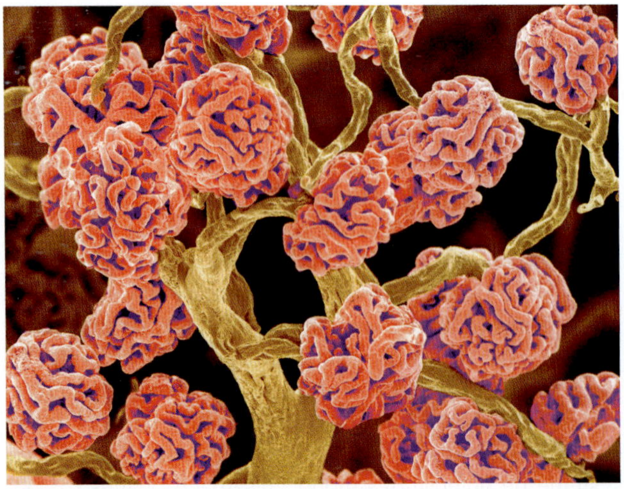

Figure 13.5 Microscopie à balayage électronique en couleur de touffes de capillaires glomérulaires.

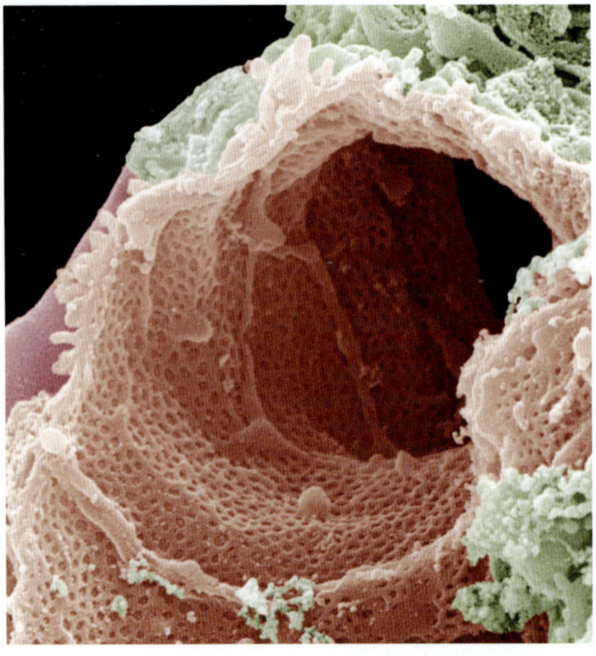

Figure 13.6 Microscopie à balayage électronique en couleur d'un capillaire glomérulaire.

reste du tubule ; l'échange entre le liquide contenu dans le tubule et la circulation sanguine est ainsi favorisé (fig. 13.4 et fig. 13.7). Cela maintient l'apport local en oxygène et en nutriments et supprime les déchets. Le sang veineux drainé de ce lit capillaire finit par quitter le rein par la veine rénale, qui se vide dans la veine cave inférieure.

La paroi du glomérule et de la capsule glomérulaire est faite d'une unique couche de cellules épithéliales aplaties. La paroi glomérulaire est plus perméable que celle des autres capillaires. Le reste du néphron et le tubule collecteur sont constitués par une couche unique d'épithélium pavimenteux simple (fig. 13.8).

L'innervation des vaisseaux sanguins du rein est sympathique et parasympathique. La présence des deux parties du système nerveux autonome permet le contrôle du calibre des vaisseaux sanguins et du flux sanguin rénal indépendamment d'une autorégulation (p. 366).

Fonctions du rein

Formation de l'urine

Les reins forment l'urine, qui atteint la vessie, où elle est emmagasinée avant d'être évacuée. La composition de l'urine reflète l'échange de substances entre le néphron et le sang dans les capillaires rénaux. Des déchets du métabolisme des protéines sont excrétés, l'équilibre hydrique et électrolytique est maintenu, et le pH (l'équilibre acidobasique) du sang est conservé par l'excrétion d'ions hydrogène. Trois processus sont impliqués dans la formation de l'urine :

- la filtration simple ;
- la réabsorption sélective ;
- la sécrétion.

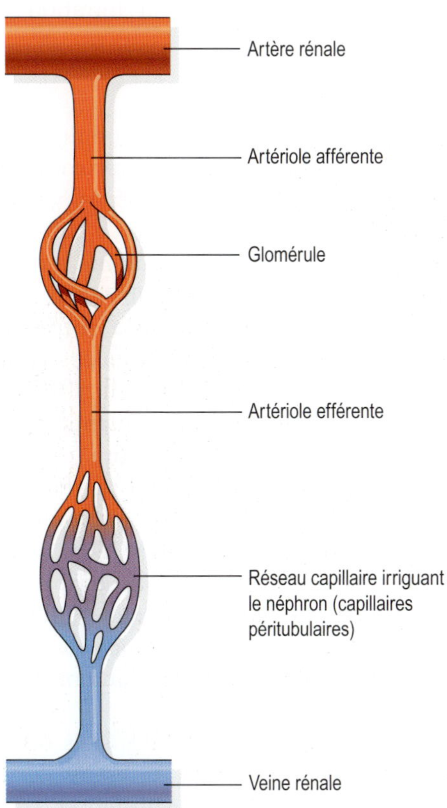

Figure 13.7 La série de vaisseaux sanguins dans le rein.

Filtration (fig. 13.9)

La filtration se produit à travers la paroi semi-perméable des capillaires glomérulaires et de la capsule glomérulaire (fig. 13.10). De l'eau et d'autres petites molécules les traversent facilement, bien qu'une certaine réabsorption se produise ultérieurement. Des cellules du sang, des protéines plasmatiques et d'autres grosses molécules sont trop grandes pour filtrer et restent donc dans les capillaires

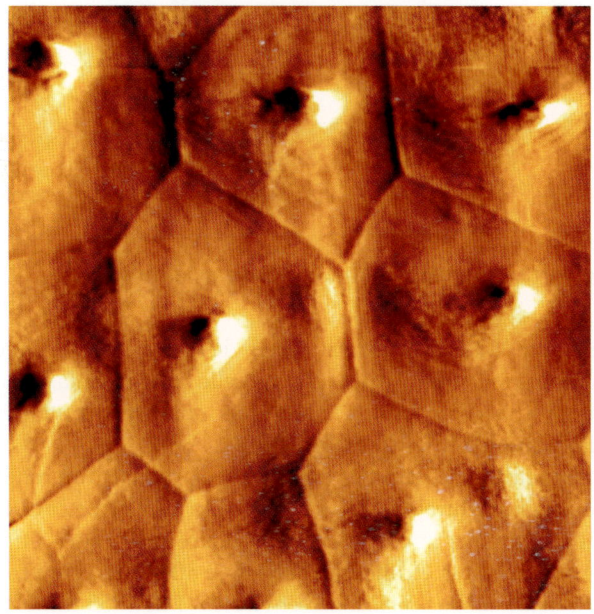

Figure 13.8 Épithélium pavimenteux simple des tubules collecteurs. Microscopie à force atomique en couleur.

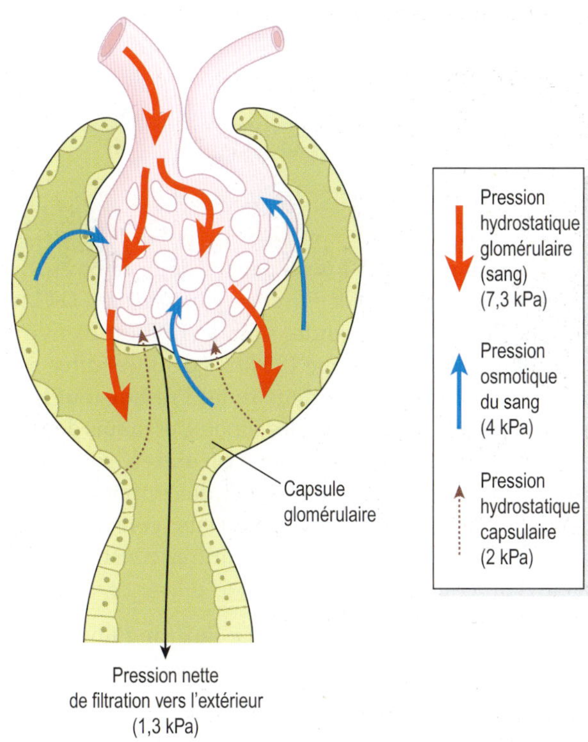

Figure 13.9 Filtration dans le glomérule.

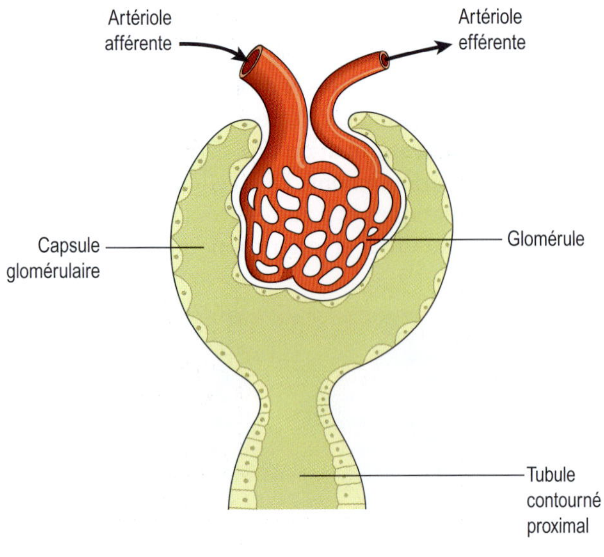

Figure 13.10 Le glomérule et la capsule glomérulaire.

Encadré 13.1 Constituants du filtrat glomérulaire et des capillaires glomérulaires

Constituants du sang dans le filtrat glomérulaire	Constituants du sang restant dans le sang des capillaires glomérulaire
Eau	Leucocytes
Sels minéraux	Érythrocytes
Acides aminés	Plaquettes
Céto-acides	Protéines plasmatiques
Glucose	Certains médicaments (grosses molécules)
Certaines hormones	
Créatinine	
Urée	
Acide urique	
Certaines toxines	
Certains médicaments (petites molécules)	

(encadré 13.1). Le filtrat dans le glomérule a une composition très semblable à celle du plasma, aux importantes exceptions près que sont les protéines plasmatiques et les globules rouges.

La filtration se produit parce qu'il existe une différence de pression entre celle du sang dans le glomérule et celle du filtrat dans la capsule glomérulaire. L'artériole efférente étant plus étroite que l'artériole afférente, une *pression hydrostatique capillaire* d'environ 7,3 kPa (55 mmHg) s'établit dans le glomérule. Cette pression s'oppose à la *pression osmotique* du sang – fournie essentiellement par des protéines plasmatiques –, d'environ 4 kPa (30 mmHg), et à la *pression hydrostatique du filtrat*, d'environ 2 kPa (15 mmHg), dans la capsule glomérulaire. La *pression nette de filtration* est par conséquent :

$$7{,}3-(4+2)=1{,}3\,\text{kPa, ou}$$
$$55-(30+15)=10$$

Le volume du filtrat formé par les deux reins chaque minute est appelé *taux de filtration glomérulaire* (TFG, en anglais GFR). Chez un adulte sain, le TFG est d'environ 125 ml/min ; c'est-à-dire que 180 litres de filtrat dilué sont formés chaque jour par les deux reins. Presque tout le filtrat est réabsorbé par les tubules rénaux, et moins de 1 % – c'est-à-dire moins de 1 à 1,5 litre – est excrété sous forme d'urine. La différence de volume et de concentration est due à la réabsorption sélective de certains constituants du filtrat, et à la sécrétion tubulaire d'autres constituants de l'urine (voir ci-dessous).

Autorégulation de la filtration. Le flux sanguin rénal est protégé par un mécanisme appelé *autorégulation* par lequel le flux sanguin rénal est maintenu à une pression constante dans un large éventail de pressions sanguines systoliques (de 80 à 200 mmHg environ). L'autorégulation est indépendante du contrôle nerveux ; c'est-à-dire que si l'innervation des vaisseaux sanguins rénaux est interrompue, l'autorégulation continue à opérer. Il s'agit par conséquent d'une propriété inhérente aux vaisseaux sanguins rénaux ; elle peut être stimulée par des variations de pression sanguine dans les artères rénales, ou par des taux fluctuants de certains métabolites, prostaglandines par exemple.

Dans le choc sévère, quand la pression artérielle systémique systolique tombe au-dessous de 80 mmHg, l'autorégulation fait défaut, le flux sanguin rénal et la pression hydrostatique baissent, altérant la filtration dans les glomérules.

Réabsorption sélective (fig. 13.11)

La plus grande partie de la réabsorption du filtrat par le sang a lieu dans le tubule contourné proximal, dont les parois sont recouvertes de microvillosités pour augmenter la surface d'absorption. Beaucoup de substances sont réabsorbées à cet endroit, notamment une certaine quantité d'eau, des électrolytes et des nutriments organiques comme le glucose. Une partie de la réabsorption est passive, mais des substances, comme le glucose, sont transportées de façon active. Seuls 60 à 70 % du filtrat atteignent l'anse du néphron, dont une grande quantité, en particulier de l'eau, du sodium et du chlorure, est réabsorbée dans l'anse. Ainsi, seuls 15 à 20 % du filtrat originel atteignent le tubule contourné distal, la composition du filtrat étant dorénavant très différente. Davantage d'électrolytes sont réabsorbés à cet endroit, en particulier du sodium ; donc le filtrat pénétrant dans les tubules collecteurs est en réalité assez dilué. La principale fonction des tubules collecteurs est de réabsorber autant d'eau que le corps en a besoin.

Un transport actif est réalisé à des sites de transport dans la membrane épithéliale, utilisant de l'énergie chimique pour transporter des substances contre leur gradient de concentration (p. 39).

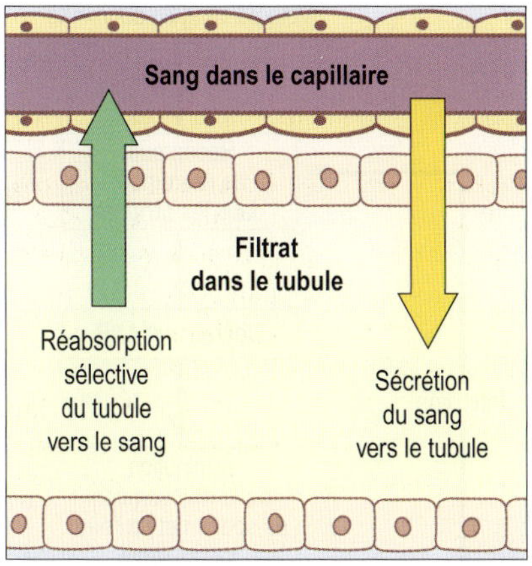

Figure 13.11 Directions de la réabsorption et de la sécrétion sélectives dans le néphron.

Certains ions, par exemple le sodium et le chlorure, peuvent être absorbés à la fois passivement et activement, selon l'endroit du néphron.

Certains constituants du filtrat glomérulaire (par exemple le glucose, des acides aminés) n'apparaissent normalement pas dans l'urine car ils sont complètement réabsorbés, sauf s'ils sont présents en excès dans le sang.

La réabsorption des déchets azotés, comme l'urée, l'acide urique et la créatinine, est très limitée.

La capacité de réabsorption maximale d'une substance est le *transport maximal*, ou seuil rénal de cette substance. Par exemple, le taux normal du glucose sanguin (glycémie) est de 3,5 à 8 mmol/l (63 à 144 mg/100 ml). Si la glycémie dépasse le seuil rénal, qui est d'environ 9 mmol/l (160 mg/100 ml), du glucose apparaît dans l'urine car tous les sites de transport du glucose sont occupés, et le mécanisme de transport actif hors des tubes est surchargé. D'autres substances réabsorbées par transport actif comprennent le sodium, le calcium, le potassium, le phosphate et le chlorure.

Le seuil rénal de certaines substances varie en fonction des besoins qu'en a l'organisme à un moment donné, et dans certains cas la réabsorption est contrôlée par des hormones.

Hormones influençant la réabsorption sélective

Hormone parathyroïdienne. Elle est sécrétée par les glandes parathyroïdes et, avec la *calcitonine*, sécrétée par la glande thyroïde, elle contrôle la réabsorption du calcium et du phosphate dans les tubules contournés distaux, les taux sanguins normaux étant ainsi maintenus. L'hormone parathyroïdienne augmente le taux de calcium dans le sang et la calcitonine le diminue.

Hormone antidiurétique. L'ADH est sécrétée par la posthypophyse. Elle augmente la perméabilité du tubule contourné distal et du tubule collecteur, accroissant ainsi la réabsorption de l'eau. La sécrétion de l'ADH est contrôlée par un système de rétroaction négative (fig. 13.12).

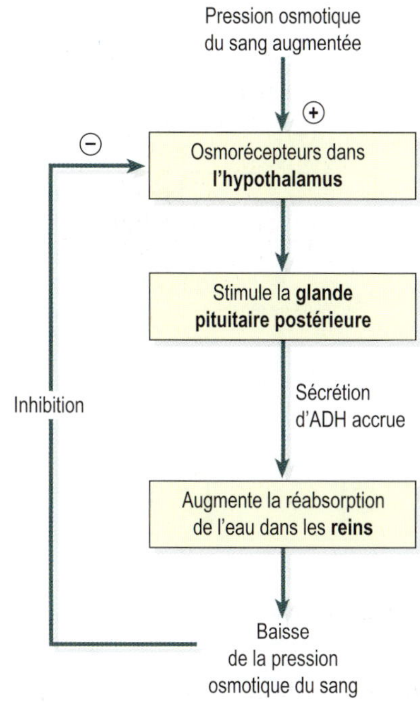

Figure 13.12 Régulation par rétroaction négative de la sécrétion de l'hormone antidiurétique (ADH).

Aldostérone. Sécrétée par le cortex surrénal, cette hormone augmente la réabsorption tubulaire du sodium et de l'eau ainsi que l'excrétion de potassium. La sécrétion est contrôlée par un système de rétroaction négative (fig. 13.13).

Peptide auriculaire natriurétique. L'ANP est sécrété par les atriums du cœur en réponse à l'étirement de la paroi auriculaire quand le volume sanguin augmente. Il diminue la réabsorption du sodium et de l'eau dans le tubule contourné proximal et le tubule conducteur. La sécrétion est aussi contrôlée par un système de rétroaction négative (fig. 13.14).

Sécrétion tubulaire (fig. 13.11)

La filtration se produit pendant le passage du sang dans le glomérule. Les substances non requises et les matériels étrangers, par exemple des médicaments, dont la pénicilline et l'aspirine, peuvent ne pas être totalement filtrés par le sang en raison de la brièveté de leur passage dans le glomérule. De telles substances sont épurées par sécrétion, depuis les capillaires péritubulaires, dans le filtrat du tubule contourné. La sécrétion tubulaire des ions hydrogène (H^+) est importante dans le maintien de l'homéostasie et du pH du sang.

Résumé de la formation de l'urine

Les trois processus impliqués – filtration, réabsorption sélective et sécrétion tubulaire – sont décrits ci-dessus et résumés dans la figure 13.15.

Composition de l'urine

L'urine est claire, de couleur ambre en raison de la présence d'urobiline dérivant de la bilirubine par

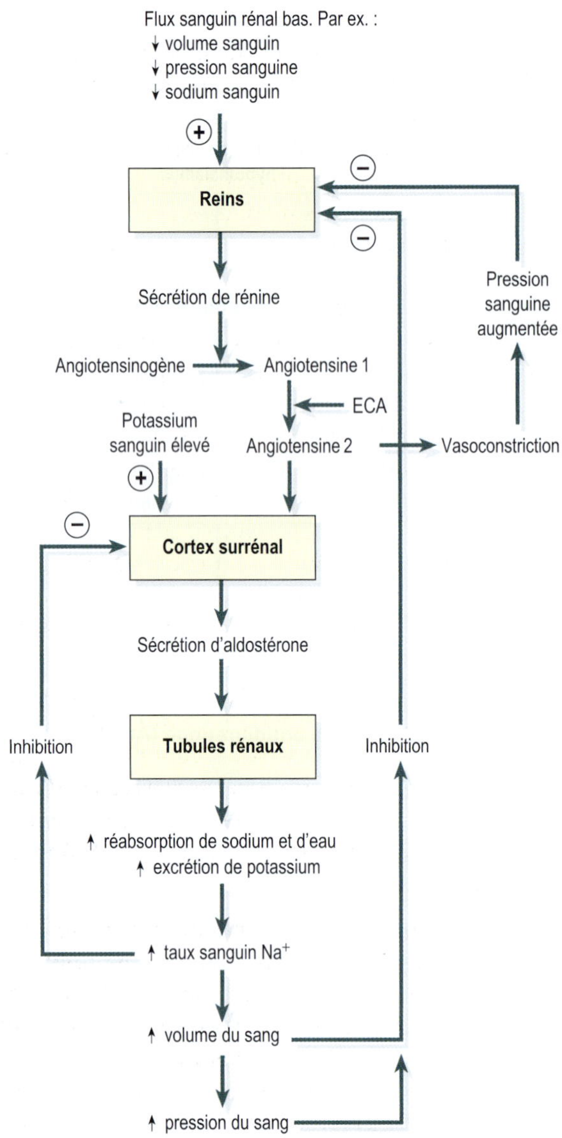

Figure 13.13 Régulation par rétroaction négative de la sécrétion d'aldostérone. ECA : enzyme de conversion de l'angiotensine.

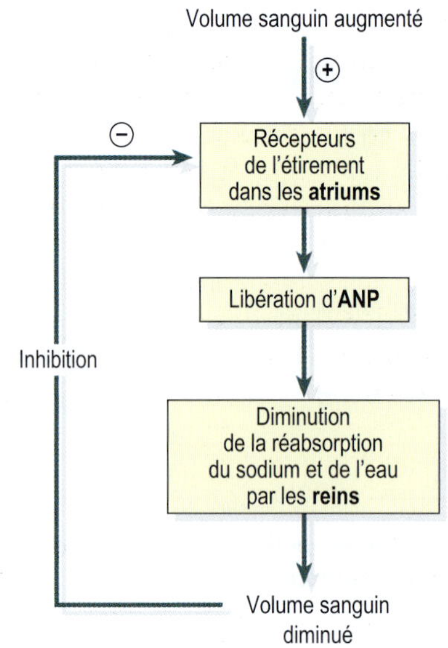

Figure 13.14 Régulation par rétroaction négative de la sécrétion de peptide auriculaire natriurétique (ANP).

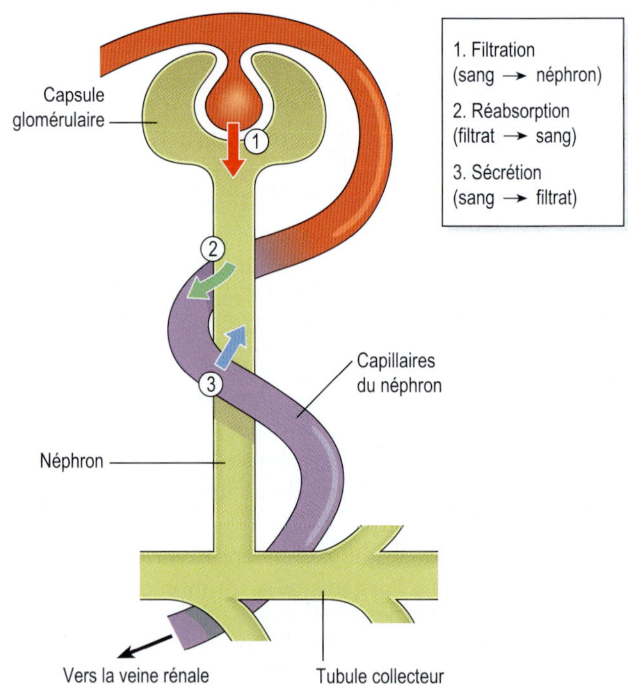

Figure 13.15 Résumé des trois processus de formation de l'urine.

transformation intestinale en urobilinogène, réabsorbé et excrété dans l'urine sous forme d'urobiline (voir fig. 12.37, p. 332). Sa densité spécifique est de 1,02 à 1,03; son pH est autour de 6 (normalement de 4,5 à 8). Un adulte en bonne santé élimine 1000 à 1500 ml d'urine par jour. Le volume d'urine produite et sa densité spécifique varient en fonction de l'ingestion de liquide et de la quantité de solutés excrétés. Les composants de l'urine sont :

Eau	96 %		
Urée	2 %		
Acide urique, Créatinine, Ammoniac, Sodium, Potassium	2%	Chlorures, Phosphates, Sulfates, Oxalates	2%

Équilibre hydrique et excrétion d'urine

L'eau est amenée dans l'organisme essentiellement par l'alimentation et les liquides, mais une petite quantité (appelée eau métabolique) est formée par des processus métaboliques. L'eau est éliminée comme principal constituant de l'urine, par l'air expiré saturé, les fèces et la sueur. La quantité d'eau perdue par l'air expiré et par les selles est tout à fait constante, et la quantité de sueur produite est liée à l'environnement et à la température corporelle.

L'équilibre entre les apports liquidiens et les pertes est contrôlé par les reins. L'excrétion minimale d'urine, c'est-à-dire le plus petit volume d'urine nécessaire à l'excrétion des déchets du corps, est d'environ 500 ml par jour. La quantité produite au-delà est contrôlée principalement par l'hormone antidiurétique (ADH) libérée dans le sang par la posthypophyse.

Des cellules nerveuses sensibles de l'hypothalamus (*osmorécepteurs*) détectent les modifications de la pression osmotique du sang. Des impulsions nerveuses parties des osmorécepteurs stimulent la sécrétion d'ADH dans le lobe postérieur de la glande pituitaire. Quand la pression osmotique s'élève, le sang devenant plus concentré, la sécrétion d'ADH augmente, entraînant une augmentation de la réabsorption d'eau par les cellules du tubule contourné distal et par celles du tubule collecteur ; la pression osmotique du sang diminue alors, ainsi que la sécrétion d'ADH. Ce mécanisme de rétroaction négative maintient la pression osmotique (et par conséquent la concentration du sodium et de l'eau) dans les limites de la normale (voir fig. 13.12).

Ce mécanisme de rétroaction négative peut être dépassé, même s'il peut exister une quantité excessive d'une substance dissoute dans le sang. Par exemple, quand, lors du diabète sucré, le taux de glucose du sang dépasse la capacité de transport des tubules rénaux, le glucose en excès reste dans le filtrat, attirant l'eau avec lui. De grands volumes d'urine sont excrétés (*polyurie*), ce qui peut entraîner une déshydratation malgré une production accrue d'ADH. Cependant, une soif aiguë et l'ingestion accrue d'eau compensent généralement la polyurie, du moins à un certain degré.

Lorsque le volume sanguin est augmenté, les récepteurs de l'étirement dans les atriums du cœur sont stimulés et les cellules musculaires cardiaques libèrent le peptide auriculaire natriurétique (ANP). Cela réduit la réabsorption du sodium et de l'eau par les tubules contournés proximaux et les tubules collecteurs, ce qui signifie que davantage d'eau et de sodium sont excrétés. Cela diminue le volume sanguin et réduit l'étirement auriculaire, et par le mécanisme de rétroaction négative, la sécrétion d'ANP s'arrête (voir fig. 13.14). L'augmentation des taux d'ANP inhibe aussi la sécrétion d'ADH et d'aldostérone, accentuant encore la perte de sodium et d'eau.

Équilibre électrolytique

Des modifications de la concentration des électrolytes dans les liquides corporels peuvent être dues :

- au contenu en eau du corps, ou
- au niveau des électrolytes.

Plusieurs mécanismes maintiennent l'équilibre de l'eau et des électrolytes.

Équilibre du sodium et du potassium

Le sodium est le cation (ion positivement chargé) le plus abondant dans les liquides extracellulaires, et le potassium est le cation intracellulaire le plus abondant.

Le sodium est un constituant de presque tous les aliments, et il est souvent ajouté lors de leur cuisson. Aussi, il est amené en quantités supérieures aux besoins corporels. Il est excrété principalement dans l'urine et dans la sueur.

La quantité de sodium excrétée par la sueur est souvent insignifiante, à moins que la sudation ne soit importante. Cela peut s'observer en cas de fièvre, de température ambiante élevée, d'exercice physique soutenu. Normalement, le mécanisme rénine–angiotensine–aldostérone maintient la concentration du sodium et celle du potassium dans les limites physiologiques. Quand il se produit une sudation excessive durable, par exemple en climat chaud ou lors du travail dans un environnement chaud, une acclimatation se développe en 7 à 10 jours, et la sécrétion d'électrolytes perdue par la sueur diminue.

Le sodium et le potassium sont à des concentrations élevées dans les sucs digestifs, le sodium dans le suc gastrique et le potassium dans les sucs pancréatique et intestinal. Normalement, ces ions sont réabsorbés dans le côlon mais, en cas de diarrhée aiguë prolongée, de grandes quantités peuvent être excrétées, entraînant un déséquilibre électrolytique.

Système rénine–angiotensine–aldostérone (voir fig. 13.13). Le sodium est un constituant normal de l'urine, et son excrétion est contrôlée par l'*aldostérone*, hormone sécrétée par le cortex surrénal. Des cellules de l'artériole afférente du néphron libèrent une enzyme, la *rénine*, en réaction à la stimulation par le sympathique, l'hypovolémie (faible volume de sang) ou la baisse de la pression artérielle. La rénine convertit une protéine plasmatique produite par le foie, l'*angiotensinogène*, en *angiotensine 1*. L'*enzyme de conversion de l'angiotensine* (ECA), formée en petite quantité dans les poumons, le tubule contourné proximal et d'autres tissus, convertit l'angiotensine 1 en angiotensine 2, puissant vasoconstricteur élevant la pression artérielle. La rénine et l'élévation du potassium sanguin stimulent aussi la sécrétion d'aldostérone par les glandes surrénales. De l'eau est réabsorbée avec du sodium, et tous deux accroissent le volume sanguin, ce qui réduit la sécrétion de rénine par un mécanisme de rétroaction négative. Quand la réabsorption du sodium augmente, l'excrétion du potassium s'accroît, réduisant indirectement le potassium intracellulaire. Une diurèse profonde peut entraîner une hypokaliémie (faible taux de potassium dans le sang).

ANP. Cette hormone est aussi impliquée dans la régulation des taux de sodium (voir fig. 13.14).

Équilibre du calcium

La régulation des taux de calcium se fait par la sécrétion de l'hormone parathyroïdienne et de la calcitonine (Ch. 9).

Équilibre du pH

Afin de maintenir normal le pH (l'équilibre acidobasique) du sang, le tubule contourné proximal sécrète des ions hydrogène dans le filtrat où ils se combinent avec des tampons (p. 25) :

- bicarbonate, pour former de l'acide carbonique ($H^+ + HCO_3^- \rightarrow H_2CO_3$)
- ammoniac, pour former des ions ammonium ($H^+ + NH_3 \rightarrow NH_4^+$)
- hydrogène phosphate, formant le dihydrogène phosphate ($H^+ + HPO_3^{2-} \rightarrow H_2PO_3^-$)

L'acide carbonique est converti en dioxyde de carbone (CO_2) et en eau (H_2O), et le CO_2 est réabsorbé, maintenant le pouvoir tampon du sang. Les ions hydrogène sont excrétés dans l'urine sous forme de sels d'ammonium et d'hydrogène phosphate. Le pH de l'urine varie normalement de 4,5 à 8, en fonction de l'alimentation, du moment de la journée, et d'autres facteurs. Les personnes dont l'alimentation est riche en protéines animales tendent à avoir de l'urine plus acide (pH plus bas) que les végétariens.

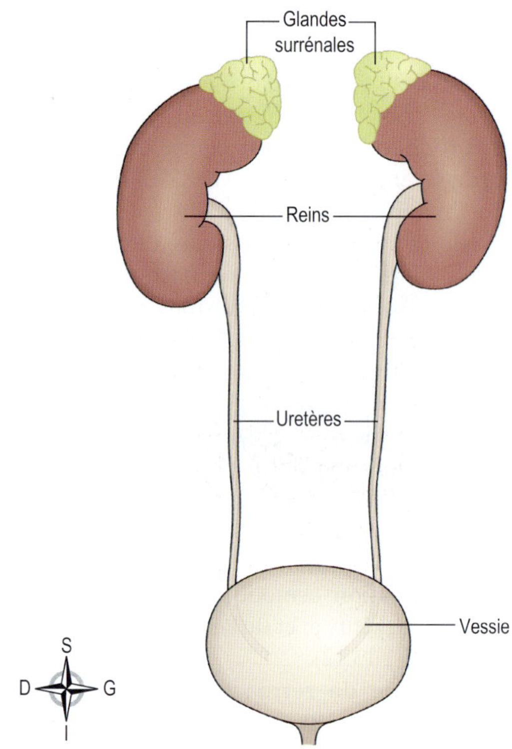

Figure 13.16 Les uretères et leurs relations avec les reins et la vessie.

Uretères

Objectif pédagogique

Après avoir étudié ce paragraphe, vous devriez être capable :

- d'indiquer la structure et la fonction des uretères.

Les uretères transportent l'urine des reins à la vessie (fig. 13.16). Ils mesurent environ 25 à 30 cm et ont un diamètre d'environ 3 mm.

L'uretère est en continuité avec le pelvis rénal (bassinet) en forme d'entonnoir. Il descend dans la cavité abdominale derrière le péritoine et devant le muscle psoas, gagne la cavité pelvienne, et traverse obliquement la paroi postérieure de la vessie (fig. 13.17). Du fait de cette disposition, quand de l'urine s'accumule dans la vessie et que la pression y monte, les uretères sont comprimés et leur orifice vésical est fermé. Cela empêche le reflux de l'urine de la vessie dans les uretères (en direction des reins) pendant le remplissage vésical et durant la miction, quand la pression intravésicale augmente avec la contraction du muscle vésical.

Structure

Les parois des uretères possèdent trois couches tissulaires, qui sont montrées en coupe transversale dans la figure 13.18 :

- une couverture externe de *tissu fibreux*, en continuité avec la capsule fibreuse du rein ;
- une couche moyenne *musculaire*, faite de fibres musculaires lisses entrelacées, formant un syncytium s'enroulant autour de l'uretère, avec une couche externe supplémentaire longitudinale dans le tiers inférieur de l'uretère ;
- une couche interne, la *muqueuse*, bordée par un épithélium transitionnel (voir fig. 3.15, p. 42).

Fonction

Le péristaltisme est une propriété intrinsèque du muscle lisse qui propulse l'urine le long de l'uretère. Les ondes de contraction se produisent plusieurs fois par minute, accroissant leur fréquence avec le volume d'urine produit, et envoyant de petits jets d'urine le long de l'uretère vers la vessie.

Vessie

Objectif pédagogique

Après avoir étudié ce paragraphe, vous devriez être capable :

- de décrire la structure de la vessie.

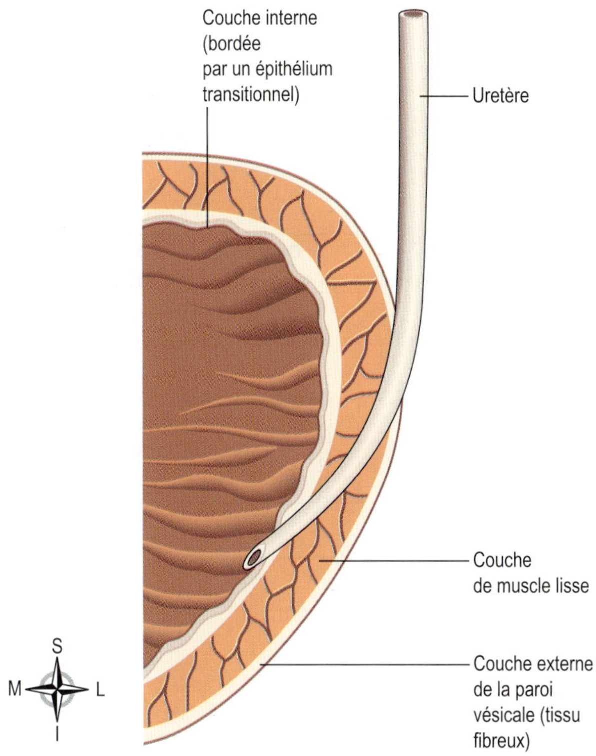

Figure 13.17 La position de l'uretère là où il traverse la paroi vésicale.

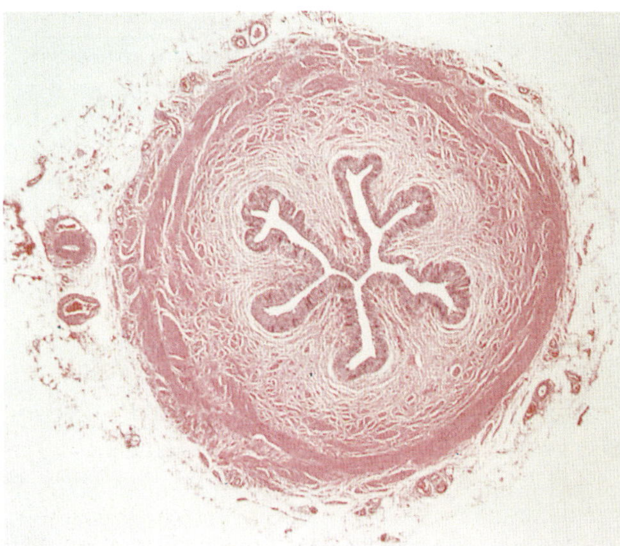

Figure 13.18 Coupe transversale de l'uretère.

La vessie est un réservoir pour l'urine. Elle siège dans la cavité pelvienne ; sa taille et sa position sont variables, fonction de la quantité d'urine qu'elle contient. Quand elle est distendue, la vessie s'élève dans la cavité abdominale.

Organes voisins de la vessie

Voir figure 13.19.

Structure (fig. 13.20)

La vessie a grossièrement la forme d'une poire, mais elle a davantage une forme de ballon quand elle se remplit d'urine. La face postérieure est la *base*. La vessie s'ouvre dans l'urètre à son point le plus bas, le *col* vésical.

Le péritoine recouvre sa face supérieure, avant de s'élever comme péritoine pariétal bordant la paroi abdominale antérieure. En arrière, il entoure l'utérus chez la femme et le rectum chez l'homme.

La paroi vésicale est faite de trois couches :

- la couche externe, qui est du tissu conjonctif lâche, contenant des vaisseaux sanguins et des vaisseaux lymphatiques ainsi que des nerfs ; elle est recouverte par le péritoine de la face supérieure de la vessie ;
- la couche moyenne, qui est constituée par une masse de fibres musculaires lisses et de tissu élastique entrelacés, lâchement disposée en trois couches. Elle est appelée *muscle détrusor*, et sa contraction vide la vessie ;
- la muqueuse interne, bordée par un épithélium transitionnel (voir fig. 3.15, p. 42), qui favorise la distension de la vessie se remplissant d'urine.

Quand la vessie est vide, la muqueuse forme des plis, qui disparaissent progressivement quand la vessie se remplit. La vessie est distensible mais, quand elle se remplit, le besoin d'uriner est initié. La capacité vésicale totale dépasse rarement 600 ml.

Les trois ostiums (orifices) de la vessie forment un triangle, ou *trigone* (fig. 13.20). Les deux ostiums supérieurs de la paroi postérieure sont les ostiums des uretères. L'ostium inférieur est le point d'origine de l'urètre. Le *sphincter urétral interne*, qui correspond à de la couche musculaire lisse et épaissie, contrôle l'évacuation de l'urine de la vessie. Le sphincter n'est pas sous contrôle volontaire.

Urètre

Objectif pédagogique

Après avoir étudié ce paragraphe, vous devriez être capable :

- d'indiquer la structure et la fonction de l'urètre chez l'homme et la femme.

L'urètre est un conduit allant du col vésical jusqu'à l'extérieur, à l'ostium externe de l'urètre. Sa longueur dépend du sexe.

L'urètre masculin appartient aux systèmes urinaire et de reproduction, et il est décrit dans le chapitre 18.

L'urètre féminin a une longueur de 4 cm et un diamètre de 6 mm environ. Il se dirige en bas et en avant derrière la symphyse pubienne, et il s'ouvre par l'*ostium externe de*

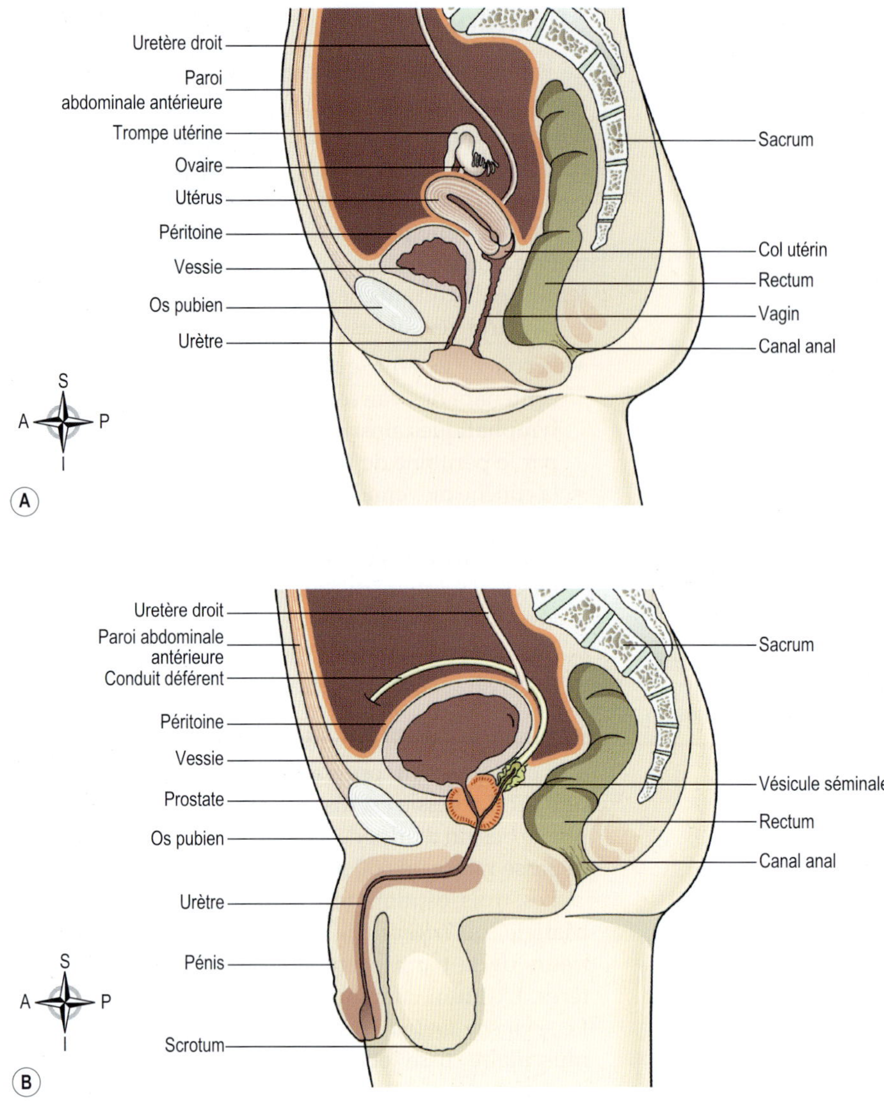

Organes voisins de la vessie chez la femme	
En avant	la symphyse pubienne
En arrière	l'utérus et la partie supérieure du vagin
En haut	l'intestin grêle
En bas	l'urètre et les muscles formant le plancher pelvien

Organes voisins de la vessie chez l'homme	
En avant	la symphyse pubienne
En arrière	le rectum et les vésicules séminales
En haut	l'intestin grêle
En bas	l'urètre et la prostate

Figure 13.19 Les organes pelviens voisins de la vessie et de l'urètre. A. Chez la femme. **B.** Chez l'homme.

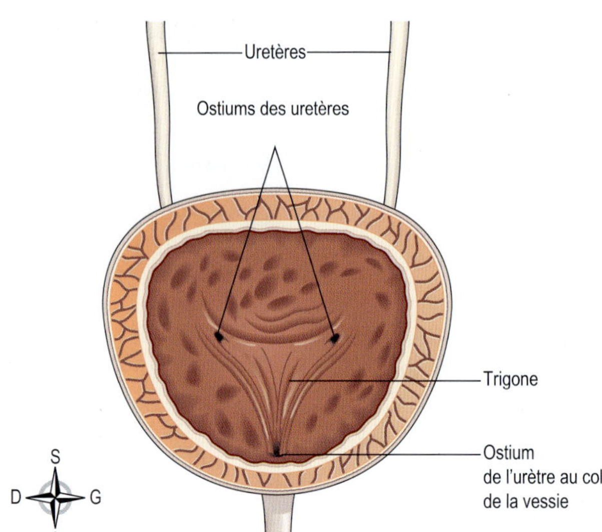

Figure 13.20 Coupe de la vessie montrant le trigone.

l'urètre situé juste devant le vagin. Cet orifice est contrôlé par le *sphincter urétral externe*, qui est lui-même sous le contrôle de la volonté.

La paroi de l'urètre féminin a deux couches principales : une couche musculaire, externe, et une muqueuse, interne, qui est en continuité avec celle de la vessie. La couche musculaire est composée de deux parties, une couche interne de muscle lisse, sous le contrôle du système nerveux autonome, et une couche externe de muscle strié (volontaire) qui l'entoure. Le muscle strié forme le sphincter urétral externe, et il est sous l contrôle de la volonté. La muqueuse est soutenue par du tissu conjonctif fibroélastique lâche qui contient des vaisseaux sanguins et des nerfs. En proximal, il consiste en épithélium transitionnel, et en distal il est composé d'épithélium stratifié.

Miction

Objectif pédagogique

Après avoir étudié ce paragraphe, vous devriez être capable :

- de comparer et d'opposer le processus de la miction chez le nourrisson et l'adulte.

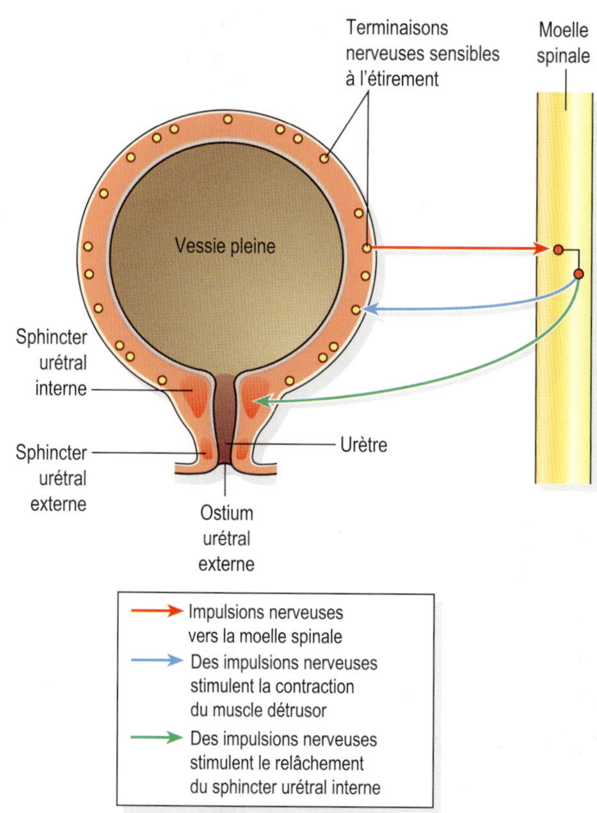

Figure 13.21 Contrôle réflexe de la miction quand un effort conscient ne peut pas contrecarrer l'action réflexe.

Chez le nourrisson, l'accumulation d'urine dans la vessie active les récepteurs de l'étirement de la paroi vésicale, ce qui génère des influx sensitifs (afférents); ceux-ci sont transmis à la moelle spinale où une *action réflexe médullaire* (voir p. 176) est initiée. Cela stimule la contraction involontaire du muscle détrusor et le relâchement du sphincter urétral interne (fig. 13.21). L'urine est alors expulsée de la vessie – c'est la *miction*.

Quand le contrôle de la vessie est établi, le réflexe de miction est toujours déclenché par des impulsions sensitives allant au cerveau, et le besoin d'uriner est ressenti lorsque la vessie se remplit (environ 300 à 400 ml chez les adultes). Grâce à un effort conscient qui résulte d'un apprentissage, la contraction du sphincter urétral externe et des muscles du plancher pelvien peut inhiber la miction jusqu'au moment opportun (fig. 13.22).

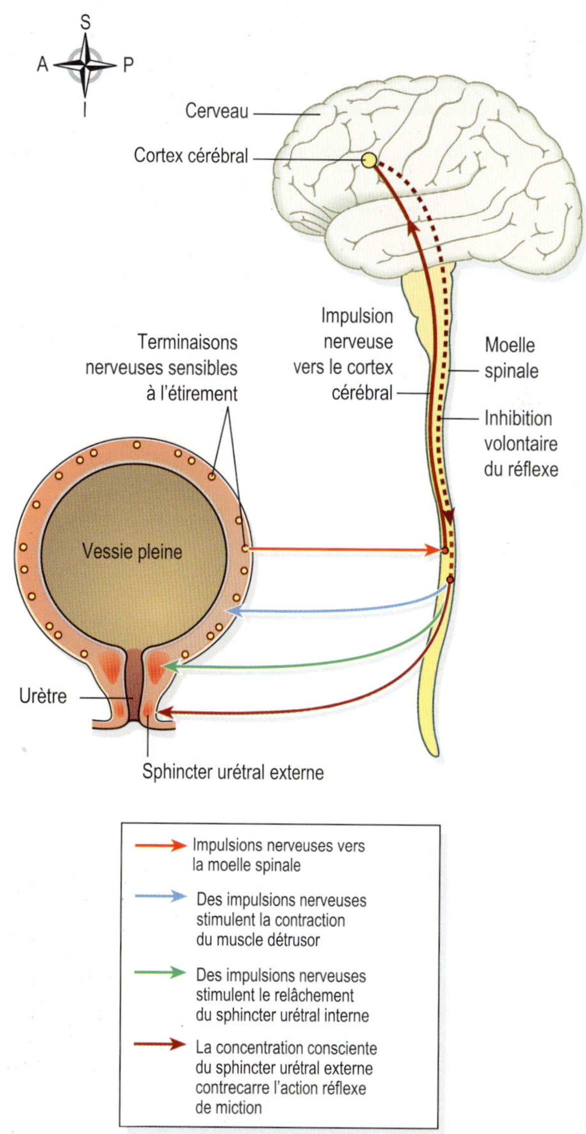

Figure 13.22 Contrôle de la miction après établissement du contrôle de la vessie.

La miction peut être aidée en augmentant la pression dans la cavité pelvienne par abaissement du diaphragme et contraction des muscles abdominaux (manœuvre de Valsalva). La surdistension de la vessie est très douloureuse, et quand cela survient, il se produit une tendance au relâchement involontaire du sphincter externe et une petite quantité d'urine s'échappe, à condition qu'il n'y ait pas d'obstacle mécanique. L'*incontinence* est la perte involontaire d'urine une fois que le contrôle de la vessie a été établi.

Les effets du vieillissement sur le système urinaire

Objectif pédagogique

Après avoir étudié ce paragraphe, vous devriez être capable :

- de décrire les effets du vieillissement sur le système urinaire.

Les reins ont une réserve fonctionnelle substantielle ; la perte d'un rein ne provoque pas de problèmes chez un individu par ailleurs en bonne santé. Le nombre de néphrons décline avec l'âge, le taux de filtration glomérulaire chute et la fonction des tubules rénaux devient moins efficace. Les reins concentrent moins bien l'urine.

Ces changements signifient que les personnes âgées deviennent plus sensibles aux altérations de l'équilibre liquidien, et que les problèmes liés à la surcharge liquidienne ou à la déshydratation deviennent plus courants. L'élimination des médicaments devient aussi moins efficace avec le déclin de la fonction rénale, ce qui peut conduire à l'accumulation et la toxicité.

La capacité d'inhiber la contraction du muscle détrusor décline, ce qui peut entraîner un besoin urgent d'uriner et accroître ce besoin. La nocturie devient plus courante avec l'âge. L'incontinence (p. 382) est plus répandue chez les personnes âgées, touchant 15 % des femmes et 10 % des hommes de plus de 65 ans, pourcentages qui doublent vers l'âge de 85 ans. L'hypertrophie de la prostate est courante chez les hommes âgés et entraîne une rétention urinaire ainsi que des problèmes de miction (Ch. 18).

Maladies des reins

Objectifs pédagogiques

Après avoir étudié ce paragraphe, vous devriez être capable :

- d'indiquer les principaux effets des glomérulonéphrites;
- de décrire les effets du diabète sucré et de l'hypertension artérielle sur la fonction rénale;
- de discuter les sources et les conséquences des infections urinaires;
- d'expliquer les causes et les implications des insuffisances rénales aiguë et chronique;
- de décrire la pathogenèse de la lithiase urinaire;
- d'énumérer les anomalies congénitales des reins;
- d'indiquer le développement et l'extension des tumeurs rénales fréquentes.

Les reins ont une réserve fonctionnelle considérable, ce qui implique qu'une altération de la fonction rénale ne devient pas manifeste avant la perte de l'équivalent de plus d'un rein. C'est la raison pour laquelle une personne dont les reins sont sains peut en donner un dans le cadre d'une transplantation. Le tableau 13.1 énumère les signes et symptômes courants des troubles rénaux.

Glomérulonéphrite

Le terme de glomérulonéphrite (GN) suggère l'inflammation du glomérule, mais il existe plusieurs types de GN, et des modifications inflammatoires ne sont pas toujours présentes. Dans de nombreux cas, la GN a une composante auto-immune, ce qui entraîne la production de complexes immuns qui peuvent se loger dans les capillaires glomérulaires; cela provoque une inflammation et une altération de la fonction glomérulaire. D'autres mécanismes immunitaires sont également impliqués dans les GN.

La classification des GN est fondée sur un certain nombre de caractéristiques : la cause, les données immunologiques et les lésions observées au microscope. La distinction anatomopathologique se fonde sur :

- l'étendue de l'atteinte :
  - *diffuse* : affectant tous les glomérules;
  - *focale* : n'affectant que certains glomérules.
- l'aspect :
  - *prolifératif* : accroissement du nombre de cellules dans les glomérules;
  - *membraneux* : épaississement de la membrane basale glomérulaire.

Des exemples de certains types de GN, leurs étiologies, manifestations et pronostics sont donnés dans le tableau 13.2.

Tableau 13.1 Signes et symptômes courants de troubles du système urinaire

Signe/symptôme	Définition et description
Oligurie	Débit urinaire inférieur à 400 ml par jour
Hématurie	Présence de sang dans l'urine. Les glomérules qui fuient laissent s'échapper des globules rouges des capillaires glomérulaires, et comme ils sont trop gros, ils ne peuvent pas être réabsorbés par le filtrat. Un saignement dans le tractus urinaire provoque aussi une hématurie
Protéinurie	Présence de protéines dans l'urine. C'est anormal et survient quand des glomérules qui fuient permettent à des protéines plasmatiques de passer dans le filtrat, celles-ci étant trop grosses pour être réabsorbées
Anurie	Absence d'urine
Dysurie	Douleur au passage de l'urine, souvent décrite comme une sensation de brûlure
Glycosurie	Présence de sucre dans l'urine. C'est anormal et survient dans le diabète sucré (p. 250)
Cétonurie	Présence de corps cétoniques dans l'urine. C'est anormal et survient, par exemple, dans le jeûne, le diabète sucré
Nycturie	Excrétion urinaire durant la nuit
Polyurie	Excrétion de quantités d'urine inhabituellement importantes
Pollakiurie	Nécessité d'uriner fréquemment, souvent en petites quantités
Incontinence	Perte involontaire d'urine (p. 382)

Manifestations des glomérulonéphrites

Ces manifestations dépendent du type de GN; elles sont énumérées ci-après.

Hématurie. Elle est habituellement indolore, sans autres symptômes. Quand elle est microscopique, elle peut être reconnue lors d'un examen de routine, traduisant le passage de globules rouges dans le filtrat après avoir traversé la paroi des glomérules altérés.

Une hématurie devient manifeste lorsque se produit une fuite considérable de globules rouges dans les tubules rénaux, tandis que de plus petites quantités font que les urines prennent un aspect sombre.

Protéinurie asymptomatique. Des protéines peuvent passer du sang vers le filtrat en raison de glomérules altérés. Cela peut rester asymptomatique et n'être retrouvé qu'au décours d'un bilan urinaire de routine. Il existe d'autres causes de protéinurie asymptomatique, par exemple une infection urinaire. Une protéinurie importante peut être associée à un syndrome néphrotique (p. 376).

Tableau 13.2 Manifestations et pronostic des différents types de glomérulonéphrite

Type	Étiologie	Manifestations révélatrices	Pronostic
GN proliférative diffuse	Habituellement consécutive à une infection transitoire, en particulier à streptocoque β-hémolytique, mais aussi à d'autres microbes	Néphrite aiguë Hématurie Protéinurie	Bon chez les enfants; moins bon chez les adultes : jusqu'à 40 % développent une hypertension artérielle ou une insuffisance rénale chronique
GN proliférative focale	Associée à d'autres infections systémiques, par exemple le lupus érythémateux disséminé (p. 462), l'endocardite infectieuse (p. 135)	Néphrite aiguë Hématurie Protéinurie	Variable
GN extramembraneuse	Étiologie seulement parfois identifiée, telle une infection; par exemple syphilis, paludisme, hépatite B; certains médicaments, par exemple pénicillamine, or, héroïne; tumeurs	Syndrome néphrotique Hématurie Protéinurie	Variable, mais la plupart des cas évoluent vers l'insuffisance rénale chronique quand la sclérose glomérulaire progresse
GN à lésions minimes	Inconnue	Syndrome néphrotique Hématurie Protéinurie	Bon chez les enfants; rechutes fréquentes chez les adultes

Néphrite aiguë. Elle se caractérise par la présence :

- d'oligurie (<400 ml d'urine par jour chez l'adulte);
- d'hypertension artérielle;
- d'hématuric;
- d'urémie (p. 379).

La douleur lombaire, des céphalées et l'altération générale sont également fréquentes.

Syndrome néphrotique. (Voir ci-après.)

Insuffisance rénale chronique. Elle apparaît quand les néphrons sont progressivement et irréversiblement lésés, après perte de la réserve rénale. (Voir aussi p. 378.)

Syndrome néphrotique

Ce n'est pas en lui-même une maladie, mais c'est une manifestation importante de plusieurs maladies rénales. Ses principales caractéristiques sont :

- une protéinurie marquée;
- une hypoalbuminémie;
- des œdèmes généralisés;
- une hyperlipidémie.

Quand des glomérules sont lésés, la perméabilité de leur membrane glomérulaire est augmentée, et des protéines plasmatiques la traversent pour passer dans le filtrat. L'albumine est la principale protéine perdue, car c'est la plus abondante et surtout la plus petite des protéines plasmatiques. Quand la quantité perdue chaque jour par l'urine excède le taux de production par le foie, une chute appréciable du taux total des protéines plasmatiques apparaît. La pression osmotique plasmatique basse qui en est la conséquence entraîne la survenue d'un œdème diffus et d'un volume plasmatique diminué (voir fig. 5.57, p. 132). Cela réduit le flux sanguin rénal, d'où la stimulation du système rénine–angiotensine–aldostérone (voir fig. 13.13), entraînant un accroissement de la réabsorption d'eau et de sodium dans les tubules rénaux. L'eau réabsorbée accroît la baisse de la pression osmotique, augmentant l'œdème. Le facteur clé de ces troubles est la perte d'albumine à travers la membrane glomérulaire et, tant qu'elle persiste, le cercle vicieux précité se perpétue (fig. 13.23). Le taux des produits de déchet azotés, c'est-à-dire d'acide urique, d'urée et de créatinine, reste habituellement normal. Une hyperlipidémie et, en particulier, une hypercholestérolémie apparaissent aussi, selon un mécanisme mal précisé.

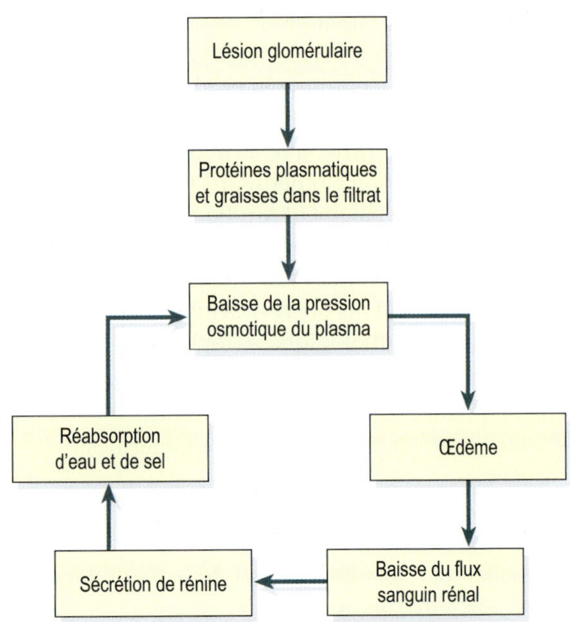

Figure 13.23 Stades de développement du syndrome néphrotique.

Le syndrome néphrotique s'observe lors d'un certain nombre de maladies. Chez l'enfant, il est dû principalement à des lésions glomérulaires minimes. Chez l'adulte, il peut compliquer :

- la plupart des formes de glomérulonéphrite ;
- la néphropathie diabétique (voir ci-après) ;
- le lupus érythémateux aigu disséminé (p. 462) ;
- des infections, par exemple le paludisme, la syphilis, l'hépatite B ;
- des traitements médicamenteux, par exemple par la pénicillamine, les sels d'or, le captopril, la phénytoïne.

Néphropathie diabétique

L'insuffisance rénale est une cause de décès possible chez les adultes souffrant de diabète sucré (p. 250) ; elle intervient surtout en cas d'hypertension artérielle sévère ou d'hyperglycémie de longue durée. Le diabète entraîne des lésions des gros et petits vaisseaux sanguins dans l'ensemble du corps, bien que les effets varient considérablement suivant les individus. Les effets qui touchent le rein sont résumés dans l'appellation *néphropathie diabétique* ou *rein diabétique*, et incluent :

- des lésions progressives des glomérules, une protéinurie et un syndrome néphrotique ;
- une infection ascendante conduisant à une pyélonéphrite aiguë ;
- un athérome (Ch. 5) des artères rénales et de leurs branches, conduisant à l'ischémie rénale et à l'hypertension ;
- une insuffisance rénale chronique (p. 378).

Hypertension et reins

L'hypertension artérielle peut être la cause ou le résultat d'une pathologie rénale. L'hypertension artérielle tant essentielle que secondaire (p. 139) touche les reins, entraînant une artériosclérose et une artériolosclérose rénales, génératrices d'ischémie rénale. Le flux sanguin diminué stimule le système rénine–angiotensine–aldostérone (voir fig. 13.13), ce qui aggrave encore l'hypertension artérielle.

L'hypertension artérielle est courante chez les personnes âgées (p. 123). Elle peut entraîner des lésions glomérulaires progressives, pouvant aboutir à une insuffisance rénale une fois la réserve rénale perdue, ou à une hypertension maligne.

Hypertension secondaire

Une hypertension secondaire peut être due à des maladies rénales chroniques (décrites dans ce chapitre). Elle peut provoquer une ischémie rénale chronique, qui aggrave l'hypertension et l'insuffisance rénale.

Hypertension maligne

Des lésions des artérioles touchent les glomérules, avec destruction consécutive des néphrons. Cela conduit à une aggravation de l'hypertension et un degré variable d'altération rénale chez la plupart des personnes. Parfois, des effets plus graves interviennent : l'accroissement de la perméabilité du glomérule permet le passage de protéines plasmatiques et de globules rouges dans le filtrat, d'où une protéinurie et une hématurie, qui peuvent évoluer en insuffisance rénale.

Pyélonéphrite aiguë

Il s'agit d'une infection bactérienne aiguë du pelvis rénal et des calices des reins, s'étendant au parenchyme rénal où se forment de petits abcès. Les bactéries atteignent habituellement le rein en remontant le tractus urinaire depuis le périnée, mais elles sont parfois véhiculées par le sang. Cette affection se traduit par de la fièvre, une altération générale, des douleurs lombaires.

Infection ascendante. L'extension ascendante de l'infection depuis la vessie (voir « Cystite », p. 381) est la cause de pyélonéphrite la plus fréquente. Le reflux d'urine infectée dans les uretères, quand la vessie se contracte lors de la miction, prédispose à la diffusion ascendante de l'infection aux cavités pyélocalicielles et au parenchyme rénal. Normalement, les positions relatives des uretères et de la vessie (fig. 13.16) empêchent que les bactéries accèdent aux reins.

Infection hématogène. Les reins sont sensibles aux infections hématogènes en raison de leur important flux sanguin (20 % du débit cardiaque). Les bactéries peuvent atteindre le rein directement par septicémie ou depuis un foyer situé ailleurs dans le corps, par exemple de l'appareil respiratoire, d'une plaie infectée ou d'un abcès.

Physiopathologie

Quand l'infection bactérienne atteint le tissu rénal, elle y entraîne une suppuration et la destruction de néphrons. Le pronostic dépend de la quantité de tissu rénal sain restant après disparition de l'infection. Le tissu nécrotique est finalement remplacé par du tissu fibreux, mais les néphrons sains peuvent présenter une certaine hypertrophie. Les évolutions possibles sont la guérison ; la récidive, en particulier si une anomalie structurale des voies urinaires est présente ; et la néphropathie par reflux. La nécrose papillaire est une complication rare, observée habituellement en l'absence de traitement de l'infection.

Néphropathie par reflux

Auparavant connue sous le nom de pyélonéphrite chronique, cette pathologie est presque toujours associée à un reflux vésico-urétéral, favorisant la propagation ascendante d'une infection vers les reins. Une anomalie congénitale de l'angle d'insertion de l'uretère dans la vessie prédispose souvent au reflux d'urine, mais le reflux est parfois dû à un obstacle à l'écoulement de l'urine vésicale, apparu plus tard dans la vie. Les lésions progressives des papilles rénales et des tubules collecteurs conduisent à l'insuffisance rénale chronique, et une hypertension artérielle concomitante est fréquente.

Insuffisance rénale

Insuffisance rénale aiguë (IRA)

Les causes de l'IRA sont classées en :

- *causes prérénales* : l'IRA est alors la conséquence de la réduction brutale du flux sanguin rénal, en particulier suite à un état de choc sévère et prolongé ;
- *causes rénales* : l'IRA se produit du fait d'une lésion du rein lui-même, par exemple nécrose tubulaire aiguë, glomérulonéphrite aiguë ;
- *causes postrénales* : l'IRA intervient à cause d'une obstruction au flux urinaire, lors par exemple d'une pathologie de la prostate, d'une tumeur de la vessie, de l'utérus ou du col utérin, de volumineux calculs dans les cavités rénales.

Il existe une soudaine et sévère réduction du taux de filtration glomérulaire et de la fonction rénale, souvent réversible en quelques jours ou semaines en cas de traitement. Une oligurie ou une anurie est présente, accompagnée d'une acidose métabolique due à la rétention de H^+ ; d'un déséquilibre électrolytique ; de l'accumulation de produits de déchets, principalement azotés. L'IRA complique diverses affections, non nécessairement rénales.

Nécrose tubulaire aiguë (NTA)

C'est la cause d'IRA la plus fréquente. Les cellules de l'épithélium tubulaire sont sévèrement lésées par ischémie ou, moins souvent, par des substances néphrotoxiques (encadré 13.2).

L'*oligurie*, l'*oligurie sévère* (chez l'adulte, moins de 100 ml d'urine par jour) ou l'*anurie* (voir tableau 13.1) peuvent durer quelques semaines, suivies de la reprise de la diurèse. La filtration glomérulaire diminue, et la réabsorption sélective et la sécrétion tubulaire sélective baissent, entraînant :

- une insuffisance cardiaque due à une surcharge liquidienne ;
- des œdèmes diffus et pulmonaire ;
- l'accumulation d'urée et d'autres produits de déchet du métabolisme ;
- un déséquilibre électrolytique, qui peut être aggravé par la rétention du potassium (hyperkaliémie) libéré des cellules lésées n'importe où dans le corps ;
- une acidose due à l'atteinte de l'excrétion urinaire d'ions hydrogène.

Une diurèse importante (phase diurétique) apparaît pendant le processus de guérison, quand les cellules épithéliales tubulaires ont régénéré mais sont encore incapables d'assumer une réabsorption et une sécrétion sélectives. Cette diurèse peut entraîner une déshydratation aiguë, aggravant l'hyperazotémie (taux sanguin d'urée élevé), l'acidose et le déséquilibre électrolytique. Si le patient survit à la phase initiale aiguë, la fonction rénale est restaurée de façon importante en quelques semaines (phase de récupération).

Encadré 13.2 Quelques causes de nécrose tubulaire aiguë

Ischémie – choc sévère, déshydratation, hémorragie, traumatisme, brûlures étendues, infarctus du myocarde, intervention chirurgicale prolongée et compliquée, en particulier chez les personnes âgées

Médicaments – antibiotiques aminosides, anti-inflammatoires non stéroïdiens, inhibiteurs de l'ECA, composés de lithium, surdosage de paracétamol

Hémoglobinémie – accumulation d'hémoglobine, par exemple lors d'une transfusion de sang incompatible, ou du paludisme

Myoglobinémie – la myoglobine issue des muscles lésés augmente les taux sanguins, par exemple après un syndrome d'écrasement (*crush syndrome*)

Insuffisance rénale chronique

L'insuffisance rénale chronique (IRC) apparaît quand le taux de filtration glomérulaire a chuté à environ 20 % de la normale. Le début est généralement lent et asymptomatique, la progression se faisant sur plusieurs années. Les principales causes sont le diabète sucré, la glomérulonéphrite et l'hypertension artérielle.

Les effets sur le taux de filtration glomérulaire (TFG), la réabsorption sélective et la sécrétion tubulaire sont importants. Le TFG et le volume du filtrat sont très abaissés, et la réabsorption d'eau est aussi sérieusement altérée. Cela entraîne une production d'urine qui peut atteindre 10 litres par jour (tableau 13.3). La réduction de la filtration glomérulaire conduit à une accumulation de substances de déchet dans le sang, notamment d'urée et de créatinine. Lorsque l'insuffisance rénale devient patente, le taux d'urée sanguine est élevé ; c'est ce qu'on appelle

Tableau 13.3 Polyurie dans l'insuffisance rénale chronique

	Rein normal	Insuffisance rénale terminale
TFG	125 ml/min ou 180 l/jour	10 ml/min ou 14 l/jour
Réabsorption de l'eau	>99 %	Environ 30 %
Émission d'urine	<1 ml/min ou 1,5 l/jour	Environ 7 ml/min ou 10 l/jour

l'*urémie*. Les signes et symptômes pouvant accompagner cette infection comprennent nausées, vomissements, hémorragie gastro-intestinale, anémie et prurit (démangeaison). D'autres sont expliqués ci-après.

Polyurie. De grands volumes d'urine diluée (avec une faible gravité spécifique) sont émis, en raison du défaut de réabsorption de l'eau. La nycturie (ou nocturie) est un symptôme fréquent.

Acidose. Du fait de la défaillance du système de tampon rénal, qui contrôle normalement le pH des liquides corporels, des ions hydrogène s'accumulent.

Déséquilibre électrolytique. C'est aussi la conséquence de l'atteinte de la réabsorption et de la sécrétion tubulaires.

Anémie. Le déficit de l'érythropoïétine (p. 71) survient quand l'insuffisance chronique s'étend sur quelques mois, entraînant une anémie habituellement aggravée par l'hémodialyse qui lèse les globules rouges. En l'absence de traitement, l'anémie se traduit par une fatigue, et peut aussi conduire à une dyspnée et une défaillance cardiaque (p. 134). La fatigue et les difficultés respiratoires sont parfois les symptômes initiaux de l'insuffisance rénale chronique.

Hypertension artérielle. Elle est souvent une conséquence, si ce n'est la cause, de l'insuffisance rénale.

Insuffisance rénale terminale

Lorsque la mort semble devenir inévitable sans traitement telle qu'une hémodialyse, une dialyse péritonéale ou une transplantation rénale, l'affection est appelée *insuffisance rénale terminale*. Les fonctions excrétrices du rein sont perdues, l'équilibre acidobasique ne peut pas être maintenu, et les fonctions endocriniennes du rein sont interrompues.

En fin de vie, une anorexie, des nausées, une respiration très profonde (respiration de Kussmaul) apparaissent avec la progression de l'urémie. Au stade d'insuffisance rénale terminale, le patient peut présenter aussi un hoquet, des démangeaisons, des vomissements, des secousses musculaires, des convulsions, une somnolence aboutissant au coma.

Calculs rénaux

Des calculs (pierres) se forment dans les reins et dans la vessie quand des constituants urinaires normalement en solution précipitent. Les solutés impliqués sont habituellement des oxalates et des phosphates. Les calculs s'observent le plus souvent chez des hommes, à un âge supérieur à 30 ans, et l'affection récidive souvent. La plupart sont formés dans les tubules collecteurs ou dans les tubules des papilles rénales. Puis ils passent dans le pelvis rénal, où ils peuvent augmenter de taille. Certains deviennent trop volumineux pour passer dans l'uretère, obstruant le flux urinaire et pouvant entraîner des lésions rénales. D'autres gagnent la vessie et ils sont excrétés, ou ils augmentent de taille, pouvant obstruer l'urètre (fig. 13.24). Des calculs peuvent se former dans la vessie. Cette pathologie s'observe habituellement dans les pays en voie de développement, souvent chez des enfants. Les facteurs prédisposant à la lithiase urinaire sont les suivants.

- *Déshydratation*. Celle-ci entraîne une réabsorption tubulaire d'eau accrue, mais elle ne modifie pas la réabsorption des solutés, dont la concentration augmente dans l'urine des tubules collecteurs, facilitant leur précipitation.
- *pH de l'urine*. Quand le filtrat normalement acide devient alcalin, certaines substances, par exemple les phosphates, peuvent précipiter. Cela s'observe quand les systèmes tampons sont déficients, et lors de certaines infections.
- *Infection*. Du matériel nécrotique et du pus fournissent des foyers sur lesquels des solutés du filtrat peuvent se déposer ; les produits de l'infection peuvent aussi altérer le pH de l'urine. L'infection entraîne parfois l'alcalinisation de l'urine (voir ci-dessus).
- *Affections métaboliques*. Il s'agit de l'hyperparathyroïdie (p. 247) et de la goutte (p. 461) (NdT : il y en a bien d'autres, moins fréquentes).

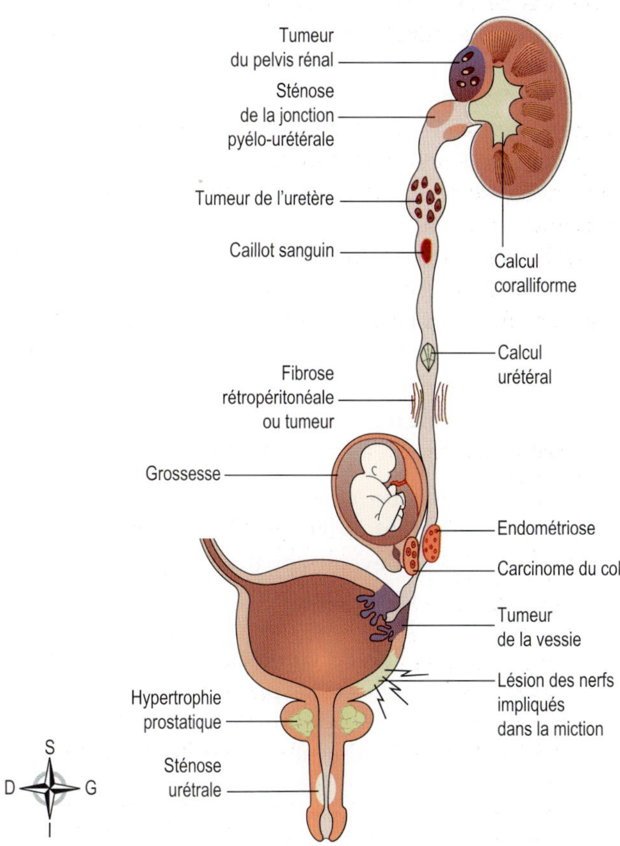

Figure 13.24 Résumé des obstructions du tractus urinaire.

Petits calculs

Les petits calculs peuvent traverser l'uretère ou s'y enclaver et léser l'épithélium, entraînant une hématurie, éventuellement une fibrose cicatricielle avec sténose de l'uretère. En cas d'obstruction urétérale, habituellement unilatérale, il se produit une contraction spasmodique de l'uretère, entraînant une douleur ischémique aiguë intermittente (*colique néphrétique*) quand le muscle lisse de l'uretère se contracte sur le calcul, dans une tentative pour le déplacer. Des calculs atteignant la vessie peuvent être éliminés par l'urine ; ils peuvent aussi augmenter de taille, et finir par obstruer l'urètre. Il en résulte une rétention d'urine et une *hydronéphrose* bilatérale (p. 381), une infection en amont du blocage, une pyélonéphrite et des lésions rénales sévères.

Calculs volumineux (coralliformes)

Un calcul volumineux peut se former, habituellement sur plusieurs années, remplissant le pelvis rénal et les calices (voir fig. 13.24). Il entraîne la stagnation de l'urine, prédispose à l'infection, à l'hydronéphrose et parfois à des tumeurs. Il peut entraîner une insuffisance rénale chronique (NdT : s'il est bilatéral, ou si l'autre rein est lésé pour une raison quelconque).

Anomalies congénitales des reins

Rein ectopique

Un rein, ou les deux reins, peuvent être anormalement bas situés. Les reins ectopiques fonctionnent normalement si les vaisseaux sanguins sont assez longs pour vasculariser suffisamment le rein ; cependant, un rein dans la cavité pelvienne peut poser des problèmes lors de la grossesse si l'utérus de volume croissant vient comprimer les vaisseaux sanguins rénaux ou l'uretère. Si les uretères deviennent flexueux, le risque d'infection est accru et il y a tendance au reflux d'urine dans l'uretère. Des difficultés peuvent être aussi être présentes lors de l'accouchement.

Reins polykystiques

La *forme infantile* est très rare ; l'enfant meurt souvent peu après la naissance.

Maladie polykystique des reins autosomique dominante. Cette affection héréditaire (autosomique dominante, Ch. 17) peut devenir apparente à n'importe quel moment de l'enfance à l'âge adulte. Les deux reins sont atteints. Une dilatation (kyste) se forme à la jonction du tubule contourné distal et du tubule collecteur. Les kystes grossissent lentement, et la pression qu'ils exercent entraîne l'ischémie et la destruction de néphrons. La maladie est progressive, et une hypertension artérielle secondaire est fréquente ; l'insuffisance rénale chronique touche environ 50 % des patients. La mort peut être due à l'insuffisance rénale chronique, à une insuffisance cardiaque, à une hémorragie cérébrale ou sous-arachnoïdienne liée à la rupture d'un anévrisme du cercle artériel de Willis (p. 111). Des kystes peuvent aussi se développer dans le foie, la rate et le pancréas, mais ils ne sont pas associés à un dysfonctionnement de ces organes.

Tumeurs du rein

Les tumeurs bénignes du rein sont relativement rares.

Tumeurs malignes

Ce sont les tumeurs les plus courantes de la vessie ou du rein.

Adénocarcinome rénal

Cette tumeur de l'épithélium tubulaire est observée surtout après 50 ans, le plus souvent chez l'homme. Les signes cliniques comprennent une hématurie, une lombalgie, une anémie, une perte de poids et de la fièvre. La tumeur s'étend localement à la veine rénale, et elle métastase précocement par voie sanguine, le plus souvent aux poumons et aux os. Ses causes sont inconnues, même si l'incidence est accrue chez les fumeurs.

Néphroblastome (tumeur de Wilms)

C'est l'une des tumeurs malignes de l'enfant de moins de 10 ans les plus fréquentes, apparue habituellement dans les quatre premières années de la vie. Les signes cliniques comprennent une hématurie, une hypertension, une douleur abdominale et, parfois, une occlusion intestinale. Généralement unilatérale, la tumeur devient rapidement très volumineuse et elle envahit les vaisseaux sanguins, métastasant précocement par voie sanguine aux poumons.

Maladies du pelvis rénal, des uretères, de la vessie et de l'urètre

Objectifs pédagogiques

Après avoir étudié ce paragraphe, vous devriez être capable :

- de décrire les causes et les implications de l'obstruction urinaire ;
- d'expliquer les caractéristiques anatomopathologiques des infections urinaires ;
- d'indiquer les caractéristiques des principales tumeurs vésicales ;
- de discuter les principales causes d'incontinence urinaire.

Ces structures sont envisagées ensemble car leurs fonctions associées sont de collecter l'urine et de l'emmagasiner avant de l'excréter hors de l'organisme. L'obstruction et l'infection représentent les principaux problèmes (fig. 13.24).

Obstruction au flux urinaire

Hydronéphrose

C'est la dilatation des cavités rénales et des calices due à l'accumulation d'urine au-dessus d'une obstruction du tractus urinaire (fig. 13.24). Elle entraîne la destruction des néphrons, une fibrose et une atrophie du rein. Un ou deux reins peuvent être atteints, selon la cause et le siège de l'obstruction. Quand il s'agit d'une anomalie de la vessie ou de l'urètre, les deux reins sont atteints; l'obstruction au-dessus de la vessie est plus fréquente, et n'affecte qu'un seul rein. Les effets dépendent du siège et de l'extension de l'obstruction. La stase de l'urine à l'intérieur du tractus urinaire prédispose à l'infection.

Obstruction complète durable

Dans cette éventualité, l'hydronéphrose se développe rapidement, la pression dans les néphrons s'élève et la production d'urine s'arrête. Elle est due le plus souvent à un volumineux calcul ou à une tumeur. L'évolution dépend de l'unilatéralité ou de la bilatéralité de l'hydronéphrose (car un seul rein normal peut maintenir une fonction rénale adéquate).

Obstruction partielle ou intermittente

Une telle obstruction peut demeurer non décelée pendant des années. Elle conduit à une hydronéphrose progressive due par exemple à :

- la survenue successive de calculs dans un uretère, chacun ayant été évacué par péristaltisme;
- la constriction de l'uretère ou de l'urètre par du tissu fibreux secondaire à une inflammation épithéliale due au passage d'un calcul ou à une infection;
- une tumeur des voies urinaires, abdominale ou pelvienne;
- une grosse prostate.

Lésions de la moelle spinale

En cas d'interruption de l'innervation vésicale, par exemple des lésions transversales de la moelle spinale, une rétention d'urine se produit. Quand la vessie se remplit, la pression intravésicale s'élève et entraîne une incontinence par regorgement (p. 382), une hyperpression rétrograde dans les uretères et une hydronéphrose. Le réflexe de miction réapparaît au bout d'un certain temps, mais la perte du contrôle volontaire de la miction peut être irréversible. La compression de la moelle et d'autres anomalies, par exemple le spina bifida, peuvent aussi altérer la miction.

Infections urinaires

L'infection de n'importe quelle partie du tractus urinaire peut s'étendre de façon ascendante, entraînant une pyélonéphrite aiguë (p. 377) et des lésions rénales sévères.

Urétérite

L'inflammation de l'uretère est habituellement due à l'extension d'une infection vésicale (cystite).

Cystite

Il s'agit d'une inflammation aiguë de la vessie qui peut être due à :

- une propagation ascendante des bactéries commensales de l'intestin (*Escherichia coli* et *Streptococcus faecalis*) venus du périnée, via l'urètre, en particulier chez la femme;
- un traumatisme, avec ou sans infection, dû à une intervention, qu'il s'agisse par exemple d'une radiothérapie, ou de la pose d'un cathéter ou d'un autre instrument dans la vessie.

Ces diverses causes entraînent une inflammation avec œdème et petites hémorragies dans la muqueuse vésicale, pouvant s'accompagner d'*hématurie*. Les terminaisons nerveuses dans la paroi vésicale sont hypersensibles; elles sont stimulées quand la vessie ne contient que de petites quantités d'urine, d'où des *mictions fréquentes* et une *dysurie* (sensation de brûlure lors de la miction). L'urine peut être trouble et avoir une odeur désagréable. Une douleur abdominale basse est fréquente. En l'absence de traitement, une extension ultérieure peut entraîner une pyélonéphrite aiguë (voir p. 377) ou une septicémie.

Une cystite est dite *non compliquée* si elle survient chez des femmes auparavant saines, dont le tractus urinaire est normal. Lorsqu'elle affecte des personnes avec des anomalies structurelles ou fonctionnelles du tractus urinaire, ou ayant des pathologies préexistantes, par exemple un diabète sucré ou une obstruction au flux urinaire, la cystite est dite *compliquée*. Les infections du tractus urinaire compliquées provoquent parfois des lésions rénales permanentes, ce qui est rarement le cas dans les infections non compliquées. La récidive est très fréquente, en particulier chez les femmes, soit parce que l'infection initiale n'a pas été éradiquée, soit parce qu'une réinfection survient.

Facteurs prédisposants. Ils comprennent la stase de l'urine dans la vessie et la taille plus courte de l'urètre chez la femme, qui est proche de l'anus (fig. 13.19A), ainsi que le caractère humide du périnée, pouvant abriter des microbes commensaux. Pendant les rapports sexuels, l'urètre peut être traumatisé et des microbes peuvent être transférés, en particulier chez la femme. Les hormones de la grossesse entraînent le relâchement des muscles du périnée et le relâchement de l'uretère, qui présente des flexuosités. Vers la fin de la grossesse, la compression due au fœtus peut bloquer le flux urinaire. Chez l'homme, la prostate constitue un foyer d'infection locale, et une hypertrophie prostatique peut entraîner une obstruction urétrale progressive.

Urétrite

C'est l'inflammation de l'urètre; elle est décrite au chapitre 18.

Tumeurs de la vessie

L'identification de la nature bénigne ou maligne d'une tumeur n'est pas toujours aisée. Les tumeurs sont souvent multiples, et elles récidivent souvent. Les facteurs favorisants sont le tabagisme, la prise prolongée de certains analgésiques, et l'exposition professionnelle à des produits chimiques, par exemple les teintures d'aniline dans les industries du textile et de l'imprimerie.

Carcinomes de type transitionnel

Ces tumeurs, aussi appelées papillomes, naissent de l'épithélium transitionnel, et elles sont souvent bénignes. Il s'agit de tumeurs pédiculées avec de fines ramifications, qui tendent à se fissurer, donnant des saignements indolores traduits par des hématuries. Les papillomes sont souvent récidivants, même s'ils sont bénins. Les cellules sont parfois bien différenciées et non invasives, mais certains papillomes se comportent comme des carcinomes, et ils envahissent les vaisseaux sanguins et lymphatiques voisins.

Tumeurs solides

Ces tumeurs sont toutes malignes à des degrés variables. Les tumeurs solides les plus malignes envahissent précocement la paroi vésicale, et diffusent par voies lymphatique et sanguine à d'autres parties du corps. Des hémorragies et une nécrose apparaissent quand la surface de la tumeur s'ulcère.

Incontinence urinaire

Dans cette affection, la miction normale (p. 373) est atteinte, et il se produit une émission involontaire d'urine. Il existe plusieurs types d'incontinence qui sont décrits ci-dessous. En plus des mécanismes indiqués ci-après, des anomalies neurologiques peuvent aussi altérer le contrôle volontaire de la miction, par exemple une lésion médullaire ou la sclérose en plaques (p. 198).

Incontinence d'effort

Il s'agit de la fuite d'urine quand la pression intra-abdominale s'élève, par exemple lors de la toux, du rire ou de l'éternuement. Elle s'observe habituellement chez des femmes présentant une faiblesse des muscles du plancher pelvien ou des ligaments pelviens, par exemple après un accouchement ou en raison du vieillissement. Elle est physiologique chez les jeunes enfants avant la maîtrise complète du contrôle de la vessie.

Incontinence par impériosité

La fuite d'urine suit une sensation soudaine et impérieuse de besoin d'uriner, et il existe une impossibilité de retarder la miction. Cela peut être dû à une infection urinaire, à une lithiase urinaire, à une tumeur ou à une hypersensibilité du muscle détrusor.

Incontinence par regorgement

Cela s'observe quand il y a un surremplissage de la vessie et peut être dû à une rétention d'urine due à une vidange incomplète quand il existe une obstruction à l'évacuation de l'urine, par exemple par une grosse prostate ou une sténose urétrale ; et/ou à l'altération de la contraction du muscle détrusor durant la miction. Cette incontinence peut aussi être la conséquence d'une complication d'une lésion nerveuse pelvienne due à une intervention chirurgicale, un traumatisme, ou lorsque la queue de cheval est comprimée par une tumeur ou un disque intervertébral prolabé.

La vessie se distend et, quand la pression intravésicale surmonte la résistance du sphincter urétral externe, de l'urine s'écoule goutte par goutte de l'urètre. L'individu peut être incapable d'initier et/ou de maintenir la miction. Des volumes d'urine résiduelle plus importants que la normale (> 50 à 100 ml) dans la vessie prédisposent à une infection.

SECTION 4

Protection et survie

CHAPITRE 14

Peau

Peau

Objectifs pédagogiques

Après avoir étudié ce paragraphe, vous devriez être capable :

- de décrire la structure de la peau;
- d'expliquer les principales fonctions de la peau;
- de comparer et d'opposer les processus de guérison primaire et secondaire des plaies.

La première partie de ce chapitre décrit la structure et les fonctions de la peau, aussi connue sous le nom de système tégumentaire. Les effets du vieillissement sur la peau sont traités dans la partie suivante. Les affections cutanées courantes sont abordées en dernière partie.

La peau recouvre complètement le corps, et elle est en continuité avec les membranes bordant les orifices corporels. Elle :

- protège les structures sous-jacentes des traumatismes et de l'invasion par des microbes
- contient des terminaisons nerveuses sensitives permettant la discrimination de la douleur, de la température et du toucher;
- est impliquée dans la régulation de la température corporelle.

Structure de la peau

La peau est le plus grand organe du corps et a une surface d'environ 1,5 à 2 m^2 chez l'adulte. Dans certaines régions, elle contient des structures accessoires : des glandes, des poils et des ongles. Elle présente deux couches principales, l'épiderme et le derme. Une couche sous-cutanée composée de tissu aréolaire et de tissu adipeux (graisse) sépare la peau des structures sous-jacentes.

Épiderme

L'épiderme est la couche la plus superficielle de la peau. Il est fait d'un *épithélium pavimenteux kératinisé stratifié* (voir fig. 3.13, p. 41), d'épaisseur variable, plus épais sur la paume des mains et la plante des pieds. Il n'y a pas dans l'épiderme de vaisseaux sanguins ni de terminaisons nerveuses, mais ses couches les plus profondes sont baignées dans le liquide interstitiel venu du derme, qui fournit de l'oxygène et des nutriments, et qui est drainé sous forme de lymphe.

L'épiderme comporte plusieurs couches (strates) de cellules, allant de la *couche germinative* (NdT : stratum basal, ou couche basale), la plus profonde, à la *couche cornée* (stratum corneum) épaisse, la plus superficielle (fig. 14.1). Les cellules épidermiques naissent dans la couche germinative et présentent des modifications graduelles pendant qu'elles progressent vers la surface.

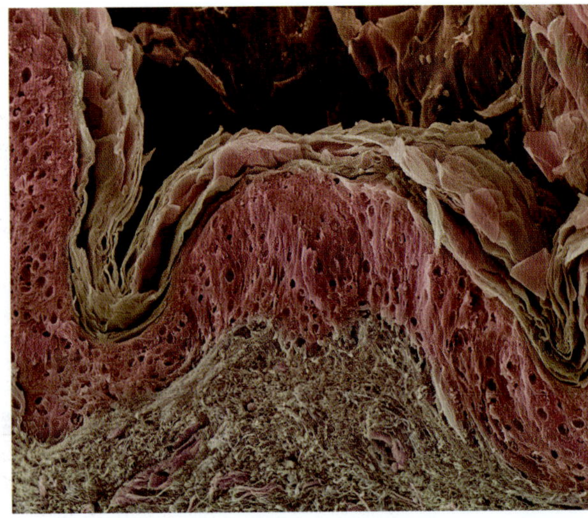

Figure 14.1 Microscopie à balayage électronique en couleur de la peau montrant la couche cornée (stratum corneum) superficielle (en brun clair), au-dessus les couches inférieures de l'épiderme (en rose) et le derme (brun gris).

Les cellules en surface sont plates, minces, non nucléées, mortes, appelées *squames*, dans lesquelles le cytoplasme a été remplacé par une protéine fibreuse, la *kératine*. Les cellules de surface desquament en permanence, remplacées par des cellules situées en dessous. Le remplacement complet de l'épiderme prend environ un mois.

Le maintien d'un épiderme en bonne santé dépend des trois processus synchronisés suivants :

- desquamation des cellules kératinisées en surface;
- kératinisation efficace des cellules s'approchant de la surface;
- division cellulaire continuelle dans les couches profondes, avec formation de nouvelles cellules migrant vers la surface.

Les poils, les sécrétions des glandes sébacées et les canaux excréteurs des glandes sudoripares (ou sudorifères) traversent l'épiderme pour atteindre la surface.

Les projections dermiques, appelées *papilles* (fig. 14.2), sont fermement fixées à l'épiderme plus superficiel. Elles permettent le passage et l'échange des nutriments et des déchets à la partie inférieure de l'épiderme. Cette disposition stabilise les deux couches, empêchant la survenue de lésions dues à des forces de cisaillement. Des *bulles* se développent quand un traumatisme aigu sépare le derme de l'épiderme, et que du liquide séreux se collecte entre les deux couches.

Dans les zones où la peau est sujette à des phénomènes d'usure plus importants, par exemple les paumes et les doigts ainsi que la plante des pieds, l'épiderme est plus épais et dépourvue de poils. À ces endroits, les papilles dermiques sont disposées en lignes parallèles, ce qui donne à la peau un aspect strié. L'aspect des projections sur la pulpe des doigts est spécifique à chaque individu, et leur impression est appelée empreinte digitale. La couleur de la peau dépend de plusieurs facteurs.

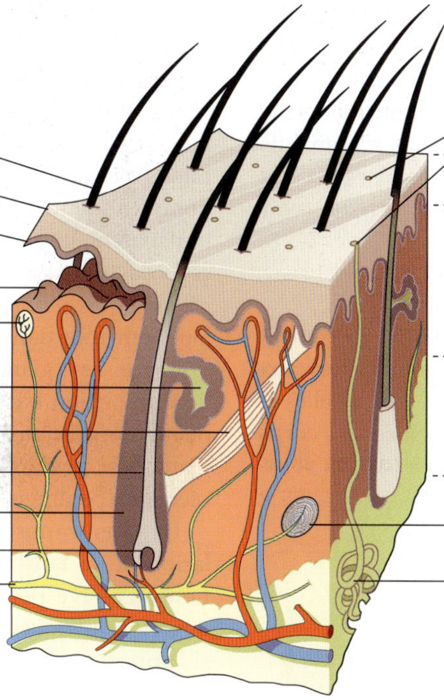

Figure 14.2 Principales structures du derme.

- La mélanine, pigment foncé dérivant d'un acide aminé, la tyrosine, et sécrété par des *mélanocytes* dans la couche germinative profonde, est absorbée par les cellules épithéliales avoisinantes. Sa quantité est génétiquement déterminée, et elle varie avec la partie du corps chez les membres d'une même ethnie et entre les groupes ethniques. Le nombre de mélanocytes est tout à fait constant; ainsi, les différences de couleur dépendent de la quantité de mélanine sécrétée. Elle protège la peau des effets nocifs des rayons ultraviolets de la lumière solaire. L'exposition à la lumière solaire déclenche la synthèse de mélanine.
- La saturation de l'hémoglobine (p. 70) et la quantité de sang circulant dans le derme donnent la couleur rose de la peau chez les Blancs. Quand la saturation en oxygène est très faible, la peau peut apparaître bleue (*cyanose*).
- L'excès de pigments biliaires sanguins et les carotènes dans la graisse sous-cutanée donnent à la peau une couleur jaunâtre.

Derme (fig. 14.2)

Le derme est résistant et élastique. Il dérive du tissu conjonctif, et la matrice contient des *fibres de collagène* (voir fig. 3.16, p. 43) entremêlées avec des *fibres élastiques*. Des fibres élastiques se rompent quand la peau est étirée, rupture déterminant des *vergetures* permanentes ou marques d'étirement, pouvant s'observer lors de la grossesse et de l'obésité. Les fibres de collagène lient l'eau, et elles donnent à la peau sa force élastique; mais, comme cette capacité décline avec l'âge, des rides se développent.

Des fibroblastes (voir fig. 3.5, p. 36), des macrophages (voir fig. 3.17, p. 43) et des mastocytes sont les principales cellules présentes dans le derme. Du tissu aréolaire et une quantité variable de tissu adipeux (gras) se situent sous la couche la plus profonde du derme. Le derme comporte :

- des vaisseaux sanguins et lymphatiques;
- des terminaisons nerveuses sensitives;
- des glandes sudoripares et leurs canaux;
- des poils et le muscle arrecteur de chacun d'eux, ainsi que des glandes sébacées.

Vaisseaux sanguins et lymphatiques. Des artérioles forment un fin réseau, avec des branches capillaires vascularisant les glandes sudoripares, les glandes sébacées, les follicules pileux et le derme. Les lymphatiques forment un réseau dans tout le derme.

Terminaisons nerveuses sensitives. Des récepteurs sensitifs (terminaisons nerveuses spécialisées) sensibles au *toucher*, à la *température*, à la *pression* et à la *douleur*, sont largement distribués dans le derme. Les stimulus entrants activent les différents types de récepteurs (fig. 14.2 et encadré 14.1); par exemple, le corpuscule lamelleux (de

Encadré 14.1 Récepteurs sensitifs dans la peau

Récepteur sensitif	Stimulus
Corpuscule tactile non capsulé (de Meissner)	Pression légère
Corpuscule lamelleux (de Pacini)	Pression marquée
Terminaison nerveuse libre	Douleur

Pacini) est sensible à la pression marquée (fig. 14.3). La peau est un organe sensitif important, par lequel l'individu est informé sur son environnement. Des impulsions nerveuses générées dans les récepteurs sensitifs du derme sont transmises à la moelle spinale par des nerfs sensitifs (fig. 14.4). De là, les impulsions sont transmises à l'aire sensitive du cerveau, où les sensations sont perçues (voir fig. 7.23B, p. 169).

Glandes sudoripares

Les glandes sudoripares (ou sudorifères) sont largement distribuées dans toute la peau, surtout nombreuses aux paumes des mains et aux plantes des pieds, aux aisselles et aux aines. Elles sont faites de cellules épithéliales. Le corps des glandes est enroulé sur lui-même, dans le tissu sous-cutané (NdT : il s'agit de glandes sudoripares eccrines, glandes dont le canal excréteur débouche directement à la surface de la peau par une minuscule ouverture, ou pore sudoripare). Il existe deux types de glandes sudoripares. Les glandes sudoripares eccrines sont le type le plus courant. Elles s'ouvrent à la surface cutanée à travers de minuscules pores; la sueur produite à cet endroit est un liquide séreux transparent, important pour la régulation de la température corporelle. Les glandes apocrines s'ouvrent dans un follicule pileux et deviennent actives à la puberté. Elles pourraient jouer un rôle dans l'excitation sexuelle. On retrouve par exemple ces glandes dans la région de l'aisselle. La décomposition bactérienne de leurs sécrétions donne une odeur déplaisante. Un exemple spécialisé de ce type de glande est la glande cérumineuse de l'oreille externe, qui sécrète le cérumen (Ch. 8).

La plus importante fonction de la sueur est la régulation de la température corporelle (p. 390). Une sudation excessive peut entraîner une déshydratation et une déplétion sérieuse en chlorure de sodium corporel, sauf si l'apport en eau et en sel est accru de façon appropriée. Après 7 à 10 jours d'exposition à une température environnementale élevée, la quantité de sel perdue diminue notablement, mais la perte d'eau reste élevée.

Poils

Les poils se développent à partir de cellules épidermiques recouvrant de profondes invaginations de l'épiderme dans le derme ou le tissu sous-cutané, appelées *follicules pileux*. Un amas de cellules à la base du follicule est appelé la *papille pileuse* ou le *bulbe pileux*. Le poil est formé par la multiplication de cellules du bulbe et, pendant qu'elles sont poussées vers l'extérieur, s'éloignant de leur source de nutrition, ces cellules meurent et deviennent kératinisées. La partie du poil au-dessus de la peau est la *tige*, le reste est la *racine* du poil (fig. 14.2). La figure 14.5

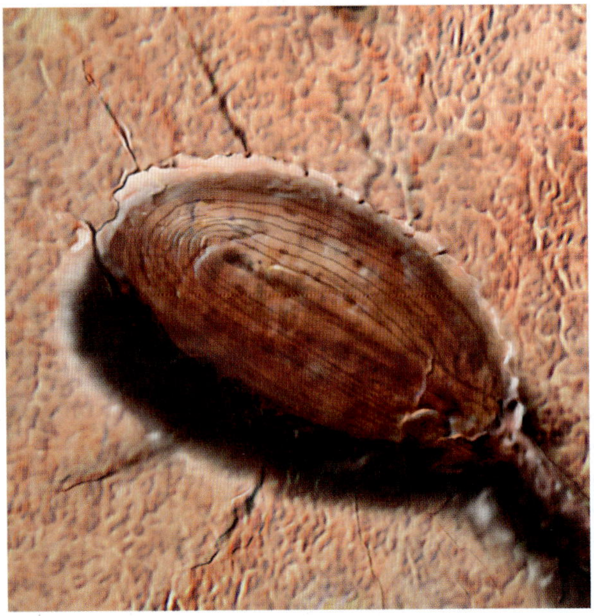

Figure 14.3 Corpuscule lamelleux (de Pacini).

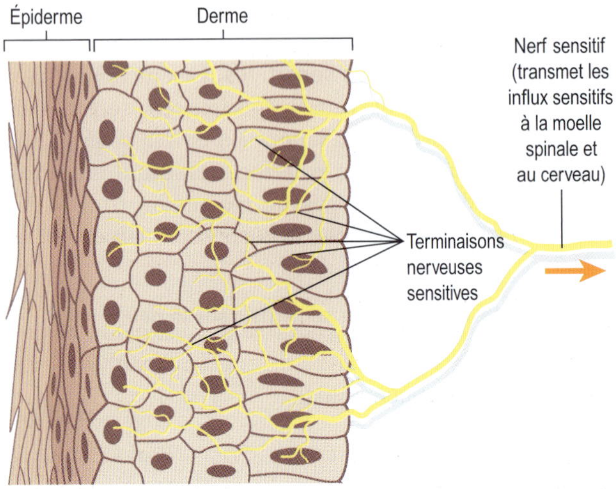

Figure 14.4 Les nerfs sensitifs dans le derme.

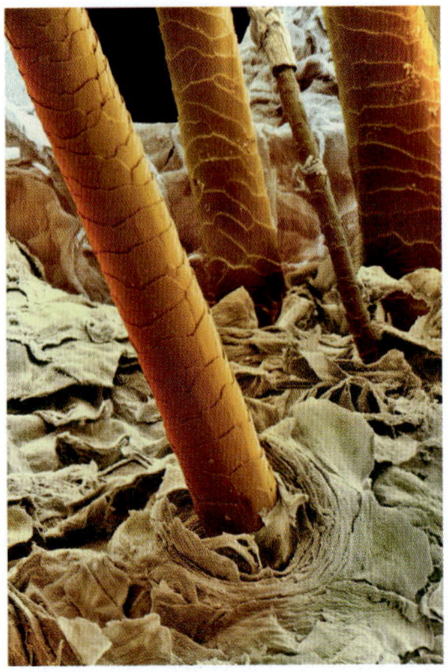

Figure 14.5 Microscopie à balayage électronique en couleur de tiges de poils croissant à travers la peau.

montre la croissance d'un poil à travers la peau ainsi que la desquamation qui rend la surface cutanée rugueuse. Celle-ci peut abriter des micro-organismes, bien que nombre d'entre eux soient éliminés par le frottement constant des couches supérieures.

La couleur du poil est génétiquement déterminée, et dépend de la quantité de mélanine présente. Le remplacement de la mélanine par de minuscules bulles d'air rend blanc le poil.

Muscle arrecteur du poil (fig. 14.2). Il est fait de petits faisceaux de fibres musculaires lisses attachés au follicule pileux. Sa contraction dresse le poil et élève la peau autour du poil, déterminant la chair de poule. Les muscles arrecteurs sont stimulés par des fibres nerveuses sympathiques en réponse à la peur et au froid. Les poils dressés captent de l'air, et ils agissent comme une couche isolante. Il s'agit là d'un mécanisme de réchauffement efficace, en particulier quand il s'accompagne de frissonnement, c'est-à-dire de contraction involontaire de muscles squelettiques.

Glandes sébacées (fig. 14.2). Elles sont faites de cellules épithéliales sécrétrices dérivées du même tissu que les follicules pileux. Elles sécrètent une substance huileuse antimicrobienne, le *sébum*, dans le follicule pileux; elles sont donc présentes dans toutes les parties du corps sauf la paume des mains et la plante des pieds. Elles sont les plus nombreuses dans le cuir chevelu, le visage, les aisselles et les aines. Dans les régions de transition d'un type d'épithélium de surface à un autre type, telles que les lèvres, les paupières, les mamelons, les petites lèvres, le prépuce, il y a des glandes sébacées indépendantes de follicules pileux, sécrétant du sébum directement à la surface de la région.

Le sébum conserve au poil sa souplesse et sa flexibilité, et lui donne un aspect luisant. Il rend la peau, dans une certaine mesure, imperméable à l'eau, et il agit comme un agent bactéricide et antifongique, empêchant l'infection. Il prévient aussi le dessèchement et le craquellement de la peau, en particulier de celle exposée à la chaleur et au soleil. L'activité de ces glandes s'accroît à la puberté; elle est moindre aux âges extrêmes, rendant la peau des nourrissons et des personnes âgées exposée aux conséquences d'une humidité excessive (macération).

Ongles (fig. 14.6)

Les ongles des humains équivalent aux griffes, aux cornes et aux sabots des animaux. Ils dérivent des mêmes cellules que l'épiderme et les poils; ils sont faits d'une plaque de kératine dure, cornée. Ils protègent l'extrémité des doigts et des orteils.

La *racine* de l'ongle est enchâssée dans la peau et recouverte par la *cuticule*, qui forme l'aire pâle hémisphérique appelée *lunule*.

La *plaque unguéale* est la partie de l'ongle exposée, ayant poussé à partir de la zone germinative de l'épiderme appelée *lit de l'ongle*.

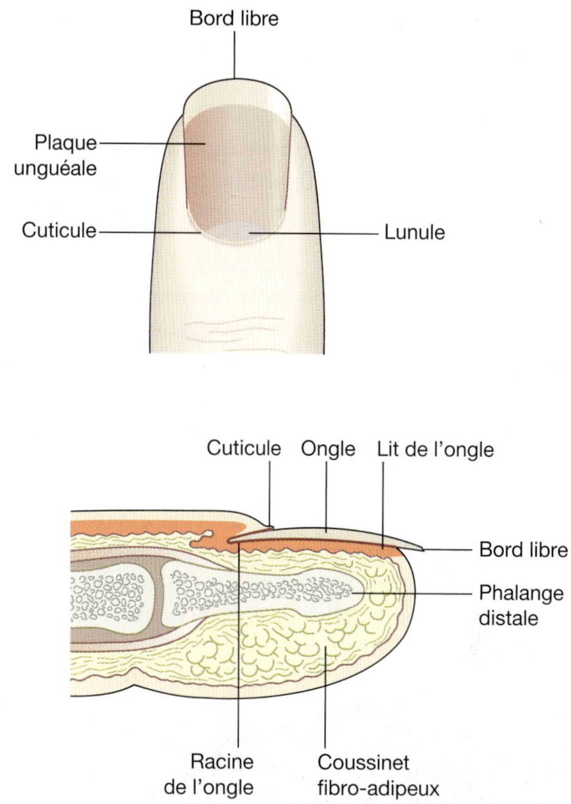

Figure 14.6 L'ongle et la peau voisine.

Les ongles des doigts poussent plus vite que ceux des orteils, et leur croissance est plus rapide quand la température ambiante est élevée.

Fonctions de la peau

Protection

La peau constitue une couche relativement imperméable à l'eau, principalement issue de son épithélium kératinisé, qui protège les structures plus profondes et plus délicates. En tant qu'important mécanisme de défense non spécifique, elle agit en barrière contre :

- l'invasion par des micro-organismes;
- les produits chimiques;
- les agents physiques, par exemple les traumatismes légers, les rayons ultraviolets;
- la déshydratation.

L'épiderme contient des cellules spécialisées dans l'immunité appelées cellules dendritiques (de Langerhans), qui constituent un type de macrophage. Elles phagocytent les antigènes qui y pénètrent, et gagnent le tissu lymphoïde où elles présentent l'antigène à des lymphocytes T, déclenchant ainsi une réponse immunitaire (Ch. 15).

Les nombreuses terminaisons sensitives dans le derme permettent la perception, la discrimination et la localisation des stimulus internes et externes. Cela favorise la réaction aux changements dans l'environnement, par exemple par action réflexe (retrait) à des stimulus déplaisants ou douloureux, protégeant ainsi la peau contre une nouvelle agression.

La mélanine est un pigment qui protège contre les rayons ultraviolets du soleil, nocifs.

Régulation de la température corporelle

La température corporelle reste constante, autour de 36,8 °C, dans des températures environnementales largement variables, ce qui assure le maintien de l'ampleur optimale d'activité enzymatique nécessaire au métabolisme. Chez les sujets en bonne santé, les variations de la température corporelle sont habituellement limitées à 0,5–0,75 °C, encore que celle-ci soit légèrement plus élevée le soir, pendant l'exercice physique et chez la femme juste après l'ovulation. Pour que la température reste constante, un système de rétroaction négative maintient l'équilibre entre la production de chaleur dans le corps et la perte de chaleur dans l'environnement.

Production de chaleur

Quand le niveau métabolique s'élève, la température corporelle augmente, et quand il baisse, la température corporelle diminue. Une partie de l'énergie libérée dans les cellules pendant l'activité métabolique l'est sous forme de chaleur, et les organes les plus actifs produisent le plus de chaleur. Les principaux organes impliqués sont les suivants.

- *Les muscles squelettiques.* La contraction des muscles squelettiques produit une grande quantité de chaleur, et plus l'exercice est vigoureux, plus la quantité de chaleur produite est grande. Le frissonnement implique aussi la contraction musculaire lisse, qui augmente la production de la chaleur quand la température corporelle risque de tomber au-dessous de la normale.
- *Le foie* est métaboliquement très actif, et de la chaleur est produite comme produit annexe. Le niveau métabolique et la production de chaleur augmentent après un repas.
- *Les organes digestifs.* Ils produisent de la chaleur pendant leur péristaltisme et pendant les réactions chimiques impliquées dans la digestion.

Perte de chaleur

La plus grande partie de la chaleur perdue par l'organisme l'est par la peau. De petites quantités sont perdues dans l'air expiré, l'urine et les selles. Seule la chaleur perdue par la peau peut être contrôlée ; la perte de chaleur ne peut pas être contrôlée par les autres voies.

La chaleur perdue par la peau dépend de la différence entre la température corporelle et la température de l'environnement, de l'importance de la surface corporelle exposée, et du type des vêtements portés. L'air isole contre la perte de chaleur quand il est capté dans des couches de vêtements et entre la peau et les vêtements. Pour cette raison, plusieurs couches de vêtements légers fournissent un isolement contre des températures ambiantes basses meilleur qu'un seul vêtement épais.

Mécanismes de la perte de chaleur (fig. 14.7). Dans la *radiation*, le principal mécanisme, les parties découvertes du corps irradient de la chaleur hors du corps. Dans l'*évaporation*, le corps est refroidi quand la chaleur convertit l'eau de la sueur en vapeur d'eau. Dans la *conduction*, les vêtements et les autres objets en contact direct avec la peau absorbent de la chaleur. Dans la *convection*, l'air passant sur les parties découvertes du corps est réchauffé et s'élève, remplacé par de l'air froid, et des courants de convection s'établissent. La convection refroidit aussi le corps lorsque des vêtements sont portés, sauf si ce sont des coupe-vent.

Contrôle de la température corporelle

Le *centre régulateur de la température*, dans l'hypothalamus, est sensible à la température du sang circulant qui l'irrigue. Ce centre réagit à la diminution de la température en envoyant des influx nerveux aux :

- artérioles du derme, qui réalisent une constriction du flux sanguin cutané ;
- muscles squelettiques, qui stimulent le frissonnement.

La chaleur étant conservée, la température corporelle s'élève et, quand elle revient à la normale, le mécanisme de rétroaction négative est de nouveau interrompu (voir fig. 1.5, p. 7).

À l'inverse, quand la température corporelle s'élève, la perte de chaleur est accrue par la dilatation des artérioles du derme, ce qui augmente le flux sanguin cutané, et par la stimulation des glandes sudoripares, entraînant un gonflement, et ce jusqu'au retour à la normale, quand le mécanisme de rétroaction négative est interrompu.

Activité des glandes sudoripares. Quand la température corporelle s'élève de 0,25 à 0,50 °C, les glandes sudoripares sécrètent de la sueur sur la surface cutanée. L'évaporation de la sueur refroidit le corps, mais elle est plus lente en milieu humide.

La perte de chaleur corporelle due à l'évaporation de l'eau par la peau et l'air expiré se produit même quand la température ambiante est basse. Cette évaporation est appelée *perte insensible d'eau* (d'environ 500 ml par jour), et elle s'accompagne d'une perte insensible de chaleur.

Régulation du flux sanguin par la peau. La quantité de chaleur perdue par la peau dépend en grande partie du flux sanguin dans les capillaires dermiques. Quand la température corporelle s'élève, les artérioles se dilatent, et plus de sang circule dans le réseau capillaire cutané. La peau est chaude et rose. En plus de l'augmentation de la quantité de sueur produite, la température cutanée s'élève, et davantage de chaleur est perdue par radiation, conduction et convection.

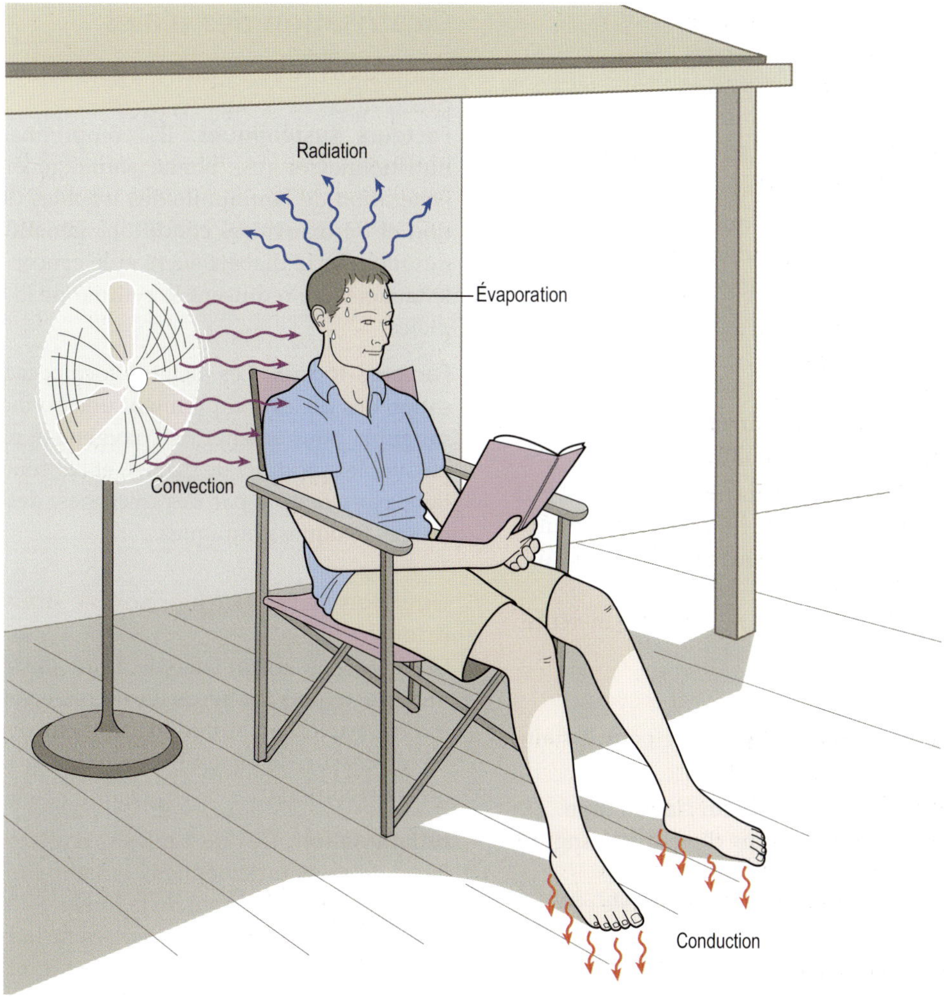

Figure 14.7 Mécanismes de la perte de chaleur.

Si la température ambiante est basse, ou si la production de chaleur diminue, il se produit une vasoconstriction des artérioles du derme. Cela diminue le flux du sang proche de la surface du corps, et la chaleur est conservée. La peau paraît plus pâle et elle est froide.

Fièvre

C'est souvent la conséquence d'une infection ; elle est due à la libération de substances chimiques (des *pyrogènes*) par des cellules inflammatoires et des bactéries envahissantes. Les pyrogènes, par exemple l'*interleukine 1* (p. 403), agissent sur l'hypothalamus, qui libère des prostaglandines réglant le thermostat hypothalamique à une plus haute température. L'organisme répond en activant les mécanismes déclenchant la production de chaleur, par exemple le frissonnement et la vasoconstriction, jusqu'à ce que la nouvelle température plus élevée soit atteinte. Quand le thermostat est à nouveau réglé à son niveau normal, les mécanismes de perte de chaleur sont activés. Il se produit une vasodilatation avec peau chaude et rose, jusqu'à ce que la température corporelle revienne à la normale.

Hypothermie

L'hypothermie correspond à une température centrale (c'est-à-dire rectale) inférieure à 35 °C. Quand la température rectale tombe au-dessous de 32 °C, les mécanismes visant à rétablir à la normale la température corporelle sont habituellement défaillants, c'est-à-dire que le frissonnement est remplacé par une rigidité et des crampes musculaires, la vasoconstriction ne se produit pas, la pression artérielle baisse, le pouls et la respiration se ralentissent. Une confusion et une désorientation apparaissent. La mort est habituelle quand la température tombe au-dessous de 25 °C.

Les sujets aux âges extrêmes sont particulièrement exposés à l'hypothermie, la régulation de la température étant moins efficace chez les personnes jeunes et âgées.

Formation de vitamine D

Le *7-déhydrocholestérol* est une substance lipidique de la peau convertie en vitamine D par la lumière du soleil. Cette vitamine est utilisée, avec le calcium et le phosphate, dans la formation et le maintien de l'os.

Sensibilité cutanée

Les récepteurs sensitifs, qui sont des terminaisons nerveuses dans le derme, sont sensibles au toucher, à la pression, à la température et à la douleur. Leur stimulation génère des impulsions nerveuses dans les nerfs sensitifs, transmises au cortex cérébral (voir fig. 7.22, p. 168). Certaines aires ont plus de récepteurs sensitifs que d'autres, les rendant particulièrement sensibles, comme c'est le cas des lèvres et de la pulpe du bout des doigts.

Absorption

Cette propriété est limitée. Les substances pouvant être absorbées comprennent :

- certains médicaments, en patchs transdermiques, par exemple des hormones pour le traitement substitutif de la ménopause, la nicotine pour aider à l'arrêt du tabagisme ;
- certains toxiques chimiques, par exemple le mercure.

Excrétion

La peau est un organe excréteur mineur pour certaines substances dont :

- le chlorure de sodium dans la sueur ; la sudation excessive peut entraîner des taux de sodium sanguin bas (hyponatrémie) ;
- l'urée, en particulier quand la fonction rénale est atteinte ;
- des substances aromatiques, par exemple l'ail et d'autres épices.

Cicatrisation des plaies

Conditions requises pour la cicatrisation des plaies

Facteurs systémiques. Ils comprennent un bon état nutritionnel et une bonne santé générale. L'infection, l'altération de l'immunité, les troubles de la vascularisation et de mauvaises conditions générales, par exemple induites par le diabète sucré et le cancer (NdT : ainsi que le tabagisme), réduisent le rythme de la cicatrisation des plaies.

Facteurs locaux. Les facteurs locaux facilitant la cicatrisation des plaies comprennent une bonne vascularisation sanguine pour amener de l'oxygène et des nutriments et enlever les produits de déchet, et l'absence de contamination, par exemple par des microbes, des corps étrangers ou des toxiques chimiques.

Guérison primaire (guérison en première intention)

Ce type de guérison succède à une destruction tissulaire minime, quand les bords d'une plaie sont en apposition étroite, par exemple une incision chirurgicale (fig. 14.8). Le processus de réparation comporte plusieurs stades, qui se recouvrent.

Inflammation. Dès les toutes premières heures, les surfaces de section deviennent inflammatoires, des caillots de sang (principalement de la fibrine ; voir fig. 4.15, p. 76) et des débris cellulaires remplissent la brèche. Des phagocytes, y compris des macrophages, et des fibroblastes migrent dans le caillot sanguin :

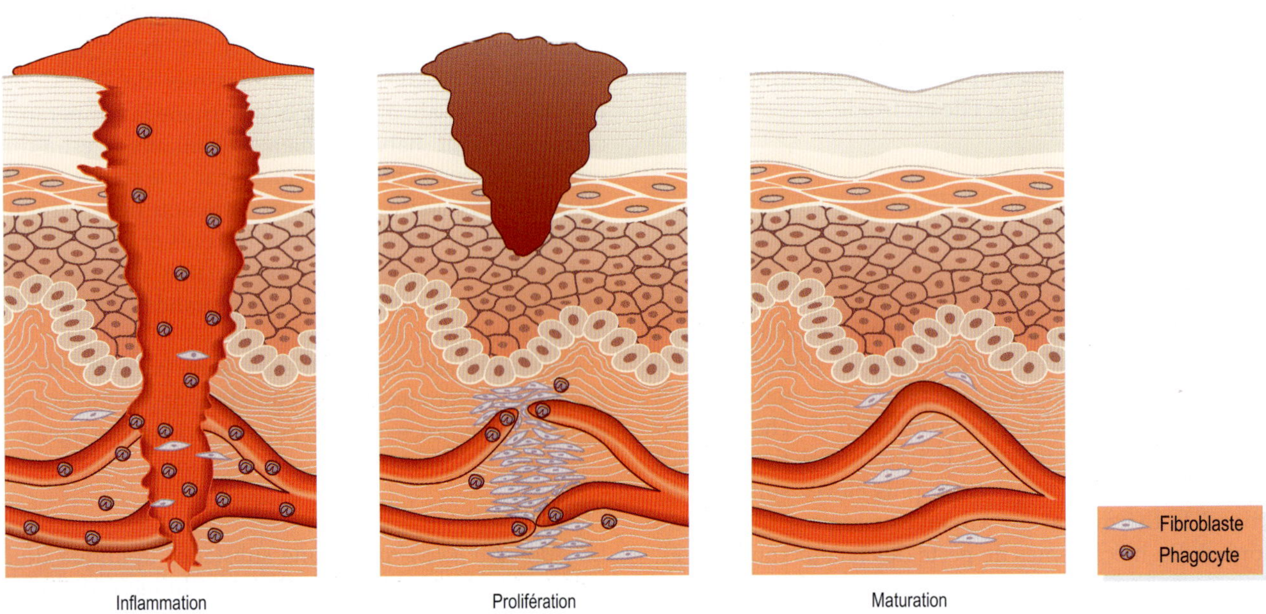

Figure 14.8 Stades de la cicatrisation primaire d'une plaie.

- des phagocytes commencent à enlever le caillot et les débris cellulaires, stimulant l'activité des fibroblastes;
- des fibroblastes sécrètent des fibres collagène, qui commencent à relier ensemble les bords de la plaie.

Prolifération. Il se produit dans la plaie une prolifération de cellules épithéliales à travers le caillot. L'épiderme pousse jusqu'à ce qu'une pleine épaisseur soit restaurée. Le caillot au-dessus du tissu nouveau devient la croûte, et il se détache au bout de 3 à 10 jours. Le *tissu de granulation*, fait de nouveaux bourgeons capillaires, de phagocytes et de fibroblastes, se développe, envahissant le caillot et restaurant la vascularisation de la plaie. Des fibroblastes continuent à sécréter des fibres de collagène, tandis que le caillot et toute bactérie sont enlevés par phagocytose.

Maturation. Le tissu de granulation est remplacé par du tissu cicatriciel fibreux. Un réarrangement des fibres de collagène se produit, et la solidité de la plaie augmente. Avec le temps, la cicatrice devient moins vasculaire, se présentant comme une mince ligne au bout de quelques mois.

Les trous laissés par des points de suture guérissent par le même processus.

Guérison secondaire (guérison en seconde intention)

Ce mode de guérison suit la destruction d'une grande quantité de tissu, ou s'observe quand les bords d'une plaie ne peuvent être amenés en apposition, comme c'est le cas des ulcères variqueux et des escarres de décubitus. Les étapes de la guérison secondaire (fig. 14.9) sont les mêmes que celles de la guérison primaire (voir ci-dessus), et le temps mis pour guérir dépend de l'efficacité de l'enlèvement de la cause et de la taille de la plaie.

Inflammation. Elle se développe à la surface du tissu sain, et la séparation du tissu nécrotique (*croûte*) commence, due principalement à l'action des phagocytes dans l'exsudat inflammatoire. Le processus inflammatoire est décrit p. 401.

Prolifération. Elle débute sous forme de tissu de granulation, fait de bourgeons capillaires, de phagocytes et de fibroblastes, qui se développe à la base de la cavité. Le tissu de granulation croît vers la surface, probablement stimulé par des macrophages et diverses substances chimiques libérées dans la région. Des phagocytes dans le plein apport sanguin tendent à prévenir l'infection de la plaie en ingérant des bactéries après séparation de la croûte. Certains fibroblastes dans la plaie développent une capacité à se rétracter, réduisant la taille de la plaie et le temps nécessaire à la guérison. Quand le tissu de granulation atteint le niveau du derme, des cellules épithéliales des bords prolifèrent et croissent vers le centre.

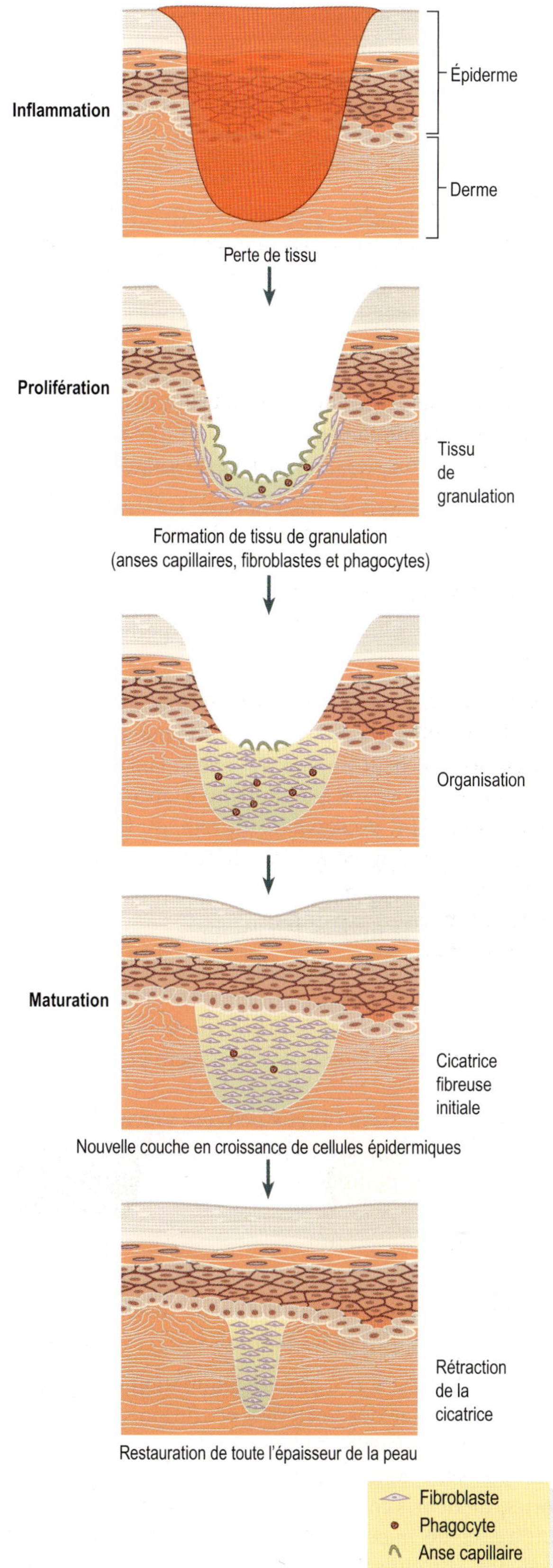

Figure 14.9 Stades de la cicatrisation secondaire d'une plaie.

Maturation. Elle survient par *fibrose* (voir ci-après), pendant laquelle du tissu cicatriciel remplace le tissu de granulation, habituellement sur plusieurs mois, jusqu'à ce que l'épaisseur complète de la peau soit restaurée. Le tissu fibreux est luisant il ne contient pas de glandes sudoripares, de follicules pileux ni de glandes sébacées.

Fibrose (formation de cicatrice)

Du tissu fibreux est formé pendant la guérison en seconde intention, par exemple après une inflammation chronique, une ischémie persistante, une suppuration ou un traumatisme important. Le processus débute par la formation de tissu de granulation puis, avec le temps, le matériel inflammatoire est retiré, ne laissant que des fibres de collagène sécrétées par des fibroblastes. Le tissu fibreux peut avoir des effets nocifs de longue durée.

Adhérences. Il s'agit de tissu fibreux, les structures adjacentes pouvant se coller, et les mouvements devenir limités, par exemple ceux entre les feuillets de la plèvre, empêchant l'insufflation des poumons, ou ceux entre des anses intestinales, interférant avec leur péristaltisme.

Fibrose d'infarctus. L'obstruction d'un vaisseau terminal par un thrombus ou un embole peut entraîner un infarctus. La fibrose d'un infarctus étendu ou de nombreux petits infarctus peut apparaître, entraînant un dysfonctionnement de l'organe atteint d'importance variable, par exemple du cœur, du cerveau, du rein, du foie.

Rétraction tissulaire. Elle s'observe avec le vieillissement du tissu fibreux. Ses conséquences dépendent du siège et de l'étendue de la fibrose. Par exemple :

- de petits conduits, tels que les vaisseaux sanguins, les conduits aériens, les uretères, l'urètre et les canaux excréteurs de glandes, peuvent voir leur lumière rétrécir ou être oblitérée, et ils peuvent perdre leur élasticité ;
- des bandes de tissu fibreux peuvent s'étendre à travers des articulations, par exemple d'un membre ou d'un doigt, et limiter leurs mouvements.

Complications de la cicatrisation d'une plaie

En plus des effets des adhérences, de la fibrose et de la rétraction tissulaire décrits ci-dessus, il existe d'autres complications, qui sont les suivantes.

Infection. Elle est due à une contamination microbienne, généralement par des bactéries, et entraîne la formation de pus (*suppuration*).

Le pus est constitué de phagocytes morts, de cellules mortes, de débris cellulaires, de fibrine, d'exsudat inflammatoire, et de microbes vivants et morts. Les microbes pyogènes (produisant du pus) les plus courants sont *Staphylococcus aureus* et *Streptococcus pyogenes*. Les petites quantités de pus forment des *furoncles*, et les plus grandes quantités, des *abcès*. *S. aureus* produit l'enzyme coagulase, qui convertit le fibrinogène en fibrine, le pus étant localisé. *S. pyogenes* produit des toxines qui déclenchent la destruction tissulaire, ce qui provoque une extension de l'infection. La cicatrisation, après la formation de pus, se fait en seconde intention (voir ci-dessus).

Les *abcès superficiels* tendent à se rompre et du pus s'écoule à travers la peau. La cicatrisation est habituellement totale, à moins que les lésions tissulaires ne soient étendues.

Les *abcès profonds* peuvent évoluer de façon variée. Il peut se produire :

- une rupture précoce, avec écoulement de la totalité du pus en surface, suivi d'une cicatrisation ;
- une rupture et un écoulement limités du pus en surface, suivis du développement d'un abcès chronique, avec un canal infecté ouvert (*sinus*, fig. 14.10) ;
- une rupture et un écoulement de pus dans un organe ou une cavité adjacents, formant un canal infecté ouvert à ses deux extrémités (*fistule*, fig. 14.11) ;
- l'élimination du pus par des phagocytes, suivie d'une cicatrisation ;

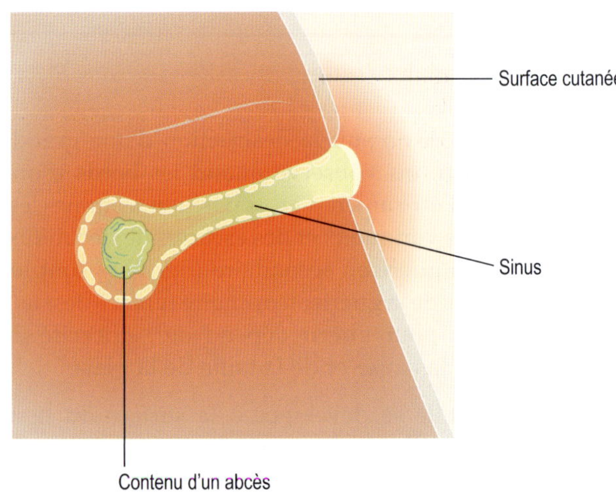

Figure 14.10 Sinus entre un abcès et la surface du corps.

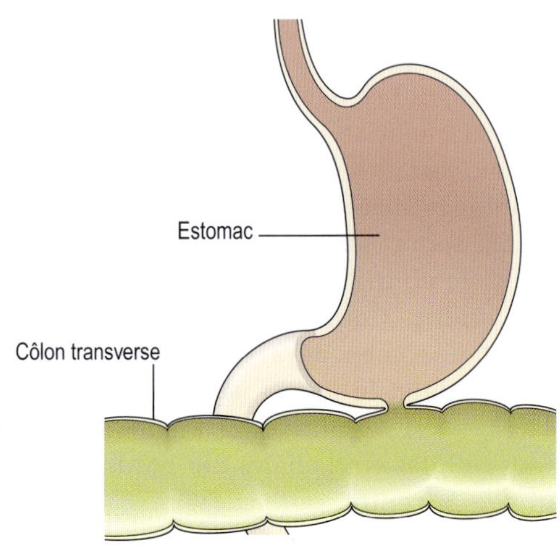

Figure 14.11 Fistule entre l'estomac et le côlon.

- l'enfermement du pus par du tissu fibreux pouvant se calcifier, hébergeant des organismes vivants susceptibles de constituer une source d'infection future, par exemple la tuberculose ;
- la formation d'adhérences (voir ci-dessus) entre des membranes adjacentes, par exemple la plèvre, le péritoine ;
- la rétraction du tissu fibreux lors de l'évolution, pouvant réduire la lumière d'un conduit ou l'obstruer, par exemple l'œsophage, l'intestin, un vaisseau sanguin.

Effets du vieillissement sur la peau

Objectif pédagogique

Après avoir étudié ce paragraphe, vous devriez être capable :

- de décrire les effets du vieillissement sur la structure et la fonction de la peau.

À partir de l'âge de 30 ans, il se produit des modifications progressives de la structure et du fonctionnement de la peau, lesquelles deviennent bien plus importantes avec l'âge. Comme la couche germinative devient moins active, l'épiderme s'amincit. Le derme s'amincit aussi et il existe moins de fibres élastiques et collagènes, ce qui provoque des rides et un affaissement de la peau. Ces changements peuvent être accélérés par l'exposition chronique à la lumière intense du soleil, celle-ci étant aussi associée au développement d'un mélanome malin.

L'activité des glandes sudoripares et la régulation de la température deviennent moins efficaces. Les personnes âgées sont donc plus vulnérables en cas de températures extrêmes, avec davantage de risque de coup de chaleur et d'hypothermie. La sécrétion de sébum est diminuée, ce qui rend la peau sèche et l'expose continuellement à l'humidité (macération).

La production de vitamine D diminue, ce qui prédispose les personnes âgées à une carence et à la réduction de la solidité des os, en particulier lorsque l'exposition à la lumière du soleil est limitée.

Les mélanocytes deviennent moins actifs, et les personnes âgées sont donc plus sensibles à la lumière du soleil et davantage sujettes à des coups de soleil. Dans les cheveux, lorsque la mélanine est remplacée par des bulles aériennes, le grisonnement se produit. Il y a moins de follicules pileux actifs et les poils s'amincissent donc, bien que cela ne soit pas le cas dans certaines régions, notamment les sourcils, les poils du nez et des oreilles chez les hommes, et les poils du visage et au-dessus de la lèvre chez les femmes.

Affections cutanées

Objectifs pédagogiques

Après avoir étudié ce paragraphe, vous devriez être capable :

- d'énumérer les causes des maladies qui y sont traitées;
- d'expliquer les caractéristiques anatomopathologiques et les conséquences des affections cutanées fréquentes.

Infections

Infections virales

Papillomavirus humain (PVH)

Le PVH provoque des *verrues*, dues à la transmission du virus par contact direct, par exemple avec une autre lésion (NdT : auto-inoculation) ou avec un autre individu infecté. L'épiderme prolifère localement, et il se développe une petite excroissance ferme, presque toujours bénigne. Les verrues siègent le plus souvent sur les mains, le visage et la plante des pieds.

Virus herpétiques

Les éruptions retrouvées dans la varicelle et le zona (p. 197) sont dues au virus varicelle-zona. D'autres virus herpétiques provoquent l'*herpès buccal* (dû au virus herpès simplex de type 1 [HSV-1], p. 342) et l'*herpès génital* (HSV2, p. 495).

Infections bactériennes

Impétigo

Cette infection très contagieuse est due le plus souvent à *Staphylococcus aureus*. Des pustules superficielles se développent, habituellement autour du nez et de la bouche. La contamination se fait par contact direct; l'affection touche principalement des enfants et des individus immunodéprimés. Quand elle est due à *Streptococcus pyogenes* (streptocoque β-hémolytique du groupe A), cette infection peut se compliquer, quelques semaines plus tard, de glomérulonéphrite de mécanisme auto-immun (p. 375).

Cellulite

Il s'agit d'une infection extensive due à certains microbes anaérobies, dont *Streptococcus pyogenes* ou *Clostridium perfringens*, qui pénètrent par une plaie cutanée. La propagation est facilitée par la formation d'enzymes détruisant le tissu conjonctif qui, normalement, isole une aire d'inflammation. En l'absence de traitement, les microbes peuvent passer dans le sang et entraîner une septicémie.

Dans les cas sévères, une *fasciite nécrosante* peut se développer. Une nécrose rapide et progressive du tissu sous-cutané se produit, dont habituellement le fascia de l'aire concernée. Une défaillance multiviscérale est courante et le taux de mortalité élevé.

Infections fongiques (mycoses)

Teignes

Il s'agit d'infections superficielles de la peau. Dans les dermatomycoses, un anneau inflammatoire s'étend de façon centrifuge; l'atteinte siège le plus souvent au cuir chevelu, aux pieds et à l'aine et la transmission à d'autres personnes est courante. Le pied d'athlète (tinea pedis) touche la peau située entre les orteils. Ces deux infections sont contractées par contact direct.

Affections inflammatoires non infectieuses

Eczéma (dermatite)

L'eczéma est une affection cutanée inflammatoire courante, qui peut être aiguë ou chronique. Dans l'eczéma aigu, la région concernée est rouge, gonflée, avec exsudation de liquide séreux, habituellement accompagnée de *prurit* (démangeaisons). Cela est souvent suivi de la formation de croûte et de desquamation. Si l'affection devient chronique, la peau s'épaissit et peut devenir indurée; le grattage risque de se compliquer de surinfection.

La *dermatite atopique* est associée à une allergie, et elle touche habituellement des individus atopiques, c'est-à-dire sujets à des troubles hypersensibles (p. 410). Les enfants atteints de rhume des foins ou d'asthme (p. 279 et 282) présentent souvent aussi une dermatite atopique.

L'*eczéma de contact* peut être dû au contact direct avec des irritants, par exemple des cosmétiques, des savons, des détergents, des acides ou des alcalins forts, des produits chimiques industriels; ou à une réaction d'hypersensibilité (voir fig. 15.9, p. 411), par exemple au latex, au nickel, aux teintures et à d'autres produits chimiques.

Psoriasis

Cette affection courante, génétiquement déterminée, évolue par poussées suivies de rémissions de durée variable. Les cellules proliférantes de la couche basale de l'épiderme progressent rapidement des cellules vers la surface de la peau, ce qui entraîne une maturation incomplète de la couche supérieure. Le psoriasis est caractérisé par une peau rouge, des plaques squameuses, couleur argent (fig. 14.12). Un saignement peut se produire quand les squames sont grattées. Les coudes, les genoux et le cuir chevelu sont le plus souvent atteints, mais d'autres parties du corps peuvent être affectées. Les facteurs déclenchant les poussées sont le traumatisme, l'infection et l'exposition au soleil. Le psoriasis s'accompagne parfois d'arthrites (NdT : rhumatisme psoriasique) (p. 460).

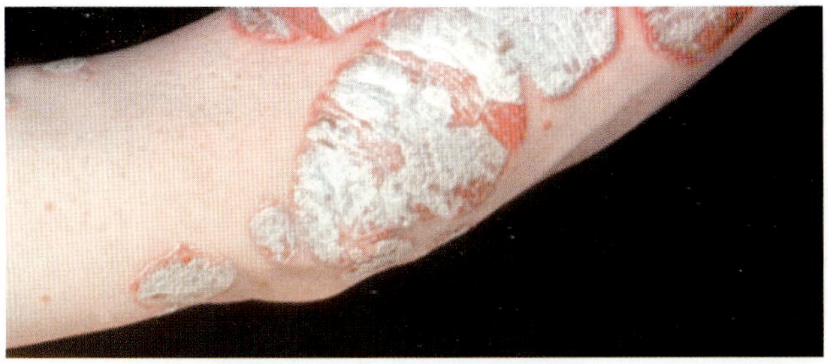

Figure 14.12 Psoriasis.

Acné vulgaire

Cette affection est plus fréquente chez les adolescents et elle est attribuée à l'élévation du taux de testostérone après la puberté. Elle apparaît quand le canal excréteur des glandes sébacées annexées aux follicules pileux est bloqué puis infecté, entraînant une inflammation et la formation de pustules. Dans les cas sévères, l'acné peut laisser des cicatrices définitives. Les lésions siègent le plus souvent sur le visage, le thorax et le haut du dos.

Ulcères de décubitus

Encore appelés *escarres* de décubitus, ces ulcères apparaissent aux points de pression, régions où la peau est comprimée pendant de longues périodes entre une saillie osseuse et une surface dure, par exemple un lit ou un fauteuil. Quand cette compression se produit, le flux sanguin à cette aire affectée est altéré, et une ischémie se développe. Initialement, la peau rougit puis, quand l'ischémie et la nécrose apparaissent, il se forme une ulcération cutanée, qui peut s'agrandir en une cavité. En cas de surinfection, une septicémie peut se produire. La guérison se fait en seconde intention (p. 393).

Facteurs prédisposants

Ces facteurs peuvent être :

- extrinsèques, par exemple la compression, le cisaillement, le traumatisme, l'immobilité, l'humidité, l'infection;
- intrinsèques, par exemple un mauvais état nutritionnel, l'émaciation, l'incontinence, l'infection, l'atteinte de la sensibilité, une mauvaise circulation.

Brûlures

Les brûlures peuvent être dues à de nombreux types de traumatisme, dont ceux infligés par : la chaleur, le froid, l'électricité, les radiations ionisantes, des produits chimiques corrosifs comme les acides et les bases forts. La lésion locale rompt l'architecture et les fonctions de la peau.

Les brûlures sont classées selon leur profondeur. Elles sont :

- du *premier degré*, quand seul l'épiderme est impliqué. La surface est humide et il existe des signes d'inflammation, avec notamment rougeur, œdème et douleur. On ne retrouve pas de bulles et les lésions tissulaires sont minimales;
- du *deuxième degré* quand l'épiderme et le derme supérieur sont atteints. En plus des signes et symptômes décrits ci-dessus, des bulles sont habituellement présentes;
- du *troisième degré* (profondes) quand l'épiderme et le derme sont détruits. Ces brûlures sont en général indolores car les terminaisons nerveuses sensitives du derme sont détruites. Après quelques jours, le tissu détruit coagule et forme une *escarre*, ou croûte épaisse, qui se détache au bout de 2 à 3 semaines. En cas de *brûlures circonférentielles* encerclant une quelconque région du corps, la rétraction de l'escarre peut entraîner des complications; par exemple, une atteinte respiratoire peut compliquer une brûlure circonférentielle du thorax, ou la circulation de la partie distale d'un membre atteint peut être sérieusement altérée. Une greffe cutanée est nécessaire, sauf pour les petites lésions. La guérison, qui est lente, se produit en seconde intention (p. 393), et il n'y a pas de régénération des glandes sudoripares, des follicules pileux ni des glandes sébacées. Le tissu cicatriciel qui en résulte limite souvent les mouvements des articulations concernées.

L'étendue de la brûlure est grossièrement appréciée en utilisant la règle des neuf (fig. 14.13). Chez l'adulte, un choc hypovolémique est habituel quand 15 % au moins de la surface cutanée est atteinte. La mort est probable chez les adultes ayant des brûlures du troisième degré si le total de la proportion de la surface cutanée brûlée et de l'âge dépasse 80.

Complications des brûlures

Bien que les brûlures affectent la peau, lorsqu'elles sont étendues, leurs conséquences systémiques peuvent aussi menacer la vie ou entraîner la mort.

Déshydratation et hypovolémie. Elles peuvent survenir lors de brûlures étendues; elles sont dues à la perte importante d'eau et de protéines plasmatiques par la surface cutanée atteinte.

Choc. Il peut accompagner une hypovolémie sévère.

Hypothermie. Elle se développe quand une quantité excessive de chaleur est perdue.

Surinfection. Elle se produit facilement quand le tissu sous-cutané est exposé à l'environnement et elle peut se compliquer de septicémie.

Insuffisance rénale. Elle survient quand les tubes rénaux ne peuvent pas faire face à la grande quantité de produits provenant de l'hémolyse des globules rouges, et des tissus lésés.

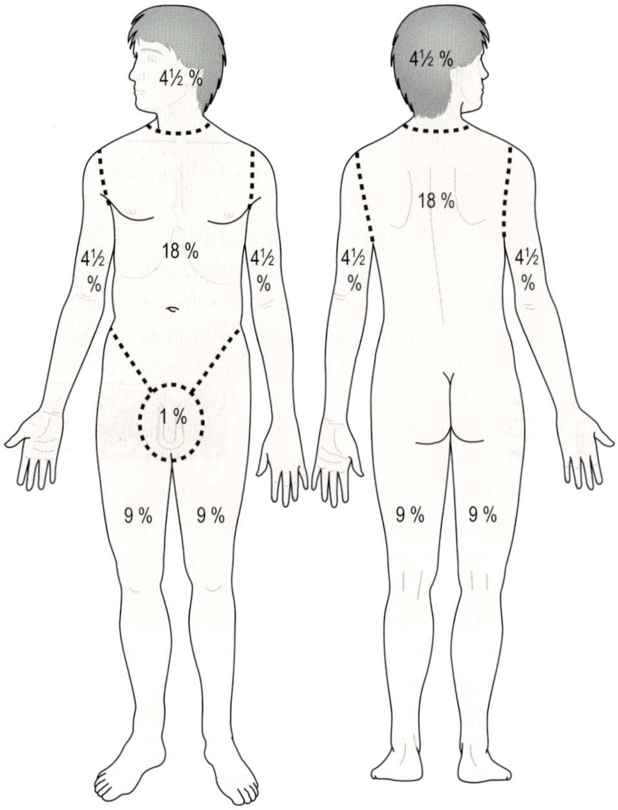

Figure 14.13 La règle des neuf pour estimer l'étendue des brûlures.

Raideurs. Elles peuvent se développer ultérieurement, quand la cicatrice de tissu fibreux se rétracte, déformant les articulations, par exemple des mains, et altérant leur mobilité.

Tumeurs malignes

Carcinome basocellulaire

C'est le type de cancer cutané le moins malin, et le plus fréquent. Il est lié à une exposition à la lumière solaire de longue durée, et il risque donc de toucher surtout des régions exposées au soleil, habituellement la tête et le cou. Il apparaît sous la forme d'un nodule luisant, qui s'ulcère ultérieurement. Il est localement invasif, mais il métastase rarement.

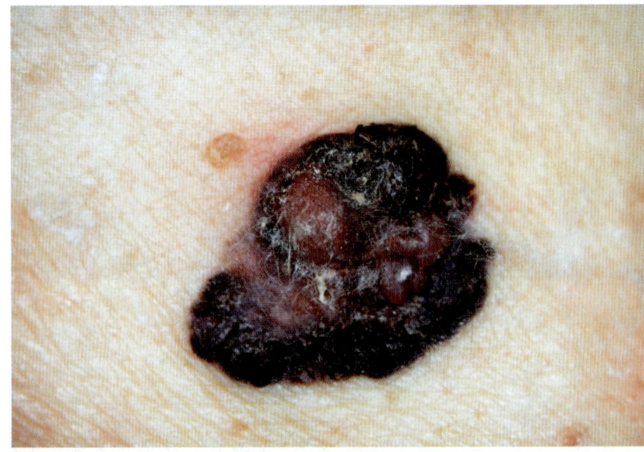

Figure 14.14 Mélanome malin.

Mélanome malin

Il s'agit d'une prolifération maligne de mélanocytes, naissant habituellement dans un nævus pigmentaire ayant des limites irrégulières et qui grossit (fig. 14.14) ; il peut s'ulcérer et saigner. Il touche le plus souvent des adultes jeunes ou d'âge moyen. Les facteurs prédisposants sont la peau claire, et les épisodes récidivants d'exposition au soleil, dont des épisodes répétés de brûlures solaires dans l'enfance. Le site de cette lésion a un fort lien avec le sexe, le membre inférieur étant le plus souvent atteint chez la femme, alors que le torse est un siège fréquent chez l'homme. Les métastases sont habituellement précoces et sont associées à un mauvais pronostic. L'extension initiale concerne habituellement les nœuds lymphatiques. Les métastases par voie sanguine siègent le plus souvent dans le foie, le cerveau, les poumons, l'intestin et la moelle osseuse.

Sarcome de Kaposi

Cette tumeur maligne, souvent liée au sida, naît dans les parois des vaisseaux lymphatiques. Il s'agit d'abord d'une petite plaque ou d'un petit nodule, se développant habituellement au membre inférieur, mais la bouche, l'œsophage, l'estomac et les intestins peuvent aussi être touchés. En l'absence de traitement, les lésions cutanées grossissent et se multiplient.

15 CHAPITRE

Résistance et immunité

Depuis les mois passés dans l'utérus maternel jusqu'à la fin de sa vie, tout individu est attaqué en permanence par une énorme quantité d'envahisseurs potentiellement nocifs. Ces envahisseurs sont multiples, comprenant bactéries, virus, cellules cancéreuses, parasites, et cellules étrangères, par exemple celles d'un transplant. Par conséquent, l'organisme a développé une vaste série de mesures de protection, pouvant être divisées en deux catégories.

Mécanismes de défense non spécifiques. Ils protègent contre n'importe lequel de l'énorme quantité des dangers possibles.

Mécanismes de défense spécifiques. Ils sont regroupés sous l'appellation *immunité*. La résistance est dirigée contre seulement un envahisseur particulier. En outre, une *mémoire immunologique* se développe, conférant une immunité de longue durée contre des infections spécifiques. Un *antigène* est tout ce qui stimule une réponse immunitaire.

Les dernières sections de ce chapitre décrivent les effets du vieillissement sur le système immunitaire et certains troubles du fonctionnement du système lymphatique.

Mécanismes de défense non spécifiques

Objectifs pédagogiques

Après avoir étudié ce paragraphe, vous devriez être capable :

- d'identifier les principales cellules corporelles de défense non spécifiques;
- de décrire les fonctions et les caractéristiques de la réponse inflammatoire;
- d'expliquer le processus de phagocytose;
- d'énumérer les principales substances antimicrobiennes de l'organisme.

Ces mécanismes sont la première ligne de défense générale; ils s'opposent à la pénétration dans le corps des microbes et d'autres matériels étrangers.

Il y a cinq principaux mécanismes de défense non spécifiques :

- la défense au niveau des surfaces corporelles;
- la phagocytose;
- la défense par des substances antimicrobiennes naturelles;
- la réponse inflammatoire;
- la surveillance immunologique.

Défense au niveau des surfaces corporelles

Une peau et des muqueuses intactes et en bonne santé constituent une barrière physique qui protège efficacement les surfaces corporelles exposées. Peu de pathogènes peuvent se fixer sur une peau saine. Le sébum et la sueur sécrétés sur la peau contiennent des substances antibactériennes et antifongiques.

Les membranes épithéliales bordant les cavités corporelles et les voies exposées à l'environnement externe (par exemple les appareils respiratoire, génito-urinaire et digestif) sont plus délicates, mais elles sont aussi bien défendues. L'épithélium produit des sécrétions antibactériennes, souvent acides, qui contiennent des anticorps et des enzymes, ainsi que du mucus gluant pour piéger les microbes.

Les poils de nez agissent comme filtre grossier, et l'action de balayage des cils des voies respiratoires (voir fig. 10.12, p. 265) mobilise le mucus et les matériels étrangers inhalés, qu'il a piégés, vers la gorge. Puis le mucus est expectoré, ou dégluti.

Le flux unidirectionnel de l'urine depuis la vessie minimise le risque d'ascension d'une infection de l'urètre vers la vessie. Chez la femme, l'acidité des sécrétions vaginales prévient la prolifération microbienne.

Phagocytose

La phagocytose (ingestion par des cellules) est un processus indiqué dans la figure 4.11, p. 74. Les cellules phagocytaires de défense, telles que les macrophages et les neutrophiles, constituent la première ligne de défense du corps. Elles migrent (chimiotactisme, p. 403) vers les sites d'inflammation et d'infection, parce que des neutrophiles et des microbes invasifs libèrent des substances chimiques qui les attirent (chimioattractants). Les phagocytes attaquent et incorporent leurs cibles (fig. 15.1). Ils digèrent et détruisent sans discrimination

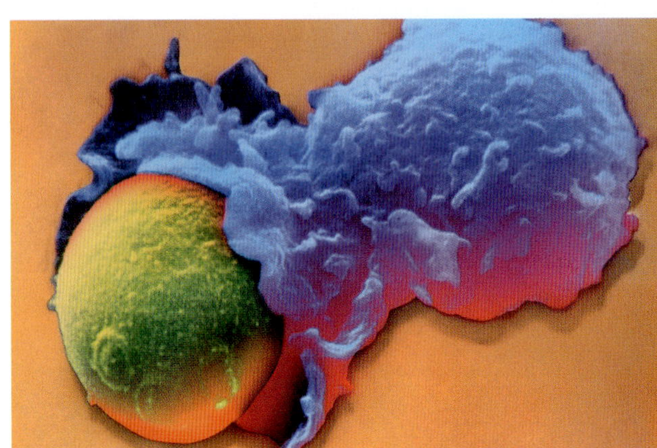

Figure 15.1 Globule blanc (en bleu) phagocytant une cellule de levure (en jaune).

les cellules étrangères, le matériel antigénique ainsi que les cellules corporelles lésées et les débris. Ils peuvent aussi libérer des substances chimiques toxiques pour les microbes dans le liquide interstitiel. Les macrophages ont un rôle important comme lien entre les mécanismes de défense non spécifiques et ceux spécifiques. Après ingestion et digestion d'un antigène, ils agissent comme *cellules présentant l'antigène*, plaçant l'antigène sur leur propre surface cellulaire afin de stimuler des lymphocytes T et d'activer la réponse immunitaire (p. 404).

La population des macrophages fixes et mobiles (le *système monocyte-macrophage*) est aussi abordée dans le chapitre 4.

Substances antimicrobiennes naturelles

Acide chlorhydrique. L'acide chlorhydrique est présent à forte concentration dans le suc gastrique, et il tue la majorité des microbes ingérés.

Lysozyme. Cette enzyme antibactérienne est présente dans les granulocytes, les larmes et d'autres sécrétions corporelles. Elle n'est pas présente dans la sueur, l'urine ou le liquide cérébrospinal. Elle détruit les parois des cellules bactériennes mais n'a pas d'action sur les virus ni d'autres pathogènes.

Anticorps. Ces protéines protectrices sont retrouvées dans les membranes de revêtement et dans les liquides corporels ; elles inactivent les bactéries (p. 406).

Salive. Sécrétée dans la bouche, la salive enlève les débris alimentaires pouvant autrement servir de milieu de culture pour les microbes. Elle contient des anticorps, du lysozyme et des tampons pour neutraliser les acides bactériens qui favorisent les caries.

Interférons. Ce sont des substances chimiques produites par des lymphocytes T, des macrophages et par des cellules ayant été envahies par des virus. Ils empêchent la réplication virale dans les cellules infectées, et le passage de virus dans les cellules saines.

Complément. Le complément est un système d'environ 20 protéines, présent dans le sang et les tissus. Il est activé par des *complexes immuns* (faits d'antigène et d'anticorps liés ensemble) et par des sucres étrangers placés sur les parois des cellules bactériennes. Le complément :

- se lie à la paroi des cellules bactériennes qu'il perfore (NdT : formation d'un canal permettant le passage d'ions et d'eau à l'intérieur de la bactérie), détruisant ainsi les bactéries ;
- se lie à la paroi bactérienne, stimulant ainsi la phagocytose par des neutrophiles et des macrophages ;
- attire des cellules phagocytaires, telles que les neutrophiles, dans les aires d'infection, c'est-à-dire stimule le chimiotactisme.

Réponse inflammatoire

Il s'agit d'une réponse physiologique aux lésions tissulaires, faite d'une série de modifications locales caractéristiques (fig. 15.2). Son effet est protecteur, visant à isoler, inactiver et éliminer à la fois l'agent causal et le tissu lésé, afin que la guérison puisse se produire. Les signes essentiels d'une inflammation sont la rougeur, la chaleur, la tuméfaction et la douleur.

Les affections inflammatoires ont un nom possédant le suffixe latin « -itis » ; par exemple, l'appendicite est l'inflammation de l'appendice, la laryngite est l'inflammation du larynx.

Causes d'inflammation

Tout type de lésion tissulaire stimule la réponse inflammatoire, même en l'absence d'infection. Il existe de nombreuses causes, dont les extrêmes de température, les traumatismes, les substances chimiques corrosives, y compris les extrêmes de pH, l'abrasion et l'infection par des pathogènes.

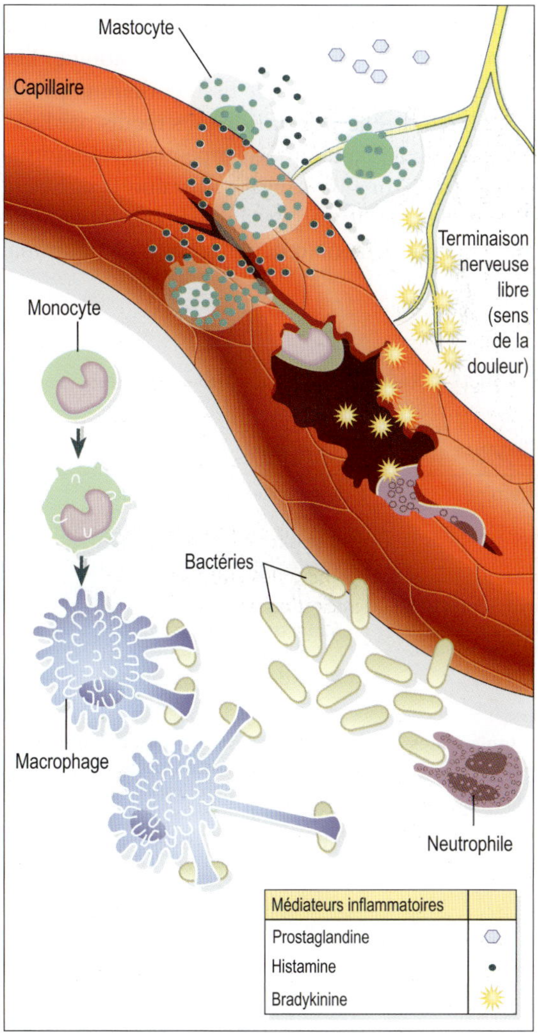

Figure 15.2 La réponse inflammatoire.

Inflammation aiguë

Une inflammation aiguë est, classiquement, de courte durée, par exemple de quelques jours à quelques semaines, et elle peut être de forme légère à très sévère.

La plupart des aspects de la réponse inflammatoire sont extrêmement bénéfiques, favorisant l'élimination de l'agent nocif et préparant le terrain pour la guérison.

La réponse inflammatoire aiguë est décrite ici par commodité comme une série de stades distincts : accroissement du flux sanguin, accumulation de liquide tissulaire, migration de leucocytes, augmentation de la température centrale, douleur et suppuration. En réalité, ces événements sont pour beaucoup concomitants et se développent dans le même temps.

Certaines des substances les plus importantes libérées par l'inflammation sont résumées dans le tableau 15.1.

Flux sanguin accru

Après une agression, les artérioles vascularisant la région endommagée et les capillaires locaux se dilatent, accroissant le flux sanguin dans le site.

Cela est dû principalement à la libération locale d'un certain nombre de médiateurs chimiques par des cellules lésées, par exemple d'histamine et de sérotonine. Le flux sanguin accru dans la partie de tissu endommagée amène un surcroît d'oxygène et de nutriments requis par l'accroissement de l'activité cellulaire accompagnant l'inflammation. L'accroissement du flux sanguin entraîne l'augmentation de la température et le rougissement de l'aire enflammée, et contribue au gonflement (œdème) associé à l'inflammation.

Formation accrue de liquide tissulaire

Un des signes cardinaux de l'inflammation est la tuméfaction (œdème) des tissus concernés, due à du liquide quittant les vaisseaux sanguins locaux et pénétrant dans les espaces interstitiels.

Cela est dû pour une part à l'augmentation de la perméabilité capillaire par des médiateurs de l'inflammation, tels que l'histamine, la sérotonine et des prostaglandines, et pour une autre part à l'élévation de la pression à l'intérieur des vaisseaux en raison d'une augmentation du flux sanguin. La plus grande partie du liquide tissulaire en excès est drainée vers les vaisseaux lymphatiques, en emportant avec elle les tissus lésés, les cellules mourantes ou mortes ainsi que les toxines.

Les protéines plasmatiques, retenues normalement dans le courant sanguin, s'échappent aussi des tissus à travers les parois capillaires qui fuient; cela augmente la pression osmotique du sang, et plus d'eau encore passe du courant sanguin dans les tissus. Ces protéines incluent des anticorps, qui combattent l'infection, et du fibrinogène, une protéine de la coagulation. Dans les tissus, le fibrinogène est converti par la *thromboplastine* en fibrine, qui forme un réseau insoluble à l'intérieur de l'espace interstitiel, le séparant du site inflammatoire et permettant de limiter l'extension de toute infection. Certains agents pathogènes, comme *Streptococcus pyogenes*, qui entraîne des infections de la gorge et cutanées, sécrètent des toxines qui lysent ce réseau de fibrine, favorisant ainsi l'extension de l'infection dans le tissu sain adjacent.

Tableau 15.1 Résumé des principales substances libérées par l'inflammation

Substance	Faite par	Déclencheur de la libération	Principales actions pro-inflammatoires
Histamine	Mastocytes (dans la plupart des tissus), basophiles (sang); stockée dans les granules cytoplasmiques	La liaison de l'anticorps aux mastocytes et aux basophiles	Vasodilatation, prurit, ↑ de la perméabilité vasculaire, dégranulation, contraction du muscle lisse (par exemple : bronchoconstriction)
Sérotonine (5-HT)	Plaquettes Mastocytes et basophiles (stockée dans leurs granules) Aussi dans le SNC (agit comme neurotransmetteur)	Quand les plaquettes sont activées et quand les mastocytes/basophiles sont dégranulés	Vasoconstriction, ↑ de la perméabilité vasculaire
Prostaglandines (PG)	Presque toutes les cellules; non stockées mais produites à partir de membranes cellulaires en cas de besoin	Nombreux stimulus différents, par exemple : médicaments, toxines, autres médiateurs de l'inflammation, hormones, traumatismes	Diverses, parfois opposées, par exemple : fièvre, douleur, vasodilatation ou vasoconstriction, ↑ de la perméabilité vasculaire
Héparine	Foie, mastocytes, basophiles (stockée dans les granules cytoplasmiques)	Libération liée à la dégranulation des cellules	Anticoagulant (empêche la coagulation du sang), maintient l'apport de sang (nutriments, O_2) aux tissus lésés, enlève microbes et produits de déchet
Bradykinine	Tissus et sang	Quand le sang coagule, lors de traumatisme et d'inflammation	Douleur Vasodilatation

Parfois, un œdème tissulaire peut être grave. Par exemple, une tuméfaction autour des voies respiratoires peut empêcher de respirer, et un œdème important est souvent douloureux. Par ailleurs, un œdème autour d'une articulation douloureuse et inflammatoire y crée un bourrelet et limite le mouvement, ce qui favorise la guérison.

Migration de leucocytes

La perte de liquide par le sang épaissit celui-ci, ralentissant son écoulement et permettant aux globules blancs dont le flux est normalement rapide (NdT : dans le centre du courant de sang) d'entrer en contact avec la paroi vasculaire (NdT : margination des leucocytes) et d'y adhérer. Au stade aigu de l'inflammation, le neutrophile est le leucocyte le plus important ; il adhère à l'endothélium vasculaire, passe entre les cellules endothéliales (NdT : diapédèse) et pénètre dans les tissus (diapédèse, voir fig. 4.10, p. 74), où sa fonction principale est la phagocytose des antigènes.

L'activité phagocytaire est déclenchée par l'élévation de la température (locale et systémique) associée à l'inflammation.

Au bout d'environ 24 heures, les macrophages deviennent le type cellulaire prédominant au site inflammatoire, et ils demeurent dans les tissus si la situation persiste, conduisant à l'inflammation chronique. Les macrophages sont plus gros que les neutrophiles, et leur durée de vie est plus longue. Ils phagocytent des tissus morts ou mourants, des microbes et d'autres matériels antigéniques, ainsi que des neutrophiles morts ou mourants. Certains microbes résistent à la digestion et fournissent une possible source de future infection ; c'est le cas par exemple de *Mycobacterium tuberculosis* (p. 287).

Chimiotactisme. Il s'agit de l'attraction chimique des leucocytes, dont les neutrophiles et les macrophages, vers le site de l'inflammation.

Les chimioattractants pourraient retenir des leucocytes passant dans le site inflammatoire plutôt que les attirer activement vers ce site depuis des aires corporelles distantes. Les chimioattractants comprennent des toxines microbiennes, des produits chimiques libérés par des leucocytes, des prostaglandines venant de cellules altérées, et des protéines du complément.

Température

La température accrue des tissus inflammatoires a le double effet bénéfique d'inhiber la croissance et la division des microbes, et de favoriser l'activité des phagocytes.

La réponse inflammatoire peut s'accompagner d'une augmentation de la température corporelle (pyrexie), en particulier en cas d'infection importante. La température centrale s'élève quand un pyrogène endogène (interleukine 1) est libéré par des macrophages et des granulocytes en réponse à des toxines microbiennes ou à des complexes immuns. L'interleukine 1 est un médiateur chimique qui déplace le point d'équilibre du thermostat thermique hypothalamique à un niveau plus haut, entraînant une pyrexie et d'autres symptômes susceptibles d'accompagner l'inflammation, comme la fatigue et la perte de l'appétit. La pyrexie élève le niveau métabolique des cellules du territoire inflammatoire et, par conséquent, le besoin en oxygène et en nutriments augmente.

Douleur

La douleur apparaît quand le gonflement local comprime des terminaisons nerveuses sensitives. Elle est exacerbée par des médiateurs chimiques du processus inflammatoire, par exemple par la bradykinine et les prostaglandines, qui potentialisent la sensibilité des terminaisons nerveuses sensitives aux stimulus douloureux. Bien que la douleur soit une expérience désagréable, elle pourrait favoriser indirectement la guérison, car elle stimule la protection du site lésé.

Suppuration (formation de pus)

Le pus est composé de phagocytes morts, de cellules mortes, de fibrine, d'exsudat inflammatoire, de microbes morts et d'autres vivants. Une collection localisée de pus dans les tissus est appelée *abcès* (voir fig. 4.10, p. 74). Les bactéries pyogènes (formant du pus) les plus courantes sont *Staphylococcus aureus* et *Streptococcus pyogenes*.

Évolution de l'inflammation aiguë

Guérison. Elle s'observe quand la cause a été éliminée. Les cellules lésées et la fibrine résiduelle sont éliminées, remplacées par du tissu sain, et la réparation est complète, avec ou sans formation de cicatrice.

Passage à l'inflammation chronique. Une inflammation aiguë peut devenir chronique si la guérison n'est pas complète, par exemple si des microbes restent dans le site, comme cela s'observe dans certains abcès profonds, des infections de plaies et des infections osseuses.

Inflammation chronique

Les processus impliqués sont très semblables à ceux de l'inflammation aiguë mais, les processus étant de longue durée, beaucoup plus de tissu risque d'être lésé. Les cellules inflammatoires sont alors principalement des lymphocytes à la place de neutrophiles, et des fibroblastes sont activés, entraînant le dépôt de collagène et la formation de *fibrose*. Si les défenses de l'organisme sont incapables d'éliminer l'infection, elles peuvent néanmoins la localiser, formant des nodules appelés *granulomes* contenant des cellules de défense. La tuberculose est un exemple d'infection devenant souvent chronique, entraînant la formation de granulomes. La bactérie causale, *Mycobacterium tuberculosis*, est résistante aux défenses de l'organisme, et des poches contenant des micro-organismes sont enfermées dans des granulomes pulmonaires (NdT : ou des granulomes d'autre siège).

L'inflammation chronique peut constituer un mode d'évolution d'une inflammation aiguë (voir plus haut), ou intervenir à la suite de l'exposition chronique à un irritant. La fibrose (formation d'une cicatrice) est abordée au chapitre 14.

Surveillance immunologique

Une population de lymphocytes, appelée cellules tueuses naturelles (*natural killer* [NK] *cells*), parcourt sans cesse le corps à la recherche de cellules anormales. Les cellules ayant été infectées par un virus, ou les cellules ayant muté qui pourraient devenir malignes, présentent souvent des marqueurs inhabituels sur leurs cellules membranaires, lesquels sont reconnus par les cellules NK. Immédiatement après avoir détecté une cellule anormale, la cellule NK la tue. Bien que les cellules NK soient des lymphocytes, elles sont nettement moins sélectives à l'égard de leur cible que les deux autres types de cellules abordés dans ce chapitre (cellules T et B).

Immunité

Objectifs pédagogiques

Après avoir étudié ce paragraphe, vous devriez être capable :

- de discuter le rôle des divers types de lymphocytes dans l'immunité à médiation cellulaire;
- de décrire le processus de l'immunité humorale (par l'intermédiaire des anticorps);
- de distinguer entre immunités acquises artificielle et naturelle, en donnant des exemples de chacune d'elles;
- de distinguer l'immunité active de celle passive, en donnant des exemples de chacune d'elles.

La première ligne de défense du corps est constituée par ses défenses non spécifiques, dont les phagocytes tels les macrophages. S'ils sont dépassés, l'activation du puissant système immunitaire s'ensuit. L'immunité possède trois attributs clés non retrouvés dans les défenses non spécifiques : la spécificité, la mémoire et la tolérance.

Spécificité. À la différence de mécanismes comme la réponse inflammatoire et l'action phagocytaire des macrophages, qui sont déclenchées par des menaces très diverses, une réponse immunitaire est dirigée uniquement contre un antigène.

Mémoire. Encore une fois, à la différence des mécanismes de défense généraux, une réponse immunitaire contre un antigène particulier va habituellement engendrer une mémoire immunologique de cet antigène. Cela implique que la réponse immunitaire aux expositions suivantes au même antigène est généralement plus rapide et plus puissante.

Tolérance. Les cellules du système immunitaire sont agressives et potentiellement extrêmement destructrices. Le contrôle de leur activité est essentiel à la protection des tissus corporels sains. Alors que les cellules immunitaires circulent dans le corps, elles vérifient les marqueurs protéiques sur les membranes cellulaires. Les cellules corporelles saines exposent les marqueurs du « moi » attendues et sont ignorées par les cellules immunitaires circulantes. Cependant, les cellules qui n'appartiennent pas au « moi », comme les cellules cancéreuses, les cellules étrangères (transplantées) ou les pathogènes possèdent différents types de marqueurs, qui activent immédiatement la cellule immunitaire et entraînent habituellement la destruction des cellules étrangères.

Lymphocytes

Les lymphocytes représentent 20 à 30 % des globules blancs circulants, mais la plupart d'entre eux sont retrouvés dans le système lymphatique et dans d'autres tissus plutôt que dans le flux sanguin. Ils comprennent des cellules *natural killer* (p. 408) impliquées dans la surveillance immunologique, des cellules T (la majorité) et des cellules B. Les cellules T et B sont chargées de l'immunité (défense spécifique) et sont produites dans la moelle osseuse et certains tissus lymphatiques, bien que les cellules T migrent vers le thymus pour une maturation finale. Pour chacun des millions d'antigènes pouvant être rencontrés au cours de la vie, il existe un lymphocyte T et B correspondant, programmé pour y répondre. Il existe par conséquent un très grand nombre de cellules T et B différentes dans le corps, chacune n'étant capable de répondre qu'à un seul antigène (spécificité antigénique).

Lymphocytes T

La thymosine, hormone produite par le thymus, est responsable de l'initiation de la maturation, qui conduit à la formation de lymphocytes fonctionnels entièrement spécialisés (différenciés), matures. Il importe de savoir qu'un lymphocyte T mature est programmé pour reconnaître seulement un type d'antigène et que, durant son parcours ultérieur dans l'organisme, il ne réagit avec aucun autre antigène, aussi dangereux soit-il. Ainsi, un lymphocyte T produit pour reconnaître le virus de la varicelle ne réagira pas avec le virus de la rougeole, une cellule cancéreuse ou une bactérie de la tuberculose.

Les lymphocytes T sont responsables de l'*immunité à médiation cellulaire*, vue plus loin.

Lymphocytes B

Les lymphocytes B présentent leur maturation dans la moelle osseuse. Ils produisent des anticorps (immunoglobulines), protéines destinées à se lier aux antigènes responsables de leur production et à les détruire. Comme les lymphocytes T, chaque lymphocyte B n'a qu'un seul antigène comme cible ; l'anticorps libéré ne réagit qu'avec un seul type d'antigène, et non pas avec d'autres types d'antigènes. Les lymphocytes B sont responsables de l'*immunité par l'intermédiaire des anticorps* (immunité humorale), vue plus loin.

Immunité à médiation cellulaire

Les lymphocytes T activés dans le thymus sont libérés dans la circulation générale. Quand ils rencontrent leur antigène pour la première fois, ils deviennent sensibilisés à celui-ci. Si l'antigène vient de l'extérieur du corps, il doit être présenté au lymphocyte T en étant placé sur la surface d'une cellule présentant l'antigène. Il y a différents types de cellules présentant l'antigène, dont les macrophages. Les macrophages font partie des défenses non spécifiques, car ils englobent et digèrent des antigènes sans discrimination, mais ils constituent un « lien » cellulaire essentiel entre les défenses non spécifiques initiales et le système immunitaire. Après avoir digéré l'antigène, ils transportent le fragment le plus antigénique de celui-ci sur leur propre membrane cellulaire, le plaçant sur la surface de celle-ci (fig. 15.3). Ils présentent cet antigène au lymphocyte T programmé pour cibler cet antigène particulier, ce qui entraîne l'activation de la cellule T.

Si l'antigène est une cellule anormale, une cellule cancéreuse par exemple, il y a donc sur la membrane cellulaire du macrophage un matériel étranger à l'organisme (matériel du « non-soi ») qui stimulera le lymphocyte T. Quelle que soit la façon dont l'antigène est présenté au lymphocyte T, il stimule la division et la prolifération (*expansion clonale*) de ce lymphocyte T (fig. 15.3). Quatre principaux types de lymphocytes T spécialisés sont produits, chacun d'eux encore dirigé contre l'antigène d'origine, mais s'y prenant d'une façon différente de celle des autres.

Cellules T cytotoxiques

Ces cellules inactivent directement toute cellule portant l'antigène pour lequel elles sont programmées. Chacune d'elles s'attache à la cellule cible et libère de puissantes toxines, qui sont très efficaces parce que les deux cellules sont proches l'une de l'autre. Les lymphocytes T cytotoxiques ont pour rôle principal de détruire les cellules corporelles anormales, par exemple les cellules infectées et les cellules cancéreuses.

Cellules T auxiliaires

Ces cellules sont essentielles non seulement pour l'immunité à médiation cellulaire, mais aussi pour l'immunité humorale. Leur rôle central dans l'immunité devient apparent dans les situations où elles sont détruites, comme lors de l'infection à virus de l'immunodéficience humaine (VIH). Quand le nombre de lymphocytes T auxiliaires chute de façon significative, la totalité du système immunitaire est compromise. Les lymphocytes T auxiliaires sont les lymphocytes T les plus abondants ; ils ont pour principales fonctions :

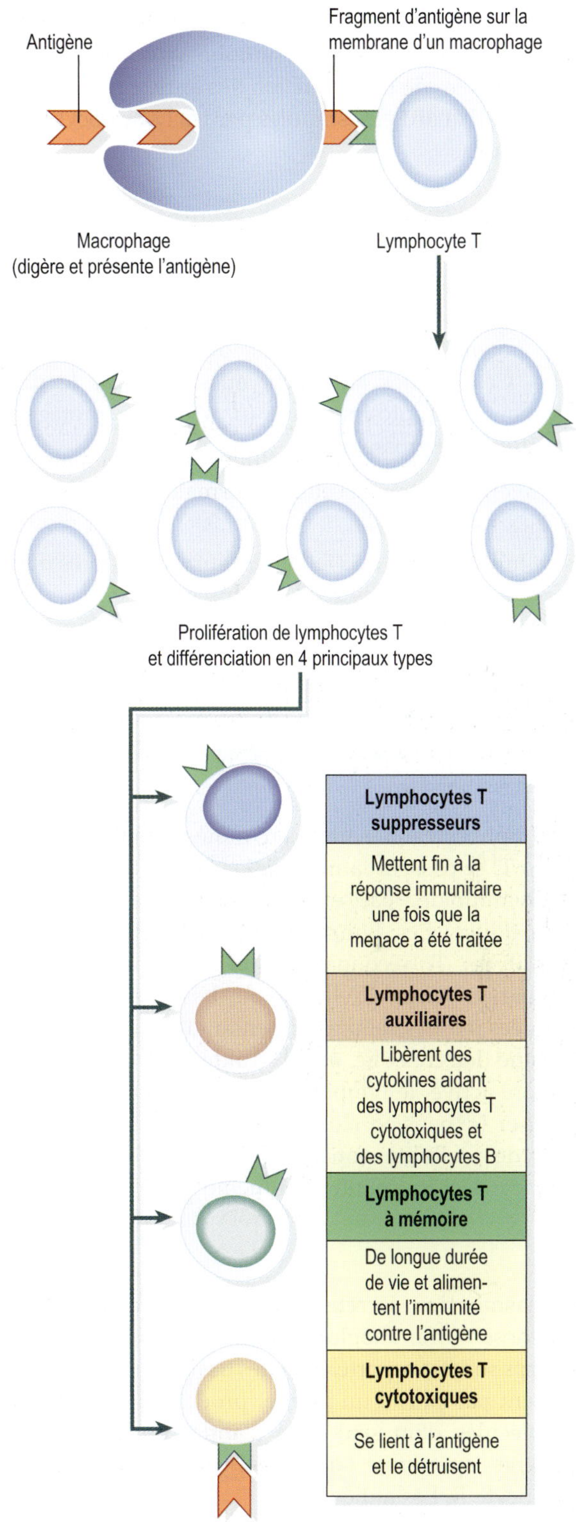

Figure 15.3 Expansion clonale des lymphocytes T.

- la production de produits chimiques particuliers appelés *cytokines*, par exemple des interleukines et des interférons, qui assistent et stimulent les lymphocytes T et les macrophages ;

- la coopération avec des lymphocytes B pour produire des anticorps ; bien que les lymphocytes B soient responsables de la production des anticorps, ils doivent d'abord être stimulés par les lymphocytes T auxiliaires.

Cellules T suppressives

Ces cellules agissent comme des « freins », mettant fin à l'activité des lymphocytes T et B. Cela limite les puissants effets, potentiellement nuisibles, de la réponse immunitaire. Ces cellules aideraient aussi à éviter le développement de l'auto-immunité (p. 410) et à protéger le fœtus durant la grossesse.

Cellules T à mémoire

Ces cellules à durée de vie longue survivent après que la menace a été neutralisée, et fournissent une *immunité à médiation cellulaire* en répondant rapidement lors d'une rencontre avec l'antigène autre que la première.

Immunité médiée par des anticorps (humorale)

Les lymphocytes B sont bien moins mobiles que les cellules T, et passent la majeure partie du temps dans le tissu lymphoïde, par exemple la rate et les nœuds lymphatiques. Les lymphocytes B, contrairement aux lymphocytes T, reconnaissent et lient des particules antigéniques sans qu'elles aient besoin de leur être présentées par des cellules présentant l'antigène. Une fois l'antigène détecté et lié, et avec l'aide d'un lymphocyte T auxiliaire activé, le lymphocyte B grossit et commence à se diviser (expansion clonale, fig. 15.4). Il produit deux types de cellules fonctionnellement distinctes, les plasmocytes et les cellules B à mémoire.

Plasmocytes

Les plasmocytes sécrètent de très grandes quantités d'anticorps (immunoglobulines) dans le sang. Les anticorps sont transportés dans les tissus. Les plasmocytes ne vivent pas plus d'un jour, et produisent des millions de molécules d'un seul type d'anticorps, celui ciblant l'antigène spécifique qui s'est initialement lié au lymphocyte B. Les anticorps :

- se lient aux antigènes, les étiquetant comme cibles pour d'autres cellules défensives telles que les lymphocytes T cytotoxiques et les macrophages ;
- se lient aux toxines microbiennes, les neutralisant ;
- activent le complément (p. 401).

Il existe cinq principaux types d'anticorps, résumés dans le tableau 15.2.

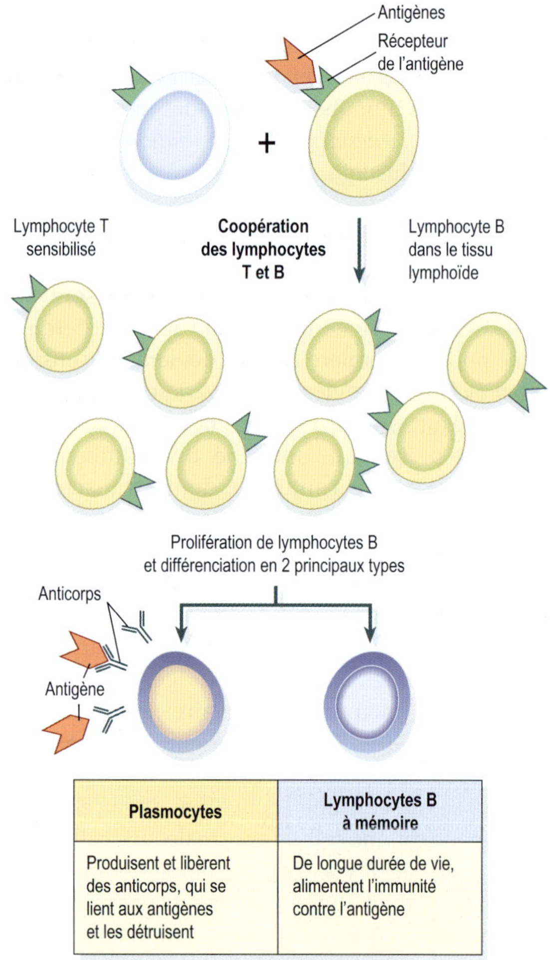

Figure 15.4 Expansion clonale des lymphocytes B.

Tableau 15.2 Les cinq principaux types d'anticorps

Type d'anticorps	Fonction
IgA	Il est présent dans les sécrétions corporelles comme le lait maternel et la salive. Il empêche que les antigènes traversent les membranes épithéliales et envahissent les tissus plus profonds
IgD	Il est synthétisé par les cellules B et réparti sur leurs surfaces. Les antigènes se lient à cet endroit pour activer les cellules B
IgE	Il est présent dans les cellules membranaires des basophiles et des mastocytes, par exemple. S'il est lié à son antigène, il active la réponse inflammatoire. Cet antigène est souvent retrouvé en quantité importante dans l'allergie
IgG	C'est le type d'anticorps le plus grand et le plus fréquent. Il attaque de nombreux antigènes différents, et traverse le placenta pour protéger le fœtus
IgM	Il est produit en grandes quantités au cours de la réponse primaire et est un puissant activateur du complément

Cellules B à mémoire

Comme les cellules T à mémoire, ces cellules restent dans l'organisme longtemps après que leur rencontre initiale avec l'antigène a été réalisée, et elles répondent rapidement à une nouvelle rencontre avec le même antigène en stimulant la production de plasmocytes sécrétant des anticorps.

L'interdépendance des deux parties du système immunitaire est résumée dans la figure 15.5.

Le fait que l'organisme ne développe normalement pas d'immunité contre ses propres cellules est dû à un délicat équilibre entre la réaction immunitaire et sa suppression. Les *maladies auto-immunes* (p. 410) sont dues à la perturbation de cet équilibre.

Immunité acquise

La réponse immunitaire à un antigène consécutive à une première exposition (immunisation primaire) est appelée *réponse primaire*. La deuxième exposition et les suivantes donnent naissance à une *réponse secondaire* (fig. 15.6).

Réponse primaire. L'exposition du système immunitaire à un antigène pour la première fois conduit à une augmentation lente et retardée du taux d'anticorps, le pic étant atteint 1 à 2 semaines après l'infection. Ce retard de la réponse reflète le temps nécessaire à l'activation du système lymphocytaire T, qui stimule ensuite la division des lymphocytes B. Le taux d'anticorps commence à baisser une fois l'infection disparue, mais si la réponse du système immunitaire a été bonne, celui-ci aura généré une population de cellules B à mémoire ayant une durée de vie longue, rendant l'individu immunisé contre une future infection.

Réponse secondaire. Lors des expositions suivantes au même antigène, la réponse immunitaire est bien plus rapide et significativement plus puissante car les lymphocytes B à mémoire générés après la première infection se divisent rapidement, et la production d'anticorps commence presque immédiatement.

L'immunité peut être acquise *naturellement* ou *artificiellement*, et ces deux formes peuvent être *actives* ou *passives* (fig. 15.7). Dans l'immunité active, l'individu répond à un antigène et produit ses propres anticorps, les lymphocytes sont activés et les cellules à mémoire formées alimentent une résistance de longue durée. Dans l'immunité passive, l'individu reçoit des anticorps produits par quelqu'un d'autre. Les anticorps finissent alors par être détruits, et l'immunité passive est donc relativement brève.

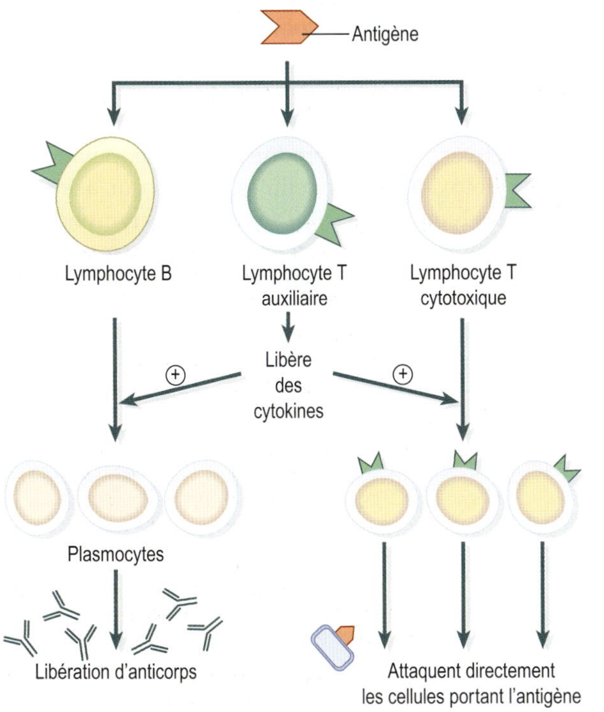

Figure 15.5 Interdépendance du système des lymphocytes T et du système des lymphocytes B dans la réponse immunitaire.

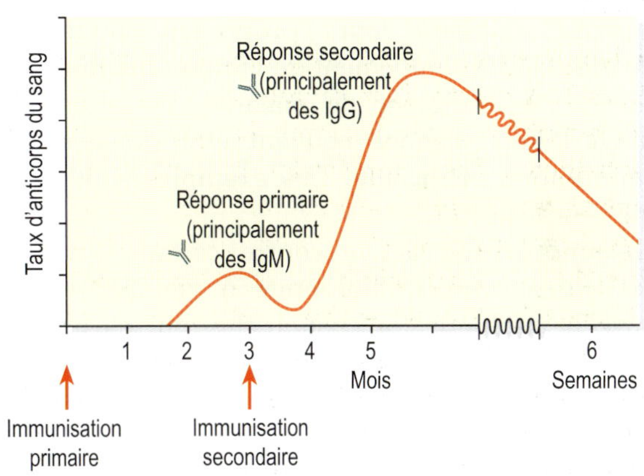

Figure 15.6 Les réponses anticorps à l'exposition à l'antigène.

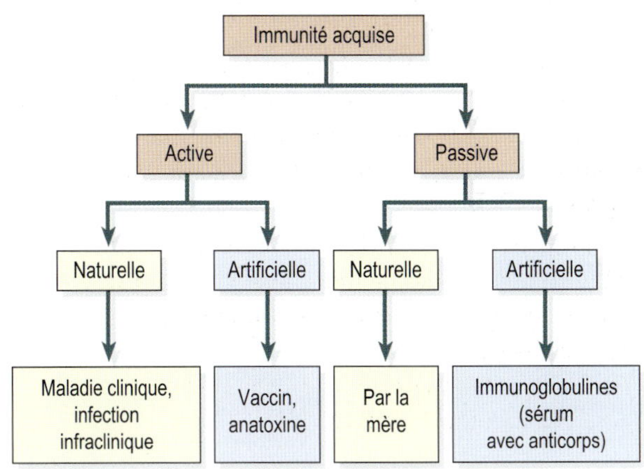

Figure 15.7 Résumé des types d'immunité acquise.

Immunité active acquise naturellement

L'organisme peut être stimulé à produire ses propres anticorps dans les circonstances suivantes.

- *En ayant la maladie.* Pendant l'évolution de la maladie, les lymphocytes B se développent en plasmocytes, qui produisent des anticorps en quantité suffisante pour surmonter l'infection. Après guérison, les cellules B à mémoire produites confèrent l'immunité contre une infection future par le même antigène.
- *En ayant une infection infraclinique.* L'infection microbienne n'est parfois pas assez sévère pour entraîner une maladie clinique, mais elle stimule suffisamment de cellules B à mémoire pour établir l'immunité, par exemple dans le cadre de l'hépatite A (p. 356). Dans d'autres cas, l'infection infraclinique peut être trop modérée pour stimuler une réponse appropriée et pour que l'immunité se développe.

Immunité active artificiellement acquise

Ce type d'immunité se développe en réponse à l'administration de pathogènes morts ou vivants mais artificiellement affaiblis (*vaccins*), ou de toxines désactivées (*anatoxines*). Les vaccins microbiens ou les anatoxines gardent leurs propriétés antigéniques, stimulant le développement de l'immunité, mais ils ne peuvent pas entraîner de maladie. De nombreuses maladies microbiennes peuvent être prévenues par immunisation artificielle. Des exemples sont donnés dans l'encadré 15.1.

L'immunisation active contre certaines maladies infectieuses confère l'immunité à vie, par exemple contre la diphtérie, la coqueluche, ou les oreillons. Dans d'autres infections, l'immunité ne dure qu'un certain nombre d'années ou que quelques semaines seulement, et la revaccination est nécessaire. La perte apparente de l'immunité peut être due à l'infection par une souche différente du même pathogène, qui a des propriétés antigéniques différentes mais qui détermine la même maladie clinique ; ce peut être le cas par exemple des rhinovirus, du virus influenza (virus grippal). Chez les personnes âgées ou quand l'état nutritionnel est déficient, la production des lymphocytes, dont en particulier celle des lymphocytes B, est réduite, les réponses primaire et secondaire peuvent être inadéquates.

Encadré 15.1 Maladies pouvant être évitées par la vaccination

Charbon (anthrax)	Rougeole
Choléra	Rubéole
Coqueluche	Tétanos
Diphtérie	Tuberculose
Hépatite B	Typhoïde
Oreillons	Variole
Poliomyélite	

Immunité passive acquise naturellement

Ce type d'immunité est acquis par le passage d'anticorps maternels allant au fœtus à travers le placenta, et allant au nouveau-né dans le lait maternel. La variété d'anticorps fournis dépend de l'immunité active de la mère. Les lymphocytes du fœtus ou du nouveau-né ne sont pas stimulés, et l'immunité est de courte durée.

Immunité passive acquise artificiellement

Dans cette variété, des anticorps prêts à l'emploi, provenant du sérum d'humains ou d'animaux, sont injectés au receveur. La source des anticorps peut être constituée d'humains ayant guéri d'une infection donnée, ou d'animaux - habituellement des chevaux - activement immunisés artificiellement. Des immunoglobulines spécifiques (antisérum) peuvent être administrés *à titre prophylactique,* pour empêcher le développement de la maladie chez des personnes ayant été exposées à l'infection, par exemple la rage, ou *à titre thérapeutique,* après que la maladie s'est développée.

Résumé de la réponse immunitaire à une infection bactérienne

La figure 15.8 montre les principaux événements qui forment la réponse intégrée du corps à une infection. Initialement, les cellules de défense non spécifiques (neutrophiles, cellules *natural killer* et macrophages) s'accumulent au site de l'infection, et elles tentent de limiter l'expansion bactérienne. Si la menace est importante et que de nombreux macrophages sont impliqués, des lymphocytes T sont activés ; ceux-ci produisent des populations de cellules cytotoxiques et de cellules T *helper* qui, à leur tour, activent des lymphocytes B. Tandis que les lymphocytes B prolifèrent et se différencient en cellules plasmatiques, les niveaux d'anticorps augmentent progressivement.

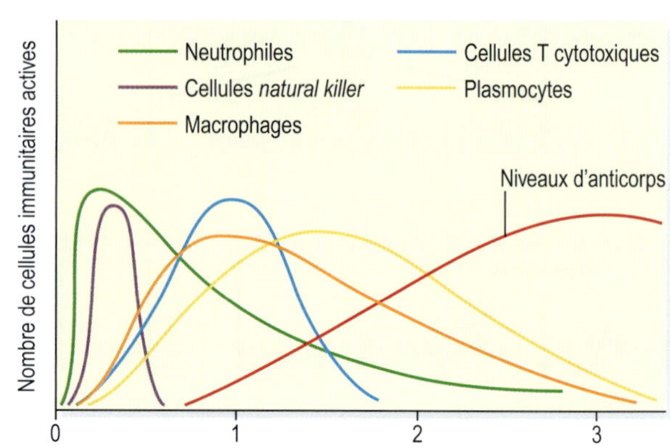

Figure 15.8 Résumé de la réaction de défense à une infection bactérienne.

Vieillissement et immunité

Objectif pédagogique

Après avoir étudié ce paragraphe, vous devriez être capable :

- de décrire les effets du vieillissement sur l'immunité.

L'immunité décline avec l'âge, ce qui augmente le risque d'infection chez les personnes âgées et rallonge le temps de guérison. Le thymus se rétrécit progressivement ; de sa taille maximale à la puberté, il peut n'avoir que le quart de cette taille vers l'âge de 50 ans. C'est lié à la diminution de la réponse des lymphocytes T et, comme celle des lymphocytes B dépend de la fonction des lymphocytes T, les niveaux d'anticorps diminuent aussi avec l'âge. Les niveaux d'auto-anticorps et l'incidence de l'auto-immunité augmentent avec l'âge. La diminution de la fonction des cellules *natural killer* est associée à l'augmentation de l'incidence de la plupart des types de cancers.

Fonction immunitaire anormale

Objectifs pédagogiques

Après avoir étudié ce paragraphe, vous devriez être capable :

- de décrire, avec des exemples, les quatre types de réponse allergique;
- de décrire la base d'une maladie auto-immune;
- de donner des exemples spécifiques de maladie auto-immune;
- de discuter les causes et les effets du syndrome d'immunodéficience acquis (sida).

Hypersensibilité (allergie)

L'allergie est une puissante réponse immunitaire inadéquate à un antigène (allergène) habituellement inoffensif. Il s'agit par exemple de la poussière de maison, des squames d'animaux, du pollen des graminées. C'est par conséquent la réponse immunitaire qui détermine des lésions corporelles, et non pas l'allergène lui-même. Après une exposition initiale à l'allergène, l'individu devient sensibilisé à celui-ci; lors d'une seconde exposition et d'expositions suivantes, le système immunitaire édifie une réponse totalement hors de proportion avec la menace perçue. Il convient de noter que ces réponses sont des versions exagérées d'une fonction immunitaire normale (réponse secondaire, fig. 15.6). Les symptômes sont parfois discrets, même s'ils sont gênants, comme c'est le cas de l'écoulement nasal et du larmoiement oculaire du rhume des foins. La réaction est parfois extrême, débordant les systèmes corporels et entraînant la mort (par exemple choc anaphylactique; voir ci-après).

Il existe quatre mécanismes d'hypersensibilité, pouvant être classés en fonction de la partie du système immunitaire impliquée. Ils sont résumés dans la figure 15.9.

Hypersensibilité anaphylactique, de type I

Cette hypersensibilité touche des individus ayant de très hauts niveaux d'immunoglobuline E (IgE). Quand ils sont exposés à un allergène, par exemple à de la poussière de maison, ces anticorps de titre élevé activent des mastocytes et des basophiles (p. 73), qui libèrent le contenu de leurs granules. L'histamine est la substance libérée la plus importante; elle contracte certains muscles lisses, par exemple le muscle lisse des voies aériennes, entraîne une vasodilatation et augmente la perméabilité vasculaire (entraînant l'exsudation de liquide et de protéines dans le liquide interstitiel). L'anaphylaxie est un exemple sérieux de réaction de type I. Elle comporte une bronchoconstriction profonde et un état de choc (p. 124) dû à une vasodilatation étendue. Elle peut être mortelle.

Hypersensibilité cytotoxique, de type II

Quand un anticorps réagit avec un antigène sur une surface cellulaire, cette cellule est destinée à être détruite par les cellules de défense du corps. C'est là le procédé habituel d'élimination, par exemple, des bactéries; mais si les anticorps sont dirigés contre des antigènes appartenant au sujet lui-même, il en résulte une destruction de ses propres tissus (maladie auto-immune). Les mécanismes de type II entraînent d'autres affections, par exemple la maladie hémolytique du nouveau-né (p. 80) et les accidents immunologiques de la transfusion sanguine (p. 81).

Hypersensibilité médiée par des complexes immuns, de type III

Des complexes antigène–anticorps (complexes immuns) sont habituellement épurés efficacement du sang par phagocytose. S'ils ne le sont pas, par exemple en cas de déficit de la phagocytose ou d'une production excessive de complexes immuns (par exemple lors d'infections chroniques), ceux-ci peuvent se déposer dans des tissus, par exemple dans les reins, la peau, des articulations et les yeux, où ils déclenchent une réaction inflammatoire. Le rein est un site fréquent de dépôt, car il reçoit une grande proportion du débit cardiaque et il filtre le sang. Les complexes immuns qui s'y collectent se logent dans les glomérules (p. 363), altérant la fonction rénale (glomérulonéphrite). L'allergie à la pénicilline est également une réaction de type III; des anticorps se lient à la pénicilline (l'antigène), et les symptômes sont dus au dépôt de complexes immuns dans les tissus – éruption, douleurs articulaires et parfois hématurie.

Hypersensibilité retardée, de type IV

Contrairement aux hypersensibilités de type I, II ou III, celle de type IV n'implique pas d'anticorps; c'est une hyperréaction des lymphocytes T à un antigène. Quand un antigène est détecté par des lymphocytes T à mémoire, il provoque une expansion clonale des lymphocytes T (voir fig. 15.3), et un grand nombre de lymphocytes T cytotoxiques sont libérés afin d'éliminer l'antigène. Ce système est habituellement contrôlé, et la réponse lymphocytaire T est appropriée. Sinon, des lymphocytes T cytotoxiques activement agressifs lèsent des tissus normaux.

L'eczéma de contact (p. 396) en est un exemple. Le rejet de greffe est également dû à des lymphocytes T; une greffe de peau incompatible, par exemple, deviendra nécrotique et sera éliminée dans les jours suivant la mise en place du transplant.

Maladies auto-immunes

Normalement, une réponse immunitaire n'est produite que contre des antigènes étrangers (du non-soi); parfois cependant l'organisme ne reconnaît pas ses propres tissus,

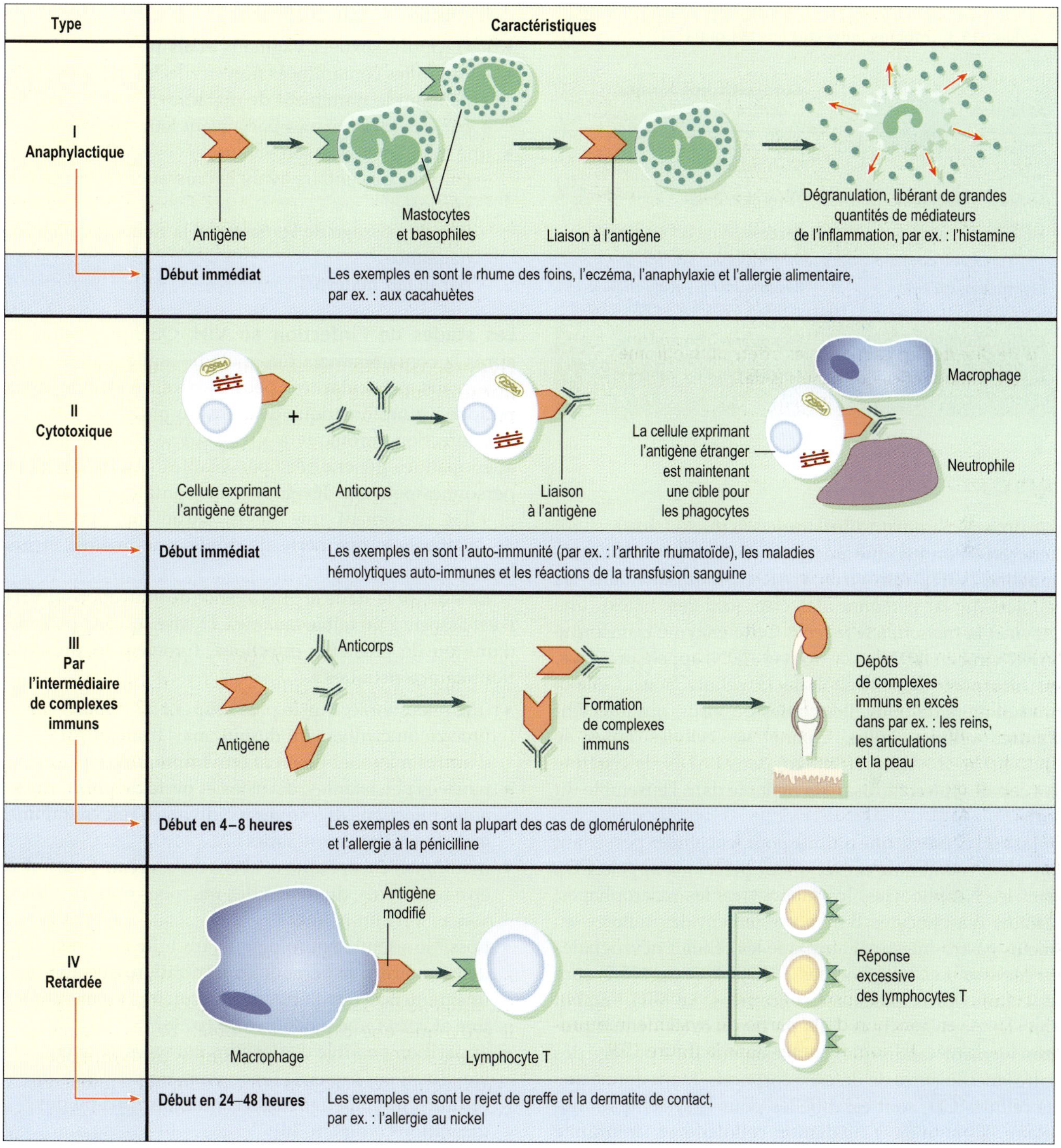

Figure 15.9 Les quatre sortes d'hypersensibilité.

et les attaque. Les affections auto-immunes qui en résultent, exemples d'hypersensibilité de type II, sont relativement fréquentes (tableau 15.3).

Immunodéficience

Quand le système immunitaire est altéré, il existe une tendance aux infections récidivantes, souvent par des microbes qui normalement ne sont pas pathogènes chez les humains (*infections opportunistes*). L'immunodéficience peut être *primaire* (présente habituellement dès la petite enfance, et d'origine génétique) ou *secondaire*, c'est-à-dire acquise plus tard comme conséquence d'une autre maladie, par exemple d'un déficit protéique, d'une infection aiguë, d'une insuffisance rénale chronique, d'une maladie de la moelle osseuse, d'une splénectomie ou d'un syndrome d'immunodéficience acquise (sida).

Tableau 15.3 Troubles auto-immuns courants

Affection	Auto-anticorps formés contre :
Arthrite rhumatoïde (p. 460)	Membrane synoviale des articulations
Maladie d'Hashimoto (p. 246)	Thyroglobuline
Maladie de Basedow (p. 246)	Récepteurs de la TSH sur les cellules thyroïdiennes
Myasthénie (p. 462)	Récepteurs de l'acétylcholine sur le muscle squelettique
Glomérulonéphrite (p. 376)	Membrane glomérulaire
Diabète de type 1 (p. 251)	Cellules bêta du pancréas

Syndrome d'immunodéficience acquise (sida)

Cette affection est due au virus de l'immunodéficience humaine (VIH), rétrovirus à ARN produisant dans les cellules de la personne infectée (cellules hôtes) une enzyme, la *transcriptase inverse*. Cette enzyme transforme l'ARN viral en ADN, et ce nouvel ADN, appelé provirus, est incorporé dans l'ADN de la cellule hôte. Celle-ci produit alors de nouvelles copies du virus, qui infectent d'autres cellules hôtes. Quand les cellules hôtes se divisent, le provirus est intégré dans l'ADN de chacune des cellules filles, diffusant la maladie dans l'ensemble du corps.

Le VIH présente une affinité pour les cellules possédant dans leur membrane un récepteur protéique appelé CD_4, dont les lymphocytes, les monocytes, les macrophages, certains lymphocytes B et possiblement des cellules du tractus gastro-intestinal ainsi que les cellules névrogliales du cerveau. Les lymphocytes T CD_4 *helper* (fig. 15.3) sont les cellules principalement concernées. Le VIH s'établit dans les populations de CD_4 du corps et les détruit progressivement, tandis que, parallèlement, il est protégé des autres mécanismes de défense corporels. Étant donné que les cellules CD_4 sont essentielles pour le système immunitaire, l'immunité à médiation cellulaire et l'immunité humorale sont progressivement altérées, d'où le développement d'infections opportunistes diffuses, souvent à des microbes de pouvoir pathogène relativement faible.

Le VIH a été isolé du sperme, des sécrétions du col de l'utérus, de lymphocytes, du plasma, du liquide cérébrospinal, des larmes, de la salive, de l'urine et du lait maternel. Le sperme, les sécrétions utérines, le sang et les produits du sang sont particulièrement infectés.

L'infection se transmet par :

- les rapports sexuels, vaginaux et anaux;
- les aiguilles contaminées non stérilisées utilisées :
  - pendant le traitement de maladies;
  - par des toxicomanes partageant leurs aiguilles.
- une mère infectée à son enfant :
  - par voie placentaire avant la naissance (transmission verticale);
  - lors du passage de l'enfant par la filière génitale à la naissance;
  - par le lait maternel.

Les stades de l'infection au VIH. Quelques semaines après la contamination, une maladie aiguë d'allure grippale, sans particularités, peut apparaître, suivie d'une période asymptomatique de 2 ans ou plus.

L'infection chronique à VIH peut se traduire par des adénopathies généralisées persistantes (AGP). Certaines personnes peuvent développer un complexe lié au sida, et elles présentent une fièvre chronique peu élevée, de la diarrhée, une perte de poids, une anémie et une leucopénie.

Le sida est le stade le plus avancé de l'infection au VIH. Il est associé à un faible taux de CD_4 ainsi qu'à la présence d'une ou de plusieurs infections, tumeurs ou présentations caractéristiques :

- une pneumonie, due le plus souvent à *Pneumocystis jirovecii* (anciennement *carinii*), mais beaucoup d'autres microbes peuvent être impliqués;
- nausées persistantes, diarrhée et perte de poids, dues à des infections digestives récidivantes relevant d'une grande variété de microbes;
- méningite, encéphalite et abcès du cerveau pouvant être récurrents, dus soit à des microbes opportunistes, soit au VIH lui-même;
- possible atteinte neurologique, traduite par une perte de mémoire, une perte de concentration, une apathie, une démence, une faiblesse musculaire des membres, une ataxie et une incontinence (p. 382);
- apparition possible d'affections cutanées, souvent étendues; par exemple un eczéma, un psoriasis, une cellulite, un impétigo, des verrues, un zona ou des ulcérations (voir Ch. 14);
- adénopathies généralisées (p. 145);
- le développement de tumeurs malignes n'est pas rare, en raison de la défaillance progressive de la surveillance immunologique, le virus détruisant la population de cellules T. Les cancers typiques incluent :
  - des lymphomes (p. 150);
  - le sarcome de Kaposi, consistant en tumeurs sous-cutanées et dans les organes internes (p. 398).

CHAPITRE 16

Appareil musculosquelettique

L'appareil musculosquelettique est constitué des os du squelette, de leurs articulations et des muscles squelettiques (volontaires) qui mobilisent le corps. Les caractéristiques et les propriétés des articulations ainsi que du tissu osseux et musculaire sont abordées dans ce chapitre. Les effets du vieillissement sur le système musculosquelettique sont décrits. La section consacrée aux pathologies en fin de chapitre aborde certains troubles osseux, musculaires et articulaires.

Os

Objectifs pédagogiques

Après avoir étudié ce paragraphe, vous devriez être capable :

- d'établir les fonctions des os;
- d'énumérer les cinq types d'os, et de donner un exemple de chacun d'eux;
- d'indiquer la structure générale d'un os long;
- de décrire la structure des tissus osseux compact et spongieux;
- de décrire le développement de l'os;
- d'expliquer le processus de guérison de l'os et les facteurs qui la compliquent;
- de souligner les facteurs qui déterminent la croissance osseuse.

Bien que les os soient souvent considérés comme statiques ou immuables, ils constituent des structures vivantes hautement vascularisées, en remodelage permanent.

Fonctions des os

Les fonctions des os sont les suivantes :

- ils fournissent la charpente du corps;
- ils donnent attache aux muscles et aux tendons;
- ils permettent les mouvements du corps dans son ensemble, et ceux de ses parties en formant des articulations mobilisées par des muscles;
- ils forment les limites des cavités crânienne, thoracique et pelvienne, protégeant les organes qu'elles contiennent;
- ils contiennent de la moelle osseuse rouge dans laquelle les cellules du sang se développent : hématopoïèse (p. 68);
- ils constituent une réserve de minéraux, de phosphate de calcium en particulier – la réserve de minéraux dans l'os est essentielle pour le maintien des taux de calcium sanguin, qui doivent être étroitement contrôlés.

Types d'os

Les os sont classés en os longs, courts, irréguliers, plats et sésamoïdes.

Os longs. Ils comportent un corps (NdT : diaphyse) et deux extrémités (NdT : épiphyses). Comme leur nom l'indique, leur longueur est beaucoup plus grande que leur largeur. La plupart des os longs sont retrouvés dans les membres. Il s'agit par exemple du fémur, du tibia et de la fibula.

Os courts, irréguliers, plats et sésamoïdes. Ils n'ont ni diaphyse ni extrémités, et ils sont de taille et de forme diverses. Il s'agit par exemple :

- d'os du carpe (poignet), courts;
- des vertèbres et de certains os du crâne, irréguliers;
- du sternum, des côtes et de la plupart des os du crâne, plats;
- de la patella (rotule), sésamoïde.

Structure de l'os

Os long

Un os long a une *diaphyse*, ou corps de l'os, et deux *épiphyses*, ou extrémités de l'os (fig. 16.1). La diaphyse est faite d'*os compact*, ménageant une cavité médullaire centrale contenant la *moelle osseuse jaune*, graisseuse. Les épiphyses comportent une couche externe d'os compact recouvrant de l'*os spongieux*, La diaphyse est séparée de chaque épiphyse par un *cartilage épiphysaire*, qui est ossifié quand la croissance est terminée.

Les os longs sont presque entièrement recouverts par une membrane vasculaire, le *périoste*, qui a deux couches. La couche externe du périoste est dure et fibreuse, et protège l'os sous-jacent. La couche interne contient des ostéoblastes (cellules formant de l'os) et des ostéoclastes (cellules détruisant l'os), impliqués dans le maintien et le remodelage des os (voir ci-après). Le périoste recouvre l'ensemble de l'os, sauf à l'intérieur des cavités articulaires, et permet de donner attache à des tendons; il est en continuité avec la capsule articulaire. Du *cartilage hyalin* remplace le périoste sur les surfaces articulaires des os formant des articulations synoviales. Un os s'épaissit par le dépôt d'os nouveau sous le périoste.

Vascularisation et innervation

L'apport sanguin à la diaphyse de l'os dérive d'une artère nourricière ou plus. Les épiphyses ont leur propre apport sanguin, bien que, dans l'os mature, les réseaux capillaires issus des deux épiphyses soient étroitement interconnectés. L'innervation sensitive pénètre habituellement dans l'os au même niveau que l'artère nutritive, et les divisions sont très nombreuses dans l'ensemble de l'os. Par conséquent, une lésion osseuse est généralement très douloureuse.

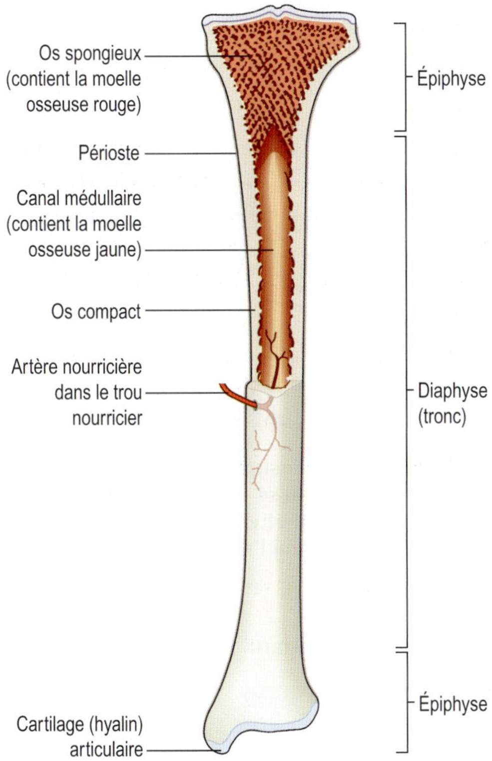

Figure 16.1 Un os long mature – partiellement sectionné.

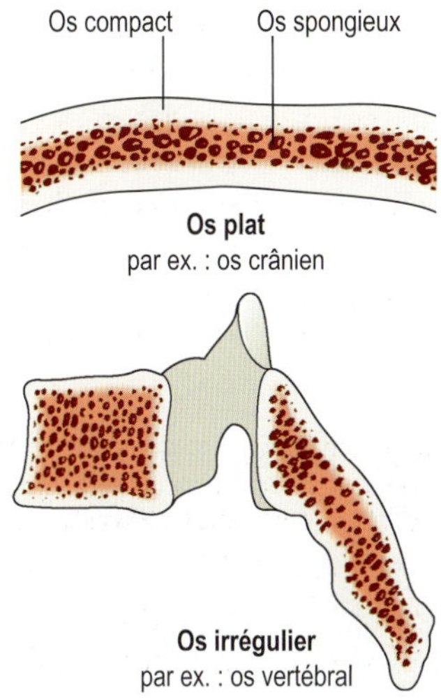

Figure 16.2 Coupe d'os plat et d'os irrégulier.

Os courts, irréguliers, plats et sésamoïdes

Ces os ont une couche externe d'os compact relativement fine, avec à l'intérieur du tissu spongieux contenant la *moelle osseuse rouge* (fig. 16.2). Ils sont entourés de périoste, sauf sur la couche interne des os du crâne où il est remplacé par la dure-mère.

Structure microscopique de l'os

L'os est un type de tissu conjonctif résistant et durable. Son composant majeur (65 %) est un mélange de sels de calcium, principalement du phosphate de calcium. La matrice inorganique procure sa grande dureté à l'os, mais en lui-même il serait fragile et susceptible de se casser. Un tiers des composants des os est un matériel organique appelé *ostéoïde*, principalement constitué de collagène. Le collagène est très solide et procure une légère flexibilité à l'os. Le composant cellulaire de l'os représente moins de 2 % de la masse osseuse.

Cellules osseuses

Il existe trois types de cellules osseuses :

- ostéoblastes ;
- ostéocytes ;
- ostéoclastes.

Ostéoblastes

Ces cellules formatrices d'os sont responsables du dépôt de sels inorganiques et d'ostéoïdes dans le tissu osseux. Elles sont donc présentes aux endroits de croissance, de réparation et de remodelage osseux :

- dans les couches profondes du périoste ;
- dans les centres d'ossification de l'os immature ;
- aux extrémités de la diaphyse adjacentes au cartilage épiphysaire des os longs ;
- au site d'une fracture.

Comme les ostéoblastes déposent du nouveau tissu osseux autour d'eux, ils finissent par être piégés dans de petites poches (*lacunes*, fig. 16.3) dans l'os en cours de croissance, et ils se différencient en *ostéocytes*.

Ostéocytes

Ce sont des cellules osseuses matures qui contrôlent et entretiennent le tissu osseux ; elles sont nourries par le liquide interstitiel des canalicules qui irradient depuis le canal central de l'ostéon.

Ostéoclastes

Ces cellules dégradent l'os en libérant du calcium et du phosphate. Elles sont très grandes, avec jusqu'à 50 noyaux, lesquels sont formés à partir de la fusion de nombreux monocytes (p. 74). Le remodelage continuel de tissu osseux sain est la conséquence d'une activité équilibrée des populations d'ostéoblates et d'ostéoclastes. Les ostéoclastes sont retrouvés dans les zones de l'os où la croissance, la réparation ou le remodelage sont actifs, par exemple :

- sous le périoste, ce qui maintient l'os durant sa croissance et enlève l'excès de cal formé lors de la guérison d'une fracture (p. 418) ;
- autour des parois du canal médullaire, pendant la croissance, ce qui le maintient et canalise le cal durant la guérison d'une fracture.

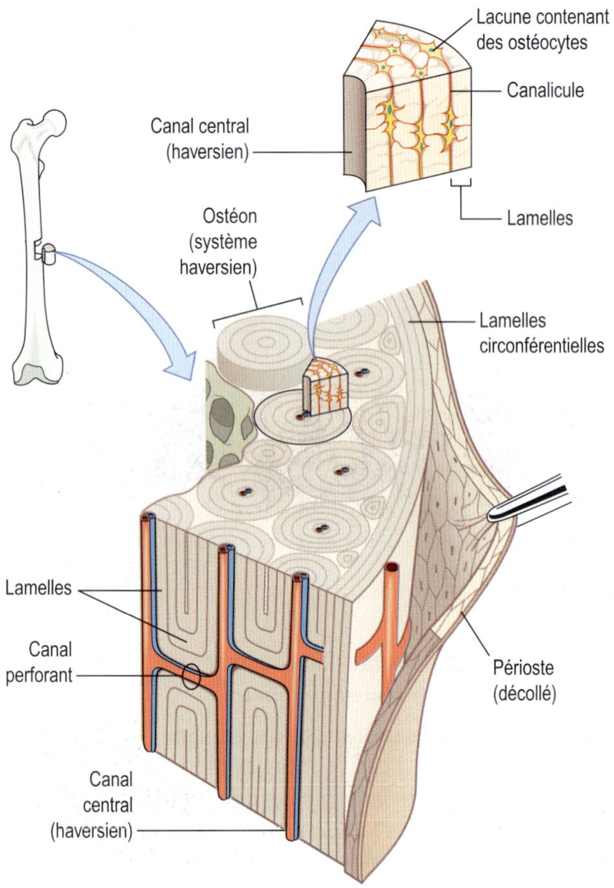

Figure 16.3 Structure microscopique de l'os compact.

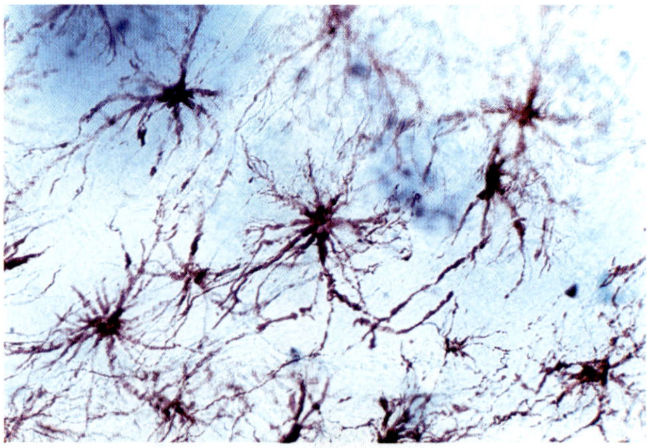

Figure 16.4 Microscopie classique d'ostéocytes montrant les multiples processus fins qui se développent dans les canalicules osseux, et permettent à chaque cellule de communiquer avec celles qui l'entourent.

Os compact (cortical)

L'os compact représente jusqu'à 80 % de la masse corporelle osseuse. Il s'agit d'un grand nombre d'unités en forme de tubes parallèles appelés *ostéons* (systèmes haversiens). Ceux-ci comportent un canal central (canal de Havers), entouré par des anneaux concentriques ou plaques d'os, ressemblant aux anneaux d'un arbre (fig. 16.3). Les ostéons tendent à être alignés en suivant la force qui est appliquée à l'os ; ainsi, par exemple, dans le fémur (os de la cuisse), ils vont d'une épiphyse à l'autre. Cela donne une grande résistance à l'os.

Le canal central contient des nerfs, des vaisseaux lymphatiques et des vaisseaux sanguins, et chaque canal central est relié avec des canaux environnants par des tunnels à angle droit entre eux, appelés *canaux perforants*. Les séries de lames osseuses cylindriques disposées autour de chaque canal central sont appelées *lamelles*. Entre les lamelles osseuses adjacentes aux ostéons se trouvent de petites cavités appelées *lacunes*, chacune contenant un ostéocyte. Les lacunes communiquent entre elles à travers une série de minuscules canaux appelés *canalicules*, qui permettent la circulation de liquide interstitiel à travers l'os, et le contact direct entre les ostéocytes (fig. 16.4).

Entre les ostéons se trouvent des *lamelles interstitielles*, qui sont des reliquats d'anciens systèmes ayant été partiellement détruits pendant le remodelage ou la croissance de l'os.

Os spongieux (trabéculaire)

À l'œil nu, l'os spongieux ressemble à un rayon de miel. L'examen microscopique révèle une charpente formée de *trabécules* (signifiant petites travées), consistant en quelques lamelles et en ostéocytes, connectées entre elles par des canalicules (fig. 16.5). Les ostéocytes sont nourris par le liquide interstitiel qui filtre dans l'os à travers de minuscules canalicules. Les espaces entre les trabécules contiennent de la moelle osseuse rouge. De plus, l'os spongieux est plus léger que l'os compact, ce qui réduit le poids du squelette.

Développement du tissu osseux

Aussi appelé *ostéogenèse* ou *ossification*, le développement du tissu osseux débute avant la naissance, et ne se termine pas avant la 21e année de la vie environ). Les os longs, courts et irréguliers, se développent dans le fœtus à partir de bâtons de cartilage, les *ébauches cartilagineuses*. Les os plats se développent à partir d'*ébauches membranaires*, et les os sésamoïdes à partir d'*ébauches tendineuses*.

Durant l'ossification, les ostéoblastes sécrètent de l'os ostéoïde qui remplace progressivement l'ébauche initiale ; puis cet os ostéoïde se calcifie progressivement, également par l'action ostéoblastique. Avec la croissance de l'os, les ostéoblastes sont pris dans la matrice qu'ils fabriquent eux-mêmes, et deviennent des ostéocytes.

Dans l'os mature, un équilibre délicat entre l'activité ostéoblastique et ostéoclastique maintient la structure osseuse normale. Si l'activité ostéoclastique devient plus importante que l'activité ostéoblastique, l'os s'affaiblit. Si c'est l'inverse, l'os se renforce et s'alourdit.

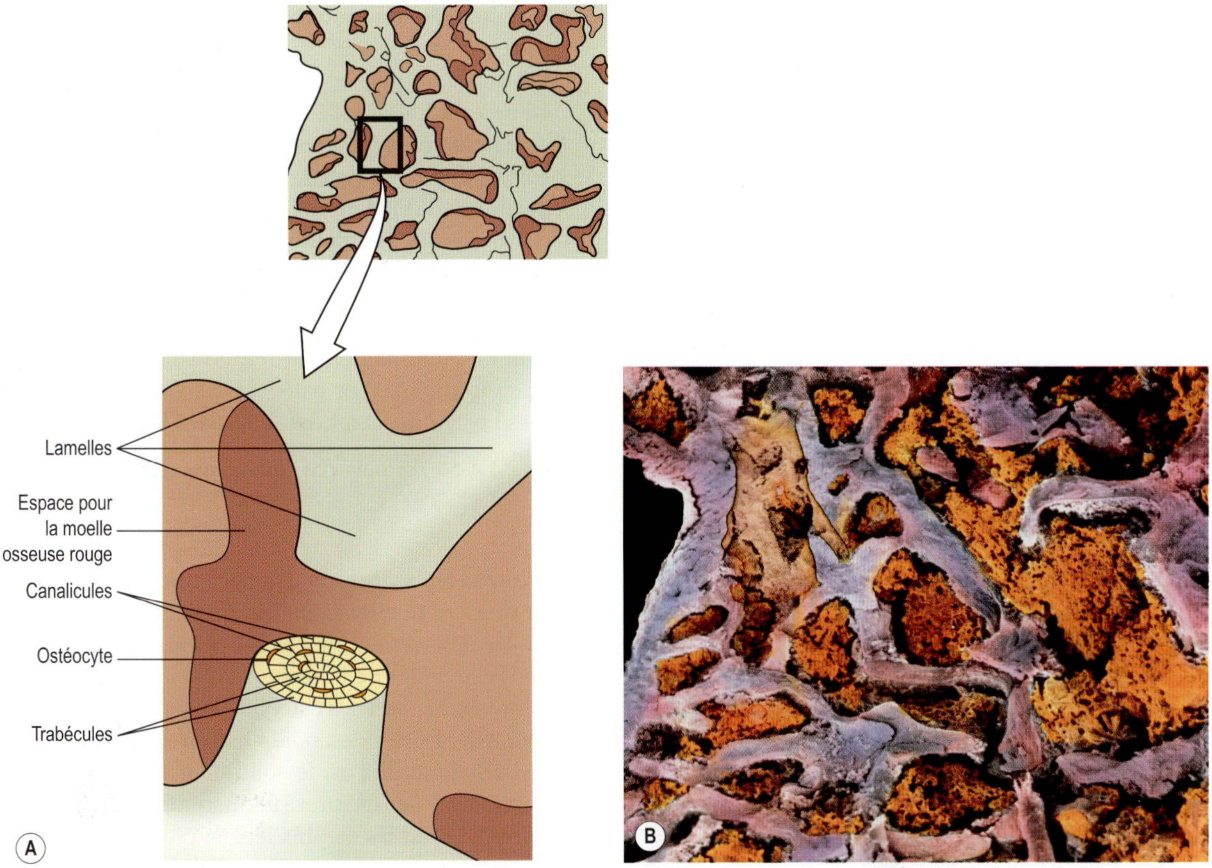

Figure 16.5 Os spongieux. A. Structure microscopique de l'os spongieux. **B.** Microscopie à balayage électronique d'os spongieux montrant la moelle osseuse (en orange) remplissant les espaces entre les trabécules (gris bleu).

Développement des os longs

Dans les os longs, les points où l'ossification débute sont de petites régions faites de cellules ostéogéniques, ou *centres d'ossification*, situées dans l'ébauche cartilagineuse (fig. 16.6). Cela s'accompagne du développement d'un collier osseux vers 8 semaines de gestation. Plus tard, l'apport sanguin se développe, et du tissu osseux remplace le cartilage tandis que des ostéoblastes sécrètent des composants ostéoïdes dans la diaphyse. L'os s'allonge tandis que l'ossification se poursuit et s'étend aux épiphyses. Vers la naissance, des centres d'ossification se développent dans les épiphyses, et le canal médullaire se forme quand des ostéoclastes détruisent le tissu osseux central, au milieu de la diaphyse. Durant l'enfance, les os longs continuent de s'allonger car la lame épiphysaire à chaque extrémité de l'os, constituée de cartilage, continue de produire du nouveau cartilage sur sa surface diaphysaire (la surface en face de la diaphyse de l'os, fig. 16.7). Puis le cartilage se tourne contre l'os. Tant que la production de cartilage correspond au rythme de l'ossification, l'os continue de s'allonger. Au moment de la puberté, sous l'influence des hormones sexuelles, la croissance de la lame épiphysaire se ralentit, et elle est dépassée par le dépôt osseux. Une fois que l'ensemble de la lame épiphysaire est tournée contre l'os, la poursuite de l'allongement de l'os n'est plus possible.

Régulation hormonale de la croissance osseuse

Les hormones (voir Ch. 9) contrôlant la croissance osseuse ainsi que la persistance de la taille et de la forme des os sont les suivantes.

- L'*hormone de croissance*, hypophysaire, la *thyroxine* et la *triiodothyronine*, sécrétées par la glande thyroïde, sont particulièrement importantes chez le nourrisson et l'enfant ; leur défection ou leur sécrétion excessive entraîne un développement anormal du squelette (p. 237).
- La *testostérone* et les *estrogènes* influencent les modifications physiques apparues à la puberté et permettent de maintenir la structure osseuse tout au long de la vie. L'augmentation de taux de ces hormones est responsable de la poussée de croissance intervenant à la puberté ; plus tard, elle stimule la fermeture des lames des épiphyses (fig. 16.7), de telle sorte que la croissance en longueur des os s'arrête (les os peuvent gagner en épaisseur tout au long de la vie). La taille moyenne de l'homme adulte est habituellement plus grande que celle de la femme car la puberté masculine tend à survenir plus tard que la féminine, les os des garçons disposant ainsi de plus de temps pour poursuivre leur croissance. Les estrogènes sont responsables de la plus grande

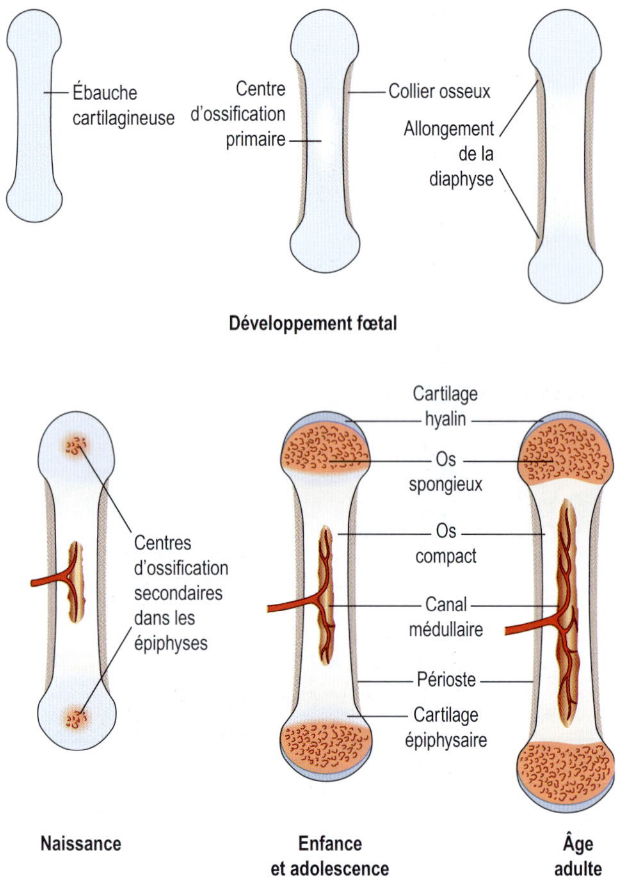

Figure 16.6 Stades de développement d'un os long.

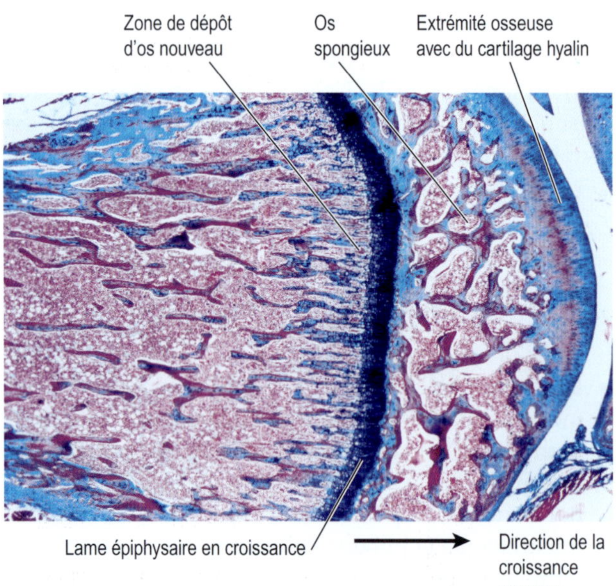

Figure 16.7 Microscopie classique de l'extrémité d'un os en croissance, montrant la lame épiphysaire.

largeur du pelvis féminin, lequel se développe durant la puberté, et du maintien de la masse osseuse chez la femme adulte. La chute du taux d'estrogène au moment de la ménopause peut davantage exposer la femme postménopausée au risque de fracture (ostéoporose, p. 458).

- La *calcitonine* et l'*hormone parathyroïdienne* (p. 238) contrôlent les taux de calcium sanguin en régulant sa fixation dans l'os et sa résorption par l'os. La calcitonine augmente la fixation de calcium dans l'os (ce qui réduit le taux de calcium sanguin), et la PTH la réduit (ce qui augmente le taux de calcium sanguin).

Bien que la longueur et la forme des os normalement ne changent plus après la fin de l'ossification, du tissu osseux est continuellement remodelé, et remplacé quand il est endommagé. Les ostéoblastes continuent à déposer du tissu ostéoïde, et les ostéoclastes à le résorber. La rapidité de ces processus varie avec l'os ; par exemple, la partie distale du fémur est remplacée en 5 à 6 mois.

Exercice et os

Bien que la croissance en longueur des os cesse définitivement une fois que les lamelles des épiphyses se sont ossifiées, l'épaississement de l'os est possible toute la vie. Cela implique le dépôt de nouveaux ostéons à la périphérie de l'os à travers l'action des ostéoblastes dans la couche interne du périoste. Porter des poids est un exercice qui stimule l'épaississement de l'os, le solidifiant et le rendant moins susceptible de se fracturer. Le manque d'exercice produit l'inverse, et rend les os plus légers, plus fragiles.

Régime alimentaire et os

Un tissu osseux sain nécessite un apport adéquat en calcium ainsi qu'en vitamines A, C et D. Le calcium – et de petites quantités d'autres minéraux comme le phosphate, le fer et le manganèse – est essentiel pour une minéralisation adéquate de l'os. La vitamine A est nécessaire à l'activité ostéoblastique. La vitamine C est utilisée dans la synthèse du collagène. La vitamine D est nécessaire à l'absorption du calcium et du phosphate dans le tractus gastro-intestinal.

Marques osseuses

La plupart des os ont des surfaces irrégulières, des protubérances et des crêtes donnant attache aux tendons des muscles et aux ligaments. Elles ne sont pas comprises dans les descriptions des os qui suivent, sauf cas particulier, mais beaucoup sont indiquées sur les figures. Les marques osseuses et la terminologie en rapport sont définies dans le tableau 16.1.

Guérison des os

Il existe de nombreux termes pour classer les fractures osseuses, notamment :

- *simples* : les extrémités osseuses ne font pas saillie à travers la peau ;
- *ouvertes* : les extrémités osseuses font saillie à travers la peau ;
- *pathologiques* : fractures d'os affaiblis par une maladie.

Tableau 16.1 Terminologie en rapport avec le squelette

Terme	Signification
Articulation	Jonction entre deux os ou plus
Bordure	Crête osseuse séparant deux surfaces
Condyle	Projection osseuse arrondie et lisse qui forme une partie de l'articulation
Épine, processus épineux ou crête épineuse	Crête osseuse pointue ou aiguë
Facette	Petite surface articulaire, généralement plutôt plate
Fissure ou fente	Fente étroite
Foramen(s)	Trou dans une structure
Fosse	Trou ou dépression
Méat	Cavité en forme de tube à l'intérieur d'un os
Processus styloïde	Projection osseuse descendante pointue qui donne attache aux muscles et aux ligaments
Septum	Cloison séparant deux cavités
Sinus osseux	Cavité creuse dans un os
Surface articulaire	Partie de l'os qui entre dans la formation d'une articulation
Suture	Articulation inamovible, par exemple entre les os du crâne
Trochanter, tubérosité ou tubercule	Projections osseuses rugueuses, habituellement pour l'attache de muscles ou de ligaments. Les différents noms sont utilisés en fonction de la taille de la projection. Les trochanters sont les plus grosses, et les tubercules les plus petites.

Après une fracture, les extrémités osseuses de l'os sont réunies par le dépôt d'os nouveau. Cela se produit en plusieurs stades (fig. 16.8).

1. Un hématome (collection de sang coagulé) se forme entre les extrémités osseuses et dans les tissus mous alentour.
2. Puis une inflammation aiguë se développe, avec accumulation d'exsudat inflammatoire, contenant des macrophages qui phagocytent l'hématome, et petits fragments d'os mort (cela prend environ 5 jours). Des fibroblastes migrent dans le site ; un tissu de granulation et des néocapillaires se développent.
3. De l'os nouveau se forme car de nombreux ostéoblastes sécrètent de l'os spongieux, qui s'unit aux extrémités rompues, et qui est protégé par une couche externe d'os et de cartilages ; ces nouveaux dépôts d'os et de cartilage sont appelés *cal*.

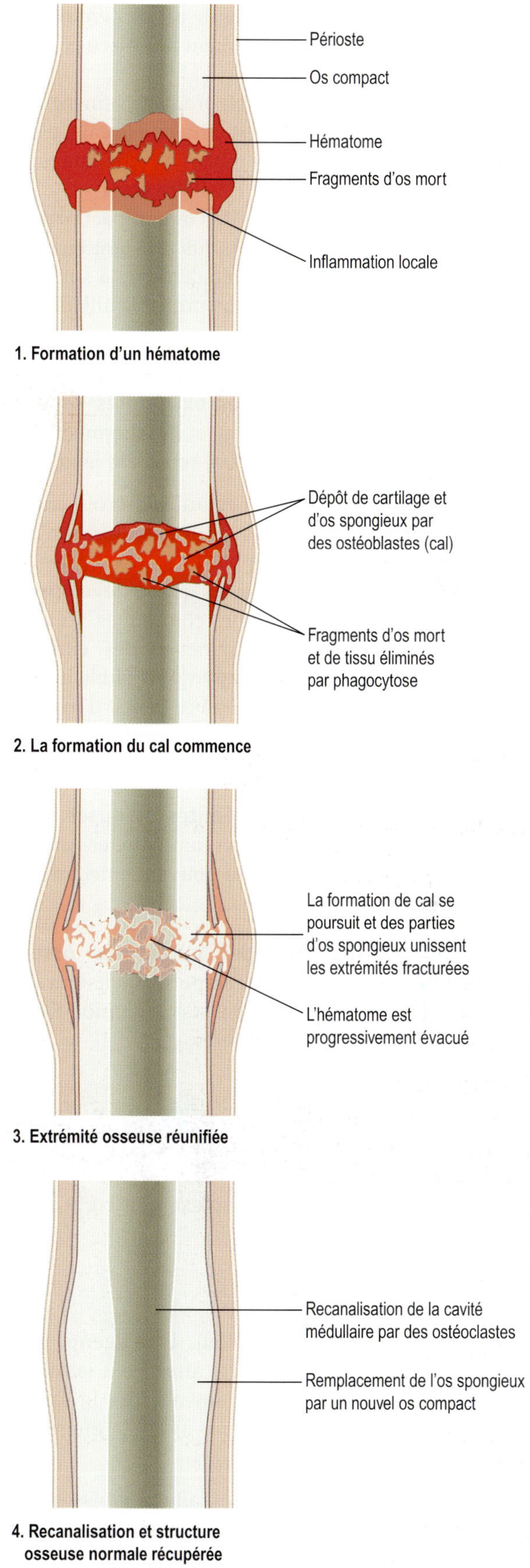

Figure 16.8 Stades de la guérison de l'os.

4. Durant les semaines suivantes, le cal devient mature, et le cartilage est progressivement remplacé par de l'os.
5. La formation d'os continue et, progressivement, le canal médullaire est réouvert à travers le cal (cela prend des semaines ou des mois). Avec le temps, l'os guérit complètement, le cal tissulaire étant complètement remplacé par de l'os compact mature. L'os est souvent plus épais et plus résistant au site de la réparation qu'il ne l'était initialement; la survenue d'une seconde fracture est plus probable ailleurs.

Facteurs retardant la guérison des fractures

Fragments tissulaires entre les extrémités osseuses. Des esquilles d'os mort (*séquestres*) et des fragments tissulaires non enlevés par phagocytose retardent la guérison.

Apport sanguin déficient. Il retarde la croissance du tissu de granulation et des néovaisseaux sanguins. L'hypoxie réduit aussi le nombre des ostéoblastes, et il accroît le nombre de chondrocytes qui se développent à partir de leurs cellules parentales communes. Cela peut conduire à une union cartilagineuse des extrémités osseuses, constituant une réparation plus faible que celle osseuse. Les sites les plus exposés à ce déficit d'irrigation, car elles ont normalement un faible apport de sang, sont le col du fémur, le scaphoïde et la diaphyse du tibia.

Mauvais alignement des extrémités osseuses. Il peut entraîner la formation d'un cal volumineux et irrégulier, guérissant lentement et laissant souvent une invalidité permanente.

Mobilisation permanente des extrémités osseuses (pseudarthrose). Des mouvements permanents entraînent la fibrose du tissu de granulation, suivie d'union fibreuse des extrémités osseuses fracturaires.

Divers. Il s'agit :

- de l'infection (voir ci-après);
- d'une maladie systémique;
- de la malnutrition;
- de la prise de médicaments, par exemple corticoïdes;
- du grand âge.

Complications des fractures

Infection (ostéomyélite, p. 459). Des agents pathogènes venus par la peau ouverte atteignent le foyer de fracture, mais ils sont parfois amenés par le sang. La guérison osseuse ne s'observe pas avant la guérison de l'infection.

Embolie graisseuse. Des emboles faits de graisses provenant de la moelle osseuse peuvent passer dans la circulation par des veines déchirées. Ils aboutissent essentiellement dans les poumons, et obstruent le flux sanguin dans les capillaires pulmonaires.

Squelette axial

Objectifs pédagogiques

Après avoir étudié ce paragraphe, vous devriez être capable :

- d'identifier les os de la tête (face et crâne);
- d'énumérer les fonctions des sinus et des fontanelles du crâne;
- d'énumérer les caractéristiques d'une vertèbre typique;
- de décrire la structure de la colonne vertébrale;
- d'expliquer les mouvements et les fonctions de la colonne vertébrale;
- d'identifier les os formant la cage thoracique.

Les os du squelette sont répartis en deux groupes : ceux du *squelette axial*, et ceux du *squelette des membres* (fig. 16.9).

Le squelette axial est composé de la *tête*, de la *colonne vertébrale*, des *côtes* et du *sternum*. Les os formant ensemble ces structures constituent l'axe osseux central du corps. Le squelette des membres est composé des épaules et des ceintures pelviennes ainsi des os des membres.

Tête (fig. 16.10 et 16.11)

La tête repose sur l'extrémité supérieure de la colonne vertébrale; sa structure osseuse est divisée en deux parties : le crâne et la face.

Sinus

Des sinus contenant de l'air sont présents dans les os sphénoïde, ethmoïde, maxillaire et frontal. Ils communiquent tous avec la cavité nasale et sont bordés d'une membrane ciliée. Ils donnent sa résonance à la voix et réduisent le poids du crâne, ce qui le rend plus facile à porter.

Crâne

Le crâne est constitué par un certain nombre d'os plats et d'os irréguliers, protégeant le cerveau. Il a une *base* sur laquelle le cerveau repose, et une *voûte*, qui entoure et protège ce dernier. Le périoste à l'intérieur des os du crâne est formé par la couche superficielle de la dure-mère (p. 162). Dans le crâne mature, les articulations (*sutures*) entre les os ne sont pas mobilisables (fibreuses). Les os présentent de nombreuses perforations (par exemple foramens, fissures, trous) par lesquelles passent

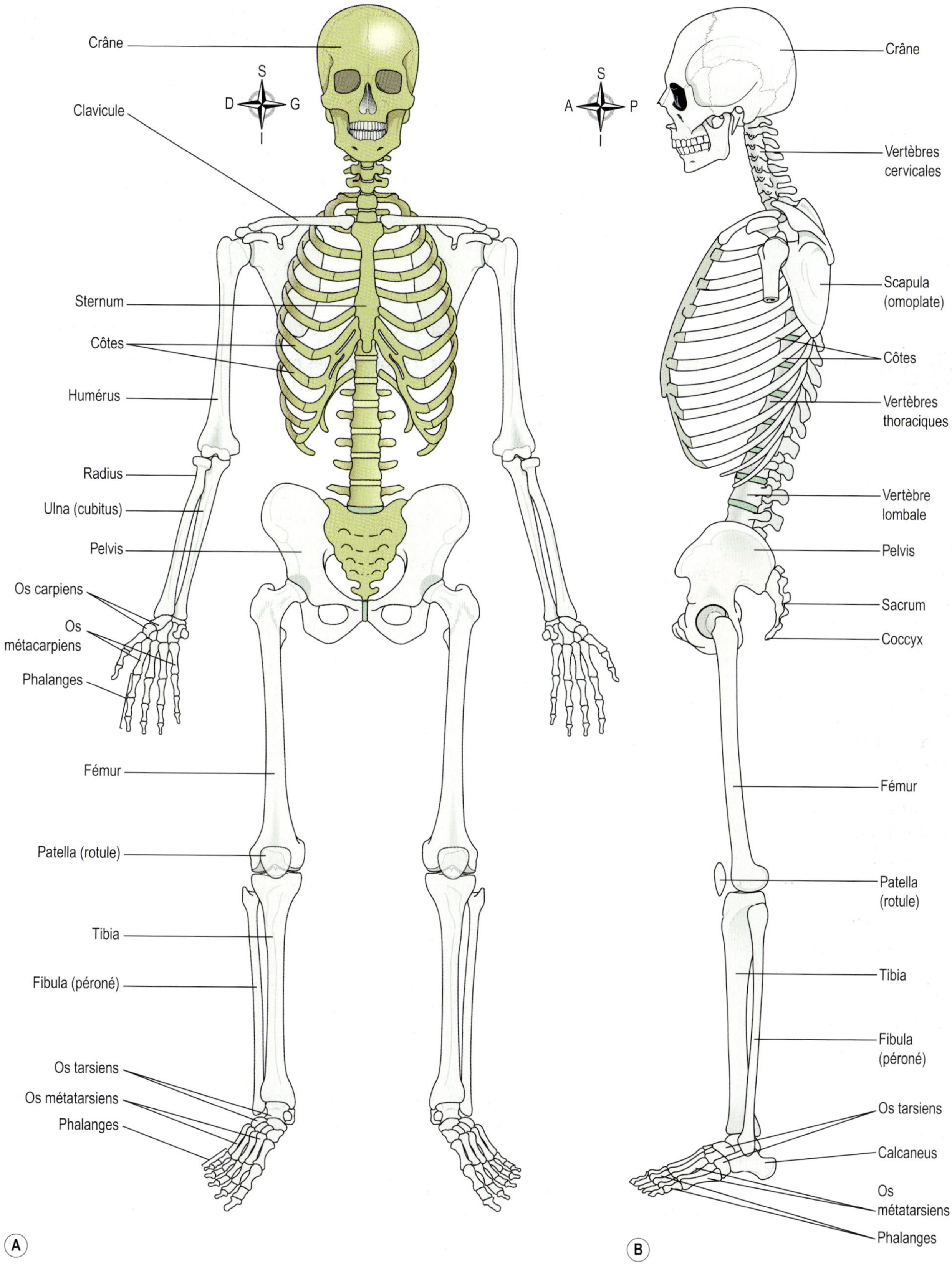

Figure 16.9 Squelette. A. Vue antérieure : squelette axial en jaune ; squelette des membres en brun. **B.** Vue latérale.

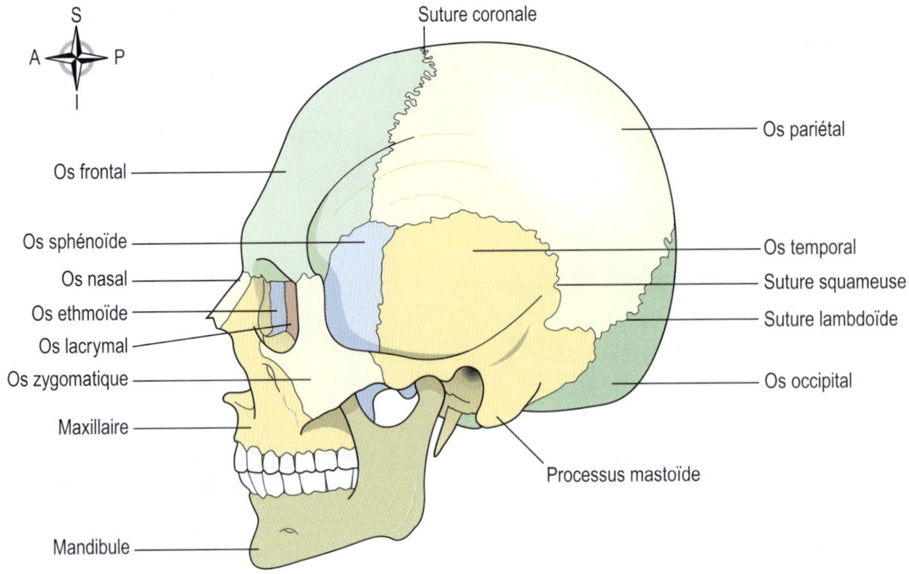

Figure 16.10 Les os du crâne et leurs sutures (articulations).

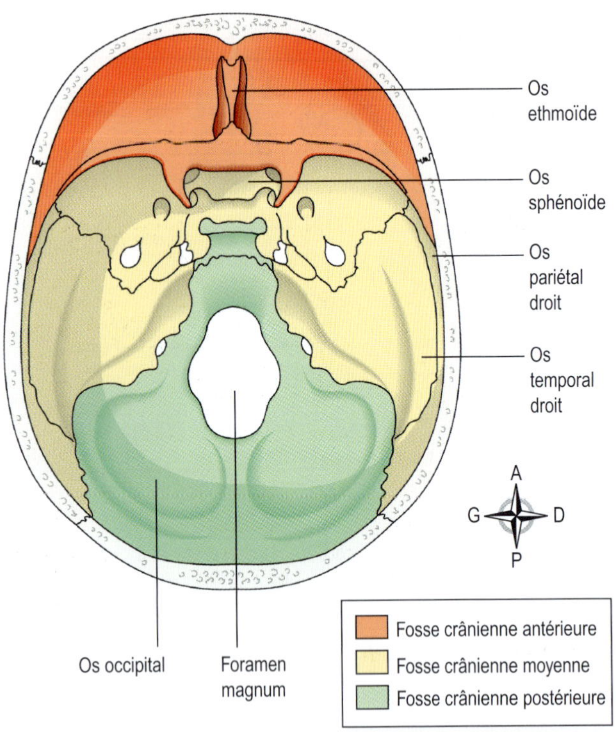

Figure 16.11 Les os formant la base du crâne et les fosses crâniennes. Vue par en haut.

des nerfs, des vaisseaux sanguins et des vaisseaux lymphatiques. Les os du crâne sont :

- 1 os frontal;
- 2 os pariétaux;
- 2 os temporaux;
- 1 os occipital;
- 1 os sphénoïde;
- 1 os ethmoïde.

Os frontal

C'est l'os du front. Il forme une partie des *cavités orbitaires* et la saillie au-dessus des yeux, le *bord supraorbitaire*. Juste au-dessus de chacune de ces saillies supraorbitaires, à l'intérieur de l'os, se situe une cavité remplie d'air ou *sinus*, bordée par une muqueuse ciliée et s'ouvrant dans la cavité nasale.

La *suture coronale* unit de chaque côté l'os frontal à un os pariétal; d'autres sutures sont formées avec les os sphénoïde, zygomatique, lacrymal, nasal et ethmoïde. L'os est formé initialement de deux parties, réunies sur la ligne médiane par la *suture frontale* (voir fig. 16.18).

Os pariétaux

Ces deux os forment les côtés et le toit du crâne. Ils s'articulent l'un avec l'autre par la *suture sagittale*, et chacun d'eux avec l'os occipital par la *suture lambdoïde*, avec l'os temporal homolatéral par la *suture squameuse*. La face interne de chacun est concave, et creusée pour s'adapter au cerveau et aux vaisseaux sanguins.

Os temporaux (fig. 16.12)

Ces os siègent de chaque côté de la tête, et ils forment des sutures avec l'os occipital, et de chaque côté avec les os pariétal, sphénoïde et zygomatique. Chaque os temporal a plusieurs caractéristiques importantes.

La *partie squameuse de l'os temporal* est une partie mince en forme d'éventail, s'articulant avec l'os pariétal homolatéral. Le *processus zygomatique* s'articule avec l'os zygomatique pour former l'arcade zygomatique (os de la joue).

La *partie mastoïdienne* comporte le *processus mastoïde*, saillie osseuse aisément palpable derrière l'oreille; ce dernier contient un grand nombre de très petites cavités (sinus) communiquant avec l'oreille moyenne (NdT : caisse du tympan), bordées par un épithélium pavimenteux.

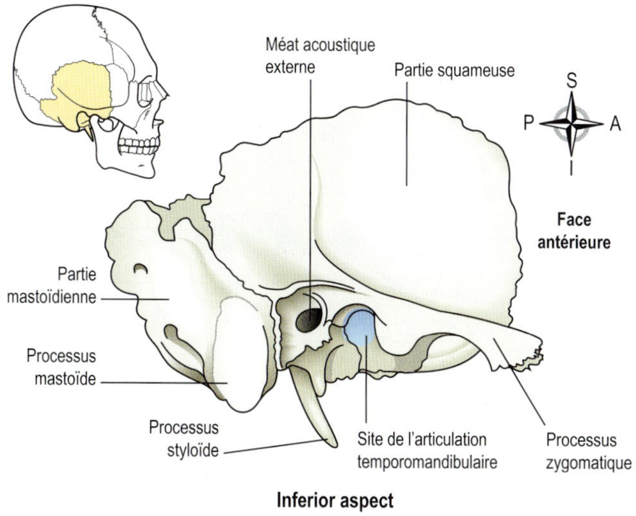

Figure 16.12 Os temporal droit. Vue latérale.

La *partie pétreuse* forme une partie de la base du crâne; elle contient les organes de l'audition (organe spiral) et de l'équilibre.

L'os temporal s'articule de chaque côté avec la mandibule au niveau de l'*articulation temporomandibulaire*, la seule articulation mobilisable du crâne. Immédiatement derrière cette articulation se trouve le *méat* (canal, conduit) *acoustique externe*, qui se dirige en dedans vers la partie pétreuse de l'os.

Le processus styloïde se projette à partir du processus inférieur de l'os temporal, et soutient l'os hyoïde ainsi que les muscles associés à la langue et au pharynx.

Os occipital (fig. 16.13)

Cet os forme l'arrière de la tête et une partie de la base du crâne. Il forme des sutures avec les os pariétaux, temporaux et sphénoïde. Sa surface interne est fortement concave, et la concavité est occupée par les lobes occipitaux du cerveau ainsi que par le cervelet. L'occiput a deux condyles articulaires, formant des articulations condylaires (p. 441) avec le premier os de la colonne vertébrale, l'atlas. Cette articulation permet les mouvements d'inclination de la tête. Le *foramen magnum* (signifiant gros trou; anciennement : trou occipital) est situé entre les condyles, et à son niveau la moelle spinale passe dans la cavité crânienne.

Os sphénoïde (fig. 16.14)

Cet os occupe la partie moyenne de la base du crâne; il s'articule avec les os occipital, temporaux, pariétaux et frontal (fig. 16.11). Il relie les os crâniens et faciaux, et s'entrecroise dans la tête. La *fosse hypophysaire* (*selle turcique*), qui contient la *glande pituitaire* (hypophyse), est une petite dépression en forme de selle située à la face supérieure de la partie médiane de l'os. Le corps de l'os contient un sinus aérien relativement important, bordé par une muqueuse ciliée, et s'ouvrant dans la cavité nasale. Le nerf optique passe à travers le *foramen optique* alors qu'il chemine vers le cerveau.

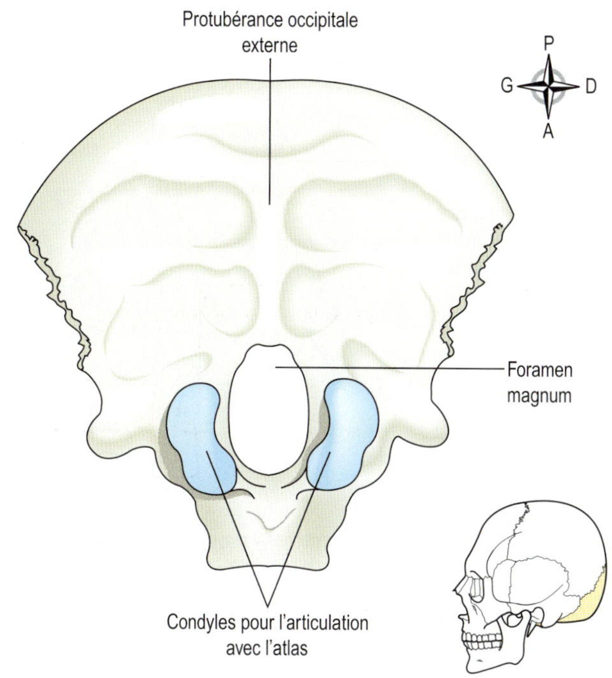

Figure 16.13 Os occipital. Vu par en dessous.

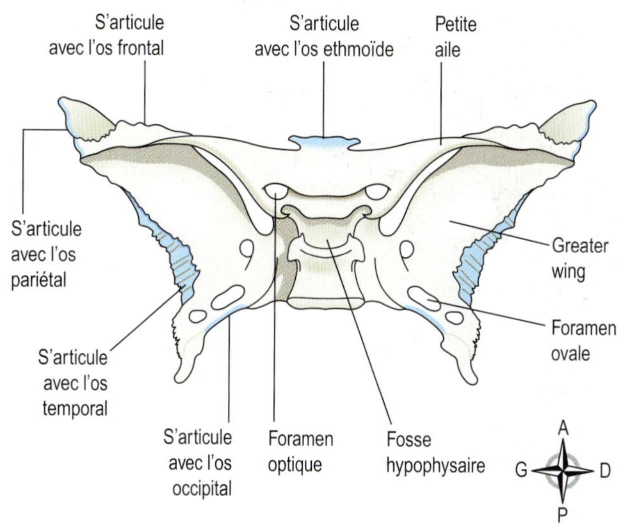

Figure 16.14 Os sphénoïde. Vu par au-dessus.

Os ethmoïde (fig. 16.15)

L'os ethmoïde occupe la partie antérieure (NdT : et médiane) de la base du crâne; il contribue à former la cavité orbitaire, le septum nasal, les parois latérales de la cavité nasale. Il présente de chaque côté deux projections dans la cavité nasale, les *cornets supérieur* et *moyen*. C'est un os très fragile, contenant de nombreux sinus aériens bordés par un épithélium cilié et s'ouvrant dans la cavité nasale. Sa partie horizontale plate, la *lame criblée*, forme le toit de la cavité nasale; elle présente de nombreux petits orifices par où passent des fibres du *nerf olfactif* (pour l'odorat) venues de la cavité nasale. La très fine *lame perpendiculaire* de l'os forme la partie supérieure du *septum nasal*.

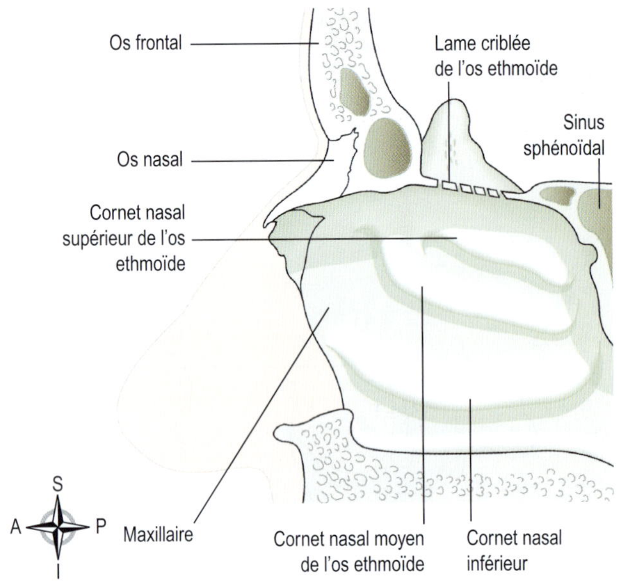

Figure 16.15 Vue latérale de la cavité nasale droite. Vue de la gauche.

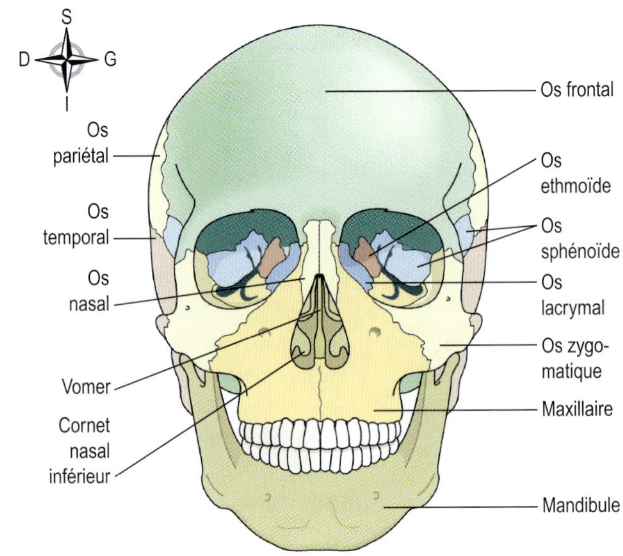

Figure 16.16 Les os de la face. Vue antérieure.

Face

Le squelette de la face est formé de 13 os, s'ajoutant à l'os frontal, déjà décrit. La figure 16.16 montre les relations entre les os :

- 2 os zygomatiques, ou os des joues ;
- 1 os maxillaire ;
- 2 os nasaux ;
- 2 os lacrymaux ;
- 1 vomer ;
- 2 os palatins ;
- 2 cornets inférieurs ;
- 1 mandibule.

Os zygomatiques (os des joues)

Il s'agit initialement de deux os dont la fusion se produit avant la naissance. Les os zygomatiques forment la saillie des joues, une partie du plancher et de la paroi latérale de chaque cavité orbitaire.

Os maxillaire (mandibule supérieure)

Il s'agit initialement de deux os dont la fusion se produit avant la naissance. Le maxillaire, ou mandibule supérieure, constitue la partie antérieure du toit de la bouche, les parois latérales de la cavité nasale et une partie du plancher des cavités orbitaires. Le *processus alvéolaire* (anciennement : bord alvéolaire) se projette vers le bas, et il porte les dents supérieures. Il contient de chaque côté un gros sinus aérien, le *sinus maxillaire*, bordé par une muqueuse ciliée et s'ouvrant dans la cavité nasale.

Os nasaux

Il s'agit de deux petits os plats, aussi appelés os propres du nez, qui forment la plus grande partie des faces latérales et supérieure de la crête nasale.

Os lacrymaux

Ces deux petits os sont postérieurs et latéraux aux os nasaux, et ils forment la paroi médiale des cavités orbitaires. Chacun présente un foramen pour le passage du *conduit lacrymonasal*, par où passent les larmes allant du canthus médial de l'œil à la cavité nasale.

Vomer

Il s'agit d'un mince os plat s'élevant du milieu du palais dur pour former la majeure partie du septum nasal. Il s'articule en haut avec la lame perpendiculaire de l'os ethmoïde.

Os palatins

Ce sont deux os en forme de L. Leurs parties horizontales s'unissent pour former la partie postérieure du palais dur, et la partie verticale de chacun d'eux s'élève pour former une partie de la paroi latérale de la cavité nasale. À leur extrémité supérieure, ils forment une partie de la cavité orbitaire de chaque côté.

Cornets inférieurs

Chaque cornet nasal inférieur est un os en forme d'enroulement, qui constitue de chaque côté une partie de la paroi latérale de la cavité nasale, et qui se projette en elle au-dessous du cornet nasal moyen. Les cornets supérieurs et moyens appartiennent à l'os ethmoïde. Collectivement, les cornets accroissent la surface dans la cavité nasale, ce qui permet un réchauffement et une humidification plus efficaces de l'air.

Mandibule (os de la mâchoire inférieure, fig. 16.17)

C'est le seul os mobilisable de la tête. Il est fait initialement de deux parties qui s'unissent sur la ligne médiane. Chaque moitié a deux parties principales : un *corps incurvé*, avec le *processus alvéolaire* logeant les dents inférieures, et une *branche*, qui se détache presque à angle droit de l'extrémité postérieure du corps, et qui s'élève (NdT : branche de la mandibule).

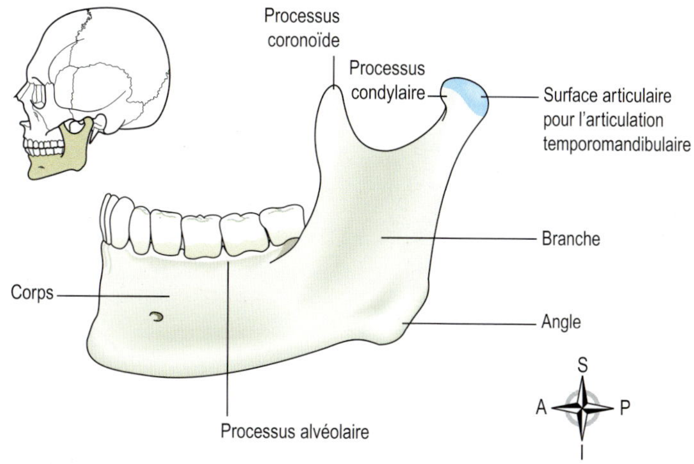

Figure 16.17 Mandibule gauche. Vue latérale.

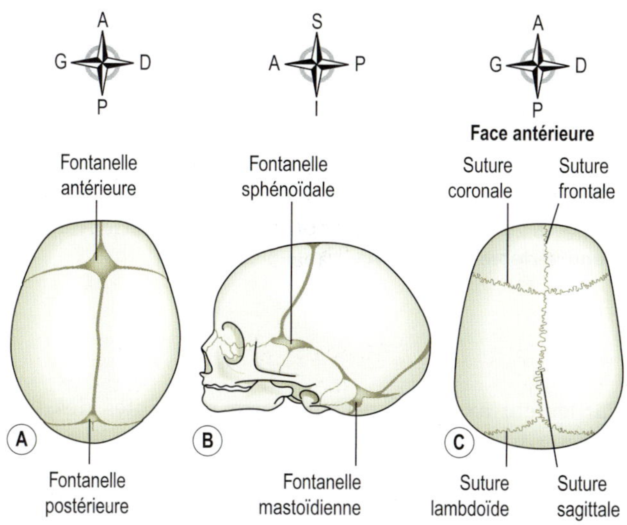

Figure 16.18 Le crâne avec ses fontanelles et ses sutures.
A. Fontanelles vues par au-dessus. **B.** Fontanelles vues par le côté.
C. Principales sutures vues par au-dessus, quand l'ossification est terminée.

À son extrémité, la branche se divise en deux processus : le *processus condylaire*, qui s'articule avec l'os temporal pour former l'*articulation temporomandibulaire* (voir fig. 16.12); et le *processus coronoïde*, sur lequel s'attachent des muscles et des ligaments. L'endroit où la branche rejoint le corps est appelé *angle* de la mandibule.

Os hyoïde

C'est un os isolé en forme de sabot de cheval, situé dans les tissus mous du cou juste au-dessus du *larynx* et au-dessous de la *mandibule* (voir fig. 10.4, p. 260). Il ne s'articule avec aucun autre os, mais il est relié au processus styloïde de l'os temporal par des ligaments. Il supporte le larynx et donne attache à la base de la langue.

Fontanelles du crâne (fig. 16.18)

À la naissance, l'ossification des sutures crâniennes est incomplète. Les os du crâne ne fusionnent pas plus tôt pour permettre le modelage de la tête du bébé lors de l'accouchement. Là où trois os ou plus se rencontrent, il y a une région membraneuse distincte, ou *fontanelle*. Les plus grandes sont la *fontanelle antérieure*, non entièrement ossifiée avant l'âge de 12 à 18 mois, et la *fontanelle postérieure*, habituellement ossifiée 2 à 3 mois après la naissance.

Fonctions de la tête

Les différentes parties de la tête ont des fonctions spécifiques et variées.

- Le *crâne* protège le cerveau.
- Les *orbites* protègent les yeux et donnent attache aux muscles qui les mobilisent.
- L'*os temporal* protège les structures fragiles de l'oreille interne.
- Des sinus dans certains os de la face et du crâne donnent résonance à la voix.
- Les os de la face forment les parois de la partie postérieure des cavités nasales, et forment la partie supérieure des voies aériennes.
- L'*os maxillaire* et la *mandibule* fournissent les processus alvéolaires dans lesquels les dents sont enchâssées.
- La mandibule, contrôlée par les muscles de la partie inférieure de la face, permet la mastication.

Colonne vertébrale (fig. 16.19)

La colonne vertébrale est faite de 26 os; 24 sont des vertèbres séparées, qui se dirigent vers le bas, depuis l'os occipital de la tête; puis il y a le *sacrum*, formé à partir de cinq vertèbres fusionnées; et, enfin, le *coccyx*, formé à partir de trois à quatre petites vertèbres fusionnées. La colonne vertébrale est divisée en différentes parties. Les 7 premières vertèbres, dans le cou, forment la colonne cervicale; les 12 vertèbres suivantes représentent la colonne thoracique; les 5 suivantes, la colonne lombale,

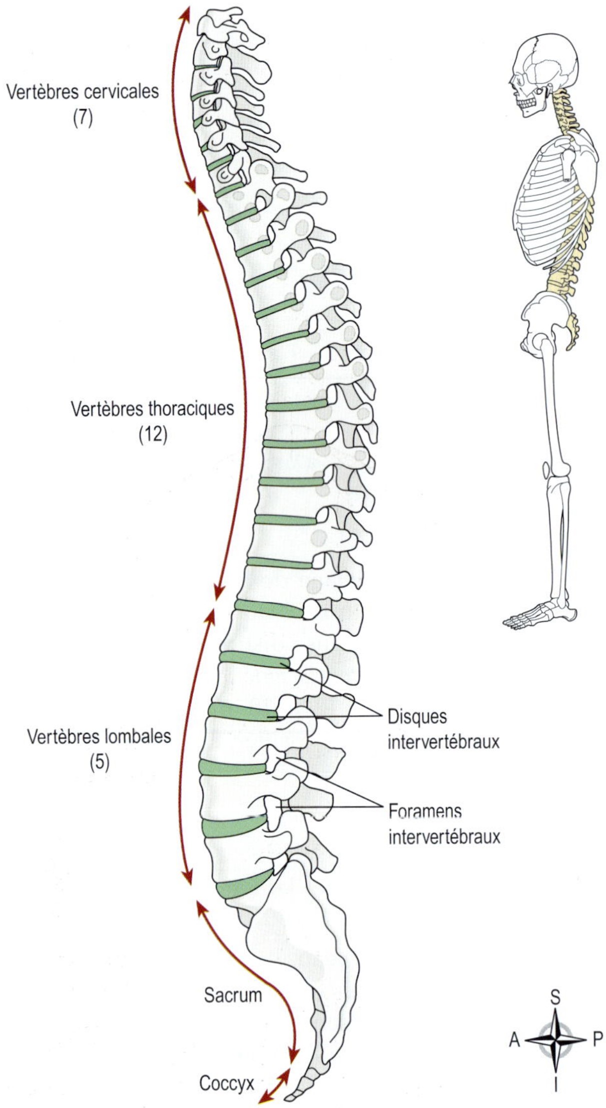

Figure 16.19 Colonne vertébrale. Vue latérale.

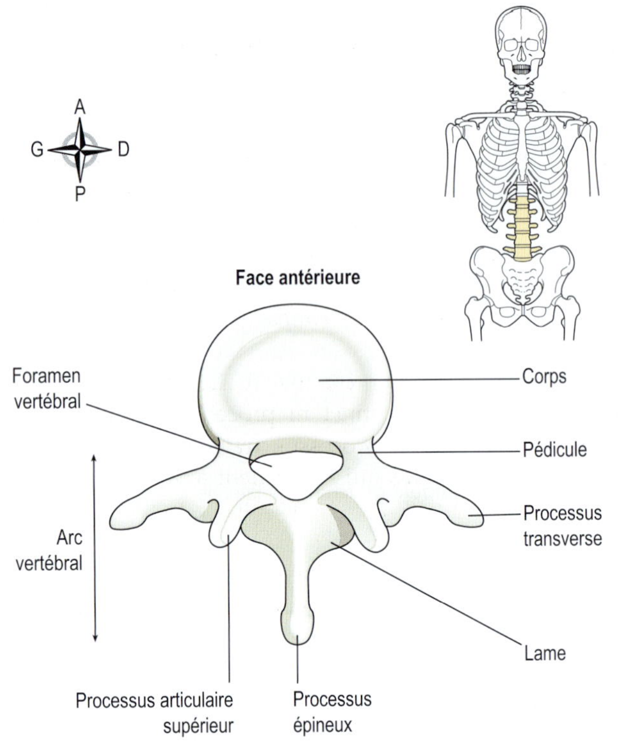

Figure 16.20 Vertèbre lombale présentant les caractéristiques d'une vertèbre typique. Vue par au-dessus.

les vertèbres les plus basses s'articulant avec le sacrum. Chaque vertèbre est identifiée par la première lettre de la partie où elle se trouve dans la colonne, suivie d'un nombre qui indique sa position. Par exemple, la vertèbre située le plus haut est appelée C1, et la troisième vertèbre lombale est appelée L3.

Les vertèbres mobilisables ont en commun de nombreuses caractéristiques, mais certains groupes ont des caractéristiques particulières.

Caractéristiques d'une vertèbre typique

(fig. 16.20)

Corps. C'est la partie la plus grande de la vertèbre; elle est large et aplatie. Lorsque les vertèbres sont empilées les unes sur les autres dans la colonne vertébrale, ce sont les surfaces aplaties du corps de chaque vertèbre qui s'articulent avec les surfaces correspondantes des vertèbres adjacentes. Cependant, il n'existe pas de contact direct entre les os car, entre chaque paire d'os, se trouve un coussinet solide de fibrocartilage appelé le disque intervertébral. Les corps des vertèbres sont situés à l'avant de la colonne vertébrale, et leur taille augmente grandement à la base de la colonne, car la colonne inférieure doit supporter bien plus de poids que les régions supérieures.

Arc vertébral (neural). Il délimite un grand *foramen vertébral*. Il est situé derrière le corps, et forme les parois postérieures et latérales du foramen vertébral. Les parois latérales sont formées à partir de lames osseuses appelées *pédicules*, et les parois postérieures sont formées à partir de *lames*. Se projetant à partir de l'endroit où le pédicule et la lame s'unissent, se trouve une saillie latérale appelée *processus transverse*; et là où les deux lames s'unissent en arrière sur la ligne médiane, elles forment le *processus épineux*. Ce sont les saillies osseuses qui peuvent être senties à travers la peau tout au long de la colonne. L'arc neural possède quatre surfaces articulaires : deux s'articulent avec la vertèbre sus-jacente, et deux avec celle sous-jacente. Les foramens vertébraux forment le canal vertébral (neural), qui contient la moelle spinale.

Caractéristiques particulières des vertèbres dans les différentes parties de la colonne vertébrale

Vertèbres cervicales (fig. 16.21)

Ce sont les plus petites vertèbres. Les processus transverses délimitent un foramen par lequel passe l'artère vertébrale montant vers le cerveau. Les deux premières vertèbres cervicales, l'*atlas* et l'*axis*, sont atypiques.

La première vertèbre cervicale (C1), l'*atlas*, est l'os sur lequel la tête repose. Sous l'atlas se trouve l'*axis*, la deuxième vertèbre cervicale (C2).

L'atlas (fig. 16.22A) est essentiellement un anneau osseux, sans corps distinct ni processus épineux, bien qu'il ait deux courts processus transverses. Il possède deux facettes aplaties qui s'articulent avec l'os occipital ; ce sont les articulations condyloïdes (p. 441), lesquelles permettent l'inclination de la tête.

L'axis (fig. 16.22B) est situé sous l'atlas. Il a un petit corps, avec une petite projection vers le haut appelée *apophyse odontoïde* ou *dent de l'axis*. Il occupe une partie du foramen postérieur de l'atlas, situé au-dessus, et il y est fermement attaché par le ligament transverse (fig. 16.22C). Le mouvement de rotation de la tête d'un côté à l'autre se situe dans cette articulation.

La septième vertèbre cervicale, C7, est aussi connue sous le nom de *vertèbre proéminente*. Elle possède une longue proéminence épineuse qui se termine en tubercule renflé, lequel peut facilement être senti à la base du cou.

Vertèbres thoraciques (fig. 16.23)

Les 12 vertèbres thoraciques sont plus grandes que les vertèbres cervicales, car cette partie de la colonne vertébrale doit supporter davantage de poids corporel. Le corps et les processus transverses ont des facettes articulaires pour l'articulation avec les côtes.

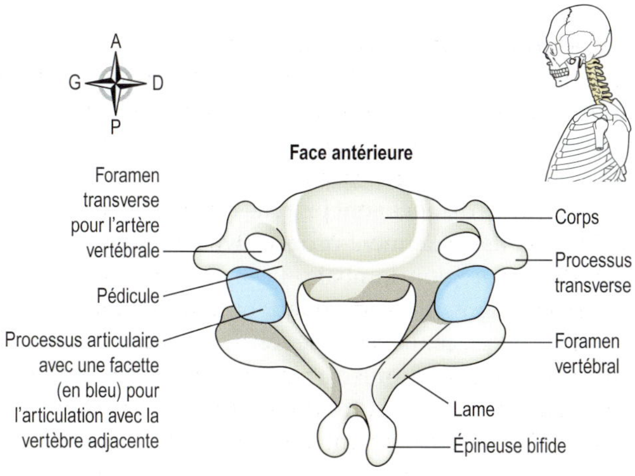

Figure 16.21 Une vertèbre cervicale présentant des caractères typiques. Vue par au-dessus.

Vertèbres lombales (fig. 16.20)

Ce sont les plus grosses vertèbres car elles doivent supporter le poids de la partie supérieure du corps. Elles ont d'importants processus épineux pour les attaches musculaires.

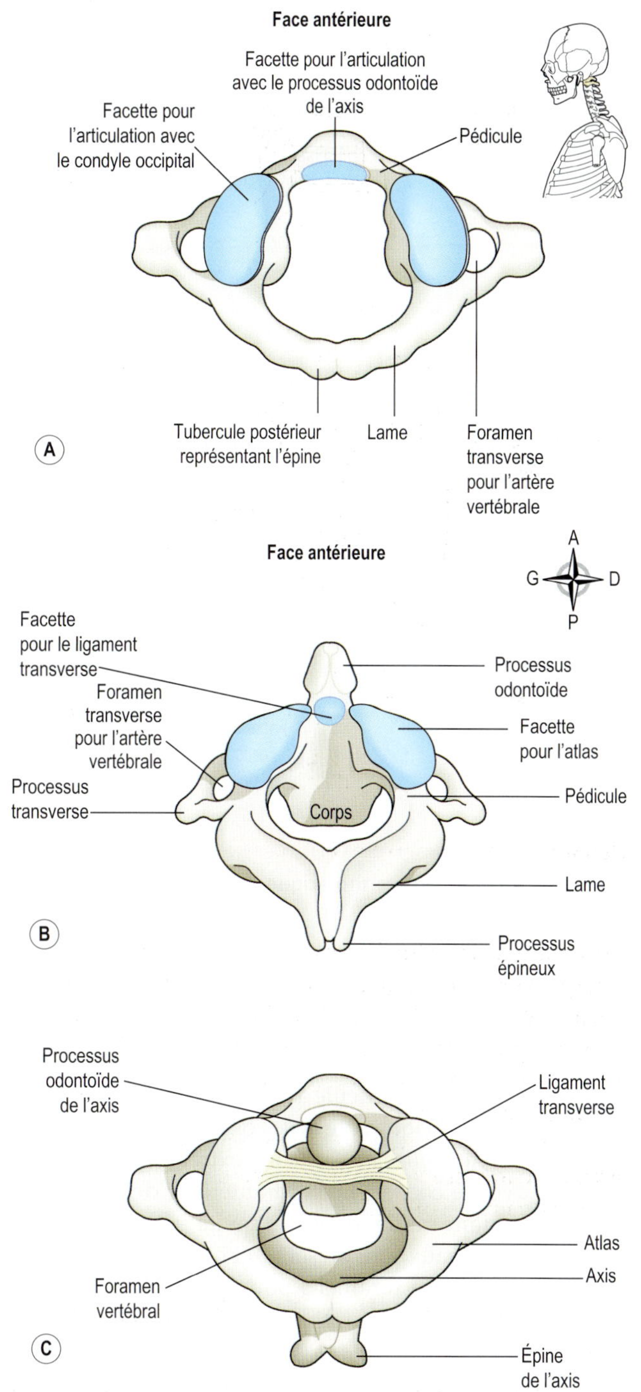

Figure 16.22 Les vertèbres cervicales supérieures vues par au-dessus. A. L'atlas. **B.** L'axis. **C.** L'atlas et l'axis en position, avec le ligament transverse.

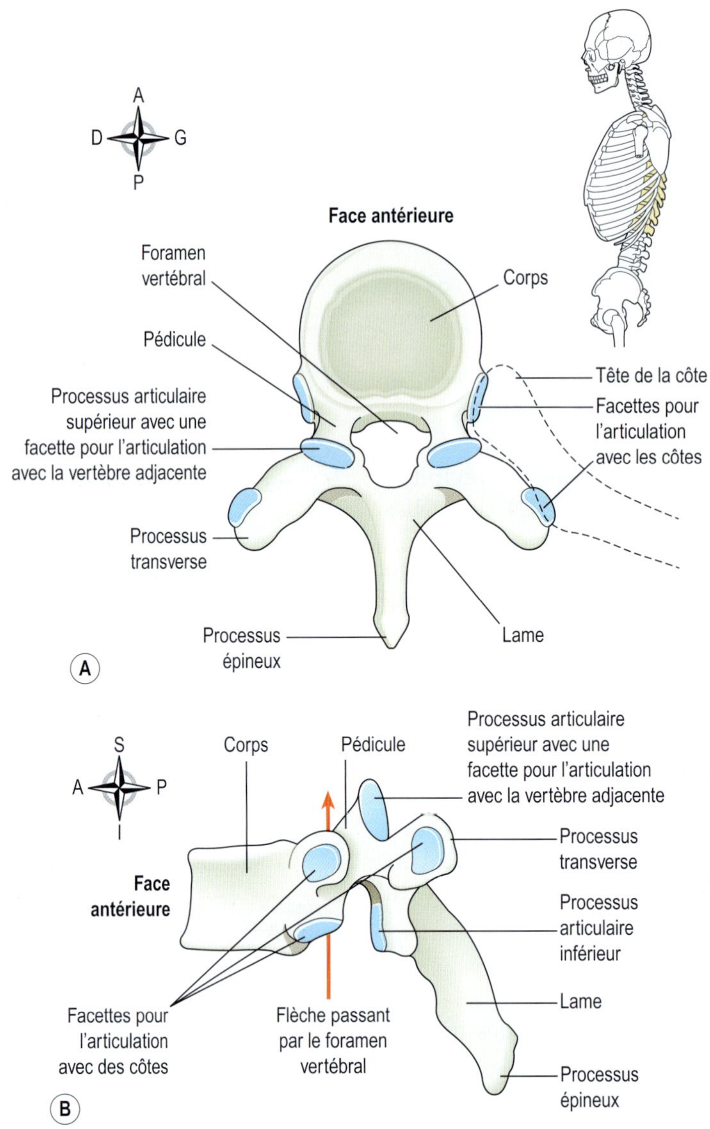

Figure 16.23 Une vertèbre thoracique. A. Vue par au-dessus. **B.** Vue de côté.

Sacrum (fig. 16.24)

Le sacrum est fait de cinq vertèbres rudimentaires, fusionnées pour former un os triangulaire ou en forme de coin, avec une face antérieure concave. Sa partie supérieure, ou base, s'articule avec la 5e vertèbre lombale. Elle s'articule de chaque côté avec l'os iliaque pour former l'*articulation sacro-iliaque*, et son extrémité inférieure s'articule avec le coccyx. Le bord antérieur de la base, le *promontoire*, fait saillie dans la cavité pelvienne. Les foramens vertébraux sont présents, et il y a de chaque côté de l'os une série de foramens pour le passage de nerfs spinaux.

Coccyx (fig. 16.24)

Le coccyx est fait de quatre vertèbres terminales, fusionnées pour former un très petit os triangulaire dont la base large s'articule avec la pointe du sacrum.

Caractéristiques de la colonne vertébrale

Disques intervertébraux

Deux vertèbres adjacentes ont leur corps séparé l'un de l'autre par un *disque intervertébral*, fait d'une bordure externe de fibrocartilage (*anneau fibreux*) et d'une partie centrale de matériel gélatineux (*nucleus pulposus*) (fig. 16.25). Les disques sont les plus minces dans la région cervicale, et ils deviennent progressivement plus épais en allant vers la région lombale. Le ligament longitudinal postérieur, dans le canal vertébral, contribue à les maintenir en place. Ils ont une fonction d'absorption des chocs, et l'articulation cartilagineuse qu'ils forment contribue à la flexibilité de la colonne vertébrale dans son ensemble.

Foramens intervertébraux

Quand deux vertèbres adjacentes sont regardées latéralement, un foramen formé par un trou entre les pédicules vertébraux est visible.

Il y a tout au long de la colonne, de chaque côté, un foramen entre deux vertèbres successives, par lequel passent les nerfs spinaux, des vaisseaux sanguins et des vaisseaux lymphatiques (fig. 16.26).

Ligaments de la colonne vertébrale (fig. 16.25)

Ces ligaments maintiennent les vertèbres ensemble, et ils contribuent à maintenir les disques intervertébraux en position.

Le *ligament transverse* maintient le processus odontoïde de l'axis dans la position correcte par rapport à l'atlas (fig. 16.22C).

Le *ligament longitudinal antérieur* s'étend sur toute la longueur de la colonne, devant les corps vertébraux.

Le *ligament longitudinal postérieur* siège à l'intérieur du canal vertébral, et il s'étend sur toute la longueur de la colonne vertébrale, en contact étroit avec la face postérieure du corps des vertèbres.

Le *ligament jaune* réunit les lames de vertèbres adjacentes.

Le *ligament nuchal* et le *ligament supraspinal* réunissent les processus épineux; ils s'étendent de l'occiput au sacrum.

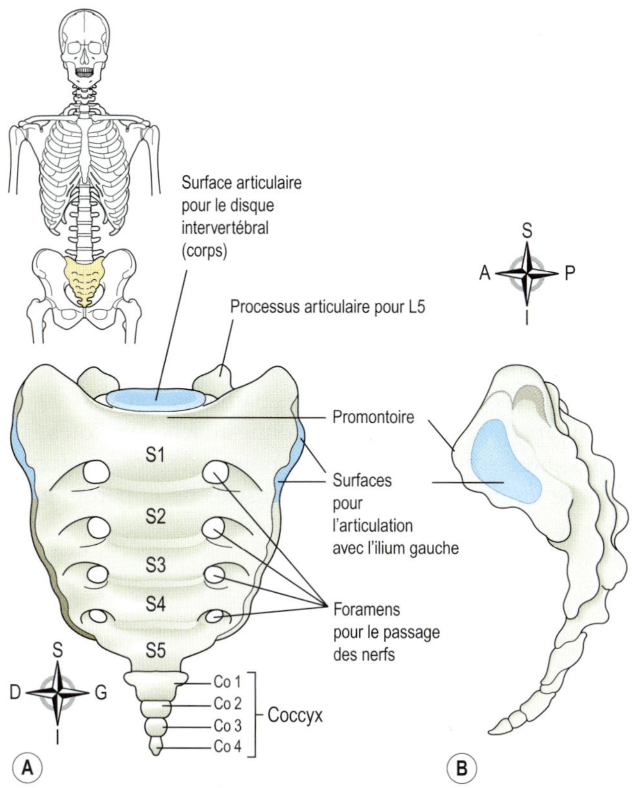

Figure 16.24 Sacrum et coccyx. A. Vue antérieure. **B.** Vue latérale.

Courbures de la colonne vertébrale (fig. 16.27)

Quand elle est vue de côté, la colonne vertébrale présente quatre courbures, deux *primaires* et deux *secondaires*.

Le fœtus dans l'utérus est incurvé, si bien que sa tête et ses genoux se touchent plus ou moins. Cette position présente la *courbure primaire*. La *courbure cervicale* secondaire se développe quand l'enfant peut tenir sa tête (après l'âge de 3 mois environ), et la *courbure lombale* secondaire se développe quand il se tient debout (après l'âge de 12 à 15 mois). Les courbures thoracique et sacrale primaires sont conservées.

Mouvements de la colonne vertébrale

Les mouvements entre les vertèbres sont très limités. Cependant, les mouvements de la colonne dans son ensemble sont très étendus, comprenant la *flexion* (incurvation en avant), l'*extension* (incurvation en arrière), la *flexion latérale* (incurvation vers le côté) et la *rotation*. Il y a plus de mouvements dans les régions cervicale et lombale qu'ailleurs.

Fonctions de la colonne vertébrale

Ces fonctions sont les suivantes.

- Les foramens vertébraux forment collectivement le canal vertébral, qui fournit une forte protection osseuse à la fragile moelle spinale siégeant à l'intérieur du canal.

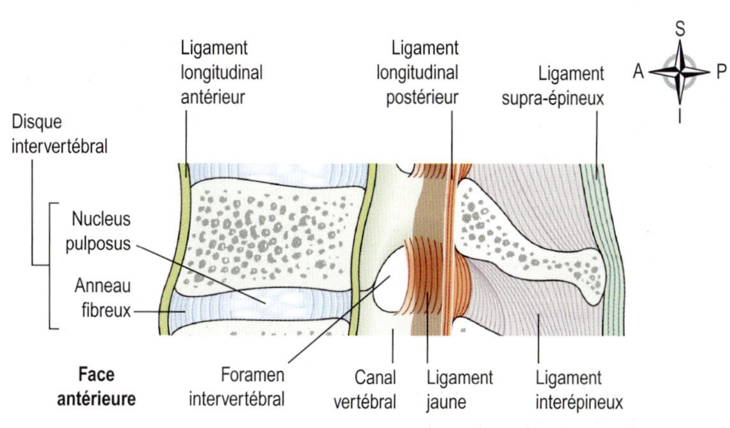

Figure 16.25 Coupe de la colonne vertébrale montrant les ligaments, les disques intervertébraux et les foramens intervertébraux.

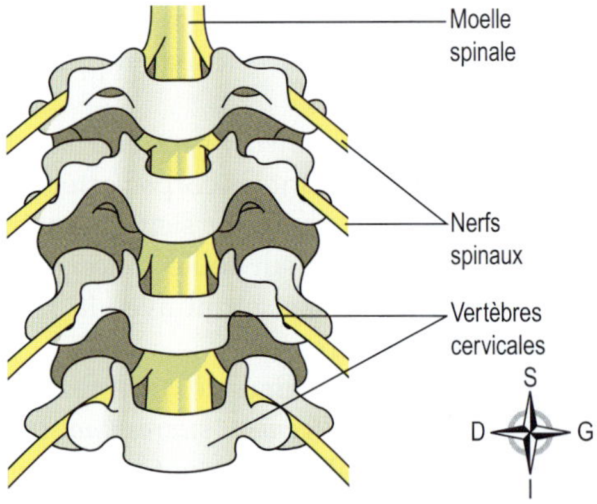

Figure 16.26 Vertèbres cervicales inférieures, séparées pour montrer la moelle spinale et les nerfs spinaux émergeant par les foramens intervertébraux. Vue antérieure.

- Les pédicules de vertèbres adjacentes forment de chaque côté un foramen intervertébral, où passent les nerfs spinaux, des vaisseaux sanguins et des vaisseaux lymphatiques.
- Les nombreux os individuels, avec leurs disques intervertébraux, permettent le mouvement de l'ensemble de la colonne.
- Elle supporte la tête.
- Les disques intervertébraux agissent comme absorbeurs des chocs, protégeant la moelle spinale.
- Elle forme l'axe du tronc, donnant attache aux côtes, à la ceinture scapulaire et aux membres supérieurs, à la ceinture pelvienne et aux membres inférieurs.

Cage thoracique (fig. 16.28)

Les os de la cage thoracique sont le sternum, 12 paires de côtes et 12 vertèbres thoraciques.

Sternum (os de la poitrine) (fig. 16.29)

Cet os plat peut être senti juste sous la peau, au milieu de la face antérieure de la poitrine.

Le *manubrium* est sa partie supérieure, s'articulant avec les clavicules au niveau des *articulations sternoclaviculaires*, ainsi qu'avec les deux premières paires de côtes.

Le *corps* ou *partie moyenne*, donne attache aux côtes.

Le *processus xiphoïde* est la pointe de l'os. Il donne attache au diaphragme, à des muscles de la paroi abdominale antérieure, et à la *ligne blanche*.

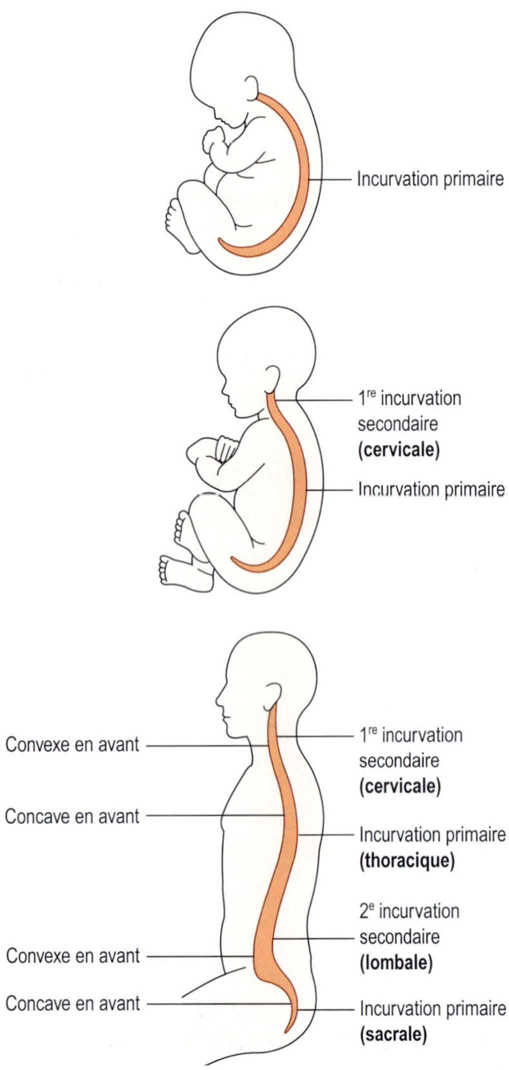

Figure 16.27 Développement des incurvations du rachis.

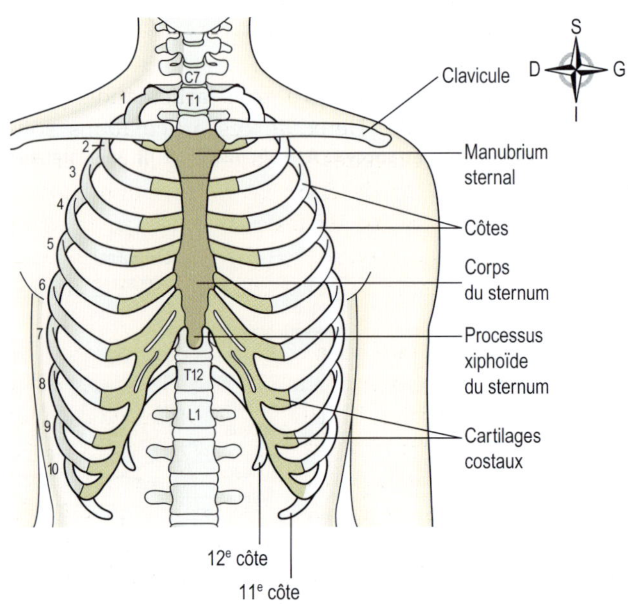

Figure 16.28 Cage thoracique. Vue antérieure.

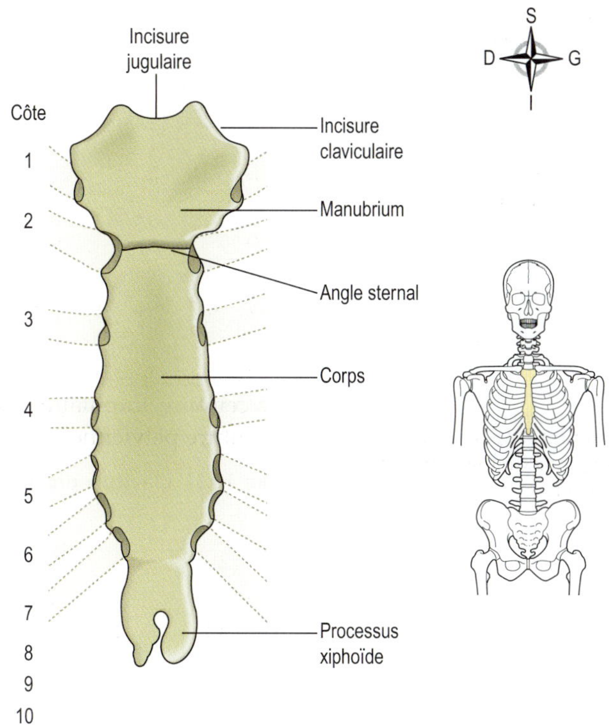

Figure 16.29 Le sternum et ses attaches. Vue antérieure.

Côtes

Les 12 paires de côtes forment les parois latérales osseuses de la cage thoracique (fig. 16.28). Ce sont des os incurvés et allongés (fig. 16.30) qui s'articulent en arrière avec la colonne vertébrale. En avant, les sept premières paires de côtes s'articulent directement avec le sternum et sont appelées les *vraies côtes*. Les trois paires suivantes s'articulent seulement indirectement. Dans les deux cas, des *cartilages costaux* attachent les côtes au sternum. Les deux paires de côtes les plus inférieures, appelées *côtes flottantes*, ne sont pas du tout attachées au sternum, leurs extrémités antérieures étant libres.

Chaque côte forme jusqu'à trois articulations avec la colonne vertébrale. Deux de ces articulations sont formées entre deux facettes sur la tête de la côte et des facettes sur les corps de deux vertèbres, l'une au-dessus de la côte, et l'autre au-dessous. Dix côtes forment aussi des articulations entre le tubercule de la côte et le processus transverse d'une vertèbre (habituellement) inférieure.

La surface inférieure de la côte a un sillon profond, ce qui fournit un canal occupé par des nerfs intercostaux et des vaisseaux sanguins. Entre chaque côte et celle qui est située au-dessous se trouvent les muscles intercostaux, qui mobilisent la cage thoracique durant la respiration.

Du fait de la disposition des côtes et de la quantité de cartilage présente dans la cage thoracique, celle-ci constitue une structure flexible qui peut changer de forme et de taille durant la respiration. La première côte est fermement fixée au sternum et à la première vertèbre thoracique, et ne se déplace pas durant l'inspiration. Comme il s'agit d'un point fixe, quand les muscles intercostaux se contractent, ils déplacent vers l'avant l'ensemble de la cage thoracique en direction de la première côte. Le mécanisme de la respiration est décrit p. 275.

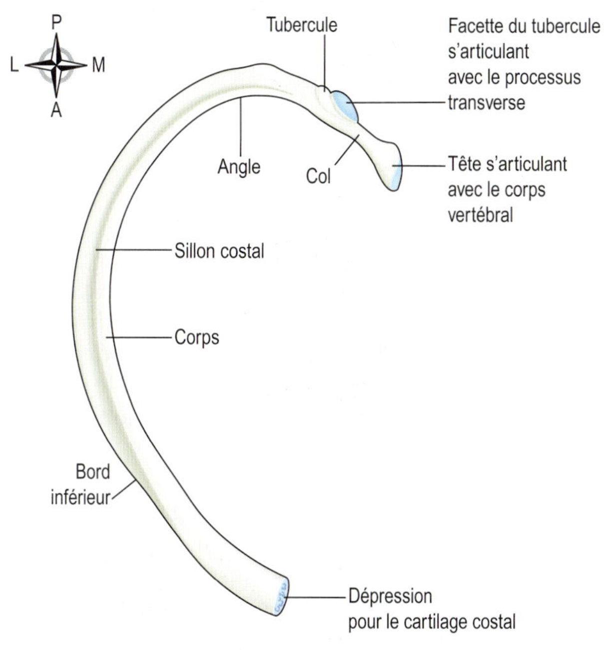

Figure 16.30 Une côte typique. Vue par en dessous.

Squelette des membres

Objectifs pédagogiques

Après avoir étudié ce paragraphe, vous devriez être capable :

- d'identifier les os formant le squelette des membres;
- d'établir les caractéristiques des os formant ce squelette;
- d'indiquer les différences de structure entre le pelvis de l'homme et celui de la femme.

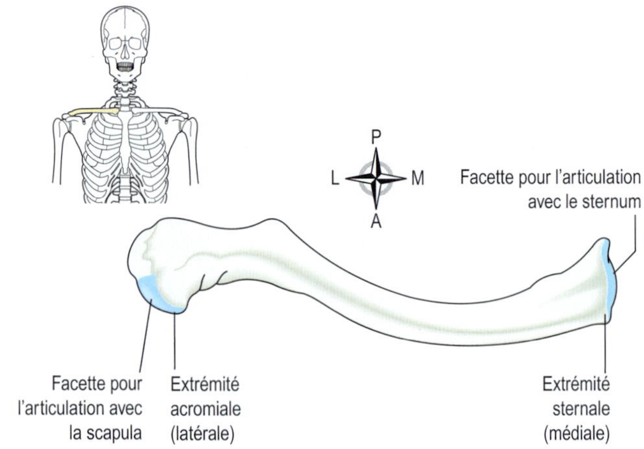

Figure 16.31 Clavicule droite. Vue par au-dessus.

Le squelette des membres comprend :

- les os de la ceinture scapulaire et des membres supérieurs;
- ceux de la ceinture pelvienne et des membres inférieurs (voir fig. 16.9).

Ceinture scapulaire et membres supérieurs

Le membre supérieur forme une articulation avec le tronc par l'intermédiaire de la ceinture scapulaire.

Ceinture scapulaire

La ceinture scapulaire est composée de deux clavicules et de deux scapulas.

Clavicule (fig. 16.31)

La clavicule est un os long en forme de S. Elle s'articule avec le manubrium sternal au niveau de l'*articulation sternoclaviculaire*, et elle forme l'*articulation acromioclaviculaire* avec l'*acromion* de la scapula. La clavicule est le seul lien osseux entre le membre supérieur et le squelette axial.

Scapula (omoplate) (fig. 16.32)

La scapula est un os plat triangulaire siégeant sur la paroi thoracique postérieure superficiellement par rapport aux côtes, dont il est séparé par des muscles.

Son angle latéral présente une surface articulaire légèrement creuse, la *cavité glénoïdale* qui, avec la *tête de l'humérus*, forme l'*articulation de l'épaule.*

Sa face postérieure présente un bord rugueux appelé *processus épineux*, qui s'étend au-delà de l'angle latéral de la scapula, et qui surplombe la cavité glénoïdale. Le surplomb proéminent, qui peut être senti à travers la peau tout en haut de l'épaule, est appelé l'*acromion*. Celui-ci s'articule avec la clavicule, formant l'articulation *acromioclaviculaire*, une articulation synoviale légèrement mobilisable, qui contribue à la mobilité de la ceinture scapulaire.

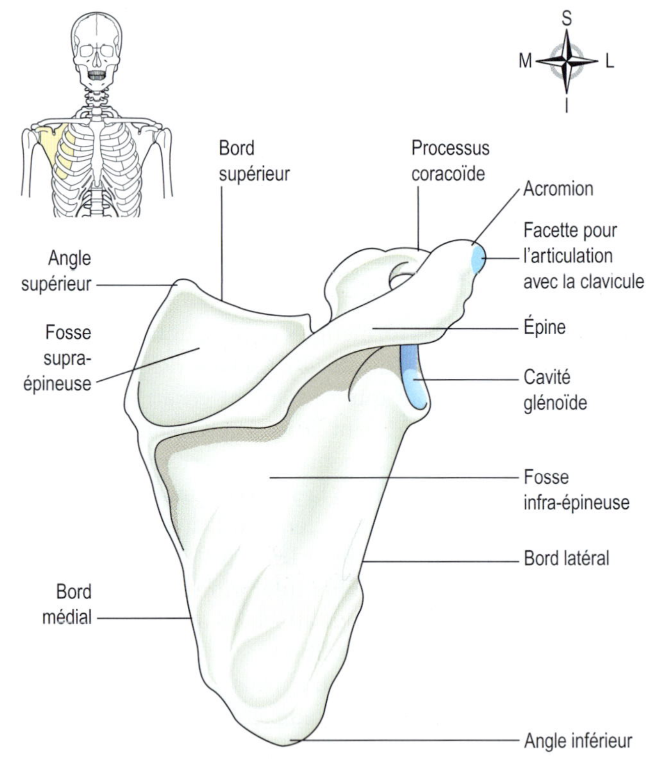

Figure 16.32 Scapula droite. Vue postérieure.

Le *processus coracoïde* est une projection du bord supérieur de l'os donnant attache à des muscles mobilisant l'articulation de l'épaule.

Membre supérieur

Humérus (fig. 16.33)

C'est l'os du bras. Sa tête se trouve dans la cavité glénoïdale de la scapula, formant l'articulation de l'épaule. Deux projections osseuses sont distales par rapport à la tête, les *tubercules majeur* et *mineur*; entre eux se situe un sillon profond, le *sillon intertuberculaire*, occupé par l'un des tendons du muscle biceps.

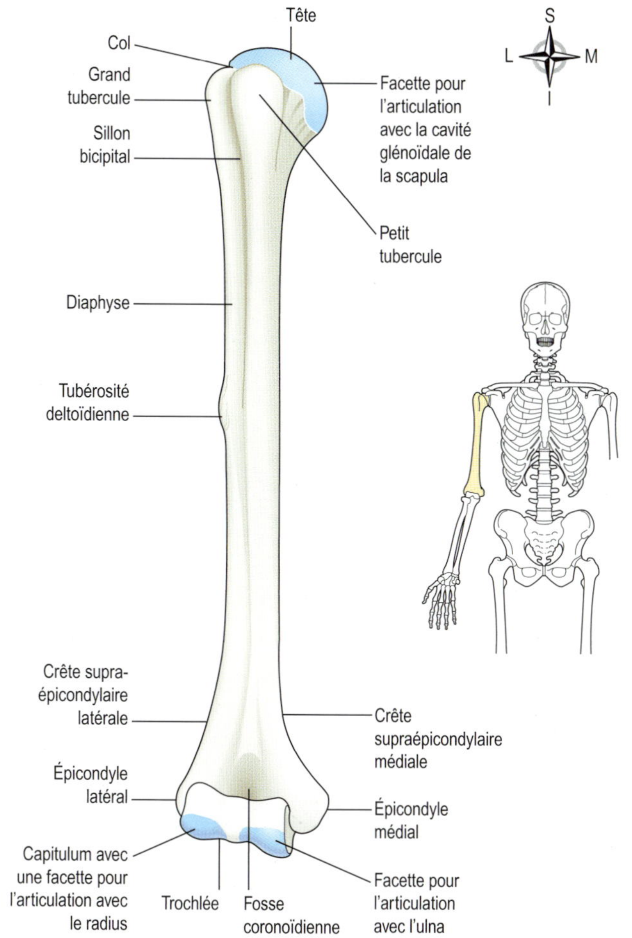

Figure 16.33 Humérus droit. Vue antérieure.

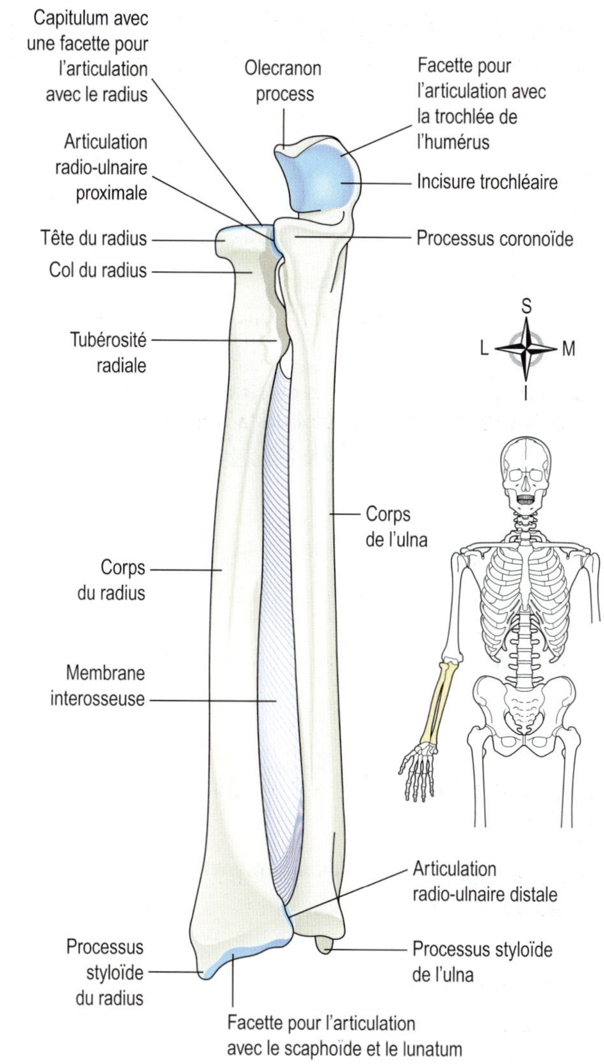

Figure 16.34 Radius et ulna droits, avec la membrane interosseuse. Vue antérieure.

L'extrémité distale de l'os présente deux surfaces, s'articulant l'une avec le radius et l'autre avec l'ulna pour former l'articulation du coude.

Ulna et radius (fig. 16.34)

Ce sont les deux os de l'avant-bras. L'ulna est plus long que le radius et médial par rapport à lui, et quand le membre supérieur est en position anatomique, c'est-à-dire la paume en avant, les deux os sont parallèles. Ils s'articulent avec l'humérus à l'*articulation du coude*, avec les os du carpe à l'*articulation du poignet*, et entre eux aux *articulations radio-ulnaires proximale* et *distale*. De plus, une membrane interosseuse, qui est une articulation fibreuse, relie les os le long de leur corps, stabilisant leur association et maintenant leurs positions relatives, malgré les forces exercées par le coude et le poignet.

Os carpiens (os du poignet) (fig. 16.35)

Il y a huit os carpiens, disposés en deux rangées de quatre os. Ce sont, de l'extérieur vers l'intérieur :

- dans la *rangée proximale* : le scaphoïde, le lunatum, le triquétrum, le pisiforme ;
- dans la *rangée distale* : le trapèze, le trapézoïde, le capitatum et l'hamatum.

Ces os s'adaptent étroitement entre eux, et ils sont maintenus en position par des ligaments permettant un certain mouvement entre eux. Les os de la rangée proximale participent à l'articulation du poignet, ceux de la rangée distale s'articulent avec les os métacarpiens. Les tendons des muscles de l'avant-bras croisent le poignet et ils sont maintenus près des os par des bandes fibreuses solides, appelées rétinaculums (voir fig. 16.50).

Os métacarpiens (os de la main)

Ces cinq os forment la paume de la main. Ils sont numérotés en allant du côté du pouce vers l'autre côté.

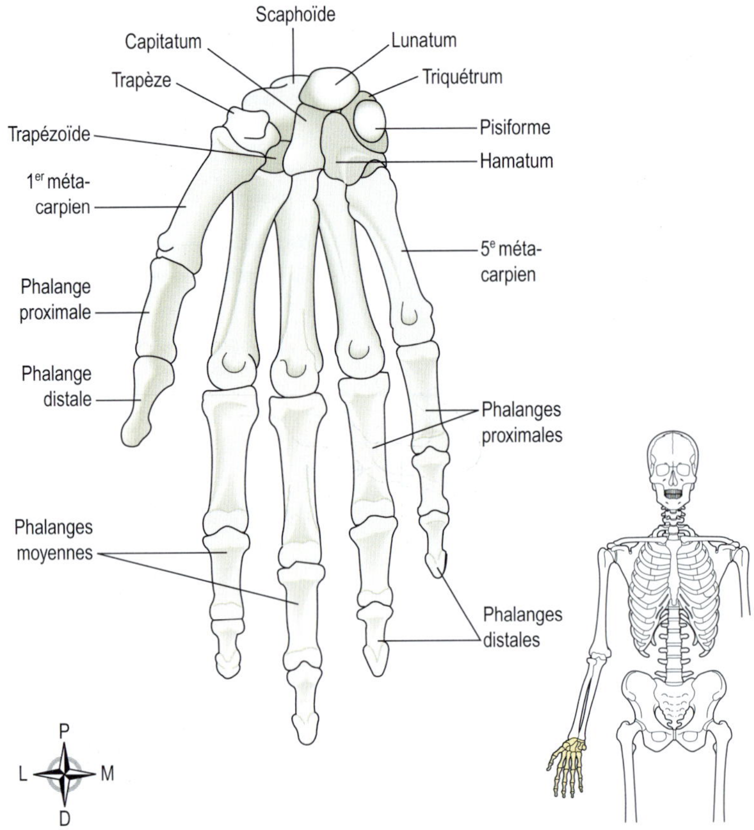

Figure 16.35 Les os de la main, du poignet et des doigts droits. Main droite, vue antérieure.

Leur extrémité proximale s'articule avec les os carpiens, leur extrémité distale avec les phalanges.

Phalanges (os des doigts)

Il y a 14 phalanges, deux au pouce et trois aux quatre autres doigts. Elles s'articulent avec les os métacarpiens et entre elles par des articulations charnières.

Ceinture pelvienne et membres inférieurs

Le membre inférieur forme une articulation avec le tronc au niveau de la ceinture pelvienne.

Ceinture pelvienne

La ceinture pelvienne est formée à partir de deux os innominés (hanche). *Pelvis* est le terme employé pour désigner la structure en forme de bassin formée par la ceinture pelvienne et le sacrum, qui lui est associé.

Os innominés (os de la hanche) (fig. 16.36)

Chaque os de la hanche (os coxal, os iliaque) est constitué par trois os fusionnés, l'*ilium*, l'*ischium* et le *pubis*. Sa face latérale présente une dépression profonde, l'*acétabulum*, qui forme l'articulation de la hanche avec la tête du fémur, presque sphérique.

L'*ilium* est la partie supérieure plate de l'os, qui présente la *crête iliaque*, dont le point antérieur est appelé *épine iliaque antérosupérieure*. L'ilium forme une articulation synoviale avec le sacrum, l'*articulation sacro-iliaque*, une articulation solide capable d'absorber les stress provoqués par le support du poids, et qui tend à se fibroser avec l'âge.

Le *pubis* est la partie antérieure de l'os, et il s'articule avec le pubis de l'autre os de la hanche au niveau d'une zone cartilagineuse, la *symphyse pubienne*.

L'*ischium* est la partie inférieure et postérieure. Les projections inférieures rugueuses de l'ischium, les *tubérosités ischiatiques*, supportent le poids du corps en position assise.

Les trois parties sont unies dans l'*acétabulum*.

Pelvis (fig. 16.37)

Le pelvis est formé par les deux os de la hanche, le sacrum et le coccyx. Il est divisé en deux parties, supérieure et inférieure, par l'*ouverture supérieure du pelvis* (NdT : détroit supérieur), formé par le promontoire du sacrum (promontoire sacral) et la *ligne iliopectinéale* de chaque os innominé. Le *grand* ou *faux pelvis* est au-dessus du bord, le *petit* ou *vrai pelvis* est au-dessous.

Différences entre les pelvis masculin et féminin (fig. 16.38). La forme du pelvis féminin permet le passage du bébé lors de l'accouchement. Comparé au pelvis mas-

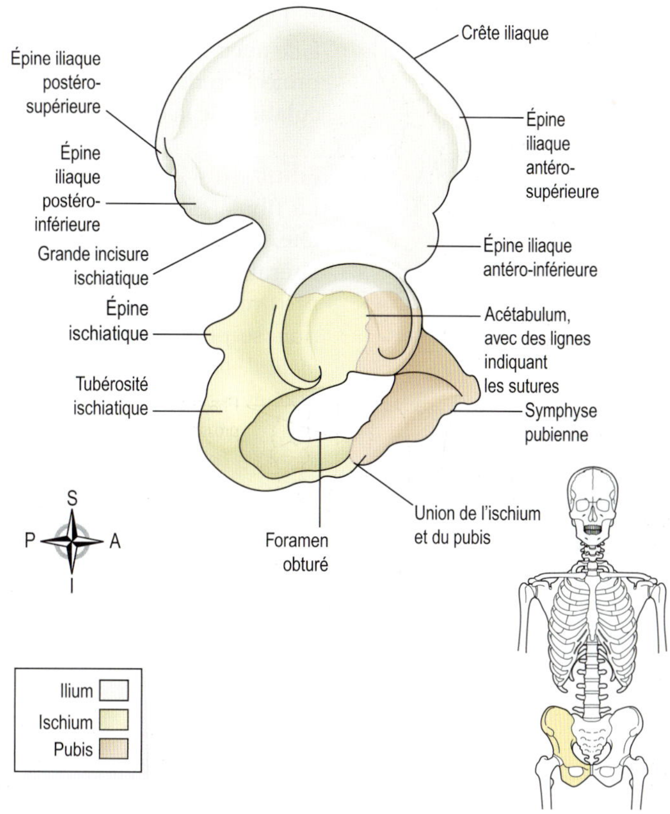

Figure 16.36 Os coxal droit. Vue latérale.

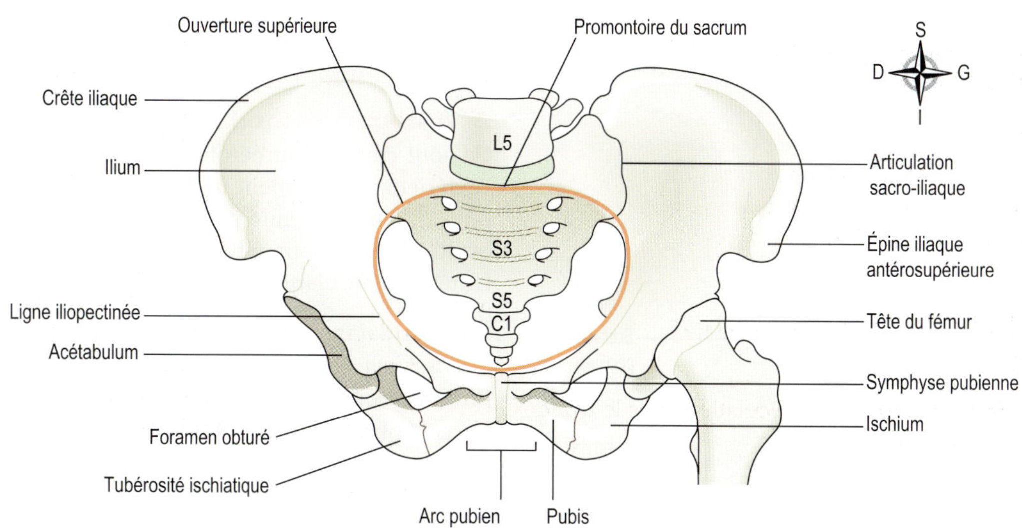

Figure 16.37 Les os du pelvis et la partie supérieure du fémur gauche.

culin, le pelvis féminin a des os plus légers, il est moins profond et plus arrondi, et globalement plus spacieux.

Membre inférieur

Fémur (os de la cuisse, fig. 16.39)

Le fémur est l'os le plus long et le plus lourd du corps. Sa tête est presque sphérique; et elle s'adapte bien à l'*acétabulum* de l'os de la hanche pour former l'*articulation de la hanche* (NdT : articulation coxofémorale). Le col du fémur se dirige vers l'extérieur et légèrement en bas, depuis la tête jusqu'au corps de l'os; sa plus grande partie est à l'intérieur de la capsule de l'articulation de la hanche.

La face postérieure du tiers inférieur forme une aire plate triangulaire appelée *surface poplitée*. L'extrémité distale a deux *condyles* qui, avec le tibia et la patella, forment l'articulation du genou. Le fémur transmet le poids du corps à travers les os depuis la partie située sous le genou jusqu'au pied.

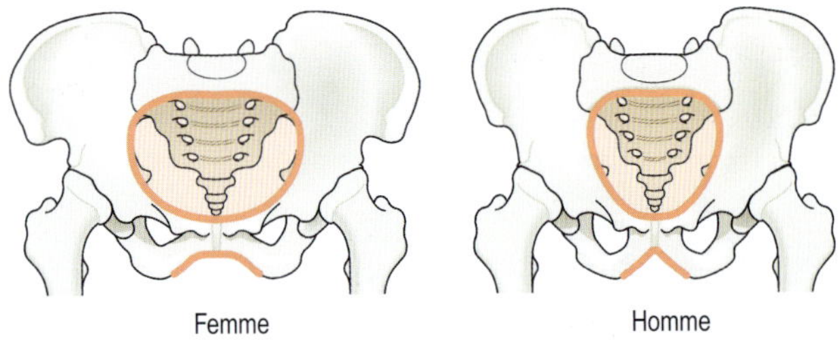

Figure 16.38 Différence de forme entre le pelvis de l'homme et celui de la femme.

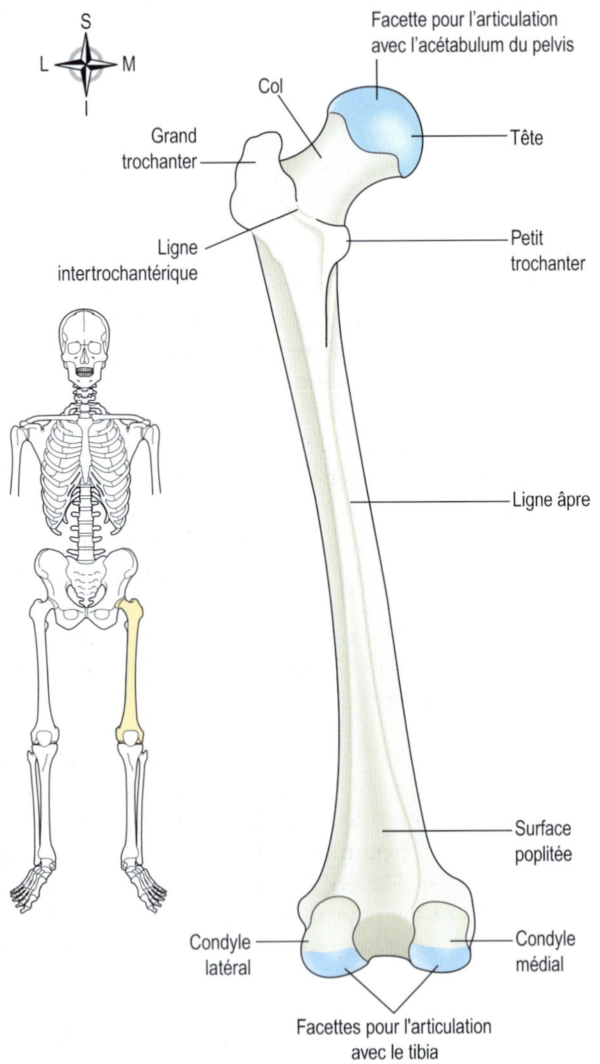

Figure 16.39 Fémur gauche. Vue postérieure.

Tibia (fig. 16.40)

Le tibia est l'os médial des deux os de la jambe. Son extrémité proximale est large et plate; elle présente deux *condyles* pour l'articulation avec le fémur, formant l'*articulation du genou*. La tête de la fibula s'articule avec la face inférieure du condyle latéral, formant l'articulation *tibiofibulaire proximale*.

L'extrémité distale du tibia forme l'*articulation de la cheville* avec le *talus* et la fibula. La *malléole médiale* est une projection de l'os médial (le tibia) descendant vers l'articulation de la cheville.

Fibula (fig. 16.40)

La fibula est le long et mince os latéral de la jambe. Sa tête, ou extrémité supérieure, s'articule avec le condyle latéral du tibia, formant l'articulation tibiofibulaire proximale; son extrémité inférieure s'articule avec le tibia, puis se projette au-delà de cette articulation, formant la *malléole latérale*. La fibula aide à stabiliser l'articulation de la cheville.

Patella (rotule)

C'est un os *sésamoïde* (NdT : petit os à l'intérieur d'un tendon) de forme triangulaire, associé à l'articulation du genou. Sa face postérieure s'articule avec la face patellaire du fémur dans l'articulation du genou, et sa face antérieure est dans le *tendon patellaire*, c'est-à-dire dans le tendon du muscle quadriceps fémoral.

Os tarsiens (os de la cheville) (fig. 16.41)

Les sept os tarsiens formant la partie postérieure du pied (cheville) sont le *talus*, le *calcanéus*, le *naviculaire*, le *cuboïde* et les trois os *cunéiformes*. Le *talus* s'articule avec le tibia et la fibula à l'articulation de la cheville. Le *calcanéus* forme le talon du pied. Les autres os s'articulent entre eux et avec les os métatarsiens.

Os métatarsiens (os du pied) (fig. 16.41)

Ce sont cinq os, numérotés en allant de l'intérieur vers l'extérieur, qui forment la plus grande partie du dos du pied. À leur extrémité proximale, ils s'articulent avec les os du tarse, et à leur extrémité distale, avec les phalanges. La tête distale élargie du 1er os métatarsien forme la saillie du pied.

Phalanges (os des orteils) (fig. 16.41)

Il y a 14 phalanges, disposées de la même façon que celles des doigts, c'est-à-dire deux dans le gros orteil (l'*hallux*) et trois dans chacun des autres orteils.

Arches du pied. La disposition des os dans le pied, soutenus par les ligaments associés et l'action des muscles associés, donne à la plante du pied une forme d'arche ou incurvée (fig. 16.41 et 16.42). La courbure qui va du talon à l'orteil est appelée arche *longitudinale*, et celle qui traverse le pied est appelée arche *transverse*.

Dans l'arche longitudinale normale, seuls le calcanéus et les extrémités distales des os métatarsiens devraient toucher le sol, les os situés entre eux restant dans le vide. C'est ce qui donne la forme d'une empreinte de pied conventionnelle. Cependant, si la concavité de la plante

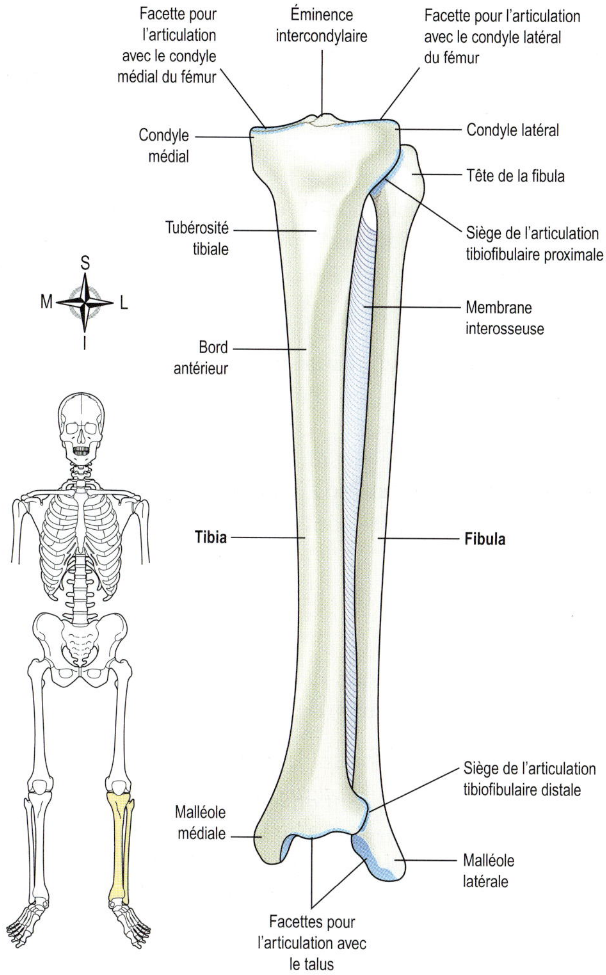

Figure 16.40 Le tibia et la fibula gauches, avec la membrane interosseuse. Vue antérieure.

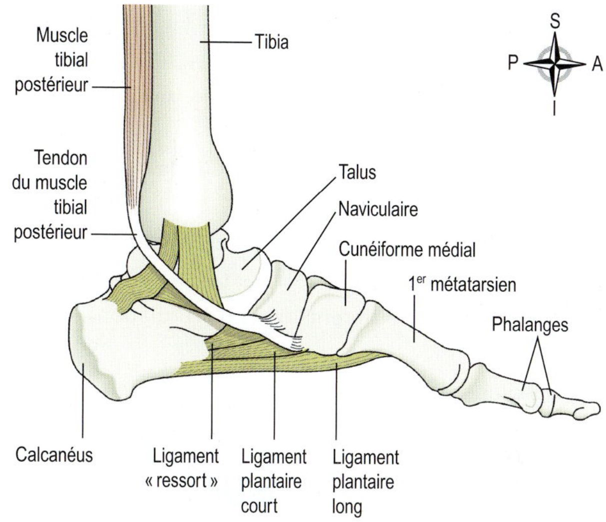

Figure 16.42 Les tendons et les ligaments soutenant les arches du pied gauche. Vue médiale.

du pied est perdue en raison de ligaments ou de tendons affaissés, l'arche elle-même s'affaisse et une bien plus grande partie de la plante est en contact avec le sol : cela s'appelle le pied plat. Étant donné que les arches du pied sont importantes dans la répartition égale du poids du corps en position debout, qu'il soit immobilisé ou en mouvement, le pied plat fait perdre le ressort de la structure normale du pied; cela entraîne des lésions du pied lors de périodes prolongées de position debout, de marche ou de course. Comme il y a des articulations mobilisables entre tous les os du pied, des muscles et des ligaments très solides sont nécessaires pour maintenir l'élasticité, la résilience ainsi que la stabilité du pied lors de la marche, de la course et du saut.

Muscle tibial postérieur. Il constitue le soutien musculaire le plus important de l'arche longitudinale. Il est situé sur la face postérieure de la partie inférieure de la jambe, est issu du tiers médial du tibia et de la fibula, et son tendon passe derrière la malléole médiale avant de s'insérer dans les os naviculaire, cunéiforme, cuboïde et métatarsiens. Il agit comme un appareil de suspension pour l'arche.

Muscles courts du pied. Ce groupe de muscles est principalement destiné au maintien des arches longitudinale et transverse. Ces muscles forment la partie charnue de la plante du pied.

Ligament calcanéonaviculaire (ligament «ressort»). C'est un ligament épais très solide qui s'étend du calcanéus au naviculaire. Il joue un rôle important dans le soutien de l'arche longitudinale médiale.

Ligaments plantaires et membranes interosseuses. Ces structures soutiennent les arches latérales et transversale.

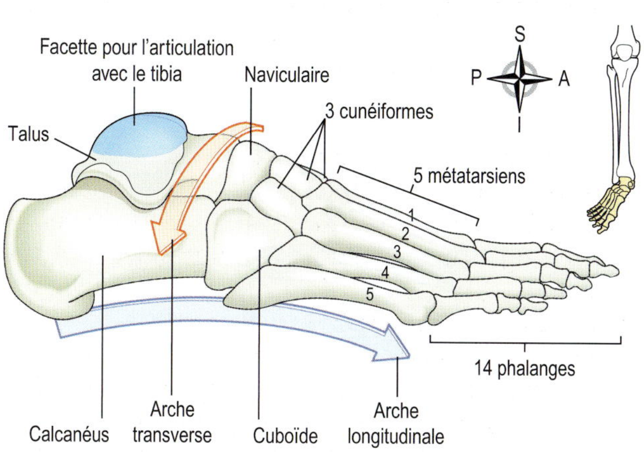

Figure 16.41 Les os du pied gauche. Vue latérale.

Articulations

Objectifs pédagogiques

Après avoir étudié ce paragraphe, vous devriez être capable :

- d'établir les caractéristiques des articulations fibreuses et cartilagineuses;
- d'énumérer les différents types d'articulations synoviales;
- d'indiquer les mouvements possibles de cinq types d'articulations synoviales;
- de décrire la structure et les fonctions d'une articulation synoviale typique;
- de décrire la structure et les mouvements des articulations synoviales suivantes : l'épaule, le coude, le poignet, la hanche, le genou et la cheville.

Une articulation est un endroit où deux os, ou plus, s'articulent ou entrent en contact. Les articulations permettent au squelette d'être flexible et mobilisable, et donnent attache entre les os.

Articulations fibreuses

Les os qui forment ces articulations sont reliés par du matériel résistant, fibreux. Une telle disposition ne permet souvent aucun mouvement. Par exemple, les articulations entre les os de la tête, les *sutures*, sont complètement non mobilisables (fig. 16.43), et la dent saine est cimentée dans la mandibule par le ligament périodontal. Dans la jambe, le tibia et la fibula sont maintenus ensemble le long de leur corps par un feuillet de tissu fibreux appelé la membrane interosseuse (fig. 16.40). C'est une articulation fibreuse qui permet un nombre limité de mouvements et qui stabilise l'alignement des os.

Articulations cartilagineuses

Ces articulations sont formées par un coussinet de fibrocartilage solide qui absorbe les chocs. L'articulation peut être non mobilisable, comme c'est le cas des lames épiphysaires cartilagineuses qui, chez les enfants en cours de croissance, relient dans un os long la diaphyse à l'épiphyse. Certaines articulations cartilagineuses autorisent un léger mouvement, comme c'est le cas entre les vertèbres, séparées par les disques intervertébraux (fig. 16.44), ou à la symphyse pubienne (fig. 16.37), qui, durant la grossesse, est ramollie par les hormones circulantes pour favoriser l'expansion durant l'accouchement.

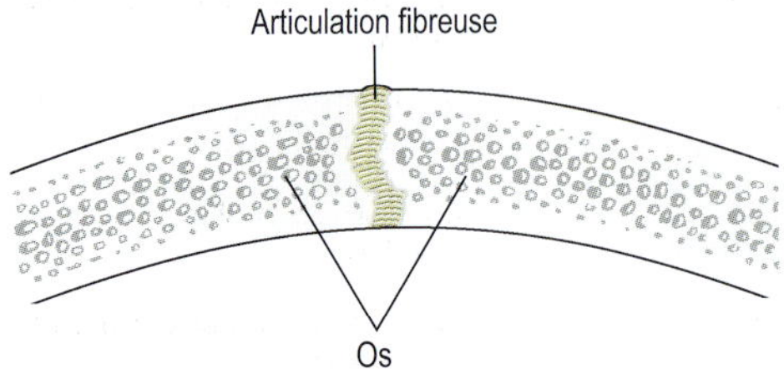

Figure 16.43 Une articulation fibreuse, ou fixée, du crâne.

Articulations synoviales

Les articulations synoviales sont caractérisées par la présence d'un espace, ou d'une capsule, entre les os des articulations (fig. 16.45). Les extrémités des os sont maintenues ensemble par une gaine de tissu fibreux, et la capsule est lubrifiée par une petite quantité de liquide. Les articulations synoviales sont les plus mobiles du corps.

Caractéristiques d'une articulation synoviale

Toutes les articulations synoviales ont en commun certaines caractéristiques (fig. 16.45).

Cartilage articulaire hyalin

Les parties des os qui sont en contact sont recouvertes de cartilage hyalin (voir fig. 3.22A, p. 46). Celui-ci fournit une surface articulaire lisse, diminue la friction et il est assez résistant pour absorber des forces de compression et pour porter le poids du corps. Le cartilage bordant, qui peut atteindre jusqu'à 7 mm d'épaisseur chez des personnes jeunes, devient plus mince et moins compressible avec l'âge. Cela entraîne une agression accrue sur d'autres structures de l'articulation. Le cartilage n'a pas de vascularisation sanguine, et ses nutriments viennent du liquide synovial.

Capsule, ou ligament capsulaire

L'articulation est entourée par une gaine de tissu fibreux qui l'enferme, et qui maintient les os ensemble. Elle est suffisamment lâche pour permettre la liberté des mouvements, mais assez solide pour protéger des agressions.

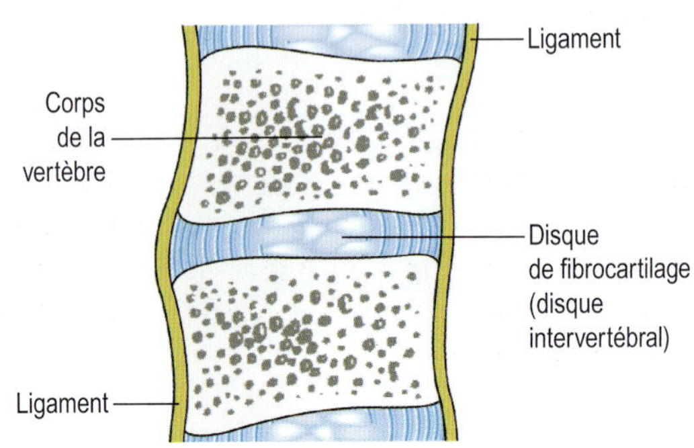

Figure 16.44 Une articulation cartilagineuse entre des corps vertébraux adjacents.

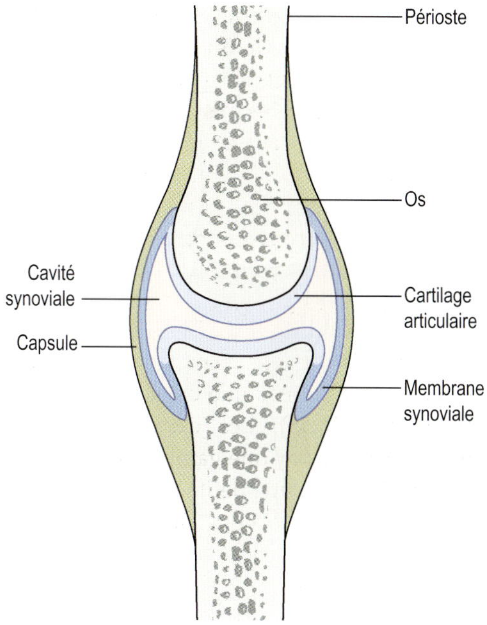

Figure 16.45 Structure de base d'une articulation synoviale.

Membrane synoviale

Cette couche épithéliale borde la capsule et recouvre toutes les structures intracapsulaires ne portant pas le poids du corps. Elle sécrète du liquide synovial.

Liquide synovial. Il s'agit d'un liquide épais et gluant, ayant la consistance du blanc d'œuf, qui remplit la *cavité synoviale*. Il :

- nourrit les structures situées dans la cavité articulaire ;
- contient des phagocytes, qui enlèvent les microbes et les débris cellulaires ;
- agit comme lubrifiant ;
- maintient la stabilité de l'articulation ;
- sépare les extrémités osseuses comme le fait une petite quantité d'eau entre deux surfaces de verre.

De petits sacs de liquide synovial, ou *bourses*, sont présents dans certaines articulations, par exemple celle du genou. Ces bourses agissent comme des coussins pour empêcher le frottement entre un os et un ligament ou un tendon, ou entre un os et la peau dans une articulation proche de la surface cutanée.

Autres structures intracapsulaires

Certaines articulations ont des structures à l'intérieur de la capsule pour rembourrer et stabiliser l'articulation; il s'agit par exemple de coussinets graisseux et de ménisques dans l'articulation du genou. Quand ces structures ne portent pas le poids du corps, elles sont recouvertes par la membrane synoviale.

Structures extracapsulaires

- Les *ligaments* qui s'unissent à la capsule stabilisent l'articulation.
- Des *muscles* ou leurs *tendons* fournissent aussi une stabilité, et ils croisent l'articulation qu'ils mobilisent. Quand le muscle se contracte, il se raccourcit, tirant un os vers l'autre.

Innervation et vascularisation

Les nerfs et les vaisseaux sanguins croisant une articulation desservent habituellement la capsule et les muscles qui la mobilisent.

Mouvements aux articulations synoviales

Dans toute articulation, le mouvement dépend de facteurs variés, comme la constriction des ligaments maintenant l'articulation, l'adaptation des os, et la présence ou l'absence de structures intracapsulaires. Généralement, plus l'articulation est stable, moins la mobilisation est possible. Les principaux mouvements possibles sont résumés dans le tableau 16.2 et la figure 16.46.

Types d'articulations synoviales

Les articulations synoviales sont classées suivant l'éventail de mouvements possible (tableau 16.2), ou suivant la forme des parties articulaires des os impliqués.

Tableau 16.2 Mouvements possibles aux articulations synoviales

Mouvement	Définition
Flexion	Incurvation, habituellement vers l'avant, mais parfois l'arrière, par exemple l'articulation du genou
Extension	Mise en rectitude, ou incurvation vers l'arrière (NdT : par exemple extension du cou, du tronc)
Abduction	Mouvement d'écartement de la ligne médiane du corps
Adduction	Mouvement vers la ligne médiane du corps
Circumduction	Combinaison de flexion, d'extension, d'abduction et d'adduction
Rotation	Mouvement autour du grand axe d'un os
Pronation	Rotation de la paume de la main vers le bas
Supination	Rotation de la paume de la main vers le haut
Inversion	Rotation de la plante du pied vers le dedans
Éversion	Rotation de la plante du pied vers l'extérieur

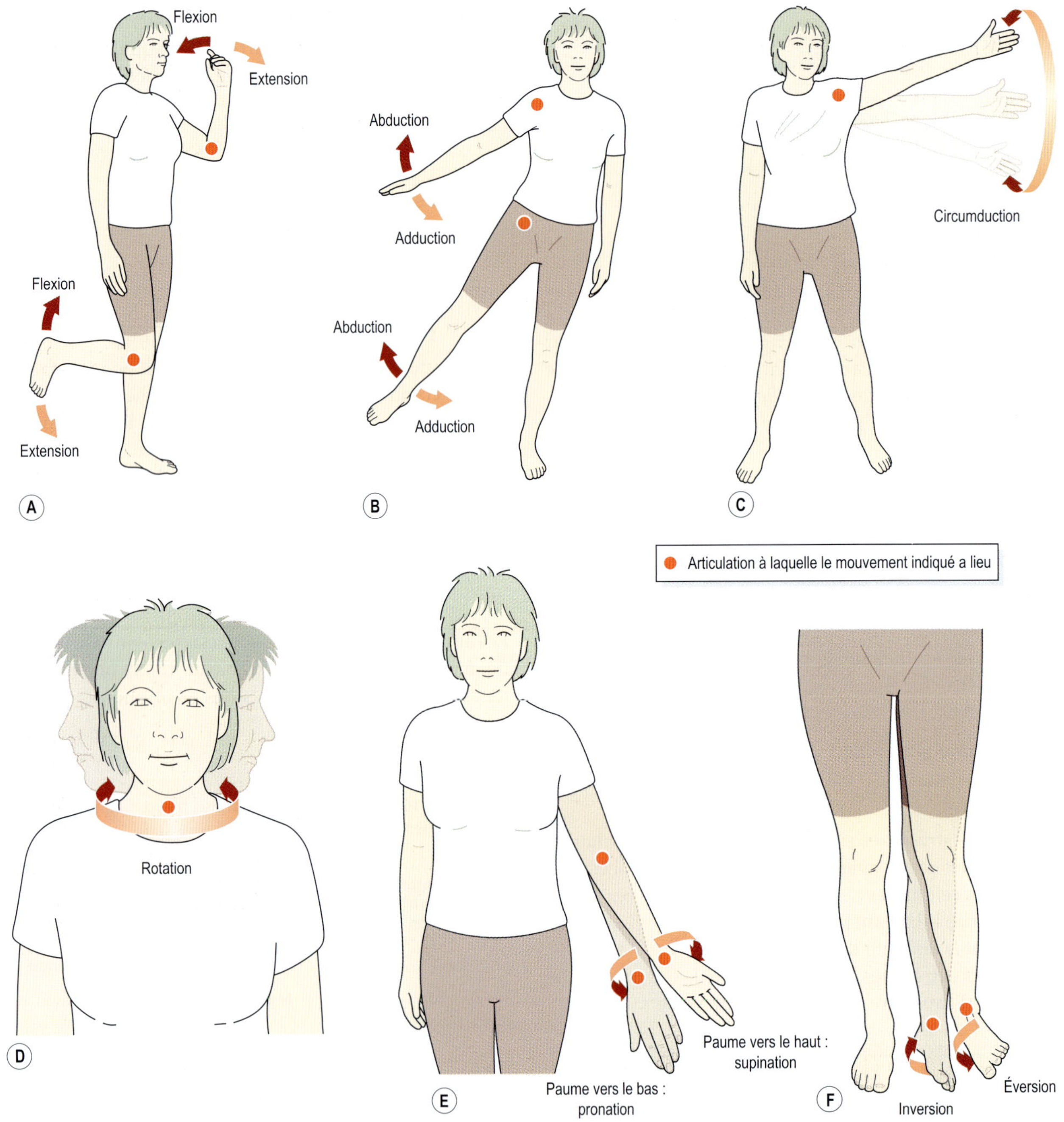

Figure 16.46 Les principaux mouvements possibles aux articulations synoviales.

Énarthrose

C'est une articulation dont une surface articulaire, ou tête, est sphérique, s'articulant avec une autre surface articulaire en forme de cavité (ou glène). L'articulation permet donc un large éventail de mouvements, dont la flexion, l'extension, l'adduction, l'abduction, la rotation et la circumduction. Les articulations de l'épaule et de la hanche en sont des exemples.

Articulations à charnière

Les extrémités articulaires des os coïncident comme dans la charnière d'une porte; les mouvements sont donc réduits à la flexion et à l'extension. C'est par exemple le cas de l'articulation du coude, ne permettant que la flexion et l'extension de l'avant-bras. Les autres articulations à charnière incluent le genou, la cheville, et les articulations entre les phalanges des doigts et des orteils (articulations interphalangiennes).

Articulations à glissement

Les surfaces articulaires sont plates ou très légèrement incurvées, et elles glissent l'une sur l'autre, mais la quantité de mouvements possibles est très réduite; ce groupe d'articulations est le moins mobilisable de toutes les articulations synoviales. Les exemples sont : les articulations entre les os du carpe dans le poignet, les os du tarse dans le pied, et entre les processus épineux des vertèbres (à noter que les articulations entre les corps vertébraux sont les disques cartilagineux, fig. 16.44).

Articulations à pivot

Ces articulations permettent à un os ou à un membre de pivoter (mouvement de rotation). Un os s'adapte dans un ligament en forme de cercle qui le maintient près d'un autre os et lui permet de pivoter dans l'anneau ainsi formé. Par exemple, la tête tourne sur l'articulation à pivot formée par la dent de l'axis maintenue à l'intérieur de l'anneau formé par le ligament transverse et le processus odontoïde de l'atlas (fig. 16.22).

Articulations condyloïdes

Un condyle est une projection lisse et arrondie d'un os; dans une articulation condyloïde, il est situé dans une dépression en forme de coupe de l'autre os. Le processus condylaire de la mandibule et de l'os temporal, ainsi que les articulations entre les os métacarpiens et les phalanges de la main (articulations métacarpophalangiennes), et entre les os métatarsiens et les phalanges du pied (articulations métatarsophalangiennes) en sont des exemples. Ces articulations permettent la flexion, l'extension, l'abduction, l'adduction et la circumduction.

Articulations en selle

Les os articulaires s'adaptent ensemble comme une main qui repose sur une selle. L'articulation en selle la plus importante est située à la base du pouce, entre le trapèze du poignet et le premier métacarpien (fig. 16.35). L'éventail de mouvements est similaire à celui d'une articulation condyloïde, mais avec en plus la flexibilité. L'*opposition* du pouce, la capacité de toucher chaque bout de doigt de la même main, est due à la nature de l'articulation du pouce.

Principales articulations synoviales des membres

Les articulations synoviales ont les caractéristiques décrites plus haut, et seuls leurs traits distinctifs sont vus ici.

Articulation de l'épaule (fig. 16.47)

Cette énarthrose est la plus mobile du corps; par conséquent, elle est la moins stable et la plus sujette à la luxation, en particulier chez l'enfant. Elle est formée par la cavité glénoïdale de la scapula et par la tête de l'humérus; elle est bien rembourrée par des bourses protectrices. Le ligament capsulaire est très lâche en bas, permettant le mouvement libre normalement possible de cette articulation. La cavité glénoïdale est rendue plus profonde par une bordure de fibrocartilage, le *bourrelet glénoïdal*, qui fournit une stabilité supplémentaire sans limiter les mouvements. Le tendon du chef long du muscle biceps est maintenu dans le sillon intertuberculaire (ou bicipital) de l'humérus par le ligament huméral transverse. Il s'étend à travers la cavité articulaire pour s'attacher au bord supérieur de la cavité glénoïdale.

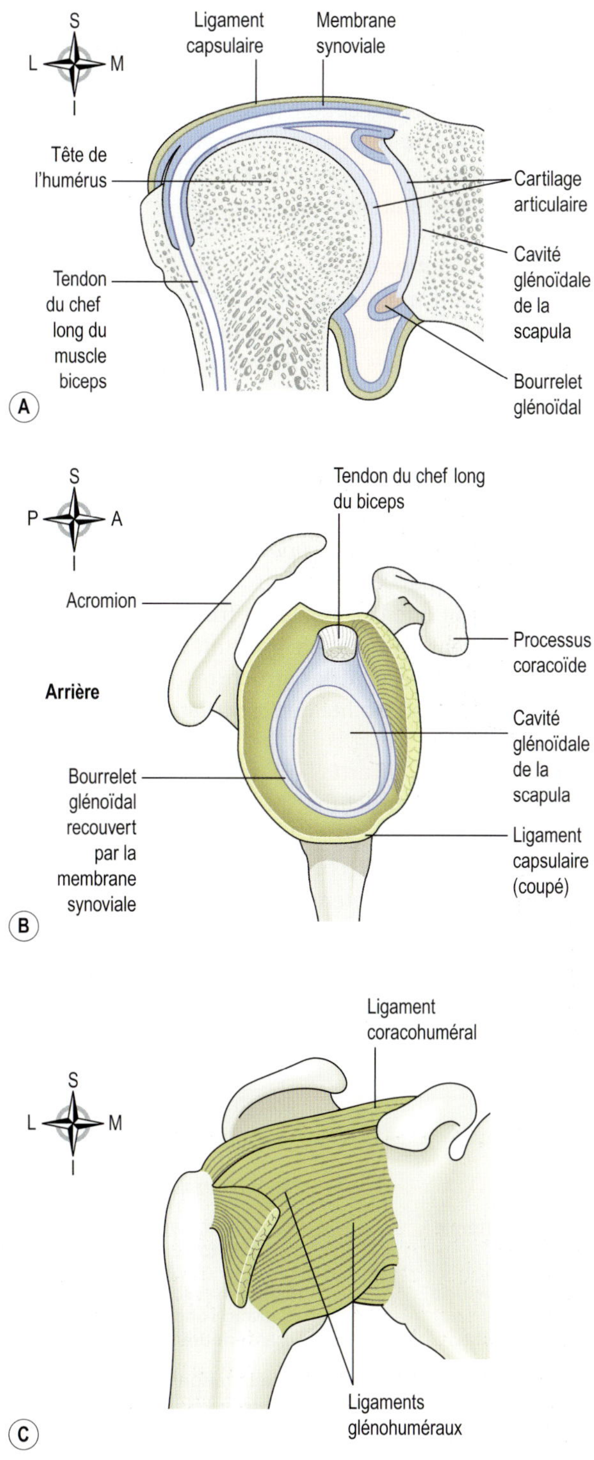

Figure 16.47 Articulation de l'épaule droite. A. Coupe vue par en avant. **B.** La position du bourrelet glénoïdal, l'humérus ayant été enlevé, vu de côté. **C.** Les ligaments de soutien vus de face.

La membrane synoviale forme une gaine autour de la partie du tendon du chef long du muscle biceps située à l'intérieur du ligament capsulaire, et elle recouvre le bourrelet glénoïdal.

L'articulation est en partie stabilisée par un certain nombre de ligaments (le glénohuméral, le coracohuméral et l'huméral transverse), mais surtout par les muscles (et leurs tendons) présents dans l'épaule. Certains de ces muscles, collectivement, portent le nom de *coiffe des rotateurs ;* une lésion de la coiffe des rotateurs est une cause fréquente de douleur d'épaule (p. 463). La stabilité de l'articulation peut être diminuée si ces structures ainsi que le tendon du muscle biceps sont étirés par des luxations répétées de l'articulation.

Muscles et mouvements (voir fig. 16.65)

Les muscles qui mobilisent le bras sont décrits plus en détail p. 454, et le tableau 16.3 résume les muscles et les mouvements possibles à l'articulation de l'épaule.

Articulation du coude (fig. 16.48)

Cette articulation à charnière est formée par la trochlée et le capitulum de l'humérus, l'incisure trochléaire de l'ulna et la tête du radius. Il s'agit d'une articulation extrêmement stable parce que les surfaces humérale et ulnaire s'imbriquent, et que la capsule est très résistante.

Les ligaments renforçateurs antérieur, postérieur, médial et latéral en sont les structures extracapsulaires. Ils contribuent à la stabilité de l'articulation.

Muscles et mouvements (voir fig. 16.65)

En raison de la structure du coude, les deux seuls mouvements possibles sont la flexion et l'extension. Le biceps est le principal fléchisseur de l'avant-bras, aidé par le brachial ; le triceps l'étend.

Tableau 16.3 Muscles et mouvements possibles à l'articulation de l'épaule

Extension	Grand dorsal, grand rond
Flexion	Corachobrachial, grand pectoral
Abduction	Deltoïde
Adduction	Grand dorsal, grand pectoral
Rotation latérale	Petit rond, partie postérieure du deltoïde
Rotation médiale	Grand dorsal, grand pectoral, grand rond et partie antérieure du deltoïde
Circumduction	Combinaison des actions des muscles ci-dessus

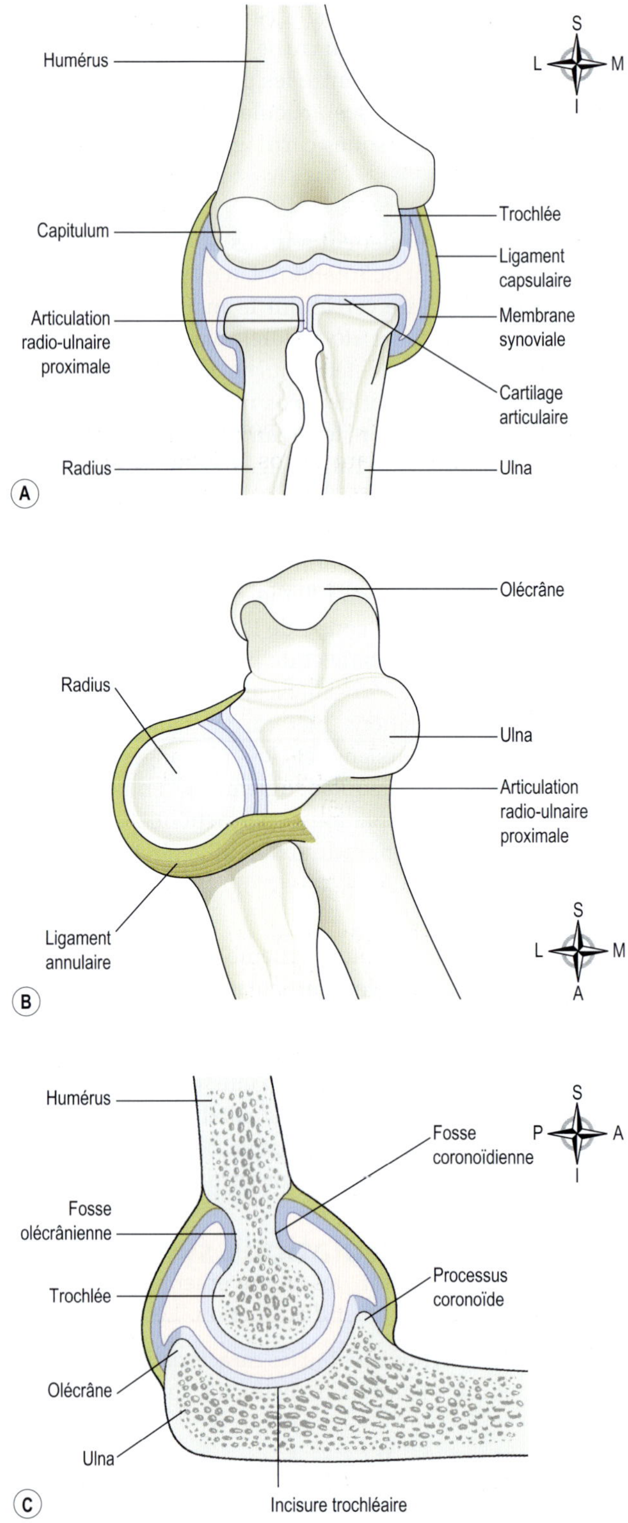

Figure 16.48 Les articulations du coude et radio-ulnaire proximale droites. A. Coupe de face. **B.** Articulation radio-ulnaire proximale, vue de dessus. **C.** Coupe de l'articulation du coude partiellement fléchie, vue par le côté droit.

Articulations radio-ulnaires proximale et distale

L'*articulation radio-ulnaire* proximale est une articulation à pivot formée par le rebord de la tête du radius tournant dans l'incisure radiale de l'ulna; elle est dans une capsule semblable à celle de l'articulation du coude. Le *ligament annulaire* est un ligament extracapsulaire solide, encerclant la tête du radius et la gardant en contact avec l'incisure radiale de l'ulna (fig. 16.48B).

L'*articulation radio-ulnaire* distale est une articulation à pivot entre l'extrémité distale du radius et la tête de l'ulna (fig. 16.49).

Par ailleurs, il convient de noter la présence d'une membrane fibreuse reliant les os le long de leur corps. Cette membrane interosseuse (voir fig. 16.34) constitue un exemple d'articulation fibreuse; elle empêche la séparation des os lorsqu'une force est exercée à l'une de ses deux extrémités, c'est-à-dire le poignet ou le coude.

Muscles et mouvements (voir fig. 16.65)

L'avant-bras peut subir une pronation (tourné paume vers le bas) ou une supination (tourné paume vers le haut). La pronation est due à l'action du muscle rond pronateur (p. 455), et la supination à celle des muscles supinateur et biceps (p. 455).

Articulation du poignet (fig. 16.49)

Il s'agit d'une articulation condyloïde entre l'extrémité distale du radius et l'extrémité proximale du scaphoïde, du lunatum et du triquétrum. Un disque de fibrocartilage blanc sépare l'ulna de la cavité articulaire, et il s'articule avec les os du carpe précités. Il sépare également l'articulation radio-ulnaire inférieure de l'articulation du poignet.

Les ligaments radiocarpiens médial et latéral, antérieur et postérieur sont des structures extracapsulaires.

Muscles et mouvements (voir fig. 16.65)

Le poignet peut subir les mouvements de flexion, d'extension, d'abduction et d'adduction. Les muscles qui rendent possibles ces mouvements sont décrits en détail p. 455. Le tableau 16.4 résume les principaux muscles qui mobilisent le poignet.

Articulations des mains et des doigts

Il s'agit d'articulations synoviales entre les os carpiens, entre les os carpiens et métacarpiens, entre les os métacarpiens et les phalanges proximales, et entre les phalanges. Les mouvements aux articulations des mains et des doigts sont contrôlés par des muscles de l'avant-bras et des petits muscles de la main. Il n'y a pas de muscles dans les doigts; les mouvements des doigts sont produits par des tendons qui s'étendent depuis les muscles de l'avant-bras et de la main.

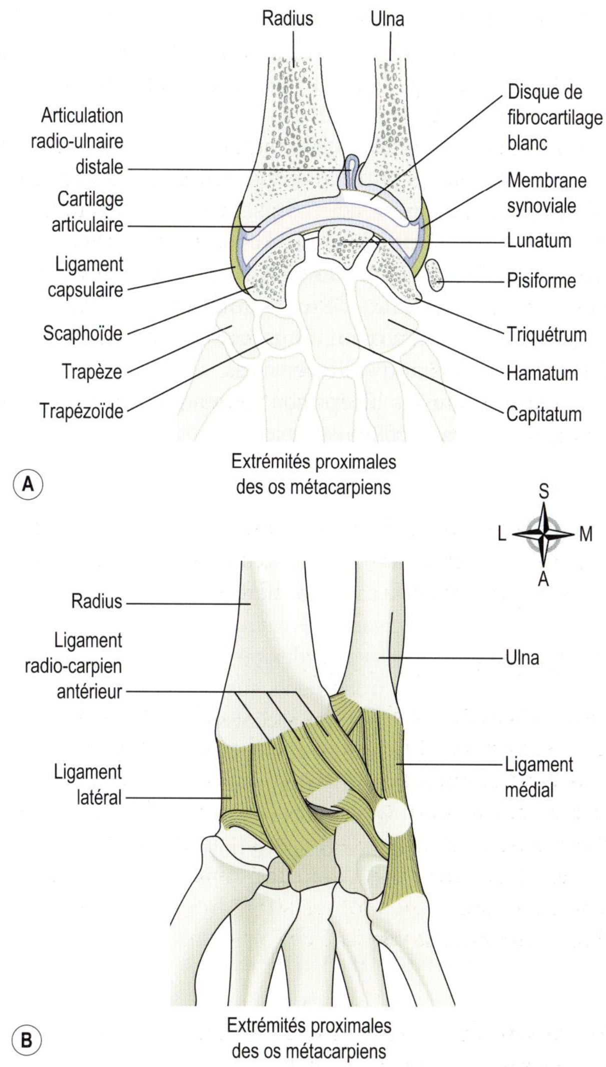

Figure 16.49 Les articulations du poignet et radio-ulnaire distale droites. Vue antérieure. **A.** Coupe. **B.** Ligaments de soutien.

Tableau 16.4 Muscles et mouvements possibles à l'articulation du poignet

Flexion	Fléchisseur radial du carpe, fléchisseur ulnaire du carpe
Extension	Extenseurs radiaux du carpe (court et long), extenseur ulnaire du carpe
Adduction	Fléchisseur radial du carpe, extenseur radial du carpe
Abduction	Fléchisseur ulnaire du carpe, extenseur ulnaire du carpe

L'articulation à la base du pouce est une articulation en selle, à la différence des articulations correspondantes des autres doigts, qui sont condyloïdes. Cela signifie que le pouce est plus mobile que les doigts, et qu'il peut subir les mouvements de flexion, d'extension, de circumduction, d'abduction et d'adduction. De plus, le pouce peut être mobilisé à travers la paume et toucher le bout de chacun des doigts de la même main (opposition). Cette capacité confère une grande dextérité manuelle; c'est ce qui permet, par exemple, de tenir un stylo ainsi que la manipulation fine d'objets tenus dans la main.

Les articulations entre le métacarpe et les doigts permettent le mouvement des doigts. Ceux-ci peuvent subir les mouvements de flexion, d'extension, d'adduction, d'abduction et de circumduction, le premier doigt ayant la plus grande flexibilité de mouvement. Les articulations des doigts sont des articulations à charnière, qui ne permettent que la flexion et l'extension.

Le *rétinaculum des fléchisseurs* (ligament transverse du carpe) est une bande fibreuse solide s'étendant devant les os du carpe, et formant le *canal carpien*. Les tendons des muscles fléchisseurs du poignet et des doigts, ainsi que le nerf médian, passent par le canal carpien, maintenus près des os par le rétinaculum. La membrane synoviale forme des gaines autour de ces tendons dans le canal carpien, et s'étend quelque peu dans la paume de la main. Les gaines synoviales entourent aussi les tendons à la face de flexion des doigts. Du liquide synovial empêche les frottements susceptibles d'endommager les tendons quand ils se déplacent sur les os (fig. 16.50).

Le *rétinaculum des extenseurs* est une bande fibreuse solide s'étendant à travers le dos du poignet. Les tendons des muscles qui étendent le poignet et les articulations des doigts sont entourés par une membrane synoviale sous le rétinaculum. Le liquide synovial sécrété empêche les frottements.

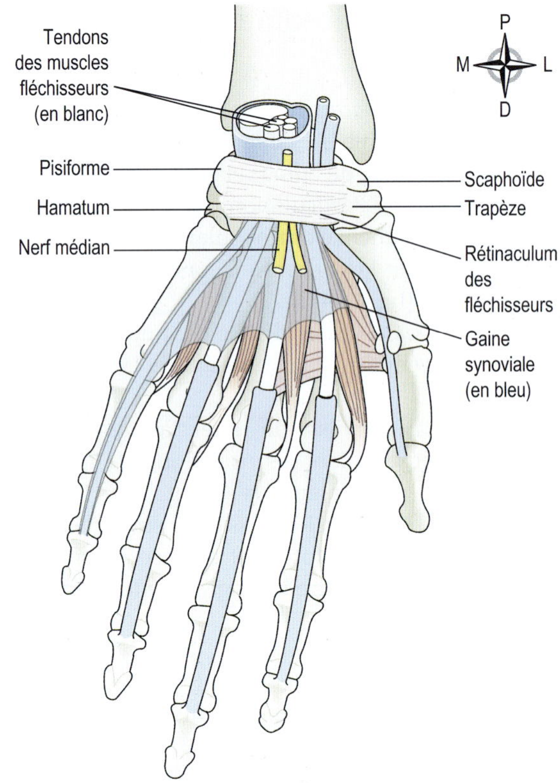

Figure 16.50 Le canal carpien, et les gaines synoviales au poignet et à la main en bleu; les tendons en blanc. Vue palmaire, main droite.

Articulation de la hanche (fig. 16.51)

Cette énarthrose est constituée par l'acétabulum, en forme de coupe, de l'os innominé (os coxal) et par la tête presque sphérique du fémur. Le ligament capsulaire inclut la plus grande partie du col du fémur. La cavité est approfondie par le *labrum acétabulaire* anneau fibrocartilagineux qui s'attache au bord de l'acétabulum. Il contribue à la stabilité de l'articulation sans limiter l'étendue de ses mouvements. L'articulation de la hanche est nécessairement solide et puissante, puisqu'elle porte tout le poids du corps en position debout. Elle est stabilisée par la musculature qui l'entoure, mais ses ligaments sont également importants. Les trois principaux ligaments externes sont les ligaments *iliofémoral*, *pubofémoral* et *ischiofémoral* (fig. 16.51B). À l'intérieur de l'articulation, le *ligament de la tête fémorale* (*ligament rond*) attache la tête du fémur à l'acétabulum (fig. 16.51A,C).

Muscles et mouvements (voir fig. 16.66)

Le membre inférieur peut subir les mouvements d'extension, de flexion, d'abduction, d'adduction, de rotation et de circumduction à l'articulation de la hanche (tableau 16.5).

Articulation du genou (fig. 16.52)

C'est l'articulation la plus volumineuse et la plus complexe du corps. Il s'agit d'une articulation à charnière, formée par les condyles du fémur, les condyles du tibia et la face postérieure de la patella. La partie antérieure de la capsule est faite par le tendon du muscle quadriceps fémoral, qui soutient aussi la patella. Les structures intracapsulaires comprennent les deux *ligaments croisés*, qui se croisent entre eux, allant de la *fosse intercondylaire* du fémur à l'*éminence intercondylaire* du tibia. Ils contribuent à stabiliser l'articulation.

Les *cartilages semi-lunaires*, ou *ménisques*, sont des disques incomplets de fibrocartilage blanc, siégeant au sommet des condyles articulaires du tibia. Ils sont en forme de coin, étant plus épais à leur bord périphérique, et contribuent à stabiliser l'articulation. Ils empêchent le déplacement latéral des os, et amortissent l'articulation lorsqu'elle est mobilisée en déplaçant de l'espace à l'intérieur de l'articulation en fonction des positions relatives des os articulaires.

Bourses et coussinets de graisse sont nombreux. Ils empêchent les frottements entre un os et un ligament ou un tendon, et entre la peau et la patella. La membrane synoviale recouvre les ligaments croisés et les coussinets de graisse. Les ménisques ne sont pas recouverts par la membrane synoviale car ils portent le poids du corps. Les ligaments externes fournissent davantage de soutien, ce qui rend cette articulation peu sujette à la luxation. Les principaux ligaments sont le ligament patellaire, une extension du tendon quadriceps, les ligaments poplités à l'arrière du genou, et les ligaments collatéraux de chaque côté.

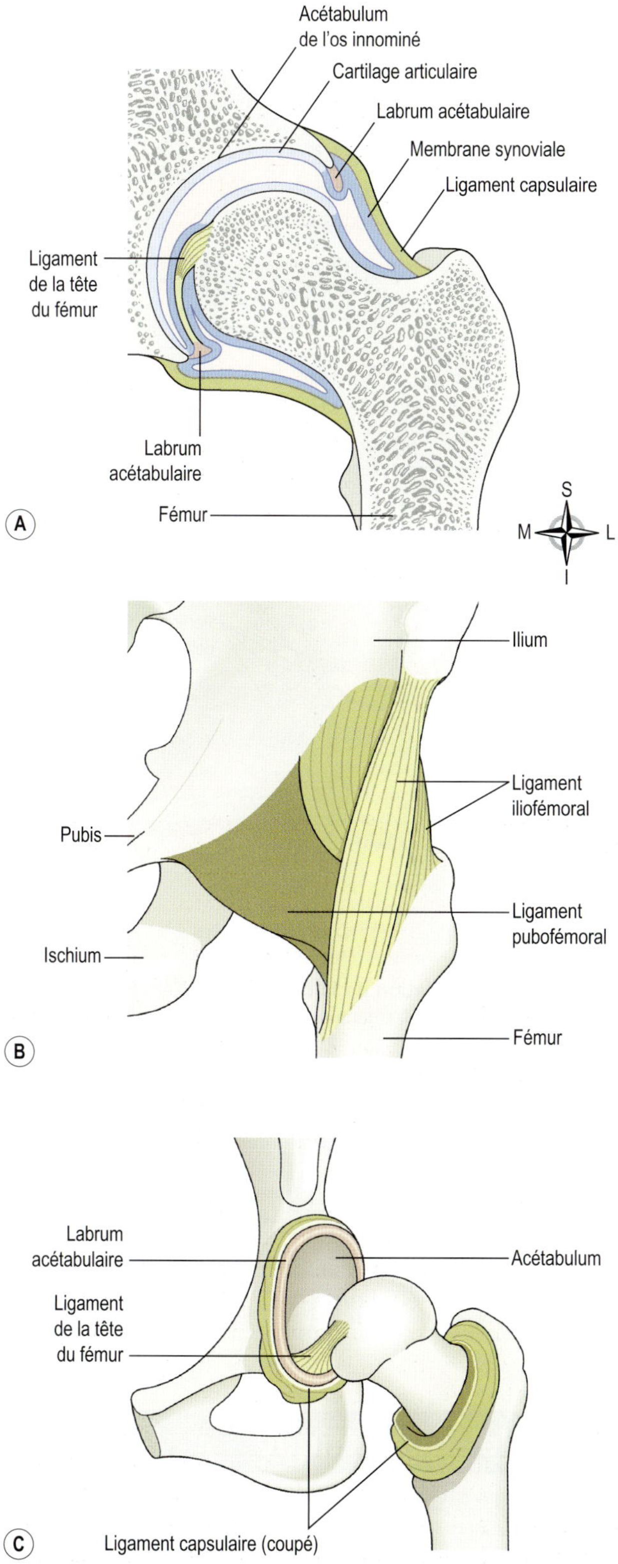

Figure 16.51 Articulation de la hanche gauche. Vue antérieure. **A.** Coupe. **B.** Ligaments de soutien. **C.** Tête du fémur et acétabulum séparés pour montrer le labrum acétabulaire et le ligament de la tête du fémur.

Tableau 16.5 Muscles et mouvements possibles à l'articulation de la hanche

Flexion	Iliopsoas, sartorius
Extension	Grand fessier, ischiojambiers (loge cuisse)
Abduction	Moyen fessier et petit fessier, sartorius
Adduction	Groupe des adducteurs (long, court et grand)
Rotation médiale	Moyen fessier et petit fessier, groupe des adducteurs
Rotation latérale	Grand fessier, carré fémoral, obturateurs

Muscles et mouvements (voir fig. 16.66)

Les mouvements possibles à cette articulation sont la flexion, l'extension et un mouvement rotatoire qui « bloque » l'articulation lorsqu'elle est en extension complète. Quand l'articulation est bloquée, il est possible de se tenir debout pendant longtemps sans fatiguer les extenseurs des genoux. Le principal muscle extenseur des genoux est le quadriceps fémoral, et les principaux fléchisseurs sont le gastrocnémien et les ischiojambiers.

Articulation de la cheville (fig. 16.53)

Cette articulation à charnière est formée par l'extrémité distale du tibia et sa malléole (malléole médiale), l'extrémité distale de la fibula (malléole latérale) et le talus. Quatre ligaments importants renforcent cette articulation. Ce sont les ligaments antérieur, postérieur, médial (ou deltoïdien) et latéral de la cheville.

Muscles et mouvements (voir fig. 16.66)

Les mouvements d'*inversion* et d'*éversion* du pied se produisent entre les os tarsiens, et non au niveau de l'articulation de la cheville (NdT : rotation du pied sur son axe longitudinal, amenant sa face plantaire à regarder en dedans - donc médialement - pour l'inversion et en dehors - donc latéralement - pour l'éversion). Les mouvements de l'articulation de la cheville et les muscles impliqués sont indiqués dans le tableau 16.6.

Articulations du pied et des orteils

Un certain nombre d'articulations synoviales sont présentes entre les os tarsiens, entre les os tarsiens et métatarsiens, entre les os métatarsiens et les phalanges proximales, et entre les phalanges. Des mouvements sont produits par des muscles de la jambe ayant de longs tendons qui croisent l'articulation de la cheville, et par les muscles du pied. Les tendons croisant l'articulation de la cheville sont entourés par des gaines synoviales, et ils sont maintenus proches des os par des ligaments transverses puissants. Ils se

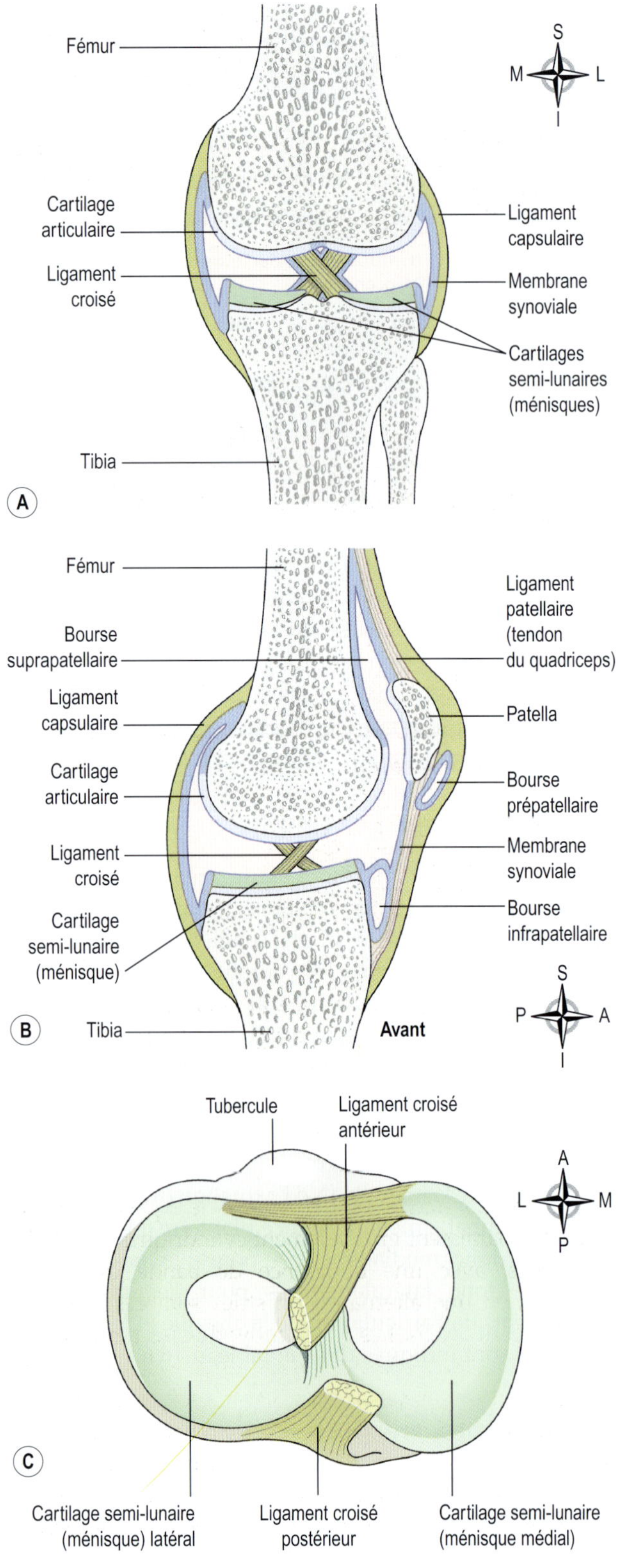

Figure 16.52 Articulation du genou gauche. A. Coupe vue de face. **B.** Coupe vue de côté. **C.** La face supérieure du tibia, montrant les cartilages semi-lunaires et les ligaments croisés.

déplacent librement dans leur gaine quand les articulations sont mobilisées. En plus de mobiliser les articulations du pied, ces muscles soutiennent les arches plantaires, et ils contribuent à maintenir l'équilibre du corps.

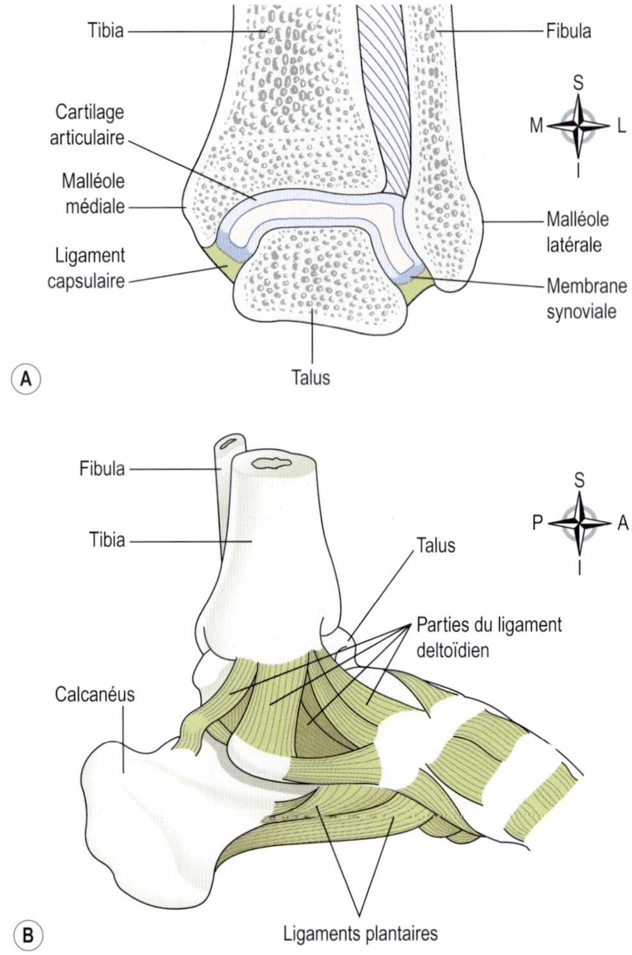

Figure 16.53 Articulation de la cheville gauche.
A. Coupe vue de face. **B.** Ligaments de soutien. Vue médiale.

Tableau 16.6 Muscles et mouvements possibles à l'articulation de la cheville

Dorsiflexion (orteils levés vers le mollet)	Tibial antérieur et extenseurs de l'orteil
Flexion plantaire (debout sur la pointe des orteils)	Gastrocnémien, soléaire et fléchisseurs des orteils

Muscle squelettique

Objectifs pédagogiques

Après avoir étudié ce paragraphe, vous devriez être capable :

- d'indiquer les principales caractéristiques du muscle squelettique ;
- de relier la structure des fibres du muscle squelettique à leur activité contractile ;

- de décrire la nature du tonus musculaire et la fatigue ;
- de discuter les facteurs qui altèrent la performance du muscle squelettique ;
- de nommer les principaux muscles des régions du corps décrites dans cette section ;
- d'indiquer les fonctions des principaux muscles décrits dans cette section.

Les cellules musculaires sont des cellules contractiles spécialisées, aussi appelées *fibres*. Les trois types de tissu musculaire, *lisse*, *cardiaque* et *squelettique*, diffèrent par leur structure, leur localisation et leur fonction physiologique. Le muscle lisse et le muscle cardiaque ne sont pas sous contrôle volontaire et son abordés ailleurs (voir p. 46). Les muscles squelettiques, qui sont sous contrôle volontaire, sont attachés aux os par leurs tendons (fig. 16.54A) et mobilisent le squelette. Comme le muscle cardiaque (mais pas le muscle lisse), le muscle lisse est *strié*, et les bandes sont réparties d'une manière caractéristique quand les cellules sont visualisées au microscope (fig. 16.54B et 16.55).

Organisation du muscle squelettique

(fig. 16.54)

Un muscle squelettique contient parfois des centaines de milliers de fibres musculaires ainsi que des vaisseaux sanguins et des nerfs. L'ensemble du muscle est recouvert d'une gaine de tissu conjonctif appelé *épimysium*. À l'intérieur du muscle, les cellules sont regroupées dans des *faisceaux* séparés, et chaque faisceau est recouvert de sa propre gaine de tissu conjonctif, appelée *périmysium*. À l'intérieur des faisceaux se trouvent les cellules musculaires individuelles, chacune étant enveloppée d'une fine couche de tissu conjonctif appelée *endomysium*. Chacune de ces couches de tissu conjonctif parcourt la longueur du muscle. Elles se lient aux fibres et forment une structure très organisée ; elles se mélangent à chaque extrémité du muscle pour former le *tendon*, qui attache le muscle à l'os. Le tendon est souvent en forme de corde, mais il prend parfois la forme d'un large feuillet appelé *aponévrose*, par exemple le muscle occipitofrontal (voir fig. 16.58). Les multiples couches de tissu conjonctif à l'intérieur de l'ensemble du muscle sont importantes pour la transmission de la force de contraction depuis chaque cellule musculaire individuelle jusqu'à son point d'attache au squelette.

La partie charnue du muscle est appelée *ventre*.

Cellules (fibres) musculaires squelettiques

La contraction de l'ensemble d'un muscle lisse intervient en raison de la contraction coordonnée de ses fibres individuelles.

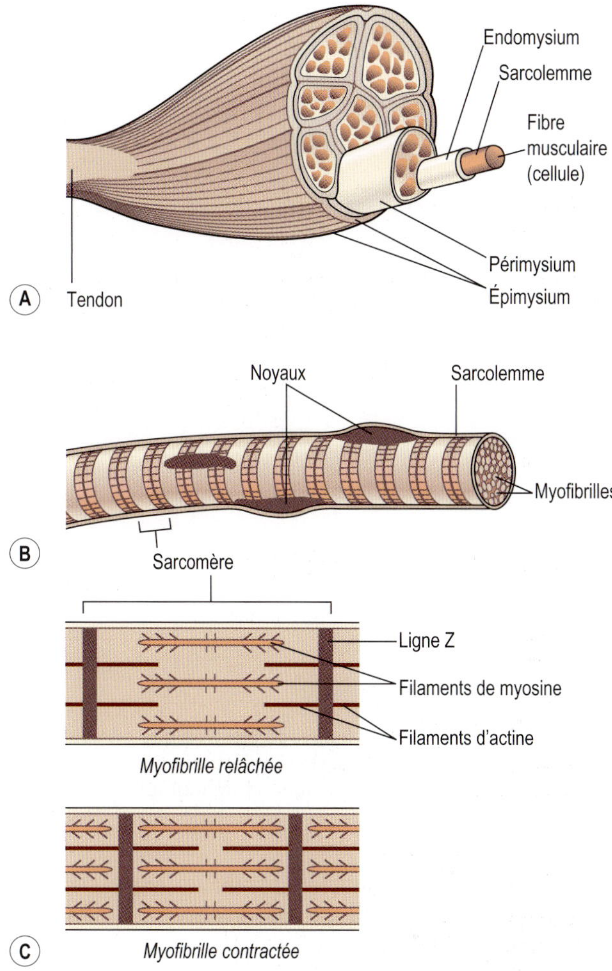

Figure 16.54 Organisation à l'intérieur d'un muscle squelettique. A. Un muscle squelettique et son tissu conjonctif. **B.** Une fibre musculaire (cellule). **C.** Une myofibrille, relâchée et contractée.

Structure

À l'examen au microscope d'un muscle squelettique, les cellules apparaissent grossièrement cylindriques, parallèles entre elles, avec une apparence de bande distinctive, consistant en une alternance de stries sombres et claires (fig. 16.54B et 16.55). Les fibres individuelles peuvent être très longues : jusqu'à 35 cm dans les muscles les plus longs. Chaque cellule a plusieurs noyaux (en raison de la grandeur des cellules), retrouvés juste sous la membrane cellulaire (le *sarcolemme*). Le cytoplasme des cellules musculaires, aussi appelé *sarcoplasme*, est rempli de minuscules filaments parcourant longitudinalement la longueur du muscle ; ce sont les filaments contractiles. Il y a aussi de nombreuses mitochondries (fig. 16.55), essentielles à la production d'adénosine triphosphate (ATP) à partir du glucose et de l'oxygène pour renforcer le mécanisme de contractilité. L'on trouve également une substance spécialisée se liant à l'oxygène, la *myoglobine*, qui est similaire à l'hémoglobine des cellules rouges du sang, et qui constitue une réserve d'oxygène à l'intérieur du muscle. De plus, il existe de

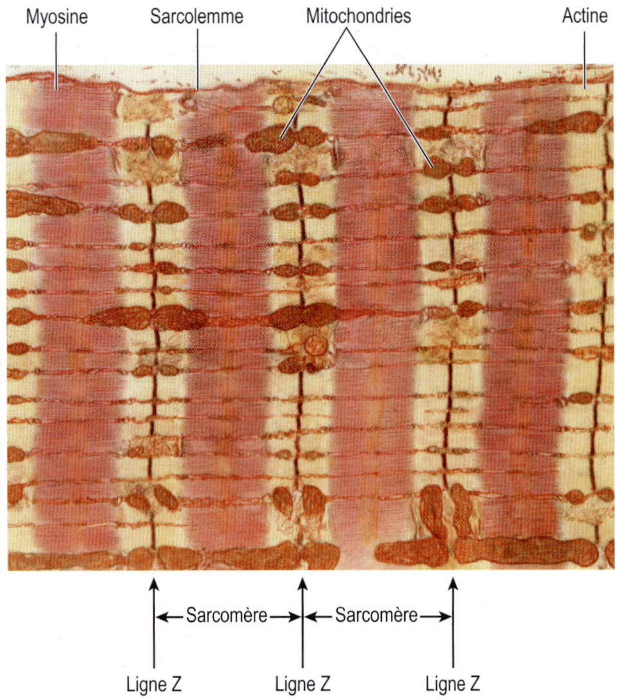

Figure 16.55 Microscopie à balayage électronique en couleur d'une partie de cellule de muscle squelettique, montrant la disposition en bande caractéristique et de multiples mitochondries.

grandes réserves intracellulaires de calcium, lequel est libéré dans le sarcoplasme par la stimulation nerveuse du muscle ; il est essentiel à l'activité contractile des myofilaments.

Actine, myosine et sarcomères. Il existe deux types de myofilament contractile dans la fibre musculaire : épais et mince. Ils sont disposés en séries d'unités appelées *sarcomères* (fig. 16.54C et 16.55). Les filaments épais, faits à partir d'une protéine appelée *myosine*, correspondent aux bandes sombres vues au microscope. Les filaments minces sont faits à partir d'une protéine appelée *actine*. À l'endroit où seules ces fibres sont présentes, les bandes apparaissent plus clair.

Chaque sarcomère est délimité à chaque extrémité par une strie dense, la *ligne Z*, à laquelle sont attachées les fibres d'actine. Au milieu du sarcomère se trouvent les filaments de myosine, recouverts d'actine.

Contraction

La cellule du muscle squelettique se contracte en réponse à une stimulation d'une fibre nerveuse, qui innerve la cellule musculaire environ jusqu'à la moitié de sa longueur. La synapse entre un nerf moteur et un muscle squelettique est appelée *jonction neuromusculaire*. Lorsque le potentiel d'action se propage à partir du nerf le long du sarcolemme, il pénètre profondément dans la cellule musculaire à travers un réseau de canaux spécialisé qui passe à travers le sarcoplasme, et libère du calcium depuis les réserves intracellulaires. Le calcium déclenche la

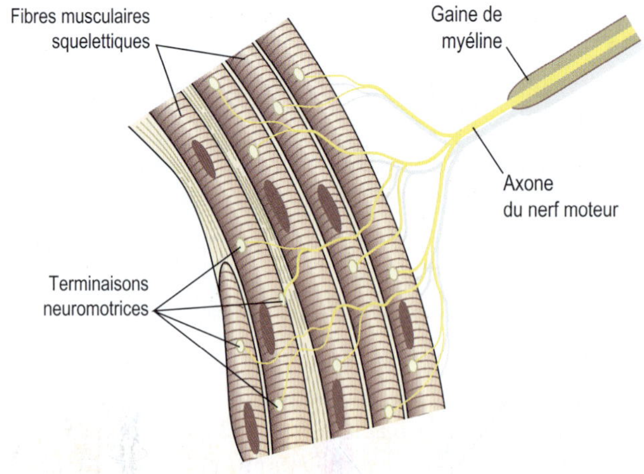

Figure 16.56 La jonction neuromusculaire.

liaison de la myosine au filament d'actine proche, formant ce qui est appelé les ponts croisés ou transversaux. L'ATP procure alors de l'énergie aux deux filaments pour qu'ils puissent glisser l'un sur l'autre, tirant les lignes Z, à chaque extrémité du sarcomère, plus proches l'une de l'autre, ce qui raccourcit le sarcomère (fig. 16.54C). C'est appelé la *théorie du filament glissant*. Si suffisamment de fibres sont stimulées en même temps pour le faire, le muscle dans son entier sa raccourcira (contraction).

Quand la stimulation cesse, le muscle se relâche. Le calcium est repompé dans les réserves intracellulaires, ce qui rompt les ponts transversaux entre les filaments d'actine et de myosine. Elles reviennent alors à leur position initiale, ce qui allonge les sarcomères et fait revenir le muscle à sa longueur de départ.

Jonction neuromusculaire

Les axones ou *neurones moteurs*, transportant des influx au muscle squelettique pour produire la contraction, se divisent en de nombreux fins filaments se terminant par de minuscules coussinets appelés bulbes (ou boutons) terminaux. L'espace entre le bulbe terminal et la cellule musculaire est appelé fente synaptique. La stimulation du neurone moteur libère le neurotransmetteur acétylcholine (ACh). Celui-ci diffuse à travers la fente synaptique et se lie aux récepteurs de l'acétylcholine sur la membrane postsynaptique située sur la *terminaison neuromusculaire* (la région de la membrane musculaire directement en travers de la fente synaptique, fig. 16.56). L'acétylcholine provoque la contraction de la cellule musculaire.

Unités motrices

Chaque fibre musculaire est stimulée par un seul bulbe terminal, mais comme chaque nerf moteur a de nombreux bulbes terminaux, il stimule de nombreuses fibres musculaires. La figure 16.57 montre une microscopie à balayage électronique d'un nerf moteur et deux de ses terminaisons neuromusculaires.

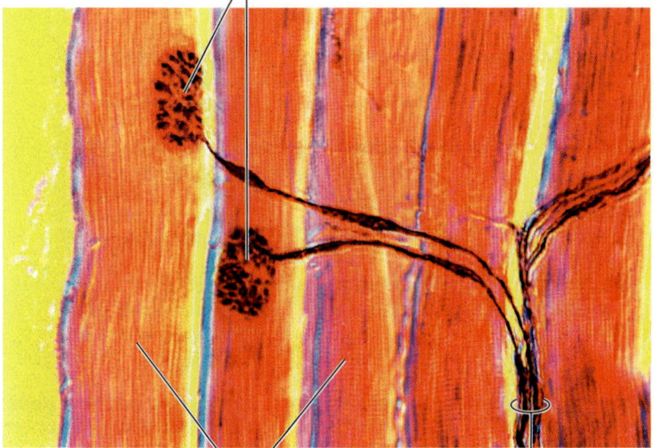

Figure 16.57 La jonction neuromusculaire : microscopie à balayage électronique en couleur d'un neurone moteur et de deux de ses terminaisons neuromusculaires.

Une fibre nerveuse et les fibres musculaires qu'elle innerve constituent une *unité motrice*. Les influx nerveux entraînent des contractions répétées des unités motrices d'un muscle, et chaque unité se contracte à sa pleine capacité. La *force* de contraction dépend du *nombre* d'unités motrices actives à un moment donné.

Certaines unités motrices contiennent un très grand nombre de fibres musculaires, c'est-à-dire qu'un nerf dessert de nombreuses cellules musculaires. Cette disposition est associée à de vastes et puissants mouvements, comme ceux des jambes et des bras. Le contrôle fin et précis du mouvement musculaire est rendu possible quand une unité motrice contient très peu de fibres musculaires, comme c'est le cas dans les muscles contrôlant les mouvements oculaires.

Action du muscle squelettique

Lorsque les cellules musculaires individuelles dans un muscle se raccourcissent, elles tirent sur la structure de tissu conjonctif parcourant l'ensemble du muscle, et celui-ci développe un certain degré de tension (tonus).

Tonus musculaire

Lorsqu'une fibre musculaire se contracte, elle obéit à la *loi du tout ou rien*, c'est-à-dire que la fibre entière soit se contracte complètement, soit pas du tout. Le degré de contraction atteint par un muscle entier dépend donc de combien de fibres qu'il contient se contractent à un moment donné, de même que de la périodicité de leur stimulation. De puissantes contractions impliquent une plus grande proportion de fibres disponibles que de fibres plus faibles; davantage de fibres musculaires actives sont nécessaires pour soulever un poids lourd que pour un poids plus léger. Le *tonus musculaire* est une contraction musculaire soutenue partielle qui permet de maintenir une posture sans fatiguer les muscles impliqués. Par exemple, le fait de garder la tête droite nécessite l'activité constante des muscles du cou et des épaules. Les groupes de fibres musculaires à l'intérieur de ces muscles se contractent à leur tour, si bien qu'à tout moment, certaines fibres sont contractées tandis que d'autres sont au repos. Cela permet que l'effort requis pour maintenir la tête droite soit distribué à travers les muscles impliqués. Un bon tonus musculaire protège les articulations et procure sa fermeté et sa forme au muscle, même relâché.

Fatigue musculaire

Pour travailler de manière soutenue, les muscles ont besoin d'un apport adéquat d'oxygène et de molécules combustibles comme le glucose. La fatigue survient lorsqu'un muscle travaille à un niveau qui dépasse ces apports. La réponse musculaire diminue avec la fatigue.

L'énergie chimique (ATP) nécessaire aux muscles dérive habituellement de la dégradation d'hydrates de carbone et de graisse; en cas d'épuisement de ces derniers, des protéines peuvent être utilisées. Un apport adéquat d'oxygène est nécessaire pour que l'énergie stockée dans ces molécules combustibles soit complètement libérée; sans cela, le corps utilise les voies métaboliques anaérobies (p. 335), qui sont moins efficaces et entraînent la production d'acide lactique. La fatigue (et la douleur musculaire) causée par un apport inadéquat d'oxygène, comme lors d'un exercice intense, survient quand de l'acide lactique s'accumule dans les muscles au travail. La fatigue peut aussi apparaître en cas d'épuisement des réserves d'énergie, ou en cas de lésion musculaire, laquelle peut survenir après des épisodes prolongés d'exercice intense, par exemple une course de marathon.

Récupération musculaire

Après un exercice, le muscle a besoin d'une période de temps pour récupérer, pour remplir à nouveau ses réserves d'ATP et de glycogène, et pour réparer toute fibre lésée. Pendant un certain temps après un exercice, suivant le degré d'effort, la *dette d'oxygène* demeure (une longue période d'augmentation de la demande en oxygène), le corps convertissant l'acide lactique en acide pyruvique et remplaçant ses réserves d'énergie.

Facteurs altérant la performance du muscle squelettique

Le muscle squelettique a de meilleures performances s'il est régulièrement exercé. L'entraînement améliore l'endurance et la puissance. L'entraînement anaérobie, comme le soulèvement de poids, accroît la masse musculaire car il augmente la taille des fibres individuelles à l'intérieur du muscle (hypertrophie).

Action des muscles squelettiques

Afin de mobiliser une partie du corps, le muscle ou son tendon doit s'étirer à travers une articulation au moins. Lorsqu'il se contracte, le muscle tire un os vers un autre. Par exemple, lorsque le coude est plié durant la flexion de l'avant-bras, le principal mobilisateur est le biceps brachial, qui est attaché à la scapula à une extrémité, et au radius à l'autre. Quand il se contracte, son raccourcissement attire vers le radius, déplaçant l'avant-bras vers le haut, en direction de la partie supérieure du bras, et fléchissant le coude.

Cet exemple illustre également une autre caractéristique de la disposition des muscles : les *paires antagonistes*. De nombreux muscles ou groupes musculaires du corps sont disposés de telle sorte que leurs actions sont en opposition les unes avec les autres. Toujours avec l'exemple du fléchissement du coude, lorsque les principaux fléchisseurs en avant de la partie supérieure de l'avant-bras se contractent, les muscles à l'arrière de cette partie doivent simultanément se relâcher pour empêcher toute lésion.

Contraction isométrique et isotonique

La contraction d'un muscle entraîne habituellement son raccourcissement ; c'est ce qui arrive, par exemple, au muscle biceps si l'avant-bras est utilisé pour prendre une tasse. La puissance générée par le muscle est employée pour soulever le poids maniable, et la tension dans le muscle reste constante. Dans cette situation, la contraction est dite *isotonique* (iso = même ; tonique = tension). Cependant, imaginons qu'il faille soulever d'une main un homme de 80 kg. La plupart des gens seraient incapables de le faire, mais les muscles du bras et de l'épaule travailleraient déjà comme s'ils le faisaient effectivement. Dans cette situation, comme la résistance du poids de l'homme est trop forte pour qu'il puisse être soulevé par une autre personne, les muscles seraient incapables de se raccourcir ; au lieu de cela, la puissance générée accroît la tension musculaire. C'est ce que l'on appelle la contraction isométrique (iso = même ; métrique = longueur).

Terminologie des muscles

Les muscles sont nommés suivant leurs différentes caractéristiques (tableau 16.7) ; se familiariser avec les principaux d'entre eux permet d'identifier plus facilement les moins connus.

L'*origine* d'un muscle est (habituellement) son attache proximale ; il s'agit généralement de l'os qui reste immobile lorsque le muscle se contracte, procurant à celui-ci un ancrage contre lequel tirer. L'*insertion* est (habituellement) le siège d'attache distal, généralement l'os qui bouge lorsque le muscle se contracte.

Tableau 16.7 Terminologie des muscles

Caractéristique	Exemple	Commentaire
Forme	Trapèze	Trapèze formé
Direction des fibres	Muscles obliques de l'abdomen	Fibres disposées obliquement
Position du muscle	Tibial	Se trouve près du tibia dans la jambe
Mouvement produit	Extenseur ulnaire du carpe	Attaché aux os carpiens du poignet et de l'ulna ; étend le poignet
Nombre de points d'attache	Biceps brachial	Bi = 2 ; ce muscle a deux points d'attache à l'épaule
Os auxquels le muscle est attaché	Muscles radiaux du carpe	Attachés aux os carpiens du poignet et au radius de l'avant-bras

Principaux muscles squelettiques

Sont abordés ici les principaux muscles qui mobilisent les membres, ainsi que les muscles essentiels de la face et du cou, de la poitrine, du plancher pelvien et de la paroi abdominale.

Muscles de la face et du cou (fig. 16.58)

Muscles de la face

De nombreux muscles sont impliqués dans l'expression faciale changeante, et dans le mouvement de la mandibule pendant la mastication et la parole. Seuls les principaux muscles sont décrits ici. Sauf là où c'est indiqué, les muscles sont pairs, un de chaque côté.

Muscle occipitofrontal (impair). Il s'agit d'un muscle avec un ventre postérieur, sur l'os occipital (muscle *occipital*), et un ventre antérieur, sur l'os frontal (muscle *frontal*) ; son tendon plat, ou *aponévrose* (NdT : aponévrose épicrânienne), s'étire sur le sommet du crâne et réunit les deux ventres musculaires. Il élève les sourcils.

Muscle releveur de la paupière supérieure. Il s'étend de la partie postérieure de la cavité orbitaire à la paupière supérieure. Il élève cette paupière.

Muscle orbiculaire de l'œil. Il entoure l'œil, les paupières et la cavité orbitaire. Il ferme l'œil et, quand il est fortement contracté, il immobilise le globe oculaire.

Muscle buccinateur. Ce muscle plat de la joue tire celle-ci vers l'avant des dents lors de la mastication et de l'expulsion d'air par la bouche (muscle du trompettiste).

Muscle orbiculaire de la bouche (impair). Il entoure la bouche et s'unit aux muscles des joues. Il ferme la bouche (lèvres serrées) et, quand il est fortement contracté, il donne à la bouche sa forme pour siffler.

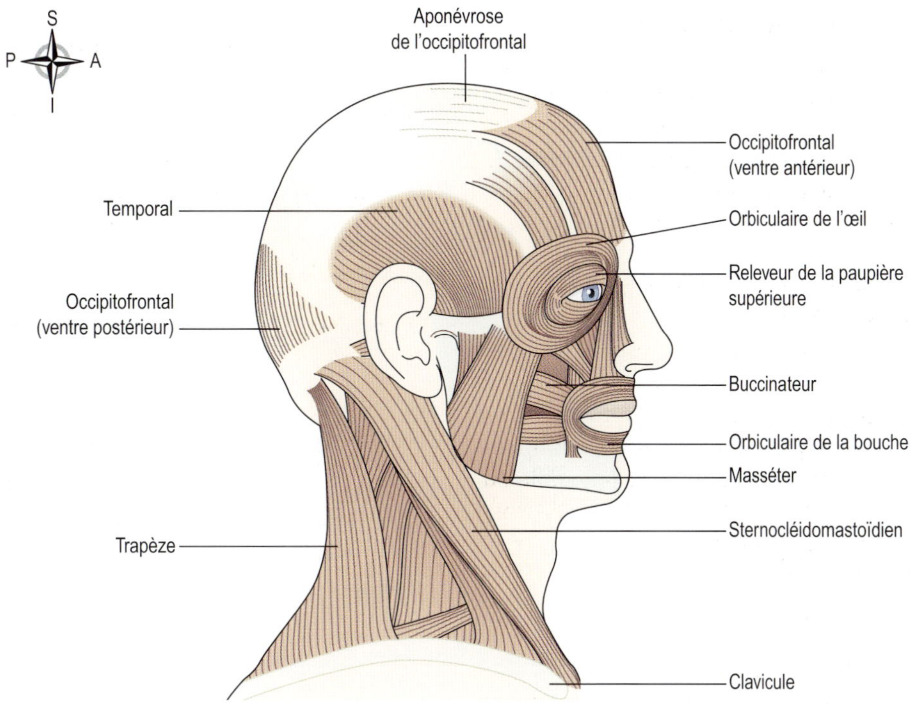

Figure 16.58 Les principaux muscles du côté droit de la face, de la tête et du cou.

Muscle masséter. C'est un muscle puissant, allant de l'arcade zygomatique à l'angle de la mandibule. Lors de la mastication, il remonte la mandibule contre le maxillaire, serrant les mâchoires, ce qui exerce une pression considérable sur les aliments.

Muscle temporal. Il recouvre la partie squameuse de l'os temporal. Il passe derrière l'arcade zygomatique et va s'insérer sur le processus coronoïde de la mandibule. Il ferme la bouche, et il contribue à la mastication.

Muscle ptérygoïdien. Il s'étend de l'os sphénoïde à la mandibule. Il ferme la bouche, et tire la mandibule vers l'avant.

Muscles du cou

De nombreux muscles sont situés dans le cou, mais seulement deux d'entre eux seront envisagés ici.

Muscle sternocléidomastoïdien. Ce muscle part du manubrium sternal et de la clavicule; il monte pour s'insérer sur le processus mastoïde de l'os temporal. Il tourne la tête d'un côté vers l'autre et il est aussi un muscle accessoire de la respiration. Quand le muscle d'un seul côté se contracte, il tire la tête vers l'épaule. Quand les deux muscles se contractent en même temps, ils fléchissent la colonne vertébrale cervicale; ou ils tirent le sternum et les clavicules vers le haut quand la tête est maintenue en position fixée, par exemple lors de l'inspiration forcée.

Muscle trapèze. Il recouvre l'épaule et l'arrière du cou. Son attache supérieure se fait sur la protubérance occipitale, son attache médiale sur l'apophyse transverse homolatérale des vertèbres cervicales et thoraciques, et son attache latérale se fait sur la clavicule, le processus épineux et l'acromion de la scapula. Il tire la tête en arrière, relève les épaules, et contrôle les mouvements de la scapula quand l'articulation de l'épaule est utilisée.

Muscles du tronc

Ces muscles stabilisent l'association entre le squelette des membres et le squelette axial à la ceinture pectorale; ils permettent aussi le mouvement des épaules et de la partie supérieure des bras et les stabilisent.

Muscles du dos

Il y a six paires de gros muscles dans le dos, s'ajoutant à ceux formant la paroi abdominale postérieure (fig. 16.59, 16.60 et 16.61). La disposition de ces muscles est la même de part et d'autre de la colonne vertébrale. Il s'agit des muscles :

- trapèze (voir ci-dessus);
- grand dorsal;
- grand rond;
- psoas (p. 456);
- carré des lombes;
- sacroépineux.

Muscle grand dorsal. Il part de la partie postérieure de la crête iliaque et du processus épineux des vertèbres lombales et thoraciques inférieures. Il s'élève dans le dos puis sous le bras, et s'insère sur le sillon bicipital de

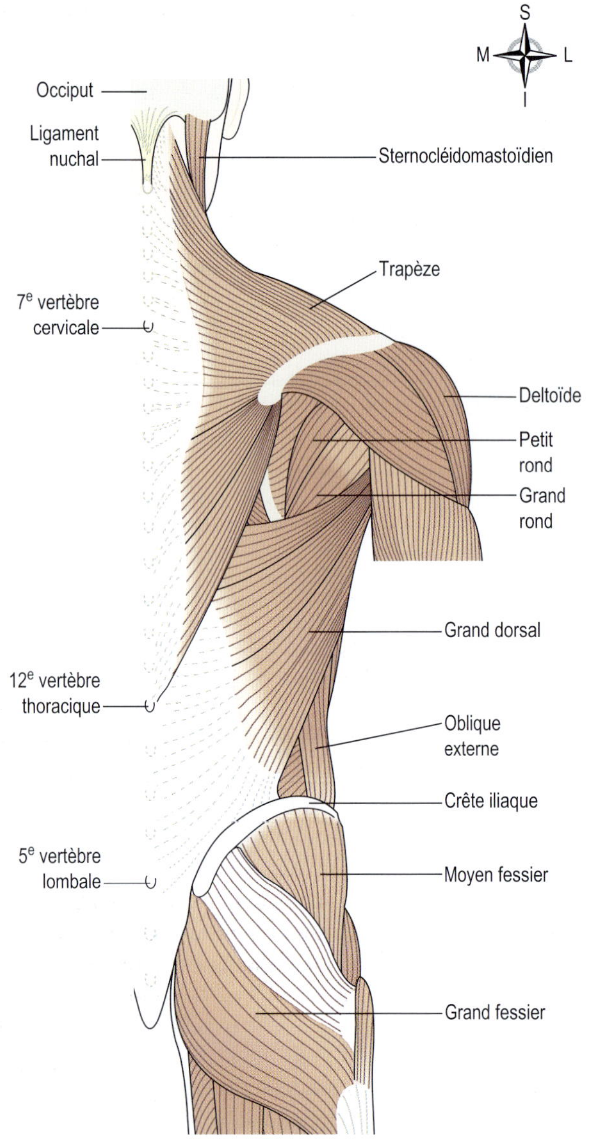

Figure 16.59 Les principaux muscles du dos. Côté droit.

l'humérus. Il met le bras en adduction, rotation médiale et extension.

Muscle grand rond. Il part de l'angle inférieur de la scapula (NdT : à sa face postérieure), et il s'insère sur l'humérus juste au-dessous de l'articulation de l'épaule. Il met le bras en extension, adduction et rotation médiale (interne).

Muscle carré des lombes. Il part de la crête iliaque, remonte parallèlement à la colonne vertébrale dont il est proche, et va s'insérer sur la 12e côte (fig. 16.56). Ensemble, les deux muscles fixent les côtes inférieures pendant la respiration, et ils entraînent l'extension (inflexion vers l'arrière) de la colonne vertébrale. Si un seul muscle se contracte, il entraîne la flexion latérale de la région lombale de la colonne vertébrale.

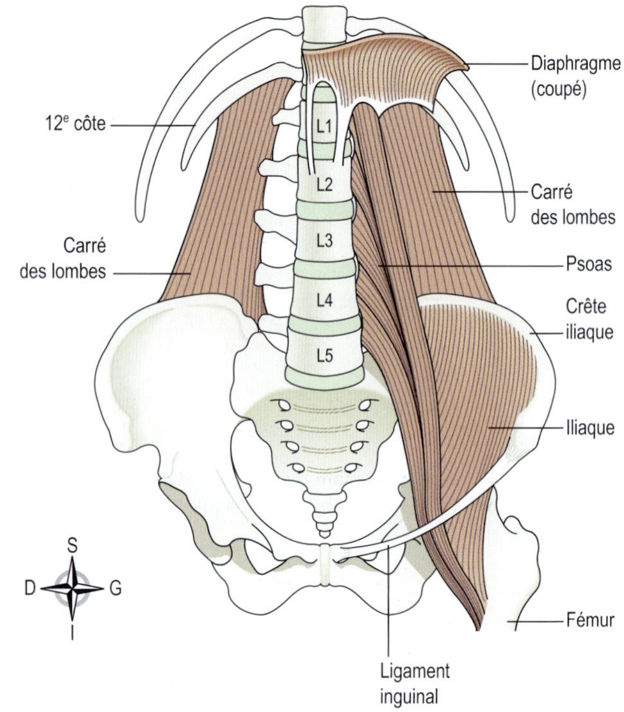

Figure 16.60 Les muscles profonds de la paroi abdominale postérieure. Vue antérieure.

Muscles sacroépineux (érecteurs du rachis). Il s'agit d'un groupe de muscles situés entre les processus épineux et transverse des vertèbres (fig. 16.61). Ils partent du sacrum et vont s'insérer sur l'os occipital. Leur contraction entraîne l'extension de la colonne vertébrale.

Muscles de la paroi abdominale

Il y a cinq paires de muscles formant la paroi abdominale (fig. 16.62 et 16.63). Il s'agit, de chaque côté, de la superficie vers la profondeur, des muscles :

- droit de l'abdomen ;
- oblique externe ;
- oblique interne ;
- transverse de l'abdomen ;
- carré des lombes (voir ci-dessus).

La principale fonction de ces muscles pairs est de former la puissante paroi musculaire antérieure de la cavité abdominale. Quand les muscles se contractent ensemble, ils :

- compriment les organes abdominaux ;
- fléchissent la colonne vertébrale dans la région lombale (fig. 16.61).

La contraction des muscles à un seul côté incline le tronc vers ce côté. La contraction des muscles obliques d'un côté imprime au tronc un mouvement de rotation.

La paroi abdominale antérieure est divisée longitudinalement par une très solide corde tendineuse médiane,

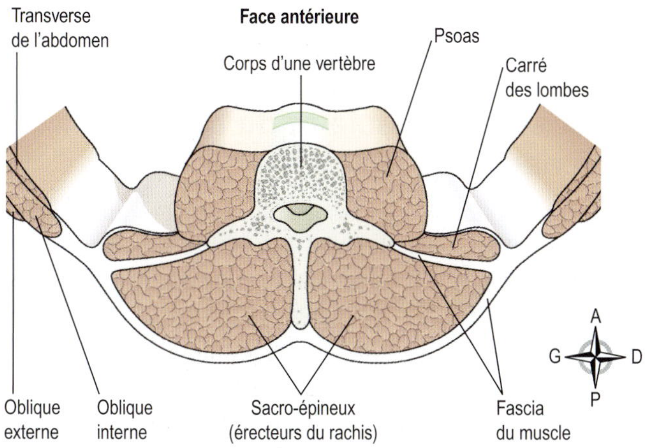

Figure 16.61 Coupe transversale de la paroi abdominale postérieure : une vertèbre lombale et ses muscles associés.

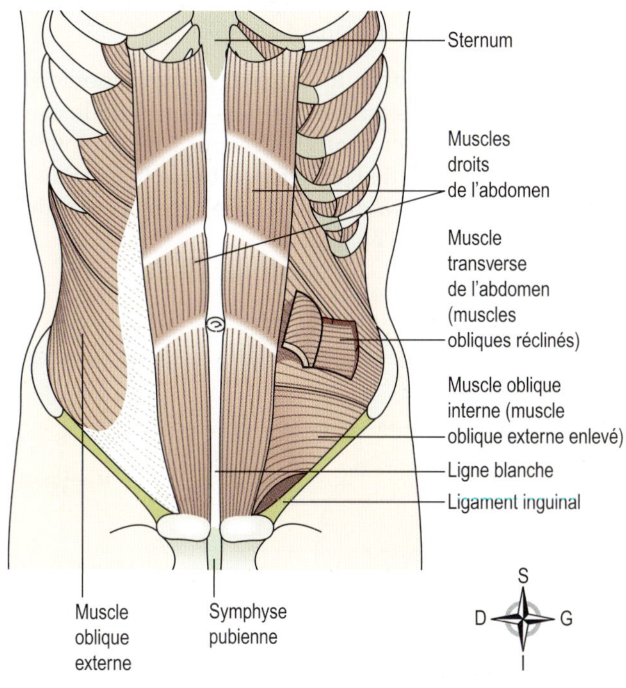

Figure 16.62 Les muscles de la paroi abdominale antérieure.

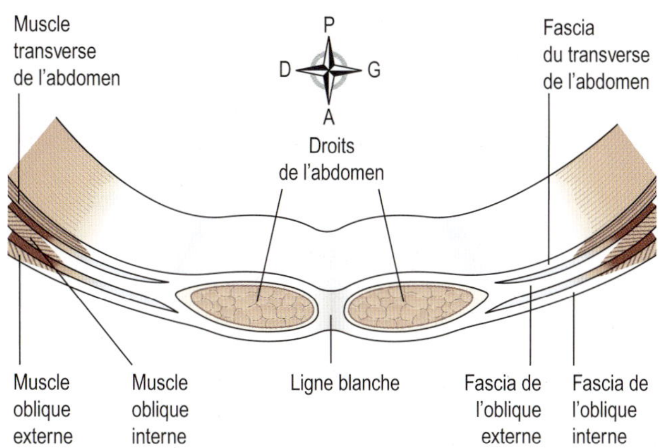

Figure 16.63 Coupe transversale des muscles et des fascias de la paroi abdominale antérieure.

la *ligne blanche*, qui va du processus xiphoïde du sternum à la symphyse pubienne.

Muscle droit de l'abdomen. C'est le muscle le plus superficiel. Il est large et plat ; il part de la partie transversale de l'os pubien (NdT : branche horizontale du pubis, branche pubienne supérieure) et remonte pour s'insérer sur les côtes inférieures et le processus xiphoïde du sternum. Le bord médial s'attache à la ligne blanche.

Muscle oblique externe. Il part des dernières côtes, se dirige en bas et en avant, et va s'insérer sur la crête iliaque et, par une aponévrose, sur la ligne blanche.

Muscle oblique interne. Il est à la face profonde de l'oblique externe. Ses fibres partent de la crête iliaque et, par une large bande de fascia, du processus épineux des vertèbres lombales. Elles montent en se dirigeant vers la ligne médiane pour s'insérer sur les dernières côtes et, par une aponévrose, sur la ligne blanche. Ses fibres sont à angle droit avec celles de l'oblique externe.

Muscle transverse de l'abdomen. C'est le muscle le plus profond de la paroi abdominale. Ses fibres partent de la crête iliaque et des vertèbres lombales, traversent la paroi abdominale pour s'insérer sur la ligne blanche par une aponévrose. Elles sont à angle droit avec les fibres du droit de l'abdomen.

Canal inguinal

Ce canal long de 2,5 à 4 cm traverse obliquement la paroi abdominale. Il est parallèle au fascia transversalis et immédiatement devant lui, ainsi que d'une partie du ligament inguinal (fig. 16.60). Chez l'homme, il contient le *cordon spermatique*, et chez la femme le *ligament rond*. Il constitue un point faible de la paroi abdominale par ailleurs puissante, par lequel une hernie peut se produire.

Muscles du thorax

Ces muscles sont impliqués dans la respiration, et sont abordés au chapitre 10.

Muscles du plancher pelvien (fig. 16.64)

Le plancher pelvien est divisé en deux moitiés identiques, qui s'unissent sur la ligne médiane. Chaque moitié est faite de fascias et des muscles élévateur de l'anus et coccygien.

Le plancher pelvien soutient les organes du pelvis et maintient la continence, c'est-à-dire qu'il résiste à une augmentation de la pression intrapelvienne durant la miction et la défécation.

Muscle élévateur de l'anus. C'est une paire de larges muscles plats, formant la partie antérieure du plancher pelvien. Ils partent de la face interne du vrai pelvis, et s'unissent avec leurs homologues sur la ligne médiane. Ensemble, ils forment une écharpe soutenant les organes pelviens.

Muscle coccygien. Il s'agit d'un feuillet triangulaire musculaire pair et tendineux, situé derrière l'élévateur de l'anus. Ses fibres partent de la face médiale de l'ischium, et elles vont s'insérer sur le sacrum et le coccyx. Elles complètent la formation du plancher pelvien, qui est perforé chez l'homme par l'urètre et par l'anus, chez la femme par l'urètre, le vagin et l'anus.

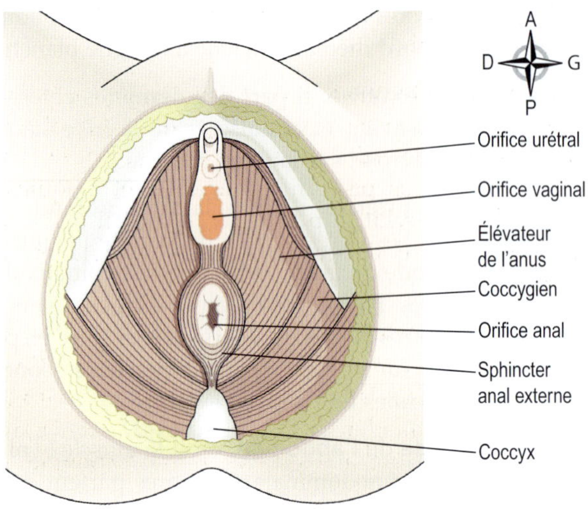

Figure 16.64 Les muscles du plancher pelvien de la femme.

Muscles de l'épaule et du membre supérieur (fig. 16.65)

Ces muscles stabilisent l'association entre le squelette des membres et le squelette axial à la ceinture pectorale; ils permettent aussi le mouvement des épaules et de la partie supérieure des bras et les stabilisent.

Muscle deltoïde. Les fibres de ce muscle partent de la clavicule, de l'acromion et de l'épine de la scapula, et irradient vers l'articulation de l'épaule pour s'insérer sur la tubérosité deltoïdienne de l'humérus. Il forme le contour charnu et arrondi de l'épaule. Les fibres antérieures entraînent la flexion, les fibres moyennes ou partie principale l'abduction, et les fibres postérieures l'extension de l'articulation de l'épaule.

Muscle grand pectoral. Il siège sur la paroi thoracique antérieure. Ses fibres partent du tiers moyen de la clavicule et du sternum, et vont s'insérer sur le sillon intertuberculaire (bicipital) de l'humérus. Il tire le bras en avant et vers le corps, c'est-à-dire qu'il fléchit et met en adduction l'articulation de l'épaule.

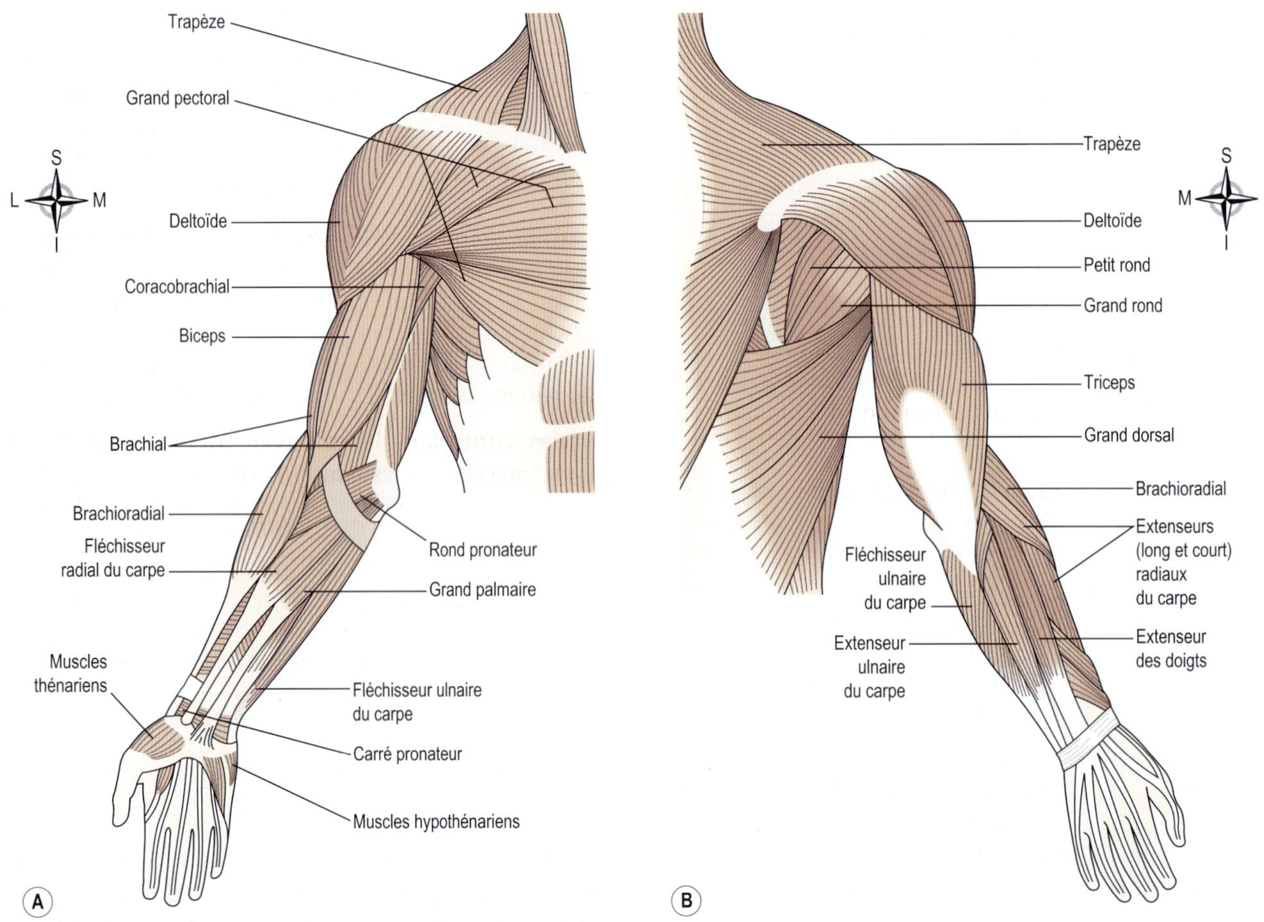

Figure 16.65 Les principaux muscles qui mobilisent les articulations du membre supérieur. A. Vue antérieure. **B.** Vue postérieure.

Muscle coracobrachial. Il siège à la face médiale haute du bras. Il part du processus coracoïde de la scapula, passe devant l'articulation de l'épaule, et s'insère au tiers moyen de l'humérus. Il fléchit l'articulation de l'épaule.

Muscle biceps. Il siège à la face antérieure du bras. À sa partie supérieure, il est divisé en deux parties (chefs) ayant chacune son propre tendon. Le chef court part du processus coracoïde de la scapula, passe devant l'articulation de l'épaule et gagne le bras. Le chef long part du bord de la cavité glénoïdale, et son tendon croise l'articulation, passe dans le sillon bicipital de l'humérus, et gagne le bras. Il est maintenu dans le sillon bicipital par un ligament transverse, qui s'étend au travers du sillon. Le tendon distal croise l'articulation du coude et s'insère sur la tubérosité radiale. Il contribue à stabiliser et à fléchir l'articulation de l'épaule, et il contribue à la flexion et à la supination de l'articulation du coude.

Muscle brachial. Il siège à la face antérieure du bras, profondément par rapport au biceps. Il part du corps de l'humérus, croise l'articulation du coude et s'insère sur l'ulna juste distalement à la capsule articulaire. C'est le principal fléchisseur de l'articulation du coude.

Muscle triceps. Il siège à la face postérieure de l'humérus. Il naît par trois chefs, l'un de la scapula et deux de la face postérieure de l'humérus. L'insertion se fait par un tendon commun sur le processus olécrânien de l'ulna. Il contribue à stabiliser l'articulation de l'épaule, contribue à l'adduction du bras et étend l'articulation du coude.

Muscle brachioradial. Il s'étend au-dessus de l'articulation du coude. Il part de l'extrémité distale de l'humérus et s'insère sur l'épicondyle latéral du radius. Quand il se contracte, il fléchit l'articulation du coude.

Muscle carré pronateur. En forme de carré, il est le principal muscle qui entraîne la pronation de la main. Ses attaches sont aux segments inférieurs du radius et de l'ulna.

Muscle rond pronateur. Il siège obliquement à la face antérieure du tiers supérieur de l'avant-bras. Il part de l'épicondyle médial de l'humérus (chef huméral) et du processus coronoïde de l'ulna (chef ulnaire), traverse obliquement l'avant-bras et s'insère sur la face latérale du corps du radius. Il fait tourner les articulations radio-ulnaires, faisant passer la main de la position anatomique à la position de l'écriture, c'est-à-dire la pronation.

Muscle supinateur. Il siège obliquement aux faces postérieure et latérale de l'avant-bras. Ses fibres partent de l'épicondyle latéral de l'humérus et de la partie supérieure de l'ulna, et elles s'insèrent à la face latérale du tiers supérieur du radius. Il fait tourner les articulations radio-ulnaires, souvent avec l'appui du biceps, faisant passer la main de la position de l'écriture à celle anatomique, c'est-à-dire la supination. Il siège plus profondément que les muscles indiqués dans la figure 16.65.

Muscle fléchisseur radial du carpe. Il est situé à la face antérieure de l'avant-bras. Il part de l'épicondyle médial de l'humérus, et il va s'insérer sur les deuxième et troisième os métacarpiens. Il fléchit l'articulation du poignet et, en agissant avec l'extenseur radial du carpe, il met l'articulation en abduction.

Muscle fléchisseur ulnaire du carpe. Il siège à la face médiale de l'avant-bras. Il part de l'épicondyle médial de l'humérus et des parties supérieures de l'ulna, et il va s'insérer sur les os pisiforme, hamatum et cinquième métacarpien. Il fléchit le poignet et, quand il agit avec l'extenseur ulnaire du carpe, il met l'articulation en adduction.

Muscles long et court extenseurs radiaux du carpe. Ils siègent à la face postérieure de l'avant-bras. Leurs fibres partent de l'épicondyle latéral de l'humérus, et vont s'insérer par un long tendon sur les deuxième et troisième os métacarpiens, respectivement. Ils mettent le poignet en extension et abduction.

Muscle extenseur ulnaire du carpe. Il siège à la face postérieure de l'avant-bras. Il part de l'épicondyle latéral de l'humérus, et il va s'insérer sur le cinquième os métacarpien. Il met le poignet en extension et adduction.

Muscle long palmaire. Il résiste aux forces de cisaillement qui pourraient arracher la peau et le fascia de la paume des structures sous-jacentes. Il fléchit le poignet. Il part de l'épicondyle médial de l'humérus, et il s'insère aux tendons de la paume et de la main.

Muscle extenseur des doigts. Il part de l'épicondyle latéral de l'humérus et recouvre les articulations du coude et du poignet. Au poignet, il se divise en quatre tendons, un pour chaque doigt. L'action de ce muscle est l'extension de toute articulation qu'il traverse, c'est-à-dire les articulations du coude, du poignet et des doigts.

Muscles contrôlant les mouvements des doigts. De grands muscles de l'avant-bras qui s'étirent jusqu'à la main donnent leur puissance à la main et aux doigts, mais pas la finesse du mouvement nécessaire au contrôle de la dextérité des doigts. De plus petits muscles, qui partent des os carpiens et métacarpiens, contrôlent les mouvements fins et précis des doigts, grâce à des attaches tendineuses aux phalanges; les fibres musculaires ne permettent pas l'extension des doigts.

Muscles de la hanche et du membre inférieur (fig. 16.66)

Il s'agit ici des plus grands muscles du corps, leur fonction consistant principalement à porter le poids du corps. Les parties inférieures du corps doivent transmettre de manière égale la force du poids du corps pour la marche,

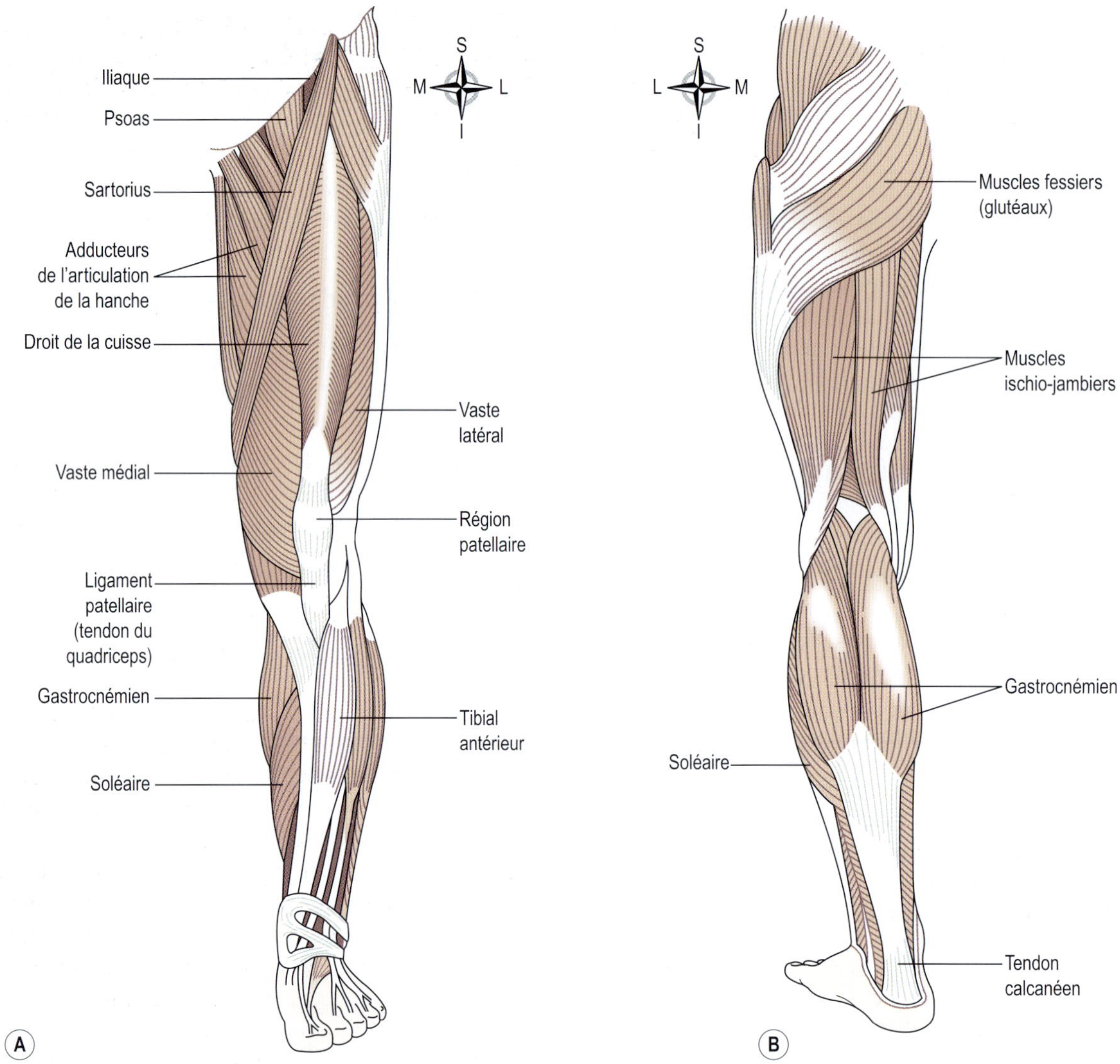

Figure 16.66 Les principaux muscles du membre inférieur gauche. A. Vue antérieure. **B.** Vue postérieure.

la course, etc. à travers les structures destinées à porter le poids; elles absorbent aussi les chocs.

Muscle psoas. Il naît du processus transverse homolatéral et du corps des vertèbres lombales. Il croise la partie plate de l'ilium, et passe derrière le ligament inguinal pour s'insérer sur le fémur. Avec le muscle iliaque, il fléchit l'articulation de la hanche (voir fig. 16.60).

Muscle iliaque. Il siège dans la fosse iliaque de l'os innominé. Il part de la crête iliaque, traverse la fosse iliaque, et rejoint le tendon du muscle psoas pour s'insérer sur le petit trochanter du fémur. L'action combinée de l'iliaque et du psoas fléchit l'articulation de la hanche.

Quadriceps fémoral. C'est un groupe de quatre muscles siégeant à la face antérieure et sur les côtés de la cuisse. Il s'agit du muscle *droit de la cuisse* et des trois muscles *vastes* : vastes latéral, médial, intermédiaire (ce dernier muscle n'est pas indiqué sur la fig. 16.62 car il est plus profond que les deux autres). Le droit de la cuisse part de l'ilium, et les trois vastes partent de l'extrémité supérieure du fémur. Ils passent ensemble devant l'articulation du genou, pour s'insérer sur le tibia par le tendon patellaire. Seul le droit de la cuisse fléchit l'articulation de la hanche. Ensemble, les muscles du groupe constituent un très puissant extenseur de l'articulation du genou.

Muscles obturateurs. Ces muscles profonds de la fesse partent du bord du foramen obturé du pelvis et s'insèrent dans le fémur proximal. Leur principale fonction est la rotation latérale de l'articulation de la hanche.

Muscles fessiers (ou glutéaux). Il s'agit des muscles *grand, moyen* et *petit fessiers*, qui forment la partie charnue de la fesse. Ils partent de l'ilium et du sacrum, et vont s'insérer sur le fémur. Ils entraînent l'extension, l'abduction et la rotation médiale (interne) de l'articulation de la hanche.

Muscle sartorius. C'est le plus long muscle du corps, qui croise à la fois l'articulation de la hanche et celle du genou. Il part de l'épine iliaque antérosupérieure, passe obliquement sur l'articulation de la hanche, la cuisse et l'articulation du genou, pour s'insérer sur la face médiale de la partie supérieure du tibia. Il participe à la flexion et à l'abduction de la hanche, à la flexion du genou.

Groupe des adducteurs. Ces muscles sont situés à la face médiale de la cuisse. Ils partent de l'os pubien, et ils vont s'insérer sur la ligne âpre du fémur. Ils mettent la cuisse en adduction et rotation médiale (interne).

Muscles ischiojambiers. Ils siègent à la face postérieure de la cuisse. Ils partent de l'ischium et ils s'insèrent à l'extrémité supérieure du tibia. Il s'agit des muscles *biceps fémoral*, *semi-tendineux* et *semi-membraneux*. Ils fléchissent l'articulation du genou.

Muscle gastrocnémien. Il forme la masse du mollet. Il naît par deux chefs, un sur chaque condyle du fémur, descend derrière le tibia, pour s'insérer sur le calcanéus par le *tendon calcanéen* (*tendon d'Achille*). Il croise à la fois l'articulation du genou et celle de la cheville, entraînant la flexion du genou et la flexion plantaire de la cheville.

Muscle tibial antérieur. Il naît de l'extrémité supérieure du tibia, siège sur la face antérieure de la jambe, et va s'insérer sur l'os cunéiforme moyen par un long tendon. Il entraîne la dorsiflexion du pied.

Muscle soléaire. C'est l'un des principaux muscles du mollet, siégeant immédiatement sous le muscle gastrocnémien. Il part de la tête et de la partie supérieure de la fibula et du tibia. Son tendon rejoint celui du muscle gastrocnémien, si bien qu'ils ont une insertion commune sur le calcanéus par le tendon calcanéen (d'Achille). Il entraîne la flexion plantaire (NdT : extension du pied sur la jambe) de la cheville, et il contribue à stabiliser l'articulation en position debout.

Vieillissement et système musculosquelettique

Objectif pédagogique

Après avoir étudié ce paragraphe, vous devriez être capable :

- de décrire les effets du vieillissement sur la structure et la fonction du système musculosquelettique.

Lors de la vieillesse, le tissu osseux devient plus léger et moins dense, et les fractures sont donc plus répandues. Ce processus naturel est appelé *ostéopénie* et commence entre l'âge de 30 et 40 ans. L'estrogène protège contre la perte de masse osseuse, et le processus s'accélère de manière importante chez les femmes postménopausées, ce qui les prédispose à l'ostéoporose (p. 458). La compression des disques intervertébraux réduit la longueur de la colonne vertébrale et entraîne une diminution de la taille.

Le cartilage et d'autres tissus conjonctifs se rigidifient et peuvent dégénérer avec l'âge, ce qui entraîne une réduction de la flexibilité et de la mobilité des articulations et prédispose à l'arthrose (p. 461). Les fibres musculaires squelettiques deviennent plus petites, moins élastiques et prennent plus de temps à guérir après une blessure. Un muscle lésé peut être remplacé par du tissu fibreux, qui n'est pas élastique et réduit la force de contraction. La tolérance à l'effort diminue car chaque cellule contient moins de glucose et de myoglobine et, comme la fonction cardiovasculaire diminue, la régulation de la vascularisation des muscles devient moins efficace. De plus, les personnes âgées ne peuvent pas perdre la chaleur générée par le muscle activé aussi efficacement que les personnes jeunes.

La pratique régulière d'exercice tout au long de la vie peut significativement ralentir ces changements liés à l'âge.

Maladies de l'os

Objectifs pédagogiques

Après avoir étudié ce paragraphe, vous devriez être capable :

- d'expliquer les caractéristiques anatomopathologiques de l'ostéoporose, de la maladie de Paget, du rachitisme et de l'ostéomalacie;
- d'indiquer les causes et les manifestations de l'ostéomyélite;
- de décrire des anomalies osseuses du développement;
- d'expliquer les manifestations des tumeurs osseuses.

Ostéoporose

Dans cette affection, la densité osseuse (quantité de tissu osseux) est diminuée car le dépôt d'os ne se fait pas au rythme de la résorption osseuse (fig. 16.67). En dépit d'une minéralisation adéquate, l'os est fragile et anormal au microscope, avec une perte de structure interne. La masse osseuse atteint son maximum vers 35 ans, puis baisse progressivement dans les deux sexes. Les taux diminués d'estrogènes après la ménopause sont associés à la période de perte osseuse accélérée observée alors chez les femmes. La densité osseuse est ensuite plus faible chez les femmes que chez les hommes. Une série de facteurs environnementaux et de maladies est associée à la baisse de la masse osseuse et impliquée dans le développement de l'ostéoporose (encadré 16.1). Certains peuvent être influencés par des modifications du mode de vie. L'exercice physique et la prise de calcium durant l'enfance et l'adolescence sont considérés comme importants dans la détermination de la masse osseuse finale d'un individu, et donc dans le risque d'apparition d'une ostéoporose plus tard. Avec la baisse de la masse osseuse, le risque de fracture augmente. L'immobilité entraîne une ostéoporose réversible, dont l'étendue correspond à l'aire des mouvements atteints. Par exemple, durant des périodes prolongées d'inconscience, les modifications ostéoporotiques sont uniformément réparties dans le squelette, mais l'immobilisation d'une articulation en particulier après une fracture n'entraîne des modifications ostéoporotiques que dans les os concernés.

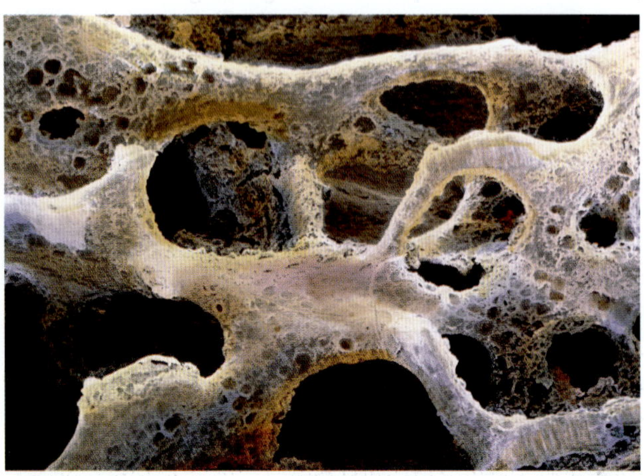

Figure 16.67 Ostéoporose. Microscopie à balayage électronique d'un os spongieux.

Encadré 16.1 Causes de baisse de la masse osseuse

Facteurs de risque	**Médicaments**
Sexe féminin	Corticoïdes
Âge croissant	**Maladies**
Ethnie blanche	Syndrome de Cushing
Antécédents familiaux	Hyperparathyroïdie
Manque d'exercice/immobilisation	Diabète sucré de type 1
Régime (pauvre en calcium)	Polyarthrite rhumatoïde
Tabagisme	Insuffisance rénale chronique
Alcoolisme chronique	Maladie chronique du foie
Ménopause précoce/ovariectomie	Anorexie mentale
Structure fluette (petits os)	Certains cancers

Les manifestations fréquentes de l'ostéoporose sont :

- la déformation squelettique progressive avec perte de taille liée au vieillissement, due à l'aplatissement des vertèbres ostéoporotiques;
- la douleur osseuse (NdT : lors des fractures);
- des fractures, en particulier de la hanche (du col du fémur), du poignet (fracture de Pouteau-Colles) et des vertèbres.

Maladie de Paget

La maladie de Paget est un trouble du remodelage osseux, l'équilibre normal entre la construction de l'os et la dégradation de l'os se désorganisant, et les ostéoblastes comme les ostéoclastes développant une hyperactivité anormale. Le dépôt osseux est mou et anormal sur le plan structurel. Cela prédispose aux déformations (fig. 16.68) et aux fractures, le plus souvent du pelvis, du fémur, du tibia et du crâne. La plupart des cas surviennent après 40 ans, et l'incidence croît avec l'âge. Sa cause est inconnue; l'affection reste souvent méconnue jusqu'à l'apparition de complications. La maladie accroît le risque d'arthrose (p. 461) et d'ostéosarcome.

Rachitisme et ostéomalacie

Dans ces deux affections, l'os n'est pas minéralisé correctement, habituellement en raison d'une carence en vitamine D, ou parfois d'un métabolisme altéré de la vitamine D. Le rachitisme survient chez les enfants, dont les os sont en cours de croissance, cela conduit à une courbure et à une difformité des membres inférieurs

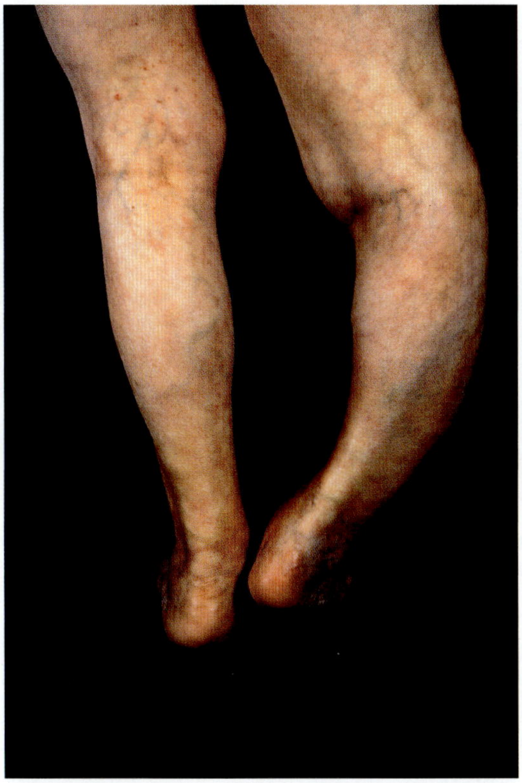

Figure 16.68 Déformation sévère de la jambe dans la maladie de Paget.

caractéristiques. Les adultes ont encore besoin de vitamine D pour le renouvellement osseux, et le défaut de cette vitamine conduit à l'ostéomalacie, associée à un risque accru de fracture et à une douleur osseuse.

La carence peut être due à un régime alimentaire insuffisant, une malabsorption ou à une exposition limitée aux rayons du soleil (nécessaires au métabolisme normal de la vitamine D).

Ostéomyélite

Il s'agit d'une infection bactérienne de l'os. Cela peut être la conséquence d'une fracture ouverte ou d'une intervention chirurgicale : les microbes peuvent pénétrer à travers la peau. Cela peut aussi être la conséquence d'une infection apportée par voie sanguine, issue d'un foyer situé ailleurs, comme à l'oreille, à la gorge ou cutanée ; les enfants y sont le plus fréquemment exposés. En cas de traitement rapide et approprié, l'infection peut disparaître sans laisser de lésion permanente ; autrement, l'infection peut devenir chronique, avec formation d'un sinus drainant du pus dans la peau, fièvre et douleur.

Anomalies du développement de l'os

Achondroplasie

Il s'agit d'une affection due à une anomalie génétique qui empêche l'ossification normale des os, à partir de modèles cartilagineux, comme dans les os longs des membres, entraînant des membres courts et un nanisme caractéristique.

Ostéogenèse imparfaite (« syndrome des os de verre »)

Il s'agit d'un groupe d'affections dans lesquelles un défaut congénital d'ostéoblastes entraîne une ossification déficiente. Les os sont fragiles et se fracturent facilement, spontanément ou après traumatisme peu important.

Tumeurs de l'os

Tumeurs bénignes

Des tumeurs uniques ou multiples peuvent se développer, pour des raisons inconnues, dans l'os ou le cartilage. Elles peuvent entraîner des fractures pathologiques ou des lésions par compression des tissus mous ; par exemple, une tumeur vertébrale bénigne peut comprimer la moelle spinale ou un nerf spinal. Les tumeurs bénignes du cartilage tendent à présenter une dégénérescence maligne.

Tumeurs malignes

Tumeurs métastatiques

Les métastases de carcinomes primaires du sein, du poumon, de la thyroïde, du rein ou de la prostate sont les tumeurs osseuses les plus fréquentes. Elles siègent habituellement dans les régions osseuses les mieux vascularisées, c'est-à-dire l'os spongieux, en particulier celui du corps des vertèbres lombales, et des épiphyses de l'humérus et du fémur. Des fragments tumoraux disséminent par voie sanguine et possiblement le long des parois des veines allant d'une tumeur pelvienne aux vertèbres. La croissance tumorale érode et affaiblit le tissu osseux normal, provoquant douleur, fractures pathologiques et destruction de l'architecture osseuse normale.

Tumeurs primaires

Les tumeurs primaires osseuses sont relativement rares. L'*ostéosarcome* est une tumeur à croissance rapide et souvent très maligne. Il est plus fréquent chez les adolescents et se développe habituellement dans le canal médullaire d'un os long, le fémur en particulier. Il survient parfois chez des personnes âgées, généralement en association avec une maladie de Paget, et il touche généralement le rachis, le crâne et le pelvis.

Affections des articulations

Objectifs pédagogiques

Après avoir étudié ce paragraphe, vous devriez être capable :

- de mettre en relation les caractéristiques des maladies de ce paragraphe et les anomalies de l'anatomie et de la physiologie ;
- de comparer et d'opposer les manifestations de la polyarthrite rhumatoïde et de l'arthrose.

Les tissus impliqués dans les maladies des articulations synoviales sont la membrane synoviale, le cartilage hyalin et l'os.

Maladies inflammatoires des articulations (arthrites)

Polyarthrite rhumatoïde (maladie rhumatoïde)

Il s'agit d'une maladie inflammatoire auto-immune progressive, touchant principalement les articulations synoviales périphériques. C'est une affection systémique dans laquelle les modifications inflammatoires touchent non seulement des articulations synoviales, mais aussi d'autres sites, dont le cœur, les vaisseaux sanguins et la peau.

Elle atteint le plus souvent des femmes, et elle s'observe à tout âge, enfants compris bien qu'elle se développe habituellement entre 35 et 55 ans. Sa cause n'est pas claire, mais l'auto-immunité pourrait être déclenchée par une infection microbienne, possiblement virale, chez des personnes génétiquement exposées. Les facteurs de risque incluent :

- l'âge : risque accru avec l'âge ;
- le sexe : les femmes préménopausées sont trois fois plus touchées que les hommes ;
- le risque génétique : dans certains cas, il existe un fort lien familial ; certains marqueurs sur la surface membranaire des globules blancs ont aussi été associés à un risque accru de développer la maladie.

Jusqu'à 90 % des personnes atteintes ont le facteur rhumatoïde (autoanticorps FR) dans leurs liquides corporels. Les taux élevés de FR, en particulier au début de la maladie, sont étroitement associés à l'accélération et à l'aggravation de la maladie. Les symptômes incluent une douleur et une rigidité articulaires, particulièrement le matin et après une sieste. Les articulations peuvent être visiblement enflées, chaudes et douloureuses.

Les poussées aiguës de polyarthrite rhumatoïde s'accompagnent habituellement de fièvre, et elles sont séparées par des périodes de rémission. Les articulations les plus souvent atteintes sont celles des mains (fig. 16.69) et des pieds mais, dans les cas sévères, la plupart des articulations synoviales peuvent être atteintes. À chaque poussée fébrile apparaissent des lésions articulaires supplémentaires, entraînant des déformations croissantes, des douleurs et une perte de fonction. Les modifications primaires peuvent être réversibles, y compris l'hypertrophie et l'hyperplasie des cellules inflammatoires ainsi que l'épanchement inflammatoire intra-articulaire. La progression de la maladie entraîne habituellement des lésions tissulaires permanentes. La croissance d'un tissu de granulation (*pannus*) sépare les os et déforme le cartilage articulaire, exposant l'os sous-jacent et provoquant une extension des lésions. La fibrose du pannus limite les mouvements articulaires. La douleur, la rigidité et la déformation entraînent une utilisation très réduite des articulations atteintes, ce qui tend à atrophier les muscles associés. Environ un tiers des patients, habituellement ceux qui ont les formes de la maladie les plus agressives, développent des nodules de tissu conjonctif (nodules rhumatoïdes), généralement à l'avant-bras ou au coude. Des symptômes extra-articulaires peuvent inclure une anémie, une neuropathie périphérique, des anomalies cardiaques, une pleurésie et une vascularite.

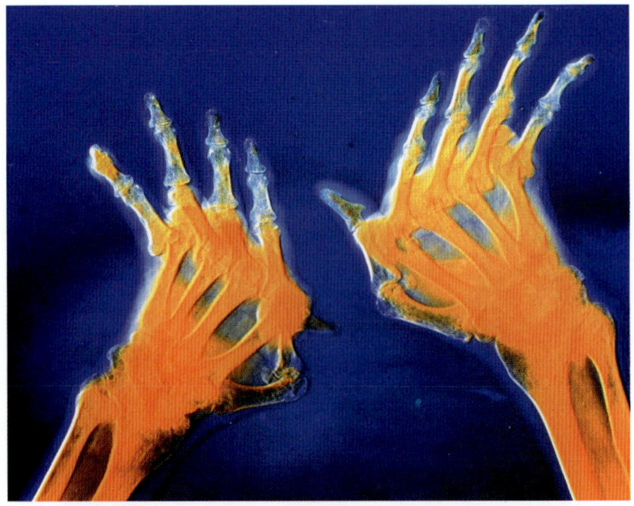

Figure 16.69 Déformation sévère des mains dans l'arthrite rhumatoïde.

À un stade tardif de la maladie, l'inflammation et la fièvre sont moins marquées. L'importance de l'infirmité est variable, de discrète à sévère. Le tableau 16.8 souligne les différences entre arthrose et polyarthrite rhumatoïde.

Autres types de polyarthrites

Le terme « polyarthrite » signifie l'inflammation de plus d'une articulation. Ce groupe d'arthrites inflammatoires auto-immunes présente de nombreuses similitudes avec la polyarthrite rhumatoïde, mais il n'y a pas de facteur rhumatoïde. Leur cause est inconnue, mais des facteurs génétiques pourraient être impliqués.

Spondylarthrite ankylosante. Cette affection tend à toucher de jeunes adultes, et affecte les articulations de la colonne vertébrale. La calcification des disques intervertébraux et le dépôt de l'os renouvelé entraînent la diminution de la flexibilité spinale et une déformation permanente.

Rhumatisme psoriasique. Il touche un certain nombre de personnes atteintes de psoriasis (p. 396), en particulier celles dont les ongles sont lésés. Les articulations des doigts et des orteils sont les plus fréquemment atteintes.

Tableau 16.8 Manifestations des deux principaux types d'atteinte articulaire

	Arthrose	Polyarthrite rhumatoïde
Type de maladie	Dégénérative	Inflammatoire et auto-immune
Tissu atteint	Cartilage articulaire	Membrane synoviale
Âge de début	Fin de l'âge moyen	Tout âge, le plus souvent entre 30 et 55 ans, parfois des enfant
Articulations atteintes	Celles supportant le poids du corps, par exemple la hanche, le genou; souvent seulement une articulation	Petites, par exemple celles des mains, des pieds; souvent de nombreuses articulations

Syndrome de Reiter (polyarthrite avec urétrite et conjonctivite). Ce syndrome peut être dû à une infection à *Chlamydia trachomatis*; les articulations atteintes sont habituellement celles du membre inférieur.

Rhumatisme articulaire aigu. Le rhumatisme articulaire aigu est une maladie inflammatoire diffuse qui touche de nombreux tissus conjonctifs. La polyarthrite est une manifestation souvent initiale de la maladie, touchant habituellement les poignets, les coudes, les genoux et les chevilles. Contrairement à l'atteinte cardiaque (p. 135), les atteintes articulaires régressent spontanément, sans séquelles.

Arthrite infectieuse

Une infection articulaire (arthrite septique) résulte habituellement d'une infection systémique amenée par le sang (septicémique, principalement staphylococcique), bien qu'elle puisse aussi être causée par une plaie pénétrante. L'articulation est souvent endommagée par une affection antérieure, la rendant davantage susceptible de s'infecter. Normalement, une seule articulation est infectée, laquelle devient très inflammatoire, et le patient peut souffrir d'une septicémie associée. La guérison totale est possible en cas de traitement rapide, mais des lésions permanentes surviennent tôt dans le développement de la maladie.

Arthrose

Il s'agit d'une maladie dégénérative non inflammatoire entraînant des douleurs et la limitation des mouvements des articulations atteintes. L'appellation «ostéoarthrose» (OA) est la plus appropriée, mais la moins souvent utilisée. Dans les stades précoces, l'OA est souvent asymptomatique. Elle est très fréquente, la majorité des personnes de plus de 65 ans ayant un certain degré de modifications liées à l'ostéoarthrose. Le cartilage articulaire s'amincit progressivement car son renouvellement ne se fait pas au rythme de sa destruction. Finalement, les surfaces articulaires osseuses entrent en contact, et les os commencent à dégénérer. La réparation osseuse est anormale, et les surfaces articulaires deviennent déformées. Une inflammation chronique se développe, avec épanchement (collection de liquide) intra-articulaire, possiblement liée à l'irritation due aux débris tissulaires non enlevés par phagocytose. Il se produit parfois des excroissances de cartilage aux bords des os, excroissances qui s'ossifient et forment des *ostéophytes*.

Dans la plupart des cas, la cause de l'arthrose est inconnue (arthrose primaire), mais les facteurs de risque comprennent l'usage répétitif des articulations atteintes, le sexe féminin, le vieillissement, l'obésité et l'hérédité. L'arthrose secondaire survient en cas d'articulation déjà affectée par une maladie ou une anomalie, par exemple un traumatisme ou la goutte. Elle se développe habituellement en fin d'âge moyen de la vie, et elle touche en général les grosses articulations portant le poids du corps, c'est-à-dire les hanches et les genoux, ainsi que les articulations de la colonne cervicale et de la colonne lombale inférieure. Dans de nombreux cas, une seule articulation est atteinte.

Lésions traumatiques des articulations

Entorses et luxations

Les entorses et luxations lèsent les tissus mous, les tendons et les ligaments périarticulaires, sans pénétration de la capsule articulaire. Dans les luxations, des structures intra-articulaires peuvent être lésées aussi par étirement, comme ce peut être le cas du chef long du muscle biceps dans la luxation de l'épaule, des ligaments croisés dans la luxation du genou, du ligament de la tête du fémur dans la luxation de la hanche. Si la réparation est incomplète, une certaine perte de stabilité peut s'observer, qui accroît le risque de nouveau traumatisme.

Plaies pénétrantes

Les plaies pénétrantes peuvent être dues à une fracture ouverte de l'un des os articulaires, ou à un autre traumatisme, par balle par exemple. La guérison peut se faire sans complications, ou elle peut être retardée par la présence dans l'articulation de fragments tissulaires lésés ou arrachés (os, cartilage ou ligament), qui ne peuvent pas être enlevés ou réparés par les mécanismes corporels normaux, et qui empêchent la récupération articulaire complète. L'infection est un autre risque. Le développement d'une inflammation chronique peut entraîner des lésions dégénératives des articulations permanentes.

Goutte

Cette affection est due au dépôt de cristaux d'urate de sodium dans des articulations et des tendons, dépôt qui provoque une réponse inflammatoire. Les facteurs de risque comprennent le sexe masculin, l'obésité, l'hérédité, l'hyperuricémie et la forte consommation d'alcool. La goutte *primaire*, qui est la forme la plus fréquente, touche presque toujours des hommes; elle est associée à la diminution de la capacité d'excréter de l'urate ou à une augmentation de la production d'urate. La goutte *secondaire* est habituellement une conséquence d'un traitement diurétique ou d'une insuffisance rénale, tous deux diminuant l'excrétion d'urate.

Dans de nombreux cas, une seule articulation est atteinte (monoarthrite), et elle est typiquement rouge, chaude et très douloureuse. L'atteinte concerne le plus souvent l'articulation métatarsophalangienne du gros orteil, ainsi que la cheville, le genou, le poignet et le coude. Des épisodes d'arthrite durant des jours ou des semaines alternent avec des périodes de rémission. Après des crises aiguës répétées, des lésions permanentes peuvent s'établir, avec déformation chronique et perte de fonction des articulations concernées. La goutte se complique parfois de lithiase rénale.

Maladies du tissu conjonctif

Ce groupe de maladies auto-immunes chroniques a des caractères communs. Elles :

- touchent de nombreux systèmes corporels, en particulier les articulations, la peau et le tissu sous-cutané;
- tendent à survenir au début de l'âge adulte;
- atteignent habituellement plus souvent des femmes que des hommes.

Ces maladies sont les suivantes.

- *Lupus érythémateux aigu disséminé* (LEAD). Les articulations habituellement atteintes sont celles des mains, des genoux et des chevilles. Le visage peut présenter une éruption cutanée en ailes de papillon, caractéristique. L'atteinte rénale est fréquente, traduite par une glomérulonéphrite susceptible d'évoluer vers l'insuffisance rénale chronique.
- *Sclérodermie systémique*. Elle se caractérise par l'épaississement progressif du tissu conjonctif. La production du collagène est accrue dans de nombreux organes. La peau présente une fibrose dermique, et un épaississement qui entrave le fonctionnement articulaire, en particulier celui des mains. Cette production accrue touche aussi la paroi des vaisseaux sanguins, le tractus intestinal et d'autres organes.
- Polyarthrite rhumatoïde (p. 460).
- Spondylarthrite ankylosante (p. 460).
- Syndrome de Reiter (p. 461).

Syndrome du canal carpien

Ce syndrome survient quand le nerf médian est comprimé au poignet, lors de son passage dans le canal carpien (voir fig. 16.50). Il s'agit d'une affection fréquente, en particulier chez les femmes, apparue entre 30 et 50 ans. Elle se traduit par des douleurs et un engourdissement de la main et du poignet, touchant le pouce, l'index et le médius, ainsi que la moitié de l'annulaire. De nombreux cas sont idiopathiques; le syndrome peut être secondaire à d'autres affections, par exemple la polyarthrite rhumatoïde, au diabète sucré, à l'acromégalie et à l'hypothyroïdie. Des mouvements répétés de flexion et d'extension du poignet peuvent être également responsables de l'affection, en particulier après utilisation prolongée d'un clavier.

Maladies du muscle

Objectifs pédagogiques

Après avoir étudié ce paragraphe, vous devriez être capable :

- d'énumérer les causes des maladies de ce paragraphe;
- de comparer et d'opposer les caractéristiques des différents types de dystrophie musculaire.

Myasthénie

Cette affection auto-immune d'origine inconnue touche plus les femmes que les hommes, habituellement entre l'âge de 20 et 40 ans. Des anticorps sont produits qui lient les récepteurs à l'acétylcholine à la jonction neuromusculaire et les bloquent. La transmission des influx nerveux aux fibres musculaires est donc bloquée. Cela entraîne une faiblesse musculaire progressive et qui s'étend, bien que les muscles eux-mêmes soient normaux. Les muscles extrinsèques et des paupières sont les premiers atteints, ce qui provoque un *ptosis* (chute de la paupière) ou une *diplopie* (vision double), suivis des muscles du cou (ce qui peut altérer la mastication, la déglutition et la parole) et des membres. Il existe des périodes de rémission, les rechutes étant précipitées par un effort important, des infections ou une grossesse, par exemple.

Dystrophies musculaires

Ce groupe de maladies héréditaires se caractérise par la dégénérescence progressive de groupes de muscles. Les principales différences entre les types de dystrophie tiennent à l'âge de début, au rythme de progression et aux groupes de muscles impliqués.

Dystrophie musculaire de Duchenne

Cette affection est héritée sur le mode récessif lié au sexe (p. 472).

Les signes et symptômes peuvent ne pas se manifester avant l'âge de 5 ans. L'atrophie et la faiblesse musculaires débutent dans les muscles des membres inférieurs, puis s'étendent aux membres supérieurs, progressant rapidement et sans rémission. La mort survient habituellement à l'adolescence, souvent par défaillance respiratoire, arythmie cardiaque ou cardiomyopathie.

Dystrophie facio-scapulo-humérale

Cette maladie touche les deux sexes. Elle débute habituellement à l'adolescence et, plus l'âge de début est bas, plus l'évolution est rapide. Les muscles de la face et des épaules sont atteints en premier. Il s'agit d'une maladie chronique, qui habituellement progresse lentement et peut ne pas entraîner une invalidité complète. L'espérance de vie est normale.

Dystrophie myotonique

Cette maladie débute habituellement à l'âge adulte, et elle touche les deux sexes. Les muscles se contractent et se relâchent lentement, ce qui se traduit souvent par la difficulté de relâcher un objet tenu dans la main. Les muscles de la langue et de la face sont atteints en premier, puis ceux des membres sont touchés. Les atteintes systémiques associées à la dystrophie myotonique comprennent :

- une cataracte (p. 222);
- une atrophie des gonades;
- une cardiomyopathie;
- une intolérance au glucose.

La maladie progresse sans rémission, entraînant une invalidité croissante. La mort survient vers l'âge moyen de la vie, par insuffisance respiratoire ou cardiaque.

Lésion de la coiffe des rotateurs

Les muscles de la coiffe des rotateurs (p. 442) stabilisent et renforcent l'articulation de l'épaule. Les lésions à ce niveau sont courantes; elles provoquent une douleur et une restriction de la mobilité de l'épaule. La guérison peut prendre des mois ou même des années.

CHAPITRE 17

Introduction à la génétique

Tous les êtres vivants, y compris les êtres humains, ont besoin de se reproduire. À la fin de leur vie, ils ont ainsi produit au moins un individu, souvent plusieurs, pour les remplacer. Cela assure la continuation de leur espèce. Les enfants héritent de leurs parents une copie de toute l'information qui leur est nécessaire pour se développer en tant qu'organisme fonctionnel; cette information est apportée par l'acide désoxyribonucléique (ADN), principalement à l'intérieur du noyau cellulaire. L'ADN est organisé en unités fonctionnelles appelées *gènes*, lesquels font partie de structures bien plus grandes, les *chromosomes*. Le terme *génome* désigne l'ensemble du matériel génétique contenu dans une cellule. La *génétique* est l'étude des gènes. La progression du savoir dans ce domaine a un profond impact sur de nombreux aspects de la vie quotidienne; c'est le cas par exemple du conseil génétique aux familles porteuses de maladies héréditaires, ou de la production d'insuline humaine à partir de micro-organismes conçus génétiquement.

Le projet Génome humain, qui est une collaboration internationale, a été mis en place en 1990. Son objectif était d'identifier et de séquencer chaque gène sur chaque chromosome, et d'être en mesure de dessiner une carte de chaque chromosome, montrant la position de tous ses gènes. Il a été à la source d'un très grand nombre d'informations importantes concernant les troubles génétiques humains.

En fin de chapitre, les effets du vieillissement sur les chromosomes, la division cellulaire et l'hérédité sont envisagés, puis une section est consacrée à quelques anomalies génétiques courantes.

Chromosomes, gènes et ADN

Objectifs pédagogiques

Après avoir étudié ce paragraphe, vous devriez être capable :

- d'expliquer la relation structurale entre les chromosomes, les gènes et l'ADN;
- de décrire la structure moléculaire de l'ADN;
- d'expliquer les termes « autosomes » et « chromosomes sexuels »;
- de définir les termes « génome », « haploïde », « diploïde » et « caryotype ».

Chromosomes

Presque toutes les cellules corporelles contiennent dans leur noyau une copie identique de l'ensemble du complément du matériel génétique individuel. Il existe deux importantes exceptions : les globules rouges (qui n'ont pas de noyau) et les gamètes ou cellules sexuelles. Dans une cellule au repos, la *chromatine* (matériel génétique, voir fig. 3.8, p. 38) est diffuse et difficile à distinguer au microscope; mais lorsque la cellule se prépare à se diviser, elle est collectée dans des structures compactes très visibles, en forme de saucisse, appelées *chromosomes*. Les chromosomes vont par paire, l'un étant hérité de la mère et l'autre du père; une cellule humaine a ainsi 46 chromosomes qui peuvent être disposés en 23 paires. Une cellule avec 23 paires de chromosomes est appelée *diploïde*. Les gamètes (spermatozoïdes et ovules), qui ne contiennent que la moitié du complément normal, c'est-à-dire 23 chromosomes au lieu de 46, sont appelés *haploïdes*. Les chromosomes appartenant à la même paire sont appelés chromosomes *homologues*. Le jeu complet de chromosomes dans une cellule constitue son *caryotype* (fig. 17.1).

Chaque paire de chromosomes est numérotée, la plus grande paire étant la numéro 1. Les 22 premières paires sont collectivement appelées *autosomes*; les chromosomes de chaque paire contiennent la même quantité de matériel génétique. Les chromosomes de la 23e paire sont appelés *chromosomes sexuels* (fig. 17.2) car ils déterminent le sexe de l'individu. À la différence des autosomes, ces deux chromosomes n'ont pas nécessairement la même taille; le chromosome Y est bien plus court que le X est n'est porté que par les individus de sexe masculin. Un enfant héritant deux chromosomes X (XX), un de chacun de ses deux parents, est de sexe féminin; un enfant héritant de sa mère un chromosome X et de son père un chromosome Y (XY) est de sexe masculin.

Chaque extrémité de chromosome est recouverte d'ADN, partie appelée *télomère*, qui ferme le chromosome et est essentielle sur le plan structurel. Durant la réplication, le télomère se raccourcit, ce qui peut léser le chromosome; cela est donc réparé par une enzyme appelée *télomérase*. La diminution de l'activité de la télomérase avec l'âge est appelée *sénescence* (p. 466).

Gènes

Les gènes sont situés le long des chromosomes. Chaque gène contient de l'information codée qui permet à la cellule de produire (presque toujours) une protéine spécifique, le *produit génétique*. Chaque gène code pour une protéine spécifique. Les chercheurs évaluent le nombre de gènes du génome humain entre 25 000 et 30 000.

Normalement, les gènes vont par paire, car le gène sur un chromosome correspond au site (locus) équivalent sur l'autre chromosome de la paire.

ADN

Les gènes sont principalement composés de très longs brins d'ADN; la longueur totale de l'ADN dans chaque cellule est d'environ un mètre. Comme tout cela est contenu dans les chromosomes et que leur longueur se mesure en micromètres (10^{-6} m), cela implique que l'ADN doit être enroulé de manière serrée pour être condensé dans un espace si petit.

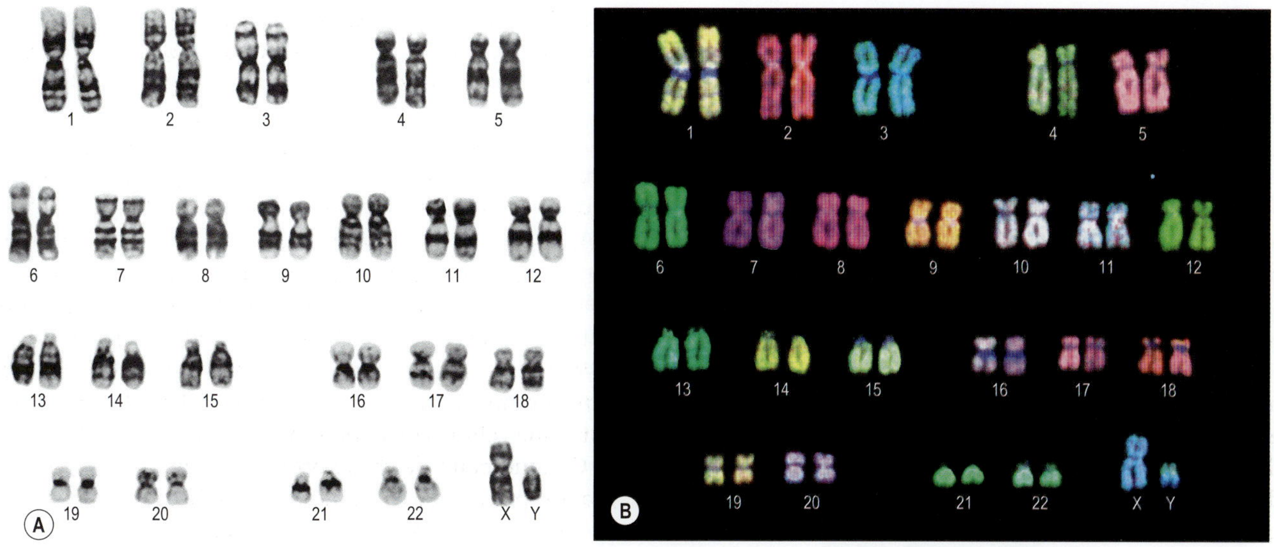

Figure 17.1 Complément chromosomique (caryotype) d'un homme normal, montrant 22 paires d'autosomes et les chromosomes sexuels (XY, paire 23).

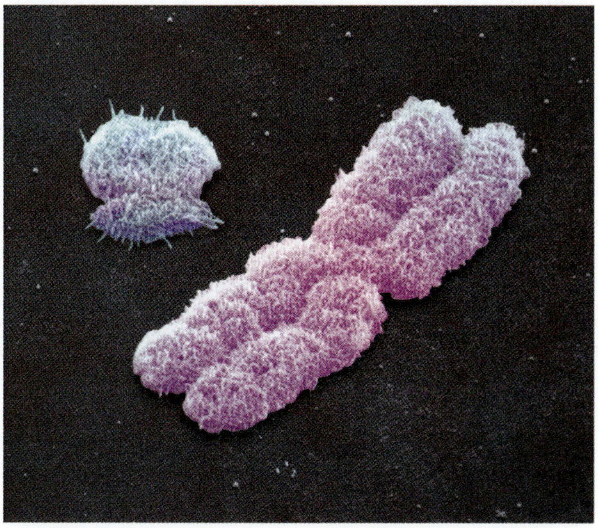

Figure 17.2 Microscopie à balayage électronique en couleur de chromosomes sexuels humains répliqués. Y, en haut à gauche, X au centre.

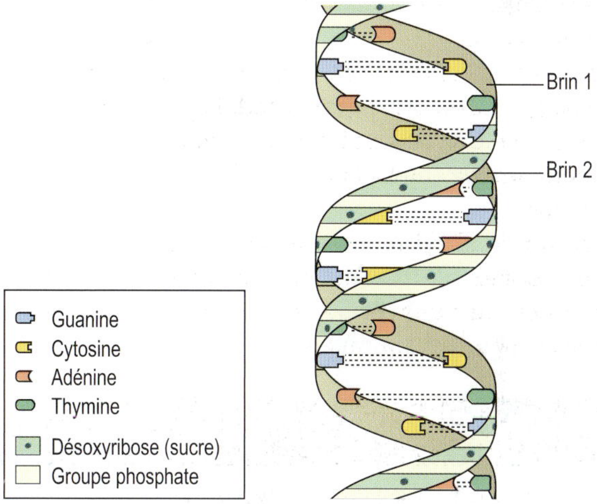

Figure 17.3 Acide désoxyribonucléique (ADN).

L'ADN est une molécule double-brin, constituée de deux chaînes de *nucléotides*. Les nucléotides contiennent trois sous-unités :

- un sucre ;
- un groupe phosphate ;
- une base.

La molécule d'ADN est parfois reliée à une échelle tordue, la partie supérieure étant formée par une alternance de chaînes d'unités de sucre et de phosphate (fig. 17.3). Dans l'ADN, le sucre est le désoxyribose, d'où le D d'ADN. Les bases sont liées aux sucres, et chaque base se lie à une autre base sur l'autre chaîne sucre/phosphate, ce qui forme les barreaux de l'échelle. Les deux chaînes sont enroulées l'une autour de l'autre, donnant la disposition en double hélice (échelle tordue ou hélicoïdale). La double hélice elle-même s'enroule et s'enveloppe de manière très organisée autour de protéines structurales appelées *histones*, qui sont importantes pour maintenir la forme tridimensionnelle très spiralée de l'ADN. Le matériel ADN–histone est appelé *chromatine*. La chromatine est très spiralée et enveloppée dans les chromosomes peu de temps avant que la cellule se divise (fig. 17.4).

Code génétique

La fonction de l'ADN est de porter de très grandes quantités d'informations qui déterminent toutes les activités biologiques d'un organisme, et qui sont transmises d'une génération à la suivante. L'explication de la manière dont cette information est conservée se trouve dans les bases que contient l'ADN. Il existe quatre bases :

- l'adénine (A) ;
- la guanine (G) ;

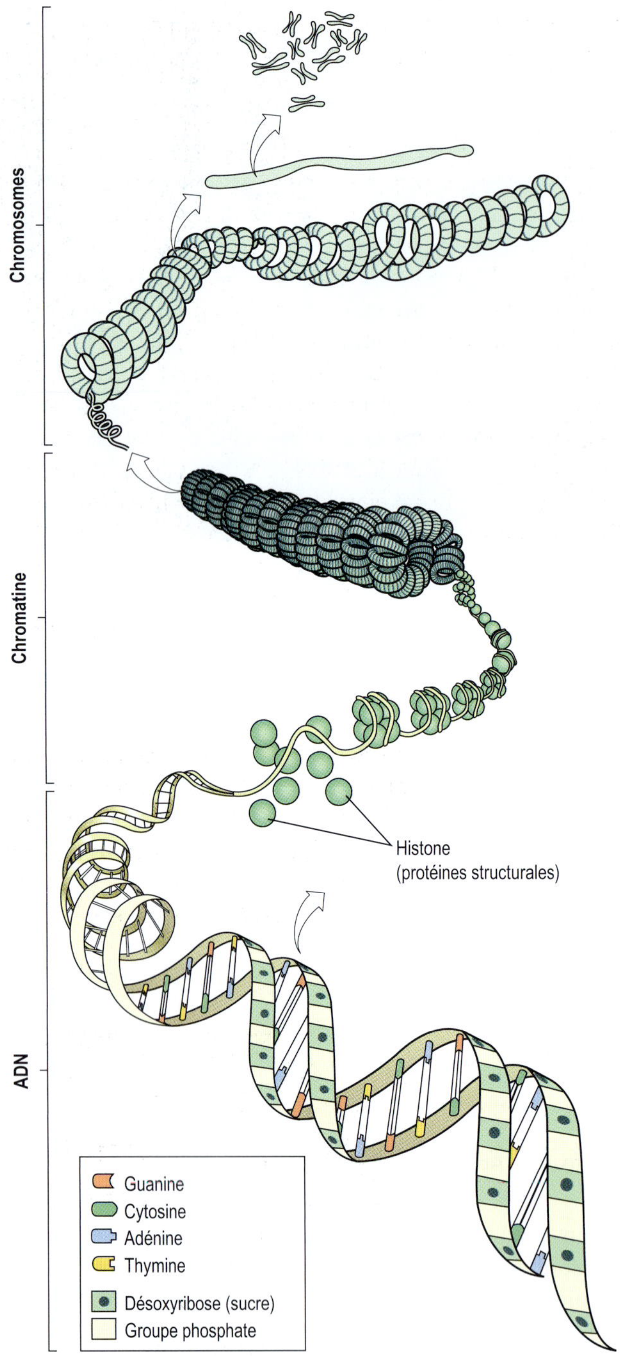

Figure 17.4 Relations structurales entre l'ADN, la chromatine et les chromosomes.

- la thymine (T) ;
- la cytosine (C).

Ces bases sont disposées selon un ordre précis le long de la molécule d'ADN, ce qui crée un code pouvant être lu lorsque la synthèse protéique est nécessaire. Chaque base le long d'un brin d'ADN est appariée avec une base de l'autre brin de manière précise et prévisible. C'est ce que l'on appelle l'*appariement des bases du complément*. L'adénine s'apparie toujours à la thymine (et vice versa), et la cytosine et la guanine vont toujours ensemble. Les bases du brin opposé descendent au milieu de l'hélice et se lient ensemble avec des ponts d'hydrogène (fig. 17.3).

ADN mitochondrial

Chaque cellule corporelle a, en moyenne, 5000 mitochondries (p. 34) qui contiennent une certaine quantité d'ADN (ADN mitochondrial), qui code, par exemple, pour des enzymes importantes pour la production d'énergie. L'ADN est transmis d'une génération à l'autre par l'ovule (p. 482) ; le complément d'ADN mitochondrial des enfants est donc hérité de la mère. Certains troubles héréditaires rares provoqués par de l'ADN mitochondrial défectueux sont donc transmis d'une génération à l'autre par la ligne maternelle.

Mutation

La mutation renvoie à une altération héréditaire du contenu génétique normal d'une cellule. La plupart des mutations surviennent spontanément en raison des innombrables réplications d'ADN et divisions cellulaires qui interviennent normalement tout au long de la vie. D'autres mutations peuvent être dues à des facteurs externes, comme les rayons X, les rayons ultraviolets ou l'exposition à certaines substances chimiques. Tout facteur capable de muter l'ADN est appelé *mutagène* (p. 58). La plupart des mutations sont immédiatement réparées par une armée d'enzymes présentes dans le noyau cellulaire et ne provoquent donc pas de problèmes permanents.

La mutation est parfois mortelle parce qu'elle interrompt une fonction cellulaire essentielle, entraînant la mort des cellules, et la mutation est détruite avec la cellule. La cellule mutée est souvent détectée par des cellules immunitaires et détruite en raison de son caractère anormal (p. 404). D'autres mutations ne tuent pas la cellule mais altèrent sa fonction d'une manière qui peut provoquer une maladie, par exemple un cancer (p. 58). Une mutation persistante dans le génome qui n'a pas conduit à la mort cellulaire peut être transmise d'un parent à un enfant et peut entraîner une maladie héréditaire, par exemple la phénylcétonurie (p. 475) ou la mucoviscidose (p. 283).

Synthèse protéique

Objectifs pédagogiques

Après avoir étudié ce paragraphe, vous devriez être capable :

- de décrire l'origine et la structure de l'ARNm ;
- d'expliquer le mécanisme de la transcription ;
- d'indiquer le mécanisme de la traduction.

L'ADN contient l'information biologique essentielle de la cellule, retranscrite dans le code de la base au centre de la double hélice. Les produits de cette information sont presque toujours des protéines. Les protéines sont essentielles pour l'ensemble des aspects de la fonction corporelle, formant les principaux éléments structuraux du corps; il en est de même des enzymes (p. 28), essentielles pour l'ensemble des processus biochimiques corporels. Les groupes de protéines humaines sont constitués d'environ 20 acides aminés différents. Comme l'ADN cellulaire est trop grand pour sortir du noyau, une molécule intermédiaire est nécessaire pour transporter les instructions génétiques du noyau au cytoplasme, où les protéines sont synthétisées. C'est l'*ARN messager (ARNm)*. La synthèse protéique est résumée dans la figure 17.5.

Acide ribonucléique messager (ARNm)

L'ARNm est une chaîne monobrin de nucléotides synthétisés dans le noyau à partir du gène approprié, à n'importe quel moment où la cellule a besoin de synthétiser la protéine pour laquelle le gène code. Il existe trois différences principales entre les structures de l'ARN et de l'ADN :

- il est monobrin et non double-brin;
- le sucre qu'il contient est le ribose et non le désoxyribose;
- à la place de la thymine, la base qu'il utilise est l'uracile.

Utilisant l'ADN comme matrice, un morceau d'ARNm est constitué à partir du gène à utiliser. C'est le processus de la *transcription*. L'ARNm quitte ensuite le noyau à travers les pores nucléaires et transporte son information aux *ribosomes* dans le cytoplasme.

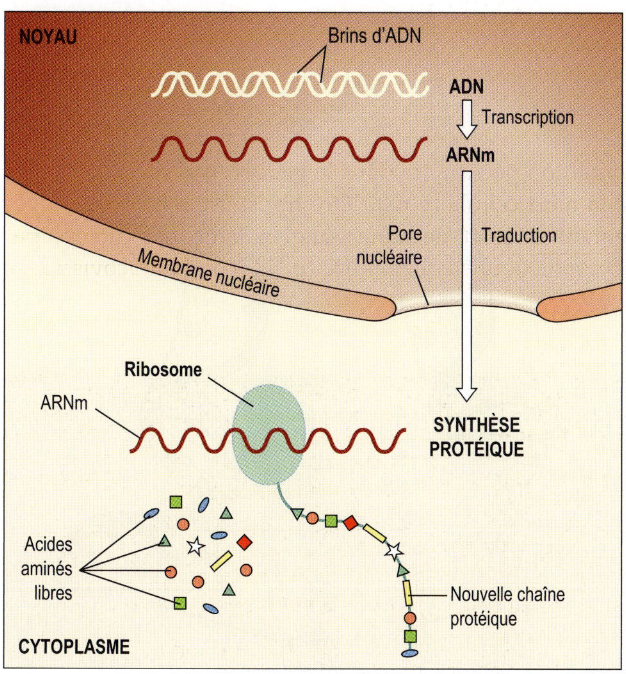

Figure 17.5 Relations entre l'ADN, l'ARN et la synthèse protéique.

Transcription

Comme le code est enfoui à l'intérieur de la molécule d'ADN, la première étape consiste à ouvrir l'hélice pour exposer les bases. Seul le gène devant être transcrit est ouvert; le reste du chromosome demeure enroulé. Le fait d'ouvrir l'hélice expose les deux brins de base, mais l'enzyme qui fabrique l'ARNm n'en utilise qu'un; c'est pourquoi la molécule d'ARNm est monobrin et non double-brin. Lorsque l'enzyme se déplace le long du brin d'ADN ouvert, lisant son code, elle ajoute la base complémentaire à l'ARNm. Par conséquent, si la base d'ADN est la cytosine, c'est la guanine qui est ajoutée à la molécule d'ARNm (et vice versa); si c'est la thymine, l'adénine est ajoutée; si c'est l'adénine, l'uracile est ajouté (pour rappel, à la place de la thymine, l'ARN contient l'uracile) (fig. 17.6A). Lorsque l'enzyme rencontre un signal «stop», elle achève la synthèse de la molécule d'ARNm, et l'ARNm est libéré. L'ADN est refermé par d'autres enzymes, et l'ARNm sort alors du noyau.

Traduction

La traduction est la synthèse de la protéine finale utilisant l'information transmise par l'ARNm. Elle a lieu sur les ribosomes libres (p. 34) dans le cytoplasme et sur ceux attachés au réticulum endoplasmique rugueux. Tout d'abord l'ARNm s'attache au ribosome. Puis le ribosome «lit» la séquence de base de l'ARNm (fig. 17.6B).

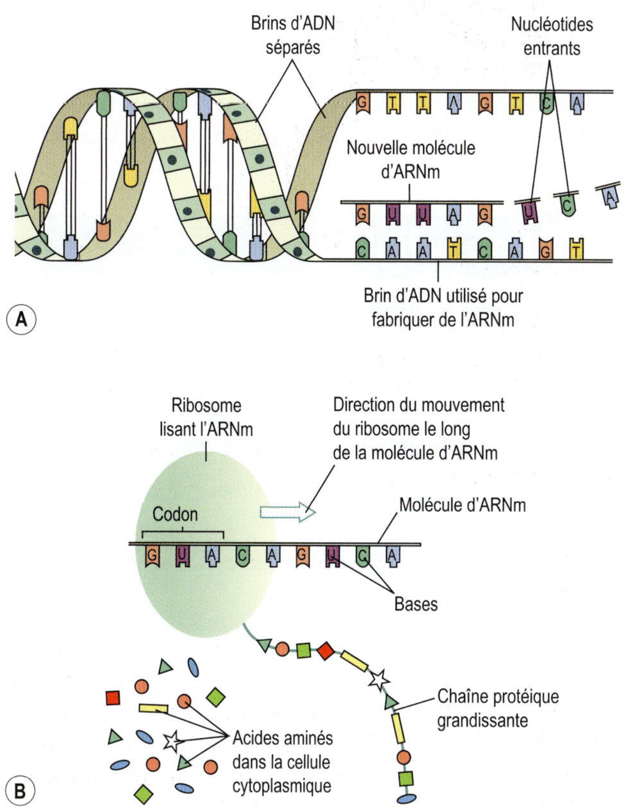

Figure 17.6 Transcription (A) et traduction (B).

Comme les protéines sont conçues à partir de 20 acides aminés différents, il n'est pas possible d'utiliser les quatre bases individuellement dans un code univoque simple. Pour qu'il y ait suffisamment d'options, le code de la base de l'ARN est lu par triplets; cela donne 64 combinaisons de bases, ce qui permet de coder l'instruction pour chaque acide aminé de même que d'autres codes, par exemple les instructions stop et d'initiation. Chacune de ces séquences de triplet spécifique est appelée un *codon*; par exemple, la séquence de base ACA (adénine, cytosine, adénine) code pour l'acide aminé cystéine.

Le premier codon est le *codon d'initiation* (*start codon*), qui initie la synthèse protéique. Le ribosome glisse le long de l'ARNm, lisant les codons et ajoutant au fur et à mesure les acides aminés appropriés à la molécule de protéine en cours de croissance. Le ribosome continue d'assembler la nouvelle molécule de protéine jusqu'à ce qu'il arrive à un *codon de terminaison* (*stop codon*), où il achève la synthèse et libère la nouvelle protéine. Certaines nouvelles protéines sont utilisées à l'intérieur de la cellule elle-même, tandis que d'autres sont exportées; par exemple, l'insuline synthétisée par les cellules β des îlots pancréatiques est libérée dans le courant sanguin.

Expression génique

Bien que toutes les cellules nucléées (à l'exception des gamètes et des globules rouges) aient un jeu de gènes identique, chaque type de cellule n'utilise que les gènes directement en lien avec sa propre fonction spécifique. Par exemple, le globule rouge est le seul type de cellule qui contient l'hémoglobine, bien que toutes les cellules corporelles soient porteuses du gène hémoglobine. Cette expression génique sélective est contrôlée par différentes substances de régulation, et les gènes dont la cellule n'a pas besoin restent éteints.

Division cellulaire

Objectifs pédagogiques

Après avoir étudié ce paragraphe, vous devriez être capable :

- d'expliquer le mécanisme de réplication de l'ADN;
- de comparer et d'opposer les processus de mitose et de méiose;
- de décrire les fondements de la diversité génétique d'une génération à l'autre.

La plupart des cellules corporelles sont en mesure de se diviser, même à l'âge adulte. La division cellulaire entraîne habituellement la production de deux cellules filles diploïdes identiques – la *mitose* (p. 37) –, et est importante pour la croissance et la réparation corporelles. La production de gamètes est différente en ce que les cellules filles n'ont que la moitié du nombre normal de chromosomes – 23 au lieu de 46; c'est-à-dire qu'elles sont haploïdes. Les gamètes sont produits par une forme de division cellulaire appelée *méiose*. La réplication de l'ADN se déroule avant la mitose et la méiose.

Réplication de l'ADN

L'ADN est la seule molécule biologique capable d'autoréplication. Des erreurs de copie peuvent conduire à la production de cellules peu ou pas fonctionnelles, ou de cellules qui ne répondent pas aux contrôles cellulaires normaux (cela peut entraîner le développement d'une tumeur). C'est pourquoi la copie fidèle de l'ADN est essentielle.

L'étape initiale de la réplication de l'ADN est le déroulement de la double hélice et l'ouverture des deux brins pour exposer les bases, comme lors de la transcription. Les deux brins de la molécule parentale d'ADN sont copiés. L'enzyme responsable de la réplication de l'ADN se déplace le long de la séquence de base sur chaque brin, lisant le code génétique et ajoutant la base complémentaire à la chaîne nouvellement formée. Cela signifie que chaque brin des bases ouvertes devient un double-brin; le résultat final est deux molécules d'ADN identiques (fig. 17.7). Chaque double-brin étant formé, d'autres enzymes le font se tordre et s'enrouler dans sa forme normale très repliée.

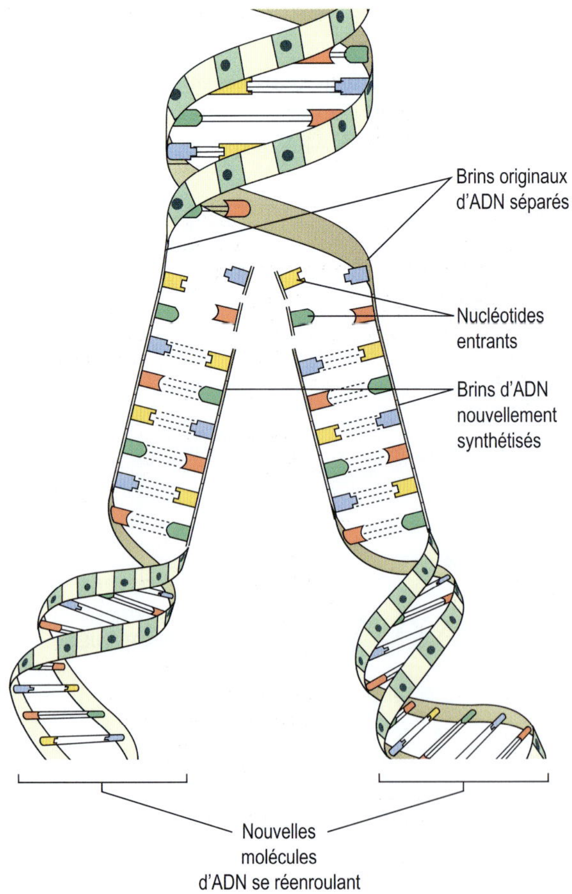

Figure 17.7 Réplication de l'ADN.

Mitose

La mitose est décrite p. 37.

Méiose

La méiose est l'étape finale de la production de gamètes. Au moment de la fertilisation, lorsque les gamètes masculins (spermatozoïdes) et les gamètes féminins (ovules) fusionnent, le *zygote* qui en résulte est diploïde, car chaque gamète était haploïde.

À la différence de la mitose, la méiose implique deux divisions cellulaires distinctes et non une seule (fig. 17.8). De plus, la méiose produit quatre cellules filles, et non deux, toutes différentes l'une de l'autre et de la cellule parentale. C'est le fondement de la diversité génétique et du caractère unique de chaque être humain.

Première division méiotique

À cette étape (fig. 17.8) sont produites deux cellules filles génétiquement différentes.

La réplication de l'ADN a lieu auparavant, si bien que chaque paire de chromosomes correspond maintenant à quatre chromatides, qui se rassemblent sous forme de bâtonnets très serrés. Comme les chromosomes sont associés de façon si serrée, ils peuvent échanger des gènes. Ce processus est appelé *crossing-over* (enjambement ou entrecroisement), et fait que les quatre chromatides acquièrent des combinaisons de gènes différentes. Après le crossing-over, les paires de chromosomes se séparent pour préparer la première division méiotique, et transfèrent les chromosomes maternels et paternels aux cellules filles au hasard. Cela signifie que les deux cellules filles ont un assortiment imprévisible d'ADN maternel et paternel, ce qui engendre un nombre extraordinaire de combinaisons possibles en elles. Cela explique pourquoi un enfant hérite d'une combinaison des caractéristiques de sa mère et de son père et pourquoi des enfants de mêmes parents peuvent être très différents l'un de l'autre.

Chaque paire de chromosomes se sépare, et chacun d'entre eux se dirige à une extrémité de la cellule, guidé par un fuseau, comme dans la mitose. Cela produit deux cellules filles diploïdes génétiquement originales.

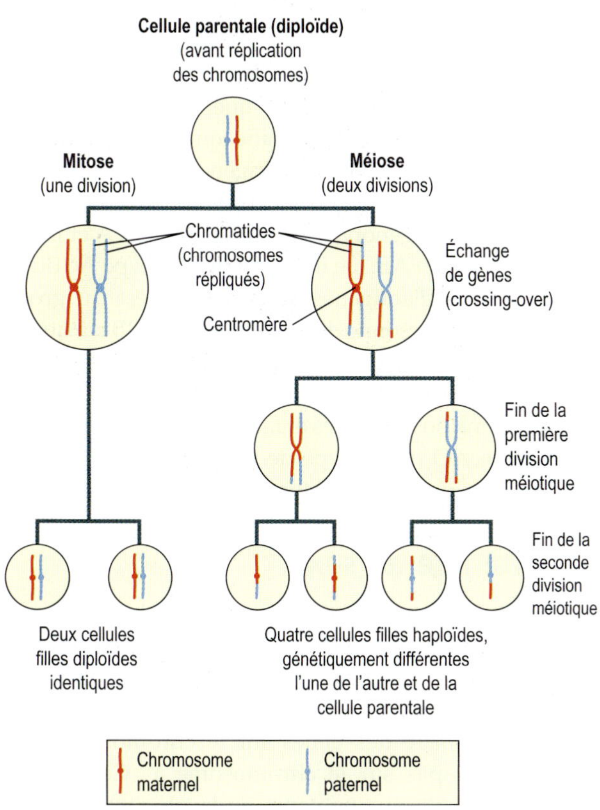

Figure 17.8 Mitose et méiose, révélant une seule paire de chromosomes.

Seconde division méiotique

Pour qu'un gamète soit produit, la quantité de matériel génétique présent dans les deux cellules filles après la première division méiotique doit être divisée par deux; c'est l'objet de la seconde division méiotique (fig. 17.8). Les centromères se séparent et deux chromatides sœurs se dirigent aux deux extrémités opposées de la cellule, qui se divise alors. Chacune des quatre cellules filles haploïdes ne contient maintenant plus qu'un seul chromosome de chaque paire originale. La fusion avec un autre gamète crée un zygote (ovule fertilisé), une cellule diploïde qui peut alors continuer à grandir et à se développer dans un être humain grâce à la mitose.

Fondements génétiques de l'hérédité

Objectifs pédagogiques

Après avoir étudié ce paragraphe, vous devriez être capable :

- de décrire les fondements de l'hérédité autosomique, y compris l'implication des gènes récessifs et dominants;
- d'expliquer comment les caractères liés au sexe sont transmis d'une génération à la suivante.

Le mélange des gènes parentaux durant la méiose entraîne l'immense variété génétique de la race humaine. Il est important de comprendre comment les gènes interagissent pour produire les caractéristiques héréditaires.

Hérédité autosomique

Chaque paire de chromosomes homologues contient des gènes pour les mêmes caractères. Par exemple, la capacité d'enrouler sa langue est codée par un seul gène. Comme un chromosome de chaque paire est hérité de la mère et qu'un autre est hérité du père, un individu a deux gènes contrôlant la capacité d'enrouler la langue. Ces paires de gènes sont appelées allèles. Des allèles correspondants contiennent les gènes concernés par le même caractère, mais ils n'ont pas besoin d'être identiques. Un individu peut avoir :

- deux formes identiques du gène (*homozygote*) ;
- deux formes différentes du gène (*hétérozygote*).

Une copie du gène de l'enroulement de la langue peut coder pour la capacité d'enrouler la langue, mais le gène correspondant sur l'autre paire de chromosomes peut avoir une forme différente et coder pour l'incapacité d'enrouler la langue. Cet exemple simple n'implique que deux formes du même gène, mais d'autres caractéristiques sont plus complexes. La couleur des yeux est un caractère différent avec une grande variété de pigments de couleurs et de modèles possibles, et il est contrôlé par plus d'un gène.

Si un individu hérite un gène de l'enroulement de la langue d'un parent et le gène du non-enroulement de l'autre, il sera toujours capable d'enrouler sa langue. Cela est dû au fait que la forme du gène d'enroulement de la langue est *dominante*, et qu'elle l'emporte sur le gène du non-enroulement, qui est *récessif*. Les gènes dominants sont toujours *exprimés* (actifs) en priorité par rapport aux gènes récessifs ; une seule copie du gène dominant est nécessaire pour que le caractère soit exprimé. Un gène récessif ne peut être exprimé que s'il est présent sur les deux chromosomes ; ainsi, les individus incapables d'enrouler leur langue ont deux copies du gène du non-enroulement, récessif.

Les individus homozygotes pour un gène en ont deux copies identiques, soit de la forme dominante, soit de la forme récessive. Les individus hétérozygotes ont un gène dominant et un gène récessif.

Carré de Punnett

La probabilité d'hériter d'une forme ou d'une autre d'un gène dépend du modèle parental. L'hérédité autosomique simple peut être illustrée grâce à un carré de Punnett. La figure 17.9 indique toutes les combinaisons possibles du gène d'enroulement de la langue chez des enfants dont les parents sont hétérozygotes pour ce caractère. Dans cet exemple, il y a 3 chances sur 4 (75 %) que l'enfant de ces parents sera un enrouleur de langue (TT ou Tt), et seulement 1 chance sur 4 qu'ils hériteront de deux gènes récessifs (tt), faisant d'eux des non-enrouleurs.

La prédiction de la probabilité qu'un enfant naisse avec une maladie héréditaire comme la mucoviscidose (p. 283) est à la base du conseil génétique.

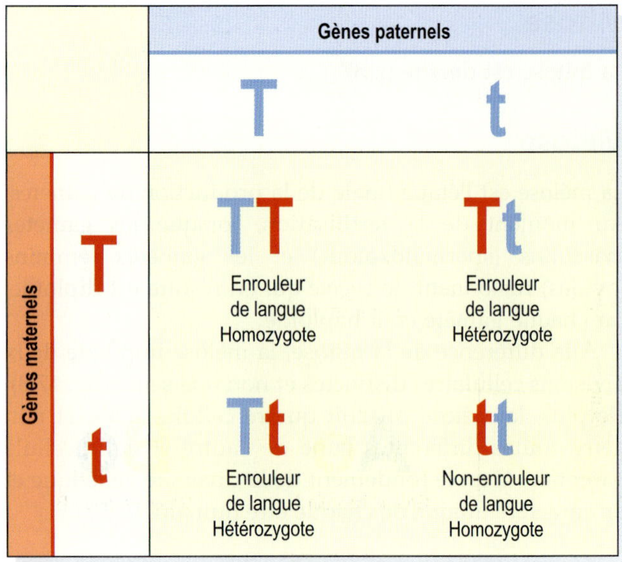

Figure 17.9 Hérédité autosomique. Sont montrées en exemple toutes les combinaisons possibles des gènes de l'enroulement de la langue chez des enfants de parents hétérozygotes pour le caractère. T : gène dominant (enroulement de la langue) ; t : gène récessif (non-enroulement de la langue).

Codominance

Pour certains caractères, il peut exister plus de deux allèles qui les codent, et plus d'un allèle peut être dominant. Un exemple en est constitué par l'hérédité des antigènes de types A et B à la surface des globules rouges, déterminée cliniquement en tant que système de groupe sanguin ABO (p. 71). Dans ce cas, trois allèles sont possibles : un allèle code pour la production d'antigènes de type A (A), un allèle code pour la production d'antigènes de type B (B), et un troisième allèle code pour aucun antigène (O). Un individu peut avoir tout type de combinaison de deux de ces trois allèles : AA, AB, BB, Ao, Bo ou oo. A et B sont tous deux dominants, et tous deux sont exprimés où qu'ils soient présents. C'est ce que l'on appelle la codominance. O est récessif et n'est donc exprimé que dans un génotype homozygote récessif. Cela signifie que les individus de génotype oo ne disposent ni d'antigènes A ni d'antigènes B à la surface des globules rouges et sont de groupe sanguin O. Un individu de génotype AB a les antigènes A et B et est de groupe sanguin AB. Un individu de génotype Ao ou AA ne dispose que d'antigènes de type A et est du groupe sanguin A ; une personne de génotype Bo ou BB n'a que des antigènes de type B et est de groupe sanguin B.

La figure 17.10 montre un carré de Punnett illustrant les types sanguins possibles des enfants produits par une mère de génotype AO (phénotype de groupe sanguin A) et un père de génotype AB (phénotype de groupe sanguin AB).

Hérédité liée au sexe

La figure 17.2 montre clairement que le chromosome Y est bien plus petit que le chromosome X. Il n'est donc pas surprenant que le chromosome Y ne comporte que 86 gènes comparativement aux 2000 du chromosome X ; la grande majorité des gènes sur le chromosome X ne correspondent pas sur le chromosome Y. Cela signifie qu'un homme n'a qu'une copie de la plupart des gènes sur les chromosomes liés au sexe. Les caractères codés pour un segment du chromosome X qui n'ont pas leur

		Gènes paternels	
		A	**B**
Gènes maternels	**A**	**AA** Groupe sanguin A	**AB** Groupe sanguin AB
	o	**Ao** Groupe sanguin A	**Bo** Groupe sanguin B

Figure 17.10 Hérédité codominante des groupes sanguins ABO.

matériel correspondant sur le chromosome Y sont dits *liés au sexe*. Un exemple en est le gène qui code pour la vision en couleur normale; il n'est porté que par le chromosome X. C'est la forme dominante du gène. Il existe une forme récessive rare de ce gène qui est défectueuse et code pour la cécité aux couleurs rouge et vert. Si une fille hérite de la copie défectueuse de ce gène, statistiquement, elle aura probablement un gène normal sur l'autre chromosome X, et sa vision en couleur sera normale. Une fille porteuse du gène de la cécité des couleurs, même si elle a une bonne vision en couleur, peut transmettre le gène défectueux à ses enfants; elle est dite *porteuse*. Si le gène est anormal chez un garçon, il souffrira de cécité des couleurs, parce que, n'ayant qu'un chromosome X, il n'a qu'une seule copie du gène. L'hérédité de la cécité des couleurs est montrée à la figure 17.11. Cela illustre les combinaisons génétiques possibles des enfants d'une mère porteuse (un gène normal et un gène défectueux) et d'un père normal (un gène normal).

Il existe 50 % de chance qu'un garçon ait la cécité des couleurs, 50 % de chance qu'un garçon ait une vision normale, 50 % de chance qu'une fille soit porteuse (et que sa vision soit normale), et 50 % de chance qu'une fille soit normale.

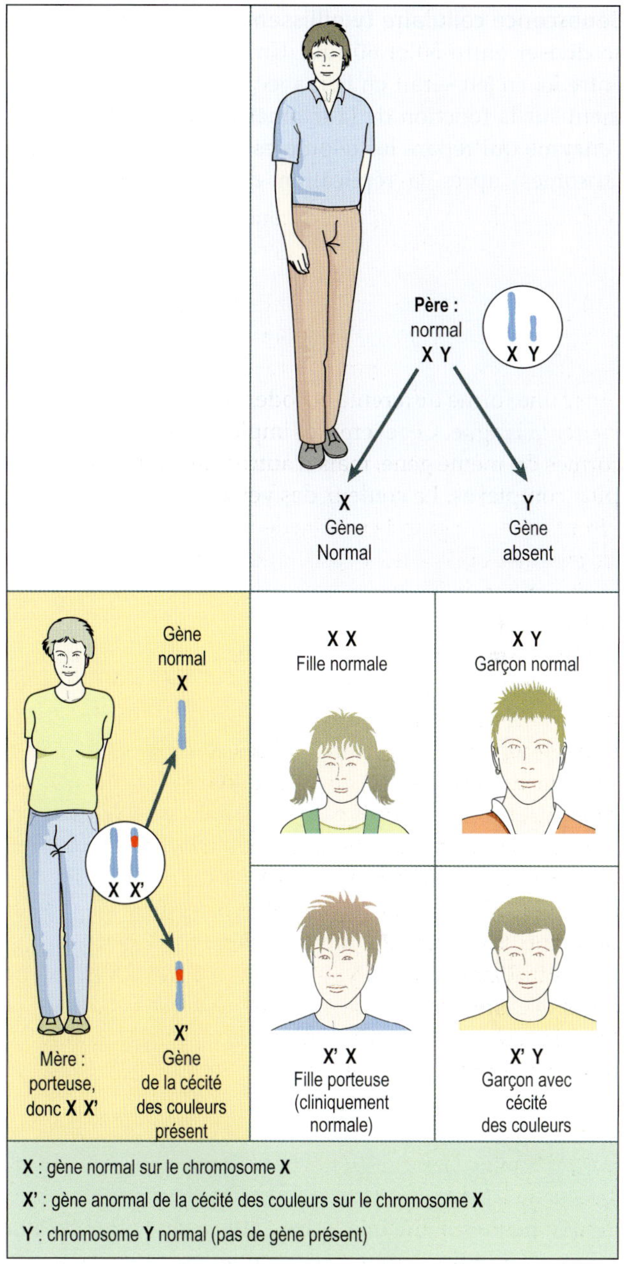

Figure 17.11 Hérédité du gène lié au sexe de la cécité des couleurs rouge–vert entre générations.

Vieillissement et génétique

Objectifs pédagogiques

Après avoir étudié ce paragraphe, vous devriez être capable :

- de décrire les principaux effets du vieillissement sur le matériel génétique cellulaire;
- d'indiquer les mécanismes cellulaires de la sénescence.

Vieillissement et ADN

Le cumul de l'exposition tout au long de la vie à des mutagènes potentiels ainsi que la diminution de la capacité de réparer l'ADN impliquent que le génome de la cellule accumule progressivement des mutations; celles-ci peuvent entraîner une diminution de la fonction et un risque accru de maladie, par exemple un cancer. L'ADN mitochondrial est davantage sujet aux mutations que l'ADN nucléaire et, avec son vieillissement et le développement de lésions d'usure, il provoque une altération progressive de la fonction cellulaire.

Sénescence cellulaire (vieillissement). Une cellule peut se diviser entre 50 et 60 fois. Un important facteur qui entre ici en jeu serait en lien avec les effets du vieillissement sur la fonction de la télomérase. La télomérase est l'enzyme qui répare les télomères (au sommet des chromosomes) après la réplication de l'ADN. Sa fonction décline avec l'âge. Cela restreint le nombre de réplications cellulaires possibles car, sans activité efficace de la télomérase, les chromosomes deviennent plus courts à chaque division et finissent par devenir trop courts pour être répliqués, la cellule ne pouvant alors plus se diviser.

Bases génétiques d'une maladie

Objectifs pédagogiques

Après avoir étudié ce paragraphe, vous devriez être capable :

- d'indiquer le lien entre un cancer et la mutation cellulaire ;
- de distinguer entre les troubles génétiques provoqués par une mutation génétique et par des anomalies chromosomiques, et de donner des exemples de chaque.

Cancer

Un cancer (croissance maligne de nouveau tissu, p. 58) est provoqué par la mutation (p. 468) d'ADN cellulaire, qui provoque la désorganisation et le caractère incontrôlable de son mode de croissance.

Maladie héréditaire

L'encadré 17.1 énumère un certain nombre de maladies ayant une composante héréditaire.

Mutations génétiques

De nombreuses maladies, comme la mucoviscidose (p. 283) et l'hémophilie (p. 84), sont transmises directement par les parents à leur enfant par un gène défectueux. Parmi ces gènes, de nombreux ont été localisés grâce à la cartographie du génome humain ; par exemple, le gène de la mucoviscidose est situé sur le chromosome 7. D'autres maladies, comme l'asthme, certains cancers et la maladie cardiovasculaire ont une composante génétique (maladies familiales). Dans ces cas, un seul gène défectueux n'a pas été identifié, et l'hérédité n'est pas prévisible, comme lorsqu'un seul gène est responsable. La probabilité qu'un individu développe la maladie dépend non seulement de sa configuration génétique, mais aussi de l'influence d'autres facteurs, comme le mode de vie et l'environnement.

Phénylcétonurie

Dans cette maladie, qui est un exemple d'*erreur innée du métabolisme*, le gène responsable de la production de l'enzyme phénylalanine hydroxylase est défectueux, et l'enzyme est absente. Normalement, cette enzyme convertit la phénylalanine en tyrosine dans le foie ; mais lorsqu'elle est absente, la phénylalanine s'accumule dans le foie et se déverse dans le sang (fig. 17.12). En grandes quantités, la phénylalanine est toxique pour le système nerveux central ; en l'absence de traitement, cela entraîne

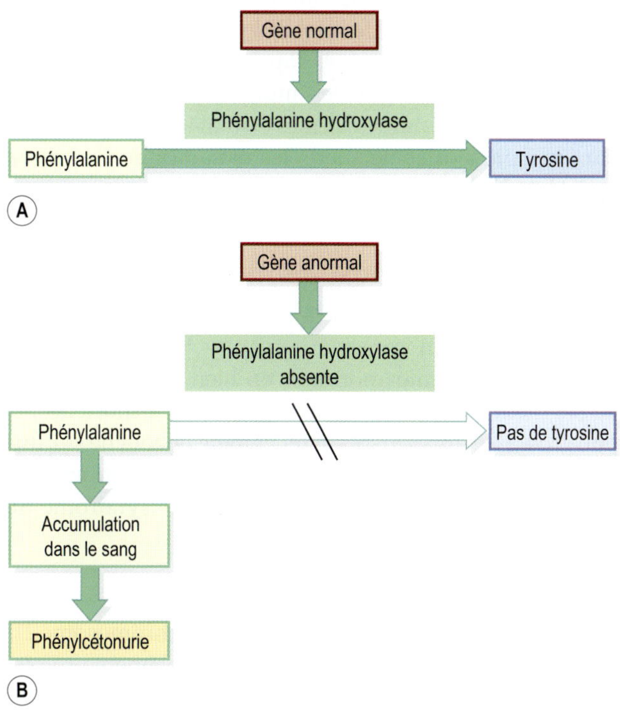

Figure 17.12 Phénylcétonurie. A. Fonction du gène normale. **B.** Gène anormal.

Encadré 17.1 Quelques troubles ayant une composante héréditaire

Troubles monogéniques
Phénylcétonurie
Dystrophie musculaire de Duchenne (p. 462)
Maladie de Huntington
Hémophilie (p. 84)
Achondroplasie (p. 459)
Certains cancers, dont une proportion de cancers du sein, des ovaires et des intestins
Dystrophie myotonique
Mucoviscidose (p. 283)
Reins polykystiques (p. 380)

Hérédité plus complexe : plus d'un gène est probablement impliqué, conduisant à une vulnérabilité accrue et à des « maladies familiales »
Asthme (p. 282)
Fente labiale (p. 320)
Hypertension (p. 131)
Athérome (p. 127)
Certains cancers, par exemple cancers du sein et gastrique
Diabète sucré (p. 250)
Épilepsie
Schizophrénie
Défauts du tube neural, par exemple spina bifida (p. 202)

en quelques mois des lésions cérébrales et un retard mental. Comme les taux de tyrosine sont faibles et qu'elle est nécessaire à la production de mélanine, une dépigmentation apparaît, et les enfants atteints ont la peau blanche et les cheveux blonds. Aujourd'hui, l'incidence de cette maladie est peu élevée dans les pays développés, car le dépistage des nouveau-nés permet de détecter la maladie et de leur fournir un traitement.

Anomalies mitochondriales

L'ADN mitochondrial contient seulement 37 gènes mais des défauts parmi ceux-ci, touchant le plus souvent le SNC et le muscle squelettique ou cardiaque, peuvent provoquer des troubles héréditaires, avec une grande variété de signes et symptômes entraînant la mort. Des mutations spontanées de cet ADN peuvent aussi survenir à l'âge adulte, provoquant l'apparition de maladies. Il existe des preuves que des mutations mitochondriales sont associées à certaines formes de maladies importantes, par exemple le diabète sucré, les maladies de Parkinson et d'Alzheimer.

Anomalies chromosomiques

Parfois, une erreur durant la méiose produit un gamète portant des chromosomes anormaux – trop ou pas assez nombreux, de forme anormale, ou bien avec un manque de segments. Souvent, ces aberrations sont mortelles, et une grossesse impliquant un tel gamète débouche sur une fausse couche aux stades précoces. Les affections non mortelles comprennent la trisomie 21 et le syndrome du cri du chat.

Trisomie 21

Dans cette maladie, il existe trois copies du chromosome 21 ; cela signifie qu'un chromosome supplémentaire est présent, du fait de l'échec de la séparation normale des chromosomes durant la méiose. Les personnes ayant la trisomie 21 sont habituellement de petite taille, avec des plis palpébraux prononcés et un visage plat et rond. La langue peut être trop grande pour la bouche et est habituellement tirée. Il existe une difficulté d'apprentissage, qui va de légère à sévère. L'espérance de vie est plus courte que la normale, avec une incidence accrue par rapport à la moyenne de maladies cardiovasculaires et respiratoires ainsi qu'une incidence accrue de démence précoce. La trisomie 21 est associée à un âge maternel de conception avancé, particulièrement après 35 ans.

Syndrome du cri du chat

L'appellation cri du chat renvoie aux pleurs d'un enfant malade, qui ressemblent de manière caractéristique à un miaulement. Ce syndrome survient lorsqu'une portion du chromosome 5 manque. Il est associé à des difficultés d'apprentissage et à des anomalies anatomiques, dont des problèmes gastro-intestinaux et cardiovasculaires.

Anomalies des chromosomes sexuels

Si les chromosomes sexuels ne parviennent pas à se séparer normalement durant la méiose, les cellules filles seront en nombre inadéquat : elles seront trop ou pas assez nombreuses. Un enfant né avec une telle anomalie n'aura pas un développement sexuel normal sans traitement et pourra être confronté à d'autres problèmes comme des difficultés d'apprentissage.

Syndrome de Turner. Ce syndrome est habituellement associé à la présence d'un seul chromosome sexuel, un X, et de 22 paires d'autosomes normaux. Le caryotype est donc généralement XO, les personnes atteintes étant de sexe féminin. Elles ont un appareil génital féminin ainsi que des ovaires, mais elles sont stériles car le développement des ovaires ne s'est pas produit durant la vie fœtale ; les caractéristiques sexuelles secondaires ne se développent au moment de la puberté qu'avec l'administration d'estrogène. D'autres caractéristiques de ce syndrome sont une petite taille et la coarctation de l'aorte (dans 15 % des cas, p. 138). L'intelligence est habituellement normale.

Syndrome de Klinefelter. Le caryotype, dans ce syndrome, est XXY ; les personnes atteintes sont donc de sexe masculin, avec 47 chromosomes au lieu de 46. Cette affection est plus fréquente que le syndrome de Turner. Elle est associée à une taille plus grande que la moyenne et des difficultés modérées d'apprentissage. L'appareil génital est masculin mais les testicules ne sont pas développés et les personnes atteintes sont stériles. Au moment de la puberté, le développement de caractéristiques féminines comme l'apparition de seins volumineux (gynécomastie) et d'un bassin élargi est courant. Le développement de caractéristiques sexuelles masculines n'est possible qu'avec l'administration de testostérone.

CHAPITRE 18

Les systèmes de reproduction

La capacité de se reproduire est l'une des propriétés distinguant la matière vivante de celle non vivante. Plus l'animal est primitif, plus son processus de reproduction est simple. Chez les mammifères, y compris les êtres humains, ce processus est celui de la reproduction sexuée, dans lequel les organes génitaux masculins et féminins diffèrent anatomiquement et physiologiquement. Le nouvel individu se développe à partir de la fusion de deux cellules sexuées (gamètes) différentes. Les gamètes masculins sont appelés *spermatozoïdes* et les gamètes féminins, *ovules*.

Les premières sections de ce chapitre expliquent la structure et les fonctions des systèmes reproducteurs féminin et masculin, dont la production de gamètes. Les sections suivantes donnent un aperçu du développement fœtal, en commençant avec la fusion de deux gamètes (fertilisation), et des effets du vieillissement sur la fonction reproductive. Enfin, certains troubles importants de la reproduction sont décrits.

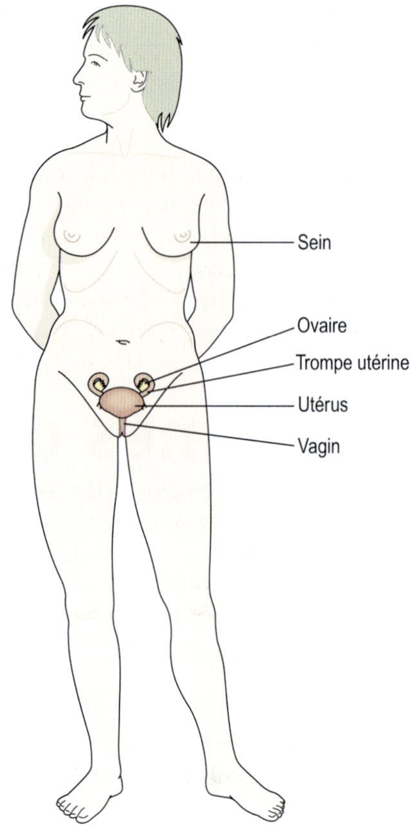

Figure 18.1 Les organes féminins de reproduction.

Système de reproduction féminin

Objectifs pédagogiques

Après avoir étudié ce paragraphe, vous devriez être capable :

- de décrire les principales structures constituant les organes génitaux externes;
- d'expliquer la structure et la fonction du vagin;
- de décrire la localisation, la structure et la fonction de l'utérus et des trompes;
- de discuter le processus de l'ovulation et les hormones qui le contrôlent;
- de souligner les modifications survenant chez la fille à la puberté, dont la physiologie des règles;
- de décrire la structure et la fonction du sein féminin.

Les fonctions du système de reproduction féminin sont :

- la formation des ovules;
- la réception des spermatozoïdes;
- la fourniture d'un environnement adapté à la fertilisation et au développement du fœtus;
- la parturition (accouchement);
- la lactation, production de lait par le sein, qui fournit une nourriture complète à l'enfant au début de sa vie.

Les organes féminins de la reproduction, ou appareil génital féminin, comprennent des organes génitaux externes et des organes génitaux internes (fig. 18.1).

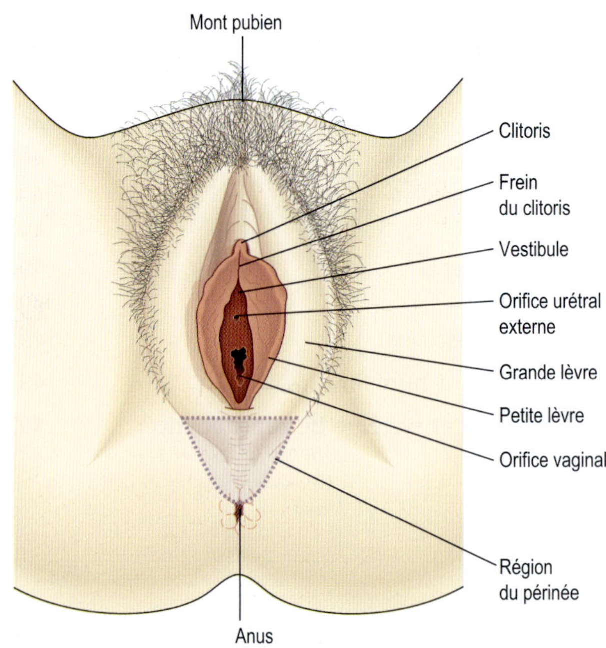

Figure 18.2 Les organes génitaux externes de la femme.

Organes génitaux externes (vulve)

Les organes génitaux externes (fig. 18.2) sont appelés collectivement vulve; ils comprennent les grandes lèvres et les petites lèvres, le clitoris, l'orifice vaginal, le vestibule, l'hymen et les glandes vestibulaires (glandes de Bartholin).

Grandes lèvres

Il s'agit de deux grands replis, formant les limites de la vulve. Ils sont composés de peau, de tissu fibreux et de graisse; ils contiennent un grand nombre de glandes sébacées et sudoripares eccrines. En avant, les replis se rejoignent devant la symphyse pubienne; en arrière, ils fusionnent avec la peau du périnée. À la puberté, des poils poussent sur le mont du pubis et sur la face latérale des grandes lèvres.

Petites lèvres

Il s'agit de deux replis cutanés plus petits, situés entre les grandes lèvres, contenant de nombreuses glandes sébacées et sudoripares eccrines.

Le *vestibule* est la fente entre les petites lèvres. Le vagin, l'urètre et les canaux excréteurs des glandes vestibulaires s'ouvrent dans le vestibule.

Clitoris

Le clitoris est l'homologue féminin du pénis masculin; il contient des terminaisons nerveuses et du tissu érectile.

Glandes vestibulaires

Les glandes vestibulaires (glandes de Bartholin) sont situées chacune d'un côté, près de l'orifice vaginal. Elles ont à peu près la taille d'un petit pois, et leur canal s'ouvre dans le vestibule, immédiatement latéralement à l'attache de l'hymen. Elles sécrètent du mucus, qui garde humide la vulve.

Vascularisation sanguine, drainage lymphatique et innervation

Apport de sang artériel. Il se fait par des branches des artères pudendales (honteuses) internes, issues des artères iliaques internes, et par les artères pudendales externes, issues des artères fémorales.

Drainage veineux. Il forme un grand plexus, dont le sang se draine finalement dans les veines iliaques internes.

Drainage lymphatique. Il se fait dans les nœuds inguinaux superficiels.

Innervation. Elle vient des nerfs pudendaux (honteux).

Périnée

Le périnée est la région triangulaire allant de la base des petites lèvres au canal anal. Grossièrement triangulaire, il est fait de tissu conjonctif, de muscles et de graisse. Il donne attache aux muscles du plancher pelvien (p. 453).

Organes génitaux internes

Les organes internes du système de reproduction féminin (fig. 18.3 et 18.4) siègent dans la cavité pelvienne; il s'agit du vagin, de l'utérus, des deux trompes utérines et des deux ovaires.

Vagin

Le vagin est un conduit fibromusculaire bordé par un épithélium pavimenteux stratifié (fig. 3.19, p. 44) qui s'ouvre dans le vestibule à son extrémité distale, le col de l'utérus faisant protrusion à son extrémité proximale. Il se dirige obliquement en haut et en arrière, selon un angle d'environ 45°, entre la vessie en avant et l'anus en arrière. Chez l'adulte, sa paroi antérieure est longue d'environ 7,5 cm, et sa paroi postérieure d'environ 9 cm. Cette différence est due à l'angle d'insertion du col utérin dans le vagin.

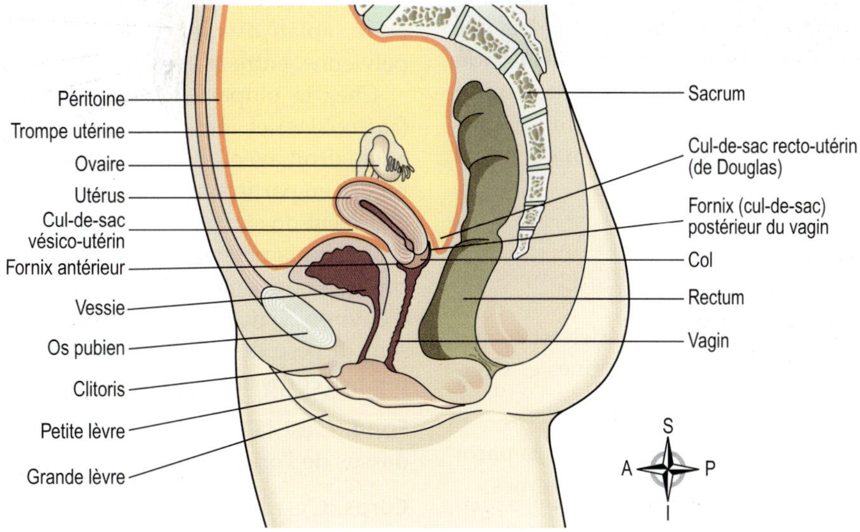

Figure 18.3 Vue latérale des organes féminins de reproduction dans le pelvis, et les structures en rapport.

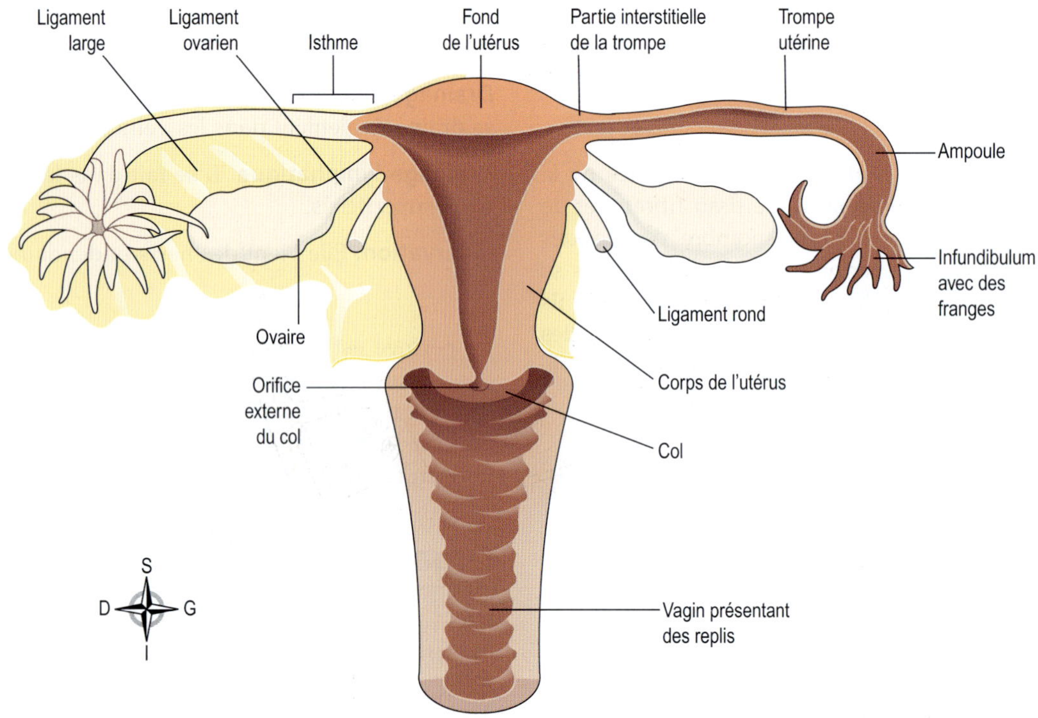

Figure 18.4 **Les organes féminins de reproduction dans le pelvis.**

Hymen. L'hymen est une fine membrane muqueuse qui ferme partiellement l'orifice du vagin. Il est normalement incomplet, permettant le passage du flux menstruel, et il est étiré ou complètement tordu lors d'un rapport sexuel, de l'insertion d'un tampon ou au moment de l'accouchement.

Structure du vagin

Le vagin possède trois couches : une externe de tissu aréolaire, une moyenne de muscle lisse, et une interne d'épithélium pavimenteux stratifié, formant des replis ou *crêtes*. Il n'a pas de glandes sécrétoires, mais sa surface reste humide grâce aux sécrétions du col utérin. Entre la puberté et la ménopause, *Lactobacillus acidophilus* est normalement présent; cette bactérie sécrète de l'acide lactique, qui maintient le pH entre 4,9 et 3,5. Cette acidité inhibe la croissance de la plupart des autres micro-organismes susceptibles d'entrer dans le vagin depuis le périnée ou durant un rapport sexuel.

Vascularisation sanguine, drainage lymphatique et innervation

Apport de sang artériel. Un plexus artériel est formé autour du vagin, provenant des artères utérines et vaginales, branches des artères iliaques internes.

Drainage veineux. Un plexus veineux situé dans la paroi musculaire se draine dans les veines iliaques internes.

Drainage lymphatique. Il se fait dans les nœuds iliaques profonds et superficiels.

Innervation. Elle est faite de fibres parasympathiques sacrales et de fibres sympathiques venues des nerfs splanchniques lombaux, ainsi que de fibres sensitives somatiques venues des nerfs pudendaux (honteux).

Fonctions du vagin

Le vagin est le réceptacle du pénis pendant la relation sexuelle (coït), et il constitue une voie de passage élastique que l'enfant traverse à sa naissance.

Utérus

L'utérus est un organe musculaire creux en forme de poire, aplati d'avant en arrière. Il siège dans la cavité pelvienne, entre la vessie et le rectum (fig. 18.3).

Chez la plupart des femmes, il est incliné en avant (*antéversion*) et incurvé en avant (*antéflexion*), presque à angle droit avec le vagin, si bien que sa paroi antérieure repose en partie sur la vessie au-dessous, délimitant avec elle le cul-de-sac vésico-utérin.

Quand la personne est debout, l'utérus est en position presque horizontale. Il est long d'environ 7,5 cm et large d'environ 5 cm, avec une paroi d'environ 2,5 cm d'épaisseur. Il pèse de 30 à 40 g. Les parties de l'utérus sont le fond, le corps et le col (fig. 18.4).

Fond. C'est la partie de l'utérus en forme de dôme, au-dessus de l'orifice de la trompe utérine de chaque côté.

Corps. C'est la partie principale. Il est rétréci à sa partie inférieure, au niveau de l'*ostium interne* de l'utérus, où il est en continuité avec le col.

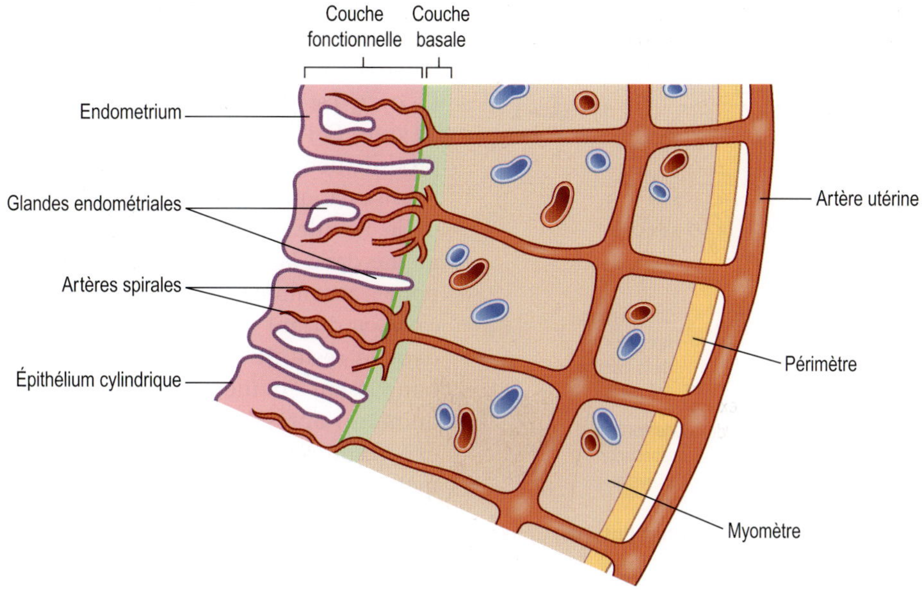

Figure 18.5 Couches de la paroi utérine. La ligne verte montre la limite entre les couches fonctionnelle et basale de l'endomètre.

Col. Il fait saillie dans le vagin, où il s'ouvre par l'*ostium externe* de l'utérus.

Structure de l'utérus

La paroi utérine est faite de trois couches tissulaires : le périmètre, le myomètre et l'endomètre (fig. 18.5).

Périmètre. Il s'agit du péritoine, distribué différemment sur les diverses surfaces de l'utérus (fig. 18.4).

En avant, il est situé sur le fond et le corps, où il se réfléchit sur la face supérieure de la vessie. Ce repli péritonéal forme le *cul-de-sac vésico-utérin*.

En arrière, le péritoine recouvre le fond, le corps et le col, puis il se replie sur le rectum pour former le *cul-de-sac recto-utérin* (de Douglas).

Latéralement, seul le fond est recouvert car le péritoine forme un double repli dont le bord libre est occupé de chaque côté par le tube utérin (NdT : trompe utérine). Ce double repli est le *ligament large* qui, par son extrémité latérale, rattache l'utérus à la paroi pelvienne homolatérale.

Myomètre. C'est une épaisse couche musculaire dans la paroi utérine. Il s'agit d'une masse de fibres musculaires lisses entrelacées, séparées par du tissu conjonctif, contenant des vaisseaux sanguins et des nerfs.

Endomètre. Il s'agit d'un épithélium cylindrique recouvrant une couche de tissu conjonctif contenant un grand nombre de glandes tubulaires sécrétant du mucus. Il est richement vascularisé par des artères spirales, branches de l'artère utérine. Il est fonctionnellement divisé en deux couches.

- La *couche fonctionnelle* est la couche supérieure, qui s'épaissit et devient plus riche en vaisseaux sanguins dans la première moitié du cycle menstruel. Si l'ovule n'est pas fertilisé et ne s'implante pas, cette couche desquame pendant la menstruation.
- La *couche basale* est contre le myomètre, et elle n'est pas perdue pendant la menstruation. C'est à partir d'elle que la nouvelle couche fonctionnelle est régénérée à chaque cycle.

Les deux tiers supérieurs du canal cervical sont bordés par cette membrane muqueuse. Toutefois, plus bas, la muqueuse du col se modifie, devenant un épithélium pavimenteux stratifié, en continuité avec celui bordant le vagin lui-même.

Vascularisation sanguine, drainage lymphatique et innervation

Apport de sang artériel. Il se fait par les artères utérines, branches des artères iliaques internes. Chaque artère longe la face latérale de l'utérus entre les deux feuillets péritonéaux du ligament large. Elle vascularise l'utérus et la trompe utérine du même côté, et, avec l'artère ovarique homolatérale, elle vascularise l'ovaire.

Drainage veineux. Les veines suivent le même chemin que les artères, et le sang veineux se draine finalement dans les veines iliaques internes.

Drainage lymphatique. Des vaisseaux lymphatiques superficiels et profonds drainent la lymphe de l'utérus et des trompes utérines dans les nœuds lymphatiques aortiques et dans des groupes de nœuds lymphatiques associés aux vaisseaux sanguins iliaques.

Innervation. Les nerfs de l'utérus et des trompes sont des fibres parasympathiques sacrales et des fibres sympathiques des nerfs splanchniques lombaux.

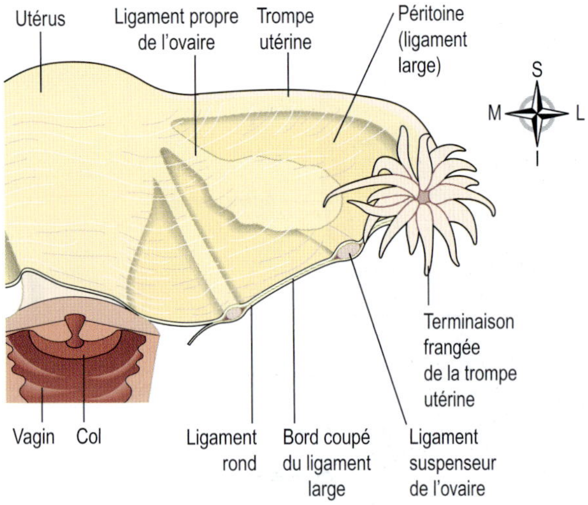

Figure 18.6 Les principaux ligaments soutenant l'utérus. Côté gauche.

Structures de soutien

L'utérus est soutenu dans la cavité pelvienne par des organes voisins, les muscles du plancher pelvien, et par des ligaments qui le suspendent aux parois du pelvis (fig. 18.6).

Ligament large. Il est constitué par un double repli péritonéal de chaque côté de l'utérus. Il descend de la trompe utérine comme un drapé, et son extrémité latérale s'attache à la paroi latérale du pelvis. Le tube utérin est enveloppé par le bord libre du ligament et, près de son extrémité latérale, il traverse le feuillet péritonéal postérieur du ligament large, et il s'ouvre dans la cavité péritonéale. L'ovaire est rattaché à l'utérus par le ligament propre de l'ovaire, et à la trompe homolatérale par le ligament large. Des vaisseaux sanguins et lymphatiques, ainsi que des nerfs, atteignent l'utérus et la trompe en passant entre les feuillets du ligament large.

Ligament rond. Il s'agit d'une bande de tissu fibreux entre les deux feuillets du ligament large, de chaque côté de l'utérus. Il atteint la paroi pelvienne, puis traverse le *canal inguinal* et se termine en fusionnant avec la grande lèvre homolatérale.

Ligament utérosacral. Né de chaque côté de la paroi postérieure du col et du vagin, il se dirige vers l'arrière sur le côté du rectum, et se fixe sur le sacrum.

Ligament cervical transverse (ligament cardinal). De chaque côté, il va du col et du vagin à la paroi latérale du pelvis.

Fascia pubocervical. Il se dirige vers l'avant depuis les ligaments cervicaux transverses, passe de chaque côté de la vessie, et s'attache à la face postérieure des os pubiens.

Fonctions de l'utérus

Après la puberté, l'endomètre suit un cycle régulier de modifications, le *cycle menstruel*, contrôlé par des hormones de l'hypothalamus et du lobe antérieur de la glande pituitaire (voir Ch. 9). Le cycle menstruel prépare l'utérus à recevoir, nourrir et protéger un ovule fertilisé. Le cycle est habituellement régulier, durant entre 26 et 30 jours. Si l'ovule n'est pas fertilisé, un nouveau cycle se produit, débutant par une courte période de saignement (menstruation).

Si l'ovule est fertilisé, le zygote s'implante lui-même dans la paroi utérine. Le muscle utérin grandit pour s'accommoder au bébé qui se développe, appelé *embryon* durant les 8 premières semaines, et *fœtus* pendant le reste de la grossesse. Des sécrétions utérines nourrissent l'ovule avant son implantation dans l'endomètre ; après l'implantation, la boule de cellules en expansion rapide est nourrie par les cellules de l'endomètre elles-mêmes. Cela n'est suffisant que pendant les quelques premières semaines, et le *placenta* est l'organe qui prend le relais (voir Ch. 5). Le placenta, rattaché au fœtus par le cordon ombilical, est aussi fermement fixé à la paroi utérine, et il permet au bébé qui grandit de recevoir de l'oxygène et des nutriments, tandis qu'il le débarrasse de ses déchets. Le placenta a aussi une importante fonction endocrine pendant la grossesse. Il sécrète des taux élevés de progestérone, ce qui empêche que la paroi musculaire de l'utérus ne se contracte en réaction à l'étirement progressif de l'utérus avec la croissance du fœtus. Au terme (fin de la grossesse), les estrogènes, qui accroissent la contractilité utérine, deviennent les hormones sexuelles prédominantes du sang. En outre, l'ocytocine est sécrétée par le lobe postérieur de la glande pituitaire, hormone qui stimule aussi la contraction du muscle utérin. Le contrôle de la sécrétion d'ocytocine se fait par un mécanisme de rétroaction positive (voir aussi fig. 9.5, p. 235). Pendant le travail, l'utérus expulse de force le bébé par des contractions rythmiques puissantes.

Trompes utérines

Les trompes utérines (fig. 18.4), longues d'environ 10 cm, s'implantent chacune d'un côté de l'utérus, entre le corps et le fond. Chaque trompe siège dans le bord supérieur libre du ligament large homolatéral, et son extrémité latérale en forme de trompe traverse le feuillet péritonéal postérieur du ligament large, s'ouvrant ainsi dans la cavité péritonéale près de l'ovaire. L'extrémité de chaque trompe a des projections en forme de doigts appelées *franges*. La plus longue d'entre elles est la *frange ovarique*, étroitement associée à l'ovaire.

Structure des trompes utérines

Les trompes sont recouvertes par le péritoine (formant le ligament large), ont une couche moyenne de muscle lisse, et elles sont bordées par un épithélium cilié. La vascularisation sanguine, le drainage lymphatique et l'innervation sont les mêmes que ceux de l'utérus.

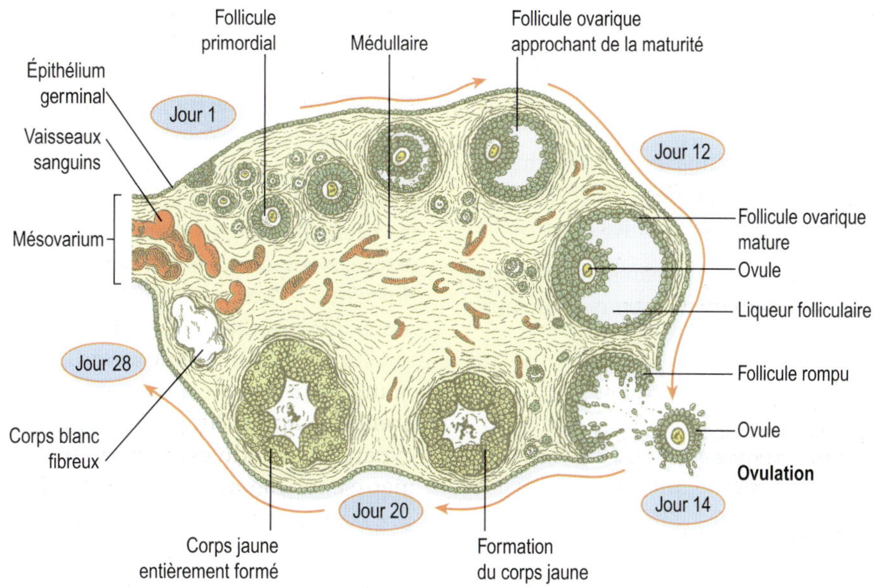

Figure 18.7 Coupe d'ovaire montrant les stades de développement d'un follicule ovarique.

Fonction des trompes utérines

Les trompes utérines propulsent l'ovule de l'ovaire à l'utérus par péristaltisme et mouvement ciliaire. Les sécrétions des trompes utérines fournissent les conditions idéales pour le déplacement de l'ovule et du spermatozoïde. La fertilisation de l'ovule se produit habituellement dans la trompe utérine, et le zygote est propulsé dans l'utérus, où il s'implante.

Ovaires

Les ovaires (fig. 18.4) sont les gonades féminines (glandes produisant les hormones sexuelles et les ovules); ils siègent chacun dans une fosse peu profonde, sur la paroi latérale du pelvis. Ils ont 2,5 à 3,5 cm de long, 2 cm de large et 1 cm d'épaisseur. Chacun est attaché à la partie supérieure de l'utérus par le *ligament ovarien*, et à l'arrière du ligament large par une large bande de tissu, le *mésovarium*. Des vaisseaux sanguins et des nerfs atteignent l'ovaire par le mésovarium (fig. 18.7).

Structure des ovaires

Les ovaires ont deux couches tissulaires.

Médullaire. Elle est au centre de l'ovaire; elle est faite de tissu fibreux, de vaisseaux sanguins et de nerfs.

Cortex. Il entoure la médullaire. Il a une charpente de tissu conjonctif ou *stroma*, recouverte par un *épithélium germinal*. Il contient des *follicules ovariques* à divers stades de maturation, qui entourent chacun un ovule. Avant la puberté, l'ovaire est inactif, mais le stroma contient des follicules immatures (primordiaux) présents dès la naissance. Pendant les années de fertilité, environ tous les 28 jours, un follicule ovarique (follicule de De Graaf) devient mature, se rompt, et libère son ovule dans la trompe utérine. Cela est appelé *ovulation*, qui survient dans la plupart des cycles menstruels (fig. 18.7 et 18.8). Après l'ovulation, le follicule rompu se développe dans le corps jaune (corpus luteum) qui, à son tour, va laisser une petite cicatrice permanente de tissu fibreux appelée corps blanc (corpus albicans) à la surface de l'ovaire.

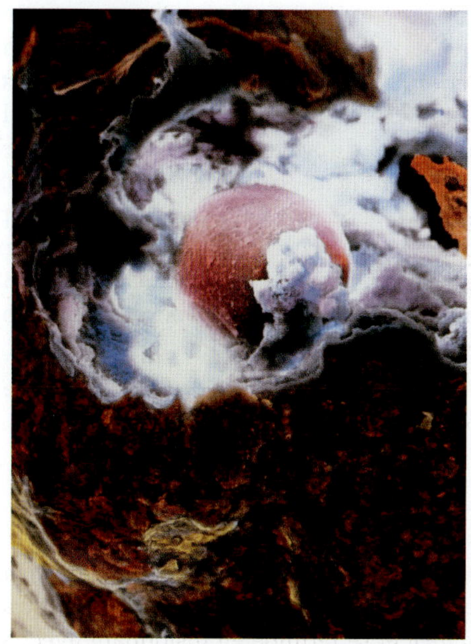

Figure 18.8 Le moment de l'ovulation : microscopie à balayage électronique d'un ovule (en rose) émergeant à la surface de l'ovaire (en brun).

Vascularisation sanguine, drainage lymphatique et innervation

Apport de sang artériel. Il se fait de chaque côté par l'artère ovarique, branche de l'aorte abdominale née juste au-dessus de l'artère rénale homolatérale.

Drainage veineux. Il se fait par un plexus veineux derrière l'utérus, d'où partent les veines ovariques. La veine ovarique droite se jette dans la veine cave inférieure, la gauche dans la veine rénale gauche.

Drainage lymphatique. Il se fait dans les nœuds lymphatiques latéro-aortiques et préaortiques. Les vaisseaux lymphatiques suivent le même trajet que les artères.

Innervation. L'ovaire reçoit des nerfs parasympathiques sacraux et des nerfs sympathiques venus des nerfs splanchniques lombaux.

Fonctions des ovaires

L'ovaire est l'organe dans lequel sont stockés les gamètes féminins, et il se développe avant l'ovulation. Sa maturation est contrôlée par l'hypothalamus et l'antéhypophyse, qui sécrète des godanotrophines (hormone stimulant le follicule, ou *follicle stimulating hormone* [FSH] et hormone lutéinisante [LH]), toutes deux agissant sur l'ovaire. De plus, l'ovaire a des fonctions endocriniennes, et sécrète des hormones essentielles aux modifications physiologiques durant le cycle de la reproduction. La source de ces hormones, estrogène, progestérone et inhibine, est le follicule lui-même. Pendant la première partie du cycle, tandis que l'ovule se développe à l'intérieur du follicule, ce dernier sécrète des taux accrus d'estrogène. Cependant, après l'ovulation, le corps jaune sécrète principalement de la progestérone, avec une petite quantité d'estrogène et d'inhibine (fig. 18.9). La signification de ce processus est abordée plus loin dans le paragraphe « Cycle de la reproduction ».

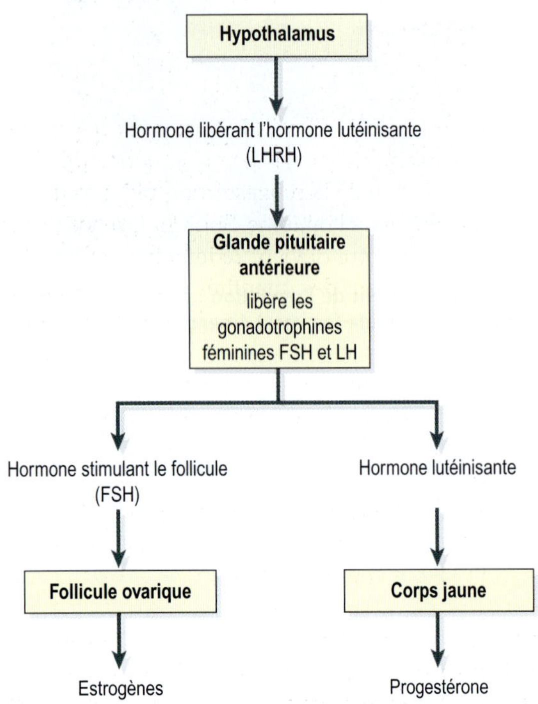

Figure 18.9 Hormones de la reproduction féminines et tissus cibles.

Puberté féminine

La puberté est la période de la vie lors de laquelle les organes internes de reproduction deviennent matures. Elle se produit habituellement entre l'âge de 12 et 14 ans. L'apparition des premières règles est appelée *ménarche*, et elle marque le début de la période de fertilité (NdT : encore que les premières règles soient souvent sans ovulation). Les ovaires sont stimulés par les gonadotrophines antéhypophysaires : l'hormone folliculostimulante (FSH) et l'hormone lutéinisante (LH).

Un certain nombre de modifications physiques et psychiques se produisent durant la puberté :

- l'utérus, les trompes utérines et les ovaires deviennent matures ;
- le cycle menstruel et l'ovulation débutent ;
- les seins se développent et grossissent ;
- une pilosité pubienne et axillaire apparaît ;
- la croissance staturale s'accélère, le pelvis s'élargit ;
- la graisse sous-cutanée augmente, en particulier celles des hanches et des seins.

Cycle de la reproduction

Il s'agit d'une série d'événements se reproduisant régulièrement chez les femmes, tous les 26 à 30 jours, pendant la période de fertilité entre la ménarche et la ménopause (fig. 18.10). Le cycle consiste en une série de modifications se produisant simultanément dans les ovaires et la paroi utérine, stimulées par des modifications de la concentration sanguine d'hormones (fig. 18.10B et D). Les hormones sécrétées pendant le cycle sont contrôlées par des mécanismes de rétroaction négative.

L'hypothalamus sécrète l'hormone de libération des gonadotrophines (*luteinising hormone releasing hormone* [LHRH], ou hormone libérant la LH), qui stimule la sécrétion par le lobe antérieur de l'hypophyse (voir tableau 9.1, p. 233) :

- d'hormone folliculostimulante (FSH), qui promeut la maturation des follicules ovariques et la sécrétion d'estrogènes, conduisant à l'ovulation. La FSH est donc surtout active durant la première partie du cycle. Sa sécrétion cesse une fois que l'ovulation a commencé, pour éviter que d'autres follicules deviennent matures pendant le cycle en cours ;
- d'hormone lutéinisante (LH), qui déclenche l'ovulation, stimule le développement du corps jaune et la sécrétion de progestérone.

L'hypothalamus répond aux modifications des taux sanguins d'estrogènes et de progestérone. Il est stimulé par des taux élevés d'estrogène seul (comme c'est le cas durant la première partie du cycle), mais cette stimulation est supprimée par l'estrogène et la progestérone ensemble (comme c'est le cas dans la deuxième partie du cycle).

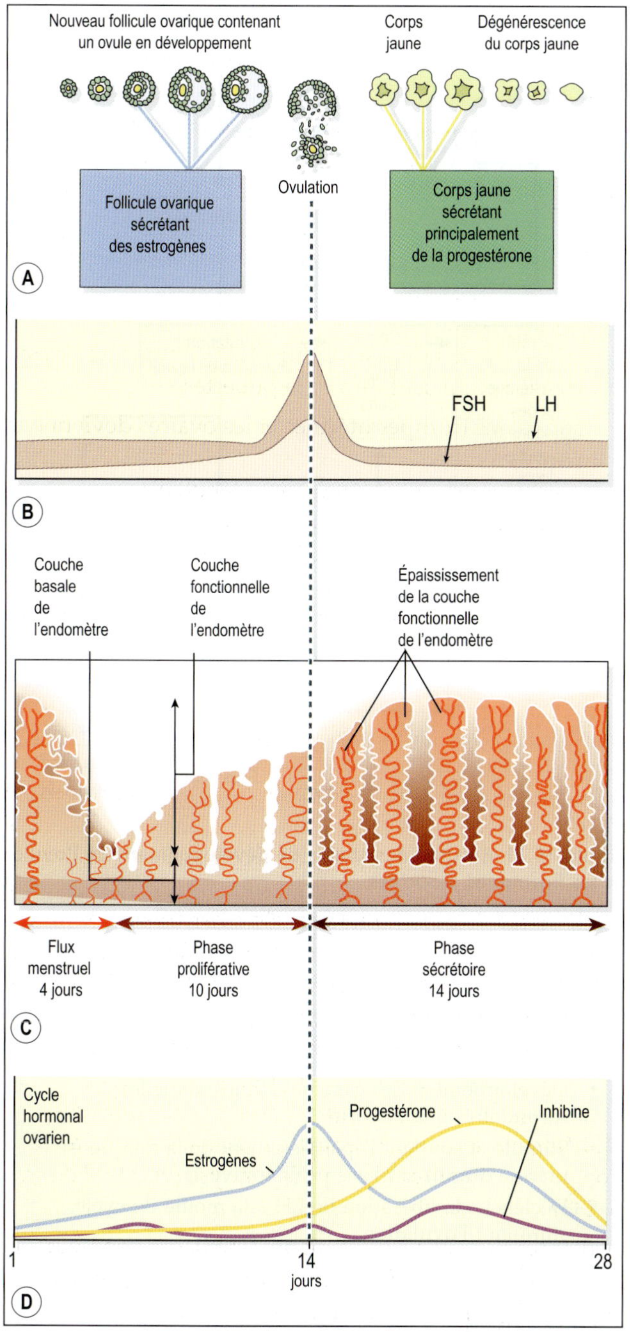

Figure 18.10 Résumé d'un cycle de la reproduction féminin. **A.** Cycle ovarien ; maturation du follicule et développement du corps jaune. **B.** Cycle de l'hypophyse antérieure ; taux de LH et de FSH. **C.** Cycle utérin ; phases menstruelle, proliférative et sécrétoire. **D.** Cycle hormonal ovarien ; taux d'estrogènes, d'inhibine et de progestérone.

La durée moyenne du cycle est d'environ 28 jours. Par convention, les jours du cycle sont numérotés à partir du début de la *phase menstruelle*, qui dure environ 4 jours. Celle-ci est suivie par la *phase proliférative* (d'environ 10 jours) puis par la *phase sécrétoire* (d'environ 14 jours).

Phase menstruelle

Quand l'ovule n'est pas fertilisé, le corps jaune commence à dégénérer (en cas de grossesse, le corps jaune est stimulé par la gonadotrophine chorionique humaine [hCG], sécrétée par les cellules trophoblastiques ; voir plus loin). Les taux sanguins de progestérone et d'estrogènes chutent par conséquent, et la couche fonctionnelle de l'endomètre, qui dépend de taux élevés de ces hormones ovariennes, desquame avec la menstruation (fig. 18.10C). Le flux menstruel (règle) est fait de sécrétions des glandes endométriales, de cellules endométriales, de sang venant des capillaires en dégénérescence, et de l'ovule non fertilisé.

Durant la phase menstruelle, les taux d'estrogène et de progestérone sont très bas en raison de la dégénérescence du corps jaune qui avait été actif durant la deuxième moitié du cycle précédent. Cela signifie que l'hypothalamus et l'antéhypophyse peuvent reprendre leur activité cyclique, et le taux de FSH commence à s'élever, initiant le cycle suivant.

Phase proliférative

À ce stade, un follicule ovarique, stimulé par la FSH, évolue vers la maturation et produit des estrogènes. Ceux-ci stimulent la prolifération de la couche fonctionnelle de l'endomètre, la préparant à recevoir un ovule fertilisé. L'endomètre devient plus épais en raison d'une multiplication cellulaire rapide avec augmentation du nombre de glandes sécrétant du mucus et de capillaires sanguins. Des taux élevés d'estrogène déclenchent la libération de LH, à peu près à la moitié du cycle. Cette libération de LH déclenche l'ovulation, qui marque la fin de la phase proliférative.

Phase sécrétoire

Après l'ovulation, la LH issue de l'antéhypophyse stimule le développement du corps jaune à partir du follicule rompu ; cela produit de la progestérone, une certaine quantité d'estrogènes et de l'inhibine. Sous l'influence de la progestérone, l'endomètre devient œdémateux et les glandes sécrétoires produisent des quantités croissantes de mucus aqueux. Cela contribue au passage des spermatozoïdes par l'utérus pour gagner les trompes utérines, où se fait habituellement la fertilisation de l'ovule. Il se produit une augmentation semblable de la sécrétion de mucus par les glandes des trompes utérines et par les glandes cervicales qui lubrifient le vagin.

L'ovule survit sous une forme fertilisable très peu de temps après l'ovulation, probablement aussi peu de temps que 8 heures. Les spermatozoïdes, déposés dans le vagin pendant le coït, ne sont capables de fertiliser l'ovule que pendant 24 heures, bien qu'ils puissent survivre plusieurs jours. Cela veut dire que la période de chaque cycle durant laquelle la fertilisation peut se produire est relativement brève. Le moment de l'ovulation peut être déterminé en observant certaines modifications corporelles se produisant à cette période. Des modifications du mucus cervical (NdT : « glaire cervicale »), d'épais et sec devenant mince, élastique et fluide, sont détectées ; en outre, la température corporelle s'élève d'environ 1 °C immédiatement après l'ovulation. Certaines femmes ressentent un certain degré d'inconfort abdominal au milieu du cycle, considéré comme correspondant à la rupture du follicule et à la libération de son contenu dans la cavité abdominale.

Après l'ovulation, la combinaison de progestérone, d'estrogène et d'inhibine depuis le corps jaune inhibe l'hypothalamus et l'antéhypophyse, et les taux de FSH et de LH chutent donc. Les faibles taux de FSH durant la seconde moitié du cycle empêchent que le développement folliculaire ne se poursuive si une grossesse se produit durant le cycle actuel. Si l'ovule n'est pas fertilisé, la chute des taux de LH entraîne la dégénérescence et la mort du corps jaune, qui dépend du LH pour sa survie. Le déclin continuel d'estrogène, de progestérone et d'inhibine circulants qui en résulte conduit à la dégénérescence de la muqueuse utérine et aux règles, avec l'initiation d'un nouveau cycle.

Si l'ovule est fertilisé, il n'y a pas de desquamation de l'endomètre, et pas de flux menstruel. L'ovule fertilisé (zygote) se déplace dans la trompe utérine jusqu'à l'utérus, où il s'implante dans la paroi utérine et produit l'hormone chorionique humaine (hCG) semblable à l'hormone lutéinisante de l'hypophyse antérieure. (NdT : lors de sa traversée de la trompe, l'œuf fertilisé présente plusieurs divisions avant d'arriver dans l'utérus sous forme d'un blastocyste d'une centaine de cellules ; celui-ci reste 2 à 4 jours avant de s'implanter dans l'endomètre grâce à l'action des cellules trophoblastiques se développant à la surface du blastocyste. Après l'implantation, vers le 7e jour de l'ovulation, les cellules trophoblastiques et d'autres cellules se développent rapidement pour former le placenta et d'autres membranes. En même temps qu'elles se développent, les cellules trophoblastiques commencent à sécréter hCG.) Cette hormone garde le corps jaune intact, lui permettant de continuer à sécréter de la progestérone et des estrogènes les 3 à 4 premiers mois de la grossesse, inhibant la maturation de nouveaux follicules ovariques (fig. 18.11). Pendant ce temps, le placenta se développe et produit des estrogènes, de la progestérone et des gonadotrophines.

Un résumé est fourni à la figure 18.11. L'encadré 18.1 résume les fonctions reproductives de l'estrogène et de la progestérone.

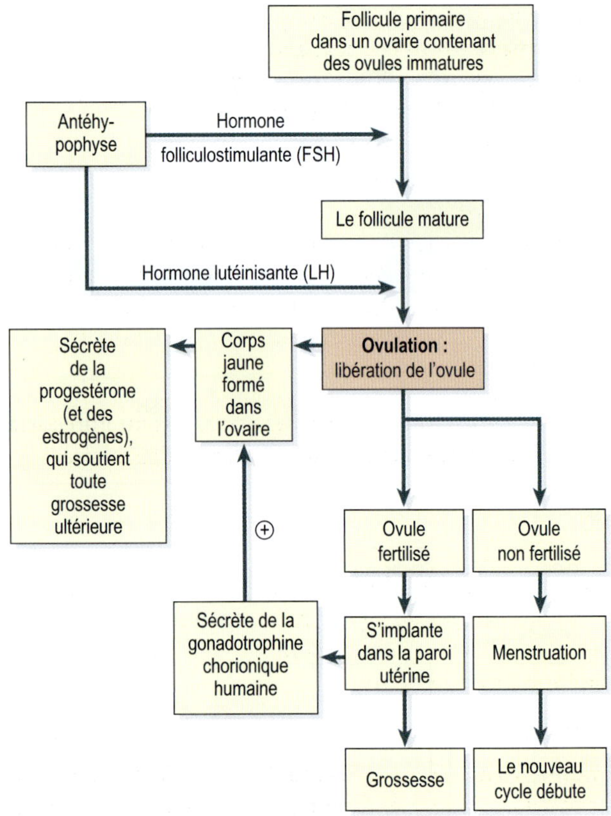

Figure 18.11 Résumé des stades de développement de l'ovule et les hormones associées.

Encadré 18.1 Fonctions reproductives de l'estrogène et de la progestérone

Estrogène
- Développement des caractéristiques sexuelles secondaires à la puberté
- Stimule et soutient l'épaississement de la muqueuse utérine durant la phase proliférative
- Déclenche la libération de LH à la moitié du cycle, stimulant l'ovulation
- Stimule la sécrétion par l'antéhypophyse de FSH et de LH durant la première partie du cycle

Progestérone
- Stimule et soutient l'épaississement ainsi que l'augmentation du développement glandulaire de la muqueuse utérine durant la phase sécrétoire
- Avec l'estrogène, inhibe la sécrétion de FSH et de LH par l'antéhypohyse dans la deuxième partie du cycle

Ménopause

La ménopause (climatère) survient habituellement entre 45 et 55 ans, marquant la fin de la période de fertilité. Elle peut apparaître soudainement ou s'étaler sur des années, parfois jusqu'à 10 ans. Elle est due à une réduction progressive des taux d'estrogène, le nombre de follicules fonctionnels dans les ovaires diminuant avec l'âge. Les ovaires répondent progressivement de moins en moins à FSH et à LH, l'ovulation et les cycles menstruels deviennent irréguliers, et finalement cessent. Plusieurs autres phénomènes peuvent survenir dans ce même temps :

- poussées imprévisibles de vasodilatation avec rougissement cutané, sueurs et palpitations (NdT : « bouffées de chaleur »), entraînant un inconfort et perturbant le sommeil ;
- atrophie des seins ;

- perte de pilosité axillaire et pubienne ;
- atrophie des organes sexuels ;
- épisodes d'anomalies comportementales, par exemple d'irritabilité, de changements d'humeur ;
- amincissement progressif de la peau ;
- baisse de la masse osseuse prédisposant à l'ostéoporose (p. 458) ;
- augmentation lente du taux de cholestérol sanguin, favorisant la survenue de troubles cardiovasculaires, troubles dont le risque de survenue est plus grand chez les femmes postménopausées que chez les hommes du même âge.

Des modifications semblables apparaissent après irradiation ou exérèse chirurgicale bilatérale des ovaires.

Seins

Les seins, ou *glandes mammaires*, sont des glandes accessoires du système de reproduction féminin. Elles sont présentes aussi chez l'homme, mais seulement sous une forme rudimentaire.

Structure du sein

Les glandes mammaires (fig. 18.12) sont faites de quantités variables de tissu glandulaire, permettant la production de lait, soutenues par du tissu adipeux et du tissu fibroconjonctif reliant le sein à la paroi thoracique.

Chaque sein comporte environ 20 lobes, chacun contenant un certain nombre de structures globulaires appelées lobules, où le lait est produit. Les lobules s'ouvrent dans de minuscules *conduits lactifères*, qui drainent le lait vers le mamelon. Des tissus de soutien adipeux et conjonctifs parcourent le sein, autour des lobules, et le sein lui-même est recouvert de graisse sous-cutanée. Au cours de l'allaitement, du tissu glandulaire prolifère (hyperplasie, voir fig. 3.41) dans le sein pour appuyer la production de lait ; celui-ci disparaît après la lactation.

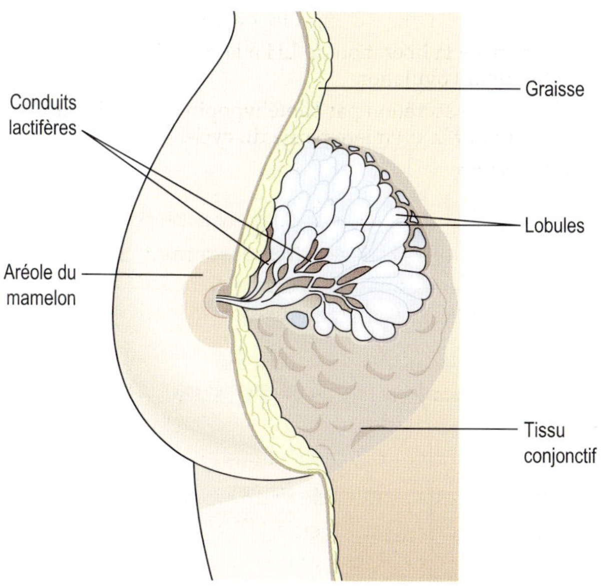

Figure 18.12 Structure du sein.

Mamelon. Il s'agit d'une petite éminence conique au centre du sein, entourée d'une aire pigmentée, l'*aréole*. De nombreuses glandes sébacées sont présentes à la surface de l'aréole (glandes aréolaires, tubercules de Montgomery), qui lubrifient les mamelons pendant la lactation.

Vascularisation sanguine, drainage lymphatique et innervation

Apport de sang artériel. Le sein est vascularisé par les branches thoraciques de l'artère axillaire, ainsi que par des branches de l'artère mammaire interne (l'artère thoracique interne) et d'artères intercostales.

Drainage veineux. Il décrit un cercle anastomotique autour de la base du mamelon, d'où partent des branches amenant le sang à la circonférence et qui se terminent dans les veines axillaire et mammaire.

Drainage lymphatique (voir fig. 6.1, p. 142). Il se fait principalement dans les vaisseaux et les nœuds lymphatiques axillaires. La lymphe peut se drainer dans les nœuds mammaires internes si la voie superficielle est bloquée.

Innervation. Les seins sont innervés par des branches des 4e, 5e et 6e nerfs thoraciques, qui contiennent des fibres sympathiques. Le sein contient de nombreuses terminaisons nerveuses sensitives somatiques, en particulier autour du mamelon. Quand ces récepteurs du toucher sont stimulés par la succion, des influx nerveux sont transmis jusqu'à l'hypothalamus, et la sécrétion réflexe d'ocytocine est stimulée, entraînant la libération de lait.

Fonction du sein

Chez la femme, les seins sont petits et immatures jusqu'à la puberté. Ensuite, ils grossissent et se développent sous l'influence des estrogènes et de la progestérone. Pendant la grossesse, ces hormones stimulent une croissance supplémentaire des seins. Après la naissance de l'enfant, la *prolactine* (p. 234) sécrétée par la glande pituitaire antérieure stimule la production de lait, et l'*ocytocine* (p. 234) de la posthypophyse stimule la libération de lait en réponse à la stimulation du mamelon par la succion qu'exerce le bébé, selon un mécanisme de rétroaction positive.

Système de reproduction masculin

Objectifs pédagogiques

Après avoir étudié ce paragraphe, vous devriez être capable :

- de décrire la structure et les fonctions des testicules ;

- d'indiquer la structure et la fonction du cordon spermatique ;
- de décrire les sécrétions passant dans le sperme ;
- d'expliquer le processus de l'éjaculation ;
- d'énumérer les principales modifications se produisant chez le garçon à la puberté.

Le système de reproduction masculin est représenté à la figure 18.13.

Les fonctions du système reproducteur masculin sont :

- la production, la maturation et le stockage des spermatozoïdes ;
- l'apport de spermatozoïdes dans le sperme vers l'appareil reproducteur féminin.

L'urètre est aussi une voie de passage pour l'excrétion d'urine.

Scrotum

Le scrotum est une poche de peau très pigmentée, de tissu fibreux et conjonctif, et de muscle lisse. Il est divisé en deux compartiments, contenant chacun un testicule, un épididyme et la terminaison testiculaire d'un cordon spermatique. Il siège au-dessous de la symphyse pubienne, devant la partie supérieure des cuisses et derrière le pénis.

Testicules

Les testicules (fig. 18.14A et B) sont les glandes de la reproduction masculine, l'équivalent des ovaires de la femme. Ils ont environ 4,5 cm de longueur, 2,5 cm de largeur et 3 cm d'épaisseur ; ils sont suspendus dans le scrotum par les cordons spermatiques. Ils sont entourés par trois couches tissulaires.

Tunique vaginale. Il s'agit d'une membrane double formant la couverture extérieure du testicule, constituant un prolongement du péritoine abdominal et pelvien. Durant le début de la vie fœtale, chaque testicule se développe dans la région lombale de la cavité abdominale, juste au-dessous du rein homolatéral. Puis chacun descend dans le scrotum, entraînant avec lui sa couverture de péritoine, ses vaisseaux sanguins et lymphatiques, ses nerfs et son conduit déférent. Le péritoine finit par entourer le testicule dans le scrotum, et il ne communique plus avec la cavité abdominale. La descente du testicule dans le scrotum est terminée vers le 8e mois de la vie fœtale.

Tunique albuginée. Il s'agit d'une couverture fibreuse au-dessous de la tunique vaginale. Des cloisons en partent, divisant la structure glandulaire du testicule en *lobules*.

Tunique vasculaire. Il s'agit d'un réseau de capillaires, soutenu par un tissu conjonctif fragile.

Structure du testicule

Chaque testicule comporte 200 à 300 lobules, et chaque lobule présente 1 à 4 anses contournées faites de *cellules épithéliales germinales* appelées *tubes* (ou *tubules*) *séminifères*. Des groupes de *cellules interstitielles (de Leydig)* sont situés entre les tubes ; après la puberté, elles sécrètent une hormone, la testostérone. Au pôle supérieur du testicule, les tubes se réunissent pour n'en former qu'un seul. Celui-ci, d'environ 6 m de longueur totale, est replié de façon répétée, et étroitement empaqueté dans une masse appelée épididyme. Il quitte le scrotum sous forme de *conduit déférent* (vas deferens) situé dans le *cordon spermatique*. Les vaisseaux sanguins et lymphatiques atteignent le testicule ou en partent par le cordon spermatique.

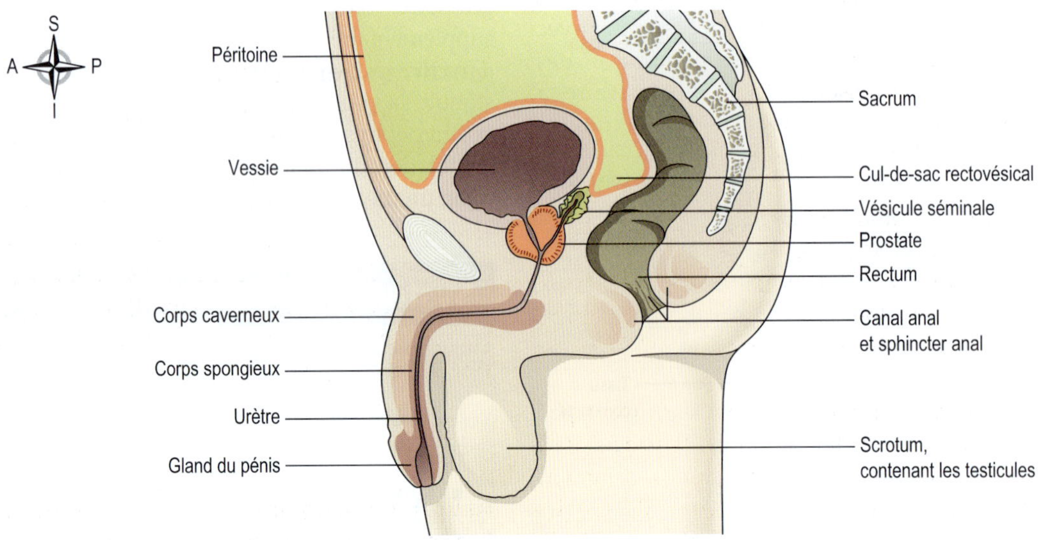

Figure 18.13 Les organes de reproduction masculins et les structures voisines.

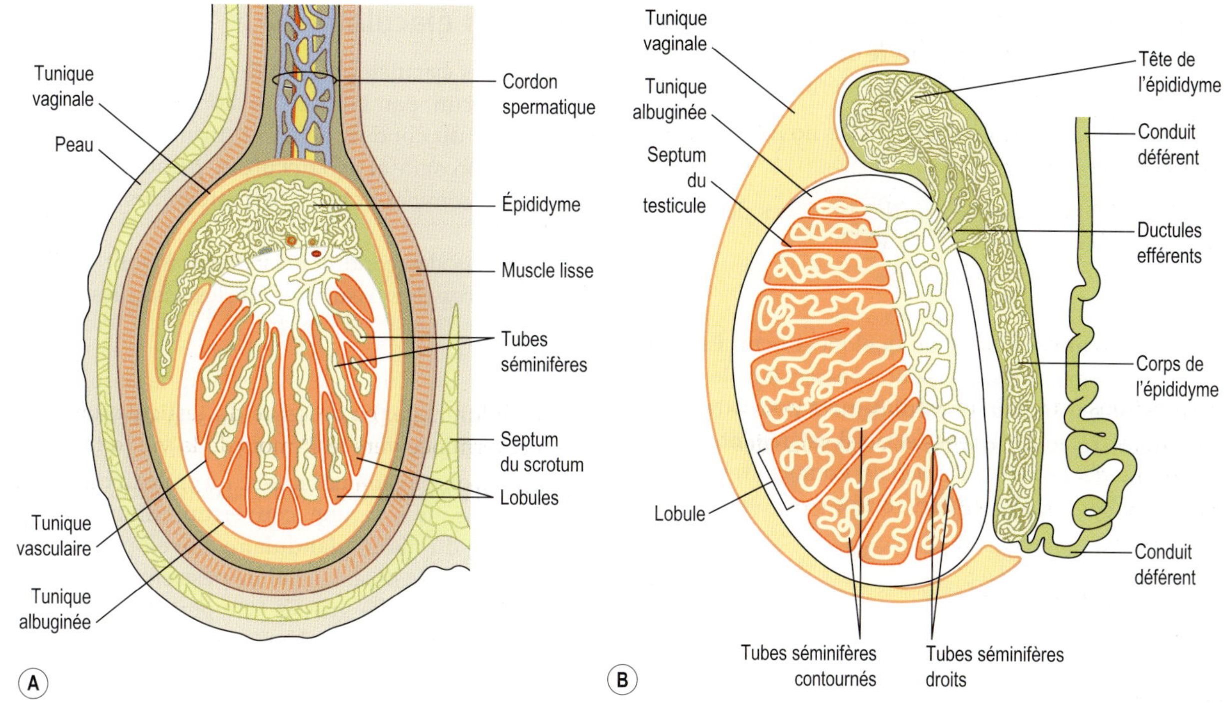

Figure 18.14 Le testicule. A. Une coupe du testicule et de ses enveloppes. **B.** Une coupe longitudinale d'un testicule et du conduit déférent.

Fonctions des testicules

Les spermatozoïdes sont produits dans les tubes séminifères des testicules, et leur maturation intervient en traversant le long et contourné épididyme, où ils sont emmagasinés. La FSH du lobe antérieur de la glande pituitaire (p. 231) stimule la production de sperme. Un spermatozoïde mature (fig. 18.15) a une tête, un corps, et une longue queue en forme de fouet utilisée pour sa mobilité. La tête est presque complètement remplie par le noyau, contenant son ADN. Elle contient aussi les enzymes qui lui sont nécessaires pour pénétrer les couches externes de l'ovule à atteindre, et fusionner avec lui. Le corps du spermatozoïde comporte des mitochondries, qui fournissent l'énergie nécessaire à l'action de propulsion de la queue, permettant au spermatozoïde de se déplacer dans le tractus féminin de la reproduction.

La spermatogenèse réussie se produit à une température inférieure d'environ 3 °C à la température corporelle normale. Les testicules sont refroidis par leur position à l'extérieur de la cavité abdominale, et la mince couverture extérieure que constitue le scrotum n'a que très peu de graisse isolante.

À la différence des femmes, qui ne produisent pas de nouvelles gamètes après la naissance, la production de sperme chez les hommes commence au moment de la puberté et se poursuit tout au long de la vie, souvent jusqu'à un âge avancé, sous l'influence de la testostérone.

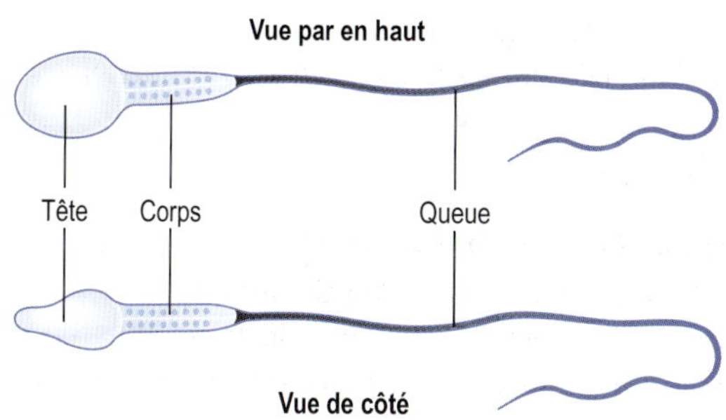

Figure 18.15 Un spermatozoïde.

Cordon spermatique

Le cordon spermatique suspend le testicule dans le scrotum. Chacun des deux cordons contient une artère testiculaire, des veines testiculaires, des lymphatiques, un conduit déférent et des nerfs testiculaires, structures dont la réunion malgré leurs origines variées dans l'abdomen forme le cordon. Celui-ci, recouvert d'une gaine de muscle lisse ainsi que de tissus conjonctif et fibreux, traverse le canal inguinal (p. 453) et s'attache au testicule sur sa paroi postérieure.

Vascularisation sanguine, drainage lymphatique et innervation

Apport de sang artériel. L'artère testiculaire naît de l'aorte abdominale, juste au-dessous de l'artère rénale homolatérale.

Drainage veineux. La veine testiculaire traverse la cavité abdominale. La veine gauche s'ouvre dans la veine rénale gauche, la droite dans la veine cave inférieure.

Drainage lymphatique. Il se fait dans les nœuds lymphatiques autour de l'aorte.

Innervation. Elle est fournie par des branches des 10e et 11e nerfs thoraciques.

Conduit déférent

Le conduit déférent est long de quelque 45 cm. Faisant suite à l'épididyme, il remonte pour passer dans le canal inguinal, se dirige en haut et médialement pour atteindre la paroi postérieure de la vessie, où il est rejoint par le canal venant de la *vésicule séminale* homolatérale pour former le *conduit éjaculateur* (fig. 18.16).

Vésicules séminales

Il s'agit de deux petites poches fibromusculaires, mesurant 5 cm, bordées par un épithélium cylindrique, siégeant à la face postérieure de la vessie (fig. 18.16).

À son extrémité inférieure, chaque vésicule séminale s'ouvre dans un court conduit, qui rejoint le conduit déférent homolatéral pour former le conduit éjaculateur.

Fonctions des vésicules séminales

Les vésicules séminales, en se contractant, expulsent pendant l'éjaculation le contenu qu'elles ont emmagasiné, le liquide séminal. Le liquide séminal, qui constitue 60 % du volume du sperme, est alcalin afin de protéger le sperme de l'environnement acide du vagin, et il contient du fructose pour soutenir les spermatozoïdes dans leur voyage dans le tractus féminin de reproduction.

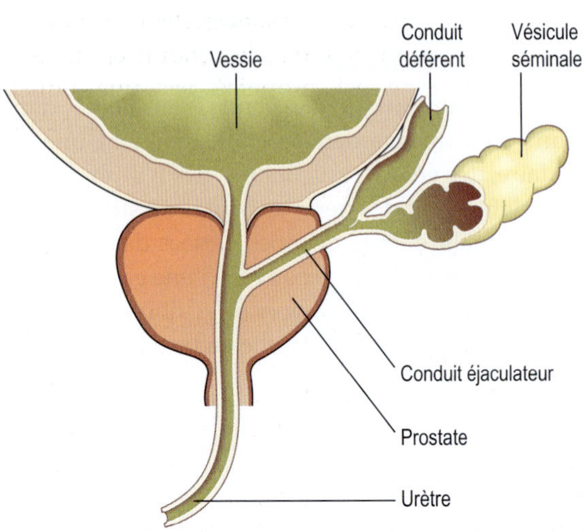

Figure 18.16 Coupe de la prostate et structures de la reproduction associées, d'un seul côté.

Conduits éjaculateurs

Les conduits éjaculateurs sont deux tubes longs de 2 cm, formés chacun par l'union du conduit d'une vésicule séminale et du conduit déférent du même côté. Chacun traverse la prostate et rejoint l'urètre prostatique, amenant du liquide séminal et des spermatozoïdes dans l'urètre (fig. 18.16).

Les parois des conduits éjaculateurs sont constituées des mêmes couches tissulaires que les vésicules séminales.

Prostate

Cette glande (fig. 18.16) siège dans la cavité pelvienne devant le rectum et derrière la symphyse pubienne, entourant complètement l'urètre à l'endroit où il émerge de la vessie. Elle a une couverture fibreuse externe, renfermant du tissu glandulaire enveloppé dans une couche de muscle lisse. La glande pèse environ 8 g durant la jeunesse, mais elle grossit (s'hypertrophie) progressivement avec l'âge, pouvant peser environ 40 g vers l'âge de 50 ans.

Fonctions de la prostate

Cette glande sécrète un liquide fluide laiteux, qui constitue environ 30 % du volume du *sperme* et lui donne son apparence laiteuse. Il contient une enzyme coagulante qui épaissit le sperme dans le vagin, augmentant la probabilité qu'a le sperme d'être maintenu dans sa route vers le col utérin.

Urètre et pénis

Urètre

L'urètre masculin fournit une voie commune au flux urinaire et au sperme. Long d'environ 19 à 20 cm, il comprend trois parties. L'*urètre prostatique* naît à l'orifice urétral de la vessie, et il traverse la prostate. L'*urètre membraneux* est la partie la plus courte et la plus étroite ; il va de la prostate au bulbe du pénis, après avoir traversé la membrane périnéale (ou diaphragme urogénital). L'*urètre spongieux*, ou *pénien*, siège dans le corps spongieux du pénis ; il se termine à l'orifice urétral externe (méat urétral) situé dans le *gland du pénis*.

Il y a deux sphincters urétraux (fig. 18.17). Le *sphincter interne* est un anneau de muscle lisse au niveau du col de la vessie, au-dessus de la prostate. Le *sphincter externe* est un anneau de muscle squelettique entourant la partie membraneuse de l'urètre.

Pénis

Le pénis (fig. 18.17) a une *racine* et un *corps*. La racine ancre le pénis dans le périnée, et le corps est la partie externe, visible et mobile, de l'organe. Il est formé de trois masses cylindriques de *tissu érectile*, ainsi que de muscle

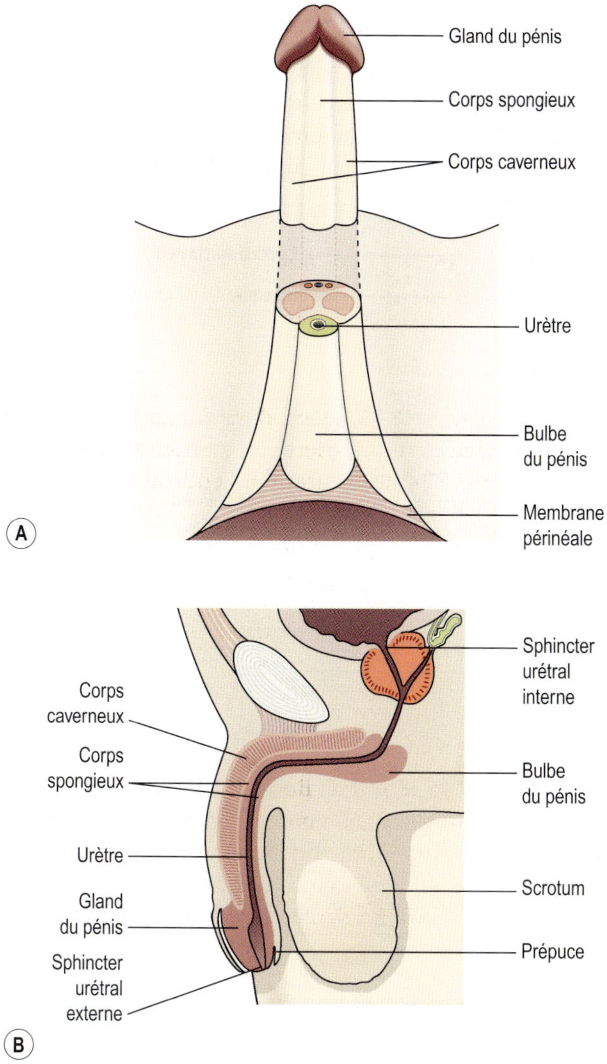

Figure 18.17 Le pénis. A. Vu par au-dessous. **B.** Vu de côté.

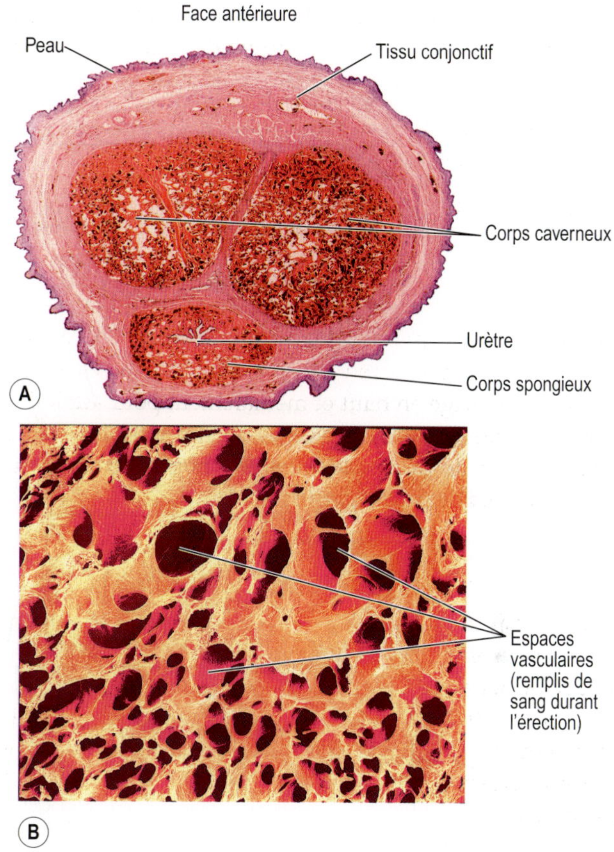

Figure 18.18 Le pénis. A. Coupe transversale (micrographie). **B.** Tissu érectile (microscopie à balayage électronique).

lisse. Le tissu érectile est soutenu par du tissu fibreux, et recouvert par de la peau ; il reçoit un riche apport sanguin.

Les deux colonnes cylindriques de tissu érectile sont appelés *corps caverneux*, et la colonne entre eux (NdT : à leur partie ventrale) est le *corps spongieux* (fig. 18.18A). Le pénis présente à son extrémité une structure triangulaire appelée *gland du pénis*. Juste au-dessus du gland, la peau est repliée sur elle-même, formant une double couche mobilisable appelée *prépuce*. Le sang artériel est amené de chaque côté par les artères profonde, dorsale et bulbaire du pénis, nées de l'artère pudendale (honteuse) interne. Une série de veines drainent le sang vers les veines pudendales internes, puis les veines iliaques internes. Le pénis est innervé par des nerfs somatiques et par des nerfs autonomiques. La stimulation parasympathique entraîne le remplissage sanguin du tissu spongieux érectile (fig. 18.18B), en raison de la dilatation artériolaire et de la constriction veineuse, qui accroît l'apport de sang au pénis pour la première, et s'oppose à son départ pour la seconde. Le pénis devient par conséquent gorgé de sang et en érection, prérequis essentiel pour le coït.

Éjaculation

Durant l'éjaculation, qui se produit lors de l'orgasme masculin, des spermatozoïdes sont éjectés de l'épididyme, traversent le conduit déférent, le conduit éjaculateur et l'urètre. Le sperme est propulsé par une puissante contraction rythmique du muscle lisse de la paroi du conduit déférent ; les contractions musculaires sont contrôlées par le sympathique. Le muscle de la paroi des vésicules séminales et celui de la prostate se contractent aussi, ajoutant le contenu de ces organes au liquide traversant les conduits génitaux. La force générée par ces processus combinés conduit à l'émission de sperme à travers le sphincter urétral externe (fig. 18.19).

Le sperme ne constitue que 10 % de l'éjaculat final ; le reste est principalement constitué des liquides des vésicules séminales (50 à 60 %) et de la prostate (20 à 30 %), ajoutés au sperme pendant l'orgasme masculin, ainsi que du mucus produit par l'urètre. Le sperme est légèrement alcalin pour neutraliser l'acidité du vagin. Entre 2 et 5 ml de sperme sont présents dans un éjaculat normal, et ils

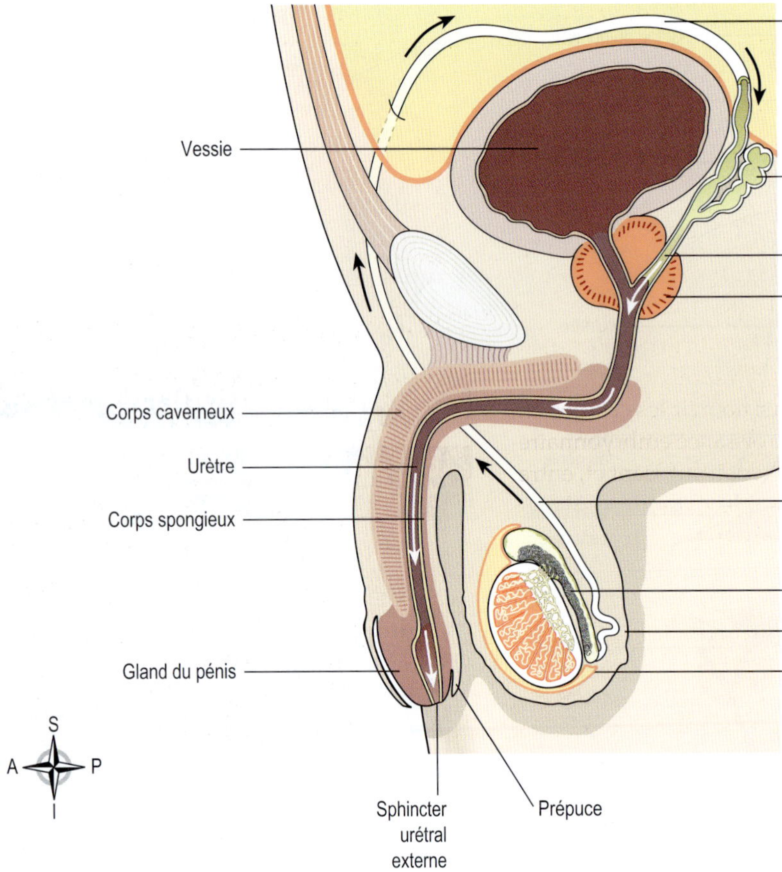

Figure 18.19 Coupe des organes masculins de reproduction. Les flèches indiquent la voie prise par les spermatozoïdes pendant l'éjaculation.

contiennent entre 40 et 100 millions de spermatozoïdes par ml. S'ils ne sont pas éjaculés, les spermatozoïdes perdent progressivement leur fertilité au bout de plusieurs mois, et ils sont réabsorbés par l'épididyme.

Puberté masculine

La puberté masculine apparaît entre 10 et 14 ans. L'hormone lutéinisante du lobe antérieur de la glande pituitaire stimule les cellules interstitielles des testicules, qui accroissent la production de testostérone. Sous l'influence de la testostérone, la maturation sexuelle et d'autres modifications caractéristiques surviennent, dont :

- la croissance musculaire et osseuse, avec accroissement marqué de la taille et du poids ;
- l'élargissement du larynx, et l'approfondissement de la voix qu'il entraîne ;
- la croissance de la pilosité du visage, des aisselles, du thorax, de l'abdomen et du pubis ;
- le grossissement du pénis, du scrotum et de la prostate ;
- la maturation des tubes séminifères et la production de spermatozoïdes ;
- l'épaississement de la peau, qui devient plus huileuse.

Développement humain

Objectifs pédagogiques

Après avoir étudié ce paragraphe, vous devriez être capable :

- de définir les termes « embryon », « fœtus », « zygote » et « blastocyte » ;
- d'indiquer les principales étapes du développement embryonnaire et fœtal.

La croissance d'un nouvel être humain commence quand un ovule est fertilisé par un spermatozoïde (voir fig. 1.19), habituellement dans la trompe utérine. La cellule qui en résulte est appelée *zygote*. Comme l'ovule et le spermatozoïde ont chacun 23 chromosomes, cette cellule a donc l'ensemble des 46 chromosomes. La période entre la fertilisation et la naissance (*gestation*) dure environ 40 semaines. Les huit premières semaines de développement sont appelées la *période embryonnaire* ; ensuite, l'individu en développement est appelé *fœtus*.

Aidé par le péristaltisme de la trompe utérine, le zygote chemine vers l'utérus, un trajet qui prend environ une semaine, et environ 10 jours après la fertilisation, il est fermement enchâssé dans la muqueuse utérine. Durant ce temps, il subit des divisions cellulaires rapides et répétées. Au moment où il s'implante dans l'endomètre, il est devenu un *blastocyte*, une balle creuse comportant 70 à 100 cellules. Le blastocyte contient une masse interne de cellules, qui se développe pour devenir un fœtus avec son *sac amniotique*, un sac membranaire qui l'enferme. La couche externe, le *trophoblaste*, devient une importante couche du *placenta* (p. 121).

Alimentation durant la croissance intra-utérine. Aux stades précoces, l'embryon est suffisamment petit pour qu'une simple diffusion suffise pour nourrir les cellules en cours de division. Mais comme la croissance embryonnaire est très rapide, cela devient rapidement insuffisant et, entre la 3e et la 10e semaine de grossesse, le placenta se développe, fermement attaché à la paroi utérine. Le fœtus est attaché au placenta par le *cordon ombilical*, et il absorbe l'oxygène et les nutriments à partir du flux sanguin maternel, tout comme il excrète des déchets.

Les trois premiers mois

Un nouveau-né est composé de millions de cellules et de nombreux tissus différents, tous s'étant développés à partir du zygote unicellulaire formé au moment de la fertilisation. La différenciation de cellules en tissus spécialisés ainsi que l'organisation de ces tissus spécialisés en systèmes corporels sont largement achevées durant les 12 premières semaines de gestation. Un fœtus de 12 semaines est très similaire à un fœtus de 40 semaines, même s'il est bien plus petit.

Fin de la grossesse

Les six derniers mois de grossesse sont principalement consacrés à la croissance rapide du fœtus en vue de la préparation à la naissance et à la vie indépendante.

Le tableau 18.1 résume certains des principaux repères du développement embryonnaire/fœtal.

Vieillissement et système de reproduction

Objectifs pédagogiques

Après avoir étudié ce paragraphe, vous devriez être capable :

- de décrire les effets du vieillissement sur le système de reproduction féminin;
- de décrire les effets du vieillissement sur le système de reproduction masculin.

Vieillissement et reproduction chez la femme

Habituellement entre l'âge de 45 et 55 ans, l'apport ovarien d'ovocytes cesse et, par conséquent, les estrogènes qu'ils sécrètent déclinent. À ce moment-là, le cycle de la

Tableau 18.1 Quelques-uns des principaux repères du développement embryonnaire/fœtal

Mois	Longueur	Poids	Principales caractéristiques du développement
1	5 mm	0,02 g	Le cœur bat Apparition des principaux organes respiratoires et gastro-intestinaux Apparition du tube neural (à partir duquel le système nerveux se développe) Les bourgeons des membres sont apparents
2	28 mm	2,7 g	Apparition des glandes endocrines Arbre respiratoire en place Système vasculaire établi Développement du cœur achevé La peau, les ongles et les glandes sudoripares sont présents Les modèles de cartilage pour les os apparaissent Le visage devient de forme humaine
3	78 mm	26 g	Des globules rouges sont produits dans la moelle osseuse Le cerveau et la structure de la moelle spinale de base sont en place L'ossification commence et les muscles se forment Apparition des gonades (ovaires chez les sujets féminins, testicules chez les sujets masculins)
4	133 mm	150 g	Apparition des cheveux Les yeux et les oreilles sont en place Développement rapide du SNC Articulations formées
9	346 mm	3,2 kg	À la naissance, beaucoup de systèmes sont immatures mais fonctionnels. Certaines adaptations importantes à la vie indépendante sont requises, par exemple dans la fonction cardiovasculaire et respiratoire (p. 122)

reproduction s'interrompt et la fertilité décline jusqu'à devenir nulle (ménopause, p. 486). Durant la ménopause, bien que les taux d'estrogène commencent à chuter, il se produit une augmentation rapide et continue de la sécrétion de gonatrophine, l'antéhypophyse et l'hypothalamus tentant de maintenir l'activité des ovaires défaillants. De l'âge de 50 ans jusqu'à la vieillesse, les organes reproducteurs féminins, dont les seins, diminuent progressivement de taille. La vulve s'atrophie et devient plus fibreuse, ce qui peut prédisposer aux infections et aux tumeurs malignes. Les parois du vagin deviennent minces et lisses, avec une perte des rugosités et des sécrétions glandulaires.

Vieillissement et reproduction chez l'homme

Il n'existe pas l'équivalent exact de la ménopause chez l'homme âgé. (NdT : La diminution de sécrétion androgénique est progressive mais ne s'accompagne pas d'un événement aussi identifiable que l'arrêt des règles. On l'appelle andropause ou déclin androgénique lié à l'âge.) Bien que la sécrétion de testostérone tende à décliner après l'âge de 50 ans, ce qui conduit à une réduction relative de la fertilité et du désir sexuel, elle est habituellement suffisante pour maintenir la production de sperme. Un homme peut toujours être en mesure de concevoir un enfant jusqu'à un âge extrême.

Maladies sexuellement transmises

Objectifs pédagogiques

Après avoir étudié ce paragraphe, vous devriez être capable :

- d'énumérer les principales causes des maladies sexuellement transmises;
- d'expliquer les manifestations de ces maladies.

Les maladies sexuellement transmissibles sont courantes dans toutes les cultures et représentent un problème croissant dans de nombreux pays.

Les micro-organismes qui entraînent des infections sexuellement transmises sont incapables de survivre longtemps hors du corps et n'ont pas d'hôte intermédiaire.

Chlamydioses

Le micro-organisme *Chlamydia trachomatis* entraîne chez la femme l'inflammation du col utérin, et il peut remonter le long du tractus génital et provoquer une maladie inflammatoire pelvienne. Chez l'homme, il est responsable d'urétrite, et il peut aussi remonter et entraîner une épididymite. Dans les deux sexes, il est une cause importante de diminution de la fertilité. L'infection à chlamydia est souvent associée à d'autres maladies sexuellement transmises. Le même organisme est responsable du trachome, infection oculaire qui est la première cause de cécité dans le monde (p. 225).

Gonococcie

Cette maladie est due à *Neisseria gonorrhoeae*, qui infecte la muqueuse des voies génitales et des voies urinaires. Chez l'homme, elle détermine l'urétrite suppurée, et l'infection peut s'étendre à la prostate, à l'épididyme et aux testicules. Chez la femme, l'infection peut partir des glandes vulvaires, du vagin et du col, et s'étendre au corps de l'utérus, aux trompes, aux ovaires et au péritoine. La guérison par fibrose peut entraîner chez la femme l'obstruction des trompes utérines, responsable de stérilité quand elle est bilatérale. Chez l'homme, elle peut entraîner un rétrécissement urétral.

La transmission non vénérienne de l'agent causal peut entraîner une *ophtalmie purulente du nouveau-né*, liée à une gonococcie maternelle. L'infection est contractée lors du passage du bébé dans la filière génitale.

Syphilis

Cette maladie est due à *Treponema pallidum*. Elle évolue en trois stades nettement marqués. Après une incubation de plusieurs semaines, il apparaît un *chancre primaire* au site d'inoculation, qui peut être par exemple la vulve, le périnée, le pénis ou la région péribuccale. Chez la femme, le chancre est facilement méconnu quand il est interne. Le chancre guérit spontanément au bout de plusieurs semaines. Durant la *syphilis secondaire*, 3 à 4 mois après la contamination, apparaissent des symptômes systémiques, dont des adénopathies, des éruptions cutanées, et des ulcérations de la muqueuse buccale ainsi que de l'appareil génital. Il peut exister une période de latence de 3 à 10 ans. Les lésions de la *syphilis tertiaire* se développent dans de nombreux organes, dont la peau, les os et les muqueuses, et peuvent atteindre le système nerveux, ce qui se traduit par une maladie appelée paralysie générale (NdT : ou par un tabès) et une démence.

La transmission de la syphilis se fait aux stades primaire et secondaire, quand les écoulements des lésions sont très infectieux. La transmission congénitale de la mère au fœtus comporte un risque élevé de mettre au monde un enfant mort-né.

Trichomonase

Ce protozoaire entraîne une vulvovaginite aiguë, avec un écoulement irritant et agressif. Il est habituellement transmis sexuellement, et il est souvent présent chez les femmes atteintes de gonococcie.

Candidose

Candida albicans (voir aussi p. 342) est une levure souvent commensale du vagin, n'entraînant normalement aucun problème. Sa prolifération est normalement empêchée par, par exemple, l'acidité vaginale; il prolifère cependant dans certaines circonstances, entraînant un muguet. Les facteurs de prolifération sont en général :

- une antibiothérapie, qui tue les bactéries gardant le pH vaginal bas;
- la grossesse;
- une baisse de l'immunité (NdT : immunité à médiation cellulaire);
- le diabète sucré.

Chez les femmes, un prurit persistant représente le principal symptôme, avec un écoulement, une tuméfaction et un érythème de la région vulvaire

Syndrome d'immunodéficience acquise (sida) et hépatite B

Ces affections virales peuvent être sexuellement transmises, mais il n'y a pas de signes locaux d'infection. Pour la description du sida et du VIH, voir p. 412; pour celle de l'hépatite B, voir p. 356.

Herpès génital

Une forme de l'herpèsvirus, *Herpes simplex* 2 (HSV2), est associée à des infections génitales. L'infection initiale tend à se présenter sous forme de petits ulcères douloureux qui s'accumulent en grappes sur les organes génitaux externes. Il existe souvent une fièvre et des céphalées. Des récidives se produisent car le virus s'établit dans la racine dorsale du ganglion, où il peut être réactivé de temps à autre.

Maladies du système de reproduction féminin

Objectifs pédagogiques

Après avoir étudié ce paragraphe, vous devriez être capable :

- de décrire les causes et les manifestations de la maladie inflammatoire pelvienne;
- de définir l'appellation imperforation de l'hymen;
- d'indiquer les causes et les manifestations du carcinome cervical;
- de discuter les principales pathologies de l'utérus et des trompes utérines;
- de décrire les causes et les manifestations des atteintes de l'ovaire;
- de donner les causes de la stérilité féminine;
- d'envisager les principales affections du sein féminin.

Maladie inflammatoire pelvienne (MIP)

Cette maladie est généralement la conséquence d'infections sexuellement transmissibles. Elle débute habituellement par une vulvovaginite avec atteinte des glandes vulvaires, puis elle peut s'étendre au col, à l'utérus, aux trompes utérines et aux ovaires. L'extension ascendante s'observe surtout quand les microbes étaient déjà présents dans le vagin avant une intervention chirurgicale, un accouchement ou un avortement, en particulier si des produits de la conception sont en rétention.

Les complications de la MIP comprennent les suivantes :

- stérilité par obstruction bilatérale des trompes utérines;
- péritonite;
- obstruction intestinale due à des adhérences entre l'intestin et l'utérus et/ou les trompes utérines;
- bactériémie, pouvant entraîner méningite, endocardite, arthrite suppurée;
- abcès des glandes de Bartholin, ou formation de kyste d'une glande dont le canal excréteur est bouché.

Affections de l'utérus

Carcinome cervical

Des modifications dysplasiques étiquetées *néoplasie intra-épithéliale cervicale* (CIN) débutent dans la couche la plus profonde de l'épithélium cervical, habituellement à la jonction de l'épithélium pavimenteux stratifié du tiers inférieur du canal cervical et de l'épithélium sécrétoire des deux tiers supérieurs. La dysplasie peut progresser et atteindre toute l'épaisseur de l'épithélium. Tous les cas de dysplasie n'évoluent pas vers un cancer, mais il n'est pas possible de prédire jusqu'où ira le développement de la lésion, si elle restera statique ou si elle régressera. Une détection précoce grâce à un programme de dépistage peut permettre de réséquer le tissu anormal avant qu'il ne devienne malin. Le degré de malignité est établi en fonction de l'extension tumorale. Le stade I renvoie à une maladie confinée au col utérin. Les stades II à IV reflètent une augmentation de l'extension, y compris au rectum, à la vessie et aux structures extrapelviennes. La diffusion précoce se fait par l'intermédiaire des nœuds lymphatiques, et l'extension locale se fait habituellement à l'utérus, au vagin, à la vessie et au rectum. À un stade tardif, une diffusion peut se faire par voie sanguine au foie, aux poumons et aux os.

La maladie se développe en 15 à 20 ans, et elle s'observe le plus souvent entre 35 et 50 ans.

La grande majorité des cas (plus de 90 %) sont dus au papillomavirus humain (HPV), sexuellement transmissible, lequel serait aussi à l'origine d'une grande proportion des cancers du pénis et de la vulve. Le risque est donc plus grand chez les femmes qui sont sexuellement actives depuis un âge précoce ayant eu de multiples partenaires et qui n'utilisent pas des méthodes mécaniques de contraception.

Affections de l'endomètre

Le terme général utilisé pour décrire une inflammation de l'endomètre est *endométrite*, due à une grande variété de micro-organismes après, par exemple, un accouchement ou une fausse couche, ou à un dispositif de contraception intra-utérin infecté. D'autres affections plus spécifiques comprennent l'endométriose, l'hyperplasie endométriale et le carcinome endométrial.

Endométriose

Il s'agit de la présence de tissu endométrial en dehors de l'utérus, habituellement dans l'ovaire, la trompe utérine ou d'autres structures pelviennes. Le tissu ectopique, tout comme l'endomètre utérin, répond aux taux fluctuants des hormones sexuelles pendant le cycle menstruel, entraînant un saignement de type menstruel dans la partie basse de l'abdomen et, dans les ovaires, la formation de kystes colorés, de kystes chocolat. Il existe des douleurs intermittentes dues au gonflement du tissu ectopique, et les hémorragies répétées entraînent la formation de tissu fibreux. L'endométriose ovarienne peut conduire à l'inflammation pelvienne, à la stérilité, ainsi qu'à des adhérences pelviennes étendues impliquant les ovaires, l'utérus, les ligaments utérins et l'intestin.

Hyperplasie endométriale

L'hyperplasie de l'endomètre est associée à un taux sanguin d'estrogènes élevé, par exemple dans l'obésité, l'estrogénothérapie ou une tumeur ovarienne. Elle est parfois associée à un risque accru de développement cancéreux.

Carcinome endométrial

Il s'observe principalement chez des femmes n'ayant jamais été enceintes, et surtout chez celles âgées de 50 à 60 ans. L'incidence de ce carcinome est accrue en cas de tumeur sécrétant des estrogènes, et chez les femmes obèses, hypertendues ou diabétiques, qui ont tendance à avoir un taux sanguin élevé d'estrogènes. La tumeur grossissant, il existe souvent une ulcération et un saignement vaginal. L'endomètre n'a pas de lymphatiques, et de ce fait l'extension par voie lymphatique n'apparaît qu'après extension locale à d'autres structures pelviennes. Des métastases par voie lymphatique ou sanguine apparaissent tardivement; elles touchent habituellement le foie, les poumons et les os. L'envahissement urétral entraîne une hydronéphrose, et une insuffisance rénale (en cas d'atteinte bilatérale), qui est la cause habituelle de la mort.

Affections du myomètre

Adénomyose utérine

C'est la croissance d'endomètre à l'intérieur du myomètre. Le tissu ectopique peut entraîner une augmentation diffuse ou localisée de l'utérus. Les lésions peuvent entraîner une dysménorrhée, des hémorragies menstruelles, irrégulières, excessives (ménorragies), puis aussi intermenstruelles (métrorragies), apparues habituellement entre 40 et 50 ans.

Léiomyome (fibrome, myome) utérin

Cette tumeur bénigne du myomètre est très fréquente, souvent multiple. Elle réalise une masse ferme de tissu musculaire lisse encapsulée, de taille très variable, dans des fibres musculaires comprimées. Les grosses tumeurs peuvent dégénérer si leur vascularisation devient insuffisante, entraînant nécrose, fibrose et calcification. Cette tumeur se développe durant la période de fertilité; elle peut être hormonodépendante, grossissant pendant la grossesse et sous traitement par contraceptif oral. Elle tend à régresser après la ménopause. Les grosses tumeurs peuvent entraîner un inconfort pelvien, des mictions fréquentes, des ménorragies et des saignements irréguliers (métrorragies), une dysménorrhée et une réduction de la fertilité. La transformation maligne est rare.

Affections des trompes utérines et des ovaires

Salpingite aiguë

La salpingite est l'inflammation des trompes utérines. Elle est habituellement due à une infection venant de l'utérus, et seulement parfois à une infection venue de la cavité péritonéale. Des lésions permanentes par fibrose de tissu cicatriciel peuvent toucher les trompes utérines, ce qui peut entraîner une obstruction et la stérilité. L'infection peut s'étendre au péritoine et atteindre les ovaires.

Grossesse extra-utérine

Il s'agit de l'implantation d'un ovule fertilisé ailleurs que dans l'utérus, habituellement dans une trompe utérine. Avec la croissance du fœtus, la trompe se rompt, et son contenu passe dans la cavité péritonéale, entraînant une inflammation aiguë (péritonite) et une hémorragie intrapéritonéale potentiellement mortelle.

Tumeurs de l'ovaire

La plupart des tumeurs ovariennes sont bénignes, observées entre 20 et 45 ans. Les autres surviennent principalement entre 45 et 65 ans, de malignité limite (cancer de bas grade) ou franche.

Le cancer des ovaires prédomine dans les sociétés développées, les groupes de niveau socioéconomique élevé, et il existe, dans certaines familles, une vulnérabilité génétique. La grossesse et l'usage d'une pilule contraceptive ont un effet protecteur. La plupart des tumeurs de l'ovaire ont pour origine des cellules épithéliales, mais certaines sont issues de cellules germinales de l'ovaire, ou de cellules stromales.

Tumeurs ovariennes métastatiques

Les ovaires sont le siège fréquent de métastases venant de tumeurs malignes primaires d'autres organes pelviens, du sein, de l'estomac, du pancréas et des voies biliaires.

Stérilité féminine

Cette affection courante peut relever :

- de l'obstruction des trompes utérines, souvent conséquence d'une maladie inflammatoire pelvienne et/ou d'une infection sexuellement transmissible;
- d'un problème anatomique, par exemple rétroversion de l'utérus (basculé en arrière);
- d'un facteur endocrinien; toute anomalie des glandes et des hormones intervenant dans le cycle menstruel peut interférer avec la fertilité;
- d'un faible poids corporel, par exemple dans l'anorexie mentale, ou d'une malnutrition sévère, et cela peut s'associer à de faibles taux de leptine (p. 243);
- d'une endométriose.

Affections du sein

Mastite (inflammation du sein)

Cette affection est généralement associée à la lactation et l'allaitement, et peut impliquer ou non une infection. Habituellement, un seul sein est touché. La mastite non infectieuse est la conséquence d'une stase dans le sein, et provoque un œdème et des douleurs. Une infection (en général par *Staphylococcus aureus*) peut survenir si le mamelon est lésé durant la succion, ce qui permet aux bactéries de pénétrer dans les conduits lactifères et ainsi de se répandre. Le plus souvent, l'affection répond bien au traitement, mais des complications plus graves, telles qu'un abcès, peuvent survenir.

Tumeurs du sein

Tumeurs bénignes

La plupart (90 %) des tumeurs du sein sont bénignes. Les fibroadénomes sont les tumeurs les plus fréquentes, apparues n'importe quand après la puberté ; leur incidence est maximale dans la troisième décennie de la vie. D'autres tumeurs bénignes peuvent être kystiques ou solides, touchant des femmes proches de la ménopause. La prolifération cellulaire peut être épithéliale (NdT : papillome canalaire, adénome), fibreuse (NdT : fibroadénome, où la prolifération intéresse à la fois le stroma fibreux lobulaire et le tissu épithélial canaliculaire), ou sécrétoire.

Tumeurs malignes

Ces masses habituellement indolores sont situées dans le quadrant supéro-externe du sein. Une fibrose importante entoure la tumeur, pouvant entraîner la rétraction du mamelon, la nécrose et l'ulcération de la peau sus-jacente.

L'extension précoce au-delà du sein se fait par voie lymphatique aux nœuds axillaires et mammaires internes. L'invasion locale concerne les muscles pectoraux et la plèvre. Des métastases par voie sanguine peuvent se produire plus tardivement dans de nombreux organes et dans les os, en particulier dans les vertèbres lombales et thoraciques. Les causes du cancer du sein ne sont pas connues, mais le risque augmente avec l'âge, et l'exposition à des doses élevées d'estrogènes semble être un facteur prédisposant. Les femmes ayant eu précocement des règles, une ménopause tardive, pas de grossesses ont un risque plus élevé que d'autres car elles ont eu plus de cycles menstruels durant leur vie, et chaque cycle menstruel amène avec lui la poussée d'estrogènes due à la phase proliférative du cycle (p. 485). Une composante génétique est également probable, car les parentes proches ont un risque significativement accru de développement de ce cancer. Dans environ 15 % des cas, la maladie est liée à la présence d'une anomalie sur l'un des deux gènes *BRCA1* et *BRCA2*. Les femmes porteuses de l'un de ces gènes ont un risque très élevé (80 à 90 %) de développer la maladie, et il existe aussi un risque accru de cancer des ovaires et des intestins. Chez les femmes porteuses de ces gènes, l'âge moyen où la maladie apparaît est significativement moins élevé que chez celles n'ayant pas le gène. Un pour cent de l'ensemble des cancers du sein concerne des hommes.

Maladie du système de reproduction masculin

Objectifs pédagogiques

Après avoir étudié ce paragraphe, vous devriez être capable :

- d'indiquer les causes et les manifestations des infections du pénis et de l'urètre ;
- de décrire les principales lésions du testicule ;
- de discuter les principaux troubles prostatiques ;
- d'énumérer les principales causes de stérilité masculine.

Infections du pénis

L'inflammation du gland et du prépuce peut être due à une infection spécifique ou non spécifique. Dans les infections non spécifiques ou *balanites*, le manque d'hygiène personnelle est un facteur prédisposant important, en particulier si un *phimosis* est présent, c'est-à-dire si l'orifice du prépuce est trop petit pour permettre sa rétractation manuelle (« décalottage ») normale. Si l'infection devient chronique, le prépuce peut se fibroser, ce qui aggrave le phimosis.

Infections de l'urètre

L'urétrite gonococcique est l'infection spécifique la plus fréquente. L'infection non spécifique peut venir de la vessie (cystite), ou être introduite lors d'un cathétérisme, d'une cystoscopie ou d'une intervention chirurgicale. Les deux types d'infection peuvent diffuser par voie génitale à la prostate, aux vésicules séminales, à l'épididyme et au testicule d'un côté ou des deux. Si l'infection devient chronique, la fibrose qui se développe peut entraîner un rétrécissement de l'urètre ou son obstruction complète, responsable de rétention d'urine.

Épididyme et testicule

Infections

L'épididymite et l'orchite non spécifiques sont dues habituellement à l'extension d'une infection de l'urètre, souvent après prostatectomie. Les microbes peuvent diffuser soit par le conduit déférent (vas deferens), soit par voie lymphatique.

Épididymite spécifique. Elle est due habituellement à l'extension d'une urétrite gonococcique.

Orchite (inflammation du testicule). Elle est due le plus souvent au virus des oreillons, amené par le sang (virémie) depuis les cellules épithéliales des voies aériennes supérieures par lesquelles le virus est entré dans l'organisme. Une inflammation aiguë avec œdème se développe environ une semaine après l'apparition de la tuméfaction parotidienne. Cette atteinte testiculaire est habituellement unilatérale; quand elle est bilatérale, une atteinte sévère de l'épithélium germinal peut entraîner la stérilité (NdT : l'orchite ourlienne se développe pratiquement toujours après la puberté, touchant donc des adolescents, des adultes).

Testicule non descendu (cryptorchidie)

Le testicule se développe dans l'abdomen durant la vie intra-utérine, mais il descend dans le scrotum avant la naissance. S'il ne descend pas, ou s'il s'arrête en cours de descente, le testicule est dit cryptorchide. En cas de cryptorchidie bilatérale non corrigée, avec testicules intra-abdominaux, la stérilité est probable, et le risque de cancer du testicule est accru.

Hydrocèle

C'est la forme de tuméfaction scrotale la plus fréquente, due à l'accumulation de liquide séreux dans la tunique vaginale. Le début peut être aigu et douloureux, ou progressif. L'hydrocèle peut être congénitale, ou secondaire à une autre affection du testicule ou de l'épididyme.

Tumeurs testiculaires

La plupart des tumeurs testiculaires sont malignes, et ce sont les tumeurs malignes les plus fréquentes chez l'adulte jeune. Elles touchent des enfants et des adultes jeunes dont le testicule atteint n'est pas descendu, ou est descendu tardivement dans le scrotum. La tumeur tend à rester longtemps localisée, mais elle finit par s'étendre à des nœuds lymphatiques du pelvis et de l'abdomen, et de façon plus importante par voie sanguine. Des tumeurs hormonosécrétantes se développent parfois, et elles peuvent entraîner le développement précoce des garçons.

Prostate

Infections

La prostatite aiguë est habituellement non spécifique, due à une infection d'origine urétrale ou vésicale, souvent après un cathétérisme, une cystoscopie, une dilatation urétrale ou une intervention chirurgicale. Une infection chronique peut succéder à une atteinte aiguë. Une fibrose de la glande peut survenir pendant la guérison, entraînant un rétrécissement ou une obstruction de l'urètre.

Hypertrophie prostatique bénigne

L'hyperplasie prostatique peut entraîner une obstruction du jet urinaire, entraînant une rétention d'urine. La vidange incomplète de la vessie favorise l'infection; celle-ci est susceptible de diffusion, entraînant une pyélonéphrite et d'autres complications. L'hypertrophie prostatique est fréquente après 50 ans, et elle touche jusqu'à 70 % des hommes de plus de 70 ans. Sa cause n'est pas claire.

Tumeurs malignes de la prostate

Parmi les cancers chez l'homme, 7 % sont des carcinomes de la prostate. Le risque augmente avec l'âge, mais le facteur précipitant les modifications malignes n'est pas connu, même si un élément hormonal pourrait être impliqué. Au départ, la tumeur en cours de développement provoque souvent des symptômes d'obstruction urinaire. Mais elle se diffuse rapidement et il existe parfois des indications de tumeurs secondaires, par exemple des douleurs du dos dues à des métastases osseuses, une perte de poids ou de l'anémie.

Sein

Gynécomastie

Il s'agit d'une prolifération de tissu mammaire chez des sujets de sexe masculin. Elle ne touche parfois qu'un seul sein, et elle est bénigne. Elle atteint surtout des adolescents et des hommes âgés, et elle est souvent associée à :

- des troubles endocriniens, en particulier à des troubles dus à de hauts niveaux d'estrogènes;
- une cirrhose du foie (p. 357);
- une malnutrition;
- la prise de certains médicaments, par exemple de chlorpromazine, de spironolactone, de digoxine;
- au syndrome de Klinefelter, affection génétique comportant une atrophie testiculaire avec azoospermie.

Tumeurs malignes

Les tumeurs malignes se développent chez un petit nombre d'hommes, habituellement âgés. Un pour cent des cancers du sein touchent les hommes.

Stérilité masculine

La stérilité masculine peut être due :

- à des troubles endocriniens;
- à l'obstruction des conduits déférents;
- au défaut d'érection ou d'éjaculation pendant les rapports sexuels;
- à la vasectomie;
- à la suppression de la spermatogenèse par, par exemple, des radiations ionisantes, la chimiothérapie anticancéreuse ou d'autres médicaments.

Glossaire

Abcès Cavité remplie de pus dans un tissu
Abduction Mouvement du corps à l'écart de la ligne médiane du corps
Accommodation Mise au point des yeux pour voir des objets proches
Acide Substance qui libère des ions hydrogène dans une solution
Acide aminé Blocs de protéines en construction
Acide désoxyribonucléique (ADN) Molécule où le code génétique est écrit, et qui est disposée à l'intérieur des chromosomes dans le noyau
Acide ribonucléique (ARN) Molécule utilisée pour transporter des informations génétiques de l'ADN aux ribosomes cytoplasmiques
Acidose Situation au cours de laquelle le pH sanguin chute en dessous de la normale
Adaptation Diminution de la réponse de récepteurs sensoriels à une stimulation prolongée
Adduction Mouvement du corps vers la ligne médiane du corps
Adénosine triphosphate (ATP) Stockage moléculaire d'énergie chimique pour des réactions chimiques
Adhérences Fusion de deux couches de tissu avec du tissu fibreux, généralement après une inflammation
Adventice Couche extérieure, de soutien des vaisseaux sanguins
Aérobie Nécessitant de l'oxygène
Afférent(e) Transportant vers un organe
Aigu(ë) D'apparition soudaine
Alcalins Substances qui acceptent des ions hydrogène sous forme liquide ou en solution
Alcalose Situation au cours de laquelle le pH sanguin s'élève au-dessus de la normale
Allèle Forme d'un gène porté sur un chromosome
Alvéole Sacs alvéolaires des poumons ; également les sacs sécrétant le lait dans les glandes mammaires
Anabolisme Synthèse de grosses molécules à partir de molécules plus petites
Anaérobie Ne nécessitant pas d'oxygène
Anaphase Troisième phase de la mitose
Anaphylaxie La forme la plus sévère d'une allergie, avec de multiples effets systémiques potentiellement mortels
Anastomose Vaisseau sanguin (à l'exception des capillaires) réunissant deux vaisseaux sanguins
Anévrisme Faiblesse dans la paroi d'une artère
Anion Ion chargé négativement
Antérieur(e) (ventral[e]) Décrit une partie du corps plus proche de l'avant
Anticorps Protéines défensives synthétisées par des lymphocytes B en réaction à la présence d'antigènes
Antigène Protéine qui stimule les défenses immunologiques du corps
Antimicrobien Substance ou mécanisme qui tue des micro-organismes ou inhibe leur croissance
Artère Vaisseau sanguin qui transporte le sang loin du cœur
Artériole Petite artère
Arythmie Rythme cardiaque anormal
Atrophie Diminution de la taille des cellules qui entraîne le rétrécissement d'un organe ou d'une partie du corps
Auto-immunité Ciblage et parfois destruction de ses propres tissus par le système immunitaire
Autorégulation Capacité d'un tissu de contrôler de façon indépendante son propre apport sanguin
Autorythmicité Capacité d'un tissu de générer ses propres signaux électriques
Autosome Un des chromosomes des paires 1 à 22 (c'est-à-dire tous sauf les chromosomes sexuels)
Bactérie Micro-organisme unicellulaire, courant dans l'environnement externe ; certains peuvent provoquer une maladie
Barorécepteur Récepteur sensoriel sensible à la pression (étirement)
Barrière sang–cerveau Terme collectif donné aux adaptations physiologiques dans le système nerveux central qui évite que de nombreuses substances transportées par le sang ne l'atteignent
Bénin (bénigne) Affection non cancéreuse ou sans gravité pour laquelle un traitement peut être requis
Bradycardie Rythme cardiaque anormalement lent
Bronchodilatation Dilatation des bronches et des bronchioles
Capillaire Minuscule vaisseau sanguin, entre l'artériole et la veinule, dont les parois fuient pour favoriser l'échange de substances entre le sang et les tissus
Carcinogène Substance à l'origine d'un cancer
Carcinome Tumeur formée à partir de tissu épithélial
Caryotype Présentation photographique des chromosomes d'une cellule sous forme de paires en ordre de taille décroissant

GLOSSAIRE

Catabolisme Dégradation de grosses molécules en de plus petites
Catalyseur Substance qui accélère une réaction biochimique sans y prendre part
Cation Ion chargé positivement
Cellule mononucléée Globule blanc dont le cytoplasme est dépourvu de granules (c'est-à-dire lymphocytes et monocytes)
Chémorécepteur (chimiorécepteur) Récepteur sensoriel sensible aux substances chimiques en solution
Chimiotactisme Mouvement d'une cellule vers un chimioattractant
Chondrocyte Cellule cartilagineuse mature
Chromatine État déroulé des chromosomes durant l'interphase
Chromosome sexuel Chromosome X ou Y (23e paire)
Chromosome Structure en forme de saucisse consistant en une molécule d'ADN étroitement enroulée visible à la fin de l'interphase
Chronique Au long cours ou récurrent
Cils Extensions cellulaires microscopiques permettant de déplacer des matériaux à travers la lumière d'un tube
Circulation systémique Apport sanguin de tous les organes du corps, à l'exception des artères et des veines pulmonaires
Circumduction Mouvement d'une partie du corps en forme de cône
Coagulation Formation d'un caillot sanguin
Codominance Situation dans laquelle plus d'une forme de gène est dominante
Commensal Micro-organisme inoffensif vivant dans le corps ou à sa surface, et qui peut apporter des avantages à son hôte, par exemple en produisant des vitamines, ou en évitant la croissance d'agents pathogènes
Compliance Élasticité d'un tissu
Composé Molécule contenant plus d'un élément
Conduction saltatoire « Saut » d'un influx nerveux, le long d'un axone myélinisé, d'un nœud de Ranvier à l'autre
Congénital(e) Héréditaire
Contrôle volontaire Contrôle conscient d'une fonction corporelle
Convergence Fait de tourner les yeux vers l'intérieur pour la vision de près
Cortex Couche externe d'une glande ou d'une structure
Costal Relatif aux côtes
Couche pariétale Couche de membrane séreuse recouvrant une cavité corporelle (par exemple couche viscérale)
Couche viscérale Couche de membrane séreuse recouvrant un organe corporel
Cycle de l'acide citrique Importante séquence de réactions métaboliques aérobies dans la production d'énergie cellulaire
Cytoplasme Contenu d'une cellule à l'exception du noyau (c'est-à-dire cytosol + organites)
Débit cardiaque Quantité de sang éjectée en une minute par un ventricule ; débit cardiaque = débit systolique × fréquence cardiaque
Débit systolique Volume de sang éjecté par le ventricule quand il se contracte
Défécation Expulsion des fèces du rectum
Défense non spécifique Mécanismes de défense du corps qui sont efficaces contre différents types de menaces, par exemple de la peau, inflammation, système du complément
Déglutition Le fait d'avaler
Désamination Suppression du groupement aminé d'un acide aminé
Déshydratation Perte excessive de liquide corporel
Diapédèse Mouvement d'une cellule mobile indépendante d'un endroit à un autre
Diaphyse Corps d'un os long
Diastole Période de repos du cœur, ou de ses chambres individuelles
Différenciation Processus de la spécialisation cellulaire
Diffusion facilitée Forme de diffusion qui nécessite des molécules porteuses protéiques pour transporter des substances à travers les membranes cellulaires
Diffusion Mouvement de substances vers un lieu où son gradient de concentration est faible, ce qui ne nécessite pas d'énergie ni la présence d'une membrane
Dilatation Élargissement d'un tube ou d'un vaisseau dû au relâchement du muscle circulaire dans sa paroi
Diploïde Cellule avec 46 chromosomes, l'ensemble du complément de 23 paires
Distal(e) Éloigné du point d'origine d'une partie du corps ou du point d'insertion d'un membre
Diurèse Élimination de l'urine
Dominant(e) En génétique, expression préférentielle de la forme d'un gène par rapport à une autre
Efférent(e) Transportant loin d'un organe
Électrolyte Ion inorganique dans les liquides corporels conduisant l'électricité
Élément Substance chimique dont les atomes sont tous du même type
Embole Un caillot sanguin ou une autre substance qui se déplace dans un vaisseau sanguin et peut obstruer un vaisseau plus petit
Embryon Chez les humains, concerne les huit premières semaines de développement après la fécondation ; est ensuite appelé fœtus
Endogène Interne, produit par le corps
Endothélium Épithélium recouvrant les vaisseaux sanguins
Enzyme Substance protéique qui accélère (catalyse) les réactions chimiques
Épiderme Couche externe de la peau
Épiphyse Chaque extrémité d'un os long
Épithélium Tissu qui borde et recouvre la plupart des organes

Érythropoïèse Production de globules rouges
Étiologie Cause d'une maladie
Éversion Fait de tourner la plante des pieds vers l'extérieur
Exocytose Processus par lequel les déchets de particules sont expulsés de la cellule
Exogène Externe ; qui n'est pas produit par le corps
Extension Augmentation de l'angle entre deux os ; fait de déplier un membre
Extracellulaire À l'extérieur de la cellule
Fascia Membrane fibreuse qui soutient, recouvre et sépare les muscles
Fèces Déchets de la digestion excrétés par l'anus
Fertilisation Pénétration d'un ovule par un spermatozoïde afin de former un zygote qui deviendra un fœtus
Fibre Cellule musculaire ; en nutrition, partie non digestible de l'alimentation, aussi appelée polysaccharide non amidonné
Fibrinolyse Rupture d'un caillot sanguin
Fibroblaste Cellule de tissu conjonctif qui produit des fibres de collagène
Filtration Mouvement de petites molécules, par pression hydrostatique, à travers une membrane sélectivement perméable
Fistule Communication anormale entre deux organes ou entre un organe et la surface corporelle
Flagelle Longue extension cellulaire utilisée pour la propulsion cellulaire
Flexion Diminution de l'angle entre deux os ; fait de replier un membre
Follicule Petite glande sécrétrice
Gamète Ovule ou spermatozoïde (cellule reproductrice)
Gastrique Relatif à l'estomac
Gène Zone d'un chromosome qui code pour une protéine particulière
Génome Tous les gènes dans une cellule
Génotype Composition génétique d'un individu
Gestation Grossesse
Glande endrocrine Glande sans canal sécrétant une hormone qui se déplace vers son organe cible dans la circulation sanguine
Glande exocrine Glande dont la production est sécrétée dans des canaux pour être transportée
Globuline Classe de protéine plasmatique, dont les anticorps
Glucocorticoïdes Groupe d'hormones stéroïdes (à base de graisse) surrénaliennes essentielles à la vie
Gluconéogenèse Production de glucose à partir de molécules n'étant pas des hydrates de carbone
Glucose Sucre simple utilisé par les cellules pour l'énergie
Glycogène Réserve de glucose ; forme de glucose à très haut poids moléculaire
Glycolyse Dégradation anaérobie du glucose pour libérer une partie de la réserve d'énergie
Gradient de concentration Endroit où deux zones de liquide, par exemple, ont des concentrations en soluté différentes
Granulocyte Terme général désignant un globule blanc sans granules cytoplasmiques
Granulopoïèse Production de globules blancs
Guérison primaire d'une plaie Réparation simple d'une lésion tissulaire relativement mineure
Guérison secondaire d'une plaie Réparation tissulaire après d'importantes lésions ; processus plus complexe et intense que la guérison primaire
Haploïde Cellule avec 23 chromosomes (la moitié du nombre total du complément chromosomique)
Hématémèse Vomissement de sang
Hématopoïèse Production de globules rouges
Hémolyse Destruction des globules rouges
Hémorragie Perte de sang importante
Hémostase Arrêt du flux sanguin
Hépatique Du foie
Hétérozygote En génétique, forme d'un gène sur un chromosome qui est différente de la forme du même gène sur l'autre chromosome de la paire
Hile Zone d'un organe indentée par où les vaisseaux sanguins, les nerfs et les canaux entrent et sortent
Homéostasie Maintien d'un environnement interne stable
Homozygote En génétique, forme d'un gène sur un chromosome qui est identique à la forme du même gène sur l'autre chromosome de la paire
Hormone Substance sécrétée par une glande endocrine qui est transportée dans le sang et qui agit sur des cellules cibles spécifiques ailleurs dans le corps
Hormone trophique Hormone sécrétée qui provoque la sécrétion d'une seconde hormone
Hydrate de carbone Groupe de composés organiques comprenant les sucres et les amidons
Hydrophile Qui aime l'eau
Hydrophobe Qui n'aime pas l'eau
Hypersécrétion Sécrétion anormalement élevée d'un produit corporel, par exemple d'une hormone
Hypersensibilité Réponse immunitaire anormale dirigée soit contre un antigène inoffensif (allergie) soit contre un de ses propres antigènes (auto-immunité)
Hypertension artérielle Pression artérielle anormalement élevée
Hypertonique Solution dont la concentration en soluté est plus élevée que les liquides corporels
Hypertrophie Augmentation de la taille des cellules entraînant le grossissement d'un organe ou d'une partie du corps
Hyperventilation Effort respiratoire anormalement élevé, associé à une perte excessive de dioxyde de carbone
Hyposécrétion Sécrétion anormalement faible d'un produit corporel, par exemple d'une hormone

Hypotension artérielle Pression artérielle anormalement faible
Hypothermie Température corporelle anormalement faible (température centrale <35 °C)
Hypotonique Solution dont la concentration en soluté est plus faible que les liquides corporels
Hypoventilation Effort respiratoire anormalement faible, associé à une rétention de dioxyde de carbone
Hypoxie Taux d'oxygène tissulaire inadéquat
Iatrogène Affection due à une procédure médicale
Idiopathique Affection de cause inconnue
Immunité Mécanismes de défense de l'organisme contre une maladie spécifique
Incontinence Incapacité de contrôler l'émission d'urine
Infarctus Mort d'une région cellulaire due à l'interruption de sa vascularisation
Infection Invasion des tissus corporels par des organismes pathogènes
Inférieur(e) Structure éloignée de la tête
Inflammation Réponse tissulaire non spécifique à une lésion
Ingestion Prise de substances par la bouche
Insertion Point d'attache d'un muscle à un os qui bouge le plus durant la contraction musculaire
Interphase Phase du cycle cellulaire durant laquelle il n'y a pas de division
Intima Couche interne des vaisseaux sanguins (aussi appelée endothélium)
Intracellulaire À l'intérieur d'une cellule
Inversion Fait de tourner les deux plantes des pieds l'une face à l'autre
Involontaire Qui n'est pas sous le contrôle de la conscience
Ion Atome chargé (qui a soit perdu soit acquis des électrons)
Ischémie Altération de la vascularisation d'une partie du corps
Isométrique Travail musculaire au cours duquel la tension du muscle s'élève, sans que celui-ci se raccourcisse ; par exemple en essayant de soulever un poids trop lourd
Isotonique Travail musculaire au cours duquel le muscle se raccourcit avec l'augmentation de la tension, permettant, par exemple, de soulever une charge avec le bras ; en chimie, solutions avec une concentration en soluté identique à celle des tissus corporels
Isotope Forme d'un élément qui a un nombre de neutrons différent de celui de la forme principale
Jonction neuromusculaire Synapse entre un neurone moteur et une cellule du muscle squelettique
Lactation Production de lait par les seins
Latéral(e) Structure éloignée de la ligne médiane du corps ou sur le côté de celui-ci
Leucocyte Terme général désignant un globule blanc
Leucocyte polynucléaire Terme général désignant un globule blanc au noyau irrégulier (c'est-à-dire basophiles, éosinophiles et neutrophiles)
Leucopénie Diminution du taux de globules blancs dans le sang
Ligament Bande de tissu conjonctif qui relie deux os
Lipase Enzyme qui décompose la graisse
Lipide Désigne toute substance qui ne se dissout pas dans l'eau mais dans des solvants non polarisés comme l'alcool
Lipolyse Décomposition des graisses
Liquide cérébrospinal (LCS ; ou liquide céphalorachidien) Liquide qui baigne le cerveau et la moelle spinale
Liquide interstitiel (ou tissulaire) Liquide situé entre les cellules corporelles
Liquide séreux Désigne un liquide contenant des protéines sécrété par certaines membranes, par exemple le péricarde séreux et la plèvre viscérale
Lumière Voie centrale dans un conduit ou un canal
Lymphe Liquide drainé par le système lymphatique depuis les espaces tissulaires
Lyse Destruction d'une cellule ; par exemple hémolyse
Lysozyme Enzyme antimicrobienne présente dans certains liquides corporels
Macrophage Cellule phagocytaire habituellement retrouvée dans le tissu conjonctif
Malin Cancéreux
Mastication Fait de mâcher
Méat Ouverture dans un passage
Mécanismes de défense non spécifiques Mécanismes de défense du corps qui sont efficaces contre différents types de menace, par exemple la peau, l'inflammation, le complément
Mécanismes de défense spécifiques Immunité ; mécanismes de protection du corps qui se mettent en place contre une menace ou un antigène spécifique
Média Couche tissulaire moyenne dans les gros vaisseaux sanguins
Médial(e) Structure proche de la ligne médiane
Médiastin Région entre les poumons qui contient le cœur, les gros vaisseaux, la trachée et d'autres structures importantes
Méiose Processus de la division cellulaire au cours duquel les gamètes se forment
Méléna Sang dans les fèces
Ménarche Survenue de la puberté chez les filles, marquée par le début de la menstruation
Ménopause Période de la vie d'une femme où la fonction de reproduction cesse
Menstruation (règles) Écoulement sanguin régulier, habituellement mensuel, d'origine utérine, durant la période de reproduction d'une femme
Métabolisme Ensemble des réactions chimiques qui se produisent dans le corps
Métabolisme basal (de base) Utilisation d'énergie par le corps au repos, en milieu ambiant chaud, sans avoir mangé pendant 12 heures

Métaphase Deuxième phase de la mitose
Métastase Dépôts secondaires d'une tumeur maligne primaire
Microbe Micro-organisme, par exemple champignon, bactérie ou virus
Miction Élimination de l'urine
Mitose Division cellulaire donnant deux cellules filles identiques
Mole En chimie, quantité d'une substance représentant son poids moléculaires en grammes
Muqueuse Revêtement de tractus corporels
Mutagène Toute substance qui entraîne une mutation
Mutation Changement génétique qui se produit durant la division cellulaire
Myéline Substance grasse qui entoure les axones des nerfs myélinisés
Myofilaments Filaments des cellules musculaires composés soit d'actine soit de myosine chargées de la contraction des cellules musculaires
Nécrose Mort cellulaire faisant suite à la perte de l'oxygénation
Néoplasme Nouvelle croissance pouvant être bénigne ou maligne
Néphron Structure rénale en charge de la formation de l'urine
Nerf (ou neurone) moteur Nerf efférent qui transporte des influx du système nerveux central aux muscles ou aux glandes
Nerf (ou neurone) sensoriel Nerf afférent qui transporte les influx au système nerveux central
Neurone Cellule nerveuse
Neurotransmetteur Substance chimique qui transmet un influx entre un nerf et le suivant, ou entre un nerf et la jonction neuromusculaire
Névroglie Tissu nerveux qui soutient les neurones
Nucléotide Bloc d'acides nucléiques en construction
Nutriment Toute substance qui est digérée, absorbée et utilisée pour favoriser la fonction corporelle
Nutriment essentiel Nutriment devant faire partie du régime alimentaire
Œdème Gonflement tissulaire dû à une collection liquidienne dans les espaces intercellulaires
Olfaction Sens de l'odorat
Oncogène À l'origine d'un cancer
Organe Partie du corps, composée de différents tissus, qui revêt une fonction corporelle spécifique
Organique Molécule ou substance contenant du carbone
Organite Structure intracellulaire qui revêt une fonction spécifique
Origine Point d'insertion d'un muscle sur un os qui bouge le moins durant la contraction musculaire
Osmorécepteurs Récepteurs sensoriels spécialisés sensibles à la concentration en soluté
Osmose Mouvement de l'eau dans le sens du gradient de concentration à travers une membrane semi-perméable
Osselets Os de l'oreille moyenne : malleus, incus et stapès
Ossification Production de tissu osseux
Ostéon Unité structurelle d'os compact
Ostéopénie Dégénérescence osseuse liée au vieillissement
Ovulation Libération d'un ovule mature par l'ovaire
Oxyhémoglobine Forme oxygénée de l'hémoglobine
Parturition Accouchement
Pathogène (agent) Micro-organisme pouvant être à l'origine d'une maladie
Peptidase Enzyme qui rompt une protéine
Péristaltisme Contraction rythmique du muscle lisse des parois d'organes creux et de tubes, par exemple le tube digestif
Perte insensible d'eau Perte d'eau par la peau et les voies respiratoires
pH (échelle de) Échelle de mesure de l'acidité ou de l'alcalinité
Phagocytose Mécanisme de défense par lequel les cellules corporelles consomment et détruisent des particules étrangères (« digestion cellulaire »)
Phénotype Expression de gènes chez un individu, par exemple couleur des yeux, taille, etc.
Phospholipide Molécule à base de graisse contenant du phosphate, essentielle à la structure de la membrane cellulaire
Phosphorylation oxydative Processus métabolique de la respiration cellulaire générant une énergie aérobie élevée
Pinocytose Ingestion de petites vacuoles à l'intérieur d'une cellule
Plan médian Ligne imaginaire qui divise le corps longitudinalement en moitiés droite et gauche
Plan sagittal Ligne imaginaire verticale qui divise le corps en moitiés droite et gauche soit sous la ligne médiane soit d'un côté ou de l'autre de la ligne médiane
Plan transverse Ligne imaginaire qui divise le corps en parties supérieure et inférieure
Plaquette (thrombocyte) Petits fragments cellulaires impliqués dans la coagulation
Plasma Partie liquide du sang, transparente et de couleur jaune paille
Plexus Réseau formé par un rassemblement de nerfs ou de vaisseaux sanguins
Polyurie Production de grandes quantités d'urine
Position anatomique Utilisée pour la constance des descriptions anatomiques – le corps est droit ou vertical, la tête dirigée vers l'avant, les bras sur le côté, les paumes des mains tournées vers l'avant, et les pieds sont réunis
Postcharge Résistance au flux sanguin par le cœur, principalement déterminée par le diamètre des artères
Postérieur(e) (dorsal[e]) Situé à l'arrière du corps
Potentiel d'action Courant (impulsion) électrique transporté le long d'une cellule nerveuse (neurone)

Pouls Onde de pression générée par le cœur, pouvant être palpée le long d'une paroi artérielle au niveau où l'artère est proche de la surface corporelle

Précharge Quantité de sang dans le ventricule juste avant la contraction ventriculaire, principalement déterminée par le retour veineux

Presbyacousie Perte irréversible de l'audition, habituellement due au vieillissement, qui entraîne la dégénérescence de la cochlée et commence par une incapacité d'entendre les sons aigus

Presbytie Durcissement du cristallin, habituellement dû au vieillissement, qui altère la capacité de l'œil d'accommoder

Pression artérielle diastolique Pression artérielle enregistrée dans la circulation systémique (habituellement au bras) quand la pression est à la plus faible, correspondant au relâchement du myocarde ; la plus faible des deux mesures prises pour enregistrer la pression artérielle

Pression artérielle systolique Pression artérielle enregistrée dans la circulation systémique (habituellement au bras) quand la pression est la plus élevée, immédiatement après la contraction ventriculaire ; la plus élevée des deux mesures prises pour enregistrer la pression artérielle

Pression différentielle Différence entre la pression diastolique et la pression systolique

Pression hydrostatique Pression exercée par un liquide sur les parois de son contenant, par exemple du sang sur les parois des vaisseaux sanguins

Pression osmotique Pression exercée par l'eau dans une solution

Profond(e) Une structure corporelle qui n'est pas près de la surface corporelle

Pronation Fait de tourner les paumes vers l'arrière

Pronostic Issue probable d'une maladie

Propagation simple Conduction continue d'un influx le long d'une fibre nerveuse non myélinisée

Prophase Première phase de la mitose

Protéine Gros polypeptide

Protéine plasmatique Partie d'un groupe de protéines importantes synthétisées par le foie, transportée dans le plasma, et ayant diverses fonctions physiologiques, par exemple en tant qu'anticorps ou que protéines de la coagulation

Proximal(e) Plus proche de l'origine d'une partie du corps ou d'un point d'insertion d'un membre

Puberté Période de la vie chez l'homme et la femme au cours de laquelle la maturité des organes reproducteurs est atteinte

Pyrexie Fièvre

Pyrogène Substance à l'origine d'une fièvre

Radiation ionisante Radiation qui génère des ions lorsqu'elle traverse des atomes ; peut léser les cellules en modifiant les atomes des molécules qui constituent le tissu vivant ; par exemple les rayons X

Radiation Transmission d'énergie par ondes

Récepteur Molécule, habituellement à la surface cellulaire, qui détecte les substances chimiques et y réagit dans l'environnement cellulaire extérieur ; par exemple un neurotransmetteur. Également une terminaison nerveuse sensorielle qui détecte les modifications physiologiques de l'environnement local ; par exemple un barorécepteur mesurant la pression

Récessif(ve) En génétique, forme d'un gène qui ne peut être exprimée que si elle est présente en deux formes identiques sur la paire de chromosome

Réflexe spinal Action involontaire, habituellement de protection, contrôlée au niveau de la moelle spinale (donc indépendante du cerveau)

Réfraction Courbure des rayons lumineux alors qu'ils passent à travers une lentille, par exemple dans le cristallin

Résistance périphérique Force contre laquelle le sang doit pousser pour passer à travers la circulation artérielle ; principalement déterminée par le diamètre des artérioles

Respiration externe Échange gazeux dans les poumons

Respiration interne Échange gazeux dans les tissus

Réticulocyte Globule rouge immature

Rétroaction négative (système de) Mécanisme de contrôle physiologique qui corrige les déviations par rapport à la normale

Rétroaction positive (système de) Mécanisme de contrôle physiologique qui entraîne une déviation progressive des valeurs normales ; les exemples sont limités mais comprennent la stimulation du muscle utérin durant l'accouchement

Rétropéritonéal Situé à l'arrière du péritoine

Rotation Mouvement d'une partie du corps autour de son grand axe

Rythme circadien Fluctuation régulière et prévisible de la fonction physiologique sur 24 heures

Sel Produit de la réaction entre un acide et une base

Semi-perméabilité (perméabilité sélective) Propriété des membranes cellulaires permettant le passage de certaines substances mais pas d'autres

Sénescence Vieillissement cellulaire et déclin fonctionnel qui l'accompagne

Signe Anomalie observée par une personne autre que le patient

Sphincter Cercle musculaire entourant une voie ou un orifice interne, utilisé pour réguler le passage à travers l'ouverture

Squelette axial Le crâne, la colonne vertébrale, le sternum et les côtes

Squelette des membres (appendiculaire) Ceinture scapulaire, membres supérieurs, ceinture pelvienne et membres inférieurs

Superficiel(le) Près de la surface corporelle

Supérieur(e) Vers la partie située en haut du corps

Supination Fait de tourner les paumes vers l'avant
Symptôme Anomalie décrite par le patient
Synapse Jonction entre un nerf et la cellule qu'il innerve
Syndrome Cortège de signes et de symptômes qui tendent à apparaître en même temps
Système nerveux central Cerveau et moelle spinale
Système nerveux parasympathique Division du système nerveux autonome qui prépare le corps au « repos » et à la « réparation »
Système nerveux périphérique Tissu nerveux ne faisant pas partie du cerveau ni de la moelle spinale
Système nerveux sympathique Division du système nerveux autonome qui prépare le corps à « combattre ou à fuir »
Systole Période de contraction du cœur ou de ses chambres individuelles
Tachycardie Rythme cardiaque anormalement élevé
Tampon Substance qui résiste à une modification du pH des liquides corporels
Télomère Parties d'ADN non codé qui recouvrent et protègent les extrémités de chaque chromosome
Télophase Quatrième et dernière phase de la mitose
Tendon Bande de tissu fibreux qui relie le muscle à l'os
Tératogène Toute substance ou tout agent connu pour entraîner un développement fœtal anormal
Thrombose Formation inappropriée et pathologique de caillots sanguins stationnaires à l'intérieur des vaisseaux sanguins
Thrombus Caillot sanguin stationnaire
Tissu adipeux Tissu graisseux
Tissu cicatriciel Tissu non fonctionnel qui remplace du tissu lésé
Tissu de granulation Tissu nouvellement formé après une lésion tissulaire
Tolérance Capacité du système immunitaire et de ses cellules et mécanismes de défense d'identifier, et non d'attaquer, ses propres tissus
Tractus Faisceau d'axones dans le système nerveux central
Traduction (génétique) Production de protéines à partir d'ARNm
Transcription (génétique) Production d'ARNm à partir d'ADN
Transport actif Mouvement de substances à travers une membrane cellulaire, jusqu'au gradient de concentration, et nécessitant de l'énergie
Transport passif Toute forme de transport dans le corps ne nécessitant pas l'utilisation d'énergie
Tumeur Masse de cellules se développant aux dépens des mécanismes de contrôle corporels normaux
Ulcère de décubitus Lésion de tissus superficiels due à la pression prolongée et à l'interruption de la vascularisation, habituellement sur une proéminence osseuse
Urine Déchet liquide constitué dans les reins
Vaisseau capacitatif Vaisseau qui peut se dilater et contenir de grandes quantités de sang de faible pression sanguine (veines)
Vaisseau résistif Vaisseau sanguin, habituellement une artériole, avec une épaisse couche de muscle lisse dans sa média, qui se resserre ou se dilate pour réguler le flux sanguin et la pression artérielle
Vasoconstriction Diminution (rétrécissement) du diamètre d'un vaisseau sanguin
Vasodilatation Augmentation (dilatation) du diamètre d'un vaisseau sanguin
Veine Vaisseau sanguin qui transporte le sang vers le cœur
Veinule Petite veine
Ventilation alvéolaire Quantité d'air atteignant les alvéoles à chaque inspiration
Virus Particule non vivante, pouvant entraîner une maladie
Voie extrinsèque Processus de coagulation déclenché par des tissus extravasculaires lésés
Voie intrinsèque Processus de coagulation déclenché par des vaisseaux sanguins lésés
Voie métabolique Séquence d'étapes métaboliques dans la chimie cellulaire
Volontaire (contrôle) Contrôle conscient des fonctions corporelles
Zygote Œuf fertilisé formé par la fusion d'un ovule et d'un spermatozoïde

Valeurs normales

Note. *Certaines mesures biologiques sont tirées du texte, et elles sont indiquées ici pour être facilement retrouvées. Dans certains cas, des valeurs normales légèrement différentes peuvent être trouvées dans d'autres textes, et être utilisées par des praticiens.*

Mesures métriques, unités et symboles du système international (SI)

Nom	Unité du SI	Symbole
Longueur	mètre	m
Masse	kilogramme	kg
Quantité de substance	mole	mol
Pression	pascal	Pa
Énergie	joule	J

Les multiples décimaux et les sous-multiples des unités sont formés avec des préfixes couramment utilisés.

Multiple	Préfixe	Symbole	Sous-multiple	Préfixe	Symbole
10^6	méga	M	10^{-1}	déci	d
10^3	kilo	k	10^{-2}	centi	c
10^2	hecto	h	10^{-3}	milli	m
10^1	déca	da	10^{-6}	micro	μ
			10^{-9}	nano	n
			10^{-12}	pico	p
			10^{-15}	femto	f

Table de conversion des kPa/mmHg (par exemple pour les pressions capillaires)

1 mmHg = 0,13 kPa
1 kPa = 7,5 mmHg
35 mmHg = 4,7 kPa
25 mmHg = 3,3 kPa
15 mmHg = 2,0 kPa
10 mmHg = 1,3 kPa

Concentration en ions hydrogène (pH)

Neutre = 7 Acide = 0 à 7 Alcalin = 7 à 14

pH normal de certains liquides corporels	
Sang	7,35 à 7,45
Salive	5,4 à 7,4
Suc gastrique	1,5 à 3,5
Bile	6,0 à 8,5
Urine	4,5 à 8,0

Certains taux plasmatiques normaux chez l'adulte

Calcium	2,12 à 2,62 mmol/l	(8,5 à 10,5 mg/100 ml)
Chlore	97 à 106 mmol/l	(97 à 106 mEq/l)
Cholestérol	3,6 à 6,7 mmol/l	(140 à 260 mg/100 ml)
Glucose	3,5 à 8 mmol/l	(63 à 144 mg/100 ml)
Glucose à jeun	3,6 à 5,8 mmol/l	(65 à 105 mg/100 ml)
Potassium	3,3 à 4,7 mmol/l	(3,3 à 4,7 mEq/l)
Sodium	135 à 143 mmol/l	(135 à 143 mEq/l)
Urée	2,5 à 6,6 mmol/l	(15 à 44 mg/100 ml)

Gaz du sang artériel

PO_2	12 à 15 kPa	(90 à 100 mmHg)
PCO_2	4,5 à 6 kPa	(34 à 46 mmHg)
Bicarbonate	21 à 27,5 mmol/l	
Ions H^+	36 à 44 nmol/l	(7,35 à 7,45 unités de pH)

Pression artérielle

Adulte normal : 120/80 mmHg (NdT : le 1er nombre donne la pression systolique, le 2e la pression diastolique).

Une pression artérielle au-dessus de 140/90 mmHg est généralement considérée comme élevée.

Fréquence cardiaque

Au repos	60 à 80/min
Bradycardie sinusale	< 60/min
Tachycardie sinusale	> 100/min

Constantes respiratoires

Fréquence au repos 15 à 18/min	
Volume courant	500 ml
Espace mort	150 ml
Ventilation alvéolaire	15 (500–150) = 5,25 l/minute

Numération globulaire – formule sanguine

Leucocytes	$4 \times 10^9/l$	à	$11 \times 10^9/l$
Neutrophiles	$2{,}1 \times 10^9/l$	à	$7{,}5 \times 10^9/l$
Éosinophiles	$0{,}04 \times 10^9/l$	à	$0{,}44 \times 10^9/l$
Basophiles	$0{,}015 \times 10^9/l$	à	$0{,}1 \times 10^9/l$
Monocytes	$0{,}2 \times 10^9/l$	à	$0{,}8 \times 10^9/l$
Lymphocytes	$1{,}5 \times 10^9/l$	à	$3{,}5 \times 10^9/l$
Érythrocytes			
Femmes	$3{,}8 \times 10^{12}/l$	à	$5 \times 10^{12}/l$
Hommes	$4{,}5 \times 10^{12}/l$	à	$6{,}5 \times 10^{12}/l$
Plaquettes	$200 \times 10^9/l$	à	$350 \times 10^9/l$

Alimentation

1 kilocalorie (kcal)	= 4,182 kilojoules (kJ)
1 kilojoule	= 0,24 kilocalories (kcal)

Source d'énergie	Énergie libérée	Proportion recommandée dans l'alimentation
Hydrates de carbone	1 g = 17 kJ = 4 kcal	55–75 %
Protéines	1 g = 17 kJ = 4 kcal	10–15 %
Graisses	1 g = 38 kJ = 9 kcal	15–30 %

Besoins quotidiens en vitamines pour les adultes

Vitamine	Besoins quotidiens
Liposolubles	
Vitamine A	600–700 mcg
Vitamine D	10 mcg
Vitamine E	Hommes : 10 mg Femmes : 8 mg
Vitamine K	1 mcg par kilo de poids corporel
Hydrosolubles	
Vitamine B_1	0,8–1 mg
Vitamine B_2	12–17 mg
Vitamine B_6	1,2–1,4 mg
Vitamine B_{12}	1,5 mg
Acide folique	200 mcg
Acide pantothénique	3–7 mg
Biotine	10–20 mcg
Vitamine C	40 mg

Urine

Densité spécifique	1,020 à 1,030
Volume excrété	1000 à 1500 ml/jour

Glucose : normalement absent, mais apparaît dans l'urine si le taux du glucose dans le sang dépasse 9 mmol/l

Températures corporelles

Normale	36,8 °C : axillaire
Hypothermie	≤ 35 °C : température centrale
Mort quand	25 °C

Pression du liquide cérébrospinal

En position couchée sur le côté : 60–180 mmH_2O

Pression intraoculaire

1,3 à 2,6 kPa (10 à 20 mmHg)

Bibliographie

Bain CM, Burton K, McGavigan CJ. Gynaecology Illustrated. 6th ed.: Churchill Livingstone; 2011.

Boron WF. Boulpaep EL. Oxford : Medical physiology Updated edition Saunders; 2005.

Brashers VL. Clinical applications of pathophysiology : an evidence-based approach. 3rd ed. St Louis : Mosby; 2006.

British Nutrition Foundation. Nutrition science. Disponible en ligne à l'adresse : http://www.nutrition.org.uk/nutritionscience. Consulté le 8 janvier 2014.

Carroll RG. Elsevier's integrated physiology. Edinburgh : Mosby; 2006.

Colledge MR, Walker BR, Ralston SH. Davidson's principles and practice of medicine. 21st ed. Edinburgh : Churchill Livingstone; 2010.

Cross SS. Underwood's Pathology : a Clinical Approach. 6th ed. Edinburgh : Churchill Livingstone; 2013.

Damjanov I. Pathophysiology. Philadelphia : Saunders; 2008.

Department of Health. Dietary reference values of food energy and nutrients for the UK : COMA repor. 1991, London : HMSO; 1991.

des Jardins T, Burton GG. Clinical Manifestations and assessment of respiratory disease. 6th ed.: Mosby; 2011.

Folkow B, Svanborg A. Physiology of Cardiovascular Aging In. Physiological Reviews 1993; 73(4).

Friedman NJ. Kaiser PK. Edinburgh : Essentials of ophthalmology Saunders; 2007.

Gaw A, Murphy MJ, Cowan RA, et al. Clinical biochemistry. 4th ed. Edinburgh : Churchill Livingstone; 2008.

Geissler CA, Powers HJ. Human nutrition. 12th ed. Edinburgh : Churchill Livingstone; 2011.

Guyton AC, Hall JE. Textbook of medical physiology. 11th ed. Edinburgh : Saunders; 2005.

Huether SE, McCance KL. Understanding pathophysiology. 5th ed. Mosby : St Louis; 2012.

Islam N, Strouthidis N, Keegan D, et al. Crash course : ophthalmology, dermatology. Edinburgh : ENT Mosby; 2009.

Jafek BW, Murrow BW. ENT secrets. 3rd ed. London : Mosby; 2005.

Kierszenbaum A, Tres LL. Histology and cell biology : an introduction to pathology. 3rd ed. Edinburgh : Mosby; 2012.

King T. Elsevier's integrated pathology. Edinburgh : Mosby; 2006.

Klug WS, Cummings MR, Spencer CA, Palladino MA. Essentials of Genetics. 8th ed. Pearson; 2012.

Kumar P, Clark M. Clinical medicine. 8th ed. Edinburgh : Saunders; 2012.

Kumar V, Abbas AK, Aster JC. Robbins basic pathology. 9th ed. Edinburgh : Saunders; 2013.

Madigan MT, Martinko JM. Brock Biology of Microorganisms. 11th ed.: Pearson; 2006.

Male D, Brostoff J, Roth DB, et al. Immunology. 8th ed. Philadelphia : Mosby; 2013.

Martini FH, Nath JL. Fundamentals of anatomy and physiology. 9th ed. San Francisco : Pearson/Benjamin Cummings; 2012.

Masoro EJ, Austad SN, editors. Handbook of the Biology of Aging. In : Academic Press; 2011.

NICE guidelines : hypertension http://guidance.nice.org.uk/CG127. Consulté le 9 janvier 2014.

Patton KT, Thibodeau GA. Anatomy and physiology. 8th ed. St Louis : Mosby; 2013.

Standring S. Gray's anatomy : the anatomical basis of clinical practice. 40th ed. Edinburgh : Churchill Livingstone; 2008.

Telser AG, Young JK. Baldwin KM. Edinburgh : Elsevier's integrated histology Mosby; 2007.

Tortora GJ, Derrickson BH, et al. Principles of Anatomy and Physiology. 13th ed.: Wiley; 2011.

Turnpenny P, Ellard S. Elements of Medical Genetics. 14th ed. Elsevier; 2012.

Vander JF, Gault JA. Ophthalmology secrets in color. 3rd ed. St Louis : Mosby; 2007.

World Health Organization 2012 Good health adds life to years. Global brief for World Health Day 2012. WHO 2012 Geneva. Disponible en ligne à l'adresse : http://whqlibdoc.who.int/hq/2012/WHO_DCO_WHD_2012.2_eng.pdf (p. 10). Consulté le 8 janvier 2014

Young B, Lowe JS, Stevens A, et al. Wheater's functional histology : a text and colour atlas. Edinburgh : Churchill Livingstone; 2006.

Index

A

INDEX

B

C

D

E

F

G

H

I

J

K

L

M

N

O

P

S

T

U

V

W

X

Z

474585 – (I) – (9,4) – CMM90

Elsevier Masson S.A.S - 62, rue Camille-Desmoulins, 92442 Issy-les-Moulineaux Cedex
Dépôt Légal : juin 2015

Composition : SPI

Imprimé en Italie par Printer Trento